药物化学

主编　李志裕

主审　尤启冬

东南大学出版社

·南　京·

内 容 提 要

本教材结合临床药学对药师的要求，注重以药物的结构、理化性质和构效关系为主，强调药物作用的化学本质，注重介绍药物体内代谢引发的化学变化，结合新药的研究简要介绍了新药研究和开发的基本知识。本书将教学内容、习题和药物合成实验指导有机融为一体，并附全部习题答案，便于学生自学。

本书适合作为高等院校药学专业本科教材，也适合药学科研部门、药检所、药厂等单位有关人员参考和作为培训班教材。

图书在版编目(CIP)数据

药物化学／李志裕主编．—南京：东南大学出版社，2009.4（2018.7 重印）

高等医药院校药学专业教材．本科

ISBN 978-7-5641-1615-6

Ⅰ.药… Ⅱ.李… Ⅲ.药物化学—医药院校—教材 Ⅳ.R914

中国版本图书馆 CIP 数据核字(2009)第 038348 号

东南大学出版社出版发行

(南京四牌楼 2 号　邮编 210096)

出版人：江建中

江苏省新华书店经销　扬州鑫华印刷有限公司印刷

开本：787mm×1092mm　1/16　印张：32　字数：778 千字

2009 年 4 月第 1 版　2018 年 7 月第 8 次印刷

ISBN 978-7-5641-1615-6

印数：41501~46500 册　定价：64.00 元

(凡因印装质量问题，请直接向出版社读者服务部调换。电话：025-83792328)

前　　言

药物化学是关于药物的发现、发展和确证，并在分子水平上研究药物作用方式的一门科学，是药学专业的一门专业基础课。本课程的主要目的是通过对各类药物的发现和发展过程，新药研究的现状，常用药物性质和用途的讲授，使学生们能了解各类药物的性质和用途，以及目前的现状和最新进展，能运用所学的基本知识为今后所从事的工作服务。实验课程主要培养学生的动手能力，通过学习药物的合成、分离、纯化过程，培养学生在实际工作中的独立分析问题和解决问题的能力，同时提高学生的实验操作技能。

本教材是根据中国药科大学在多年的教学过程中所积累经验的基础上编写的。在编写过程中，结合临床药学对药师的要求，注重以药物的结构、理化性质和构效关系为主，强调药物作用的化学本质，注重介绍药物体内代谢引发的化学变化。在本教材编写中，结合新药的研究简要介绍了新药研究和开发的基本知识。针对近年来手性药物研究和发展的趋势，在本教材中也增加介绍手性药物的有关化学和生物活性的内容。

本教材将教学内容、学习指导和药物合成实验指导有机地融为一体。在编写过程中，从培养药学专业应用型人才的目标出发，教学内容以“必需”、“够用”为原则，以基本概念、基本知识、基本理论为主，理论联系实际，尽量与临床应用结合起来，力求少而精；文字叙述力求通俗易懂，注意启发性，便于自学。

本书共有十七章，参加本书编写的都是中国药科大学从事药物化学课程教学多年的老师：尤启冬教授（编写绪论）、徐进宜教授（编写第四、六和十三章）、徐云根教授（第八、九章）、李志裕副教授（编写第十五和十六章）、毕小玲副教授（编写第十和十二章）、周金培副教授（编写第二和七章）、李玉艳博士（编写第十一和十四章）、林克江副教授（编写第五和十七章）、王华博士（编写第三章和实验部分）、钟毅博士（编写第一章）。

由于编者水平所限，成稿时间仓促，错误和不妥之处在所难免，敬请广大读者及同行专家提出宝贵意见。

编　者

2008年12月

目　录

绪论 …… (1)

一、药物化学的研究内容和任务 …… (1)

二、药物化学的研究和发展 …… (2)

三、我国药物化学的发展 …… (4)

四、药物化学发展的新方向 …… (5)

五、药物的质量与杂质控制 …… (6)

六、药物的名称 …… (7)

第一章　麻醉药 …… (9)

第一节　全身麻醉药 …… (9)

一、吸入性麻醉药 …… (9)

二、静脉麻醉药 …… (11)

第二节　局部麻醉药 …… (14)

一、普鲁卡因的发现过程 …… (14)

二、局麻药的结构类型 …… (15)

三、局麻药的构效关系 …… (19)

第二章　镇静催眠药、抗癫痫药和抗精神失常药 …… (22)

第一节　镇静催眠药 …… (22)

一、巴比妥类药物 …… (22)

二、苯二氮䓬类药物 …… (27)

三、其他类药物 …… (36)

第二节　抗癫痫药 …… (38)

一、巴比妥类及其同型物 …… (38)

二、内酰脲类及其同型物 …… (39)

三、噁唑烷酮类 …… (39)

四、丁二酰亚胺类 …… (39)

五、苯二氮䓬类 …… (40)

六、二苯并氮杂䓬类 …… (40)

七、脂肪酸类 …… (40)

八、GABA 衍生物 …… (41)

第三节 抗精神失常药 …… (44)
一、抗精神病药 …… (44)
二、抗焦虑药 …… (51)
三、抗抑郁药 …… (52)

第三章 镇痛药和镇咳祛痰药 …… (58)
第一节 镇痛药 …… (58)
一、吗啡及其衍生物 …… (58)
二、合成镇痛药 …… (62)
三、阿片受体和阿片样物质 …… (70)
四、阿片耐受和停药反应 …… (74)
五、阿片成瘾的康复 …… (75)
第二节 镇咳祛痰药 …… (75)
一、镇咳药 …… (75)
二、祛痰药 …… (76)

第四章 非甾体抗炎药 …… (78)
第一节 非甾体抗炎药的作用机理 …… (78)
一、花生四烯酸的代谢途径与炎症 …… (78)
二、非甾体抗炎药的作用机制 …… (79)
第二节 解热镇痛药 …… (80)
一、水杨酸类 …… (81)
二、苯胺类 …… (84)
三、吡唑酮类 …… (87)
第三节 非甾体抗炎药 …… (88)
一、非选择性的非甾体抗炎药 …… (88)
二、选择性 COX-2 抑制剂 …… (98)
第四节 抗痛风药 …… (101)

第五章 作用于肾上腺素能受体的药物 …… (105)
第一节 拟肾上腺素药物 …… (106)
一、儿茶酚类拟肾上腺素药物 …… (108)
二、非儿茶酚类拟肾上腺素药物 …… (111)
第二节 抗肾上腺素药 …… (116)
一、α 受体阻断剂 …… (116)
二、β 受体阻断剂 …… (119)
三、对 α 和 β 受体都有阻断作用的药物 …… (126)

第六章　心血管系统药物 ……………………………………………………（128）
第一节　抗高血压药 ……………………………………………………（128）
一、作用于自主神经系统的药物……………………………………（129）
二、影响 RAS 系统的药物 ……………………………………………（132）
三、作用于离子通道的药物…………………………………………（145）
四、利尿药及其他药物………………………………………………（145）
第二节　血脂调节药 ……………………………………………………（146）
一、血脂的化学和生物化学…………………………………………（146）
二、降血脂药物………………………………………………………（148）
第三节　抗心绞痛药 ……………………………………………………（158）
一、硝酸酯及亚硝酸酯类……………………………………………（158）
二、钙通道阻滞剂……………………………………………………（159）
三、β 受体阻断剂 ……………………………………………………（166）
四、其他类……………………………………………………………（166）
第四节　抗心律失常药 …………………………………………………（167）
一、抗心律失常药物的作用机理……………………………………（167）
二、抗心律失常药的分类……………………………………………（167）
第五节　强心药 …………………………………………………………（173）
一、强心苷类…………………………………………………………（173）
二、非苷类……………………………………………………………（174）
第六节　利尿药 …………………………………………………………（176）
一、渗透性利尿药……………………………………………………（176）
二、碳酸酐酶抑制剂…………………………………………………（176）
三、髓袢利尿药………………………………………………………（177）
四、保钾利尿药………………………………………………………（180）

第七章　作用于胆碱能系统的药物 ……………………………………（183）
第一节　拟胆碱药 ………………………………………………………（183）
一、胆碱受体激动剂…………………………………………………（183）
二、乙酰胆碱酯酶抑制剂……………………………………………（186）
第二节　抗胆碱药 ………………………………………………………（190）
一、M 胆碱受体拮抗剂 ……………………………………………（190）
二、N_1 胆碱受体拮抗剂 ……………………………………………（197）
三、N_2 胆碱受体拮抗剂 ……………………………………………（197）

第八章　作用于组胺受体的药物及抗消化道溃疡药 ……………………（203）
第一节　抗过敏药 ………………………………………………………（203）
一、乙二胺类…………………………………………………………（204）
二、氨基醚类…………………………………………………………（204）

三、丙胺类……(206)
四、三环类 ……(207)
五、哌嗪类……(208)
六、哌啶类 ……(209)
七、H_1受体拮抗剂的构效关系 ……(210)
第二节 抗溃疡药 ……(211)
一、H_2受体拮抗剂 ……(212)
二、质子泵抑制剂……(214)

第九章 寄生虫防治药 ……(218)
第一节 驱肠虫药物 ……(218)
一、哌嗪类……(218)
二、咪唑类……(218)
三、嘧啶类……(220)
四、植物提取药……(220)
第二节 抗血吸虫药物 ……(221)
第三节 抗疟药物 ……(222)
一、喹啉类抗疟药物……(223)
二、青蒿素类抗疟药物……(226)
三、嘧啶类抗疟药物……(227)

第十章 合成抗菌药和抗病毒药 ……(229)
第一节 合成抗菌药 ……(229)
一、磺胺类药物及抗菌增效剂……(229)
二、喹诺酮类抗菌药……(236)
三、其他抗菌药……(244)
第二节 抗结核药物 ……(245)
一、抗结核抗生素……(245)
二、合成抗结核病药……(248)
第三节 抗真菌药物 ……(252)
一、抗真菌抗生素……(253)
二、合成类抗真菌药……(254)
第四节 抗病毒药物 ……(260)
一、金刚烷胺类……(260)
二、核苷类……(261)
三、其他类……(264)

第十一章 抗生素 ……(267)
第一节 β-内酰胺类抗生素 ……(268)

一、概述………………………………………………………………………………（268）
二、青霉素及半合成青霉素类…………………………………………………………（270）
三、头孢菌素类…………………………………………………………………………（281）
四、非经典的β-内酰胺类抗生素 ………………………………………………………（292）
第二节 四环素类抗生素 ……………………………………………………………（296）
一、天然的四环素………………………………………………………………………（296）
二、半合成四环素类抗生素……………………………………………………………（298）
第三节 氨基糖苷类抗生素 …………………………………………………………（299）
一、基本特点……………………………………………………………………………（299）
二、作用机制……………………………………………………………………………（299）
第四节 大环内酯类抗生素 …………………………………………………………（301）
一、红霉素类抗生素 ……………………………………………………………………（302）
二、螺旋霉素和麦迪霉素类药物………………………………………………………（305）
第五节 其他类抗生素 ………………………………………………………………（307）
一、氯霉素类……………………………………………………………………………（307）
二、林可酰胺类抗生素…………………………………………………………………（308）
三、磷霉素………………………………………………………………………………（309）

第十二章 抗肿瘤药物 ………………………………………………………………（311）
第一节 烷化剂 ………………………………………………………………………（311）
一、氮芥类………………………………………………………………………………（312）
二、乙撑亚胺类…………………………………………………………………………（317）
三、甲磺酸酯类及多元醇类……………………………………………………………（318）
四、亚硝基脲类…………………………………………………………………………（319）
五、三氮烯咪唑类………………………………………………………………………（321）
六、肼类…………………………………………………………………………………（321）
第二节 抗代谢抗肿瘤药物 …………………………………………………………（322）
一、嘧啶拮抗物…………………………………………………………………………（322）
二、嘌呤拮抗物…………………………………………………………………………（326）
三、叶酸拮抗物…………………………………………………………………………（328）
第三节 抗肿瘤抗生素 ………………………………………………………………（330）
一、多肽类抗生素………………………………………………………………………（330）
二、醌类抗生素…………………………………………………………………………（331）
第四节 抗肿瘤植物药天然活性成分及其衍生物 …………………………………（335）
一、喜树生物碱类………………………………………………………………………（335）
二、长春生物碱类………………………………………………………………………（336）
三、鬼臼生物碱类………………………………………………………………………（337）
四、紫杉烷类……………………………………………………………………………（338）
第五节 金属铂配合物抗肿瘤药物 …………………………………………………（339）

第六节 其他抗肿瘤药物 ……………………………………………………………… (341)

第十三章 甾类药物 ……………………………………………………………………… (343)
一、概述……………………………………………………………………………… (343)
二、结构与命名……………………………………………………………………… (345)
三、半合成原料及中间体…………………………………………………………… (346)
第一节 雌激素类药物 ……………………………………………………………… (348)
一、甾类雌激素……………………………………………………………………… (348)
二、非甾类雌激素…………………………………………………………………… (350)
三、构效关系………………………………………………………………………… (352)
四、雌激素拮抗剂…………………………………………………………………… (352)
第二节 雄性激素和蛋白同化激素 ………………………………………………… (356)
一、雄性激素………………………………………………………………………… (356)
二、同化激素………………………………………………………………………… (356)
三、构效关系………………………………………………………………………… (359)
四、雄性激素拮抗剂………………………………………………………………… (360)
第三节 孕激素类药物 ……………………………………………………………… (360)
一、孕激素和甾体避孕药…………………………………………………………… (360)
二、构效关系………………………………………………………………………… (365)
三、抗孕激素………………………………………………………………………… (365)
第四节 肾上腺皮质激素类药物 …………………………………………………… (367)
一、肾上腺皮质激素类药物的发展………………………………………………… (367)
二、构效关系………………………………………………………………………… (373)
三、肾上腺皮质激素拮抗剂………………………………………………………… (374)

第十四章 维生素 ………………………………………………………………………… (376)
一、维生素的生理功能……………………………………………………………… (376)
二、维生素的分类…………………………………………………………………… (376)
第一节 脂溶性维生素 ……………………………………………………………… (377)
一、维生素 A ………………………………………………………………………… (377)
二、维生素 D ………………………………………………………………………… (381)
三、维生素 E ………………………………………………………………………… (384)
四、维生素 K ………………………………………………………………………… (385)
第二节 水溶性维生素 ……………………………………………………………… (387)
一、维生素 B 族 ……………………………………………………………………… (387)
二、维生素 C ………………………………………………………………………… (391)

第十五章 药物的化学结构与药效的关系 ……………………………………………… (394)
第一节 影响药物产生作用的主要因素 …………………………………………… (394)

第二节　药物的理化性质对药效的影响 ………………………………………………(395)
一、药物结构的官能团对药物的理化性质影响………………………………………(395)
二、药物的理化性质对药效的影响 ……………………………………………………(397)
三、电子云密度分布对药效的影响 ……………………………………………………(398)
四、药物的立体结构对药效的影响……………………………………………………(398)
第三节　药物分子与受体的键合形式 ………………………………………………(402)

第十六章　药物的化学结构与药物代谢 …………………………………………(404)
第一节　官能团化反应 ……………………………………………………………(404)
一、氧化反应……………………………………………………………………………(405)
二、还原代谢反应………………………………………………………………………(412)
三、水解代谢反应………………………………………………………………………(413)
第二节　轭合反应 …………………………………………………………………(414)
一、葡萄糖醛酸结合……………………………………………………………………(414)
二、硫酸结合……………………………………………………………………………(415)
三、氨基酸结合…………………………………………………………………………(416)
四、谷胱甘肽结合………………………………………………………………………(417)
五、乙酰化结合…………………………………………………………………………(418)
六、甲基化结合…………………………………………………………………………(419)
第三节　药物代谢在新药研究开发中的应用 ……………………………………(419)

第十七章　新药研究与开发途径 …………………………………………………(423)
第一节　先导化合物的发现 ………………………………………………………(423)
一、从天然活性物质中筛选和发现先导化合物………………………………………(423)
二、以生物化学或药理学为基础发现先导化合物……………………………………(425)
三、从药物的代谢产物中发现先导化合物……………………………………………(425)
四、从药物的临床副作用的观察中发现先导化合物…………………………………(425)
五、由药物合成的中间体作为先导物…………………………………………………(426)
六、通过组合化学的方法得到先导化合物……………………………………………(426)
七、用普筛方法发现先导化合物………………………………………………………(426)
第二节　先导化合物优化的一般方法 ……………………………………………(427)
一、生物电子等排原理…………………………………………………………………(427)
二、前药原理……………………………………………………………………………(428)
三、硬药和软药原理……………………………………………………………………(430)
第三节　计算机辅助药物设计简介 ………………………………………………(430)
一、直接药物设计………………………………………………………………………(431)
二、间接药物设计………………………………………………………………………(433)

附录

药物化学实验 ……………………………………………………………………（436）
第一节 实验室基本知识 ………………………………………………………（436）
第二节 药物的制备实验 ………………………………………………………（443）
实验 1 阿司匹林的制备………………………………………………………（443）
实验 2 磺胺醋酰钠的制备……………………………………………………（445）
实验 3 贝诺酯的制备…………………………………………………………（447）

习题参考答案 ………………………………………………………………………（450）

中国药科大学《药物化学》教学日历 …………………………………………………（493）

绪　论

(Introduction)

Medicinal chemistry is a chemistry-based discipline, also involving aspects of biological, medical and pharmaceutical sciences. It is concerned with the invention, discovery, design, identification and preparation of biologically active compounds, the study of their metabolism, the interpretation of their mode of action at the molecular level and the construction of structure-activity relationships.

—— IUPAC

一、药物化学的研究内容和任务(The Scopes and Purpose of Medicinal Chemistry)

药物化学是关于药物的发现、发展和确证,并在分子水平上研究药物作用方式的一门学科。这是国际纯化学和应用化学联合会给药物化学学科所下的定义,由此可以看出药物化学是建立在化学学科基础上,涉及生物学、医学和药学等各个学科的内容。

药物是对疾病具有预防、治疗和诊断作用或用以调节机体生理功能的物质。根据药物的来源和性质不同,可以分为中药或天然药物、化学药物和生物药物。其中化学药物在目前临床应用中使用的主要药物,也是药物化学研究的对象。化学药物可以是无机的矿物质,合成的有机化合物,从天然药物中提出的有效成分或单体,或者通过发酵方法得到的抗生素和半合成抗生素,它是一类既具有药物的功效,同时又有确切化学结构的物质。因此可以看出化学药物是以化合物作为其物质基础,以药物发挥的功效(生物效应)作为其应用基础。由此也可以认识到,以化学药物作为其研究对象的药物化学是多种化学学科和生命科学学科相互渗透的一门综合性学科。

药物化学研究的主要内容是基于生物学科研究揭示的潜在药物作用靶点(Target),参考其内源性配体或已知活性物质的结构特征,设计新的活性化合物分子;研究化学药物的制备原理、合成路线及其稳定性;研究化学药物与生物体相互作用的方式,在生物体内吸收、分布和代谢的规律及代谢产物;研究化学药物的化学结构与生物活性(药理活性)之间关系(构效关系)、化学结构与活性化合物代谢之间关系(构代关系)、化学结构与活性化合物毒性之间关系(构毒关系)等;寻找和发现新药。而如何设计和合成新药,是药物化学的重要内容。

药物化学的主要任务:一是不断探索研究和开发新药以发现具有进一步研究、开发价值的先导化合物(Lead Compounu),对其进行结构改造和优化,创造出疗效好、毒副作用小的新药;改造现有药物或有效化合物以期获得更为有效、安全的药物。二是实现药物的产业化。通过研究化学药物的合成原理和路线,选择和设计适合国情的产业化合成工艺,以实现药物大规模的工业生产。三是研究药物的理化性质、变化规律、杂质来源和体内代谢等,为制订质量标准、剂型设计和临床药学研究提供依据，并指导临床合理用药。药物化学的总目标是创制新药和有效地利用或改进现有药物，不断地提供新品种，促进医药工业的发展，为保障人民健康服务。

二、药物化学的研究和发展(Research and Development of Medicinal Chemistry)

药物是人类为了繁衍生息而对自然界进行改造的过程中发现和发展起来的，对药物化学的研究和化学、生物学、医学的研究和发展密切相关。人类最早使用的药物为天然药物，主要是天然植物的草、叶、根、茎、皮等，也有动物的甲壳、脏器和分泌物等。我国就有几千年的应用中医药的历史。到19世纪中期，化学学科的发展已有了一定的基础，人类已不满足于应用天然植物治疗疾病，而是希望从中发现具有治疗作用的活性成分。研究的重点主要是从已在临床上应用的植物、矿物中提取和分离有效成分，并确定其化学结构。例如吗啡、士的宁、奎宁、可卡因、阿托品、咖啡因等等。这些活性成分的分离和确定，说明了天然药物中所含的化学物质是天然药物产生治疗作用的物质基础，不仅为临床应用提供了准确适用的药品，而且也为药物化学的发展创立了良好的开端。

19世纪中期以后，化学工业，特别是染料、化工、煤化工等的发展，为人们提供了更多的化学物质和原料，人们对众多的有机合成化学的中间体、产物等进行药理活性研究。同时有机合成技术的发展，使人们由简单的化工原料来合成药物成为可能。人们使用氯仿和乙醚作为全身麻醉药，水合氯醛作为镇静夜眠药，这些药品的成功应用，促进了制药工业的发展。制药工业开始大量地合成和制备化学药物是在19世纪末和20世纪初期，人们开始合成一些简单的化学药物，如水杨酸和阿司匹林、苯佐卡因、氨替比林、非那西汀等，并且进行大规模的工业生产。药物化学的研究开始由天然产物的研究转入人工合成品的研究。

随着天然药物和合成药物数量的增加和广泛应用，对药物化学结构的研究促使人们开始思考在药物分子中，哪些组成或基团是有效的必要基团，而具有类似或简单结构的化合物是否也有效等等。在这些思想的指导下，人们开始探索药物的药效基团(Pharmacophore)、作用机制(Action Mode)、受体(Receptor)结构和构效关系等。1868年Brown和Fraser观察到四甲基季铵盐和四乙基季铵盐对神经节阻断作用的差异，第一次提出化学结构与生理活性有一定的联系；Ehrlich在用染料治疗原虫性疾病和用有机砷化合物治疗梅毒时，提出了化学治疗(Chemotherapy)的概念；1878年Langley首先提出受体概念。由于当时科学水平的限制，或仅依据零星的药理和化学的实验，对于上述问题的认识是很不够的，孤立地注意基团的特殊效应，而忽略了分子结构的整体性，把复杂的生理作用与染料生色基团产生颜色的性质相提并论，显然过于简单化。

20世纪初期及以后，药物化学研究的中心转向从多数产生同样药理作用的化合物中寻找产生效应的共同的基本结构。在此基础上总结和应用了药物化学的一些基本原理，如同系原理和异构原理、同型原理、电子等排原理和拼合原理等等。利用这些原理改变基本结构上的取代基团或扩大基本结构的范围，从而得到较多的有效药物。例如从可卡因的结构出发经寻找有效的结构片断得到奥索卡因，继而得到苯佐卡因，最终得到带有氨基醇侧链的对氨基苯甲酸酯结构的普鲁卡因。其中成功的例子还有抗组胺药、巴比妥类药物等。在具有基本结构的药物中，同类型的药物间的相对强度或毒性的大小，大多由基本结构上各种取代基团的性质来决定。

20世纪的30年代和40年代是药物化学发展史上最为重要的一个阶段，30年代的中期，Domagk等研究发现了百浪多息和磺胺，并在磺胺结构和基础上陆续合成了许多磺胺药。磺胺的发现为细菌感染性疾病的治疗提供了很好的药物，还给人们一个重要的启示，40年代青霉素抗菌活性得到进一步的证实，并首次应用于临床，成为第一个用于临床的抗生素药物。由于青霉素结构独特，抗菌活性强，在治疗学上带来了一次革命。青霉素的出现促使人们开始从真菌和其他微生物中分离和寻找其他抗生素。同时在青霉素的临床应用的基础上，开展了半合成抗生素的研究，抗生素和半合成抗生素已成为临床应用的主要抗感染药物。

1940年Wood和Fildes在对磺胺类药物作用机制的研究中发现，磺胺类药物和细菌生长所需的对氨基苯甲酸结构相似，可竞争性抑制细菌生长过程中的重要的酶，使细菌不能生长繁殖，从而建立了"代谢拮抗"的学说。这一学说不仅能够阐明一些药物的作用机制，而且为寻找新药开拓了新的途径和方法，设计和发现了一些抗肿瘤药、抗病毒药、抗疟药、利尿药、抗菌防腐剂等。

20世纪50年代以后，随着生物学科、医学的发展，人们对体内的代谢过程、身体的调节系统、疾病的病理过程有了更多的认识和了解，对蛋白质、酶、受体、离子通道的性能和作用有了更深入的研究。在此基础上发展起来了酶抑制剂、受体调控剂和离子通道调控剂类药物。

通过对体内具有重要生理生化活性的酶的研究，来寻找药物与酶作用而产生的药理效应。随着对酶的结构（特别是三维结构）、功能和活性部位的深入研究，以酶为靶点进行的酶抑制剂研究取得了很大的发展。在此基础上发展起来的有以干扰肾素-血管紧张素-醛固酮系统的用于抗高血压治疗的血管紧张素转化酶抑制剂（Angiotensin Converting Enzyme Inhibitors，ACEI）；用于降血脂的干扰体内胆固醇合成的羟甲戊二酰辅酶A（HMG-CoA）抑制剂；调节身体机能的磷酸二酯酶抑制剂等。

对受体的深入研究，尤其是许多受体亚型的发现，促进了受体激动剂和拮抗剂的发展；寻找特异性地仅作用于某一受体亚型的药物，可提高其选择性，减少毒副作用。例如作用于肾上腺素的α或β受体的药物；作用于胆碱能M、N_1和N_2受体的药物；作用于组胺H_1和H_2受体的药物，尤其是近年来新发现的作用于5-TH_3受体的药物，可用于对化学治疗引起呕吐的止吐治疗。

离子通道存在于机体的各种组织中，参与调节多种生理功能，成为药物作用的重要靶标之一。20世纪70年代发现了维拉帕米对血管平滑肌的钙通道具有拮抗作用，从而导致了一系列钙拮抗剂的问世。特别是在对二氢吡啶类钙拮抗剂进行了比较深入的研究后，发现了一批各具药理特点的钙拮抗剂，为心脑血管疾病的治疗提供了有效的药物。对钠离子和钾离子通道调控剂的研究，为寻找抗高血压药物、抗心绞痛药物和抗心律失常药物开辟了新途径。

随着生命科学研究的深入，人们逐渐认识到体内存在的微量生物活性物质在体内扮演着重要角色，对调节体内机能和维持生命起到非常重要的作用。对这些活性物质的结构修饰和改造获得了一系列活性独特的药物。20世纪的80年代从鼠心肌匀浆中分离得到的心房肽和心钠素，具有很强的利尿、降压和调节心律作用。80年代后期，人们发现一氧化氮（NO）在体内起到重要作用，是体内的内皮舒张因子（EDRF），具有舒张血管作用，在此基础上开展了对 NO 供体和 NO 合成酶抑制剂的研究。

分子生物学的研究成果揭示了疾病发生与发展的过程,为人们认识疾病提供了理论基础,也为新药的研究提供了新的方向。尤其是使肿瘤药物的研究有了较大的突破,发现了多种具有不同作用机制的抗肿瘤药物。例如抑制微管功能的抗有丝分裂药物紫杉醇等;以细胞信号转导过程为靶点的抗肿瘤药;以抑制新血管在肿瘤内的生长,从而抑制肿瘤生长并防止肿瘤扩散和转移的肿瘤新血管生成抑制剂等等。

随着新药研究和发现速度的加快,所合成的新化合物分子数量的增加,人们更加注重对构效关系的总结和研究,希望从中找出某些规律性,来指导药物的设计和改进现有药物。20世纪 60 年代对构效关系的研究,开始由简单的定性研究走上定量研究。在此基础上发展起来的定量构效关系(Quantitative Structure-Activity Relationships, QSAR),是将化合物的结构信息、理化参数与生物活性进行分析计算,建立合理的数学模型,研究构-效之间的量变规律,为药物设计、先导化合物的结构优化和结构改造提供理论依据和指导。1964 年 Hansch 和 Fujita 提出了 Hansch 线性多元回归模型;Free 和 Wilson 提出 Free-Wilson 加合模型;1976 年 Kier 和 Hall 提出了分子连接指数的方法。这些模型所用的参数大多是由化合物二维结构测得,称为二维定量构效关系(2D-QSAR)。2D-QSAR 的研究和应用加快了新药研究的速度和步伐。在 20 世纪 70 年代后期的喹诺酮类合成抗菌药物的研究中,结合 2D-QSAR 的方法,发现了诺氟沙星(即氟哌酸),从而研究和开发出一大批含氟的喹诺酮的抗菌药物。

近年来,生命科学和计算机科学的进展,分子力学和量子化学向药学学科的渗透,X-衍射和核磁共振技术的发展,数据库、分子图形学的应用,为研究药物与生物大分子作用的三维结构、药效构象以及两者的作用模式,探索构效关系,提供了理论依据和先进手段,在此基础发展起来了三维定量构效关系(3D-QSAR),促进了计算机辅助药物设计发展(Computer Aided Drug Design, CADD),使药物设计更加趋于合理化。

20 世纪 80 年代以后,有机合成技术的发展促进了新化合物分子合成速度的加快,在固相合成方法基础上发展起来的组合化学(Combinatorial Chemistry)技术使同一时间内合成大量不同结构顺序或不同取代基及取代位置的化合物成为可能。组合化学结合合理药物设计(Rational Drug Design),进行新药分子的设计和合成,建立分子多样性的化合物库,结合高通量筛选(High Throughput Screening)技术,进行大范围、快速、高效的活性筛选,加快了新药设计和发现的速度。

药物化学的发展过程和不同时期的科学技术、生产水平、经济建设以及相关学科的配合有密切的关系。

三、我国药物化学的发展(Achievements of PRC in Medicinal Chemistry)

我国药物化学的发展主要表现在医药工业和新药研究两个方面。

在新中国成立以前,我国的化学制药工业非常落后,基础薄弱,设备落后。1949 年全国生产原料药仅 40 种,总产量不足百吨。新中国成立以后,化学制药工业得到较快的发展,尤其是在改革开放以后得到迅速发展,现已形成了科研、教学、生产、质控、经营等配套的工业体系。

在新中国成立初期,我国医药工业的发展战略是以保障人民群众基本医疗用药,满足防病治病需要为主要任务。先后发展了抗生素和半合成抗生素、磺胺药物、抗结核药、地方病防治药、解热镇痛药、维生素、甾体激素、抗肿瘤药、心血管药、中枢神经系统药物等一大批临床治疗药物。化学制药工业的发展形成一定的规模,而技术进步对医药工业的发展起到重要作用。我国科技人员结合生产实际,广泛开展技术革新和工艺改进并取得了较为显著的成果。例如建国初期利用国产原料生产氯霉素的新工艺居国际领先水平。20 世纪 60 年代,开展对薯芋皂素资源的综合利用,自主开发生产青霉素;20 世纪 70 年代经过筛选和培养高产菌株,开发了二步发酵制备维生素 C 的生产新工艺;20 世纪 70 ~ 80 年代研究成功的维生素 B_6 噁唑法合成新工艺,形成了具有特色的维生素 B_6 专利生产技术等。这些生产工艺充分体现了我国医药工业的水平,对某些产品的工艺研究已经达到了世界先进水平。

与此同时,我国新药研究工作也受到很大重视,创制了一些重要类型的化学药。如抗肿瘤药物:氮甲、甘磷酰芥、平阳霉素、斑蝥素及其衍生物,三尖杉酯类生物碱等;从生长在我国青藏高原唐古特山莨菪中分离出新生物碱山莨菪碱和樟柳碱分别用于治疗中毒性休克、改善微循环障碍和血管性头痛等;从石杉属植物千层塔中分离出石杉碱甲,可用于治老年性痴呆症。在新药分子的设计中,我国从中药黄花蒿中分离得到青蒿素,并确定其结构为含有过氧桥的倍半萜内酯,打破了抗疟药基本结构的传统概念。青蒿素对恶性疟,尤其对氯喹耐药的脑型疟有较好的疗效。在青蒿素结构的基础上经过结构改造得到双氢青蒿素、蒿甲醚和青蒿琥酯,抗疟活性增强,毒性降低,并已在国外注册。在对五味子中有效成分五味子丙素结构改造的过程中,通过结构简化,创制出能降低谷丙转氨酶(SGPT)、治疗肝炎的药物联苯双酯。对芬太尼结构改造过程中得到的新的 μ 阿片激动剂羟甲芬太尼等等。计算机辅助药物设计、3D-QSAR 研究以及组合化学、高通量筛选技术的应用在我国药物化学研究中也有了较快的发展。

经过近 60 年的建设,我国药物化学取得了很大的成就,形成了一支成熟的研究队伍,建立了较为完整的科研、教学、生产体系,促进了医药工业的发展,保障了人民建康。

四、药物化学发展的新方向(Some New Trends in Medicinal Chemistry)

21 世纪是生命科学发展的重要时期,生命科学的发展将揭示许多人类原本尚未认识的东西。对生命的本质、人类的生殖、疾病的发生和发展机制及其生理、生化基础的更多的了解,将会为新药的研究、设计和开发提供新的理论基础和靶物质。其他学科,尤其是计算机科学的发展,将许多新的理论、技术和手段引入药物化学研究中,这些会给药物化学的发展带来许多新的机遇和挑战。

新药研究的新模式:人类基因组计划的实施将揭示人类生命的奥秘,而基因组科学的研究将从根本上改变药物发现和开发的模式。在对致病基因或基因功能有了认识以后,可以有针对性设计开发能从根本上改变疾病过程的新药,新药的研究将会产生新的模式。

人们在研究过程中通过寻找和发现与疾病有关基因或致病基因,进行克隆和表达,并在此基础上表达得到相关的蛋白,获得新药作用的靶物质,对此靶物质进行三维空间结构研究,借助计算机技术和手段,进行新药分子的设计或以该蛋白为靶标进行药物筛选或用计算机对化合物库进行虚拟筛选,可以获得针对性强、选择性高的候选药物(Candidate Drugs)。

计算机辅助药物设计的新方法:计算机技术的渗透,促进了药物设计的发展,现已成为现代药物研究和开发的一个重要方法和工具。

通过计算机技术和手段的应用,进行蛋白质的折叠及三维结构预测,并研究蛋白结构相对应的生物功能,这就是结构基因组学(Structural Genomics)。对蛋白质结构的阐明将有助于对药物设计的研究。

"从各种数据源中提取有用数据,将数据转换成信息,信息转换成有效的知识,以加速新药先导化合物的发现和优化。"这是 Frank Brown 对化学信息学(Chemoinformatics)所下的定义。化学数据库的数据来源于各制药公司的研究积累,化学品公司、数据库公司的文献,以及组合化学样品库和高通量筛选的数据。充分利用化学信息,可以使先导化合物分子寻找的成功率大大提高。化学信息学、计算机辅助药物设计和分子模拟的结合运用,将在药物化学的研究中占有重要的地位。

手性药物:由于化合物结构中不对称因素的存在,产生了手性分子。含手性结构的手性药物的研究已成为新的研究重点。手性药物进入人体后,在体内手性环境,如酶、受体、离子通道、蛋白质、载体等的作用下产生手性识别,从而在不同立体异构体之间产生药效学、药物动力学和毒理学方面的立体选择性,对人体产生不同的效果。目前世界上手性药物的比例在新药中已占到 1/3,2000 年的年销售量已达到 1 233 亿美元。手性药物的研究将成为药物化学研究的重点课题之一。

在 21 世纪药物化学的研究中将会产生突跃式的发展,新的研究方向也不是用很短的篇幅能说明的,这里仅列举一些比较重要的内容,供参考。

五、药物的质量与杂质控制(Drug Quality and Impurity Control)

药物是对疾病有预防、治疗等用途的化学物质,其质量的优劣与人们的身体健康有着密切的关系。

评定药物质量主要需考虑以下两个方面:

(一) 药物的疗效和毒副作用

药物的质量首先取决于药物自身的疗效和毒副作用,即药物的有效性和安全性。一个药物如果疗效差,达不到防病治病的目的,固然没有临床应用价值;而一个药物即使疗效很好,但若毒性或副作用很大,也不可用于临床。因此要求药物在治疗剂量范围内,不产生严重的毒性反应,不产生或较少产生副作用。

药物副作用的产生,一方面来自药物对体内其他受体、酶、器官等的作用,另一方面也可能来自药物中存在的杂质或药物的代谢产物。因此药物的疗效和副作用反映的是药物的内在质量。

(二) 药物的纯度

药物的纯度反映的是药物的外在质量,主要考虑药物的含量和杂质。

药物有效成分的含量是反映药物纯度的重要标志,而药物中存在的杂质直接影响到药物的疗效并可能导致毒副作用的产生。药物的杂质是指在生产、贮存过程中引进或产生的药物以外的其他化学物质,包括由于分子手性的存在而产生的非治疗活性的光学异构体。杂质的存在不仅影响药物的纯度,还会带来非治疗活性的毒副作用,必须加以控制。

为了安全有效地使用药物,对药物的纯度和可能存在的杂质都有较为严格的规定,这些规定就构成了药物的质量标准。药物质量标准中,有两个重要的指征,一是药物的纯度,即有效成分的含量;另一是药物的杂质限度。药物的质量标准是在不影响药物的疗效,不产生严重毒副作用的原则下制订的,便于药物的制造、贮存和生产,确定有效成分的含量和杂质的限度的指标。

药物的纯度概念有别于其他化学品和试剂纯度概念,因为在一般化学品中,只考虑由杂质的存在可能引起的会影响其使用目的和范围的化学变化,而不考虑这些杂质所引起的生理作用。从这个角度来讲化学药品和试剂不能作为药物直接使用。

各个国家为确保药物质量,均制订了各自的药品质量标准,药典就是国家控制药品质量的标准,是管理药物生产、检验、供应和销售及使用的依据,具有法律的约束力。不符合药典的规定或质量达不到药典要求的药品便不能生产、供应和使用。因此,药典对保障人民用药安全和有效,保证和提高药品质量,促进药物研究等方面,都起着重要作用。

我国于1953年制订和颁布了《中华人民共和国药典》,自1985年以后每五年重新修订出版一次,现行的药典是2005年版。我国还规定未列入国家药典的药品,必须按经国家批准的《国家药品标准》执行。

六、药物的名称(The Name of Drug)

(一)药品的商品名

大多数商品在市场上销售时都有其商品名,药物也不例外。药品的名称是由制药企业自己进行选择的,它和商标一样可以进行注册和申请专利保护。这样药品的商品名只能由该药品的拥有者和制造者使用,代表着制药企业的形象和产品的声誉。含同样活性成分的同一药品,每个企业应有自己的商品名,不得冒用、顶替别人的药品商品名称。

药品商品名在选用时不能暗示药物的疗效和用途,且应简易顺口。

(二)药物的通用名

药品的商品名是每个企业自己所选用的药品名称,对于同一个药品来讲,在不同的企业中可能有不同的商品名,这在临床使用和相互交流时,可能会带来一些不便和麻烦。在此基础上,建立和发展了药品通用名。

药品通用名(Generic Name 或 Common Name),也称为国际非专利药品名称(International Nonproprietary Name,INN),是世界卫生组织(WHO)推荐使用的名称。INN通常是指有活性的药物物质,而不是最终的药品,因此是药学研究人员和医务人员使用的共同名称,因此一个药物只有一个药品通用名,比商品名使用起来更为方便。

药品通用名是新药开发者在新药申请过程中向世界卫生组织提出的名称,世界卫生组织组织专家委员会进行审定,并定期在WHO Drug Information杂志上公布。药品通用名不受专利和行政保护,是所有文献、资料、教材以及药品说明书中标明有效成分的名称。药品通用名的确定应遵循WHO的原则,且不能和已有的名称相同,也不能和商品名相似。

我国卫生部的药典委员会编写的《中国药品通用名称(CADN)》是中国药品命名的依据,基本是以世界卫生组织推荐的INN为依据,中文名尽量和英文名相对应,可采取音译、意译或音译和意译相结合,以音译为主。INN中对同一类药物常采用同一词干,CADN对这种词干规定了相应的中文译文。

药品通用名也是药典中使用的名称。

(三)药物的化学名

药物的化学名是根据其化学结构式来进行命名的,以一个母体为基本结构,然后将其他取代基的位置和名称标出。化学名称可参考国际纯化学和应用化学会(IUPAC)公布的有机化合物命名原则及中国化学会公布的“有机化学物质系统命名原则(1980 年)”进行命名。由于美国化学文献(CA)的应用范围日益扩大,已被广泛接受,也成为药品化学命名的基本依据之一。化学命名的基本原则是从化学结构选取一特定的部分作为母体,规定母体的位次编排法,将母体以外的其他部分均视为其取代基,对于手性化合物规定其立体构型或几何构型。例如:

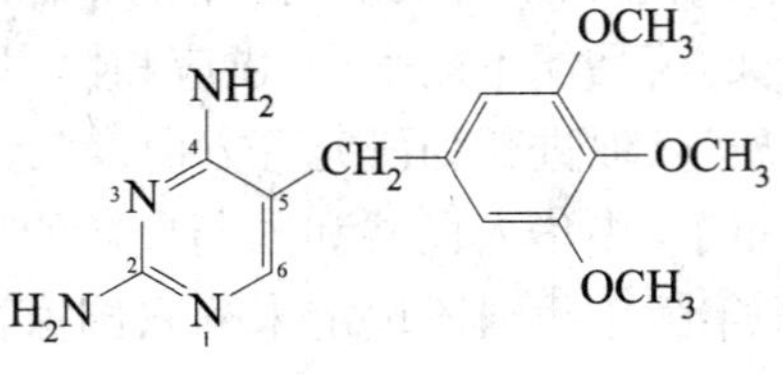

甲氧苄啶(Trimethoprim),以嘧啶环为母体,(3,4,5-三甲氧基苯基)甲基为取代基,其化学命名为:5-[(3,4,5-三甲氧基苯基)甲基]-2,4-嘧啶二胺。

第一章 麻 醉 药

(Anesthetic Agents)

麻醉药是使患者痛觉消失,以便进行外科手术的药物。主要分为全身麻醉药(General Anesthetics)和局部麻醉药(Local Anesthetics)两大类。全身麻醉药作用于中枢神经,使其受到可逆性抑制,从而使患者意识、感觉和反射运动消失。局部麻醉药则作用于外周神经组织,可逆性地阻断感觉神经冲动的传导,使患者在意识清醒状态下局部失去痛感。

第一节 全身麻醉药(General Anesthetics)

全身麻醉药根据给药途径可分为吸入性麻醉药(Inhalation Anesthetics)和静脉麻醉药(Intravenous Anesthetics)两大类,适用于大手术。

一、吸入性麻醉药

吸入性麻醉药又称为挥发性麻醉药(Volatile Anesthetic),是一类化学性质不太活泼的气体或易挥发的液体,与一定比例的空气或氧气混合后,随呼吸进入患者肺部,气体分子在肺中扩散,通过肺泡进入血液,随血液循环分布至神经组织而发挥全身麻醉作用。

乙醚(Ether,1842 年)、氧化亚氮(Nitrous Oxide,1844 年)和氯仿(Chloroform,1847 年)是最早使用的吸入性麻醉药。乙醚具有优良的全身麻醉作用,并有良好的镇痛及肌肉松弛作用,但由于易燃易爆、对呼吸道黏膜刺激性较大、诱导和苏醒缓慢等缺点,现已少用。氧化亚氮的麻醉作用较弱,在 80%~85% 的浓度时才能产生麻醉作用,容易发生缺氧症,因此常与其他全麻药合用。氯仿由于安全范围窄,毒性大,已被淘汰。

$CH_3CH_2OCH_2CH_3$	N_2O	$CHCl_3$
乙醚	氧化亚氮	氯仿

20 世纪出现了氟代烃或氟代醚类吸入麻醉药,即在低相对分子质量的烃类及醚类分子中引入氟原子,能降低易燃性,增加麻醉作用,现在临床上含氟的全麻药几乎完全可以取代早期的全麻药。临床上有应用价值的含氟药物有氟烷(Halothane)、甲氧氟烷(Methoxyflurane)、恩氟烷(Enflurane)、异氟烷(Isoflurane)、七氟烷(Sevoflurane)、地氟烷(Desflurane)等。

$F_3CCHBrCl$	$Cl_2CHCF_2OCH_3$	F_2CHOCF_2CHFCl
氟烷	甲氧氟烷	恩氟烷
$F_2CHOCHClCF_3$	$FCH_2OCH(CF_3)_2$	$F_2CHOCHFCF_3$
异氟烷	七氟烷	地氟烷

甲氧氟烷的麻醉、镇痛及肌肉松弛作用较氟烷强,可用于各种手术的麻醉和诱导麻醉。麻醉诱导和苏醒期长,对心、肝、肾有一定的毒性。

异氟烷是恩氟烷的异构体,作用与恩氟烷相似,诱导麻醉及苏醒较快,为临床常用药物。

七氟烷麻醉诱导期短,苏醒快,毒性小,对肝、肾无直接损害,适用于小儿、牙科及门诊手术时的麻醉。

地氟烷化学性质稳定,在体内几乎不代谢。麻醉诱导快,术后恢复期短,对肝、肾功能无明显影响,适合门诊手术使用。

氟烷(Halothane)

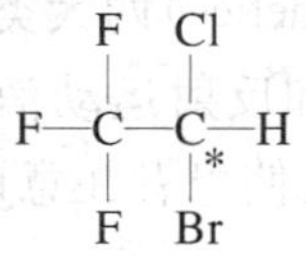

化学名为1,1,1-三氟-2-氯-2-溴乙烷。

本品为无色、易流动的重质液体,d_{20}1.871~1.875。有类似氯仿的香气,味甜并有烧灼感。bp.49~51℃,可与乙醇、氯仿、乙醚混溶,不易燃,常压下与氧混合不易爆炸。遇光、热和湿空气都能缓缓分解,产生盐酸和光气,通常加入麝香草酚做稳定剂,密闭、冷暗处保存。

本品经氧瓶燃烧法破坏后,以稀氢氧化钠液吸收,加茜素蓝试液和醋酸钠的稀醋酸液,再加硝酸亚铈试液,即显蓝紫色。这是对含氟有机药物的一般鉴别方法。

吸入本品后,约有20%在肝脏中代谢,被氧化或在无氧情况下还原。尿中的代谢产物有三氟乙酸酯、溴化物、氟化物和氯化物的盐。另有约80%以原形从肺中排出。

本品的麻醉作用强而迅速,为乙醚的2~4倍,麻醉诱导期短,恢复快,对呼吸道黏膜刺激性小,但对心、肝、肾有一定的毒性,可用于全身麻醉及诱导麻醉。

恩氟烷(Enflurane)

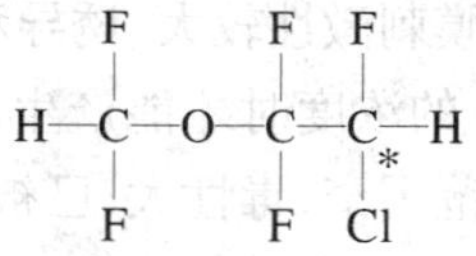

化学名为1,1,2-三氟-2-氯-乙基-二氟甲醚,又名安氟醚。

本品为无色易挥发液体,不易燃,不易爆;bp.55.5~57.5℃,应避光密封,在40℃下保存。本品中含氟原子,可用含氟有机化合物的一般鉴别方法鉴别。

恩氟烷为新型高效的吸入麻醉药,麻醉作用强,起效快,对呼吸道黏膜无刺激性,肌肉松弛作用良好,使用剂量小,毒副作用较小,一般用于全身复合麻醉。

本品大部分在肺中以气体的形式排出,约10%在肝脏代谢,产物主要为无机氟化物。

由于吸入性全身麻醉药对长期接触操作者的肝功能有一定的影响,故吸入性全麻药的使用受到限制,多以静脉麻醉药或局部麻醉药代替。

二、静脉麻醉药

静脉麻醉药又称为非吸入性全身麻醉药。这类药物通常是一些水溶性的化合物,大部分是盐类。药物通过静脉注射进入血液,随血液循环进入中枢神经后产生作用,麻醉作用迅速,对呼吸道无刺激作用,不良反应少,在临床上占有重要地位,但麻醉的深浅程度较难控制,常用于吸入全麻的诱导以及在复合全麻中应用。

最早应用的静脉麻醉药为超短时的巴比妥类药物,有海索比妥钠(Hexobarbital Sodium,1932 年)、硫喷妥钠(Thiopental Sodium,1933 年)、硫戊妥钠(Thiamytal Sodium)、美索比妥钠(Methohexital Sodium)等。

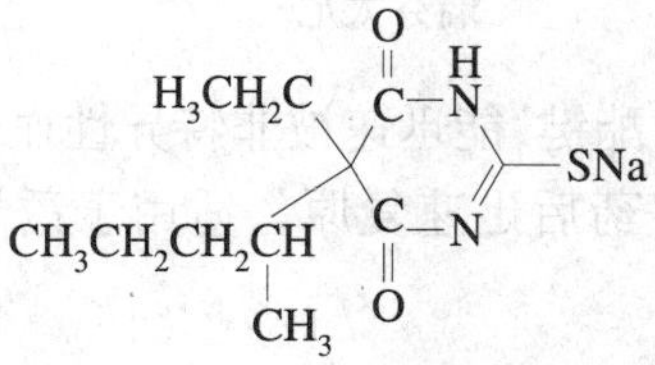

硫喷妥钠

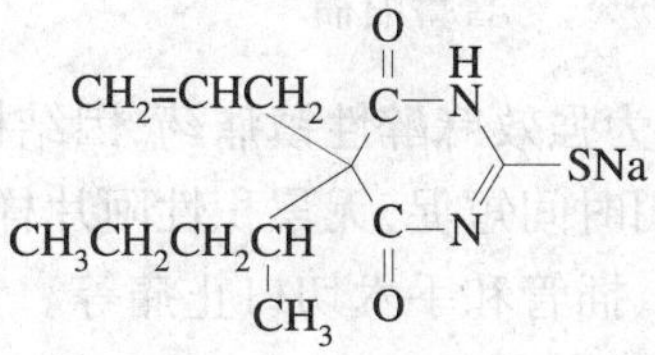

硫戊妥钠

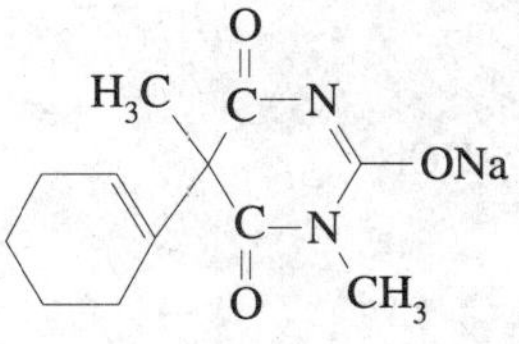

海索比妥钠

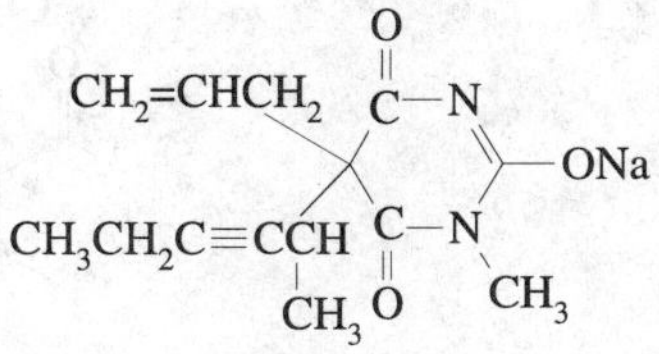

美索比妥钠

这些超短时巴比妥类药物由于脂溶性较高,极易通过血脑屏障到达脑组织,因此麻醉作用快。但由于药物的脂溶性强,可迅速地由脑组织分布到其他组织,因此麻醉持续时间较短,一般仅能维持数分钟。优点是作用快,对呼吸道黏膜无刺激性,缺点为安全范围窄,高浓度会抑制呼吸和循环。临床上主要用于诱导全麻和基础麻醉,与吸入麻醉药配合使用。

近年来,非巴比妥类静脉麻醉药不断发展,已有多个品种供临床使用。如羟丁酸钠(Sodium Hydroxybutyrate)、丙泮尼地(Propanidid)、依托咪酯(Etomidate)、氯胺酮(Ketamine)、普鲁泊福(Propofol)、瑞芬太尼(Alfentanil)等。

羟丁酸钠的麻醉作用较弱,起效慢,毒性小,无镇痛和肌松作用,可与其他麻醉药或安定药合用,用于诱导麻醉和维持麻醉。

丙泮尼地麻醉作用快,苏醒也快,常用于短时间的小手术或诱导麻醉。

普鲁泊福又名丙泊酚,是一种新结构类型的速效、短效静脉全麻药,麻醉作用比硫喷妥钠强 1.8 倍。临床主要用于全身麻醉的诱导和维持,具有镇痛作用,常和镇痛药和吸入麻醉药合用。

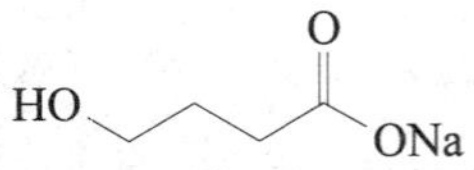
羟丁酸钠

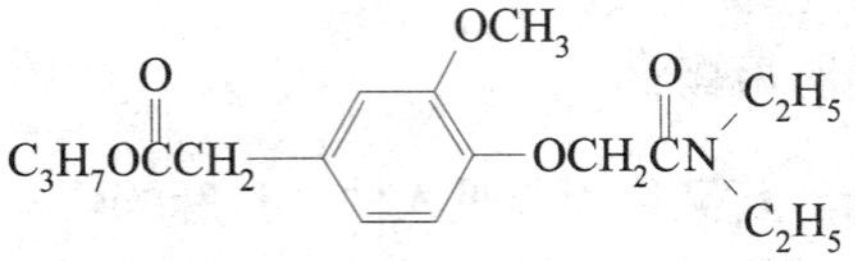
丙泮尼地

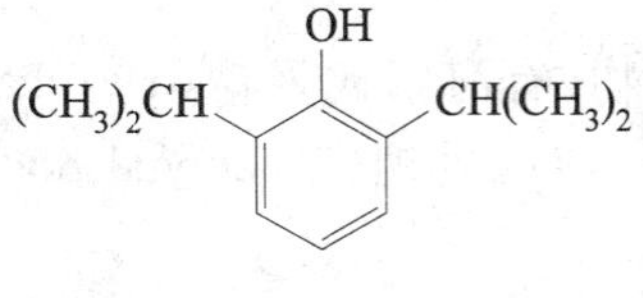
普鲁泊福

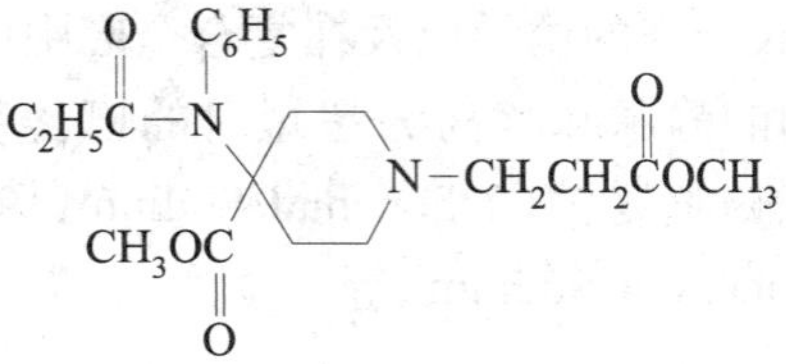
瑞芬太尼

瑞芬太尼为强效麻醉性镇痛药，因结构中含有酯键，能迅速被非特异性血浆酯酶和组织酯酶水解，作用时间短促，无累积性阿片样效应，停药后迅速复原。适用于诱导和维持全身麻醉期间止痛、插管和手术切口止痛等。

盐酸氯胺酮（Ketamine）

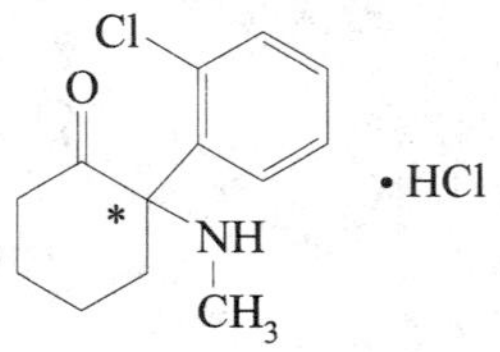

化学名为2-(2-氯苯基)-2-甲氨基-环己酮盐酸盐。

本品为白色结晶性粉末，无臭，mp. 259 ~ 263℃，在水中易溶。10%的本品水溶液显弱酸性。本品在碱性条件下会使氯胺酮游离析出，故临床上不得与弱碱性的药物，如巴比妥盐溶液混合使用。游离碱 mp. 91 ~ 94℃。氯胺酮有一手性中心，其右旋体的止痛和安眠作用分别为左旋体的3倍和1.5倍，而左旋体会产生恶梦幻觉等副作用。但临床药用其外消旋体。

本品能选择性地阻断痛觉冲动向丘脑和皮质传导，而不抑制整个中枢神经系统。麻醉时呈浅睡状态，痛觉消失，意识模糊，对环境变化没有反应。但意识和痛觉分离，甚至出现古怪和不愉快的幻觉，这种现象称为分离麻醉。

本品麻醉作用快、时间短，并具有镇痛作用，多用于门诊病人、儿童、烧伤病人的麻醉。可采用静脉或肌肉注射。

本品副作用主要为血压升高和心率加快，并有幻觉、噩梦等副作用。由于易产生幻觉，被滥用为毒品。其原料药属Ⅱ类精神药品，应按国家规定进行管理和使用。

本品在体内的主要代谢途径为N-去甲基化，代谢产物仍具活性。大部分被转化为苯基环己酮随尿排出。

本品为α-苯基-α-氨基-环己酮结构，很难通过常规的方法进行合成，而是通过重排的方法得到。其合成的关键是首先得到2-氯苯基环戊酮，再经溴化后得到1-溴代环戊基邻氯苯基酮，继而与甲胺作用，水解、重排，得到盐酸氯胺酮。

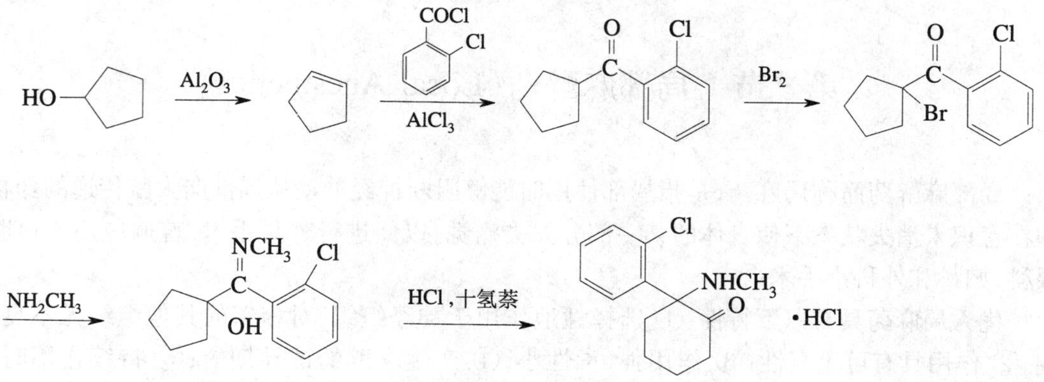

依托咪酯(Etomidate)

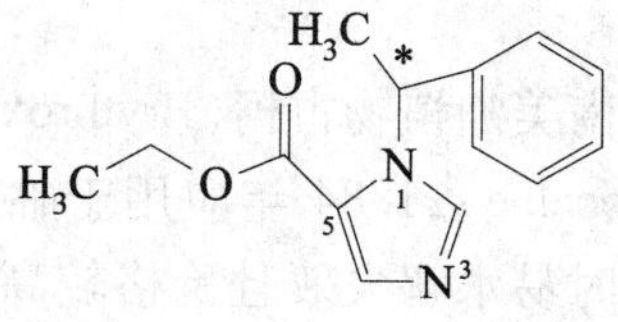

化学名为(+)-1-(1-苯乙基)-1H-咪唑-5-羧酸乙酯。

本品为白色结晶或结晶性粉末，mp. 66～70℃。在水中不溶；在稀盐酸中易溶，pK_a 为4.2。易避光保存。结构中含有手性碳原子，仅右旋体有效，药用 R 构型的右旋体。全麻作用比硫喷妥钠强 12 倍，起效快，在麻醉时会抑制肾上腺皮质激素的作用，故限用于诱导麻醉。

本品在肝脏中酯基被水解失活，产生酸性代谢物，经尿液排出。

本品合成以 R 构型的 α-苯乙胺为起始原料先后和氯乙酸乙酯、甲酸等反应，得到重要中间体(R)-N-(乙氧羰甲基)-N-甲酰基-1-苯乙胺。再以此中间体为原料经酰化缩合形成 α-巯基咪唑环，最后经脱硫反应，得到依托咪酯。

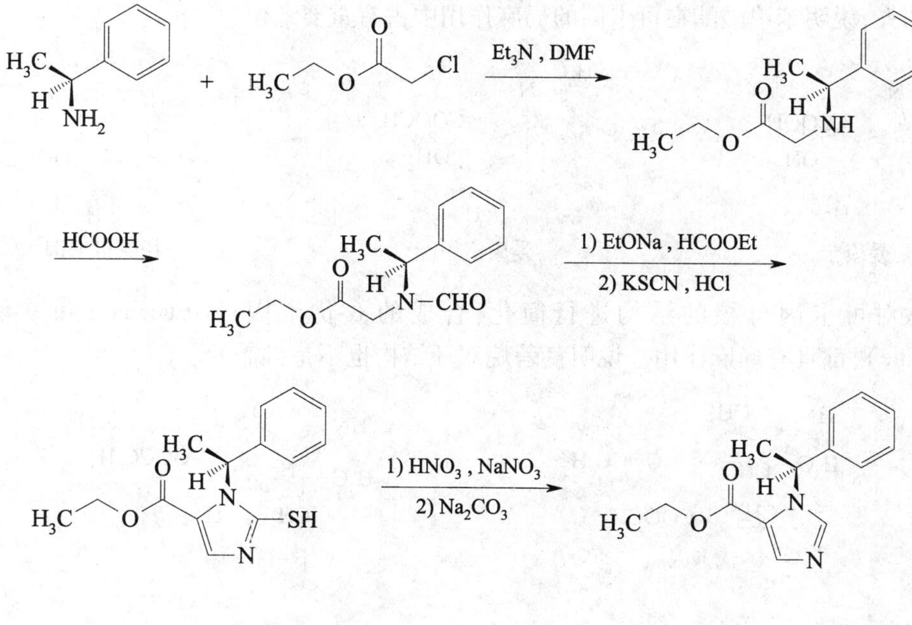

第二节 局部麻醉药(Local Anesthetics)

局部麻醉药简称局麻药,是指局部使用时能够阻断神经冲动从局部向大脑传递的药物,即在意识未消失状态下使身体的某一部分失去痛觉,以便进行外科手术,普遍应用于口腔、眼科、妇科和外科小手术。

优秀局麻药具有以下特性:① 选择性地作用于神经组织,对相邻的其他组织无不良影响;② 作用具有可重复性;③ 作用强,毒性小;④ 产生麻醉的诱导期短;⑤ 持续作用时间长;⑥ 溶于水。

一、普鲁卡因的发现过程

临床最早使用的局麻药是从南美洲植物古柯(Erythroxylon Coca Lam)树叶中提出的一种生物碱——可卡因(古柯碱,Cocaine),1884 年应用于临床。由于可卡因安全性差,有成瘾性,其水溶液不稳定,高压消毒时易水解失效且价格较高等缺点,使可卡因临床应用受到限制。人们对可卡因的结构进行改造,试图寻找更理想的局麻药。

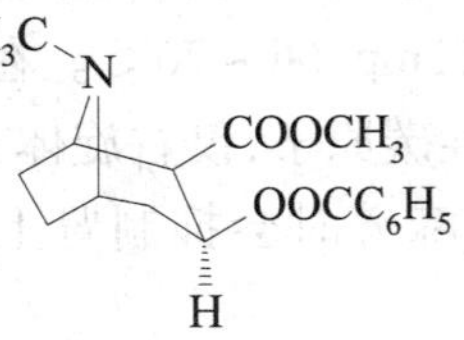

可卡因

首先保留可卡因的双杂环基本母核,将可卡因完全水解或部分水解,得到的水解产物爱康宁(Ecgonine)和爱康宁甲酯均无局麻作用。将 C-2 上的甲氧羰基去除得到的托哌可卡因(Tropacocaine)仍有局麻作用,但当用其他羧酸代替苯甲酸与爱康宁成酯后,麻醉作用降低或完全消失,说明苯甲酸酯在可卡因的局麻作用中占有重要地位。

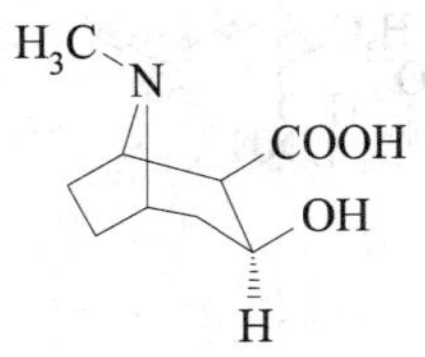

爱康宁

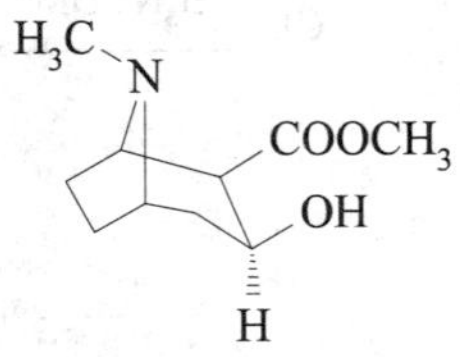

爱康宁甲酯

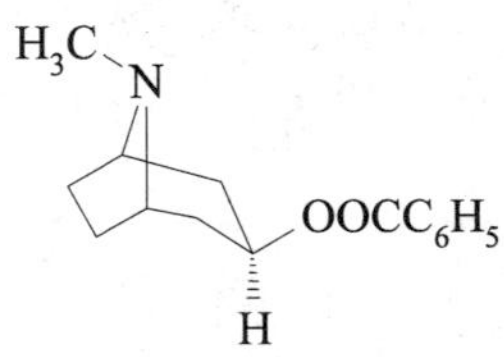

托哌可卡因

其次对可卡因母核的结构进行简化,合成的 α-优卡因(α-Eucaine)和 β-优卡因(β-Eucaine),都具有局麻作用。说明莨菪烷双环结构也不是必需的。

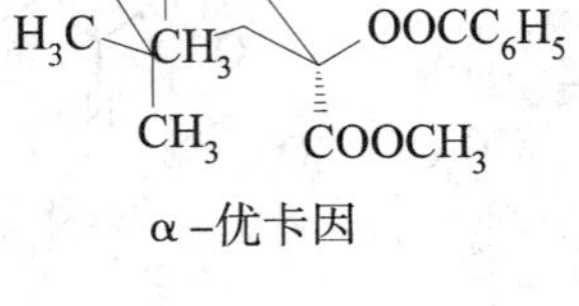

α-优卡因

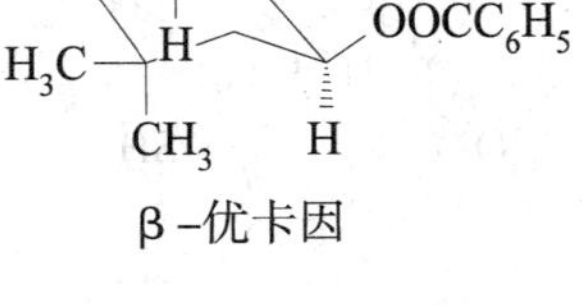

β-优卡因

于是,集中研究了苯甲酸酯类化合物。1890 年证实苯佐卡因(Benzocaine)具有局麻作用,进而合成了奥索方(Orthoform)、新奥索方(New Orthoform)等,都具有较强的局麻作用,但溶解度小,不能注射使用,仅能用于表面麻醉。为了克服水溶性差的缺点,在苯佐卡因结构中引入脂肪氨基侧链,合成了一系列氨基苯甲酸酰胺酯化合物。终于在 1904 年找到了局部麻醉作用优良的药物普鲁卡因(Procaine)。从可卡因到普鲁卡因的发展过程,启示人们可以从简化天然产物的结构来寻找新药。

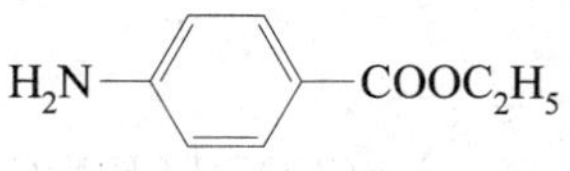

苯佐卡因

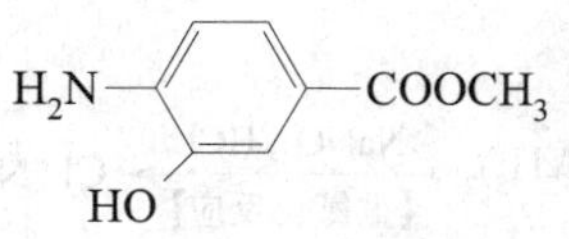

奥索方

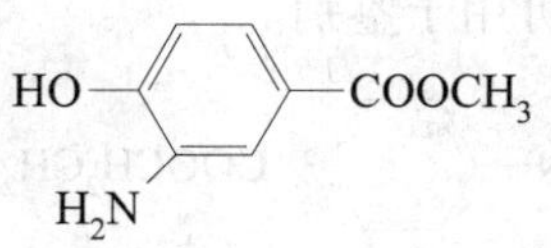

新奥索方

二、局麻药的结构类型

(一) 芳酸酯类

芳酸酯类局麻药的基本结构特征为由芳香酸和氨基醇形成的芳酸酯。

盐酸普鲁卡因(Procaine Hydrochloride)

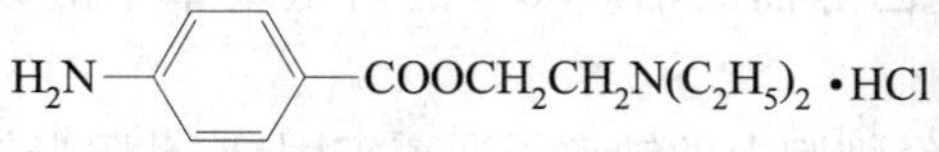

化学名为 4-氨基苯甲酸-2-(二乙氨基)乙酯盐酸盐,又名盐酸奴佛卡因(Novocaine Hydrochloride)。

本品为白色结晶或结晶性粉末,无臭,味微苦而麻舌,mp. 154 ~157℃。易溶于水,略溶于乙醇,微溶于氯仿。0.1 mol/L 水溶液的 pH 为 5 ~6.5。本品在空气中稳定,但对光线敏感,宜避光保存。水溶液碱化可得普鲁卡因,其 pK_a 为 8.8,mp. 57 ~59℃。

本品分子结构中含有酯键,水溶液不稳定,易被水解生成对氨基苯甲酸和二乙氨基乙醇后失效,对氨基苯甲酸经久贮或高温加热,可脱羧为苯胺,苯胺易氧化变色,从而使注射液变黄。对氨基苯甲酸用于人体时会产生刺激性,故药典规定对注射液中的对氨基苯甲酸进行限量检测。

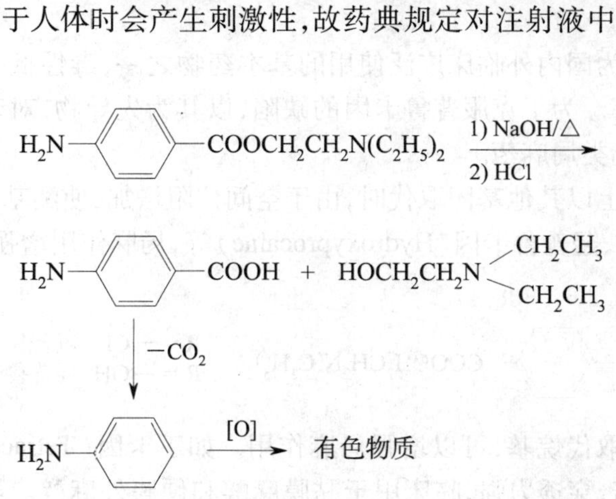

水解速率受温度和 pH 的影响较大,随 pH 增大,水解速率加快,pH<2.5 时,水解速率也

增大，在 pH 3～3.5 时最稳定。在相同 pH 时，温度升高，水解速率增大。药典规定本品注射液 pH 为 3.5～5.0，灭菌以 100℃加热 30 min 为宜。

本品分子结构中含有芳伯氨基，水溶液易被氧化而变色，氧化反应受 pH 和温度的影响，紫外线、氧、重金属离子等均可加速本品的分解变色。所以制备注射剂时，要控制最稳定的 pH 和温度，通入惰性气体，加入抗氧剂、稳定剂、金属离子掩蔽剂等。本品显芳伯胺的特征反应，在稀盐酸中与亚硝酸钠生成重氮盐，加入碱性 β-萘酚试液，生成猩红色偶氮化合物沉淀，可用于鉴别。

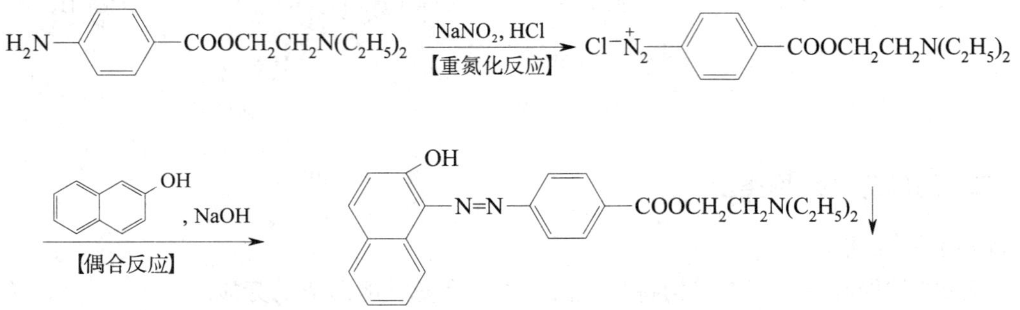

本品在体内进入神经组织的速度很快，降解速度亦快。在体内经酯酶作用迅速水解为对氨基苯甲酸和二乙氨基乙醇而失活。80% 的对氨基苯甲酸以原形或结合形式由肾脏排出。

本品能竞争性地与神经细胞上的钠离子通道牢固结合，阻滞钠离子的进入，阻碍神经纤维的传导。临床主要用于浸润麻醉、传导麻醉、硬膜外麻醉及局部封闭疗法等。

本品合成以对硝基甲苯为原料，经氧化、酯化得硝基卡因，再经还原、成盐后即得。

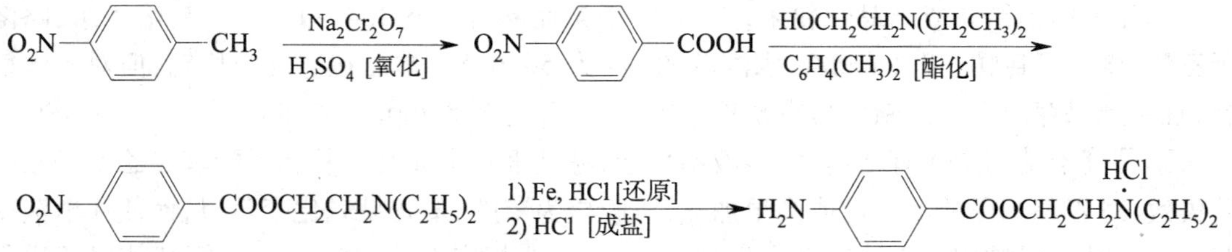

普鲁卡因至今仍为国内外临床广泛使用的基本药物之一，毒性低，但局麻作用不够强，稳定性差，酯基易水解。为了克服普鲁卡因的缺陷，以其为先导物，对苯环、酯键、侧链进行改造，合成了一系列酯类局麻药。

在普鲁卡因苯环上以其他基团取代时，由于空间位阻增加，使酯基水解减慢。如氯普鲁卡因（Chloroprocaine）、羟普鲁卡因（Hydroxyprocaine）等，局麻作用增强，作用迅速、持久。

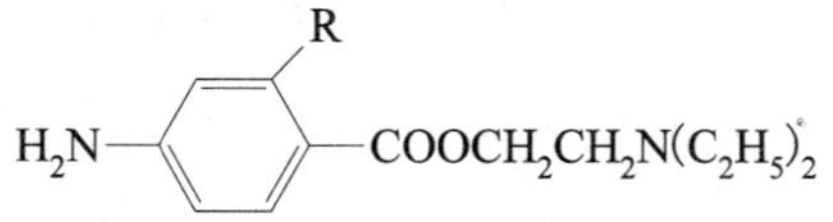

R＝—Cl 氯普鲁卡因
R＝—OH 羟普鲁卡因

苯环上氨基引入取代烷基，可以增强局麻作用。如丁卡因（Tetracaine），其局麻作用比普鲁卡因强 10～15 倍，穿透力强，临床用于黏膜麻醉和硬膜外麻醉。虽然其毒性比普鲁卡因强，但由于使用剂量小，故毒副作用实际低于普鲁卡因。因结构中仍有酯基，水解性与普鲁卡因相似,但速度稍慢。

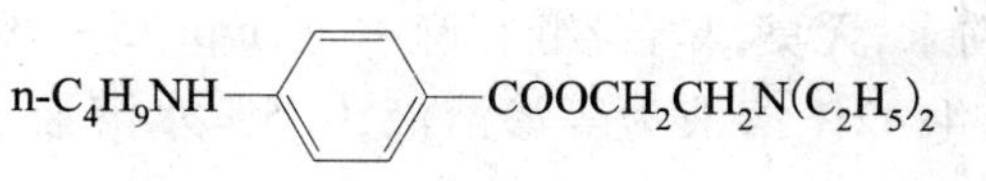

丁卡因

在侧链的碳链上引入甲基,增加位阻使酯基不易水解,局麻作用时间延长。如海克卡因(Hexylcaine)和美普卡因(Meprylcaine)等。

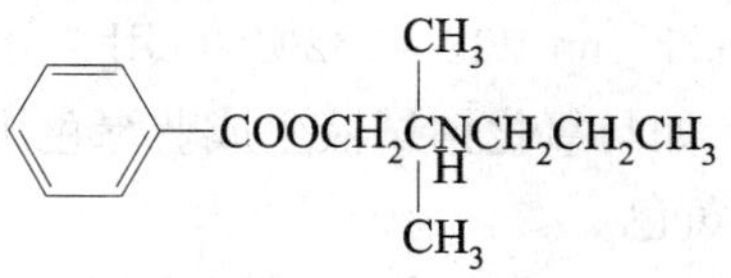

美普卡因

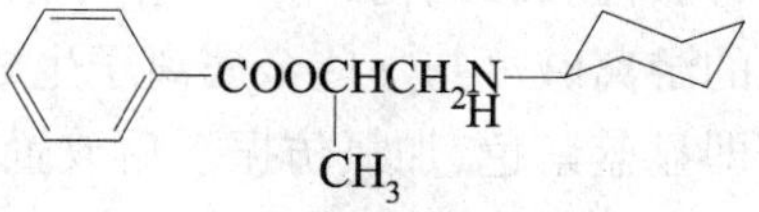

海克卡因

羧酸酯中的-O-若以其电子等排体-S-替代,则脂溶性增大,显效快。如硫卡因(Thiocaine)的局麻作用较普鲁卡因强,毒性也增大,可用于浸润麻醉及表面麻醉。由于毒性大,已被停用。

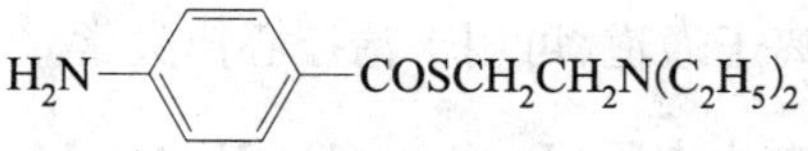

硫卡因

(二) 酰胺类

酰胺类局麻药的基本结构特征为酰苯胺的基本母核,在苯胺的芳环上2位或2,6位有单取代或取代基。取代酰苯胺结构比较稳定,不易水解,活性和毒性均较苯甲酸酯类药物强。酰胺类局麻药利多卡因(Lidocaine)的局麻作用比普鲁卡因强2倍,作用时间延长1倍,穿透力强,适用于各种局部麻醉,此外还具有抗心律失常作用。在其后合成了一系列酰胺类局麻药,如布比卡因(丁哌卡因,Bupivacaine)、甲哌卡因(Mepivacaine)等,由于利多卡因有较多优点,近年来偏重于寻找酰胺类的新局麻药。如20世纪90年代中期上市的罗哌卡因(Ropivacaine)。

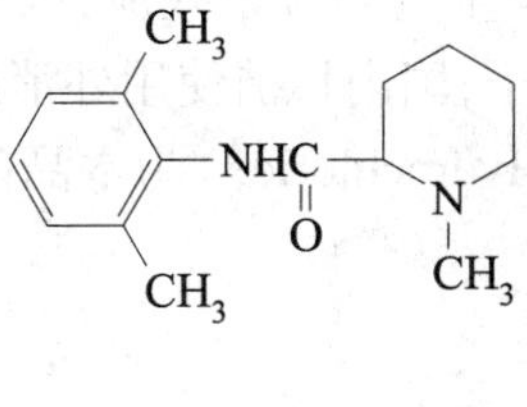

甲哌卡因

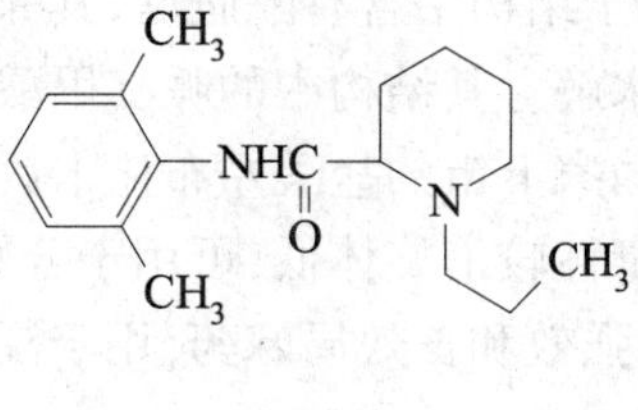

罗哌卡因

盐酸利多卡因(Lidocaine Hydrochloride)

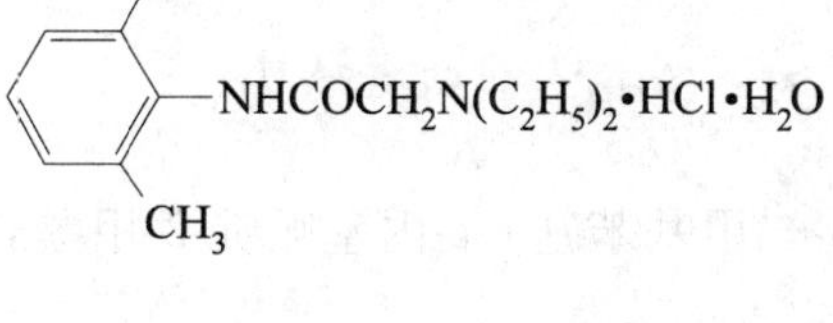

化学名为N-(2,6-二甲基苯基)-2-(二乙氨基)乙酰胺盐酸盐一水合物。

本品为白色结晶性粉末，无臭，味苦，继有麻木感，mp. 75～79℃。易溶于水和乙醇，可溶于氯仿，不溶于乙醚。4.42%溶液为等渗溶液，0.5%水溶液pH为4.0～5.5。pK_a为7.8。无水物mp. 127～129℃。

本品结构中含有酰胺键，比酯键稳定，而且酰胺键邻位有两个甲基，有空间位阻，故本品在酸性或碱性溶液中均较稳定，不易水解。体内酶解的速率也较慢，这也是利多卡因比普鲁卡因作用强、维持时间长、毒性大的原因之一。

本品含碱性叔胺结构，与三硝基苯酚试液生成沉淀，mp. 228～232℃，可用于分析测试。

本品的游离碱可与一些金属离子生成有色络盐，如与氯化钴试液生成蓝绿色沉淀，遇硫酸铜试液即显蓝紫色，加氯仿振摇后放置，氯仿层显黄色。

本品在体内大部分由肝脏转化降解，主要是N-脱乙基代谢物，生成的仲胺和伯胺对中枢神经系统的毒副作用较大。另外，酰胺键水解生成苯胺及其部分氧化物。约10%量的药物未经水解，以原形从尿中排出。

本品为较理想的局麻药，作用强，维持时间长，穿透性好，扩散性强，可用于各种局部麻醉。

本品作用于细胞膜的钠离子通道，可用于治疗心律失常。

盐酸布比卡因(Bupivacaine Hydrochloride)

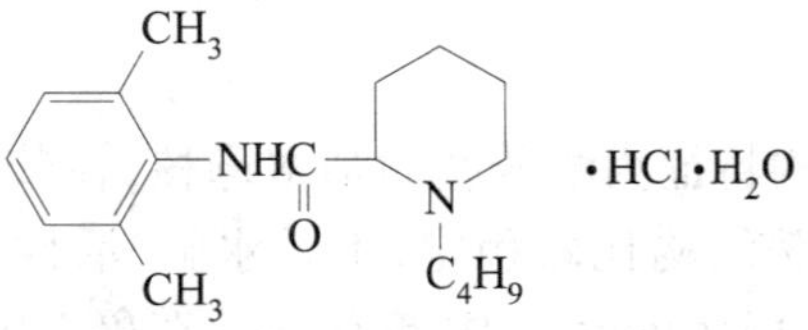

化学名为1-丁基-N-(2,6-二甲苯基)-2-哌啶甲酰胺盐酸盐一水合物。又名丁吡卡因、麻卡因。

本品为白色结晶性粉末，无臭，味苦。本品在乙醇中易溶，在水中溶解，pH为4.5～6，mp. 约250℃。

本品分子结构中含有酰胺键，其邻位存在两个甲基，产生空间位阻效应，因而对酸碱较稳定，不易水解。其结构中的哌啶甲酸部分含有手性碳原子，国内目前使用外消旋体。近年来，在一些国家上市的盐酸左布比卡因(Levobupivacaine Hydrochloride)为本品的S型异构体，其心脏毒性较消旋体低，可用于分娩妇女的局部麻醉。

本品为强效和长效局麻药，用于浸润麻醉。

盐酸罗哌卡因(Ropivacaine Hydrochloride)

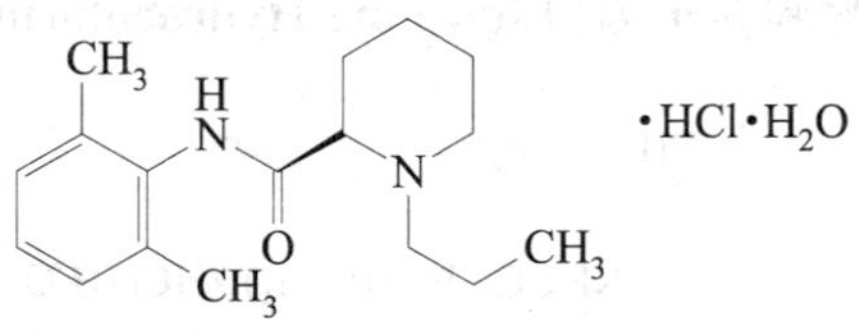

化学名为S-(-)-N-(2,6-二甲基苯基)-1-丙基哌啶-2-甲酰胺盐酸盐一水合物。

本品为白色晶体 mp. 260 ~262℃，$[\alpha]_D^{25}=-6.6°$。其游离碱 mp. 144 ~146℃，$[\alpha]_D^{25}=-82.0°$。

盐酸罗哌卡因是一类新型的长效局部麻醉药，由于结构中哌啶甲酰胺的存在而具有一个手性碳原子，临床上用其 S 构型的左旋对映体。其合成可以哌啶甲酸为原料，经拆分后，得到 S 构型的哌啶甲酸，再经酰化、烷基化制得盐酸罗哌卡因。

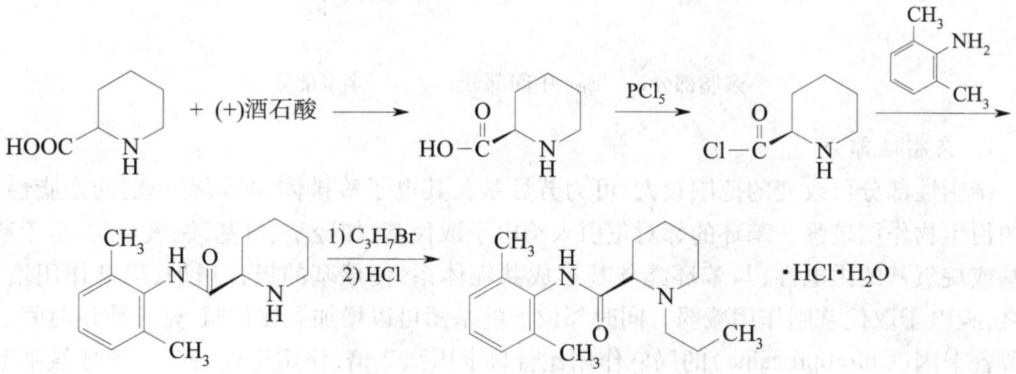

本品对坐骨神经阻断和浸润麻醉的作用时间比消旋体和 R 异构体长；毒性，尤其是心脏毒性比布比卡因低。

盐酸罗哌卡因临床上主要用于外科麻醉和硬膜外阻滞麻醉，可用于各科手术，包括骨科、妇科、泌尿科等下肢部及下肢手术；还可用于手术后或分娩后急性止痛。

（三）其他类

以电子等排体—CH_2—代替酯基中的—O—，得到氨基酮类化合物，如达克罗宁（Dyclonine），其麻醉作用和穿透力强，作用快而持久，毒性较普鲁卡因低。以醚键代替局麻药结构中的酯基或酰氨基，则得到氨基醚类化合物，如二甲异喹（Dimethisoquin），其稳定性增加，表面麻醉作用比可卡因强 1 000 倍，而毒性仅为可卡因的 2 倍。另外，氨基甲酸酯类兼有酰胺和酯类两种结构，如卡比佐卡因（Carbizocaine），为一高效、强效的局麻药，可用于有炎症组织的麻醉。

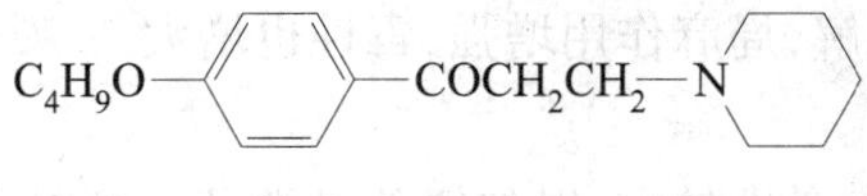

达克罗宁

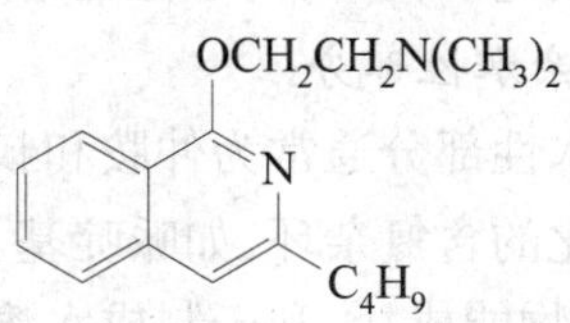

二甲异喹

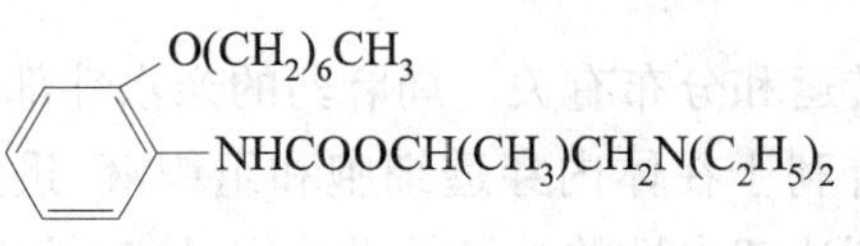

卡比佐卡因

三、局麻药的构效关系

局麻药的化学结构类型较多，有酯、酰胺、酮、醚及氨基甲酸酯等类型，难于用一种通式表示其基本结构，结构特异性较低，但其局麻作用与化学结构之间又存在一定关系。根据大部分临床应用的局麻药结构可以概括出基本骨架为：亲脂性部分、亲水性部分和介于二者之间的中间连接部分。

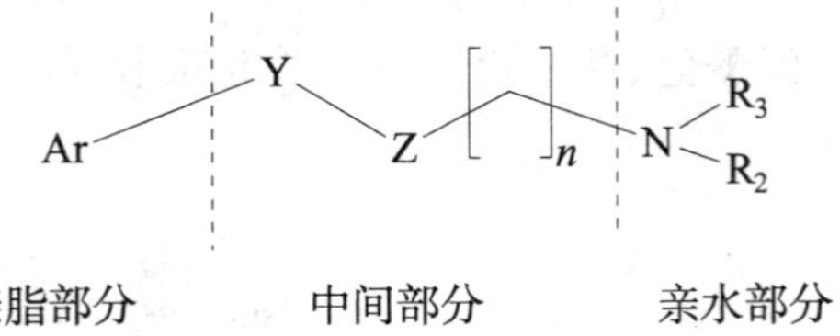

1. 亲脂性部分

亲脂性部分可改变的范围较大，可为芳烃基及其电子等排体，必须有一定的亲脂性，以苯的衍生物作用较强。苯环的邻对位引入给电子取代基，如羟基、氨基、烷氧基时，由于通过氨基或烷氧基的供电性，与苯环酯羰基形成共轭体系，使羰基的极性增加，局麻作用增强。反之，吸电子取代基则作用减弱。同时邻位上的基团可以增加立体位阻，延长作用时间。如氯普鲁卡因（Chloroprocaine）的局麻作用比普鲁卡因强 2 倍，作用迅速持久。苯环氨基上引入取代烷基，可增强活性，如丁卡因比普鲁卡因强 10 倍。

2. 中间部分

中间部分是由酯基或其电子等排体和一个次烃基碳链组成的。在同一化合物中引入不同的电子等排体时，麻醉作用强度次序如下：

$$-\overset{\displaystyle O}{\overset{\|}{C}}-S- \;>\; -\overset{\displaystyle O}{\overset{\|}{C}}-O- \;>\; -\overset{\displaystyle O}{\overset{\|}{C}}-CH_2- \;>\; -\overset{\displaystyle O}{\overset{\|}{C}}-NH-$$

此部分决定药物稳定性，影响作用持续时间次序如下：

$$-\overset{\displaystyle O}{\overset{\|}{C}}-CH_2- \;>\; -\overset{\displaystyle O}{\overset{\|}{C}}-NH- \;>\; -\overset{\displaystyle O}{\overset{\|}{C}}-S- \;>\; -\overset{\displaystyle O}{\overset{\|}{C}}-O-$$

烷基部分的碳原子数以 $n=2\sim3$ 为好，当 $n=3$ 时，麻醉作用最强，当酯键旁的烷基碳原子上有支链取代时，由于位阻增加，酯键较难水解，局麻作用增强，毒性也增大。

3. 亲水性部分

亲水性部分通常为仲胺和叔胺，因仲胺的刺激性较大，以叔氨基最常见。可以是二乙胺基或氢化的含氮杂环，如哌啶基、吗啉基或吡咯基等。本部分的胺还要求具有中等强度的碱性，使药物能成盐，利于制成水溶液供注射用。

局麻药的脂水分配系数与药物在体内的转运和分布有关。局麻药的亲水性部分和亲脂性部分应当保持一定的平衡。药物的亲水性有利于在体内穿透细胞和组织液，迅速转运和分布。药物的脂溶性有利于通过各种生物膜到达疏水性的神经纤维组织，脂溶性太大，又易通过血脑屏障，产生不良副反应，所以应有一定的油/水分配系数才利于发挥其麻醉活性。临床上使用的大多数局麻药（游离碱）的 pK_a 在 8.0 ~ 9.5 之间，在生理条件下（pH 7.4），有相当部分的分子是解离的。

为了增加局麻药的溶解度和增强它们的稳定性，多制成盐类。

本章习题

1. 麻醉药主要分为哪两大类？作用机制有何不同？
2. 有机氟元素如何检测？
3. 优秀局麻药应具有哪些特性？
4. 局麻药按结构可以分为哪些类型？各举一例代表药物。
5. 盐酸普鲁卡因有哪些化学性质？与哪些结构特点有关？
6. 简述局麻药的构效关系。
7. 以 R 构型的 α-苯乙胺为起始原料合成依托咪酯。
8. 以对硝基甲苯为原料合成盐酸普鲁卡因。

第二章 镇静催眠药、抗癫痫药和抗精神失常药

(Sedative-hypnotics, Antiepileptics and Drugs for Psychiatric Disorders)

镇静催眠药、抗癫痫药和抗精神失常药均属于调节中枢神经活动性药物,除抗抑郁药外,对中枢神经的兴奋性活动都有抑制作用,它们之间没有明确的界限。镇静药可以使病人的紧张、烦躁等精神过度兴奋受到抑制,使之变为平静、安宁;催眠药能进一步抑制中枢神经系统的功能,使之进入睡眠状态。有些镇静药可用于预防和阻止惊厥。抗癫痫药对过度兴奋的中枢具有拮抗作用,可用于预防和控制癫痫的发作;抗精神失常药是在不影响人的意识的条件下,缓解或控制患者的紧张、躁动、幻觉、焦虑、忧郁等症状。

第一节 镇静催眠药(Sedative-hypnotic Drugs)

镇静催眠类药物对中枢神经系统具有一定抑制作用,其作用因剂量不同而异。小剂量时可产生镇静作用,使患者安静、活动减少;中等剂量时能促进和维持近似生理性睡眠;大剂量时产生麻醉。镇静催眠药按结构类型可分为巴比妥类、苯二氮䓬类和其他类。

根据脑电图及其他活动的表现,睡眠可分为两种不同的时相:慢波睡眠(SWS)时相和快波睡眠(FWS)时相,前者的特点是脑电图波为同步化波,慢而高,没有眼球的快速转动,故又称为非快动眼(NREM)睡眠;后者的特点是脑电图波快而低,并伴有眼球快速转动,故又称为快动眼(REM)睡眠。在整个睡眠过程中,这两种睡眠时相交替进行,都是生理上所必需的。目前认为 NREM 睡眠对促进生长有利,而 REM 睡眠则与神经系统的发育和维持正常精神活动有关。药物睡眠也呈现两个时相,但在生理参数上却不同于正常睡眠,多数催眠药如巴比妥类、安宁等,能缩短 REM 睡眠时间,而苯并二氮䓬类药物则减少 NREM 的后期睡眠时间,其结果在以后数夜的睡眠中会出现“反跳”(Rebound)现象,即被药物削减的时相相应延长。因此,药物引起的睡眠与正常的生理睡眠不尽相同,而且会出现不同程度的副作用。

一、巴比妥类药物

1903 年费希尔(Fisher)等确证了巴比妥类的药效后,相继合成了一系列巴比妥类镇静催眠药。巴比妥类药物都是巴比土酸(Barbituric Acid)的衍生物,系由取代的丙二酸酯与脲缩合制得的环状酰脲,故又称环丙二酰脲。巴比土酸本身并无治疗作用,只是其 5 位次甲基上的两个氢原子被其他基团取代后才呈现活性。此类药物现已合成的有数百种之多,由于毒副作用及疗效等原因,实际应用的不过 20 多种,常用的仅 10 多种。巴比妥类药物抑制脑桥网状结构,减少眼快动睡眠,即使短期服用,停药也会引起眼快动睡眠的反跳,表现为噩梦连绵,有不舒服的感觉。所以,一旦服用巴比妥类药物后,往往会持续服下去,较难停下来,

因而易形成依赖,有时一次大量服用就可以成瘾,突然停药时还会产生戒断症状。一般成瘾剂量为治疗量的4~50倍,该类药与酒精有交叉耐药性,饮酒时同服巴比妥类药物可加速成瘾。本类药物属于第一代镇静催眠药,属于国家特殊管理的二类精神药品,必须控制使用,目前在临床上已逐渐被其他结构类型的药物所取代。

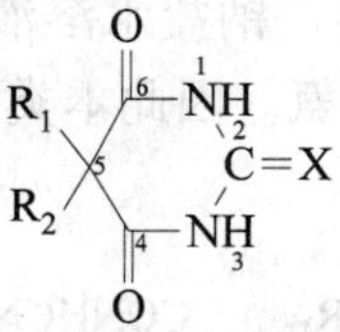

根据取代基不同,其作用有快、慢和久、短之别,因而可分为长时间、中时间、短时间和超短时间作用的四种类型,如表2-1所示。

表2-1　临床用的巴比妥类药物

类　型	药物名称及化学结构	
长　时	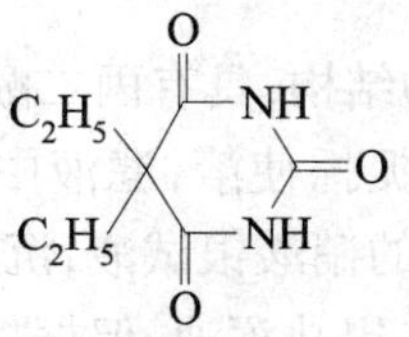 巴比妥 Barbital	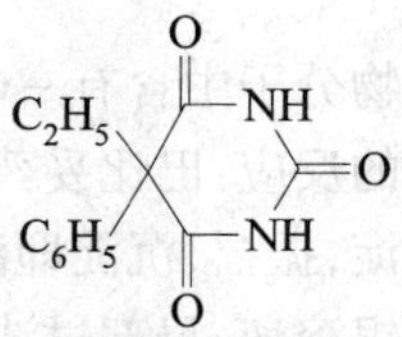 苯巴比妥 Phenobarbital
中　时	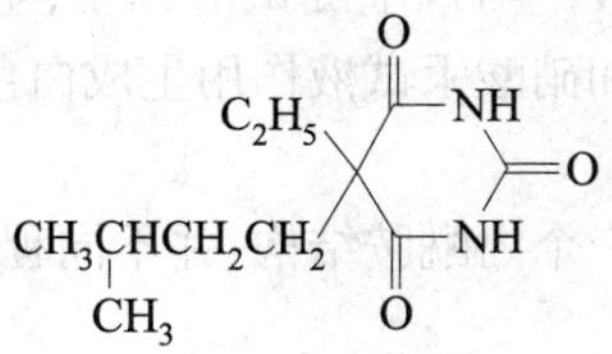 异戊巴比妥 Amobarbital	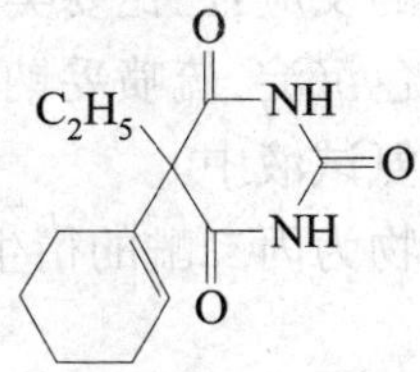 环己烯巴比妥 Cyclobaribital
短　时	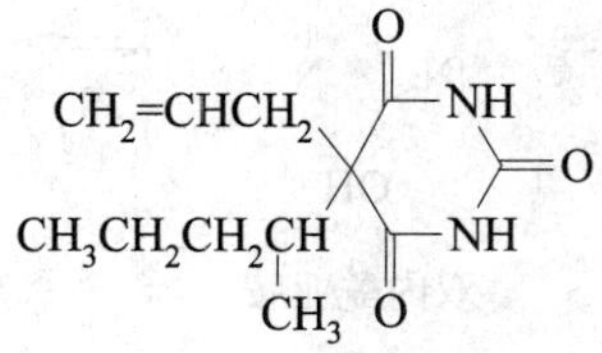 司可巴比妥 Secobarbital	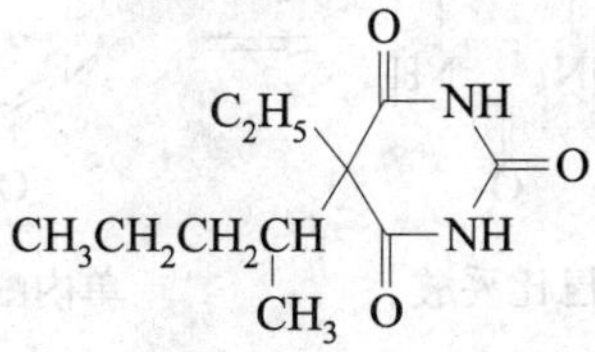 戊巴比妥 Pentobarbital
超短时	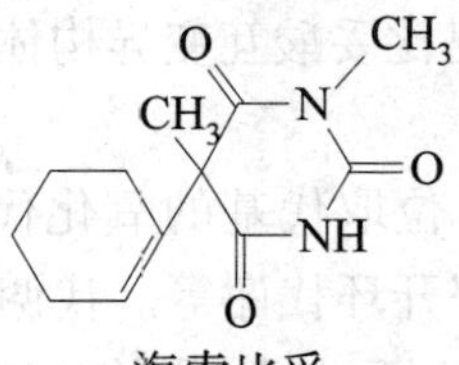 海索比妥 Hexobarbital	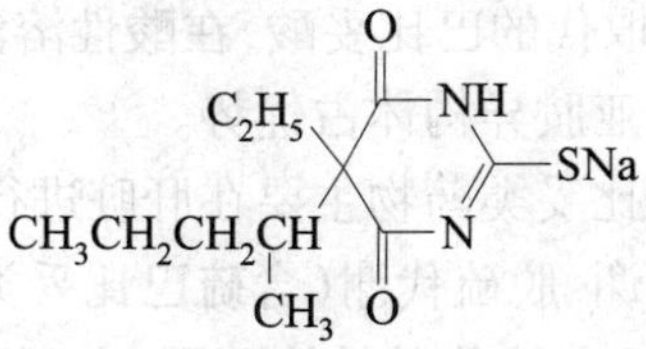 硫喷妥钠 Triopental Sodium

1. 巴比妥类药物的化学性质

巴比妥类药物一般为白色结晶或结晶性粉末，在空气中较稳定。不溶于水，易溶于乙醇及有机溶剂中。由于该类药物可互变异构为烯醇式而呈弱酸性，可与碱金属形成水溶性的盐类（如钠盐），可供配制注射剂使用。由于本类药物的酸性比碳酸弱，其钠盐与酸性药物或吸收空气中的 CO_2，可析出药物沉淀。钠盐水溶液放置还会发生水解，主要是易开环脱羧，受热逐步分解生成双取代乙酸钠和氨。因此本类药物钠盐注射液不能预先配制进行加热灭菌，必须做成粉针剂。

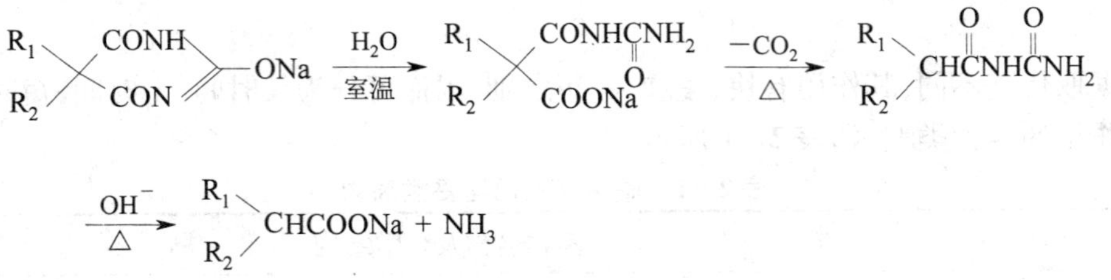

本类药物分子中含有—CONHCONHCO—的结构，具有丙二酰脲类反应。

与银盐的反应：巴比妥药物在碳酸钠溶液中振摇使溶，滤液中逐滴加入硝酸银试液，即生成白色沉淀，振摇，沉淀即溶解，继续滴加过量的硝酸银试液，沉淀不再溶解。前者的白色沉淀为硝酸银溶液，局部过浓，出现局部巴比妥二银盐浑浊，但振摇后，溶液中为可溶性的一银盐，继续滴加硝酸银过量，则产生难溶性的巴比妥二银盐沉淀，不再溶解。

与铜盐的反应：巴比妥类药物在吡啶溶液中与铜吡啶试液作用，生成配位化合物，显紫色或生成紫色沉淀，硫喷妥钠药物显绿色。和硝酸汞试液作用生成白色胶状沉淀，可溶于过量的试剂和氨试液中。

该类药物为丙二酰的衍生物，分子中有三个内酰胺结构，并不同程度地互变异构成内酰亚胺。

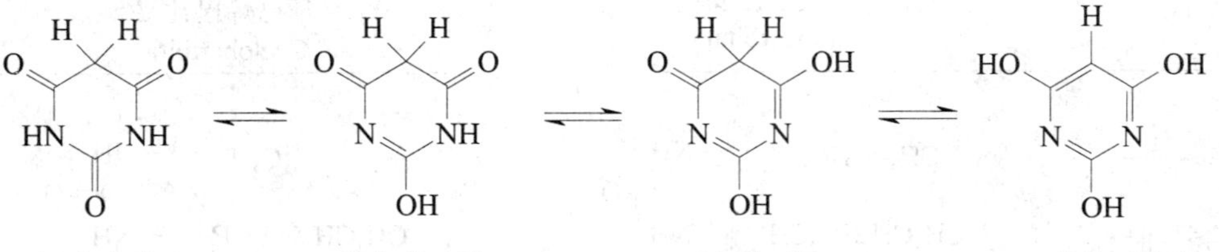

巴比妥酸　　单内酰亚胺　　双内酰亚胺　　三内酰亚胺

X-射线衍射显示：晶态时，巴比妥酸可以多种互变异构体存在。在水溶液中，可具有巴比妥酸、单内酰亚胺和双内酰亚胺的平衡特性。紫外光谱的研究结果表明，5-单取代和5,5-双取代的巴比妥酸，在酸性溶液中，主要以巴比妥酸互变异构体存在；在碱性水溶液中，单内酰亚胺异构体占优势。

巴比妥类药物主要在肝脏进行代谢，包括5位取代基的氧化代谢（最主要途径）、N-脱烃基代谢、脱硫代谢（含硫巴比妥类药物）及水解开环代谢等。代谢产物的极性增加而失去活性。5位取代基结构不同，在肝脏代谢的速度也不一样，是影响巴比妥类药物作用时间的重要因素之一。

巴比妥类药物的合成通法一般用丙二酸二乙酯为原料，在醇钠的催化下，用相应的卤代烃经两次烃化反应生成双取代的丙二酸二乙酯，再与脲或硫脲缩合成环，即得各种巴比妥类药物。

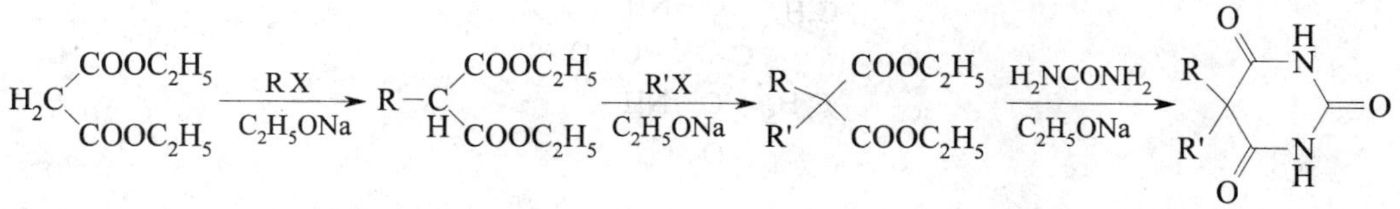

2. 影响巴比妥类药物活性的因素和构效关系

巴比妥类药物属于结构非特异性药物，其作用的强弱和快慢主要取决于药物的理化性质，与药物的解离常数（pK_a）及脂溶性（脂水分配系数）有关，作用时间的长短与5位上的两个取代基在体内的代谢快慢有关。

影响巴比妥类药物活性的一个重要因素是药物的酸性。巴比妥药物的酸性与药物的解离状态有关。巴比妥酸和5-单取代衍生物在生理pH条件下，99%以上是离子状态，几乎不能透过血脑屏障，进入脑内的药量极微，故无镇静催眠作用。而5,5-双取代衍生物的酸性比巴比妥酸低得多，在生理pH条件下不易解离，以分子形式通过细胞膜及血脑屏障，进入中枢神经系统发挥作用。

表2－2　常用巴比妥类药物的pK_a和未解离百分率

	巴比妥酸	苯巴比妥酸	苯巴比妥	司可巴比妥	异戊巴比妥	戊巴比妥	海索比妥
pK_a	4.12	3.75	7.40	7.7	7.9	8.0	8.4
未解离百分率	0.05	0.02	50	66.61	75.97	79.92	90.91

影响巴比妥类药物活性的另一个重要因素是药物的脂/水分配系数。药物要能在体液中转运，又能透过细胞膜和血脑屏障，需要有一定的水溶性和脂溶性，现常用脂/水分配系数来表示。

（1）分子中5位上应有两个取代基。巴比妥酸和5-单取代衍生物在生理pH条件下，99%以上是离子状态，几乎不能透过血脑屏障，进入脑内的药量极微，故无镇静催眠作用。而5,5-双取代衍生物的酸性比巴比妥酸低得多，在生理pH条件下不易解离，以分子形式通过细胞膜及血脑屏障，进入中枢神经系统发挥作用。

（2）5位上的两个取代基的总碳数以4～8为最好，使药物有适当的脂溶性，若总碳数超过8，可导致化合物具有惊厥作用。

（3）在酰亚胺氮原子上引入甲基，可降低酸性和增加脂溶性。如己琐巴比妥的pK_a为8.4，在生理pH条件下，约有90%未解离，因此起效快、作用时间短。

（4）将C-2上的氧原子以硫原子代替，则脂溶性增加，起效快，作用时间短。如硫喷妥钠为超短时催眠药，临床上多用作静脉麻醉药。

巴比妥类药物的作用时间长短与体内代谢过程有关。5位上的取代基可以是直链烷烃、支链烷烃、芳烃或烯烃。如为支链烷烃或烯烃，在体内易被氧化代谢，作用时间短。如为直链烷烃或芳烃，则在体内不易被氧化代谢，大多以原药排泄，因而作用时间长。

苯巴比妥（Phenobarbital）

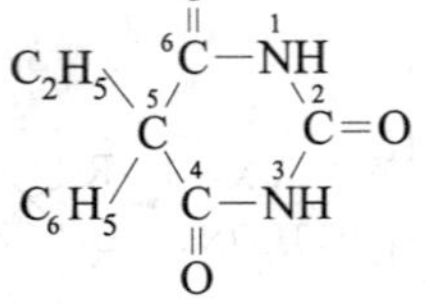

化学名为5-乙基-5-苯基-2,4,6-(1H,3H,5H)嘧啶三酮，又名鲁米那(Luminal)。

本品为白色有光泽的结晶或结晶性粉末，无臭，味微苦，mp. 174.5～178℃。在空气中较稳定，难溶于水，能溶于乙醇、乙醚，在氯仿中略溶，具有弱酸性。用于治疗失眠、惊厥和癫痫。苯巴比妥的 pK_a 为7.4，可溶于氢氧化钠或碳酸钠溶液，生成苯巴比妥钠。

苯巴比妥钠为白色结晶性颗粒或结晶性粉末，易溶于水，其水溶液呈碱性，与酸性药物接触或吸收空气中的 CO_2，可析出苯巴比妥沉淀。苯巴比妥在酸性尿中的解离少，易由肾小管再吸收，在体内消除缓慢。人体血浆半衰期为50～100 h。调节尿液的pH可以调节苯巴比妥的排泄速度。

苯巴比妥的合成方法与巴比妥类药物的合成通法略有不同，主要因为卤苯上的卤素不活泼，如果直接用卤代苯和丙二酸二乙酯反应引入苯基，收率极低。

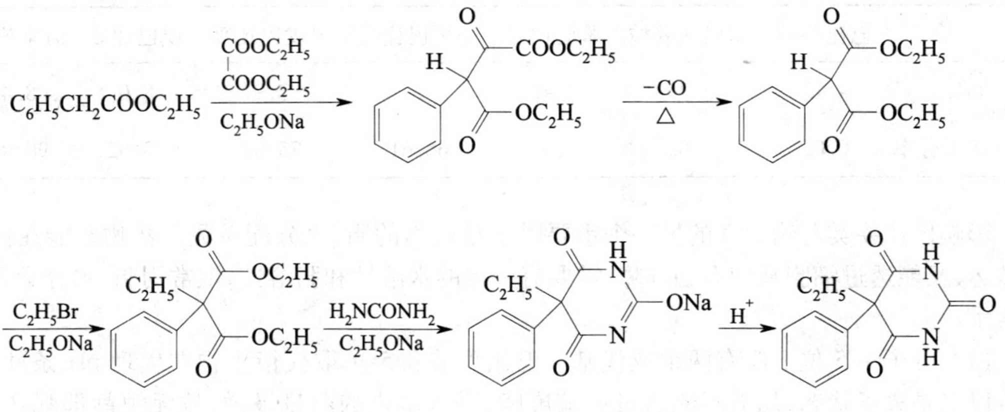

本品钠盐水溶液放置易分解，产生苯基丁酰脲沉淀而失去活性。因此，苯巴比妥钠注射剂不能预先配制进行加热灭菌，必须制成粉针剂。

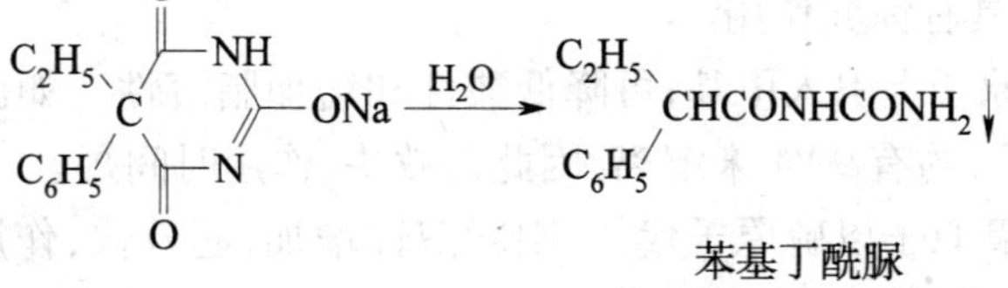

苯基丁酰脲

本品为丙二酰脲衍生物，显丙二酰脲类药物的鉴别反应，如与吡啶和硫酸铜作用生成紫红色络合物；和硝酸银或硝酸汞试液作用生成白色沉淀，可溶于过量的试液和氨试液中。本品加甲醛试液，煮沸，再缓缓加入硫酸，分两层，接界面显玫瑰红色。

本品应检查酸度，主要控制无效的苯巴比妥酸的限量。

苯巴比妥临床上用于治疗失眠、惊厥和癫痫大发作。

异戊巴比妥(Amobartital)

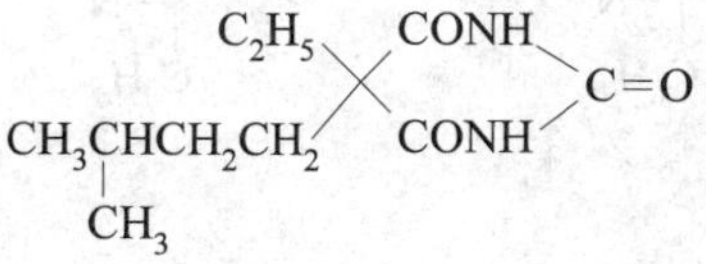

化学名为5-乙基-5-(3-甲基丁基)-2,4,6-(1H,3H,5H)-嘧啶三酮。

本品为白色结晶性粉末,无臭,味苦,mp. 155～158.5℃。易溶于乙醇和乙醚,溶于氯仿,几乎不溶于水。具有弱酸性,在氢氧化钠或碳酸钠溶液中溶解,本品的化学性质与苯巴比妥相似,作用也与苯巴比妥相似。异戊巴比妥在体内的代谢部位为5位侧链异戊基的叔碳原子,因此代谢较快,为中等作用时间的药物。临床上用于镇静、催眠、抗惊厥。

硫喷妥钠(Thiopental Sodium)

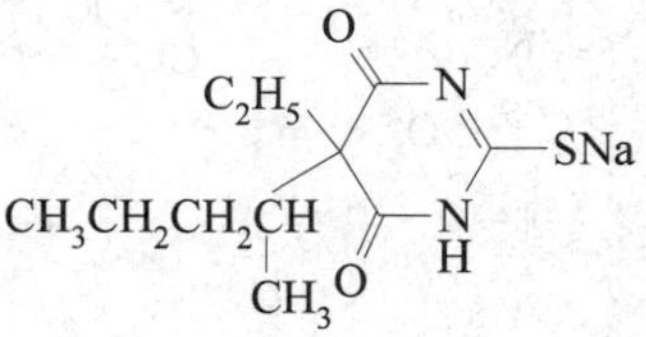

化学名为5-乙基-5-(1-甲基丁基)-2-硫巴比妥酸钠。

本品为淡黄色粉末,有类似蒜的臭气,味苦。有吸湿性,易溶于水,溶于乙醇,水溶液显碱性。

由于硫原子的引入,使药物的脂溶性增大,易于通过血脑屏障迅速产生作用。但同时也容易被脱硫代谢,生成戊巴比妥,所以为超短时作用的巴比妥类药物。硫喷妥钠常用于静脉麻醉、基础麻醉、抗惊厥以及复合麻醉。

二、苯二氮䓬类药物

苯二氮䓬类药物是20世纪60年代以来发展起来的一类镇静、催眠、抗焦虑药。由于其作用优良,毒副作用较小,目前几乎已取代传统的巴比妥类药物而成为镇静、催眠、抗焦虑的首选药物,属于第二代镇静催眠药。这类药起效快,耐受良好,缺点是有较强的依赖性且伴有较严重的停药反应或失眠反跳现象。

1. 苯二氮䓬类药物的发展

20世纪50年代中期,Hoffmann-La Roche制药公司的研究人员对含氮的杂环苯并庚氧二嗪(Benzheptoxdiazines)研究时,发现得到的并不是苯并庚氧二嗪化合物,实际为喹唑啉的结构。喹唑啉N氧化物在放置时经历了分子内亲核反应并扩环的过程,形成了1,4-苯二氮䓬结构,由此开发了新的一类安定药物。

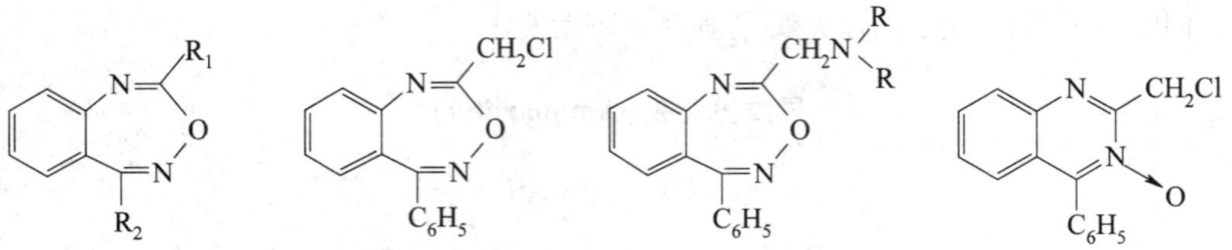

苯并庚氧二嗪化合物　　　　喹唑啉

最早的苯二氮䓬类药物是 1960 年用于临床的氯氮䓬(Chlordiazepoxide),此后人们通过消除与生理活性无关的基团,和对分子结构中活性较高的部分进行拼环等改造,开发出了副作用更小,在体内更稳定的苯二氮䓬类同型物地西泮(Diazepam,安定),成为目前临床上常用药物。

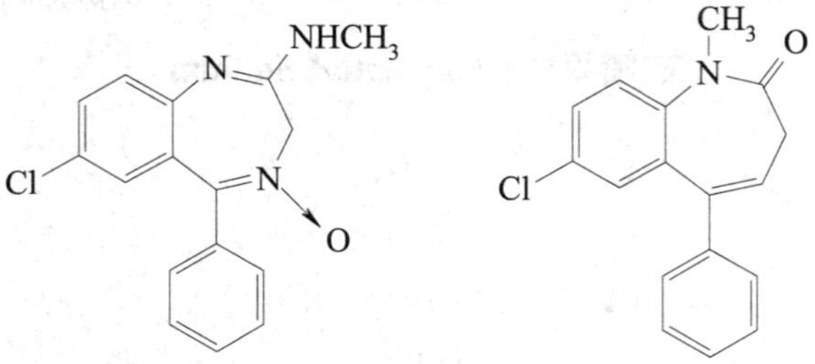

氯氮䓬　　　　地西泮

对地西泮进行结构改进,合成许多同型物和类似物,得到一系列临床用药。将 7 位氯代以强吸电子的硝基制得的硝西泮(硝基安定 Nitrazepam),其催眠作用介于司可巴比妥和格鲁米特之间,但用量小,无成瘾性,且还具有较好的抗癫痫作用。另外,还有氯硝西泮(Clonazepam)、氟西泮(Flurazepam)等,活性均比地西泮强。

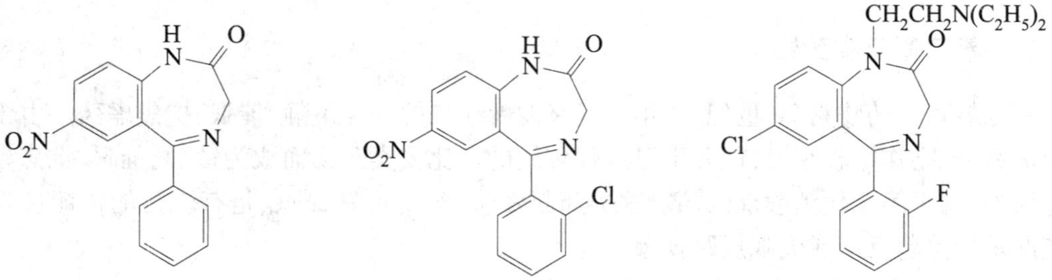

硝西泮　　　　氯硝西泮　　　　氟西泮

在对地西泮的体内代谢研究中,发现大都经过生物转化,如脱甲基、氧化,生成的活性代谢物催眠作用较强,且毒副作用较小,如奥沙西泮(Oxazepam,去甲羟安定)、替马西泮(Temazepam,羟安定)等,它们与地西泮有相似的疗效,体内消除半衰期比较长,超过 100 h,从而开发为临床上使用的药物。随后研究的劳拉西泮(Lorazepam,去甲氯羟安定)也是一个体内有较长半衰期,而且安眠作用较强,无明显的副作用的药物。

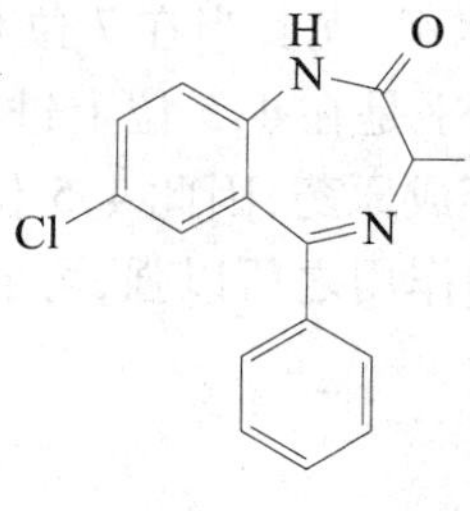

奥沙西泮

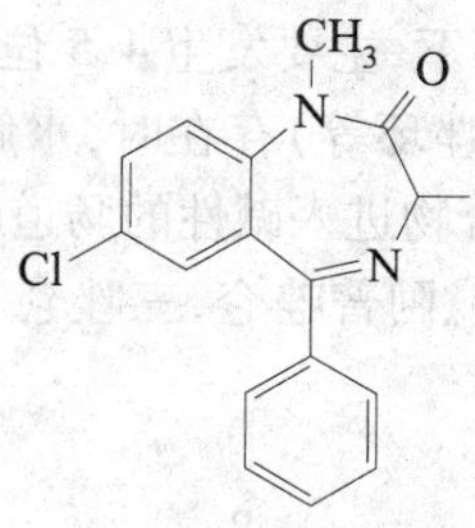

替马西泮

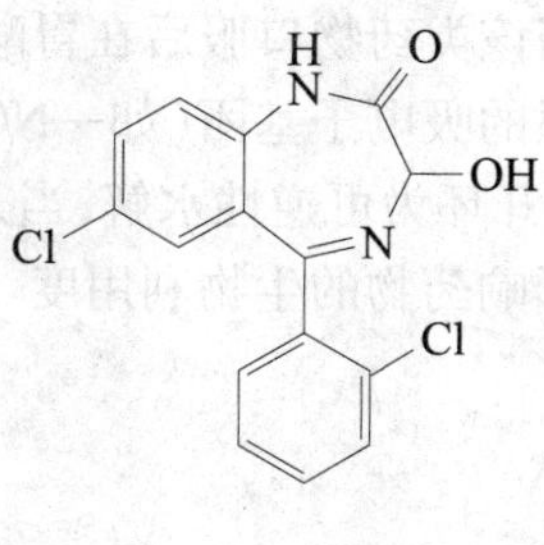

劳拉西泮

3 位经羟基取代后产生了不对称碳原子，光学异构体的活性有差别，这可能与七元环的构象有关，不同构象时，药物与苯二氮䓬受体的亲和力大小不同。当 3 位是两个氢时，苯二氮䓬的七元亚胺一内酰胺两种船式的构象在室温下很容易相互转换，不能完全以稳定的构象与受体作用。奥沙西泮由于 3 位羟基取代，以羟基为平伏键的构象为稳定构象，对受体的亲和力强，故奥沙西泮右旋体的作用比左旋体强。这也说明七元苯二氮䓬环是与受体亲和力最强的部位。

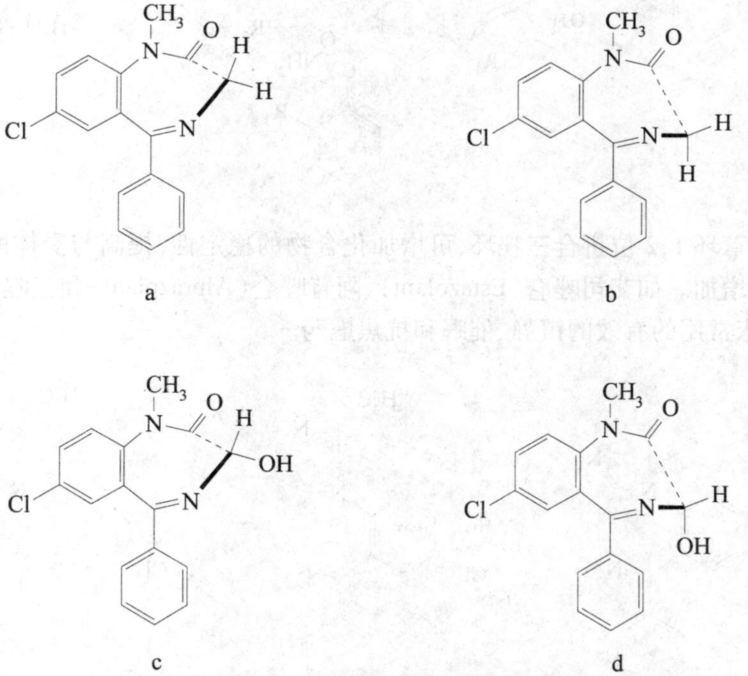

图 2-1　苯二氮䓬类药物的构象

苯二氮䓬类药物最终水解产物为 2-氨基二苯甲酮和甘氨酸，是这类药物受潮分解或在溶液中易分解的最终产物。

苯二氮䓬类药物的基本结构特征为苯环并合的 1,4-二氮七元亚胺内酰胺环。苯二氮䓬类药物通常为白色或类白色结晶性粉末，一般条件下，七元的亚胺内酰胺环比较稳定，但遇酸或碱液受热易水解。水解可按两种开环方式进行，一种是在 1,2 位酰胺键水解开环，另一种是在 4,5 位亚胺键水解开环，而 4,5 位开环为可逆性水解。

当该类药物口服后在胃酸的作用下，主要发生4，5位间开环水解，尤其当在7位和1，2位有强的吸电子基团（如—NO_2或三唑环等）存在时，水解反应几乎是在4，5位上进行，而4，5位开环为可逆性水解，当开环化合物进入碱性的肠道时又闭环成原药，因此4，5位间开环不影响药物的生物利用度。硝西泮、阿普唑仑、三唑仑等药物的作用之所以强，可能与此有关。

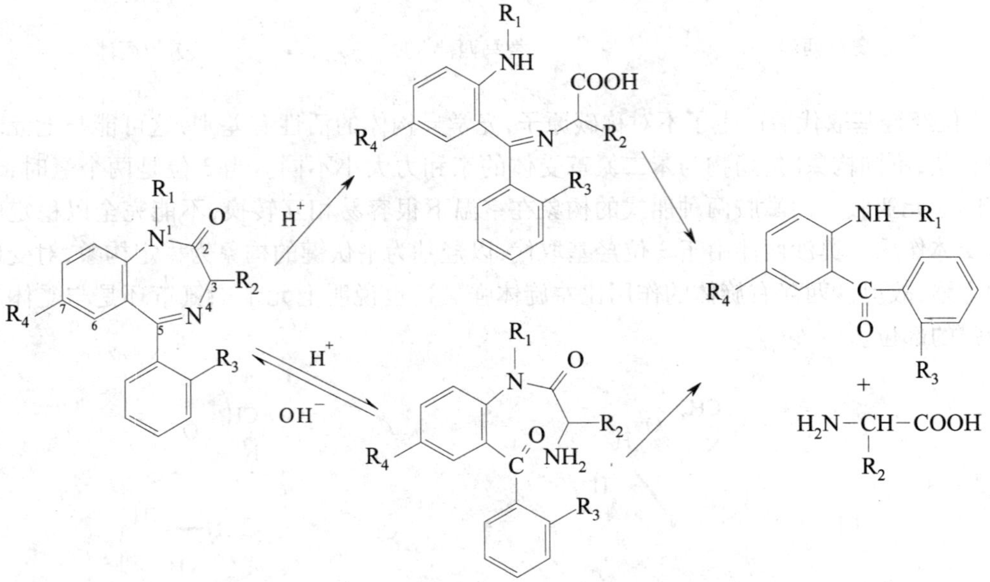

在苯二氮䓬环1，2位拼合三唑环，可增加化合物的稳定性，提高与受体的亲和力，从而生物活性明显增加。如艾司唑仑（Estazolam）、阿普唑仑（Alprazolam）和三唑仑（Triazolam）等，已成为临床常用的有效的镇静、催眠和抗焦虑药。

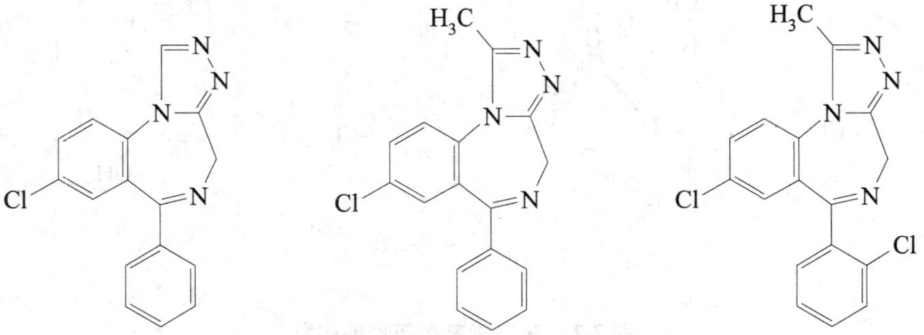

艾司唑仑　　　　阿普唑仑　　　　三唑仑

在4，5位并入四氢噁唑环获得卤噁唑仑（Haloxazolam），氯噁唑仑（Cloxazolam），美沙唑仑（Mexazolam）及氟他唑仑（Fulutazolam）等。在代谢过程中，四氢噁唑环会代谢除去。

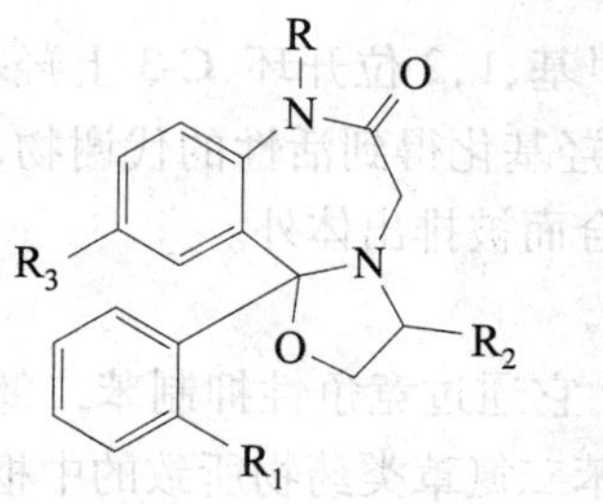

R	R_1	R_2	R_3	
—H	—F	—H	—Br	卤噁唑仑
—H	—Cl	—H	—Cl	氯噁唑仑
—H	—Cl	$—CH_3$	—Cl	美沙唑仑
$—CH_2CH_2OH$	—F	—H	—Cl	氟他唑仑

2. 苯二氮䓬类药物的作用机理和构效关系

GABA 为中枢神经抑制性递质，GABA 受体与 Cl^- 通道相偶联，GABA 受体激动时，Cl^- 通道开放的次数增多，Cl^- 进入细胞内数量增加，产生超极化而引起抑制性突触后电位，减少中枢内某些重要神经原的放电，引起中枢神经系统的抑制作用。苯二氮䓬类药物与苯二氮䓬受体作用时，会引起 Cl^- 通道开放的次数增多，导致镇静、催眠、抗焦虑、抗惊厥和中枢性肌松等药理作用。

苯二氮䓬类药物与中枢苯二氮䓬受体结合发挥作用，可增强中枢抑制性神经递质 γ-氨基丁酸（GABA）的神经传递功能和突触抑制效应，还能增强 GABA 同 GABA 受体相结合的作用。此类药物作用于体内抑制性神经递质：γ-氨基丁酸（GABA）的一种受体"GABAA 受体复合物"（复合物包含 GABA 受体，苯二氮䓬类药物受体和一个与 GABA 受体偶联的氯离子通道），而药物与受体的这种作用诱导 GABA 受体偶联的氯离子通道加强开放，这样会增加氯离子流入细胞内的数量，产生超极化而抑制突触后电位，减少中枢某些重要神经元放电，引起中枢抑制。由苯二氮䓬类药物的作用机理可知，这类药物的效应是和脑内 GABA 水平密切相关的，如果脑内 GABA 水平较高，则此类药物的效应会更加明显。

催眠剂量的苯二氮䓬类药物可引起眩晕、困倦、乏力、精细运动不协调等不良反应，大剂量应用会造成共济失调、运动能力障碍、皮疹、白细胞减少，久服会引起耐受和依赖。

构效关系研究表明：

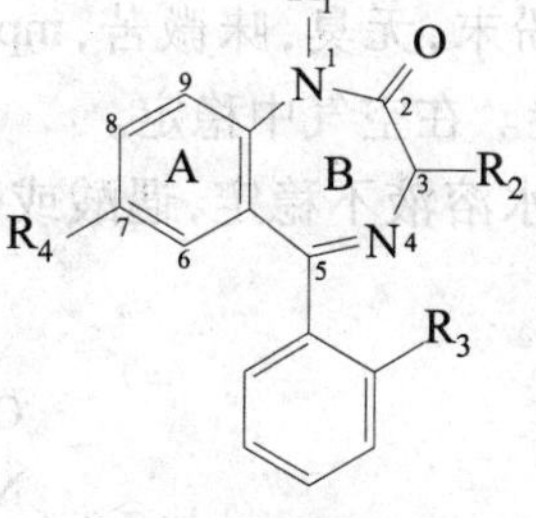

（1）苯二氮䓬类药物分子中的七元亚胺内酰胺环（B 环）为活性必需结构，而苯环（A 环）被其他芳杂环如噻吩、吡啶等取代仍有较好的生物活性。

（2）7 位及 5-苯基上的 2′位引入吸电子取代基能明显增强活性，其次序为 $NO_2>CF_3>Br>Cl$。

（3）1 位氮上引入甲基，可使活性增强，若此甲基代谢脱去仍保留活性。

（4）3 位碳上引入羟基，虽活性稍下降，但毒性很低。

（5）在 1，2 位或 4，5 位并入杂环可增强活性。

3. 苯二氮䓬类药物的代谢

苯二氮䓬类药物的代谢主要在肝脏进行，主要有去 N-甲基、1，2 位开环、C-3 上羟基化、苯环酚羟基化、氮氧化物还原等。其中，去 N-甲基和 C-3 上羟基化得到活性的代谢物，已发展成临床常用的镇静催眠药。羟基代谢物与葡萄糖醛酸结合而被排出体外。

4. 苯二氮䓬类受体拮抗剂

氟马西尼是一种苯二氮䓬类受体拮抗剂，1981 年上市。它通过竞争性抑制苯二氮䓬类与其受体反应从而特异性阻断其中枢神经作用。用于逆转苯二氮䓬类药物所致的中枢镇静作用：① 终止用苯二氮䓬类药物诱导及维持的全身麻醉；② 作为苯二氮䓬类药物过量时中枢作用的特效逆转剂；③ 用于鉴别诊断苯二氮䓬类、其他药物或脑损伤所致的不明原因的昏迷。

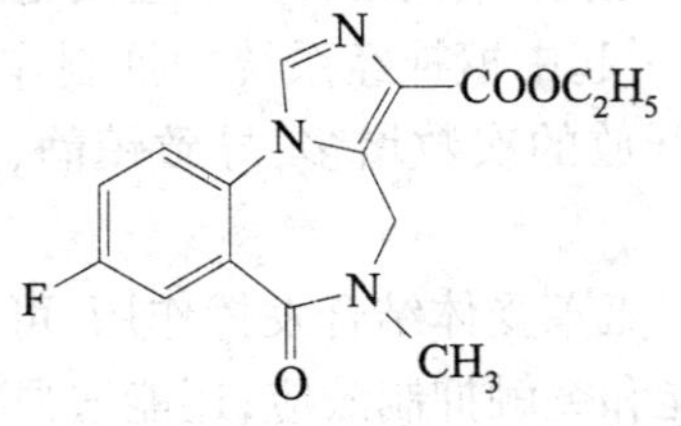

Flumazenil

地西泮(Diazepam)

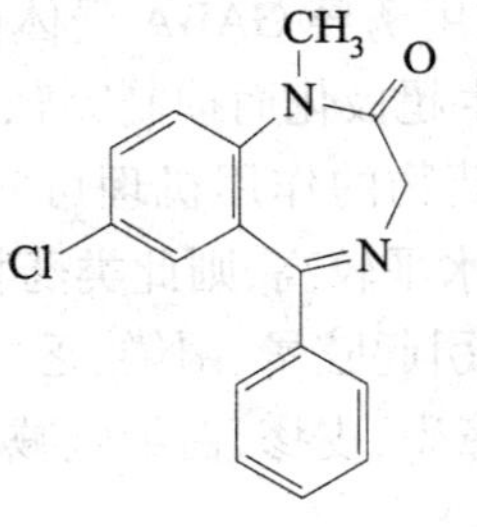

化学名为 1-甲基-5-苯基-7-氯-1，3-二氢-2H-1，4-苯并二氮䓬-2-酮，又名安定。

本品为白色或类白色结晶性粉末，无臭，味微苦，mp. 130 ~ 134℃。微溶于水，溶于乙醇，易溶于氯仿及丙酮，略溶于乙醚。在空气中稳定。

本品具有酰胺及烯胺结构，其水溶液不稳定，遇酸或碱液易水解生成黄色的 2-甲氨基-5-氯-二苯甲酮和甘氨酸。

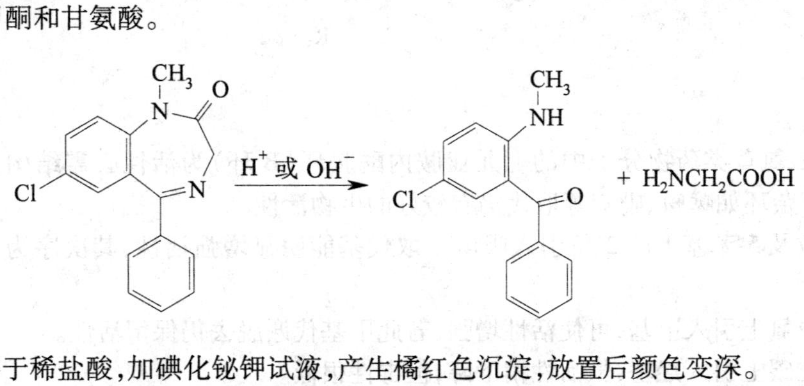

本品溶于稀盐酸，加碘化铋钾试液，产生橘红色沉淀，放置后颜色变深。

本品体内代谢主要在肝脏进行，其代谢途径为 N-1 去甲基和 C-3 的羟基化，形成的羟基代谢产物和葡萄糖醛酸结合排出体外。

本品主要用于治疗焦虑症和一般性失眠，还可用于抗癫痫和抗惊厥。地西泮的代谢过程如下：

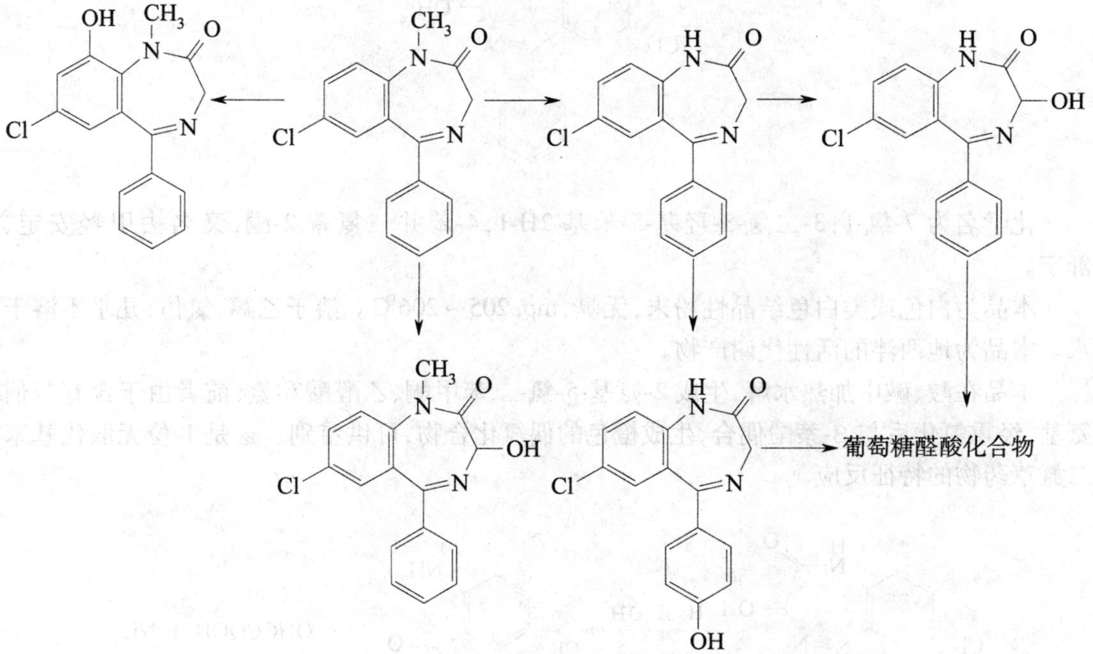

本品的合成以3-苯基-5-氯嗯呢为原料，在甲苯中以硫酸二甲酯经甲基化反应引入N-甲基。由于生成的1-甲基-3-苯基-5-氯嗯呢是季铵，可与甲磺酸成盐。在乙醇中用铁粉还原得到2-甲氨基-5-氯二苯甲酮，再与氯乙酰氯经酰化反应，生成2-(N-甲基-氯乙酰氨基)-5-氯二苯甲酮，最后在甲醇中与盐酸乌洛托品作用环合而得。

合成路线：

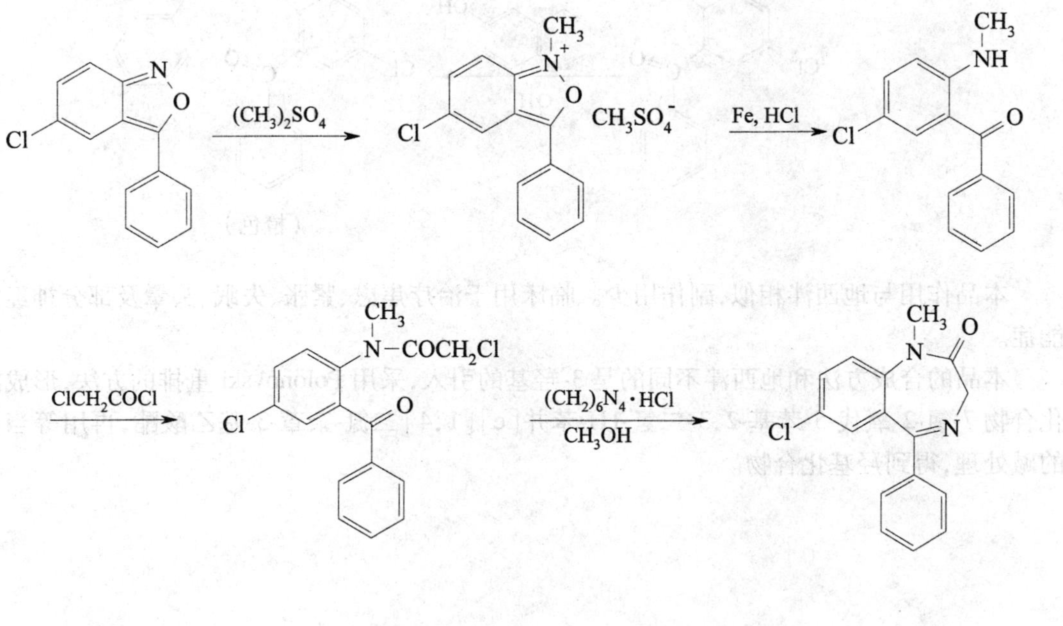

奥沙西泮(Oxazepam)

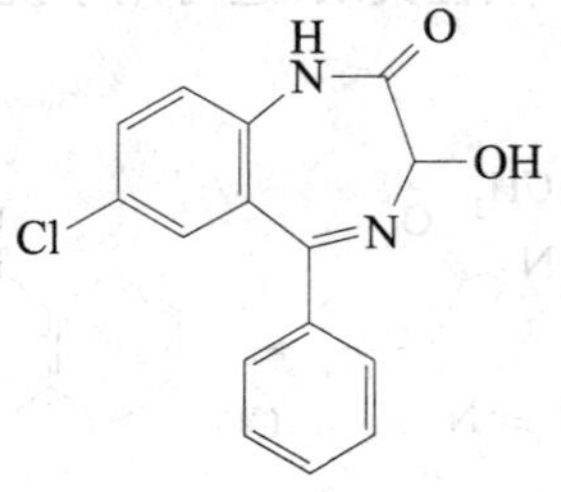

化学名为 7-氯-1,3-二氢-3-羟基-5-苯基-2H-1,4-苯并二氮䓬-2-酮,又名去甲羟安定、舒宁。

本品为白色或类白色结晶性粉末,无臭,mp. 205 ~206℃。溶于乙醇、氯仿,几乎不溶于水。本品为地西泮的活性代谢产物。

本品在酸、碱中加热水解,生成 2-氨基-5-氯-二苯甲酮、乙醛酸和氨,前者由于含有芳伯氨基,经重氮化后与 β-萘酚偶合,生成橙色的偶氮化合物,可供鉴别。这是 1-位无取代基苯二氮䓬药物的特征反应。

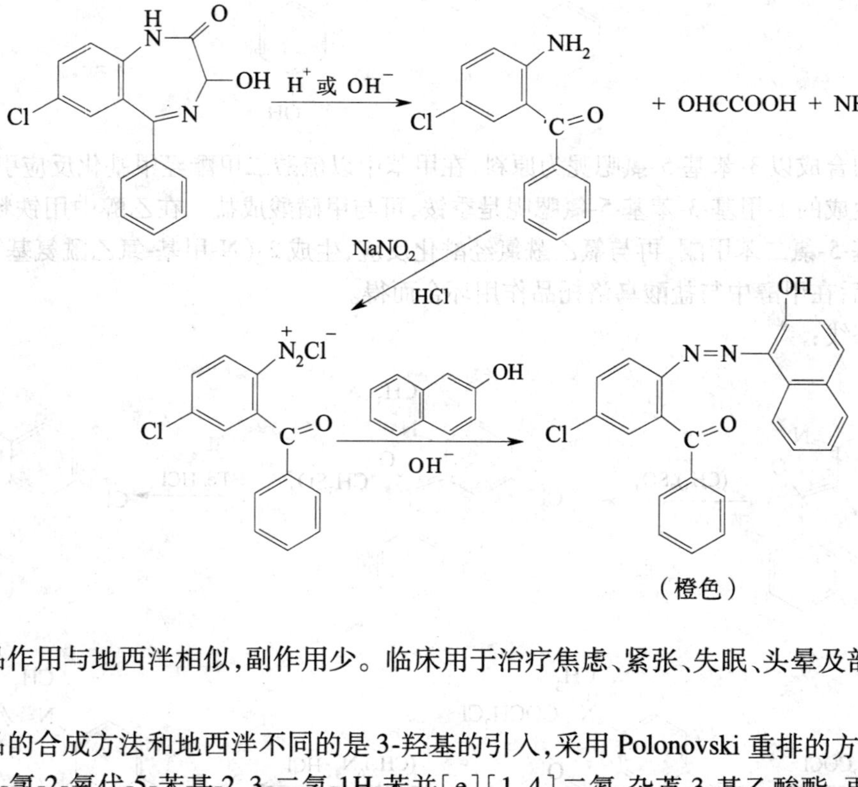

本品作用与地西泮相似,副作用少。临床用于治疗焦虑、紧张、失眠、头晕及部分神经官能症。

本品的合成方法和地西泮不同的是 3-羟基的引入,采用 Polonovski 重排的方法,形成酯化合物 7-氯-2-氧代-5-苯基-2,3-二氢-1H-苯并[e][1,4]二氮-杂䓬-3-基乙酸酯,再用等当量的碱处理,得到羟基化合物。

合成路线：

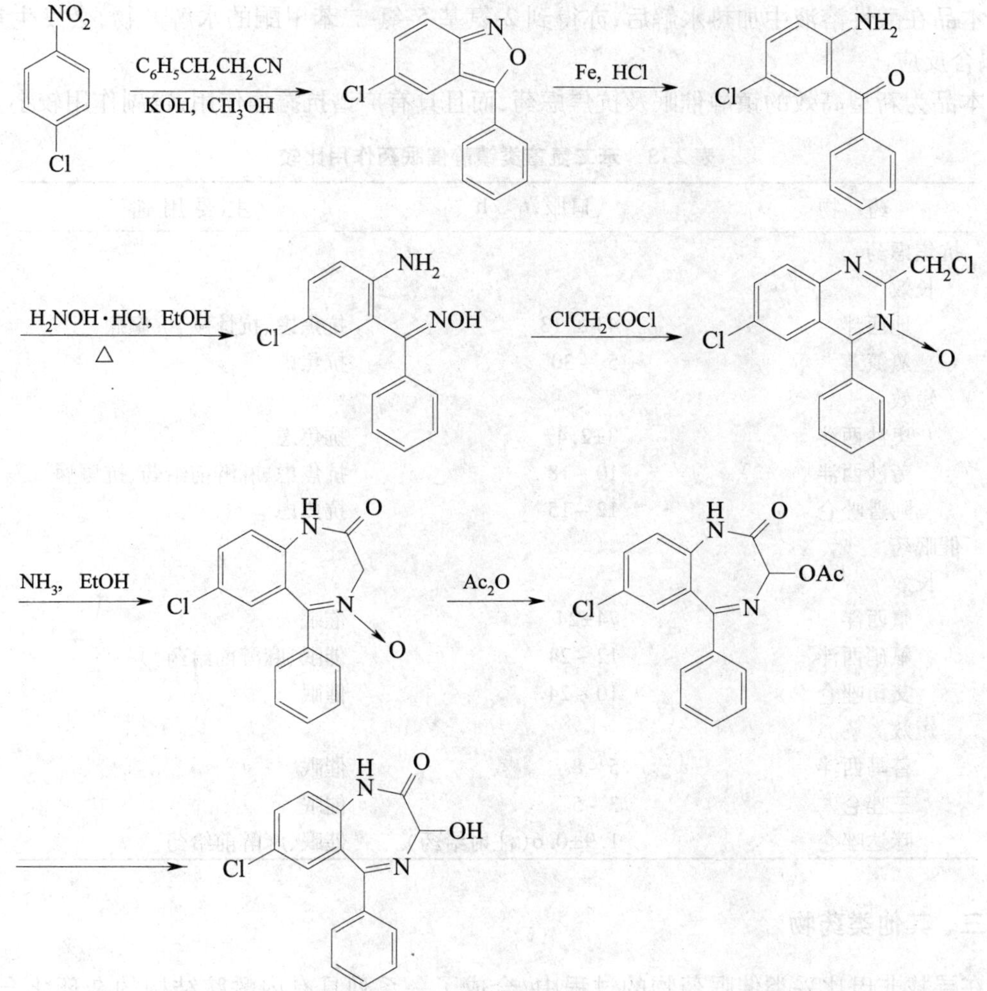

艾司唑仑(Estazolam)

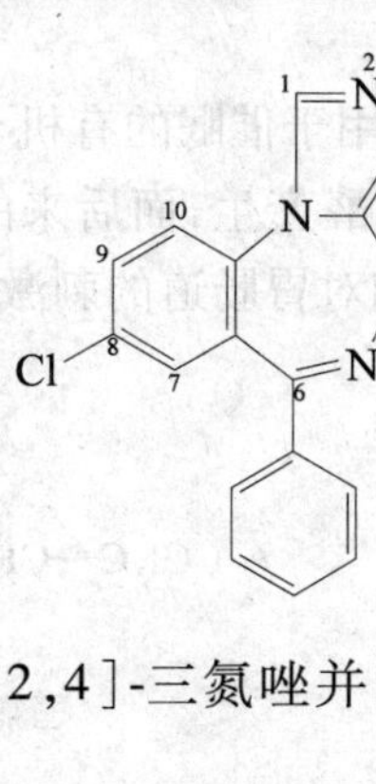

化学名为8-氯-6-苯基-4H-[1,2,4]-三氮唑并[4,3-a][1,4]苯并二氮杂草，又名舒乐安定。

本品为白色或类白色结晶性粉末，无臭，味微苦，mp. 229～232℃。易溶于氯仿或醋酐，溶于甲醇，略溶于乙醇或醋酸乙酯，几乎不溶于水。

本品由于在1,2位并入三唑环，增加了药物与受体的亲和力及代谢稳定性，因此活性也增强。但结构中的亚胺键(5,6 位)比一般苯二氮䓬类药物更易发生可逆性水解。

本品在酸性溶液中加热水解后,亦得到 2-氨基-5-氯-二苯甲酮的水解产物,会发生重氮化-偶合反应。

本品为新型高效的镇静催眠及抗焦虑药,而且具有广谱抗癫痫作用,毒副作用较小。

表 2-3　苯二氮䓬类镇静催眠药作用比较

药　物	口服,$t_{1/2}$/h	主 要 用 途
抗焦虑药		
长效		
地西泮	43 ± 13	抗焦虑、抗惊厥、抗癫痫
氯氮䓬	5 ~30	抗焦虑
短效		
奥沙西泮	8±2.4	抗焦虑
劳沙西泮	10 ~ 18	抗焦虑、麻醉前给药、抗癫痫
阿普唑仑	12 ~ 15	抗焦虑
催眠药		
长效		
氟西泮	74±24	催眠
氟硝西泮	12 ~ 24	催眠、麻醉前给药
艾司唑仑	10 ~ 24	催眠
短效		
替马西泮	5 ~ 8	催眠
三唑仑	3 ~ 5	催眠
咪达唑仑	1.9±0.6(注射给药)	催眠、麻醉前给药

三、其他类药物

在寻找非巴比妥类催眠药物的过程中,合成了一系列具有内酰胺结构的杂环化合物。例如在哌啶二酮、喹唑酮衍生物中发现不少具有镇静、催眠作用的药物。

1. 醛类

水合氯醛(Chloral Hydrate)是最早用于催眠的有机合成药物,是一种较安全的催眠、抗惊厥药,其最初的催眠作用是由水合氯醛产生,而后来的持续作用由其代谢物三氯乙醇产生。但由于水合氯醛有不愉快的臭味和对胃肠道的刺激作用,因此常制成前体药物,如三氯乙醇磷酸酯等来克服味觉上的缺点。

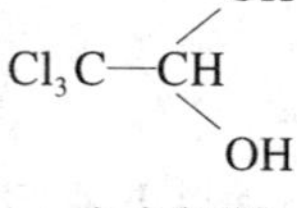

水合氯醛

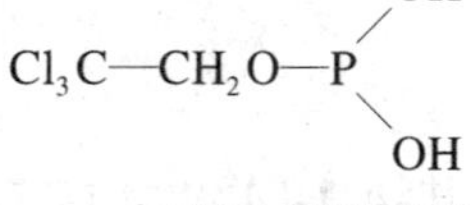

三氯乙醇磷酸酯

2. 氨基甲酸酯类

1951 年在研究甘油醚类肌松剂时发现了甲丙氨酯(Meprobamate,眠尔通),主要用于治疗神经官能症的焦虑、紧张和失眠,但作用较弱,也用于精神紧张性头痛及眩晕症。甲丙氨

酯作用在 $GABA_A$ 受体中甲丙氨酯特别的识别部位，可促进氯离子通道开放而产生中枢抑制效应。另外，它还能抑制脊髓多突触的反射作用，因此可作为肌肉松弛药。本品属于弱安定药，较安全，适合于儿童使用，临床上用于神经官能症的紧张、焦虑、失眠和中枢性肌肉松弛。

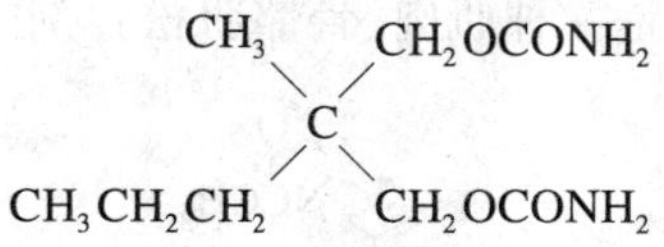

甲丙氨酯

3. 杂环酰胺类

一些具有内酰胺结构的杂环化合物也具有镇静催眠作用，如甲乙哌酮（Methylpylon）、甲喹酮（Methaqualone）等。哌啶二酮衍生物甲乙哌酮于 1955 年用于临床，镇静、催眠作用与司可巴比妥相似，抑制快动眼（REM）睡眠，停药后发生反跳。其副反应与巴比妥类相似，长期使用也产生依赖性。

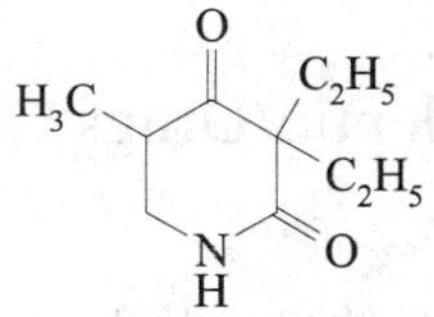

甲乙哌酮

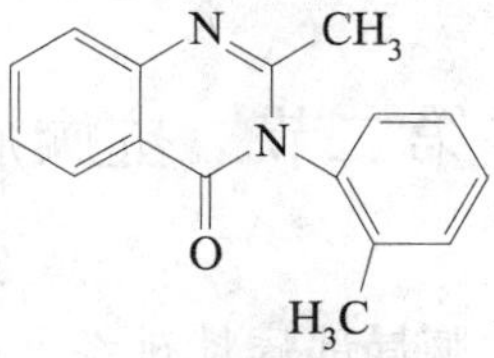

甲喹酮

4. 咪唑并吡啶类

唑吡坦（Zolpidem）是一种结构新型的镇静催眠药，催眠作用是通过选择性地作用于 BZ 受体-$GABA_A$ 受体的一部分，以增加 GABA 的传递。当药物与 BZ 受体结合后，增加 GABA 对 GABA 结合位点的亲和力，从而导致氯离子通道开放，使氯离子流入神经细胞内，引起细胞膜超极化而抑制神经元激动。体内和体外实验均证实，唑吡坦可以选择性地与苯二氮䓬 ω-1 受体亚型结合，而与 ω-2、ω-3 受体亚型的亲和力很差，因而具有较强的镇静催眠作用，而对呼吸系统无抑制作用，抗惊厥和肌肉松弛作用较弱。在正常治疗周期内，唑吡坦极少产生耐受性和身体依赖性，属于第三代镇静催眠药。目前，在欧洲已被广泛使用。从 20 世纪 90 年代以来，美国以唑吡坦作为主要的镇静催眠药，已有逐步取代苯二氮䓬类药物的趋势。

佐匹克隆（Zopiclone）为吡咯并吡嗪酮类药物，1987 年上市。佐匹克隆催眠作用迅速，并可提高睡眠质量，被称为“第三代催眠药”，但长期用药后若突然停药会产生戒断症状。佐匹克隆对慢性主观性失眠和客观性失眠均产生安眠作用，增加总睡眠时间，睡眠潜伏期不明显，但主观对于睡眠的感觉是缩短的。对快动眼（REM）期无影响。

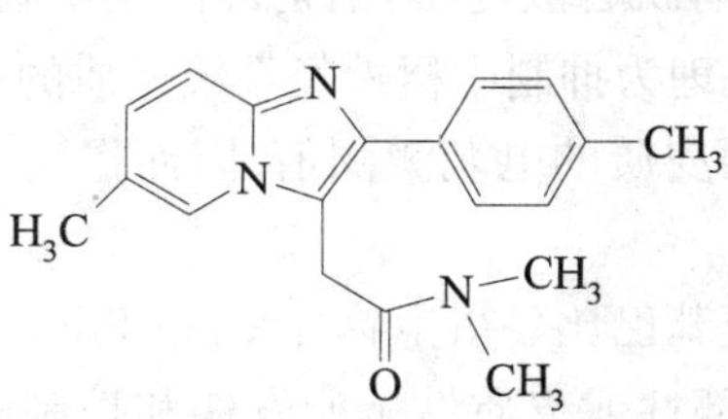

唑吡坦

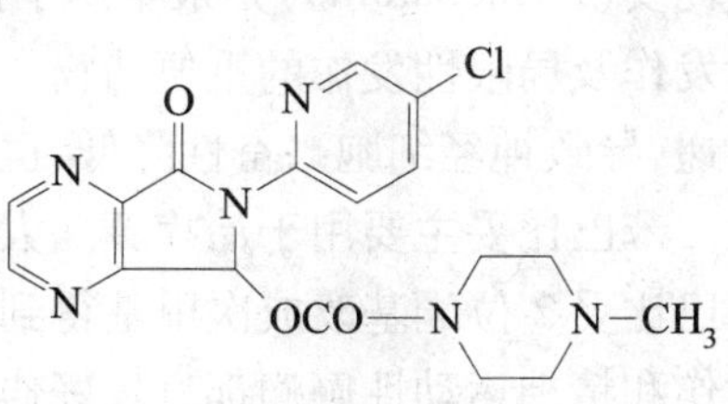

佐匹克隆

扎来普隆(Zaleplon)为吡唑并嘧啶类药物,1999 年上市。扎来普隆的作用机制与唑吡坦相似,只作用于 ω-1 受体亚型,增加 GABA 的抑制作用,增加氯离子通道开放频率,氯离子顺浓度差进入神经细胞内,细胞内膜电位增大而产生超极化,兴奋性也相应下降。扎来普隆能够减少睡眠潜伏期,增加睡眠时间,提高睡眠质量。扎来普隆副作用低,没有精神依赖性。除镇静催眠和抗癫痫外,还是一种肌肉、骨骼肌松弛剂。

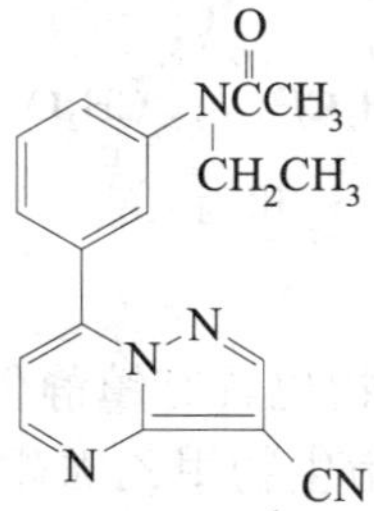

扎来普隆

第二节 抗癫痫药(Antiepileptic Drugs)

癫痫是由于大脑局部病灶神经元兴奋性过高,产生阵发性放电,并向周围扩散而出现的大脑功能失调综合征。临床上按其发作时的症状分为大发作、小发作、精神运动性发作等。

抗癫痫药的作用可通过两种方式来实现:其一是防止或减轻中枢病灶神经元的过度放电;其二是提高正常脑组织的兴奋阈从而减弱来自病灶的兴奋扩散,防止癫痫发作。理想的抗癫痫药应该对各种类型的癫痫发作都高度有效,用药后起效快、持效长、不复发,且在治疗剂量下可以完全控制癫痫的发作而不产生镇静或其他中枢神经系统的毒副作用。抗癫痫药主要有以下三种作用机制:① 改变动作电位传播的电压离子通道;② 加强 γ 氨基丁酸(GABA) 的抑制性;③ 干扰氨基酸的兴奋性。GABA 是哺乳动物新皮层、海马及其他前脑结构的主要抑制性神经介质。GABA 作用于细胞膜 $GABA_A$受体,进而开放氯离子通道,使细胞膜超极化,并可增加细胞膜分路电导。最早是溴化物用于治疗癫痫,但很快被苯巴比妥所取代。通过对苯巴比妥的结构进行改造,发现了若干结构类型的抗癫痫药物。

一、巴比妥类及其同型物

苯巴比妥(Phenobarbiral)是最早用于抗癫痫的有机合成药,目前仍广泛用于临床,为治疗癫痫大发作及局限性发作的重要药物。其作用机理为抑制中枢神经系统递质的单突触和多突触传递,导致神经细胞兴奋性降低,也增加运动皮质的电刺激阈值,因而提高了癫痫发作的阈值。苯巴比妥主要用于治疗癫痫大发作。

将苯巴比妥 2 位酮基改成次甲基得到的 2-去氧苯巴比妥衍生物扑米酮(Primidone),对癫痫大发作和精神运动性癫痫都有较好作用,对局部性或皮质性癫痫发作和控制肌肉阵挛也有一定效用;对巴比妥类成习惯的患者,可用扑米酮代替。

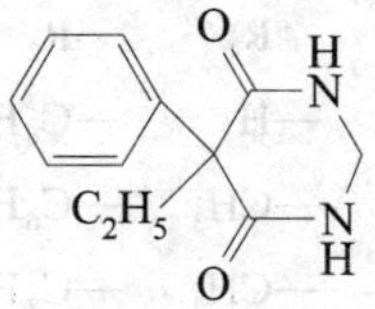

扑米酮

二、内酰脲类及其同型物

自发现催眠药苯巴比妥有抗癫痫作用后，导致对有关化合物的广泛研究。结果发现苯巴比妥的类似物苯妥英（Phenytoin）有很好的抗癫痫作用，为大发作首选，但对小发作无效。苯妥英为典型的乙内酰脲类药物，它抗惊厥作用强，虽然毒性较大，并有致畸形的副作用，但仍是控制大发作的常用药物。其作用机理是阻断电压依赖性的钠通道，降低 Na^+ 电流，并可抑制突触前膜和后膜的磷酸化作用，减少兴奋神经递质的释放。上述作用稳定了细胞膜，抑制神经元反复放电活动而达到抑制癫痫发作的疗效。研究还发现，乙内酰脲具有增加脑内抑制性递质 GABA 含量的功能。

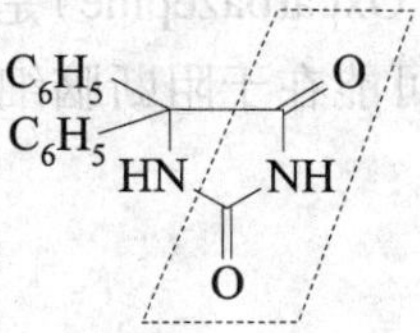

苯妥英

三、噁唑烷酮类

噁唑烷酮类药物有三甲双酮（Trimethadione）和二甲双酮（Dimethadione），可用于控制癫痫小发作，但对造血系统毒性较大。

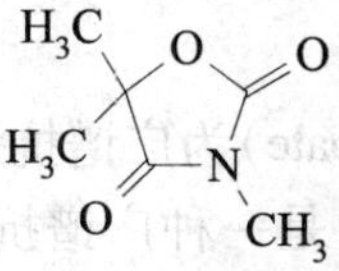

三甲双酮

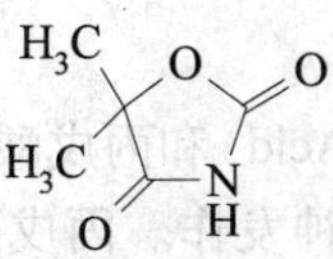

二甲双酮

四、丁二酰亚胺类

丁二酰亚胺类药物有苯琥胺（Phensuximide）、甲琥胺（Methsuximide）和乙琥胺（Ethosuximide）。这类药物对癫痫大发作效果均不佳，主要用于小发作和其他类型的癫痫发作治疗。国内以乙琥胺应用较普遍，效果也最好。乙琥胺与其他酰脲类药物不同，具有独特的作用机理，它对丘脑神经元的 Ca^{2+} 电流具有选择性的阻断作用。乙琥胺对癫痫大发作效果不佳，常用于小发作和其他类型的发作，是失神性发作的首选药。

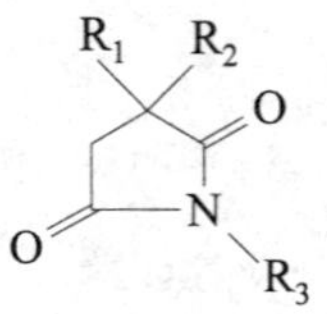

R_1	R_2	R_3	
—H	$—C_6H_5$	$—CH_3$	苯琥胺
$—CH_3$	$—C_6H_5$	$—CH_3$	甲琥胺
$—CH_3$	$—C_2H_5$	—H	乙琥胺

五、苯二氮䓬类

具有镇静、催眠、抗焦虑作用的苯二氮䓬类药物均具有抗惊厥作用，地西泮、氯硝西泮、硝西泮、劳拉西泮等临床上用作抗癫痫药，用于控制各种癫痫，对失神小发作、婴儿痉挛症、肌阵挛性及运动不能性发作疗效较好。

六、二苯并氮杂䓬类

卡马西平（Carbamazepine）属于二苯并氮杂䓬类化合物。因为其化学结构与三环类的抗抑郁药相似，最初用于治疗三叉神经痛，后来发现其还具有很强的抗癫痫作用。卡马西平主要用于用苯妥英钠等其他药物难以控制的大发作、复杂部分性发作或其他全身性或部分性发作，对失神发作无效。奥卡西平（Oxcarbazepine）是卡马西平的10-酮基衍生物，1990年上市，临床用途同卡马西平。其作用可能在于阻断脑细胞的电压依赖性钠通道，因而可阻止病灶放电的散布。

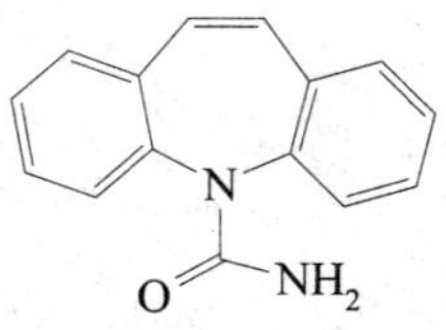

卡马西平

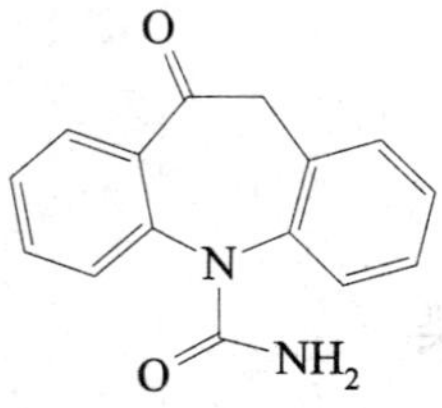

奥卡西平

七、脂肪酸类

丙戊酸（Valproic Acid）和丙戊酸钠（Sodium Valproate）为广谱抗癫痫药，主要适用于大发作、肌阵挛发作和失神发作。丙戊酰胺（Valpromide）是一种广谱抗癫痫药，见效快，毒性低，对各种癫痫都有效。

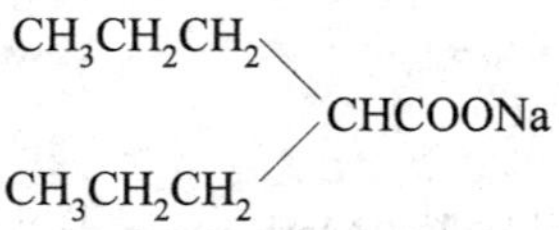

丙戊酸钠

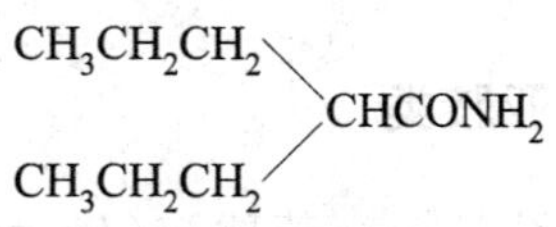

丙戊酰胺

八、GABA 衍生物

氨己烯酸(Vigabatrin)结构类似于 GABA,是 GABA 主要降解酶——GABA 介质酶(GABA-T)的不可逆性抑制剂,此药以共价键同活性酶结合,当药物停用 4 ~6 天后 GABA-T 才缓慢恢复正常。氨己烯酸有一个手性碳原子,S 异构体的作用比较强。

加巴喷丁(Gabapentin)作为人工合成 GABA 模拟物,可以通过血脑屏障。其精确的抗癫痫机制尚不十分清楚。加巴喷丁作为辅助药治疗部分癫痫发作和继发性全身发作取得较好临床效果。加巴喷丁同 GABA 受体无关联,抑制 GABA 的吸收,并且也不破坏 GABA 的降解。有证据提示此药抗癫痫性质可能同加巴喷丁受体所在部位相结合有关,其结合部位可能在大脑,可能集中于海马和新皮层的树状层神经元里。加巴喷丁作为辅助药治疗部分癫痫发作和继发性全身发作取得较好临床效果。因为加巴喷丁的作用机制是特别的,它和苯妥英钠、卡马西平及丙戊酸钠等钠离子通道类药物相互无关联,并且不影响常用药物和神经介质的受体如 GABA、谷氨酸、苯二氮䓬类的结合部位,所以此药的主要优点是同其他抗癫痫药物联合应用无相加的副作用。加巴喷丁口服后迅速吸收,2 ~3 h 可达到最大血浆浓度,半衰期 5 ~7 h,每天需口服 3 次。

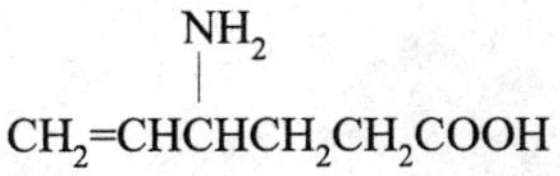

氨己烯酸

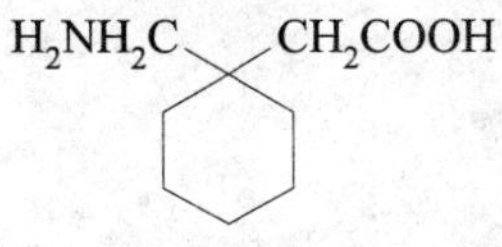

加巴喷丁

普罗加比(Progabide)为 GABA 的前体药物,也是一种拟 γ-氨基丁酸药。结构中二苯亚甲基可促使药物向脑内转移,然后经氧化脱氨基或转氨基代谢,产生一有活性的相应酸 SL-75102,继而亚胺键断裂,形成二苯甲酮衍生物、γ-氨基丁酰胺及 γ-氨基丁酸。

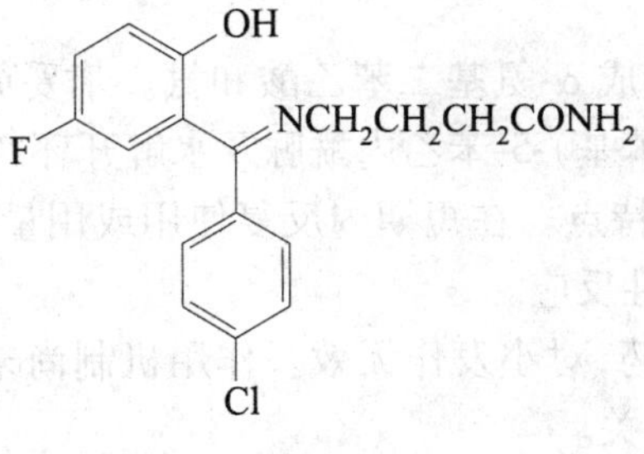

普罗加比

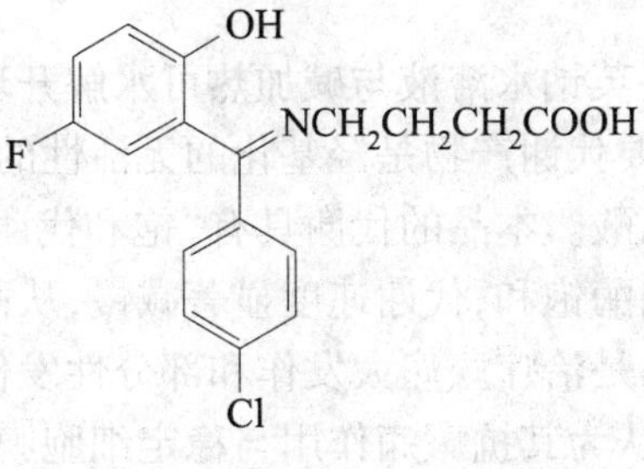

SL-75102

普罗加比的体内代谢途径:

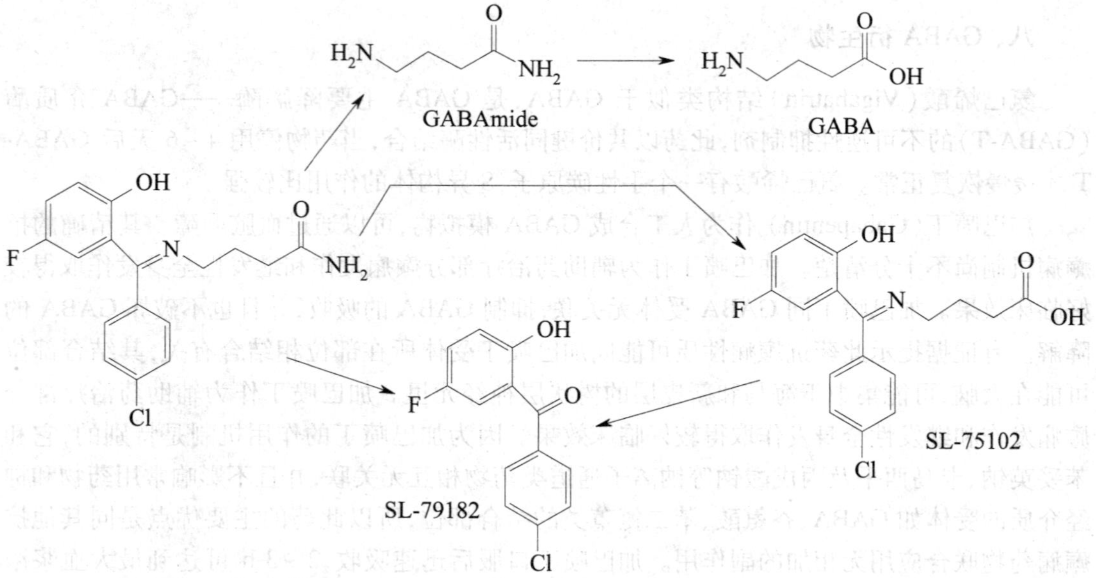

苯妥英钠(Phenytoin Sodium)

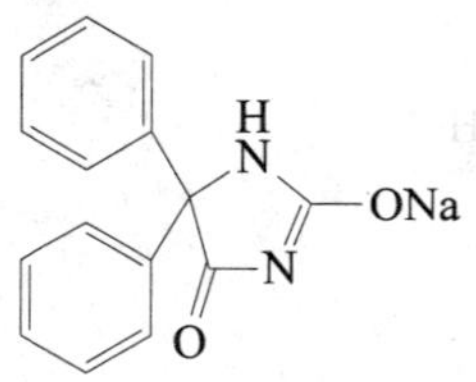

化学名为5,5-二苯基-2,4-咪唑烷二酮钠盐。又名大仑丁(Dilantin)钠。

本品为白色粉末,无臭,味苦。在水中易溶,在乙醇中溶解,几乎不溶于乙醚或氯仿。钠盐有吸湿性。本品水溶液有碱性,露置空气中吸收二氧化碳,出现浑浊,故应密闭保存。

苯妥英钠水溶液与碱加热可水解开环,最后生成α-氨基二苯乙酸和氨。苯妥英在肝脏代谢,主要代谢产物是羟基化的无活性的5-(4-羟苯基)-5-苯乙内酰脲及水解开环产物α-氨基二苯乙酸。本品的代谢具有“饱和代谢动力学”特点。在短期内反复使用或用量过大时,可使代谢酶饱和,代谢速度显著减慢,从而产生毒性反应。

本品是治疗癫痫大发作和部分性发作的首选药,对小发作无效。作用机制尚未完全阐明,多数认为其抗癫痫作用与稳定细胞膜的作用有关。

细胞膜中某些特异蛋白质在调节细胞膜的通透性上起着重要作用,苯妥英稳定细胞膜的作用,可能与其抑制了细胞膜中某些特异蛋白质的磷酸化有关。此外,苯妥英对细胞膜的稳定作用,也与它对阳离子通透性的影响有关。主要是增加钠离子经细胞膜外流或减少钠离子内流而使神经细胞膜稳定或是超极化,提高其兴奋阈值,并限制发作性放电的扩散。

卡马西平(Carbamazepine)

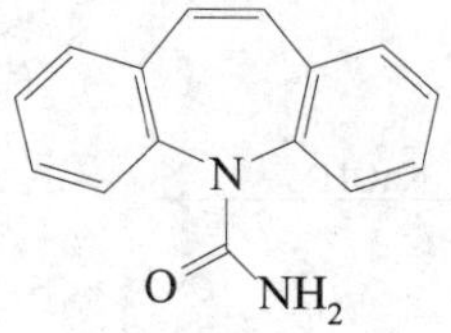

化学名为5H-二苯并[b,f]氮杂䓬-4-甲酰胺,又名酰胺咪嗪。

本品为白色或几乎白色的结晶性粉末,mp. 189～193℃。几乎不溶于水,在乙醇中微溶,易溶于氯仿。

卡马西平在干燥状态及室温下较稳定。片剂在潮湿环境中可生成二水合物使片剂硬化,导致溶解和吸收差,使药效降至原来的1/3。长时间光照,固体表面由白色变橙黄色,部分环化形成二聚体和氧化成10,11-环氧化物。故本品需避光密闭保存。

本品口服后在胃肠道吸收,由于水溶性差,吸收慢且不规则。本品经肝脏代谢,半衰期大于14 h,主要代谢产物为10,11-环氧卡马西平,10,11-二羟基卡马西平,后者与葡萄糖醛酸结合经肾脏排出。10,11-环氧卡马西平也具有抗癫痫作用。在卡马西平的10位引入羰基,得到奥卡西平,与卡马西平相比,耐受性更好。

本品的作用机理是对外周苯二氮䓬受体有激活作用,阻断 Na^+通道而产生抗癫痫作用。本品在肝脏内代谢,生成有抗癫痫活性的10,11-环氧CBZ(Carbamazepine 10,11-epoxide),但此活性代谢产物有一定的副作用和毒性,最终代谢生成没有活性的10,11-二羟基卡马西平。

本品抗癫痫作用,对精神运动性发作最有效,对大发作、局限性发作和混合型癫痫也有效,减轻精神异常对伴有精神症状的癫痫尤为适宜。对三叉神经痛、舌咽神经痛疗效较苯妥英钠好,有利尿作用,预防或治疗躁狂抑郁症、抗心律失常。

丙戊酸钠(Sodium Valproate)

$$(CH_3CH_2CH_2)_2CHCOONa$$

化学名为2-丙基戊酸钠。

本品为白色或近白色晶体,可溶于水和乙醇,不溶于乙醚。对酸、碱、热、光较稳定,具有极强的吸湿性。为改变其吸湿性,通常在丙戊酸钠中加入少量的有机酸,使二者成复合物。

本品是广谱高效抗癫痫药,对人的各型癫痫如各型小发作、肌阵挛性癫痫、局限性发作、大发作和混合型癫痫均有效。用于其他抗癫痫药无效的各型癫痫病人,尤以小发作为最佳,毒性较低。合成路线:

$$CH_2(COOC_2H_5)_2 \xrightarrow[EtONa]{2\,CH_3CH_2CH_2Br} (CH_3CH_2CH_2)_2C(COOC_2H_5)_2 \xrightarrow{NaOH} (CH_3CH_2CH_2)_2C(COONa)_2$$

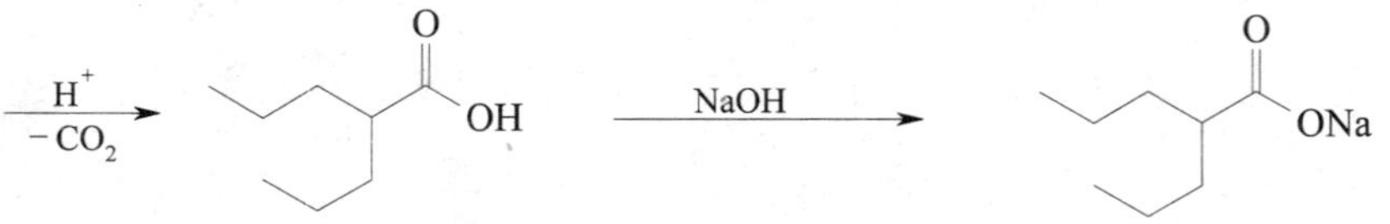

第三节　抗精神失常药(Drugs for Psychiatric Disorders)

精神疾病是以心理(精神)活动(指感觉、知觉、记忆、思维、情感、意志活动)异常为主要表现的一大类疾病。由各种原因导致的中枢神经系统功能和结构改变以及与其他系统相互关系的不平衡,都可表现出精神活动的异常。精神失常临床主要类型有精神分裂症(Schizophrenia)、抑郁症(Depression)及焦虑症(Anxiety)等。

用于治疗精神分裂症、抑郁症及焦虑不安等主要影响精神及行为的药物,称为精神病治疗药。按临床用途可分为三大类:抗精神病药、抗抑郁药及抗焦虑药。

一、抗精神病药(Antipsychotic Drugs)

精神分裂症的病因是由于脑内多巴胺(Dopamine,DA)神经系统的功能亢进,脑部多巴胺过量,或者是由于多巴胺受体超敏所致。多巴胺是脑内传递神经冲动的一种化学物质。运动功能、自律过程、情绪和行为的控制,都与多巴胺神经的活动分不开。脑内的DA有几条通路,其中在黑质-纹状体通路,DA的作用是调控锥体外系运动功能,主要调控姿势反射和运动功能;在中脑-皮层-边缘叶通路,DA参与认知、意识、情绪、感情等行为活动;在结节-漏斗通路,DA主管垂体前叶的内分泌功能。而中枢性呕吐是延脑DA神经元D_2功能兴奋的表现。

兴奋多巴胺神经的药物如苯丙胺、左旋多巴等能加重或产生精神症状。抗精神分裂症药物的作用主要与阻断多巴胺受体有关,抗精神病药又称强安定药,用于控制精神分裂症,减轻患者的激动、敏感、好斗,改善妄想、幻觉、思维及感觉错乱,使患者适应社会生活。由于多巴胺神经还和运动功能有关,阻断了多巴胺神经受体,也必然损伤运动功能,出现运动功能障碍的锥体外系症候群,包括急性肌张力障碍,即不自主地僵硬性收缩躯体的肌肉;静坐不能,表现为坐立不安、不停地动作;震颤麻痹症候群,表现为震颤、僵硬,以及意识、记忆功能的明显损伤。抗精神病药物按化学结构分类主要有:吩噻嗪类、噻吨类(硫杂蒽类)、丁酰苯类、二苯并氮杂䓬类和苯甲酰胺类等。

(一)吩噻嗪类

1. 吩噻嗪药物的发现、发展

吩噻嗪早在1883年已经合成,曾用作驱虫药,其衍生物中有些具有很强的抗组胺作用,如异丙嗪(Promethazine)具镇静作用,可延长巴比妥类催眠药的作用时间。为了使吩噻嗪的中枢神经系统抑制作用与抗组胺作用分开,对其结构进行了较小的改造,将主环与侧链的两个氮原子之间的碳链改为直链,得到丙嗪,抗组胺作用减弱而镇静作用加强。进一步在环上2位引入氯原子，得到氯丙嗪（Chlorpromazine），临床证明为很强的抗精神病药，从而使精神病的治疗发生了根本性的变化。吩噻嗪类药物是临床使用最广的抗精神病药。

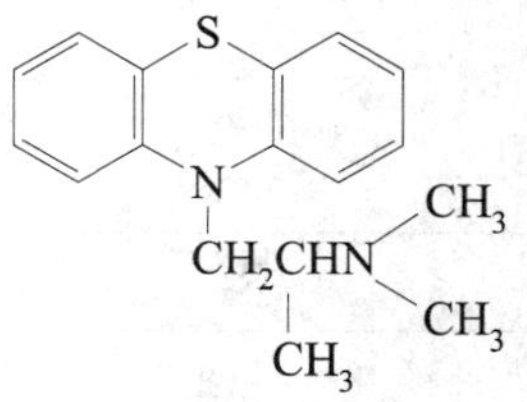

异丙嗪

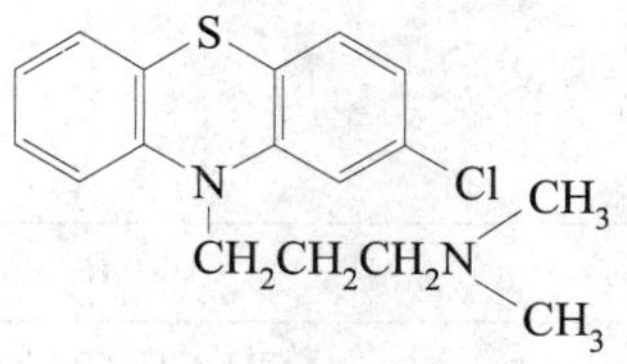

氯丙嗪

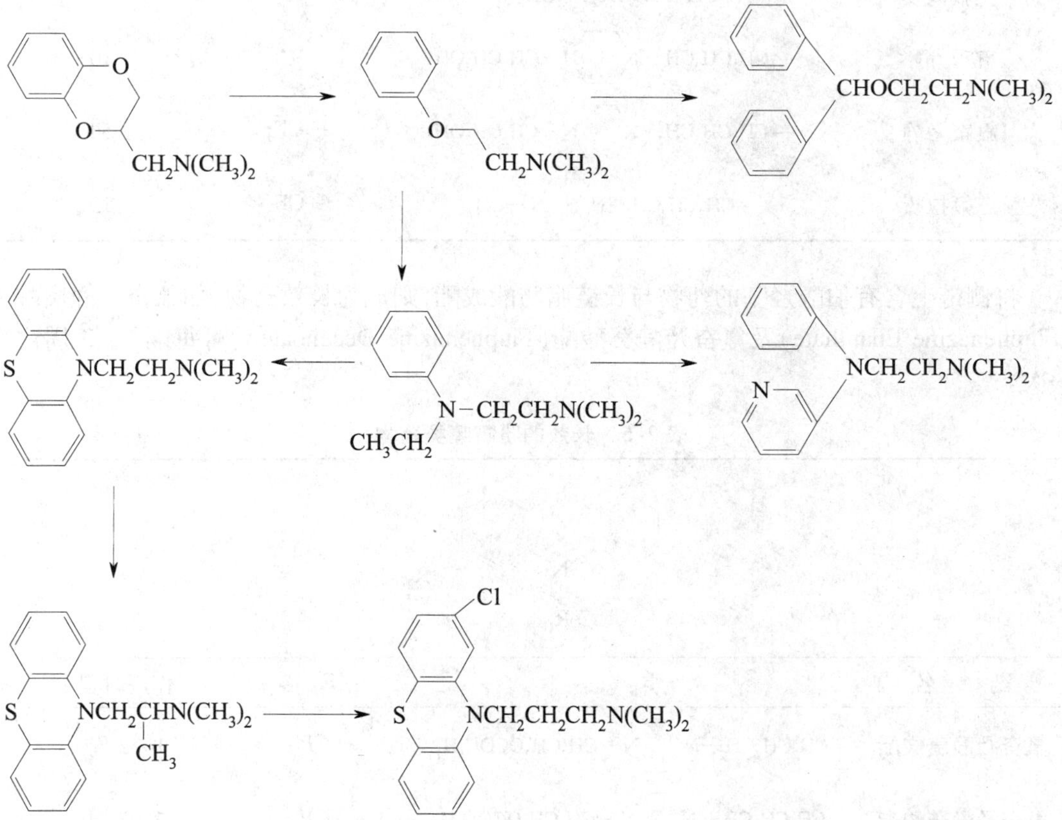

由于氯丙嗪的毒性和副作用较大，为了寻找更好的药物，对之进行了一系列的结构改造。吩噻嗪环的2位分别用乙酰基或三氟甲基取代，得到乙酰丙嗪（Acetylpromazine）或三氟丙嗪（Triflupromazine）。乙酰丙嗪的作用弱于氯丙嗪，但毒性较低，三氟丙嗪的活性为氯丙嗪的4倍。将10位侧链上的二甲氨基以哌嗪衍生物取代，得到作用更强的药物，如奋乃静（Perphenazine），氟奋乃静（Fluphenazine）和三氟拉嗪（Trifluoperazine）。

表 2-4　吩噻嗪类药物

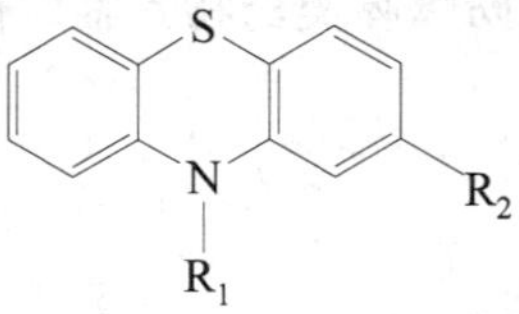

药　　名	R_1	R_2	作用强度
氯丙嗪	$—CH_2CH_2CH_2N(CH_3)_2$	—Cl	1
乙酰丙嗪	$—CH_2CH_2CH_2N(CH_3)_2$	$—COCH_3$	<1
三氟丙嗪	$—CH_2CH_2CH_2N(CH_3)_2$	—F	4
奋乃静	$—CH_2CH_2CH_2—N\quad N—CH_2CH_2OH$	—Cl	10
氟奋乃静	$—CH_2CH_2CH_2—N\quad N—CH_2CH_2OH$	$—CF_3$	50
三氟拉嗪	$—CH_2CH_2CH_2—N\quad N—CH_3$	$—CF_3$	13

将侧链上含有伯醇羟基的药物与长链脂肪酸成酯，则成为长效药物，如氟奋乃静庚酸酯（Fluphenazine Enanthate）及氟奋乃静癸酸酯（Fluphenazine Decanoate），可每隔 2 ~ 3 周注射一次。

表 2-5　长效的吩噻嗪类药物

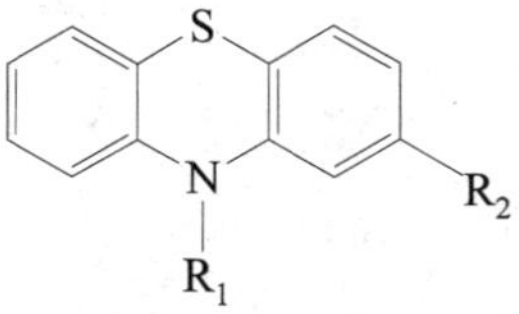

药　　名	R_1	R_2	作用时程
氟奋乃静庚酸酯	$—CH_2CH_2CH_2—N\quad N—CH_2CH_2OCOC_6H_{13}$	$—CF_3$	1 ~ 2 周
氟奋乃静癸酸酯	$—CH_2CH_2CH_2—N\quad N—CH_2CH_2OCOC_9H_{19}$	$—CF_3$	2 ~ 3 周
奋乃静庚酸酯	$—CH_2CH_2CH_2—N\quad N—CH_2CH_2OCOC_6H_{13}$	—Cl	1 ~ 2 周
哌普嗪棕榈酸酯	$—CH_2CH_2CH_2—N\quad N—CH_2CH_2OCOC_{15}H_{31}$	$—SO_2NMe_2$	4 周

2. 吩噻嗪类药物的作用方式

吩噻嗪类药物的作用靶点是多巴胺受体，多巴胺受体可分为 A，B，C 三个部分，与受体之间的相互作用也有 A，B，C 三个方面。其中 B 部分的立体专属性最高，C 部分次之，A 部分的立体专属性最小。

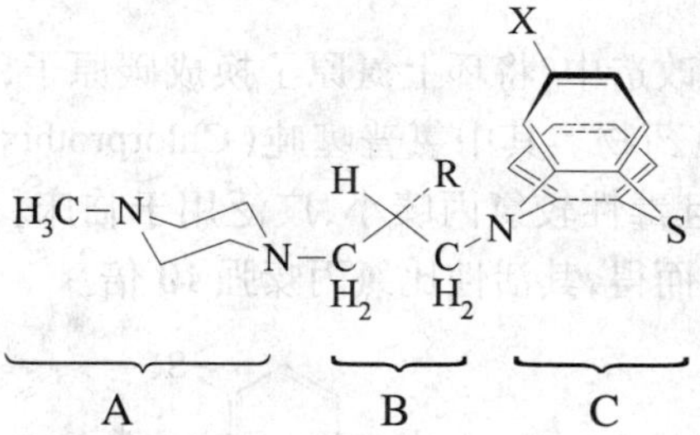

A 部分的专属性不及 B 部分，可变性较大。发现当侧链末端为二乙氨基取代时，由于其空间体积大于二甲氨基，活性很弱，而当乙基成为环的一部分时，如哌嗪基，分子立体宽度比二乙氨基小，作用较强。说明受体的 A 部分应为一较窄的凹槽，与药物的 A 部分发生结合。

B 部分必须由三个成直链的碳原子组成，若将三个碳原子的直链变为支链，与多巴胺受体的 B 部分在立体上不匹配，抗精神病活性明显下降。这种支链结构可能与 H_1 受体的亲和力较大，故抗组胺作用较强。

C 部分即吩噻嗪环部分是和受体表面作用的重要部分。吩噻嗪环沿 N-S 轴折叠，大部分的抗精神病药物的二面角在一个相同的范围之内。由于分子沿 N-S 轴和受体发生相互作用，苯环上取代基远离受体表面，故立体影响较小，2 位取代基尤其是吸电子取代基，可使 N 原子和 S 原子的电子密度降低，有利于和受体的相互作用。

3. 吩噻嗪类药物的构效关系

吩噻嗪母核与侧链上碱性氨基之间相隔 3 个碳原子是吩噻嗪类抗精神病药的基本结构特征，任何碳链的延长或缩短都将导致抗精神病作用的减弱或消失。

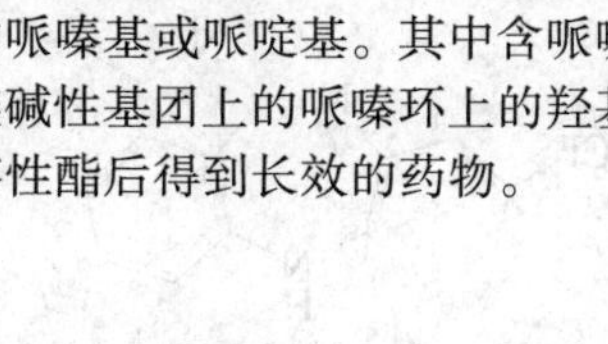

2 位取代能增强活性，1,3,4 位取代则活性降低。

2 位取代基的作用强度与其吸电子性能成正比，其抗精神病活性是 $CF_3>Cl>COCH_3>H>OH$。

侧链末端的碱性基团常为叔胺，可为直链的二甲氨基，也可为环状的哌嗪基或哌啶基。其中含哌嗪侧链的作用较强。侧链碱性基团上的哌嗪环上的羟基用长碳链羧酸形成脂溶性酯后得到长效的药物。

4. 吩噻嗪类药物的代谢

吩噻嗪类药物在体内的代谢过程与其他中枢药物相同，代谢主要受 CYP450 酶的催化，在肝脏进行。以氯丙嗪为代表的代谢过程主要是氧化，其中 5 位 S 经氧化后生成亚砜及其进一步氧化成砜，两者均是无活性的代谢物。苯环的氧化以 7 位酚羟基为主，还有一些 3-OH 氯丙嗪，8-OH 氯丙嗪产物。这些羟基氧化物可与葡萄糖醛酸结合，或生成硫酸酯，排出体外。羟基氧化物可在体内烷基化，生成相应的甲氧基氯丙嗪。另一条代谢途径是 N-10 或侧链 N 的脱烷基反应，前者的产物是单脱甲基氯丙嗪，后者的产物是双脱甲基氯丙嗪。这两种代谢物在体内均可以与多巴胺 D_2 受体作用，故为活性代谢物。

（二）噻吨（硫杂蒽）类

在对吩噻嗪类药物结构改造中，将环上氮原子换成碳原子，并通过双键与侧链相连，则得到噻吨类（又称硫杂蒽类）药物。其中氯普噻吨（Chlorprothixene，泰尔登）对精神分裂症和神经官能症疗效较好，而且毒性较氯丙嗪小，广泛用于临床。氯哌噻吨（Clopenthixol）是由奋乃静经相同的结构改造而得，其活性比氯丙嗪强 10 倍。

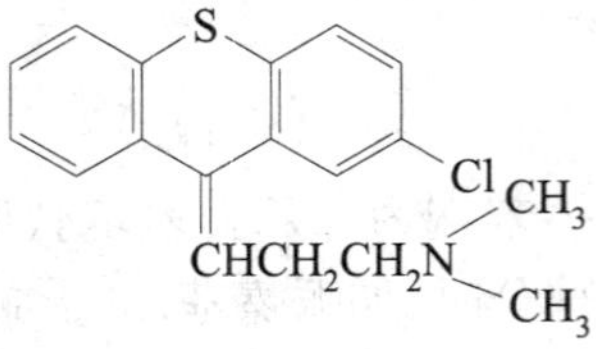

氯普噻吨

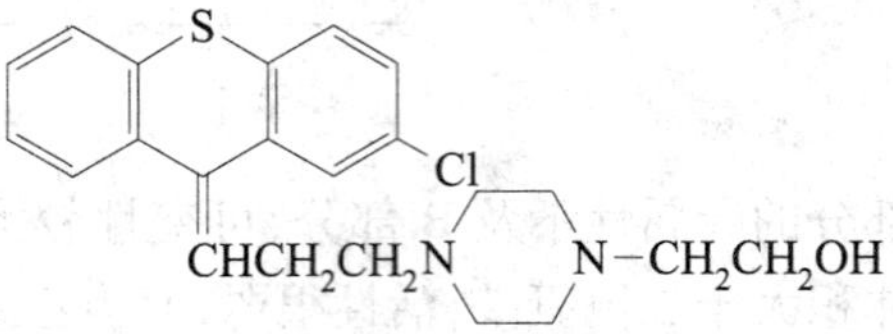

氯哌噻吨

氯普噻吨在紫外光照射或在强碱性条件下发生分解，产生 2-氯噻吨及 2-氯噻吨酮：

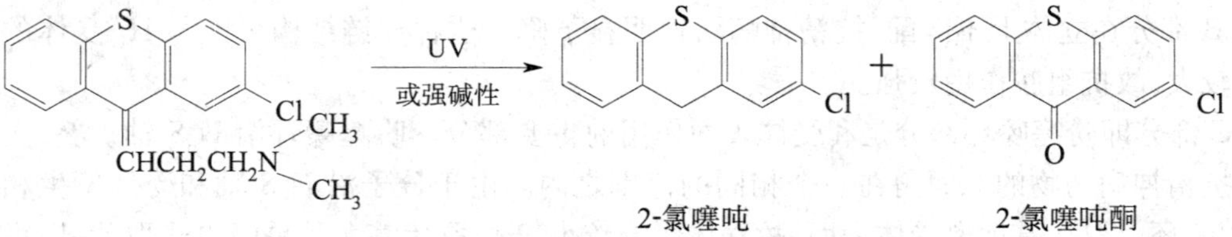

2-氯噻吨　　2-氯噻吨酮

（三）二苯并氮杂䓬类

把吩噻嗪类药物中间环扩展为七元杂环，即得到二苯并氮杂䓬类药物，同样具有抗精神病的作用，代表药物为氯氮平（Clozapine）。由于氯氮平特异性地作用于中脑皮层的多巴胺神经元，与多巴胺 D_2 受体结合率约为 50%，比一般经典抗精神病药物的结合率 80% 要低；但与多巴胺 D_1 受体的结合比任何其他抗精神病药物高，因此氯氮平对治疗精神病有效，几乎没有锥体外系副作用。氯氮平临床上用于治疗精神分裂症，其副作用为粒性白细胞减少。

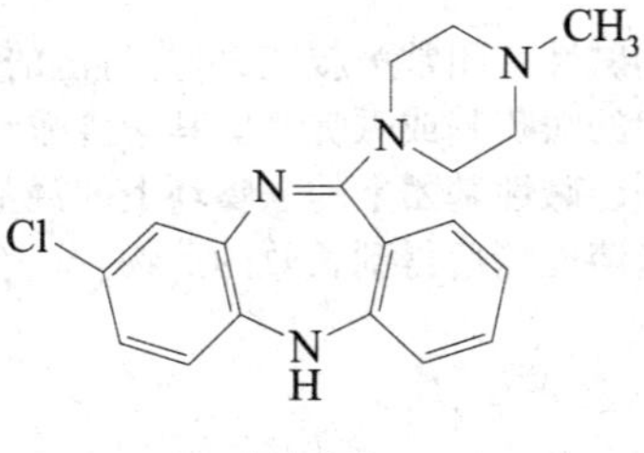

氯氮平

（四）丁酰苯类

丁酰苯类药物是在镇痛药哌替啶结构改造过程中发展起来的一类作用很强的抗精神病药物。氟哌啶醇（Haloperidol）在 1958 年用于临床，作用较氯丙嗪强 50 倍，现已广泛用于治疗急、慢性精神分裂症及躁狂症。后来又发现了作用更强的三氟哌多（三氟哌啶醇，Trifluperidol）、螺哌隆（Spiperone）等。

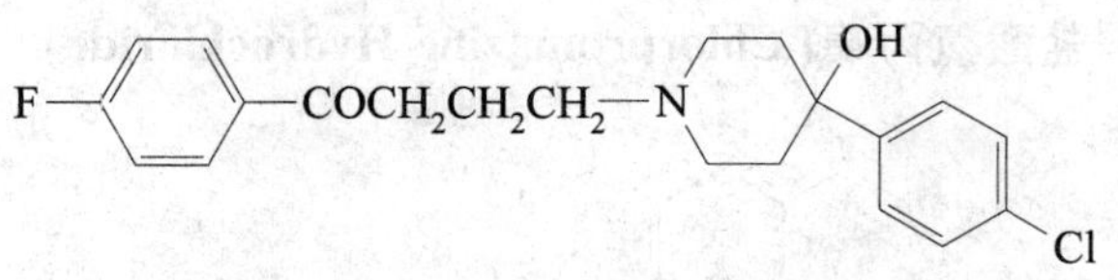

氟哌啶醇

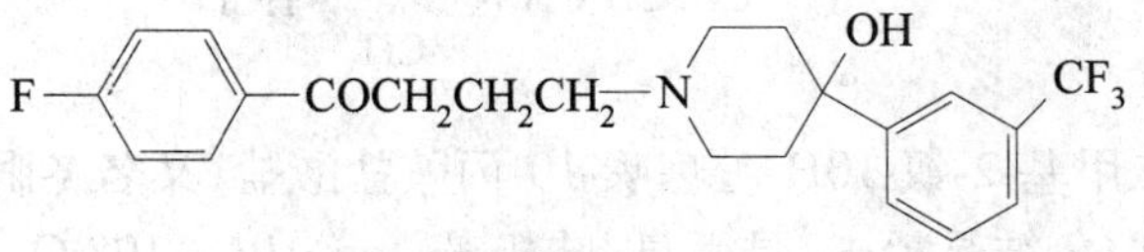

三氟哌多

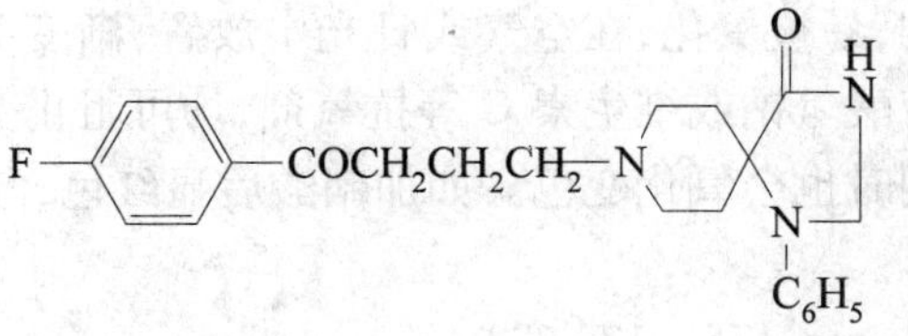

螺哌隆

在进一步改造丁酰苯类结构过程中，用4-氟苯甲基取代丁酰苯部分的酮基，从而发现了二苯丁基哌啶类抗精神病药，如匹莫齐特（Pimozide），为新的口服长效药物，可有效地治疗急、慢性精神分裂症，副反应少。

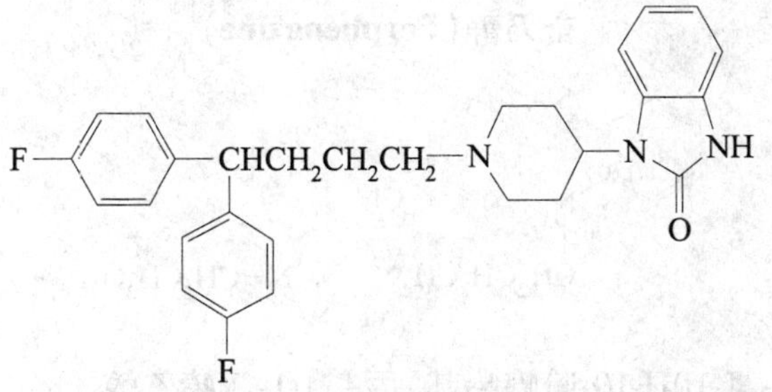

匹莫齐特

（五）苯甲酰胺类

苯甲酰胺类药物如舒必利（Sulpiride），具有与氯丙嗪相似的抗精神病作用，此外还有止吐作用。舒必利属于非经典DA阻断剂，对DA_2受体有很高的选择性，锥体外系副作用小。新近上市的瑞莫必利（Remoxipride）的作用与氟哌啶醇相似，副作用小。

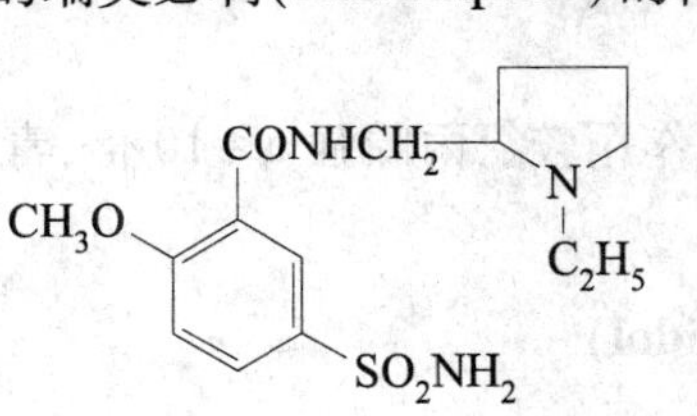

舒必利

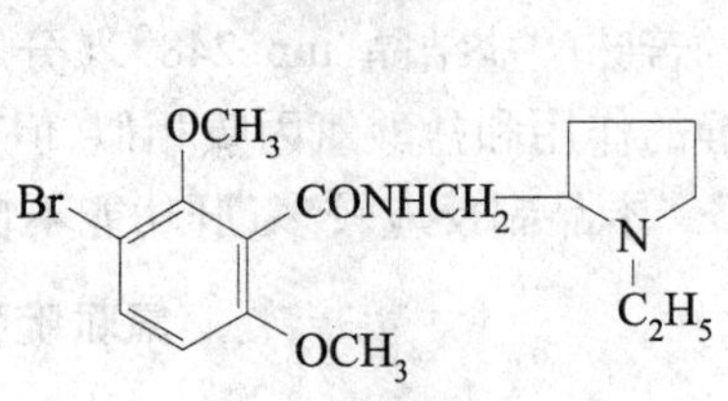

瑞莫必利

盐酸氯丙嗪(Chlorpromazine Hydrochloride)

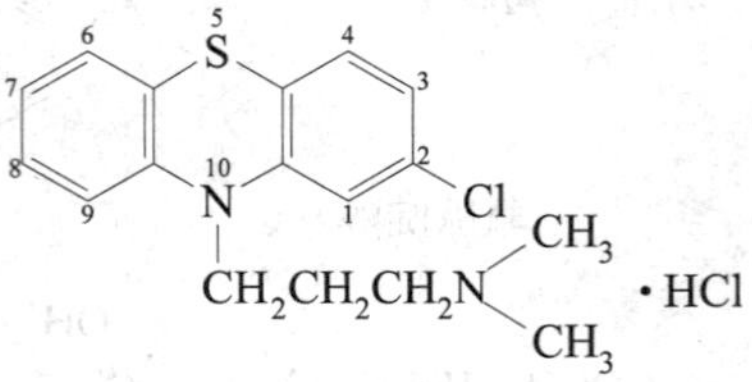

化学名为N,N-二甲基-2-氯-10H-吩噻嗪-10-丙胺盐酸盐,又名冬眠灵。

本品为白色或乳白色结晶粉末,具微臭,味极苦,mp. 194~198℃。有吸湿性,极易溶于水,易溶于醇及氯仿,不溶于乙醚及苯。5%水溶液的pH为4~5。

本品具有吩噻嗪结构,易被氧化,在空气或日光中放置,渐变为红棕色。溶液中加入对氢醌、连二亚硫酸钠、亚硫酸氢钠或维生素C等抗氧剂,均可阻止变色。

本品水溶液遇氧化剂时也会氧化变色。如加硝酸后显红色,渐变为淡黄色,与三氯化铁试液作用,显稳定的红色。

本品的苦味酸盐结晶,mp. 175~179℃。

本品主要用于治疗精神分裂症和躁狂症,亦用于镇吐、强化麻醉及人工冬眠等。

在临床使用时,往往有部分病人在日光强烈照射下发生严重的光毒化过敏反应,可能是氯丙嗪遇光分解产生的自由基所致。对这些病人在服药期间应防止过多的日光照射。这也是吩噻嗪类药物所特有的毒副反应。

奋乃静(Perphenazine)

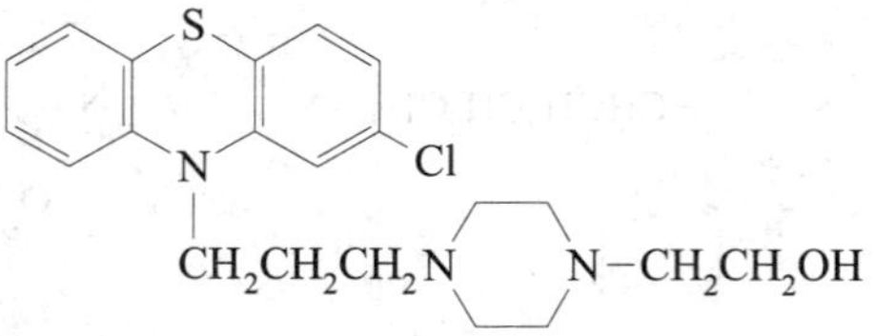

化学名为4-[3-(2-氯-10H-10-吩噻嗪基)丙基]-1-哌嗪乙醇。

本品为白色或微黄色粉末,几乎无臭,mp. 94~100℃。几乎不溶于水,能溶于乙醇和甲苯,易溶于氯仿和稀酸。

本品和氯丙嗪相似,也易被氧化,对光敏感。本品可被氧化剂氧化变色,如本品溶于稀盐酸,加热至80℃,加入过氧化氢数滴,呈深红色,放置后红色渐退去。本品的水溶液加入浓硫酸,呈品红色,加热红色变深。

本品的苦味酸盐结晶,mp. 248℃(分解)。

奋乃静的作用和盐酸氯丙嗪相似,但其抗精神病作用较氯丙嗪强6~10倍,毒性仅为氯丙嗪的1/3。本品副反应较多,肝功能不良者禁用。

氟哌啶醇(Haloperidol)

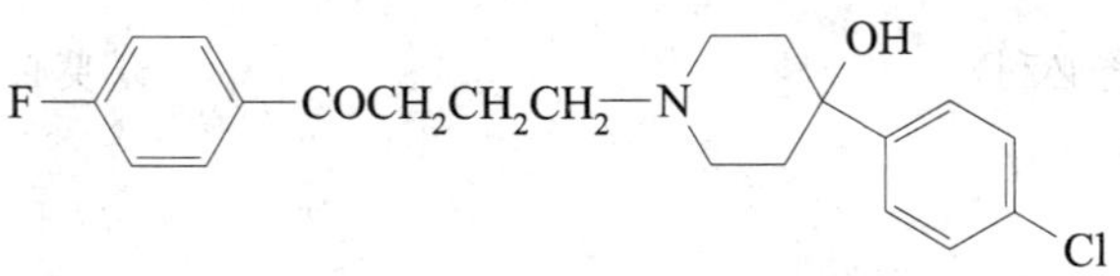

化学名为 4-(4-对氯苯基-4-羟基哌啶基)-4′-氟丁酰苯。

本品为白色或类白色无定形、微晶粉末，无臭无味，mp. 149～155℃。几乎不溶于水，可溶于氯仿，微溶于乙醚。在室温、避光条件下稳定，但经自然光照射后颜色变深，因此应在避光条件下贮存。本品为含氟有机化合物，可对氟离子进行鉴别反应。

本品主要用于治疗各种急、慢性精神分裂症及焦虑性神经官能症，也可止吐。

本品的副作用主要是锥体外系反应，大剂量长期服用可引起心率紊乱，心肌损伤，降低剂量或停用后可恢复正常。

舒必利(Sulpiride)

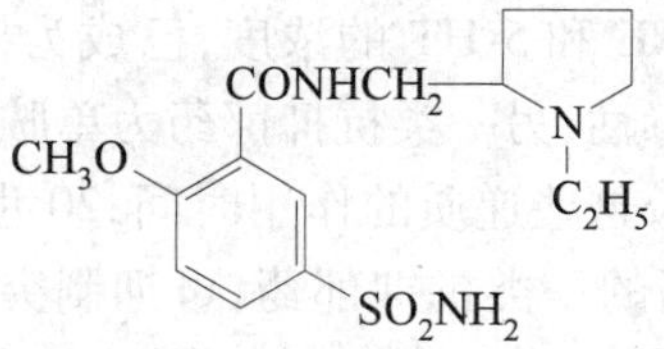

化学名为 N-[(1-乙基-2-吡咯烷基)甲基]-2-甲氧基-5-(氨基磺酰基)苯甲酰胺。

本品为白色或类白色结晶性粉末，无臭，味微苦，mp. 177～180℃。几乎不溶于水，微溶于乙醇、丙酮，极易溶于氢氧化钠溶液中。本品结构中具有碱性的吡咯烷基及弱酸性的苯磺酰胺基，为两性化合物。

本品结构中含有一个手性碳原子，故具有旋光异构体，其中左旋体为具有活性的光学活性异构体，临床仍用外消旋体。

本品临床上用于治疗精神分裂症及抑郁症，也有止吐作用，既无镇静副作用，又少有锥体外系副反应，但患有严重心血管疾病和肝功能不全者须慎用。

二、抗焦虑药(Antianxietics)

抗焦虑药是用来消除神经官能症的焦虑症状的一类药物，其抗精神病作用弱，但可使精神病人情绪稳定，减轻焦虑、紧张状态及改善睡眠。

前面介绍的苯二氮䓬类药物及氨基甲酸酯类药物都是临床使用的抗焦虑药，但前者是抗焦虑症的首选药，代表药物为地西泮、奥沙西泮、替马西泮、阿普唑仑、三唑仑等，安全有效。

丁螺环酮(Buspirone)为新型抗焦虑药，较少引起镇静、昏睡及抑郁副作用，对从事驾驶等有关技术工作的病人几乎无影响，目前尚未发现药物依赖性及成瘾性，为一种较好的抗焦虑药，临床用于各种焦虑症的治疗。

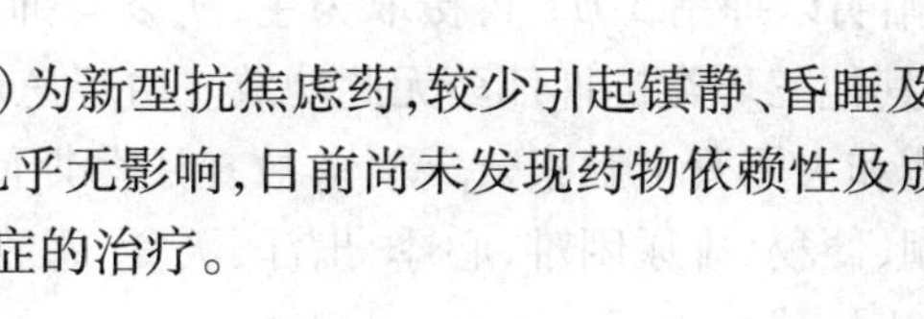

丁螺环酮

三、抗抑郁药(Antidepressants)

抑郁症是一种因脑内生化过程改变所致的疾病,临床表现为情绪低落,悲观,睡眠障碍,严重者有自伤和自杀冲动。中枢去甲肾上腺素(NE)、5-羟色胺(5-HT)、多巴胺(DA)等单胺类神经递质含量过低及其受体功能低下等都被认为是引起抑郁症的原因。最初对抑郁症的治疗是采用电刺激休克疗法,但多次使用常会失去疗效。20 世纪 50 年代后期,出现了三环类抗抑郁药,该药代替了电刺激休克疗法,成为治疗休克的首选药物。抗抑郁药的治疗可使 80% 的抑郁症病人缓解病情,提高生活质量。

当前用于抑郁症治疗的药物主要有三类:一类为去甲肾上腺素重摄取抑制剂(三环类抗抑郁药,TCA),可提高脑中 NE 和 5-HT 的浓度,已成为抑郁症的标准治疗药物,但起效慢,伴有严重不良反应,如心脏毒性;另一类抗抑郁药为单胺氧化酶抑制剂(MAOI),能延缓大脑中 NE 和 5-HT 的降解,延长这些递质的作用时间;20 世纪 80 年代末期,又开发出5-羟色胺再摄取抑制剂(SSRI),为新的一类抗抑郁药,可抑制突触前膜对 5-HT 的再摄取,增加突触间隙 5-HT 的浓度,提高突触后膜 5-HT_{1A}受体的兴奋性,因而较安全。但是 SSRI 在治疗严重抑郁症时疗效不及 TCA,而且,由于 SSRI 会非选择地刺激 5-HT 受体的各种亚型,所以会产生一些相关的不良反应。研究中发现抗焦虑药物丁螺环酮对 5-HT_{1A}受体也有很高的亲和性,这个发现推动了选择性 5-HT_{1A}受体激动剂类抗抑郁药的发展。

1. 去甲肾上腺素重摄取抑制剂(三环类抗抑郁药,TCA)

常用的三环类抗抑郁药有丙咪嗪、氯米帕明、阿米替林和多塞平等。TCA 的作用机制通常认为是阻断神经末梢突触前膜对 NE 和 5-HT 的再摄取,增加突触间隙单胺递质的浓度而发挥抗抑郁作用。三环类抗抑郁药脂溶性好,口服吸收良好,血浆蛋白结合率为 90% ~ 95%,广泛分布于体内各组织中。三环类抗抑郁药在肝脏内代谢,代谢途径为侧链氨基脱甲基和母环烃化,许多代谢物均具有生物活性,叔胺型药物如丙咪、阿米替林脱甲基后生成仲胺(地昔帕明、去甲替林),仍有很强的药理活性。三环类抗抑郁药的血浆半衰期较长,一般都在 24 h 以上,需 1 ~ 3 周才可达到稳态血药浓度。三环类抗抑郁药的血浆药物浓度与其疗效和毒性正相关,因此,在用药期间需要监测血药浓度。三环类抗抑郁药适用于各种抑郁症的治疗,疗效为 70% ~ 80%。不同特点的三环类抗抑郁药可用于不同类型的抑郁症,丙咪嗪有较强的振奋作用,可用于迟滞抑郁症;阿米替林具有镇静和抗焦虑作用,可用于激越和焦虑状的抑郁症; 氯米帕明以抑制 5-HT 再摄取为主,所以与抑制 5-HT 再摄取抑制剂相似,对强迫症也有疗效,而其他三环类抗抑郁药无此功效。由于三环类抗抑郁药可阻断乙酰胆碱 M 受体、组胺 H_1 受体和去甲肾上腺素 α_1 受体,故在用药期间易发生不良反应。常见不良反应有口干、视力模糊、便秘、排尿困难、心悸、出汗、厌食、恶心、呕吐、体位性低血压、镇静等。

2. 单胺氧化酶抑制剂(Monoamine Oxidase Inhibitors,MAOI)

用异烟肼(Isoniazid)治疗结核病,发现许多结核病患者意外地产生情绪提高的副反应,并能逐渐达到拟精神病状态。后来发现异丙烟肼为强的单胺氧化酶抑制剂。因此异丙烟肼及其他肼类化合物临床用作抗抑郁药,这是通过临床观察副反应而发现的新药。

MAOI 是最早应用于抑郁症的一类药物,为非选择性和不可逆的 MAOI,起初使用的 MAOI 多为肼类结构,这类药物可引起肝脏损害,异丙烟肼即因此而被淘汰。其另一副作用为高血压危象，甚至出现中风而死亡。这类非选择性不可逆的MAOI毒性大且疗效差，现已被其他药物所取代。

1984年研制了可逆性和选择性的新一代的MAOI，以吗氯贝胺为代表药物，能选择性抑制单胺氧化酶A，提高中枢神经系统内神经递质NE和5-HT的水平，起到抗抑郁作用。其抗抑郁作用起效快，副作用小，易于耐受，无肝脏和血液系统毒性，不引起高血压危象，常见不良反应为恶心、体位性低血压；轻度血压增高、失眠、头痛、不宁少见；偶见眩晕、激越、精神错乱状态，停药后可恢复。吗氯贝胺与经典MAOI不应同时应用，但可与三环类抗抑郁药合用或相继使用。与西咪替丁合用时，可延长吗氯贝胺的代谢，降低其清除率，剂量宜减半。不宜与度冷丁、美沙芬联用。

3. 选择性5-HT再摄取抑制剂（Selective Serotonin Receptake Inhibitors，SSRI）

SSRI被称为新型第二代抗抑郁药，它的上市标志着抗抑郁药物的新发展。本类药物的特点是其疗效与三环类抗抑郁药相同，但副作用较小，耐受性较好，服用简便，一日仅服用1次。SSRI的作用机制是选择性抑制中枢神经突触前膜对5-HT的再摄取，增加突触间隙处的5-HT浓度，达到抗抑郁目的。对NE受体、M胆碱受体和组胺H_1受体等无影响。

目前临床上应用的SSRI有氟西汀（百忧解）、帕罗西汀（赛乐特）、舍曲林（左洛复）、西酞普兰（喜普妙）、氟伏沙明（兰释）5个品种，这些药品的疗效相似，但药代动力学和不良反应有所差别，了解这种差异对临床用药有指导意义。其中西酞普兰被称为“最纯的SSRI”。

帕罗西汀（Paroxetine）是作用最强的5-HT再摄取抑制剂，对NE作用较弱，适合各年龄段的抑郁障碍患者，耐受性好。Meta分析显示，帕罗西汀与TCA总体疗效相当，对焦虑症状的改善与氯米帕明相似，但显著优于其他TCA。安全性方面，帕罗西汀不良事件发生率大于1%的患者比例显著低于TCA；因不良反应停药的患者比例，帕罗西汀也低于TCA。可见帕罗西汀疗效好，耐受性好，尤其适用于伴有焦虑症状的抑郁患者。

舍曲林（Sertraline）抗抑郁疗效确切，不良反应小，常见口干、头痛、恶心、腹泻、便秘、失眠、眩晕和多汗等。研究发现，该药对有心脏疾病的抑郁症患者安全有效。一项为期24周的多中心、随机、双盲、安慰剂对照研究，评估了舍曲林治疗伴急性心肌梗死或不稳定型心绞痛抑郁症患者的疗效和安全性，结果显示，舍曲林50～200 mg/天对抑郁的有效率显著高于安慰剂，对既往有至少一次抑郁发作及严重抑郁的患者更加明显。而该药对心血管系统无明显影响，严重心血管不良反应的发生率为14.5%，低于安慰剂的22.4%。其平均左心室射血分数、室性早搏复合波及QTc间期≥450 ms的发生率均与安慰剂无显著差异。研究还表明，舍曲林治疗60岁以上抑郁患者的疗效与氟西汀、去甲替林和丙咪嗪相当。加之无明显的抗胆碱能作用，药物相互作用少，明显优于其他SSRI，更适合于老年患者，且有助于改善认知功能，提高生活质量。

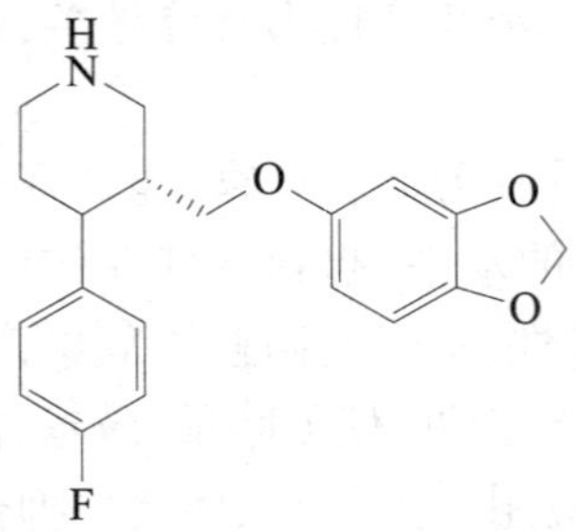

帕罗西汀

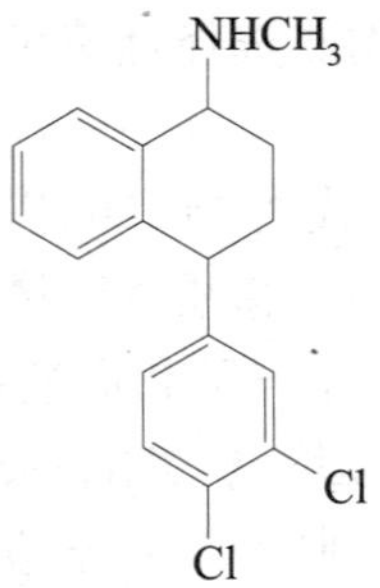

舍曲林

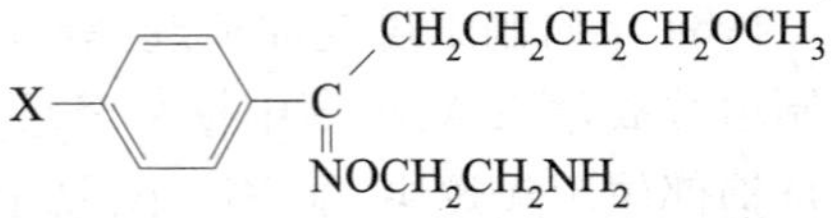

X=—Cl 氯伏沙明
X=—CF_3 氟伏沙明

氟伏沙明(Fluvoxamine)自 1995 年起,美国开始将其用于治疗强迫症,而在欧洲国家该药早已是一种有效的抗抑郁药。研究发现,氟伏沙明治疗抑郁症安全有效且能预防复发。其疗效逊于丙咪嗪,与去甲替林相当,但去甲替林起效更快。安全性方面,氟伏沙明与丙咪嗪相似,优于去甲替林,不易引起体位性眩晕和心率增快等不良反应,最常见胃肠道不良反应,尤其是恶心,通常小剂量起始,1 ~ 2 周后增加剂量,可以减轻不良反应。

西酞普兰属于 5-羟色胺选择性再摄取抑制剂,1989 年以来一直在欧洲使用,现美国 FDA 批准用于治疗抑郁症。西酞普兰是种消旋二环氢化酞类衍生物,体外能抑制 5-羟色胺的再摄取,但几乎不影响多巴胺和去甲肾上腺素的摄取,它与毒覃碱、组胺能、肾上腺素能或血清素激活的受体仅有极小或完全没有亲和力。西酞普兰口服后吸收迅速,约 4 h 内可达峰值,重复用药约在 1 周内达到稳态水平。食物对其吸收无影响。该药主要通过肝脏的 CYP3A4,2C19 酶代谢,少量被 2D6 代谢,约 20% 的剂量从尿中排出,其时间约为 35 h。

4. 选择性 5-HT 和 NE 再摄取抑制剂

万拉法辛(Venlafaxine)为一种不同于其他抗抑郁药的具有独特化学结构和神经药理学作用的新型抗抑郁药,属于 5-HT 和 NE 再摄取的选择性抑制剂。本品通过阻断突触前膜对 5-HT 和 NE 选择性的再摄取而发挥抗抑郁作用。本品对多巴胺的重摄取也有轻微的抑制作用,但对 M 胆碱受体、组胺 H_1 受体和 α 受体无亲和力,没有与这些受体相关的不良反应,其抗抑郁效能较 TCA 强或相似,副作用较少,体内血浆半衰期短(代谢产物与母药的 $t_{1/2}$ 分别为 10 h 和 4 h),药物不蓄积,较为安全,对中枢神经系统不良反应大大低于 TCA,对心血管系统无明显影响,老年人服用较安全。同类药物还有米氮平(Mirtazapine)和米那普仑(Milnacipran)。

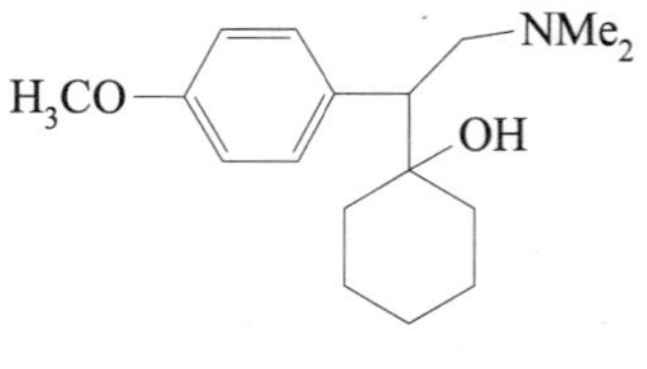

万拉法辛

表 2-6　目前临床应用的抗抑郁药

类　型	药物名称及化学结构		
三环类抗抑郁药	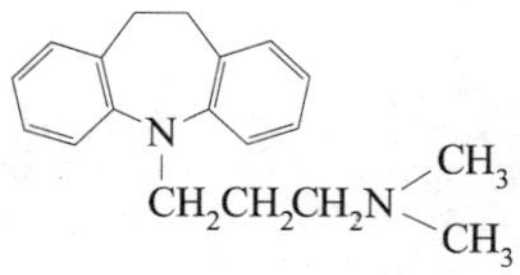 丙咪嗪 (Imipramine)	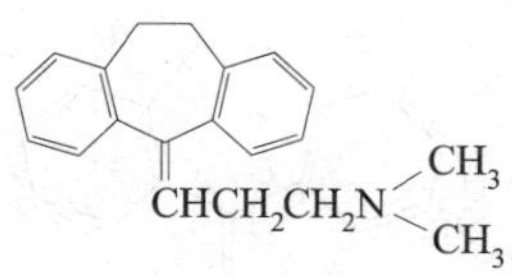 阿米替林 (Amitriptyline)	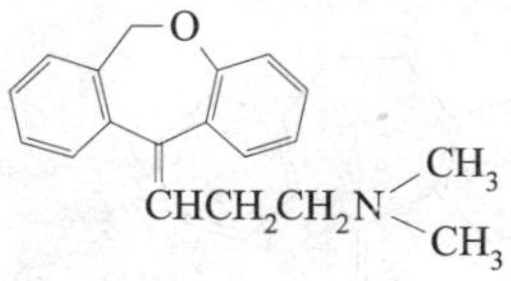 多塞平 (Doxepin)
单胺氧化酶抑制剂	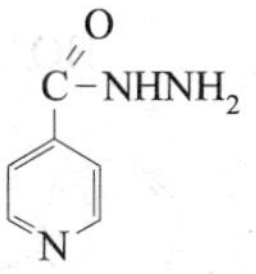 异烟肼 (Isoniazid)	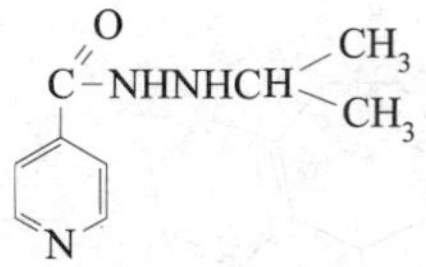 异丙烟肼 (Iproniazid)	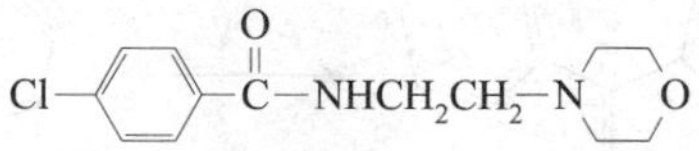 吗氯贝胺 (Moclobemide)
5-羟色胺再摄取抑制剂	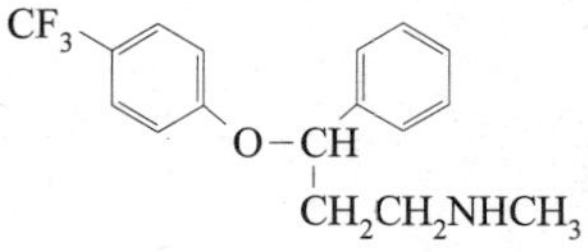 氟西汀 (Fluoxetine)	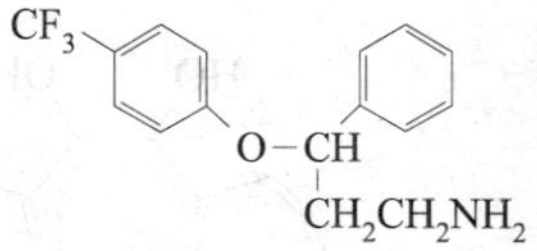 去甲氟西汀 (Demethylfluoxetine)	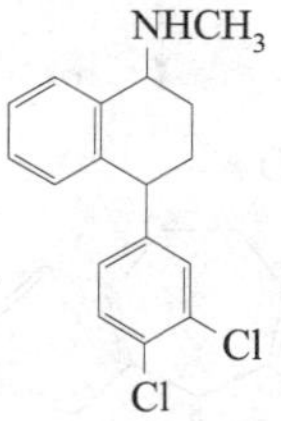 舍曲林 (Sertraline)

盐酸阿米替林(Amitriptyline Hydrochloride)

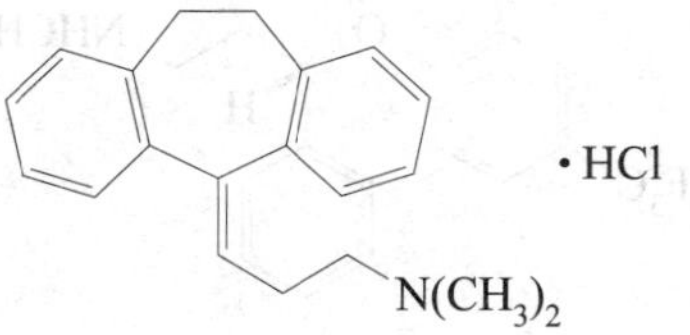

化学名 N,N-二甲基-3-(10,11-二氢-5H-二苯并[a,d]环庚三烯-5-亚基)-1-丙胺盐酸盐。

本品为白色晶体或近白色粉末,无臭或近无臭,mp. 196 ~ 197℃。极易溶于乙醇、氯仿和水,几乎不溶于乙醚。

本品可使各类抑郁症患者情绪提高,对其思考缓慢,行为迟缓及食欲不振有所改善,有较强的镇静催眠作用,适用于各种类型抑郁症:内源性抑郁症、更年期抑郁症、反应性抑郁症,对功能性遗尿有一定疗效。

副作用常见为口干、嗜睡、便秘、视力模糊、排尿困难、心悸、心律失常,偶见体位性低血压、肝功能损害及迟发性运动障碍。

阿米替林在肝脏脱甲基,生成的活性代谢产物去甲替林(Nortriptyline)活性相当而毒性较阿米替林低,已在临床上使用。去甲替林抑制去甲肾上腺素重摄取的选择性比阿米替林高而且迅速。去甲替林进一步脱甲基的代谢物没有活性,其他的氧化代谢物也没有活性。

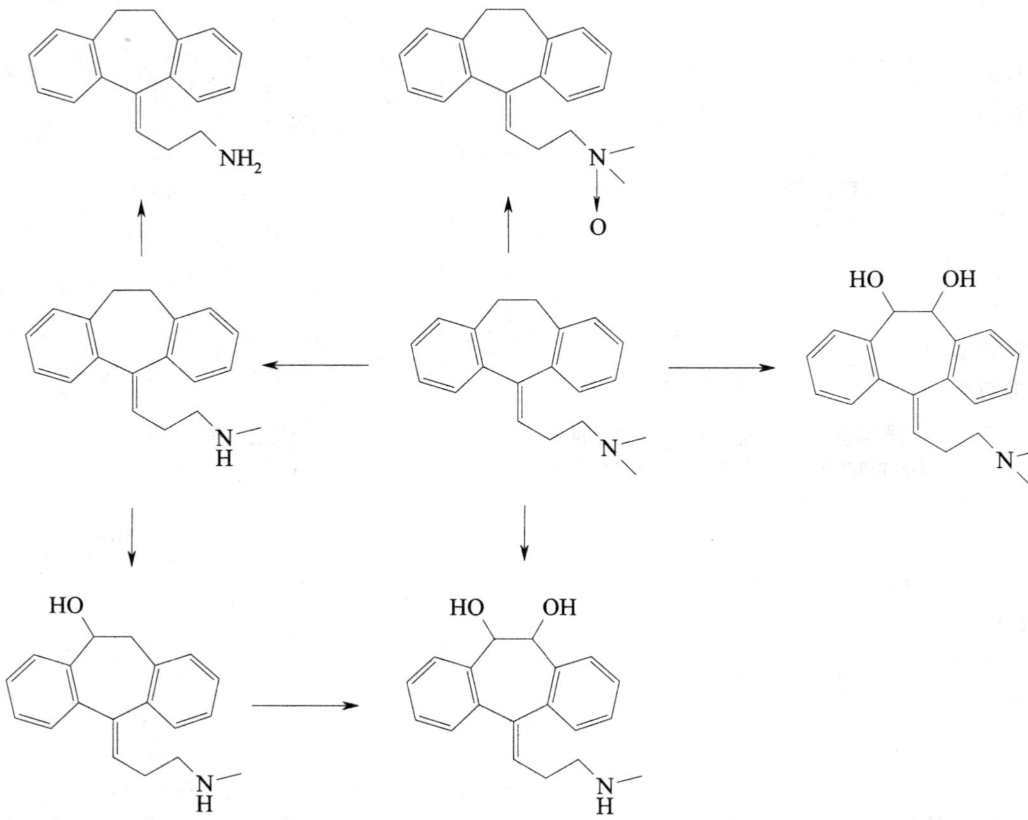

氟西汀(Fluoxetine)

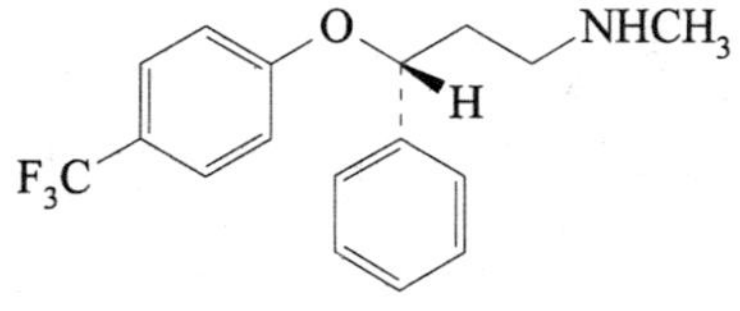

化学名为 N-甲基-γ-[4-(三氟甲基)苯氧基]苯丙胺。

本品为白色或类白色结晶性固体,mp. 158.4 ~ 158.9℃。易溶于甲醇、乙醇、丙酮、氯仿。

氟西汀在肝脏代谢,主要活性代谢物为 N-去甲氟西汀。

本品主要是抑制中枢神经对 5-羟色胺的再吸收,是一种口服抗抑郁药,用于治疗抑郁症和其伴随的焦虑,治疗强迫症及暴食症。副作用包括肠胃道不适、厌食、恶心、腹泻、神经失调、头痛、焦虑、神经质、失眠、昏昏欲睡及倦怠虚弱、流汗、颤抖及目眩或头重脚轻。

本章习题

一、写出下列药物的化学结构及主要临床用途

1. 苯巴比妥　2. 硫喷妥钠　3. 地西泮　4. 奥沙西泮　5. 唑吡坦　6. 佐匹克隆　7. 卡马西平　8. 丙戊酸钠　9. 盐酸氯丙嗪　10. 氟哌啶醇

二、名词解释题

1. 锥体外系反应

2. 抑郁症

3. 5-羟色胺(5-HT)重摄取抑制剂(Serotonin-reuptake inhibitors)

三、问答题

1. 简述吩噻嗪类药物的结构改造方法。

2. 抗精神病药物主要有哪些结构类型？各举一例药物。

3. 抗抑郁药主要分为哪几类？各举一例药物。

4. 试述氯丙嗪的药理作用与临床应用。

5. 试述氯丙嗪的不良反应。

6. 氟哌啶醇的作用特点如何？

7. 氯丙嗪过量或中毒所致血压下降,为什么不能应用肾上腺素？

8. 氯丙嗪、氟奋乃静为什么易被氧化变色？

9. 说明吩噻嗪类抗精神病药构效关系。

10. 以间氯苯胺和邻氯苯甲酸为原料,合成盐酸氯丙嗪,写出反应式,注明主要反应条件。

11. 试述苯巴比妥的合成。

第三章 镇痛药和镇咳祛痰药

(Analgesics and Antitussives and Expectorart Agents)

疼痛是许多疾病的常见症状,是一种不愉快的知觉和情绪,是直接作用于身体的伤害性刺激在脑内的反映,兼有生理和心理的因素,也是一种保护性警觉机能。剧烈疼痛不仅使病人感觉痛苦,而且还会引起血压降低、呼吸衰竭,甚至导致休克而危及生命。所以在很多情况下需要对患者进行镇痛治疗。

镇痛药是一类作用于中枢神经系统,选择性地抑制痛觉中枢的药物,由于存在麻醉性副作用,所以称为麻醉性镇痛药(Narcotic Analgesics),但不同于全身麻醉药,不影响意识,也不影响触觉和听觉。镇痛药和非甾体抗炎药也不同,非甾体抗炎药作用部位主要在外周,镇痛效果相对较弱,只对常见的慢性钝痛有良好作用,而对手术后等的剧烈锐痛几乎无效。

本章讨论的镇痛药作用于中枢神经系统的阿片受体,镇痛作用强,一般用于严重创伤或烧伤等急性锐痛,但副作用较为严重,反复应用后易产生成瘾性、耐受性以及呼吸抑制等,受国家颁布的《麻醉药物管理条例》的管制。

所有的鸦片生物碱、具有吗啡样药理作用的天然药物和合成的多肽都称为阿片类药物。除此之外,可被阿片拮抗剂(纳洛酮)拮抗的化合物也称为阿片类药物。可与阿片类药物结合并发挥生物学效应的神经元称为阿片受体。

镇痛药根据来源的不同可分为三类:生物碱吗啡及结构修饰或简化而得其衍生物、全合成镇痛药及内源性多肽类镇痛物质。

第一节 镇痛药(Analgesics)

一、吗啡及其衍生物

1. 吗啡

吗啡是阿片中的一种生物碱,阿片是罂粟未成熟果实的浆汁的干燥物。阿片中含有生物碱、三萜和甾类等多种复杂成分,其中至少含有 25 种生物碱,而吗啡的含量最高(9%~17%),其他成分有可待因(0.3%~4%)、蒂巴因(0.1%~0.8%)等。吗啡和可待因为临床应用的镇痛药和镇咳药,而蒂巴因为半合成吗啡衍生物的原料。1805 年德国药师 Surtütner 首次从阿片中提取分离得到纯品吗啡,他根据希腊睡梦之神 Morpheus 命名这种生物碱为 Morphine(吗啡)。1923 年 Gulland 和 Robinson 确定其化学结构,1952 年 Gazte 和 Tschudi 完成吗啡的全合成工作。1968 年完成其绝对构型的研究,70 年代后逐渐揭示其作用机制。

盐酸吗啡(Morphine Hydrochloride)

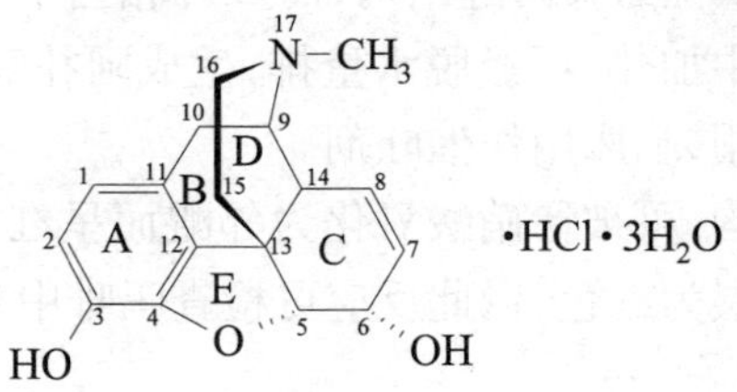

化学名为(5α,6α)-7,8-二脱氢-4,5-环氧-17-甲基吗啡喃-3,6-二醇盐酸盐三水合物。

本品为白色,有丝光的针状结晶或结晶性粉末;无臭,味苦;mp. 200℃。水溶液呈左旋性;遇光易变质。

吗啡是由 A、B、C、D、E 五个环稠合而成的刚性分子,含有部分氢化的菲环,其中 C-5、C-6、C-9、C-13、C-14 为手性碳原子,为 5R,6S,9R,13S 和 14R,理论上应有 32 个光学异构体,因 C-9 和 C-13 由乙胺链连接,因而实际上有 16 个光学异构体。天然存在的吗啡为左旋体,B/C 环呈顺式,C/D 环呈反式,C/E 环呈顺式,C-5、C-6、C-14 上的氢均与乙胺链呈顺式排列。吗啡的镇痛作用与分子的构型有密切关系,左旋吗啡对所有的疼痛都有效,但是容易成瘾。构型改变将会导致镇痛作用的降低或消失;合成出的右旋吗啡完全没有镇痛作用。

吗啡分子中既存在酸性的酚羟基,也存在碱性的叔氨基,故为两性化合物,其 pK_a 分别为 9.9 和 8.0,可与盐酸、硫酸、氢溴酸成盐,我国临床上常用其盐酸盐。

吗啡的化学性质如下:

(1) 吗啡结构中的 3 位酚羟基,不仅具有酸性,还不稳定,易被氧化而变色,生成毒性较大的双吗啡(Dimorphine)或称之为伪吗啡(Pseudomorphine)、N-氧化吗啡和微量的甲胺等。空气中氧、日光和紫外线照射或铁离子可促进此反应,属自由基氧化反应,而且在中性或碱性条件下氧化速度加快。因此配制盐酸吗啡注射液时,用酸调 pH 为 3～5,使用中性玻璃并充氮气,常加入焦亚硫酸钠、亚硫酸氢钠和 EDTA-2Na 等作稳定剂,而且应避光密封保存。

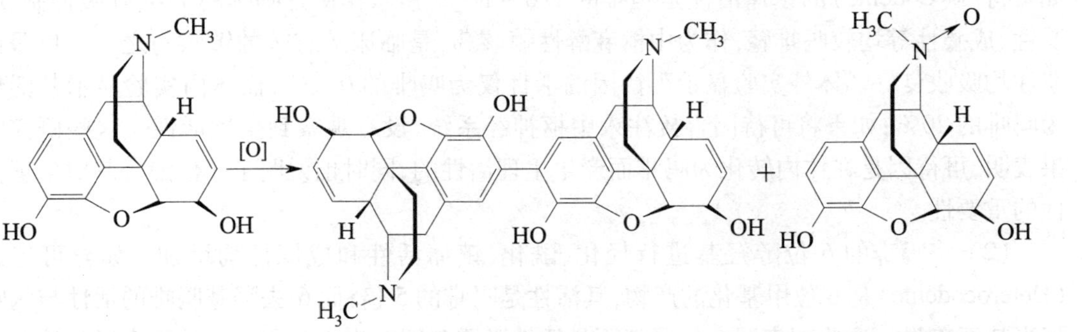

伪吗啡　　　　　　N-氧化吗啡

吗啡也可被铁氰化钾氧化生成双吗啡,而铁氰化钾被还原为亚铁氰化钾,再与三氯化铁作用生成亚铁氰化铁(普鲁士蓝)而显蓝色。可待因结构中因不含酚羟基而无还原性,不能还原铁氰化钾，因而无此反应。此法可区别吗啡与可待因。

（2）吗啡分子中的 6,7,8 位为烯丙醇结构，而 E 环相当于氢化呋喃环，对酸性条件比较敏感。当吗啡在酸性水溶液中加热，可经脱水重排，生成阿扑吗啡（Apomorphine）。阿扑吗啡对呕吐中枢有显著兴奋作用，临床用作催吐剂。

阿扑吗啡具有邻二酚结构，可被稀硝酸氧化为邻醌而呈红色；也可被碘溶液氧化，在水及醚存在下，水层为棕色，醚层为红色，以此反应可检查吗啡中有无阿扑吗啡的存在。

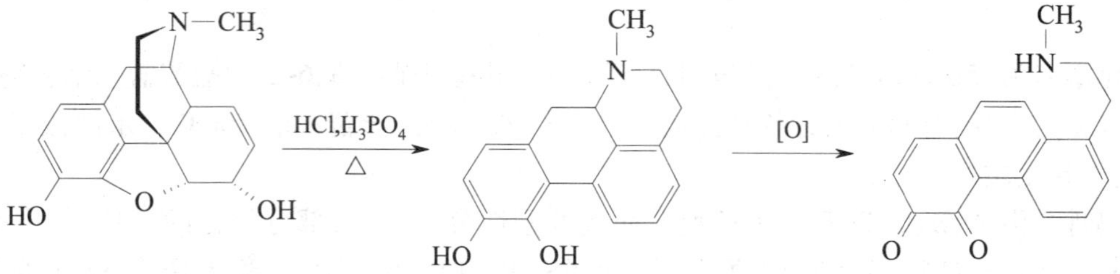

吗啡　　　　阿扑吗啡　　　　红色

（3）吗啡有许多颜色反应：盐酸吗啡水溶液遇中性三氯化铁试液呈蓝色；遇甲醛硫酸试液呈蓝紫色（Marquis 反应）；遇钼酸铵硫酸溶液显紫色，继而变蓝色，最后变为棕色（Frohde 反应）。现在各国药典仍采用这些颜色反应为法定的鉴别方法。

吗啡作用于阿片受体而发挥镇痛、镇咳、镇静作用，临床主要用于抑制剧烈疼痛，亦用于麻醉前给药。但最大缺点是具有成瘾性和抑制呼吸中枢等严重副作用，故忌持续应用。

2. 半合成吗啡衍生物

吗啡具有较强的镇痛作用，但有成瘾性、耐受性、呼吸抑制、血压降低、恶心、呕吐、便秘、排尿困难以及产生欣快幻觉等副作用。为了增强镇痛作用，降低其副作用尤其是成瘾性，对吗啡进行结构修饰，合成了一系列衍生物，并对其构效关系进行了研究。

吗啡的结构中有很多活性基团可以进行修饰，如 3 位的酚羟基、6 位的醇羟基、7,8 位间的双键、17 位氮原子上的甲基等，对这些结构片断进行修饰和改造得到许多新的各具特色的药物。

（1）将吗啡的 3 位酚羟基进行酰化或烷基化，导致镇痛活性降低，同时成瘾性也降低。如可待因（Codeine）的镇痛活性是吗啡的 1/6 ~ 1/12，镇咳作用是吗啡的 1/4，呼吸抑制、耐受性、成瘾性等均较吗啡轻，作为中枢麻醉性镇咳药，是临床最有效的镇咳药之一。口服或肌注均吸收良好。体外实验显示可待因的活性仅为吗啡的 0.1%，而体内实验显示其活性为吗啡的 20%；如果将可待因直接注入中枢神经系统，没有观察到生理活性。这些研究结果表明，可待因是在体内转化为吗啡而产生生理活性的，同时也说明了 3 位酚羟基对生理活性的重要性。

（2）将吗啡的 6 位醇羟基进行烃化、酰化，镇痛活性和成瘾性均增加。如异可待因（Heterocodeine）是 6 位甲基化的产物，其活性是吗啡的 5 倍；而 6-去羟基吗啡的活性与吗啡相当甚至略强。这些都表明 6 位羟基不是活性必需基团。当 3 位和 6 位的两个羟基均被乙酰化即得海洛因（Heroin），其镇痛作用是吗啡的 5 ~ 10 倍，1874 年上市用于临床。但更易成瘾、产生耐受性和依赖性，所以被列为禁用的毒品。

（3）将吗啡 7,8 位双键氢化还原，同时 6 位羟基氧化成酮，得氢吗啡酮（Hydromorphone)，其镇痛作用较吗啡强 8 倍。在氢吗啡酮分子的 14 位引入羟基，得羟吗啡酮(Oxymorphone)，其镇痛作用 10 倍于吗啡，但二者的成瘾性均较吗啡更高。在氢吗啡酮的 5 位引入甲基得到美托酮(Metopon)，其镇痛作用与成瘾性分离较为显著，镇痛作用比吗啡强 3 倍，而且成瘾性小，可以口服，是较吗啡为优的镇痛药。但制备困难，妨碍其应用。

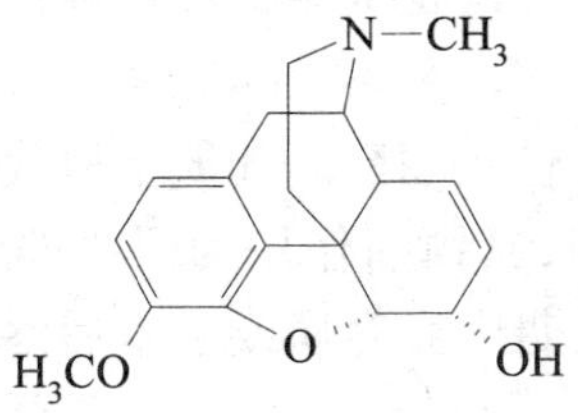

可待因

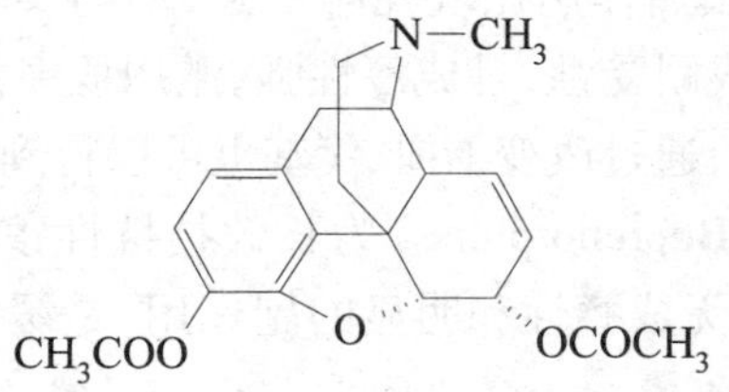

海洛因

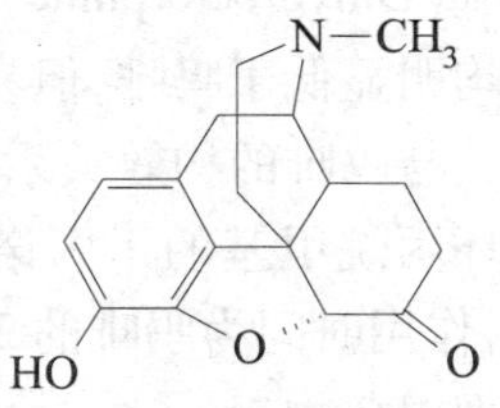

氢吗啡酮

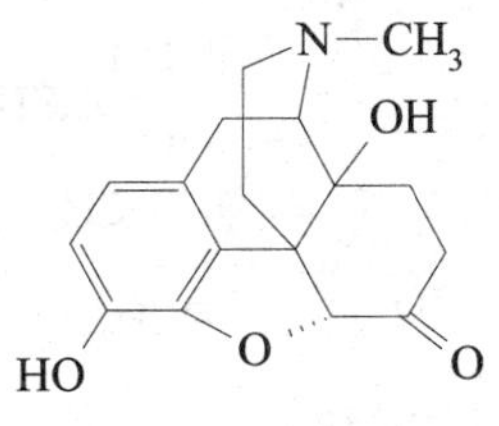

羟吗啡酮

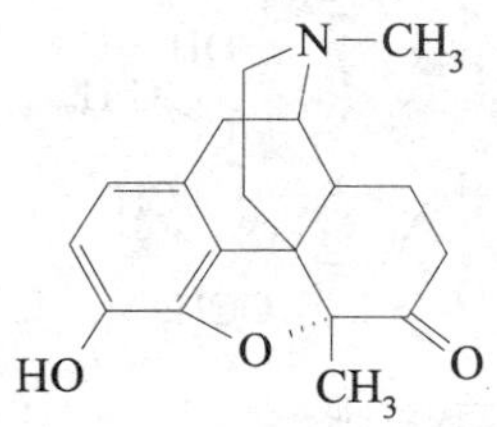

美托酮

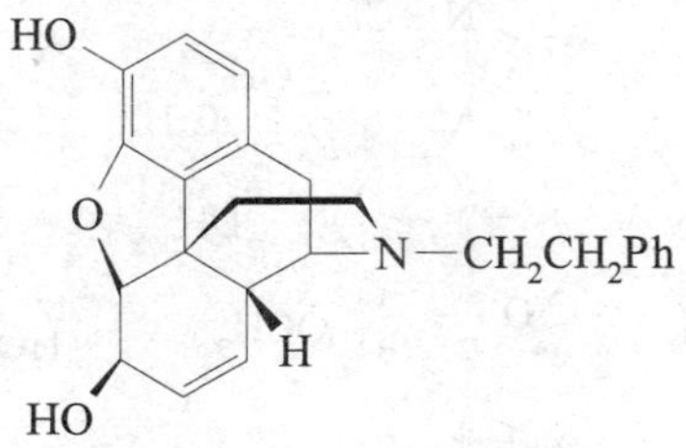

苯乙基吗啡

(4) 对 N-甲基基团的研究表明，氮原子形成的叔胺结构是必需的，而甲基并不是必要的。甲基缺失形成仲胺，活性下降 75%，而成为季铵盐，则完全没有活性，这可能是由于极性太大，无法通过血脑屏障引起的。在氮上的烷基取代，从甲基到丁基，取代吗啡的活性逐步减弱，而连接上更大的基团时，活性又会增加。苯乙基吗啡(N-苯乙基去甲吗啡)，它的镇痛作用为吗啡的 14 倍。若将吗啡结构中的 N-甲基换成 N-烯丙基，或 N-环丙烷甲基，或 N-环丁烷甲基等 3 ~5 个碳的取代基后，则导致吗啡对受体的作用发生逆转，镇痛作用减弱，成为拮抗性占优势的药物。如烯丙吗啡(Nalorphine)是阿片受体的部分激动剂，其镇痛作用极弱，有较强的拮抗吗啡的中枢抑制作用，几无成瘾性，临床上只作为吗啡中毒解救剂。纳洛酮(Naloxone)和纳曲酮(Naltrexone)是阿片受体完全拮抗剂，拮抗作用为烯丙吗啡的 10 ~20 倍，是研究阿片受体的重要工具药，临床上用于解救吗啡类药物中毒，解除呼吸抑制并使血压上升。

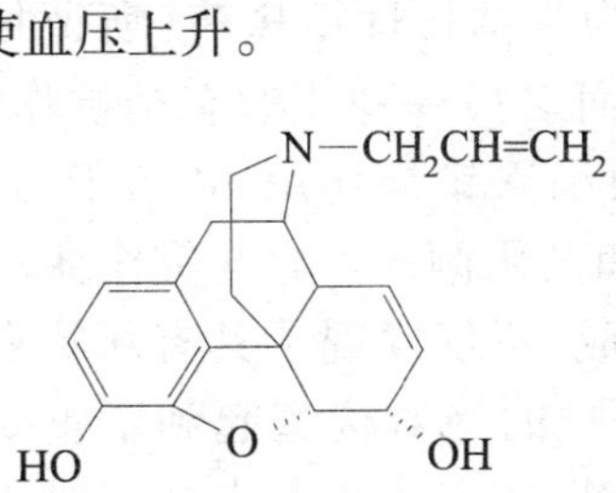

烯丙吗啡

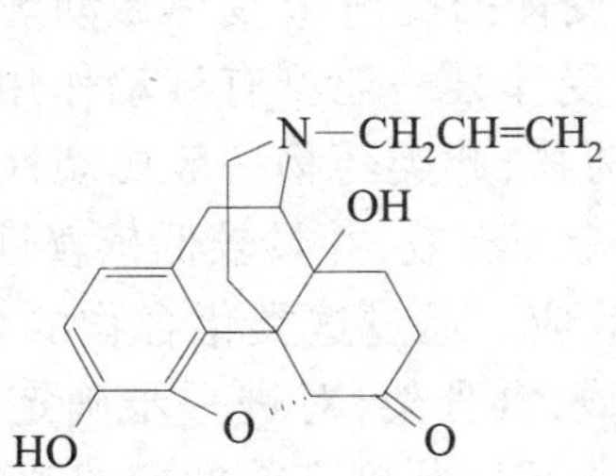

纳洛酮

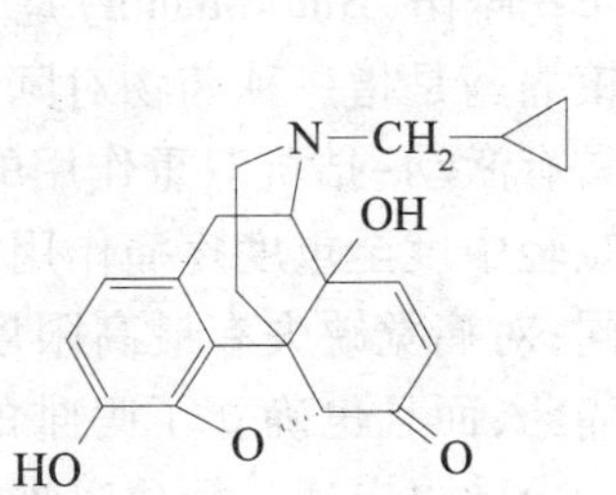

纳曲酮

(5) 蒂巴因(Thebaine)是阿片中天然存在的生物碱，也具有较强的镇痛活性，但同时会产生惊厥副作用。在对吗啡类镇痛药的研究过程中，发现了许多以此原料经半合成而得的高效镇痛药物。如埃托啡(Etorphine)是将蒂巴因和单烯烃化合物进行 Diels-Alder 反应而得的具有新型结构的化合物;在动物实验中镇痛作用为吗啡 1 000～10 000 倍,在人体实验中为吗啡的 200 倍,但其治疗指数低,其呼吸抑制作用难以被阿片受体拮抗剂逆转,未能用于临床,可用作研究阿片受体的工具药物,也用于大动物的捕捉和控制。将其氢化得双氢埃托啡(Dihydroetorphine),其镇痛作用比埃托啡更强,动物实验表明其戒断症状及精神依赖性均明显低于吗啡,但易形成耐受性,且成瘾性强,滥用危害大。

与吗啡的构效关系相似,通过改变 N-取代基也可以得到拮抗性镇痛药。如氮上取代基为环丙烷甲基的丁丙诺啡(Buprenorphine)为长效拮抗性镇痛药,其镇痛作用为吗啡的 30 倍,作用时间为吗啡的 2 倍,无成瘾性和明显的副作用,是缓解晚期癌症疼痛或手术后疼痛的理想药物。

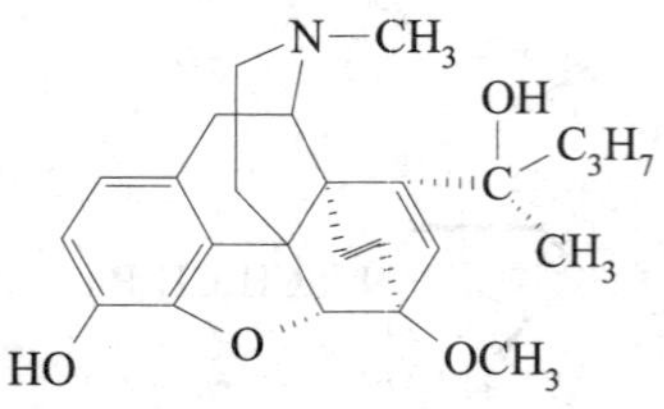

埃托啡

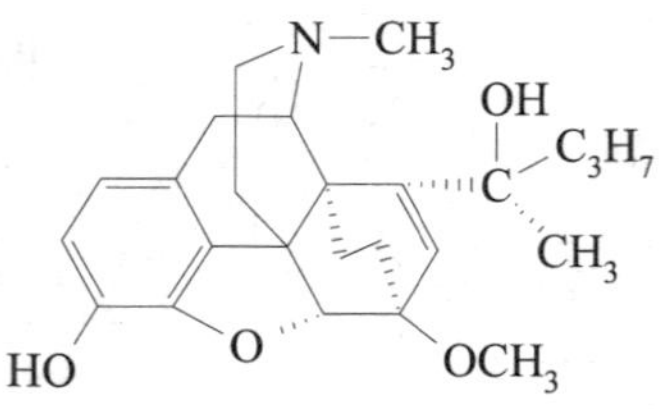

双氢埃托啡

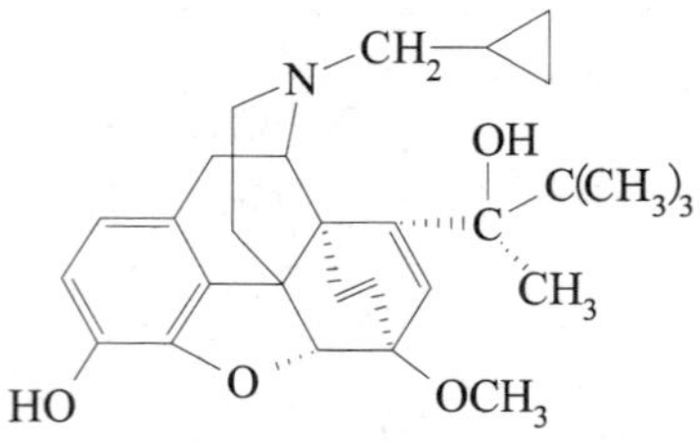

丁丙诺啡

二、合成镇痛药

上述吗啡衍生物保留了吗啡的基本母环,结构复杂,合成困难,而且大多数没有解决吗啡毒性大、易成瘾等副作用。因此,人们长期以来为寻找结构简单、不成瘾和副作用小的镇痛药而不懈努力,对吗啡结构进行简化,开展了大量的结构改造研究工作,从而发现了一些结构简单、效果较好的镇痛药,按结构分为吗啡烃类、苯吗喃类、哌啶类、氨基酮类及其他类。

1. 吗啡烃类

将吗啡结构中的 4,5 位氧桥(E 环)除去后的母环为吗啡烃(Morphinane)。结构中 B/C 环呈顺式,C/D 环呈反式,与吗啡立体结构相同。如左啡诺(Levorphanol)的镇痛作用约为吗啡的 4 倍,可以口服,作用时间可维持 8 h,已用于临床。通过改变 N-取代基而发现的布托啡诺(Butorphanol)是 μ 受体拮抗剂,κ 受体激动剂;为一拮抗性镇痛药(所谓拮抗性镇痛药是指一种药物对阿片受体某一亚型有激动作用,而对另一种亚型有拮抗作用,即具有激动-拮抗双重作用的药物,此类药物一般成瘾性很小),镇痛作用 10 倍于吗啡,对减轻中度至重度疼痛作用安全而有效,并具较低依赖性和滥用倾向。它与完全激动剂不同,对痛觉缺失有最高限度效应。通过这类化合物的合成,不仅发现了具有新特点的镇痛药,而且也确立了吗啡的碳、氮骨架,对进一步确定吗啡的绝对构型起到了重要作用。由此得出通过简化吗啡结构可以得到高效低毒的镇痛药,提示人们复杂的吗啡结构不是活性必需的。

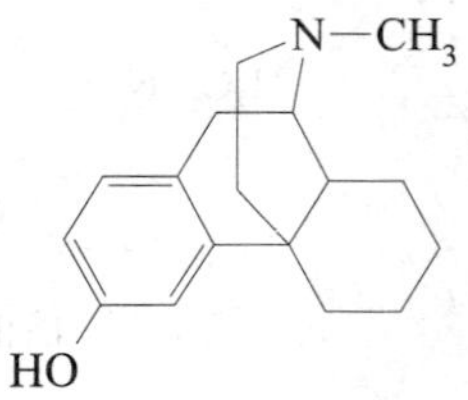

左啡诺

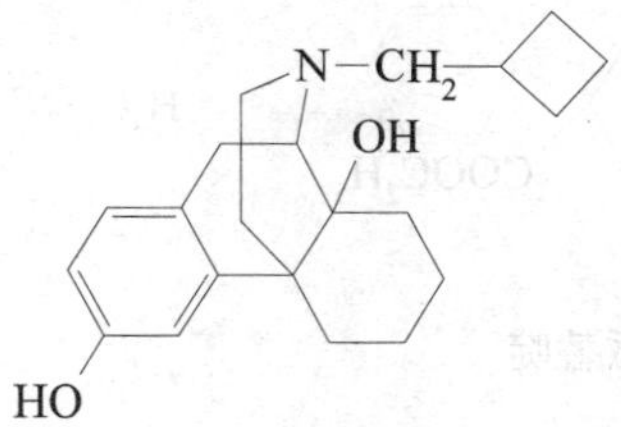

布托啡诺

2. 苯吗喃类

在吗啡烃结构基础上进一步简化，将 C 环打开，仅保留 A、B、D 环，则得到苯吗喃(Benzomarphans)类衍生物，为了使其立体结构与吗啡更相似，可在 C 环的位置上保留小的烃基作为 C 环的残基。喷他佐辛(Pentazocine，镇痛新)是苯吗喃结构用烯丙基取代氮原子上甲基而得到的药物，其镇痛作用约为吗啡的 1/3，但几乎无成瘾性，是第一个非麻醉性镇痛药，是 μ 受体的微弱拮抗剂，κ 受体激动剂；也属于拮抗性镇痛药。将氮上的取代基换成对氟苯丁酮基，则得到氟痛新(Fluopentazocine)，为非麻醉性镇痛药，不仅有强效镇痛作用，而且有安定、肌松作用。

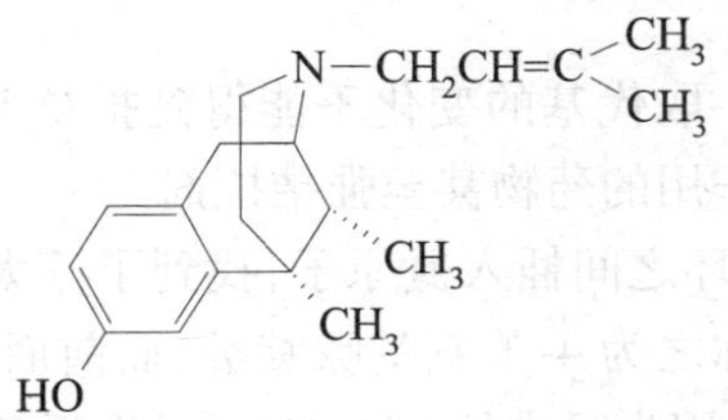

喷他佐辛

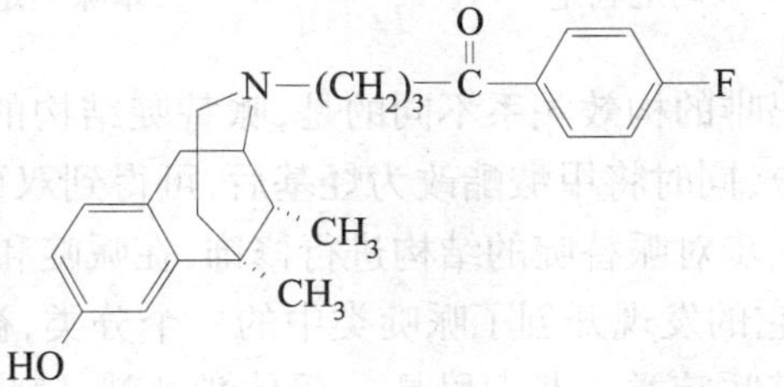

氟痛新

3. 哌啶类

哌啶类药物可以看做是吗啡保留 A 和 D 环的类似物。1939 年在研究阿托品类似物时意外地发现了哌替啶(Pethidine)，不仅有解痉作用，而且有镇痛作用，是临床上使用的第一个合成镇痛药。其镇痛作用仅为吗啡的 1/10，但成瘾性亦小，其结构简单，便于合成，促进了合成吗啡代用品的发展。

对哌替啶的结构改造得到一系列药物，结构改造主要为氮原子上取代基的改变、酯基的改变及环上取代基的引入等。

将哌替啶结构中的—COO—用其电子等排体—OCO—代替，同时在哌啶环的 3 位引入甲基，则得到一对异构体阿法罗定(Alphaprodine，α-Prodine)和倍他罗定(Betaprodine，β-Prodine)。动物实验表明阿法罗定作用与吗啡相当，而倍他罗定则是吗啡的 5 倍。但由于两者在人体内均能发生消除反应，生成类似神经毒剂的有害物质，在临床上已经停止使用。

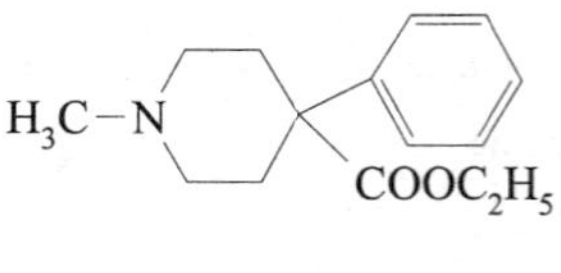

哌替啶

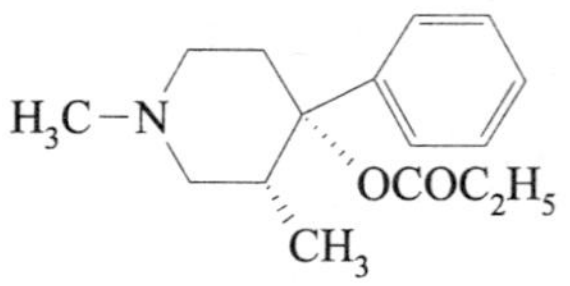

阿法罗定

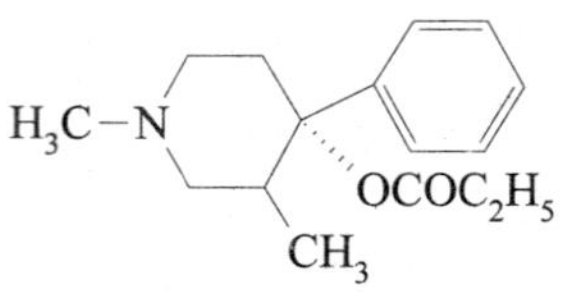

倍他罗定

与吗啡结构修饰研究中苯乙基吗啡相似，哌替啶的N-苯基衍生物的镇痛作用也同样增强。阿尼利定（Anileridine）、苯哌利定（Phenoperidine）及匹米诺定（去痛定，Piminodine）等均已应用于临床。

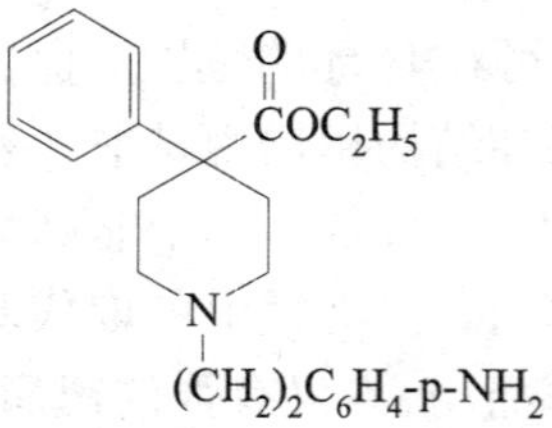

阿尼利定

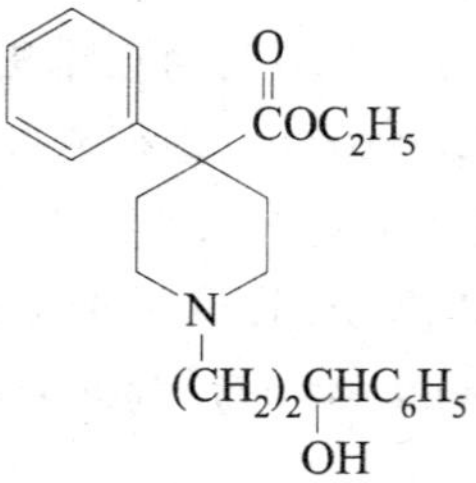

苯哌利定

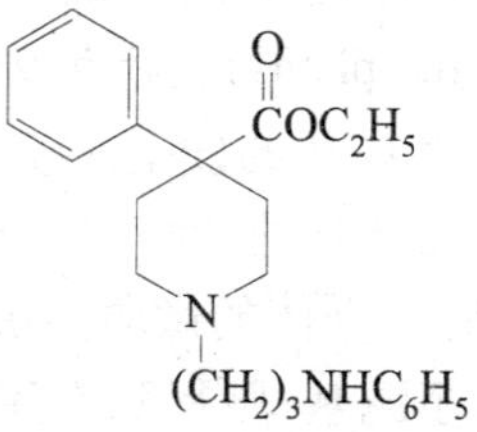

匹米诺定

和吗啡的构效关系不同的是，哌替啶结构的N-取代基的变化不能得到拮抗剂，但苯基移到间位，同时将甲酸酯改为烃基后，可得到双重作用的药物甚至强拮抗剂。

进一步对哌替啶的结构进行修饰，在哌啶和苯环之间插入氮原子，找到了芬太尼（Fentanyl）。它的发现开创了哌啶类中的一个分类，被称之为4-苯氨基哌啶类，而前面的则被称为4-苯基哌啶类。芬太尼是μ受体激动剂，镇痛作用为吗啡的80～150倍，为哌替啶的500倍，亦有成瘾性，作用强而快，但持续时间短，可用于手术中辅助麻醉。以芬太尼为基础，开发了一系列太尼类药物。如阿芬太尼（Alfentanil），舒芬太尼（Sulfentanil），卡芬太尼（Carfentanil），瑞芬太尼（Remifentanil）等。舒芬太尼的治疗指数高达25 200，安全性好。阿芬太尼和舒芬太尼起效快，维持时间短，临床用于手术中辅助麻醉。瑞芬太尼因为分子结构中的酯键可迅速被非特异性血浆酯酶和组织酯酶水解，作用时间短促，无累积性阿片样效应，停止给药后迅速复原，适用于诱导和维持全身麻醉期间止痛、插管和手术切口止痛等。

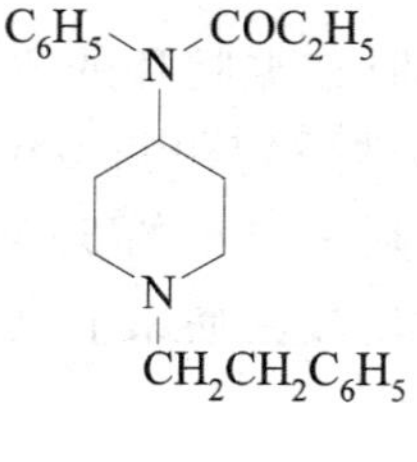

芬太尼

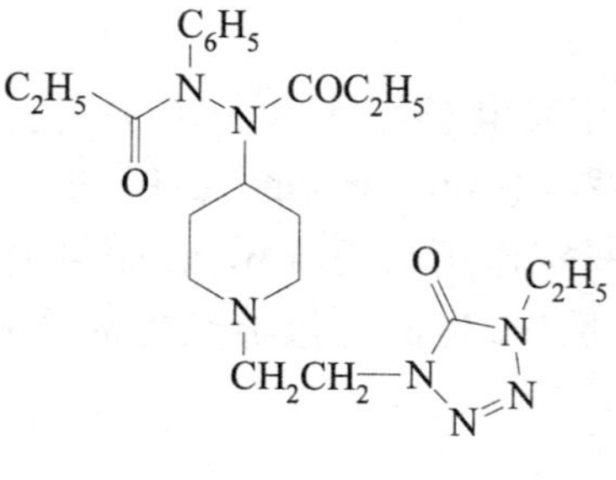

阿芬太尼

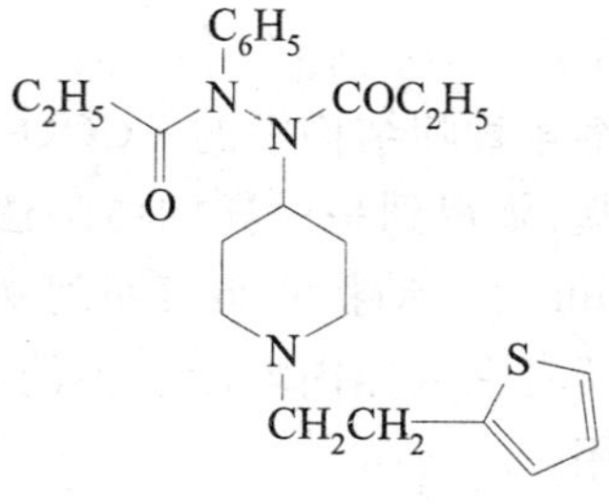

舒芬太尼

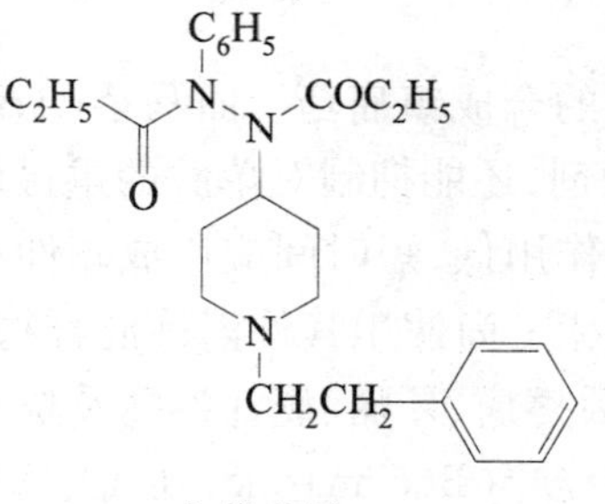

卡芬太尼

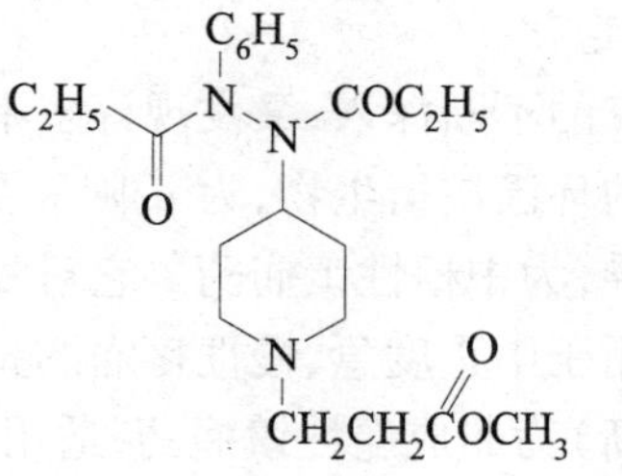

瑞芬太尼

4. 氨基酮类

只保留吗啡结构中的苯环与碱性氮原子,将其余的四个环均断开,为一类开链结构的镇痛药。研究表明具有碱性侧链的芴-9-羧酸酯类化合物具有一定的镇痛作用。在此类化合物的构效关系研究基础上获得了镇痛药美沙酮(Methadone),作用与吗啡相当,但耐受性、成瘾性发生较慢,戒断症状略轻,可用做戒毒药。美沙酮是一个高度柔性分子,由于羰基极化,碳原子上带有部分正电荷,与氨基氮原子上孤对电子相互吸引,通过非共价键的相互作用可使之与哌替啶构象相似。这类药物的发现为合成镇痛药的发展开辟了新领域。

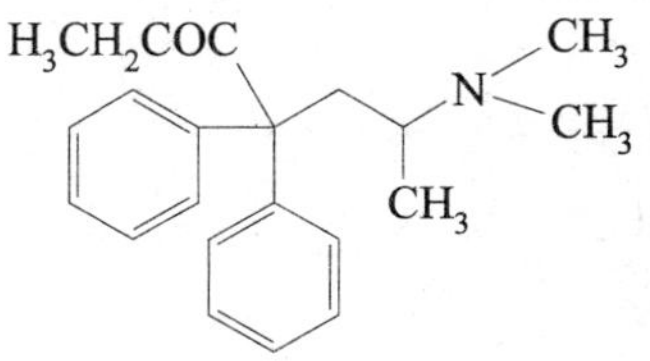

美沙酮

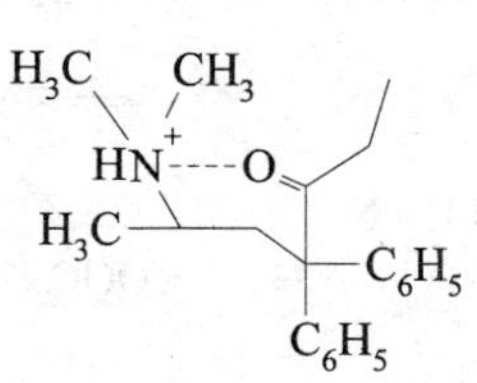

美沙酮构型

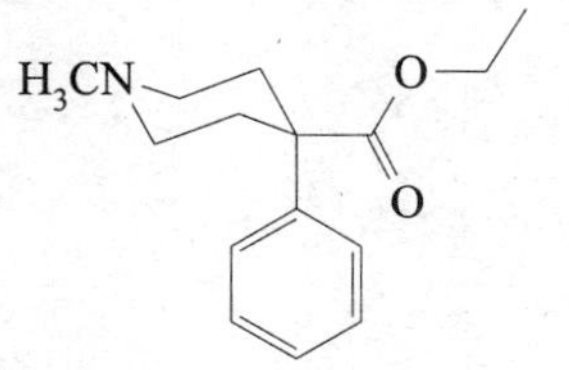

哌替啶

美沙酮类镇痛药可以看做是开环的哌啶类化合物,它们一般具有下列的结构通式。

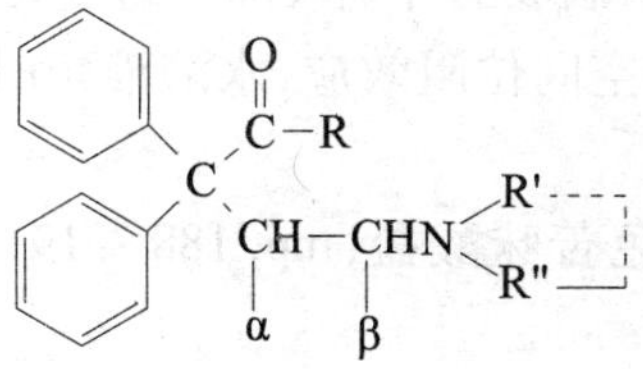

R = 烷基或杂环

α, β = —H 或—CH_3

NR′R″ = 叔氨基或杂环

右吗拉胺(Dextromoramide)的镇痛作用较吗啡强,且口服效果良好,成瘾性等副作用也较小。右丙氧芬(达尔丰,Dextropropoxyphene)是美沙酮的类似物,1957 年用于临床,副作用与成瘾性较小,适用于由慢性病引起的疼痛。其左旋体左丙氧芬为镇咳药。

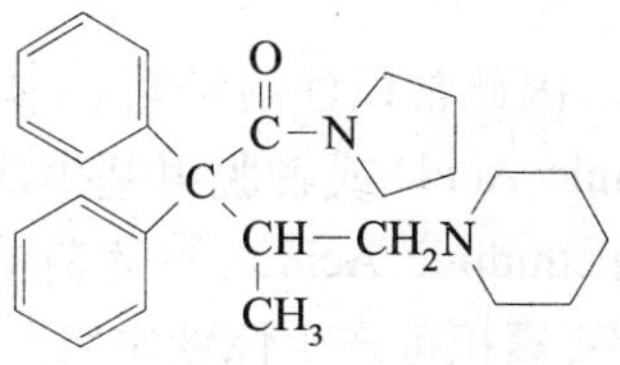

右吗拉胺

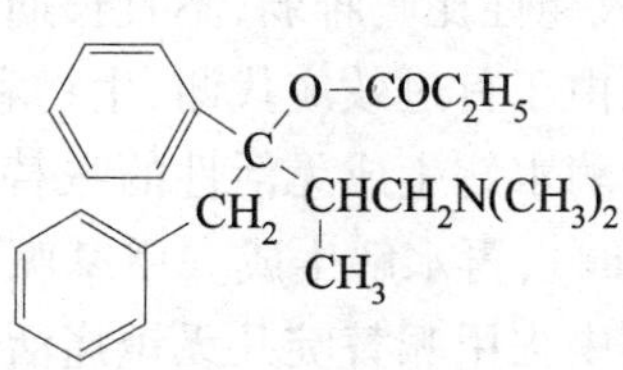

右丙氧芬

5. 其他类

随着研究的不断深入，又发现许多不同类型的合成镇痛药。曲马朵（Tramadol）为具有吗啡样作用的环己烷衍生物，为 μ 阿片受体激动剂，还能抑制对单胺的重摄取作用，阻断疼痛脉冲的传导，为中枢性镇痛药。它对呼吸抑制作用低，短时间应用成瘾性小，可以替代吗啡、哌替啶，用于中重度急、慢性疼痛的止痛。临床上尚使用其外消旋混合物。萘福泮（Nefopam，平痛新）为非成瘾性镇痛药，适用于手术后疼痛、牙痛、癌症疼痛及烧伤等，与吗啡不产生交叉耐药性，也不拮抗吗啡的镇痛作用。布桂嗪（Bucinnazine，强痛定）显效快，镇痛活性为吗啡的1/3，适用于癌症疼痛及偏头痛、三叉神经痛及中度创伤疼痛等。

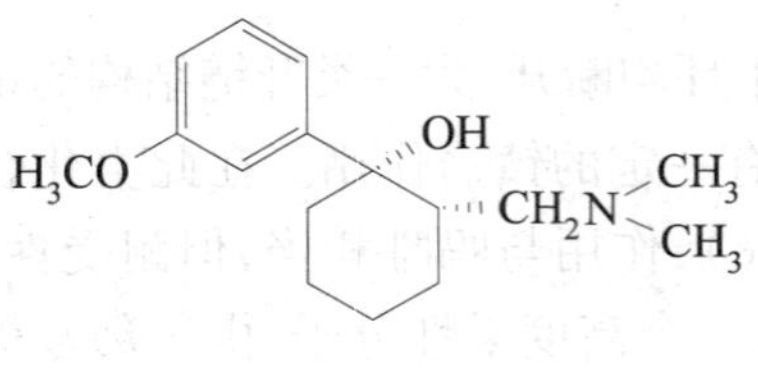
曲马朵

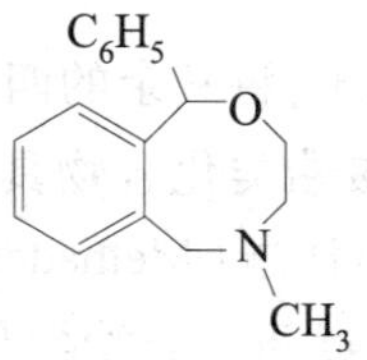
萘福泮

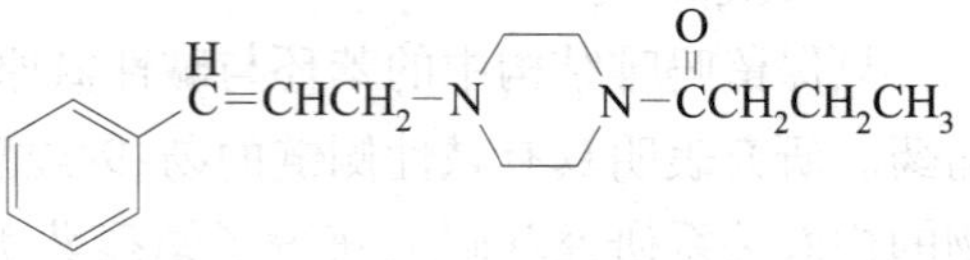
布桂嗪

盐酸哌替啶（Pethidine Hydrochloride）

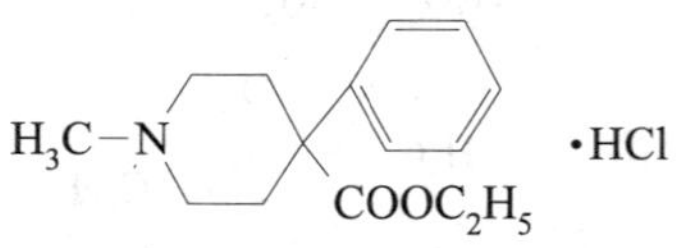

化学名为1-甲基-4-苯基-4-哌啶甲酸乙酯盐酸盐，又名度冷丁（Dolantin）。

本品为白色结晶性粉末，无臭或几乎无臭，味微苦，mp. 186 ~ 190℃。极易溶于水，水溶液 pH 为 4 ~ 5。在氯仿中溶解，乙醚中几乎不溶。

本品常温下在空气中稳定，但容易吸潮，制成的片剂吸潮后易变黄，故应密闭保存。

本品结构中虽然有酯键，但由于苯基的空间位阻效应，水溶液短时间煮沸不致分解，在酸催化下易水解，水溶液在 pH 4 时最稳定。

本品与苦味酸乙醇溶液反应，生成黄色苦味酸盐，mp. 188 ~ 191℃，可作为本品鉴别方法。

本品与硫酸甲醛试液反应，显橙红色（与吗啡相区别）。游离碱具有挥发性，可用水蒸气蒸馏法将其与水解产物或其他杂质分离，再用非水滴定法测定含量。

本品为 μ 受体激动剂，镇痛作用约为吗啡的 1/10，维持时间较短。临床上主要用于各种剧烈疼痛，如创伤、术后和癌症晚期等引起的疼痛，也用于分娩疼痛及内脏绞痛等，临床应用十分广泛，成瘾性比吗啡弱，不宜长期使用。

本品口服由于首过效应代谢，生物利用度约 50%，因此常以注射给药。本品代谢迅速，在肝脏中经酯酶水解生成无活性的哌替啶酸（Pethidinic Acid）或者脱甲基生成去甲基哌替啶（Norpethidine），再水解生成去甲基哌替啶酸（Norpethidinic Acid），与葡萄糖醛结合后由肾脏排泄。其中去甲哌替啶几无镇痛活性且消除很慢，累积可产生惊厥作用。

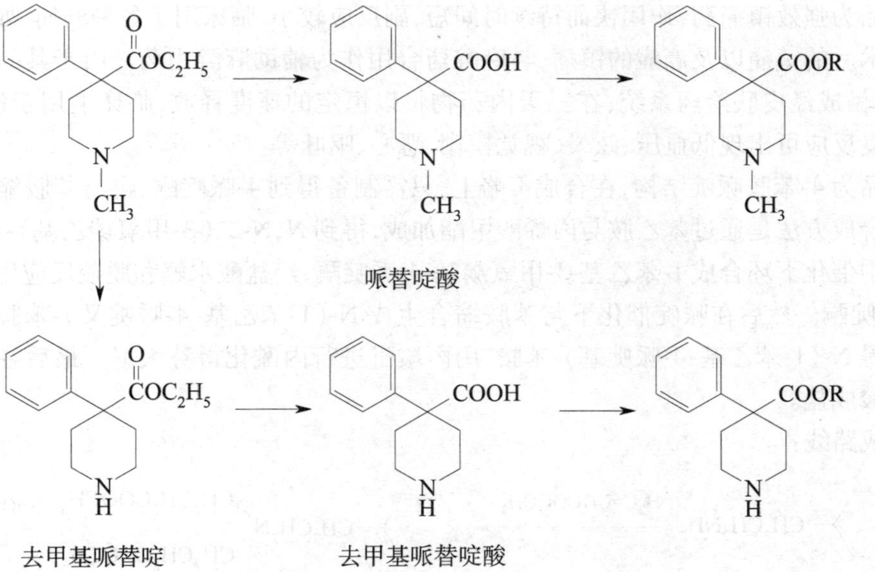

盐酸哌替啶的合成可以苯乙腈为原料，在碱性条件下与双(β-氯乙基)甲胺环合成 1-甲基-4-苯基 4-氰基哌啶，然后酸性水解，再与乙醇进行酯化反应，最后在乙醇中与盐酸成盐即得。该合成路线中的双(β-氯乙基)甲胺毒性较大，需加强劳动保护。

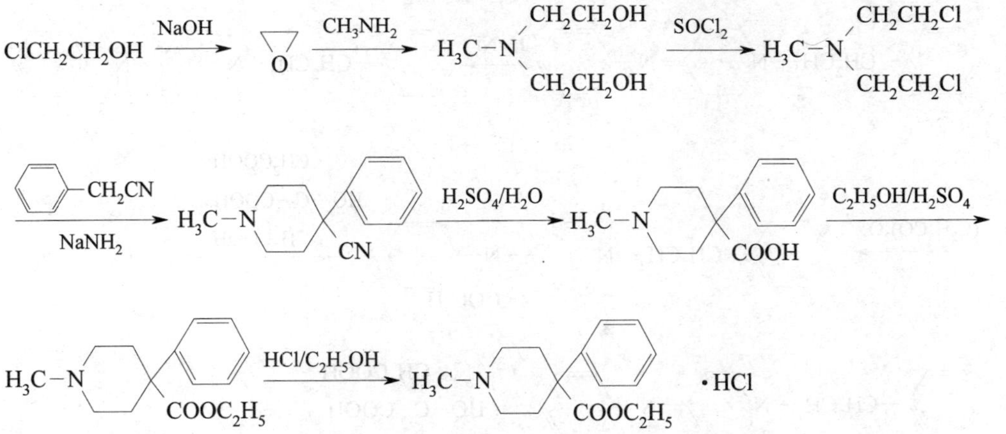

枸橼酸芬太尼(Fentanyl Citrate)

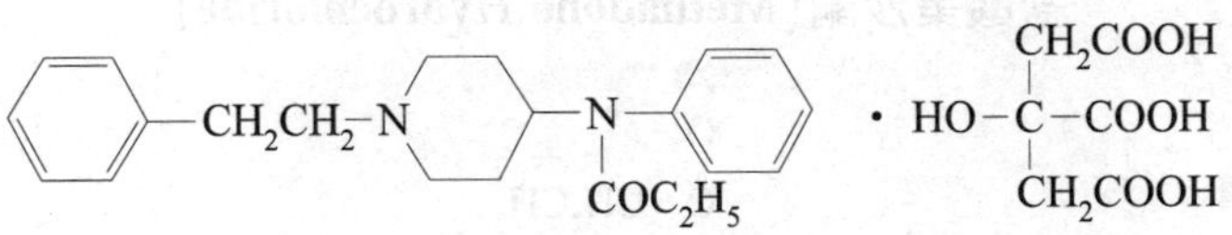

化学名为 N-苯基-N-[1-(2-苯乙基)-4-哌啶基]丙酰胺枸橼酸盐。

本品为白色结晶性粉末，味苦，mp. 149 ~ 151℃。易溶于热异丙醇，溶于水和甲醇，水溶液显酸性；微溶于氯仿及乙醚。

本品水溶液加苦味酸试液，生成黄色苦味酸盐，mp. 173 ~ 176℃。本品加甲醛硫酸试液显橙红色。

本品为强效镇痛药，作用快而持续时间短，副反应较小，临床用于各种剧痛，如外科手术中和手术后的镇痛以及癌症的镇痛，与麻醉药合用作为辅助麻醉用药。由于其高效和高亲脂性，可做成经皮肤给药系统，在三天内药物将以恒定的速度释放，临床上用于癌症止痛。一般不良反应可出现低血压、眩晕、视觉模糊、恶心、呕吐等。

本品为4-苯胺哌啶结构，在合成策略上，只需制备得到4-哌啶酮，再与苯胺缩合还原即可。本合成方法是通过苯乙胺与丙烯酸甲酯加成，得到N，N-二（β-甲氧羰乙基）-苯乙胺，在甲醇钠中催化下环合成1-苯乙基-3-甲氧羰基-4-哌啶酮，经盐酸水解和脱羧反应生成1-苯乙基-4-哌啶酮。然后在哌啶催化下与苯胺缩合生成N-（1-苯乙基-4-哌啶叉）-苯胺。加压催化氢化得N-（1-苯乙基-4-哌啶基）-苯胺，用丙酸酐进行丙酰化得芬太尼。最后在异丙醇中与枸橼酸成盐。

合成路线：

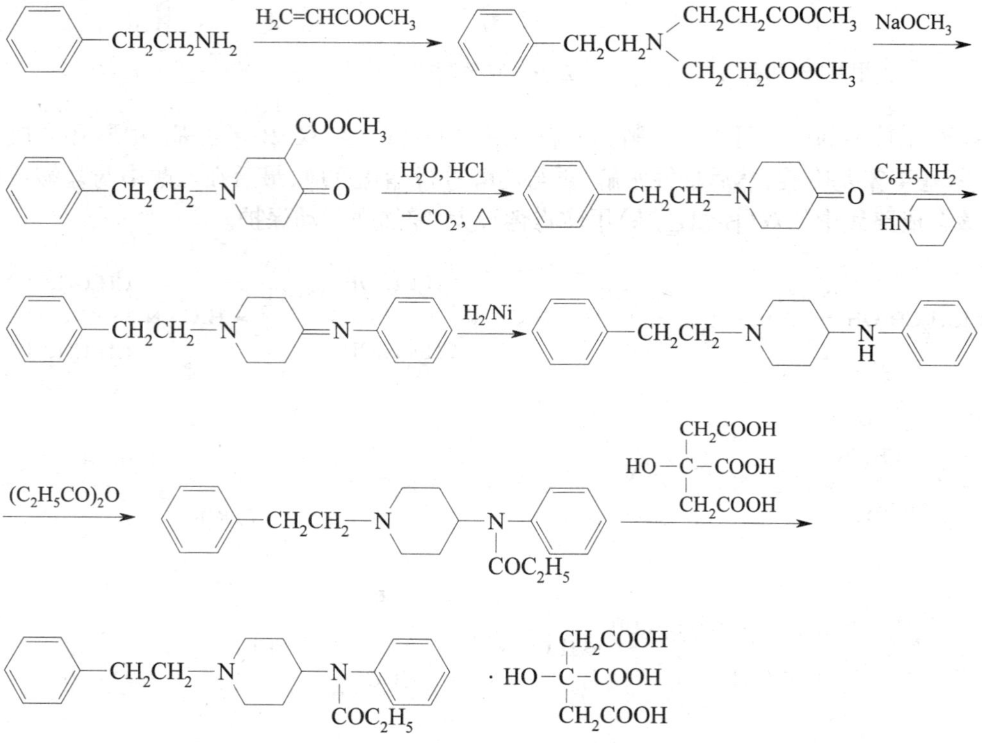

盐酸美沙酮（Methadone Hydrochloride）

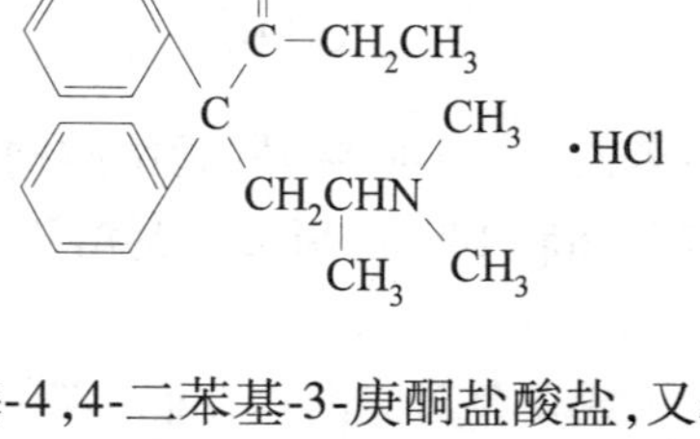

化学名为（±）-6-二甲氨基-4，4-二苯基-3-庚酮盐酸盐，又名芬那酮（Phenadone）、阿米酮（Amidone）、盐酸美散痛等。

本品为无色结晶或白色结晶性粉末，无臭，味苦，mp. 230 ~ 234℃。易溶于乙醇、氯仿，极易溶于水，在乙醚中几乎不溶。

本品分子中含有一个手性碳原子，具有旋光性，其左旋体的镇痛活性大于右旋体，临床上用其外消旋体。

本品的羰基由于位阻较大，因而化学反应活性显著降低，不能发生一般羰基可进行的反应。

本品水溶液遇常见的生物碱试剂能生成沉淀。如与苦味酸产生沉淀，与甲基橙试液反应生成黄色复盐沉淀。本品水溶液光照可部分分解，溶液颜色变深，pH 发生改变，旋光性也变化。

本品体内代谢途径为，在肝脏内经 N-脱甲基后生成仲氨基，与酮羰基环合生成无活性的吡咯烷衍生物。同时，美沙酮的酮基也可被醇脱氢酶还原生成美沙醇（Methadol）。美沙醇的镇痛活性弱于美沙酮，它经 N-脱甲基后得到的是活性镇痛剂去甲基美沙醇和二去甲基美沙醇，半衰期比美沙酮长。因此美沙酮的镇痛作用较长。

本品的镇痛作用比吗啡、哌替啶稍强，适用于各种剧烈疼痛，可以口服，作用时间长，耐受性和成瘾性较小，戒断症状略轻，可用于海洛因成瘾的戒除治疗，常作为依赖阿片病人的维持治疗药。长期应用也能成瘾。但是其有效剂量与中毒剂量比较接近，安全度小，应用时应加以注意。

本品的合成可用二苯乙腈为原料，在氨基钠或叔丁醇钾的作用下与 2-氯-N，N-二甲基丙胺反应生成几乎等量的 2，2-二苯基-3-二甲氨甲基丁腈及异构体 2，2-二苯基-4-二甲氨基戊腈，再与溴化乙基镁进行 Gringard 反应后，分别生成消旋的美沙酮和异美沙酮。二者都是高效镇痛药。

合成路线：

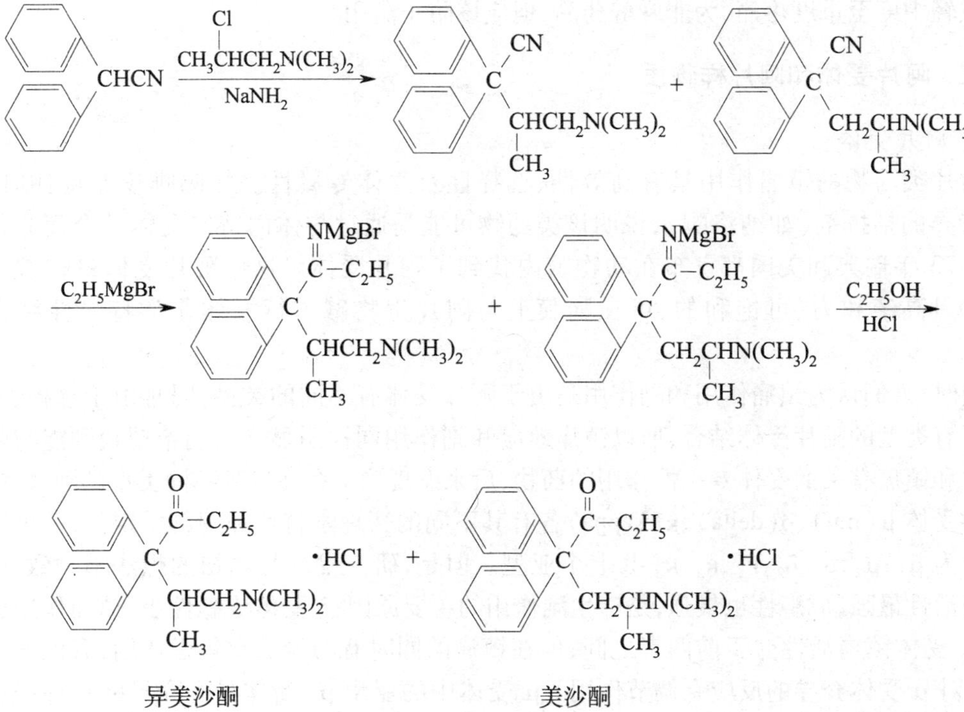

异美沙酮　　　　　　美沙酮

喷他佐辛(Pentazocine)

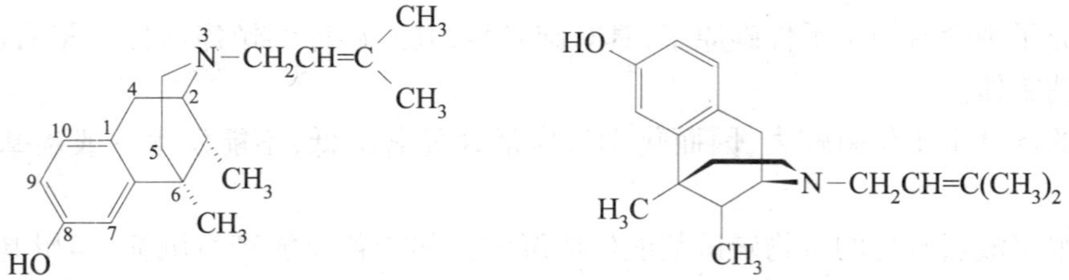

化学名为化学名为(2α,6α,11R)-1,2,3,4,5,6-六氢-6,11-二甲基-3(3-甲基 2-丁烯基)-2,6-亚甲基-3-苯并辛因-8-醇(2-二甲丙烯基-5,9-二甲基-2′-羟基-6,7-苯并吗喃),又名镇痛新。

本品为白色或微褐色粉末,无臭,味微苦,mp. 146～148℃。不溶于水,可溶于甲醇、乙醇、乙醚及丙酮,微溶于苯及乙酸乙酯,易溶于氯仿。

本品结构中有三个手性碳原子,具有旋光性,左旋体的镇痛活性比右旋体强 20 倍,临床上用其外消旋体。

本品结构中含有酚羟基,其稀硫酸溶液遇三氯化铁试液呈黄色。其盐酸溶液可使高锰酸钾溶液退色。

本品的镇痛作用约为吗啡的 1/6。口服给药,由于首过效应,生物利用度仅为 20%～50%。本品在肝脏中主要代谢物为 8-O-结合物和氮上取代基末端甲基氧化为羟基,均没有无活性。临床上口服剂型一般用其盐酸盐,皮下肌肉注射、静脉注射给药剂型用其乳酸盐。

本品具有 μ 受体拮抗活性和 κ 受体激动剂双重作用,优点是副作用小,成瘾性小,临床用于减轻中度至重度疼痛,为非麻醉药品,但应该防止滥用。

三、阿片受体和阿片样物质

1. 阿片受体

阿片类药物的镇痛作用具有高效性、选择性及立体专属性。如吗啡仅左旋体有效,并有特异的拮抗剂(如纳洛酮),说明该类药物可能是通过与体内特定受体结合而起作用的。1973 年瑞典和美国都宣布在动物脑内找到了阿片受体。这些阿片受体最初被定义为一种具高亲和力、可饱和的、可在脑膜上与阿片生物碱进行立体化学特异性结合的受体。

当时,人们认为镇痛作用和副作用是由于阿片受体有不同的类型,吗啡由于选择性差,能与所有类型的阿片受体结合,所以镇痛效应和副作用同样明显。人们希望找到能与阿片受体中和镇痛有关的受体专一性作用的药物,后来发现确实存在三种不同类型的阿片受体,这三种受体 μ(mu)、δ(delta)、κ(kappa)各有其不同的药理学特性和解剖学定位,并可进一步细分为 μ_1、μ_2;δ_1、δ_2;κ_1、κ_2、κ_3 共七个亚型。但是,研究发现与当初的想法不一致,μ 受体镇痛活性最强,成瘾性也最强,是产生副作用的主要原因;δ 受体成瘾性小,镇痛作用也不明显;κ 受体镇痛活性介于前两者之间,但在镇痛的同时有明显的致焦虑作用,有证据表明 κ 受体对 μ 受体介导的反应有调节作用。μ 受体中的亚型 μ_1 受体具有介导痛觉神经递质的高度亲和结合位点；而 μ_2 受体调控呼吸抑制作用。μ 受体的典型激动剂为吗啡、舒芬太尼等。κ 受体激动剂有喷他佐辛等，与强啡肽相关的肽是其天然的激动剂。脑啡肽是 δ 受体的天然配体，激动剂多半为肽类化合物。δ 受体拮抗剂临床用于免疫抑制剂和可卡因滥用的治疗。

阿片受体的研究还在不断的探索进行中，现有的研究成果提示人们在开发安全、有效、低成瘾性的镇痛药时，关注点由经典的 μ 受体激动剂转向 κ 受体或者 δ 受体激动剂。对阿片受体研究已有三十多年，它们的许多药理特性也已弄清，但因阿片受体的纯化极为困难，故对其分子水平的结构和功能知之不多。阿片受体基因编码的发现和确认，阿片受体功能的研究，阿片镇痛药作用机制的进一步阐明，将有助于研制和开发新的无成瘾性，镇痛效果好，副作用小的阿片类镇痛剂。

Becket 和 Casy 于 1954 年根据吗啡及合成镇痛药的共同药效构象提出了吗啡受体活性部位模型，按照这个模型，主要结合点为：① 一个负离子部位；② 一个适合芳环的平坦区；③ 一个与烃基链相适应的凹槽部位。这种阿片类镇痛药与受体三点结合的模型是早期提出的受体学说，成功地应用若干年后，发现很多事实不能解释，如不能说明激动剂和拮抗剂的本质区别，于是有人又提出了四点论、五点论，都属于受体-配基的锁-钥结合机理。对刚性结构这种机理比较容易理解，但对于脑啡肽等柔性分子，采用配基-受体的"拉链型"结合方式更为合理。

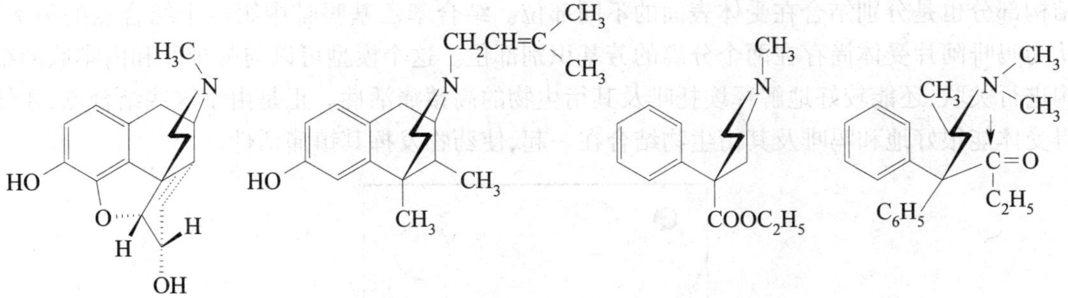

吗啡　　喷他佐辛　　哌替啶　　美沙酮

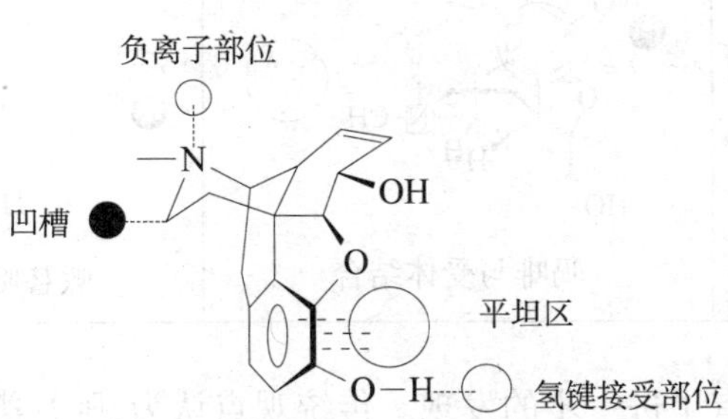

但是，吗啡类的镇痛活性与其立体结构严格相关，而右旋吗啡完全没有药效及其他生理活性，由此推定受体的结合点上还存在一定的立体空间要求。如下图所示：

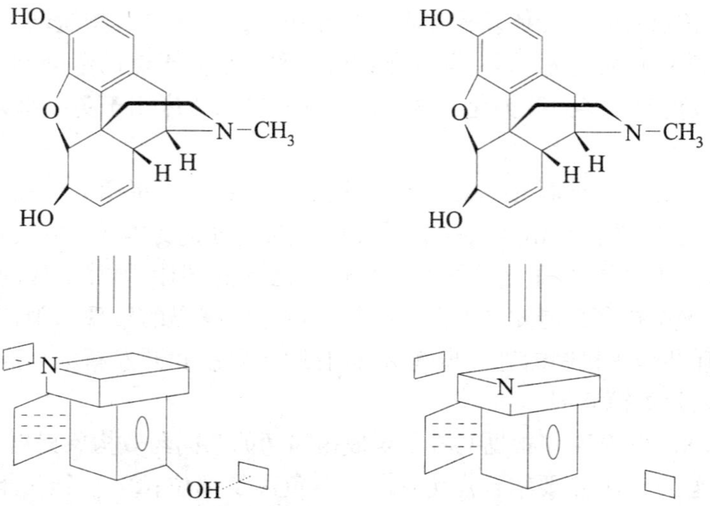

Portoghese 注意到对于刚性结构的吗啡、吗啡喃和苯吗喃类，当 N-取代基改变时，镇痛活性相应改变，说明刚性结构的吗啡化合物以相同的方式与受体结合。而柔性结构的哌替啶等，N-取代基的改变不能产生像刚性结构的吗啡等那样的活性改变。因此认为，刚性和非刚性的阿片样镇痛药的 N-取代基部分分别结合在受体的不同部位。吗啡的苯环上有 3-羟基时，活性增大，而哌替啶的苯环相应位置上有羟基时，活性消失，因此认为，两者的芳环结构部分也是分别结合在受体表面的不同部位。结合苯乙基吗啡中第四个结合点的猜测，认为吗啡阿片受体尚存在两个分离的芳基识别部位。这个模型可以与脑啡肽和内啡肽的结构进行关联，还能较好地解释埃托啡及其衍生物的高镇痛活性。正是由于这些结合点，才使得受体能很好地和吗啡及其衍生物结合在一起，使药物发挥其镇痛活性。

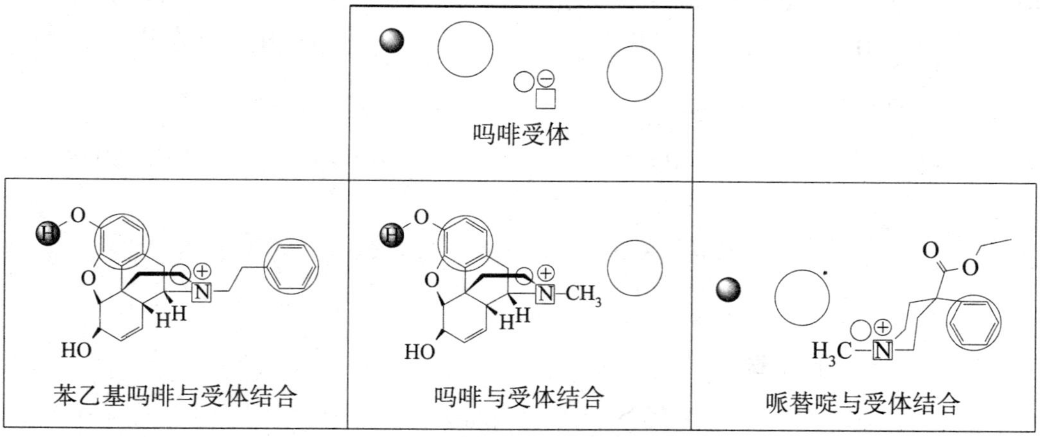

近年来，阿片的作用机制有了进一步的发现。传统观点认为，阿片类是作用于中枢神经部位，因此，传统的化学修饰都注重增加分子的亲脂性，以有利于透过血脑屏障，发挥效用，减少用量，降低毒性。目前，有证据表明，阿片受体不仅仅存在于中枢神经系统，在外周感觉神经元上也存在。在人和动物的炎症组织中也发现了内源性阿片肽，证明阿片肽类的镇痛作用可以在局部发挥，为控制疼痛提供了一条新的途径，拓展了人们对镇痛药原有分子结构化学修饰的思路。

2. 阿片样物质

吗啡类镇痛药只是外源性的镇痛物质，并不是人体自身所有的物质；体内既然存在阿片受体，必然存在内源性“镇痛”物质。1975 年 Hughes 等首先从猪脑中分离提纯得到两种具有吗啡样镇痛活性的多肽，称为脑啡肽（Enkephalin）（命名来源于希腊语“Kaphale”，翻译为“脑部”），即亮氨酸脑啡肽（Leucine Enkephalin，LE）和甲硫氨酸脑啡肽（Methionine Enkephalin，ME），这是两个结构相似的五肽，仅碳端残基不同，一个为亮氨酸（Leu），另一个为甲硫氨酸（Met），其余四个氨基酸依次为酪氨酸（Tyr）、甘氨酸（Gly）、甘氨酸（Gly）和苯丙氨酸（Phe）。

H-Tyr-Gly-Gly-Phe-Met-OH　（ME）　　H-Tyr-Gly-Gly-Phe-Leu-OH　（LE）

它们在脑内的分布与阿片受体的分布相一致，并能与阿片受体结合产生吗啡样作用。脑啡肽是多肽，而吗啡是具有菲环结构的生物碱，从化学结构上来看，两者迥异，但空间构象上，X 衍射法分析证实 LE 和 ME 分子中两个甘氨酸之间的 β 转折形成一个 U 形构象，与吗啡构型相仿。

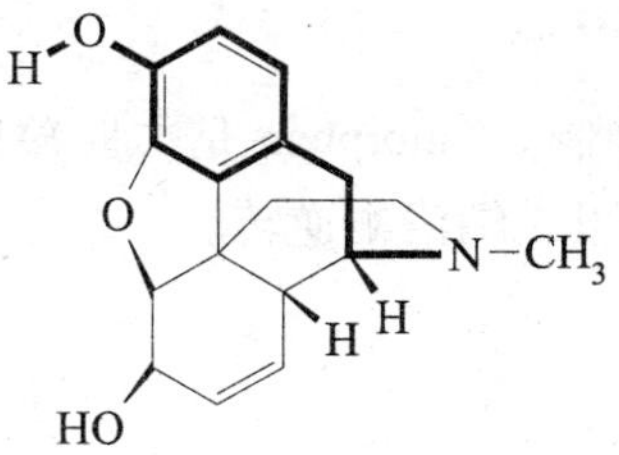

吗啡结构

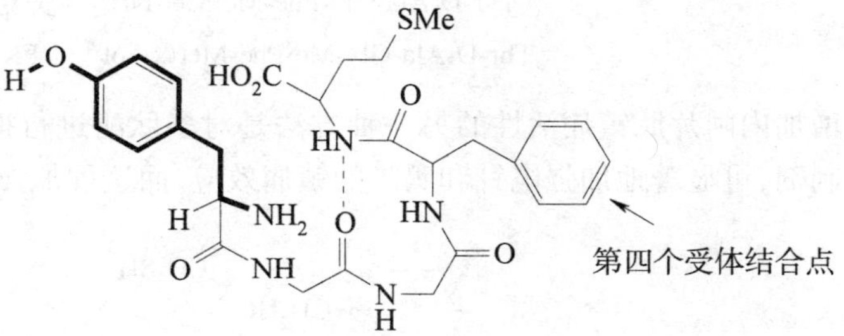

ME结构

继脑啡肽后，人们陆续又发现多种内源性肽类物质，长度从 5 个到 33 个氨基酸不等。这些内源性的阿片肽类的 N 端的 1 ~ 5 肽片断都是 ME 或 LE，表明 ME 和 LE 是内源性肽类与受体结合的重要部分。其中从垂体中分离得到的内啡肽（Endorphin），结构中的 N 端 1 ~ 5 肽片断具有 ME 序列，其中，β-内啡肽为 31 肽，作用最强，镇痛活性是吗啡的 10 倍，同时还具有内分泌调节功能，可能是一种神经递质和神经调质。

Tyr-Gly-Gly-Phe-Met-thr-Ser-Glu-Lys-Ser-Gly-Thr-Pro-Leu-Val-Thr-Leu-Phe-Lys-Asn-Ala-Ile-Ile-Lys-Asn-Ala-Tyr-Lys-Lys-Lys-Gly-Glu

内啡肽

又从猪脑及垂体中分离提纯得到强啡肽（Dynorphin），含 17 个氨基酸，结构中 N 端 1 ~ 5 肽片段具有 LE 序列。强啡肽是已知的内源性阿片肽中活性最强的一个，对豚鼠回肠的作用较 LE 强 700 倍以上，并具有独特的调节作用，有可能用来治疗阿片成瘾的病人。

Tyr-Gly-Gly-Phe-Leu-Arg-Arg-Ile-Arg-Pro-Lys-Leu-Lys-Trp-Asp-Asn-Gln

强啡肽

脑啡肽对 δ 受体有较强的选择性，被认为是 δ 受体的内源性配体；强啡肽对 κ 受体选择性强，故认为是 κ 受体的内源性配体；而 β 内啡肽对 μ 受体和 δ 受体均有较强的结合力，因而不能认为 β 内啡肽为 μ 受体的专一性配体。在自然界存在的化合物中，吗啡是 μ 受体的选择性配体。但这种生物碱在体内含量极微,不可能发挥重要的生理作用。直至 1997 年,Zadina 等发现在脑内存在着 μ 型阿片受体高选择性的、强效的内源性配体,该配体化学结构上属于四肽,其性能类似吗啡,被命名为 Endomorphin,译为内吗啡肽。

但外源性脑啡肽不能透过血脑屏障,而且体内易水解失效;即使脑内给药,活性仍很低,且有成瘾性,尚无临床应用价值。多肽类物质容易在肽酶的作用下降解,因此,改变内阿片肽分子部分结构,阻断或延长其酶解作用时间,可增强其药理效应,这为寻找高效非成瘾性镇痛药的研究提供了新方向。目前在发展脑啡肽酶抑制剂和对阿片样肽类进行结构改造两个方面取得了一些进展,合成了许多多肽类似物,以促使肽类镇痛药应用于临床。

Gly^2 用 D-Ala^2 取代,Gly^3-Phe^4 分别予以甲基化,Met^5 或 Leu^5 分别进行酰胺化等,都可阻短或延缓肽酶的作用。如美克法胺(Metkefamide)及 FK-33824 都具有较高镇痛活性。FK-33824 脑室注射镇痛作用为吗啡的 1 000 倍,为 ME 的 30 000 倍、β-内啡肽的 23 倍,且口服也有效,约为吗啡的 1/5。

Tyr-D-Ala-Gly-Phe-Me-Met-NH_2　美克法胺

Thr-D-Ala-Gly-Me-Phe-Met(o)ol　FK-33824

增加内阿片肽镇痛活性的另一种方法是对多肽酶进行抑制。Thiorphan 是二肽羧肽酶的抑制剂,可显著地加强电针和吗啡的镇痛效应,而这种加强可被纳洛酮逆转。

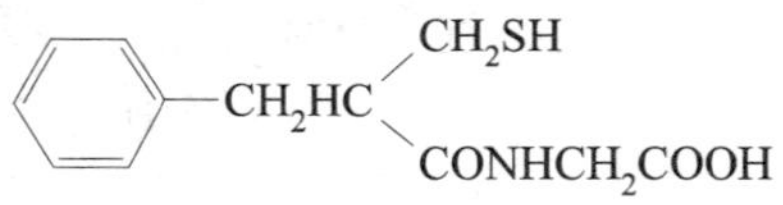

Thiorphan

阿片受体与阿片样物质的研究,目前还处于发展中,有些推断与假说随着研究的逐步深入将会不断修正,相信随着人们对阿片受体和阿片样物质的认识不断深入,对疼痛有关的生理、病理基础理论以及痛觉感觉信息调节等方面会有重大突破,合成无吗啡样副作用的新型镇痛药并非只是梦想。

四、阿片耐受和停药反应

阿片耐受和停药反应可解释为 μ 受体重复激活引起的细胞适应反应。激动剂结合于 μ 受体后,激活第二信使蛋白 $G_{i/o}$并抑制腺苷酸环化酶。受体连续激活导致腺苷酸环化酶上调以补偿细胞内 cAMP 含量下降。另外,细胞激活导致 $G_{i/o}$蛋白亚单位合成下降和 μ 受体蛋白内吞。总之,这些适应性导致给予一定剂量激动剂后阿片效应程度下降,可以解释耐受性的产生以及得到同样欣快感需要更高剂量。

当神经细胞进入高耐受状态时,因为腺苷酸环化酶上调使细胞具有高度 cAMP 合成能力;但这种能力是在阿片对腺苷酸环化酶抑制下才能维持。停止使用阿片后,对上调的腺苷酸环化酶抑制作用消除,细胞大量产生 cAMP。细胞 cAMP 升高导致多种异常和不悦作用,共同成为阿片戒断症状。戒断急性期可持续数天,时间由 cAMP 水平和受体机制恢复到正常状态决定。药物成瘾的长期效应有持续终生的觅药行为,可导致药物滥用高复发率。

五、阿片成瘾的康复

阿片成瘾康复治疗中美沙酮的维持治疗使用最广泛。每天口服美沙酮治疗可保持成瘾(耐受)状态,使欣快/厌恶感的转换最小,减轻觅药行为,降低 HIV 的传播,减少成瘾病人的社会破坏行为。成瘾治疗中最大的问题是不能减轻康复中成瘾者的觅药行为,甚至重新滥用药物。有证据显示用长效阿片拮抗剂如纳曲酮治疗已经去除阿片成瘾的患者(即通过美沙酮或其他治疗戒除阿片依赖的患者),不仅能药理阻断再成瘾,还能遏制成瘾者的觅药冲动。有趣的是,纳曲酮治疗可抑制酗酒者的觅酒行为。纳曲酮和丁丙诺啡在可卡因滥用的治疗中显示很好的前景。

当 δ 阿片激动剂与 μ 阿片激动剂合用时,镇痛作用加强,很少诱导耐受和生理依赖。μ 激动剂与 δ 拮抗剂合用对啮齿类动物显示镇痛作用,没有诱导耐受和生理依赖。已知 α 肾上腺素拮抗剂与阿片作用于许多相同的神经系统。α 激动剂可乐定作用于与阿片相同的 $G_{i/o}$ 第二信使系统,临床用于抑制阿片成瘾病人的戒断症状。长效间接 GABA 药物氨己烯酸可用于治疗药物成瘾。

第二节　镇咳祛痰药(Antitussives and Expectorant Agents)

咳嗽和咯痰是呼吸系统的常见症状。通常由感染性炎症、变态反应等疾病引起。镇咳祛痰药可消除或缓解症状,有利于相关疾病的治疗。

一、镇咳药

镇咳药按作用机理可分为中枢镇咳药和末梢镇咳药。其中直接作用于中枢系统的称为中枢镇咳药,如吗啡的衍生物可待因和美沙芬(右甲吗喃,Dextromethorphan)。其他中枢镇咳药有酯类的喷妥维林(Pentoxyverine,咳必清)和卡拉美芬(Caramiphen,咳美芬);醚类的氯哌斯汀(Cloperastine,咳平)等。而抑制咳嗽反射弧中其他环节的药物称为末梢性镇咳药,如苯佐那酯(Benzonatate,退咳)和地步酸钠(Sodium dibunate,咳宁)等。

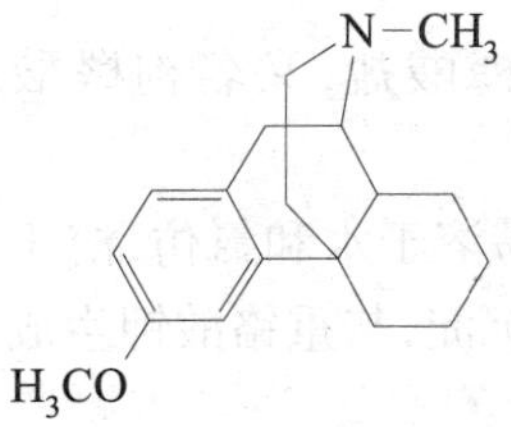

美沙芬

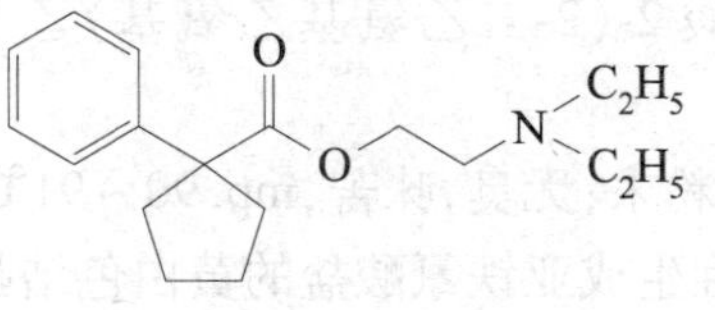

卡拉美芬

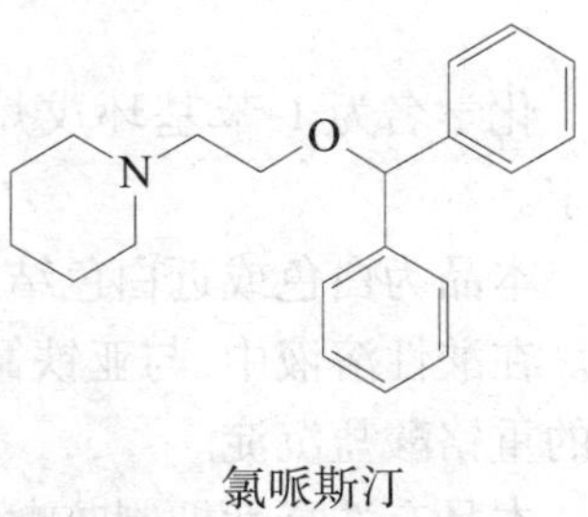

氯哌斯汀

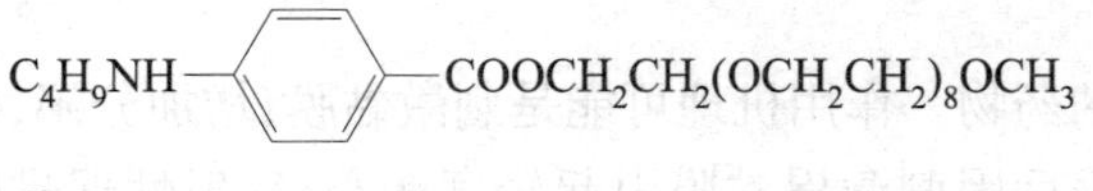

苯佐那酯

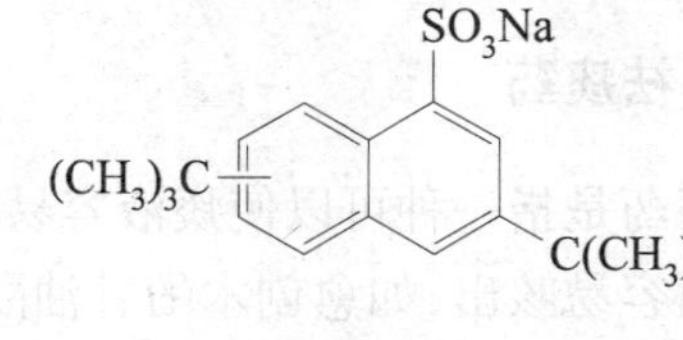

地步酸钠

磷酸可待因(Codeine Phosphate)

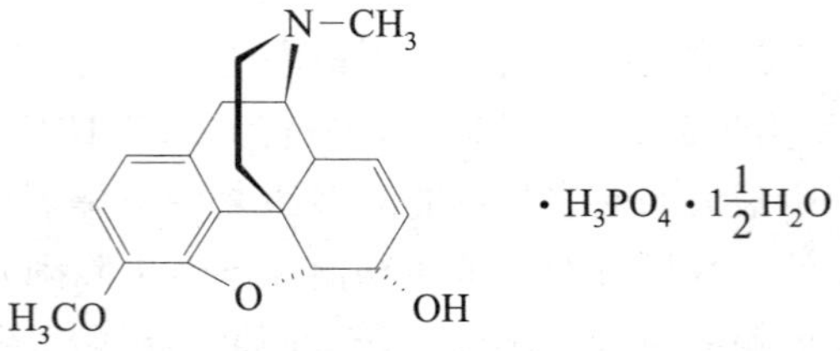

化学名为(5α,6α)-7,8-二脱氢-4,5-环氧-3-甲氧基-17-甲基吗啡喃-6-醇磷酸盐倍半水合物,又名磷酸甲基吗啡。

可待因是1923年从阿片中提取得到的生物碱,但由于其含量低,药用的为从吗啡经选择性甲基化而得。

本品为白色细微的针状结晶性粉末;无臭,味苦;有风化性;水溶液显酸性反应。mp. 153~157℃。本品在水中易溶,在乙醇中微溶。

本品具有与吗啡相似的显色反应。如遇甲醛硫酸试液呈蓝紫色(Marquis反应)。但本品水溶液遇中性三氯化铁试液不呈色,可用以检查本品中是否含有吗啡。

本品主要在肝脏代谢,约有8%的可待因发生3-O-脱甲基化生成吗啡,长期大量使用也会成瘾,因而也应对其使用加以控制。也可发生N-脱甲基化生成去甲可待因。代谢产物与葡萄糖醛酸结合排出体外,口服或肌注均吸收良好。

本品镇痛活性较吗啡低,但副作用小,呼吸抑制、耐受性、成瘾性等均较吗啡轻,对延脑的咳嗽中枢有直接抑制作用,为麻醉性镇咳药,镇咳作用强而迅速,是临床最有效的镇咳药之一,属特殊管理药品,应控制使用。

喷妥维林(Pentoxyverine Citrate)

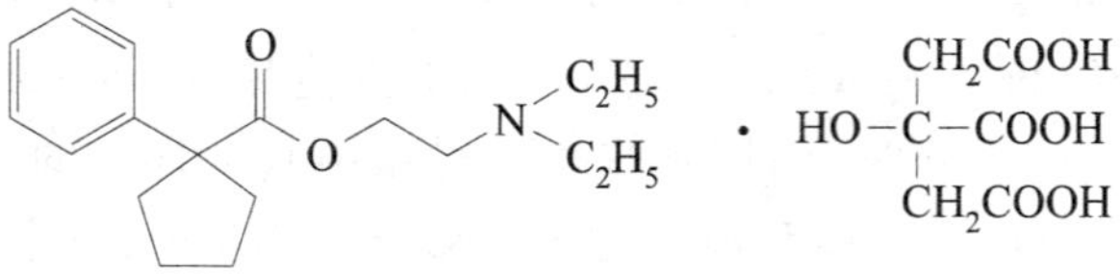

化学名为1-苯基环戊烷甲酸2-(2-二乙氨基乙氧基)乙酯枸橼酸盐,又名枸橼酸维静宁。

本品为白色或近白色结晶性粉末;无臭,味苦,mp. 90~91℃。易溶于水和氯仿,溶于乙醇。在酸性溶液中,与亚铁氰化钾生成亚铁氰酸盐的黄白色结晶性沉淀,与重铬酸钾生成黄色的重铬酸盐沉淀。

本品有选择性抑制咳嗽反射弧中枢的作用,用于急性咳嗽。

二、祛痰药

祛痰药是指一种可以使痰液容易咳出的药物。作用机理可能是刺激黏膜,增加分泌,使痰稀释而容易咳出,如愈创木酚甘油醚,口服后因刺激胃黏膜引起轻度恶心,反射性促进呼吸道液体分泌增加而稀释黏痰,使之易于咳出;也可能是通过使痰液黏度降低而容易咳出,如盐酸溴己新等。

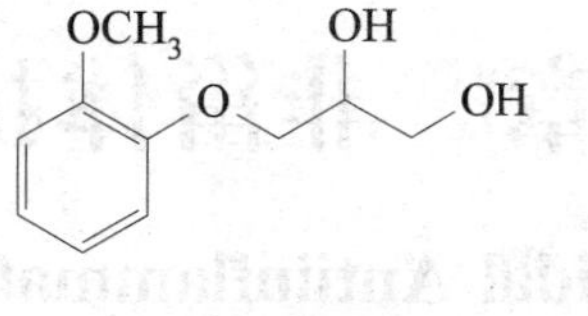

愈创木酚甘油醚

盐酸溴己新(Bromhexine Hydrochloride)

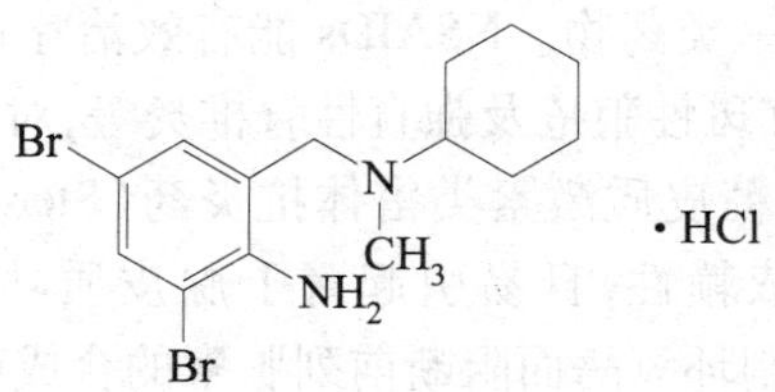

化学名为N-环己基-N-甲基-2-氨基-3,5-二溴苯甲胺盐酸盐,又名必嗽平。

本品为白色或微黄色结晶性粉末;无臭,无味,微溶于水、乙醇。本品固态稳定。mp. 236 ~241℃(分解)。

本品具有芳香性伯氨基的特征反应,用盐酸及亚硝酸钠重氮化后,与 β-萘酚偶合生成猩红色沉淀。

体内主要代谢途径为N-去甲基-反式-4-羟基衍生物,N-去甲基化合物及四氢喹唑啉环化合物等,30%从尿中排出。

本品可使痰液中的黏多糖纤维分解和断裂,使其黏度降低,易于咳出,适用于各种支气管炎、肺气肿、矽肺症、慢性肺炎、支气管扩张等症。

本章习题

一、试写出下列药物的化学结构及主要临床用途

1. 吗啡　2. 盐酸哌替啶　3. 枸橼酸芬太尼　4. 盐酸美沙酮　5. 纳洛酮　6. 喷他佐辛　7. 可待因　8. 喷妥维林　9. 盐酸溴己新

二、问答题

1. 简述解热镇痛药和麻醉性镇痛药的镇痛作用有什么不同。
2. 简述吗啡有哪些化学性质,和哪些官能团有关。
3. 试讨论吗啡和可待因二者在酸碱性、稳定性方面的异同及药理活性的差异。
4. 简述对吗啡进行结构修饰主要在哪些部位,各举一例药物,并说明其镇痛作用和成瘾性如何。
5. 简述全合成镇痛药物主要有哪些结构类型,各举一例药物并写出结构式以及临床应用。
6. 简述镇痛药的构效关系。
7. 试简述内源性阿片样肽类镇痛物质的发展过程及结构特点。

三、合成题

1. 以苯乙腈为原料合成盐酸哌替啶,写出反应式,注明主要反应条件。
2. 以二苯乙腈为原料合成盐酸美沙酮(以反应式表示)。
3. 以苯乙胺为原料合成枸橼酸芬太尼(以反应式表示)。

第四章　非甾体抗炎药

(Nonsteroidal Antiinflammatory Drugs)

非甾体抗炎药(Nonsteroidal Antiinflammatory Drugs,NSAIDs)是一类广泛应用于临床的药物,也是全球用量最大的一类药物。NSAIDs能有效治疗自身免疫性疾病,如风湿性和类风湿性关节炎、骨关节炎、红斑性狼疮及强直性脊椎炎等,对感染性炎症也有一定的疗效。对于炎症的治疗,早期曾使用糖皮质激素类甾体抗炎药(Steroidal Antiinflammatory Drugs,SAIDs),但使用中经常产生依赖性,且易引起肾上腺皮质功能衰退等副作用。1971年,Vane提出阿司匹林是通过抑制环氧酶而阻断前列腺素的合成产生抗炎作用的。由此,促进了非甾体抗炎药的发展,使之迅速发展成为一类临床上常用的品种多的抗炎药物。非甾体抗炎药以抗炎作用为主,兼有解热、镇痛作用,由于这类药物在化学结构上与甾体类的肾上腺皮质激素不同,故称为非甾体抗炎药。

与甾体抗炎药相比,NSAIDs具有安全性较好、副作用较小等优点。NSAIDs按临床主要用途可以分为解热镇痛药和非甾体抗炎药,临床主要用于消炎镇痛和抗风湿。由于解热镇痛药和非甾体抗炎药的作用机制都是通过抑制花生四烯酸环氧化酶,阻断前列腺素的生物合成而达到消炎、解热、镇痛作用的,因此这两类药物并无本质的区别,总称非甾体抗炎药。大多数强效的非甾体抗炎药都能缓解痛风的疼痛症状,减轻炎症,而抗痛风药则通过促进尿酸排泄,降低血浆中尿酸浓度,达到针对痛风的治疗作用,因此抗痛风药物也在本章一并加以介绍。

第一节　非甾体抗炎药的作用机理

(Mechanism of Action for Nonsteroidal Antiinflammatory Drugs)

一、花生四烯酸的代谢途径与炎症

炎症的产生是一个复杂过程,多种因素均能生成“致炎物质”,其中一种机理与花生四烯酸(Arachidonic Acid,AA)的代谢过程有关。

前列腺素已被确认是产生炎症的介质,当细胞膜受到损伤时,溶酶体首先释放出磷酸酯酶A_2(PLA_2),使与细胞膜磷脂结合的花生四烯酸水解,释放出游离的花生四烯酸,AA是廿碳烯酸类(Eicosanoids)最重要的前体物质,可经两条途径代谢,一条是环氧化酶(Cyclooxygenase,COX)途径,转化为前列腺素(Prostaglandins,PGs)和血栓素,另一条是5-脂氧化酶(5-Lipoxygenase,5-LOX)途径,生成白三烯类(Leukotrienes,LTs)物质,这也是一类炎症介质和过敏物质。两条途径有一定的平衡关系,其中一条途径受阻,会有更多的AA进入另一条代谢途径,结果均导致炎症的进一步发展,AA的代谢途径见图4-1。

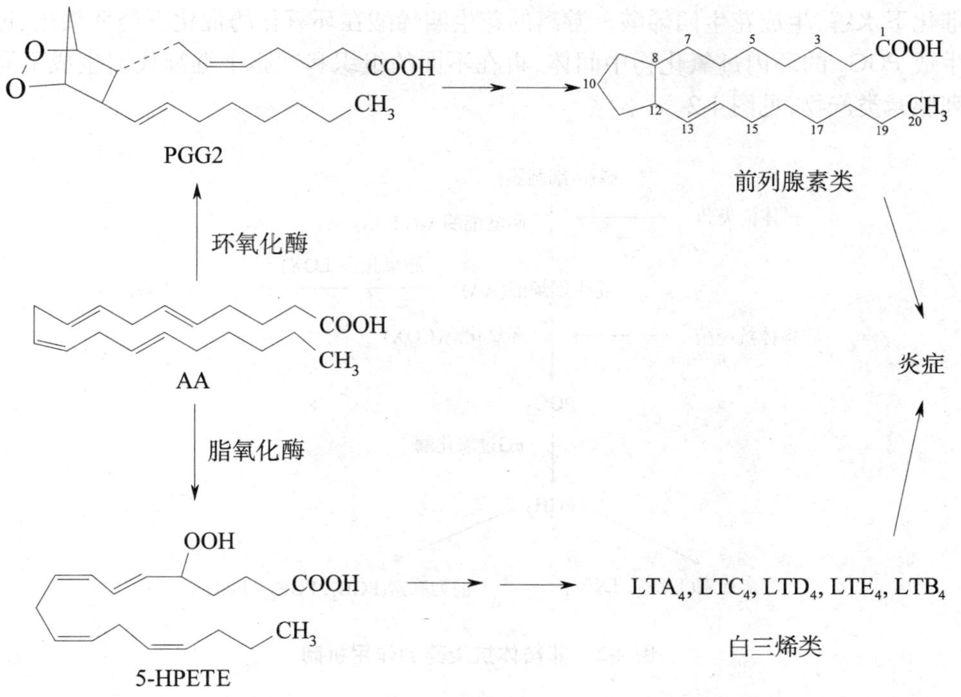

图 4-1　花生四烯酸的代谢过程

1. 前列腺素类

前列腺素类在体内普遍存在于各组织中，生物活性广泛而复杂。前列腺素是一类含有 20 个碳原子的不饱和脂肪酸，分子中有一个五元环和两条侧链。按照五元环上取代基团和双键位置的不同，把前列腺素分为 PGA、PGB、PGC、PGD、PGE、PGF、PGG、PGH、PGI 等九种。其中 PGE_2、PGI_2 和 PGD_2 能扩张血管，增加血管通透性，并能增强其他炎症介质的致炎作用，促进炎症发展；PGE_2 还是最强的致热物质之一。

2. 白三烯类

花生四烯酸的另一条代谢途径（图 4-1）是在 5-脂氧化酶（5-Lipoxygenase，5-LOX）催化下生成其 5 位氧化的 5-HPETE，再经一系列的代谢过程生成白三烯类（Leukotrienes，LTs）。LTs 可调节白细胞的功能，其中白三烯 C_4（LTC_4）、白三烯 D_4（LTD_4）和白三烯 E_4（LTE_4）可增加血管的通透性，促进血浆渗出而导致水肿；白三烯 B_4（LTB_4）会引起炎症部位白细胞的聚集，加重炎症症状。

二、非甾体抗炎药的作用机制

非甾体抗炎药的解热、镇痛和抗炎作用的机制都与抑制前列腺素在体内的生物合成有关。炎症是机体感染的一种防御机制，主要表现为红肿、疼痛。炎症的生理病理机制十分复杂，简要归纳如下：① 初期损伤引起炎症介质释放；② 血管扩张；③ 毛细血管通透性和渗出液增加；④ 白细胞渗出，并产生趋化和吞噬作用；⑤ 结缔组织细胞增生。

在所有损伤组织中，均有 PGs 类物质的合成与释放。PGs 是由花生四烯酸经环氧化酶的作用而合成的，当各种致炎因素刺激组织细胞时，细胞膜的膜磷脂酶被激活，膜磷脂在磷脂酶催化下水解，生成花生四烯酸。游离的花生四烯酸在环氧化酶催化下经环氧化、过氧化先后生成 PGG_2 的环内过氧化物中间体，再在不同的组织和细胞中继续代谢生成不同的其他前列腺素类产物，见图 4-2。

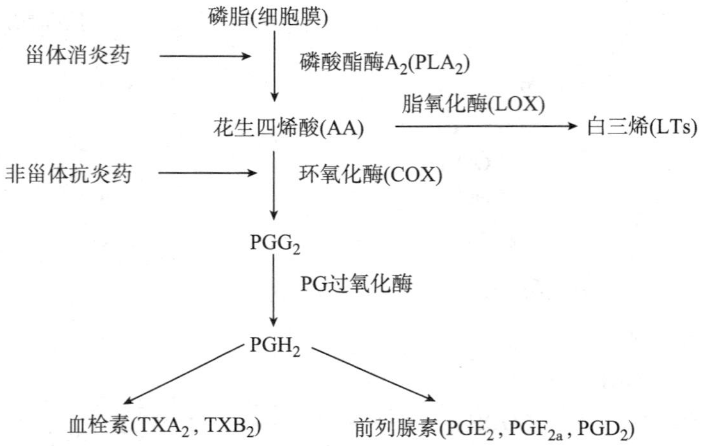

图 4-2　非甾体抗炎药的作用机制

非甾体抗炎药物的作用机制主要是通过抑制 COX，影响前列腺素的生物合成而发挥抗炎作用。而肾上腺皮质激素类甾体抗炎药的作用机制则是抑制 PLA_2，影响花生四烯酸的释放，减少前列腺素的生成，产生抗炎作用。

20 世纪 90 年代初，发现 NSAIDs 的靶酶 COX 存在两种亚型：原生型的 COX-1 和诱生型的 COX-2。COX-1 存在于正常组织，在保护胃肠黏膜细胞、维持血小板及肾脏功能方面具有重要的作用。COX-2 则主要存在于炎症组织，其表达可被致炎的细胞因子（如 IL-1，TNF-α）、有丝分裂原等诱导。研究表明，传统的 NSAIDs 的胃肠道副作用与其抑制 COX-1 有关，而抗炎活性与抑制 COX-2 有关。因此选择性 COX-2 抑制剂已成为目前非甾体抗炎药研究的新热点。非甾体抗炎药的作用机制见图 4-2。

目前临床使用的大部分非甾体抗炎药都是通过抑制 COX 的作用机制而发挥抗炎抗风湿作用的，但 COX 受抑制时，会代偿性地使 5-LOX 活性增高，因此开发环氧化酶和脂氧化酶双重抑制剂是目前该类药物发展方向之一。

第二节　解热镇痛药（Antipyretic Analgesics）

解热镇痛药是一类能使发热病人的体温降至正常并能缓解疼痛的药物。解热镇痛药的镇痛作用和吗啡类镇痛药不同，其作用部位主要是在外周，镇痛范围限于头痛、牙痛、神经痛、肌肉痛、关节痛和月经痛等慢性钝痛，对于急性锐痛如创伤性疼痛和内脏平滑肌痉挛所致的绞痛等几乎无效。这类药物大多数能减轻风湿病和痛风疼痛的症状，除苯胺类药物外，均有一定抗炎作用，不易产生耐受性及成瘾性。

花生四烯酸经环氧化酶代谢途径形成的代谢产物前列腺素是一类致热物质，其中前列

腺素 E_2（PGE_2）的致热作用最强。前列腺素虽然本身致痛作用较弱，但能增强其他致痛物质，如缓激肽、5-羟色胺、组胺等的致痛作用，加重疼痛。解热镇痛药的解热机制是选择性地抑制了中枢花生四烯酸环氧化酶的活性，阻断或减少了丘脑下部前列腺素的生物合成。其镇痛机制主要是抑制受损伤或发炎组织细胞内前列腺素的合成，从而使疼痛减轻。

解热镇痛药按其化学结构类型可分为三类：水杨酸类、苯胺类和吡唑酮类。这三类药物在临床应用已久，其中水杨酸类由于毒性低而被广泛使用。

一、水杨酸类

阿司匹林（Aspirin）是水杨酸类解热镇痛药的代表，水杨酸（Salicylic Acid）在 1838 年首次从水杨树皮中被分离得到，1875 年以水杨酸钠（Sodium Salicylate）的形式作为解热镇痛和抗风湿药在临床上得到应用，但有严重的胃肠道副作用。为了克服水杨酸钠严重的胃肠道副作用，1898 年德国化学家霍夫曼（Hoffmann）合成了毒性较小的乙酰水杨酸（Acetylsalicylic Acid），即阿司匹林，它的解热镇痛作用比水杨酸钠强，而副作用较低，因此作为一个优良的解热镇痛及抗风湿病药物在临床上得到广泛的应用。

阿司匹林的临床应用已有 100 多年的历史，近年来研究发现，阿司匹林由于抑制花生四烯酸环氧化酶的活性，因此能够抑制血小板中血栓素 A_2（TXA_2）的合成，具有抗血栓形成和抗血小板聚集的新用途，现在阿司匹林已被批准用于心血管系统疾病的预防和治疗，如临床上用于脑血栓和心肌梗死的预防。

阿司匹林和水杨酸由于游离羧基的存在，易产生胃肠道刺激的副作用，同时阿司匹林是环氧化酶不可逆的抑制剂，抑制了胃黏膜内前列腺素 PGI_2 的生物合成，易造成胃溃疡甚至胃出血，因此，对水杨酸及阿司匹林进行一系列结构修饰，通过成盐、成酰胺或成酯，开发了许多副作用较小的水杨酸类衍生物。

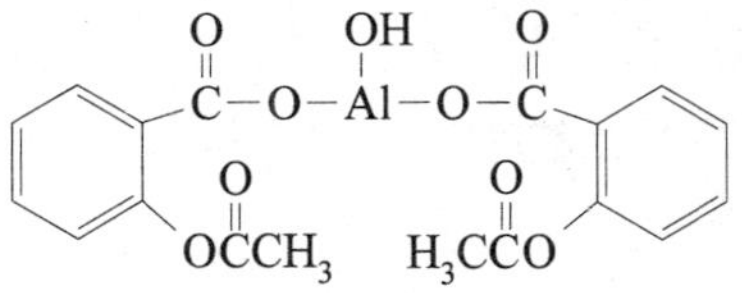

阿司匹林铝

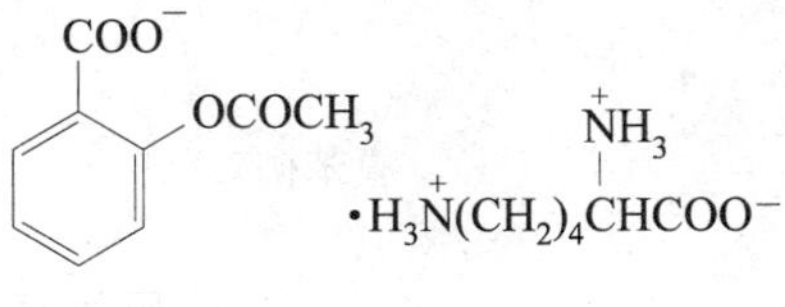

赖氨匹林

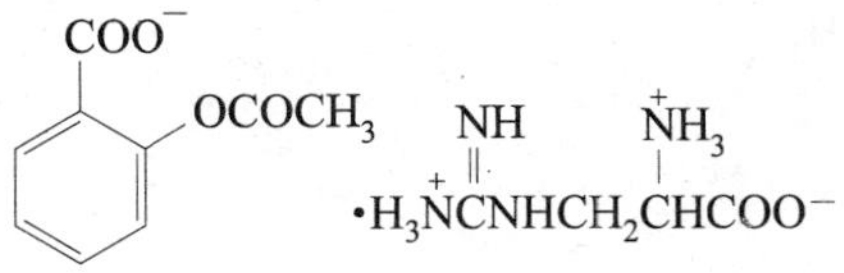

阿司匹林精氨酸盐

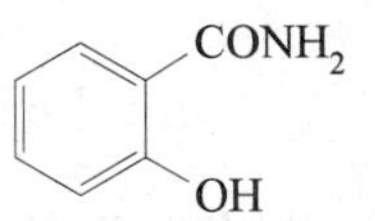

水杨酰胺

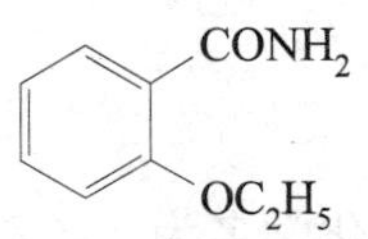

乙氧苯酰胺

例如阿司匹林与氢氧化铝成盐形成阿司匹林铝（Aluminum Acetylsalicylate），它在胃中几乎不分解，进入小肠才分解成两分子的乙酰水杨酸，故对胃刺激性小。将阿司匹林与碱性的赖氨酸、精氨酸成盐制得赖氨匹林（Lysine Acetylsalicylate）和阿司匹林精氨酸盐，其水溶性增加，可供注射用，避免了胃肠道的副反应。

水杨酸的酰胺衍生物如水杨酰胺(Salicylamide),其镇痛作用是阿司匹林的7倍,对胃几乎无刺激性。乙氧苯酰胺(Ethoxy Benzamide)的镇痛作用强于阿司匹林,并且毒副作用较小。

采用前药原理和拼合原理将阿司匹林和对乙酰氨基酚成酯得到贝诺酯(Benorilate,又名扑炎痛、苯乐来),它是阿司匹林的前药,由于阿司匹林中的羧基已成酯,该药对胃无刺激作用,不良反应小,病人易于耐受,更适用于老人和儿童使用,可用于感冒、发热、头痛、类风湿性关节炎及其他发热所引起的疼痛。双水杨酸酯(Salsalate)由两分子水杨酸成酯制得,胃肠道的副作用很小,该药口服后在胃中不分解,在肠道碱性条件下则逐渐分解成水杨酸而发挥作用。

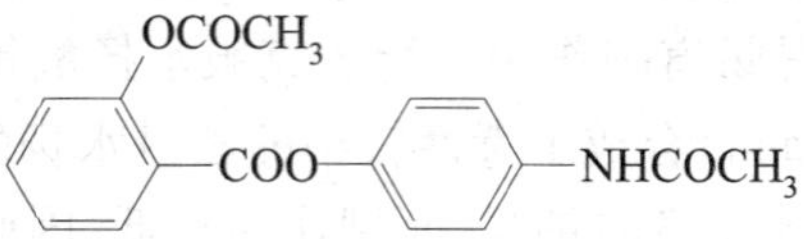

贝诺酯

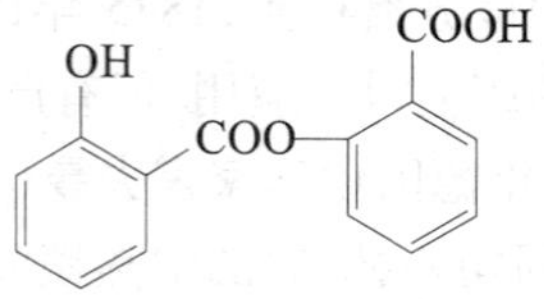

双水杨酸酯

氟取代乙酰水杨酸的衍生物氟苯柳(Flufenisal)的作用时间长,胃肠道的不良反应很小。二氟尼柳(Diflunisal)也是氟取代水杨酸的衍生物,其消炎镇痛作用比阿司匹林强4倍,作用时间长达12 h,不仅对胃肠道刺激性小,对血小板功能影响也较小,用于关节炎、手术后疼痛、癌症疼痛的治疗,是一个临床应用较好的长效消炎镇痛药。

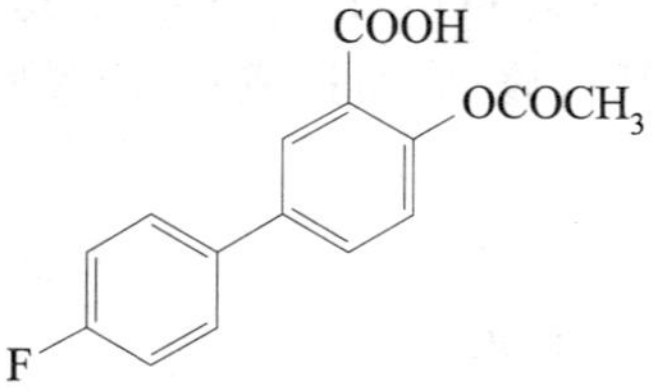

氟苯柳

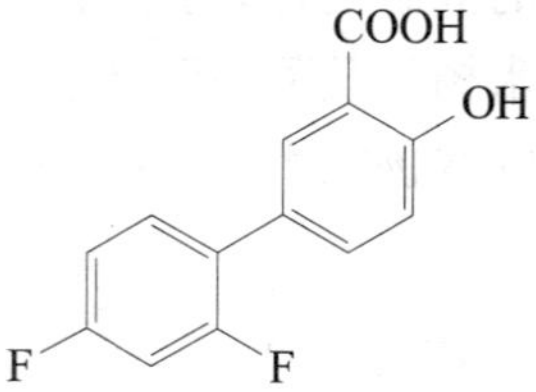

二氟尼柳

阿司匹林(Aspirin)

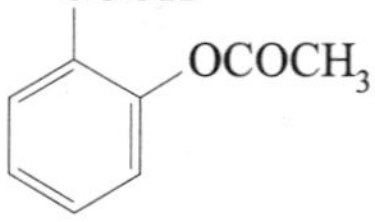

化学名为2-(乙酰氧基)苯甲酸,又名乙酰水杨酸。

本品为白色结晶或结晶性粉末,mp. 135 ~ 140℃。在乙醇中易溶,在氯仿或乙醚中溶解,在水或无水乙醚中微溶。在氢氧化钠溶液或碳酸钠溶液中溶解,但同时分解。具有酸性,pK_a为3.5。遇湿气缓慢分解。

阿司匹林水解后,用硫酸酸化可析出水杨酸的白色沉淀,此反应可供鉴别阿司匹林。

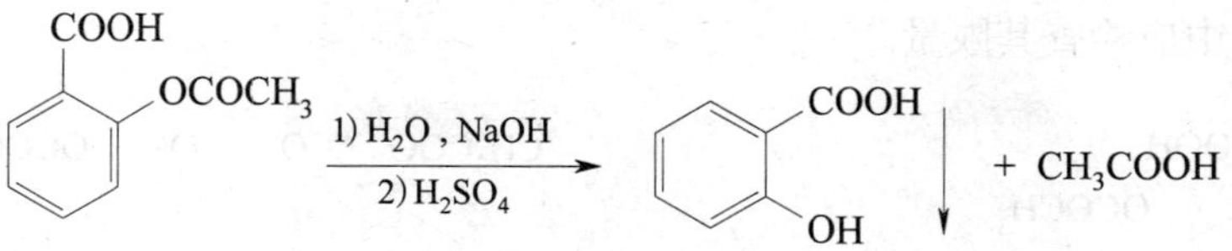

阿司匹林的水溶液中加入三氯化铁试液不发生变化，但加热后可显紫堇色，这是由于水解生成了水杨酸，其酚羟基与三价铁离子结合所致。该反应可用于检测阿司匹林中水杨酸的含量。

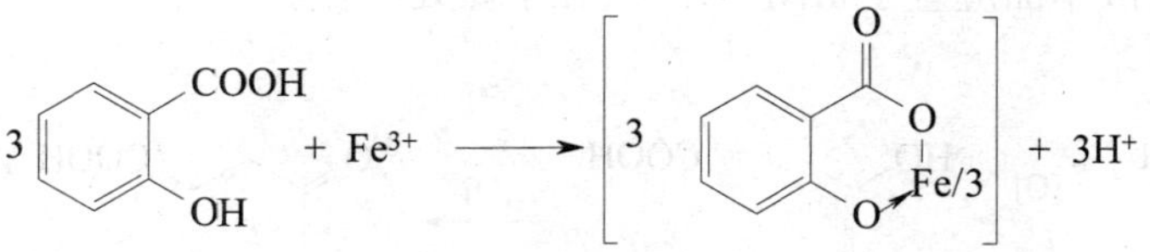

阿司匹林的合成以水杨酸为原料，在浓硫酸催化和 70 ~ 75℃加热条件下，经醋酐乙酰化制得。

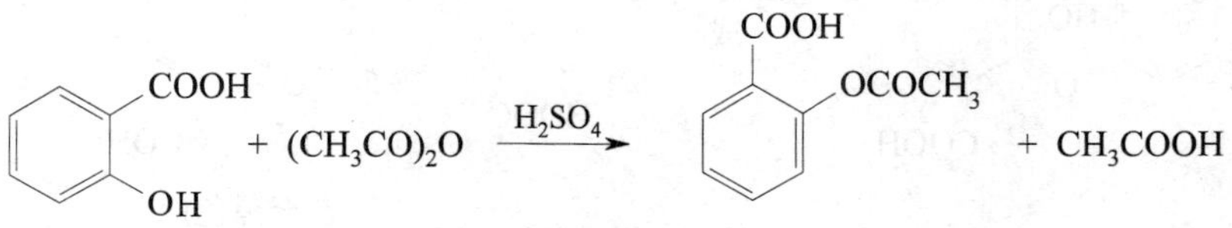

阿司匹林的生产中可能从原料水杨酸中带入脱羧产物苯酚、水杨酸苯酯等杂质，在生产过程中也会产生乙酸苯酯、水杨酸苯酯和乙酰水杨酸苯酯等杂质，由于这些杂质的酸性均小于阿司匹林，它们不能溶于碳酸钠试液中，故药典规定通过检查碳酸钠中不溶物来控制上述杂质的含量。

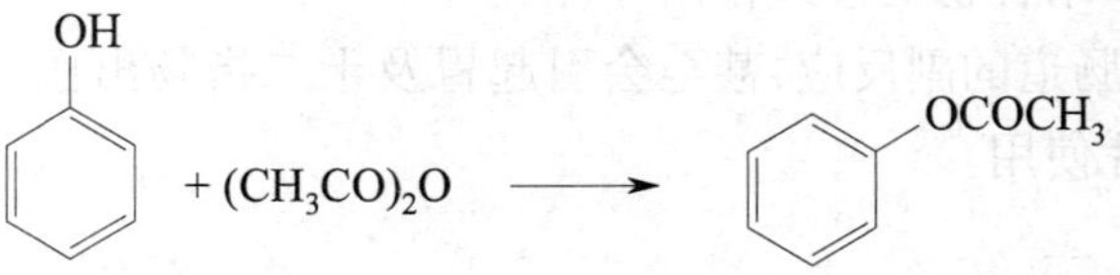

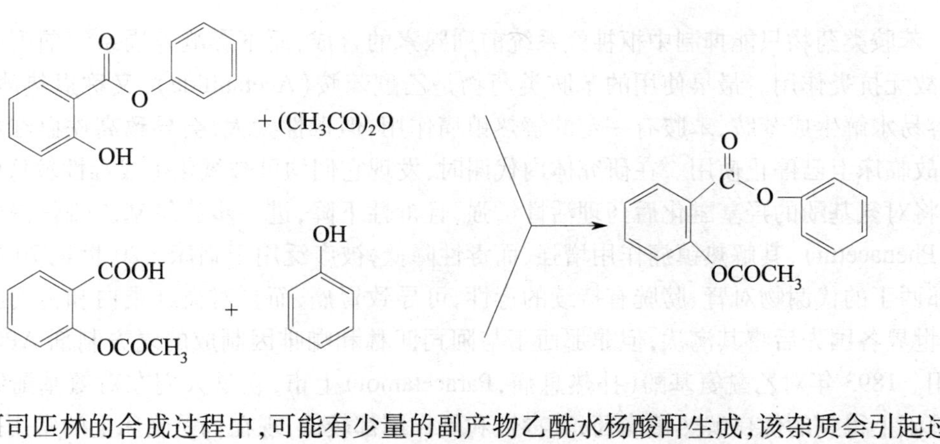

在阿司匹林的合成过程中，可能有少量的副产物乙酰水杨酸酐生成，该杂质会引起过敏

反应，故在产品中应检查其限量。

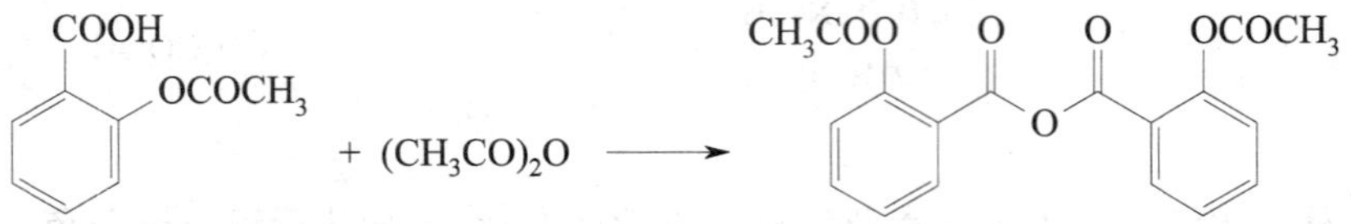

本品在生产中带入或贮存中水解产生的水杨酸对人体有较大的毒副作用，它在空气中会逐渐被氧化成一系列醌型有色物质，如淡黄、红棕甚至深棕色，使阿司匹林变色，变色后的本品不可再使用，故本品应置于密闭容器中，在干燥处贮存。

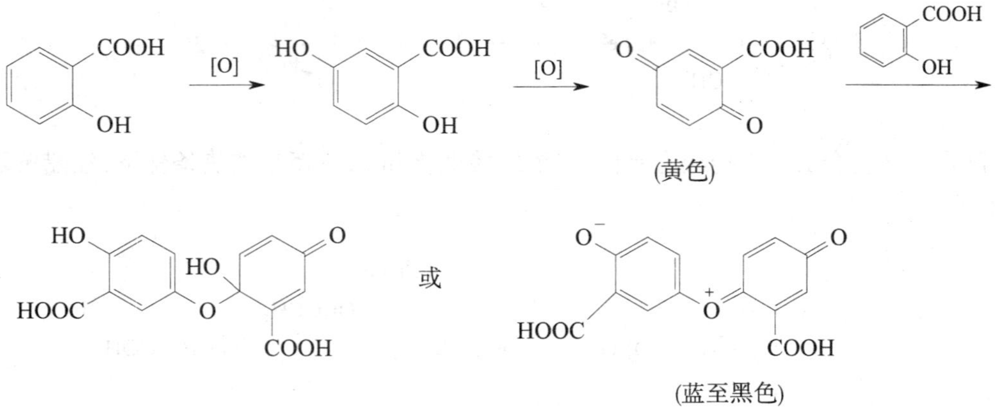

本品具有较强的解热、镇痛和消炎作用，临床广泛用于伤风、感冒、头痛、神经痛、关节痛、急慢性风湿痛及类风湿痛等症的治疗。由于具有抑制血小板凝聚的作用，本品还用于防治动脉血栓和心肌梗死。

本品口服易吸收，服后 2 h 血药浓度达到峰值，在肝脏代谢，先水解成水杨酸，再和甘氨酸或葡萄糖醛酸结合，以结合物的形式排出体外。

本品长期服用有胃肠道的副反应，甚至会引起胃及十二指肠出血。为避免对胃的刺激作用，常将它制成肠溶片使用。

二、苯胺类

苯胺类药物只能抑制中枢神经系统前列腺素的合成，而不影响外周系统前列腺素的合成，故无抗炎作用。最早使用的苯胺类药物是乙酰苯胺（Acetanilide），又称退热冰，它在体内容易水解生成苯胺，苯胺有一定的解热镇痛作用，但毒性太大，会导致高铁血红蛋白和黄疸，故临床上已停止使用。在研究体内代谢时，发现它们均可被氧化生成毒性较低的对氨基酚，将对氨基酚的羟基醚化后药理活性增强，且毒性下降，进一步将氨基乙酰化得到非那西丁（Phenacetin），其解热镇痛作用增强，而毒性降低，被广泛用于临床。20 世纪 70 年代发现非那西丁的代谢物对肾、膀胱有持续的毒性，可导致胃癌，而且对血红蛋白和视网膜也有毒性，世界各国先后将其淘汰，但非那西丁与阿司匹林和咖啡因制成的复方制剂 APC 片仍在使用。1893 年对乙酰氨基酚（扑热息痛，Paracetamol）上市，它是人们在对氨基酚结构改造的基础上得到的优良解热镇痛药，其毒性和副作用都较低，现在仍是临床上的常用药。

退热冰　　　　非那西丁

对乙酰氨基酚(Paracetamol)

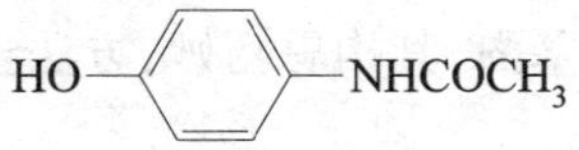

化学名为 N-(4-羟基苯基)乙酰胺,又名扑热息痛。

本品为白色结晶或结晶性粉末,mp. 168 ~ 171℃。在热水或乙醇中易溶,在丙酮中溶解,在冷水中微溶。饱和溶液呈酸性,pK_a 为 9.7。

本品在空气中稳定,水溶液的稳定性与溶液的 pH 有关,在 pH = 6 时最为稳定,半衰期为 21.8 年(25℃),在潮湿及酸碱性条件下稳定性较差,水解产物为对氨基酚,可进一步发生氧化降解,生成亚胺醌类化合物,颜色逐渐变成粉红色至棕色,最后为黑色,故制剂及保存时要注意。

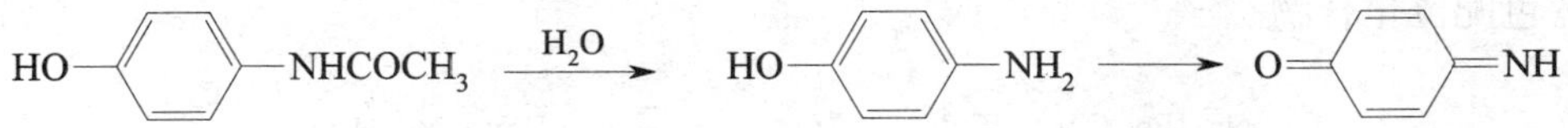

本品成品中可能含有少量中间体对氨基酚,或因贮存不当成品部分水解也会带入对氨基酚,故药典规定对氨基酚含量不得超过十万分之五,该杂质可与亚硝酰铁氰化钠试液作用显色。

本品结构中具有酚羟基,遇三氯化铁试液产生蓝紫色络合物。

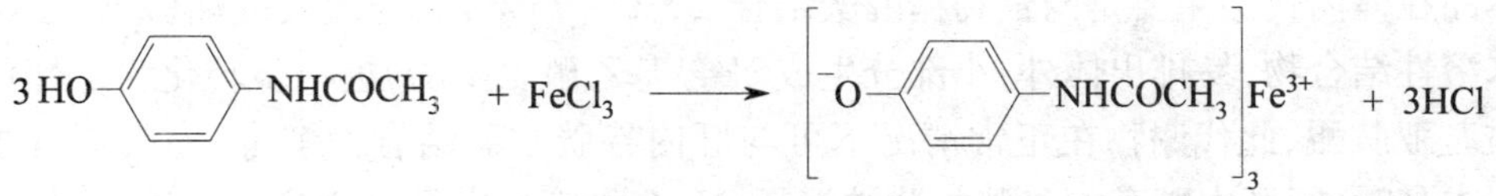

对乙酰氨基酚的合成方法有许多,但核心是制备对氨基酚。最早的合成路线是以苯酚硝化得对硝基酚,再经铁粉盐酸还原生成对氨基酚,最后用冰醋酸乙酰化得到产品。

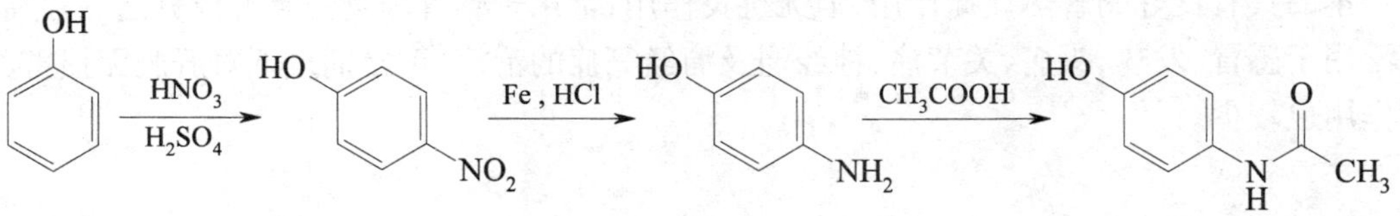

后来又有报道,直接以硝基苯为原料,氢化还原,在酸性条件下转位得到中间体对氨基酚。此路线收率较高,可达 90% 左右,且成本低。

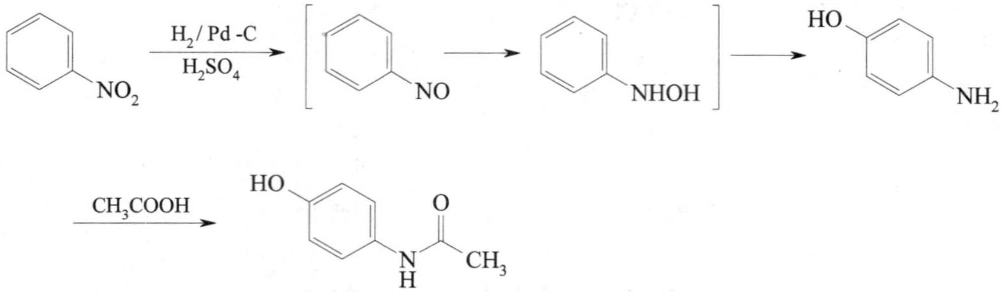

20 世纪 90 年代，又将此路线进行改进，以苯酚为原料，经乙酰化，Fries 重排，肟化后进行 Beckmann 重排，得到对乙酰氨基酚，其构思巧妙，方法独特。

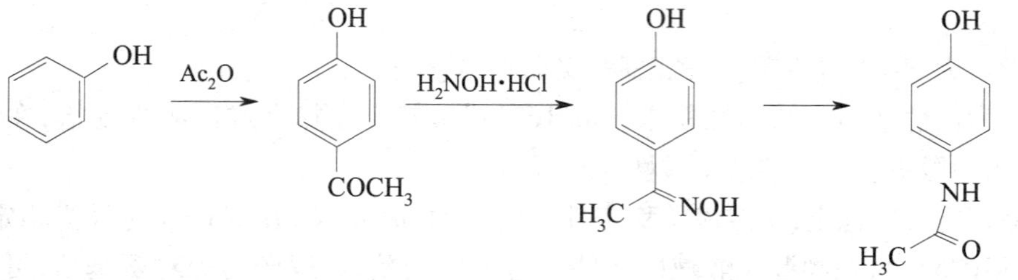

对氨基酚是制备过程中的中间体，也是贮存过程中水解产物。由于对氨基酚毒性较大，药典规定检查其含量。检查原理是对氨基酚为芳香伯胺，与亚硝基铁氰化钠在碱性条件下生成蓝色配位化合物。

$$Na_2[Fe(CN)_5NO] + H_2O \longrightarrow Na_2[Fe(CN)_5H_2O]$$

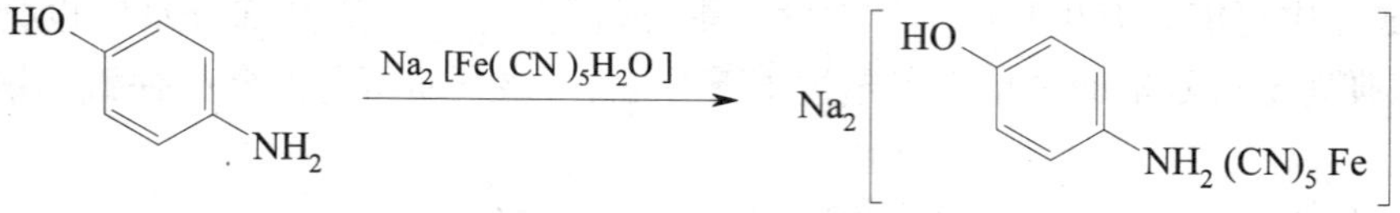

本品在体内代谢主要是与葡萄糖醛酸结合（55% ~75%）或与硫酸成酯（20% ~24%），形成水溶性结合物，易排出体外，小部分生成 N-羟基乙酰氨基酚，进一步转化为毒性代谢物 N-乙酰基亚胺醌，此代谢物在正常情况下可与肝内谷胱甘肽结合而解毒，而大剂量或超剂量服用本品时，因肝中贮存的谷胱甘肽被消耗，N-乙酰基亚胺醌与巯基等亲核基团反应，引起肝蛋白形成共价加成物，从而引起肝坏死。本品过量服用时，可及早服用 N-乙酰半胱氨酸来对抗。

本品具有良好的解热镇痛作用，但无抗炎作用，常用于感冒药物的复方成分之一。临床广泛用于感冒、发热、头痛、关节痛、神经痛及痛经等症的治疗，正常剂量下对肝脏无损害，毒副作用也较少。

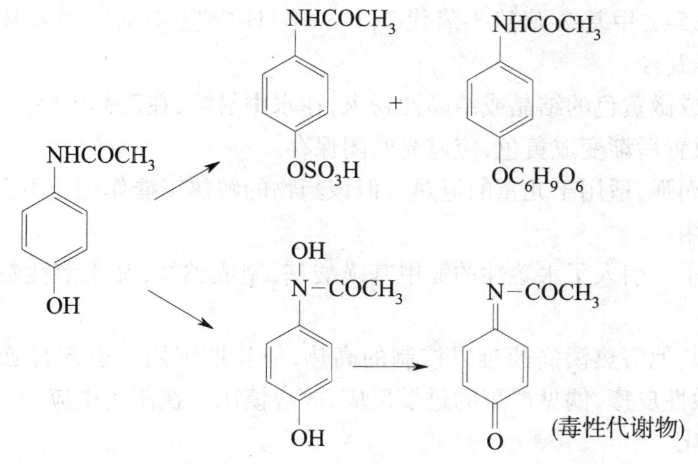

三、吡唑酮类

吡唑酮类药物是5-吡唑酮类衍生物，具有明显的解热、镇痛和一定的抗炎作用，一般用于高热和镇痛。主要有安替比林（Antipyrine）、氨基比林（Aminopyrine）和安乃近（Metamizole Sodium, Analgine）。由于该类药物过敏反应较多，对造血系统有影响，限制了它们的临床应用。其中安替比林是第一个用于临床的，但因毒性较大，未能长期使用。对其结构改造时，在环的4位上引入取代基二甲氨基，得到氨基比林，曾广泛用于临床，但由于引起白细胞减少及粒细胞缺乏症等骨髓抑制副反应，我国已于1982年予以淘汰。为了合成水溶性化合物，在4位引入水溶性基团亚甲基磺酸钠时发现了安乃近，其解热、镇痛作用迅速而强大，可制成注射液使用，但长期使用也会引起粒细胞缺乏等不良反应。后来又发现解热镇痛效果较好的异丙基安替比林（Isopropylantipyrine），因为毒性较低，常在解热镇痛药复方制剂中配伍使用。

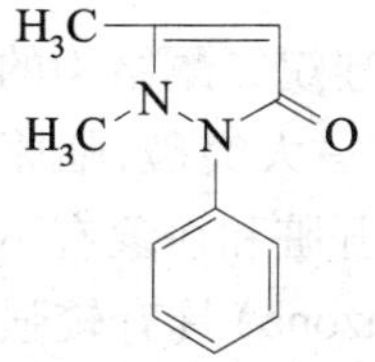

安替比林

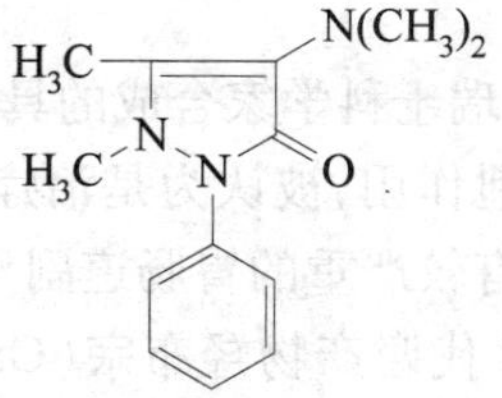

氨基比林

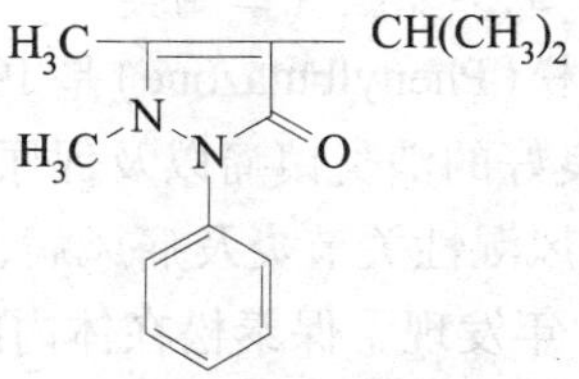

异丙基安替比林

安乃近（Metamizole Sodium）

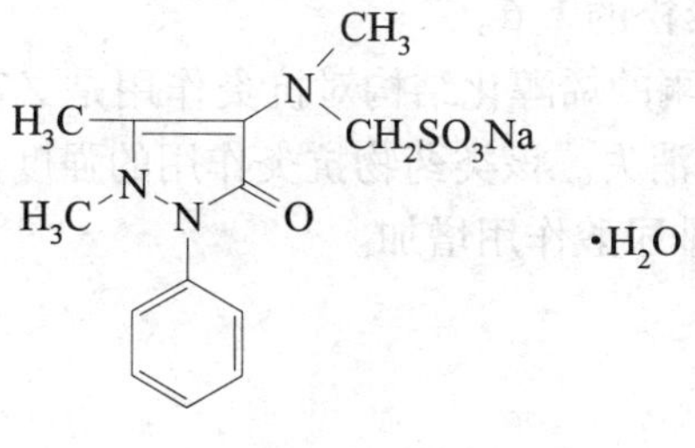

化学名为(1,5-二甲基-2-苯基-3-氧代-2,3-二氧-1H-吡唑-4-基)(甲氨基)甲烷磺酸钠盐一水合物,又名诺瓦泾。

本品为白色或微黄色的结晶或结晶性粉末,在水中易溶,在乙醇中略溶,在乙醚中不溶。易氧化,水溶液放置后渐变成黄色,应避光密闭保存。

本品起效快而强,适用于儿童的退热。但该药物的解热镇痛作用与不良反应均较强,限制了它的临床应用。

本品由于分子中引入了水溶性的亚甲基磺酸基,制成钠盐,其水溶性较大,可配制注射液使用。

本品适用于其他解热镇痛药难以控制的高热,但长期服用会引起肾脏损害、粒细胞减少、药物热和过敏性皮疹,偶见严重的过敏反应,故应慎用。在使用中应防止大汗虚脱,并注意患者血象的变化。

第三节　非甾体抗炎药(Nonsteroidal Antiinflammatorv Drugs)

非甾体抗炎药是一类用途十分广泛的处方药,具有解热、镇痛和抗炎作用,但以抗炎作用为主,临床上主要用于治疗胶原组织疾病,如风湿性、类风湿性关节炎,骨关节炎和红斑狼疮等症的治疗。

一、非选择性的非甾体抗炎药

非甾体抗炎药的研究起始于19世纪末水杨酸钠的使用,从20世纪40年代开始,这类药物的研究和开发迅速发展,目前临床上使用的药物种类很多,它们多为弱酸性药物。按化学结构分类,非甾体抗炎药主要可分为以下几类:① 3,5-吡唑烷二酮类;② 芬那酸类;③ 吲哚乙酸类;④ 芳基烷酸类;⑤ 1,2-苯并噻嗪类。

(一) 3,5-吡唑烷二酮类

保泰松(Phenylbutazone)是1946年瑞士科学家合成的具有3,5-吡唑烷二酮结构的抗炎药,具有良好的消炎镇痛以及促尿酸排泄作用,被认为是治疗关节炎的一大突破,临床上用于治疗类风湿性关节炎及痛风病,但具有较严重的胃肠道副作用,并对肝脏和血象有不良影响。1961年发现了保泰松在体内的活性代谢产物羟布宗(Oxyphenbutazone)具有较强的消炎抗风湿作用,但毒副作用较小,被用于临床。γ-酮基保泰松(γ-Ketophenylbutazone)也是由保泰松在体内的活性代谢产物开发获得的药物,其作用类似于保泰松,用于治疗痛风及风湿性关节炎。

用异戊烯基取代保泰松4位的正丁基,得到了消炎镇痛作用优于保泰松的非普拉宗(Feprazone),其毒性只有保泰松的1/6。

研究发现,3,5-吡唑烷二酮的烯醇化结构对抗炎作用是必需的,4位碳原子上必须有一个氢原子存在,否则抗炎活性消失。该类药物抗炎作用的强度与化合物的酸性有密切关系,酸性增强,抗炎活性降低,但排尿酸作用增加。

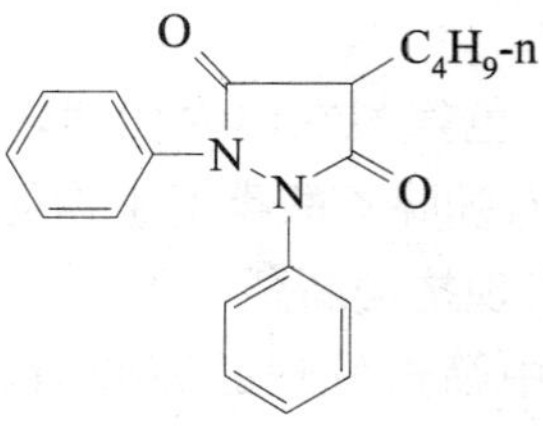

保泰松

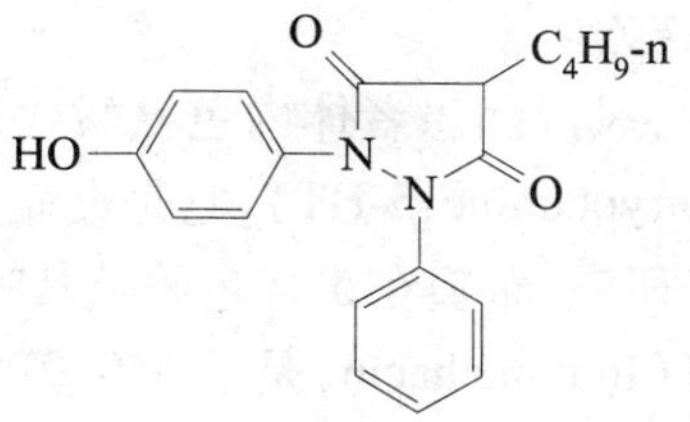

羟布宗

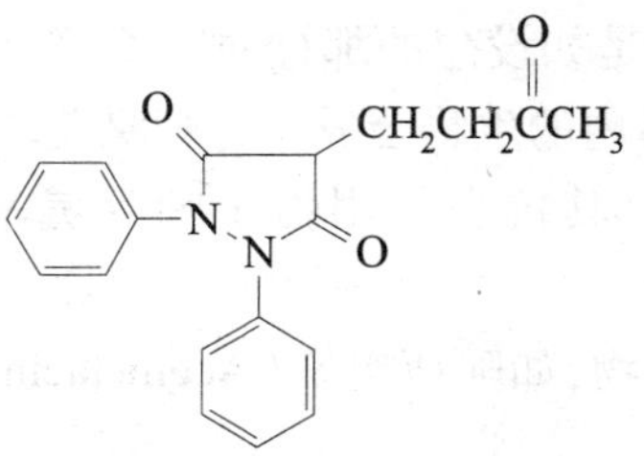

γ-酮基保泰松

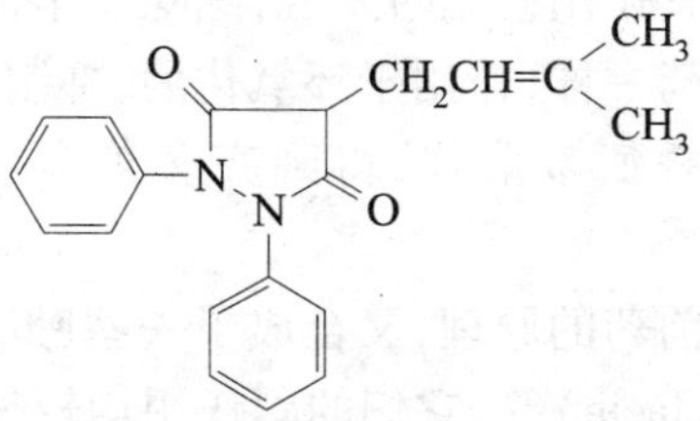

非普拉宗

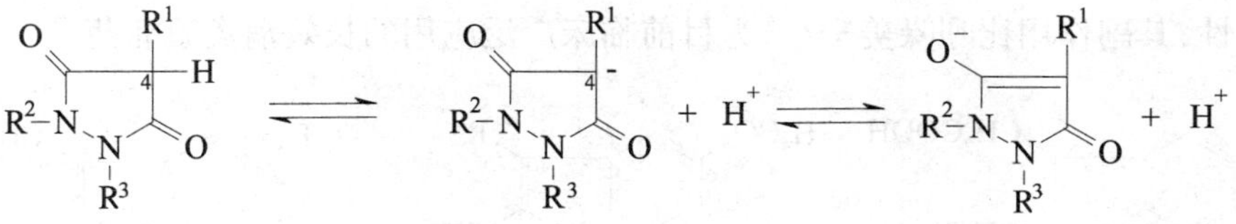

（二）芬那酸类

芬那酸类药物具有邻氨基苯甲酸的结构，又称为邻氨基苯甲酸类药物。它们是水杨酸的羟基被氨基取代的衍生物，都具有较强的消炎镇痛作用，临床上用于治疗风湿性及类风湿性关节炎。常用的药物有甲芬那酸（Mefenamic Acid）、氯芬那酸（Chlofenamic Acid）及氟芬那酸（Flufenamic Acid）等。该类药物副作用较多，主要是胃肠道反应，如恶心、呕吐、腹泻、食欲不振、粒细胞缺乏症等。

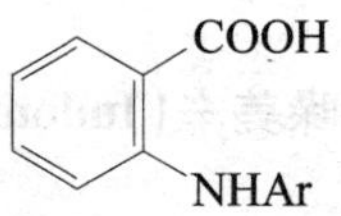

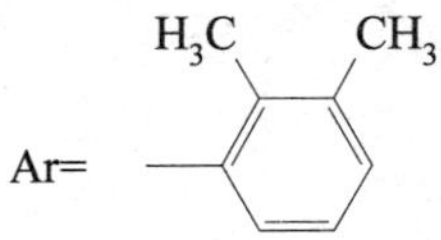

甲芬那酸

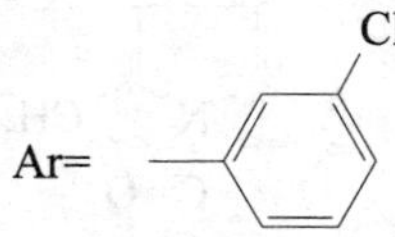

氯芬那酸

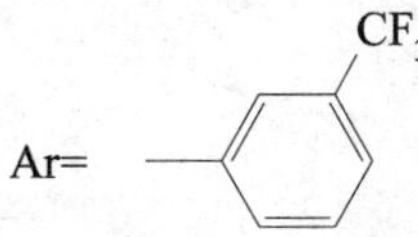

氟芬那酸

甲芬那酸的结构中由于位阻作用的关系，使苯环与邻氨基苯甲酸不能共平面，这种非共平面结构可能更适合于抗炎药物受体的要求，如将邻氨基苯甲酸中的 NH 以其电子等排体 O、S、CH_2、SO_2 或 NCH_3 置换，则活性降低。氯芬那酸是我国自行研制的非甾体抗炎药物，该药疗效较好，副作用小。

(三) 吲哚乙酸类

研究发现,风湿病患者体内色氨酸代谢水平明显增高,色氨酸在体内代谢转化成 5-羟色胺(5-Hydrotryptamine,5-HT),它是炎症介质之一。因此对吲哚乙酸类衍生物的抗炎抗风湿活性进行了研究,希望在 5-羟色胺及其吲哚类衍生物中发现抗炎新药。

吲哚美辛(Indomethacin)是从 350 多个吲哚类衍生物中筛选发现的高效消炎镇痛药,作用较阿司匹林和保泰松强,临床用于治疗风湿性和类风湿性关节炎,但存在严重的毒副作用,除常见的胃肠道反应、肝脏损害及造血系统功能障碍外,还具有中枢神经的副作用。后来在研究其作用机制时发现,吲哚美辛的抗炎作用不是如设想的那样对抗 5-羟色胺,而和其他抗炎药一样,作用于环氧化酶,抑制前列腺素在体内的生物合成。将吲哚美辛结构中的氯原子以叠氮基取代,得到齐多美辛(Zidometacin),其抗炎作用强于吲哚美辛,且毒性较低。

根据前药的原理,又合成了一些吲哚美辛的衍生物,如阿西美辛(Acemetacin)、奥沙美辛(Oxametacin)等,它们的副作用均较吲哚美辛小。

在对吲哚美辛的结构改造中,将其母环上的氮原子以电子等排体—CH ═替换,得到茚乙酸类衍生物舒林酸(Sulindac),该药是一个前药,在体外无活性,在体内代谢为甲硫化物而显示活性,其副作用比吲哚美辛小,为目前临床广泛应用的长效消炎镇痛药。

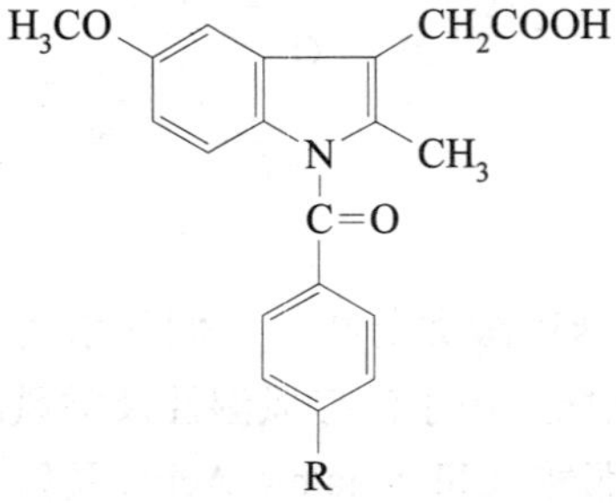

R=—Cl 吲哚美辛

R=—N_3 齐多美辛

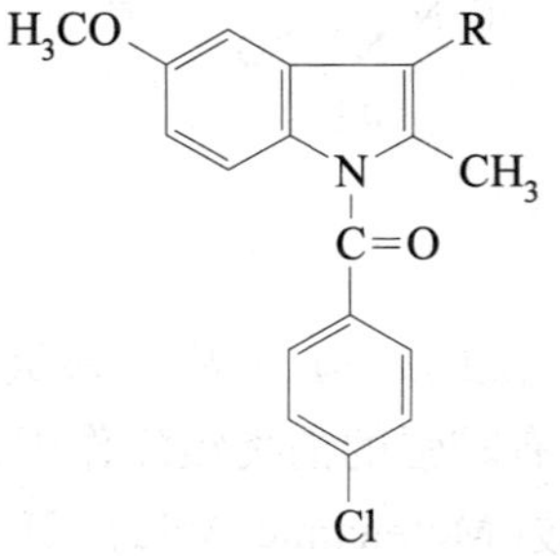

R=—CH_2COOCH_2COOH 阿西美辛

R=—$CH_2CONHOH$ 奥沙美辛

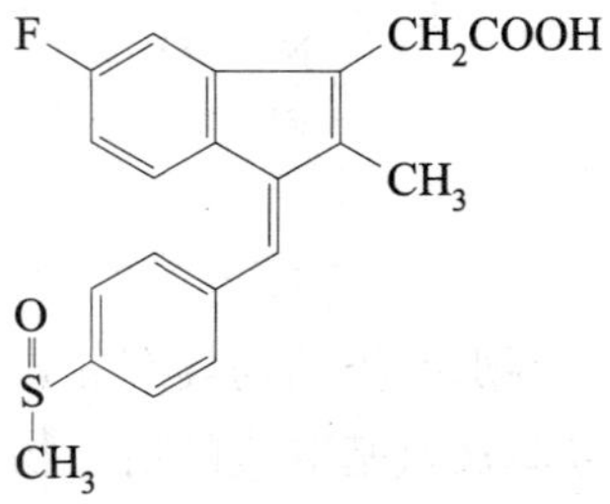

舒林酸

吲哚美辛(Indomethacin)

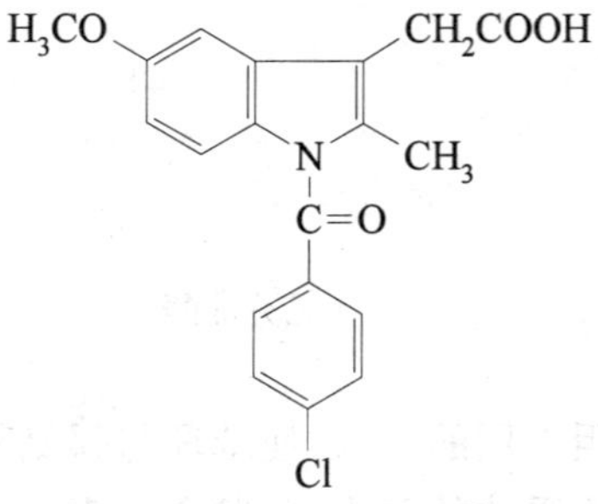

化学名为 2-甲基-1-(4-氯苯甲酰基)-5-甲氧基-1H-吲哚-3-乙酸,又名消炎痛。

本品为类白色或微黄色结晶性粉末,mp. 158 ~ 162℃。溶于丙酮,略溶于乙醚、乙醇、甲醇及氯仿，微溶于苯，不溶于水，溶于氢氧化钠溶液。pK_a 为 4.5。

本品对光敏感，遇光会逐渐分解，故需避光保存。

本品室温下，在空气中稳定，水溶液在 pH 为 2～8 时较稳定，但在强酸或强碱条件下水解，生成对氯苯甲酸和 5-甲氧基-2-甲基-吲哚-3-乙酸。后者可脱羧生成 5-甲氧基-2,3-二甲基吲哚，吲哚类的分解物还可进一步氧化为有色物质。

本品在胃肠道吸收迅速，半衰期为 2.5 h。在肝脏和肾脏代谢，形成去甲基衍生物和去酰基衍生物，以葡萄糖醛酸结合物的形式从尿中排泄。

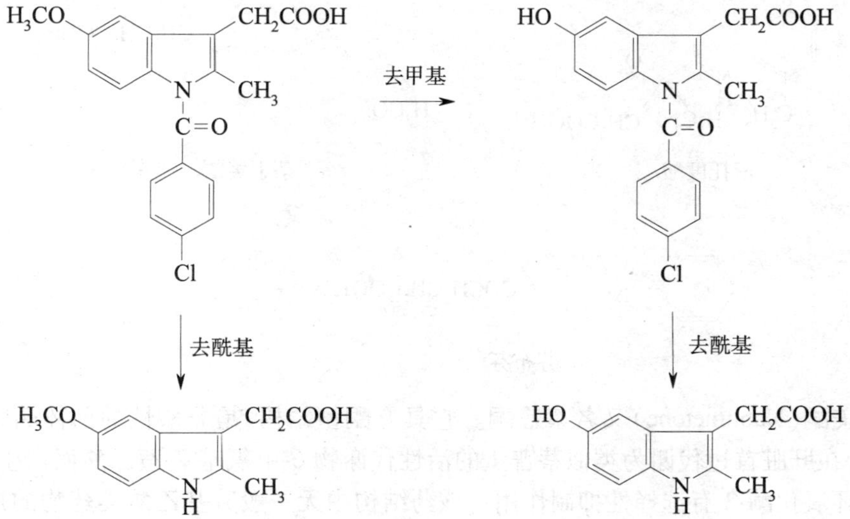

本品具有镇痛、抗炎、解热作用，用于风湿性、类风湿性关节炎和急性痛风的治疗。

在非甾体抗炎药中，吲哚美辛对中枢神经系统的影响最为显著，表现为精神抑郁、幻觉、精神错乱等，常见不良反应有过敏反应和胃肠道反应，对肝功能与造血系统也有不良影响。

吲哚美辛的构效关系研究表明：

（1）3 位的乙酸基是抗炎活性的必需基团，其酸性强度与抗炎活性成正比，若将羧基改为其他基团，则抗炎活性消失。

（2）2 位甲基取代比芳基取代的活性强。因为甲基的立体作用使 N–芳烷基处于与具有甲氧基的苯环同侧的优势构象，加强了和受体的结合。

（3）5 位的甲氧基可以用烷氧基、二甲氨基、乙酰基、氟等基团取代，取代后得到的化合物比未取代的化合物及 5-氯取代的化合物活性强。

（4）1 位 N-酰基化比 N-烷基化的抗炎活性强，N-芳酰化的活性较好。N-芳酰基对位取代基对活性的影响顺序为：Cl，F，CH_3S > CH_3SO，SH > CF_3。利用插烯原理在羰基和苯核之间引入乙烯链，得到吲哚拉辛，仍有抗炎活性。

（四）芳基烷酸类

芳基烷酸类的药物是目前研究开发速度较快的一类非甾体抗炎药，包括的品种较多，临床应用的药物已有数十种以上。根据结构特点，这类药物又可分为芳基乙酸类和 α-芳基丙酸类。

1. 芳基乙酸类

临床应用较多的有双氯芬酸钠(双氯灭痛,Diclofenac Sodium),其解热、镇痛、抗炎作用比阿司匹林强 25 ~ 50 倍,服用剂量小,该药为环氧化酶和脂氧化酶双重抑制剂,因而不良反应较少。依托度酸(Etodolac)能在炎症部位选择性地抑制前列腺素的生物合成,故副作用较小。该药对类风湿关节炎的治疗效果比阿司匹林、舒林酸更有效,其消炎作用主要由 S-(-)异构体产生。临床用于治疗风湿性、类风湿性关节炎,骨关节炎等症以及手术后止痛。

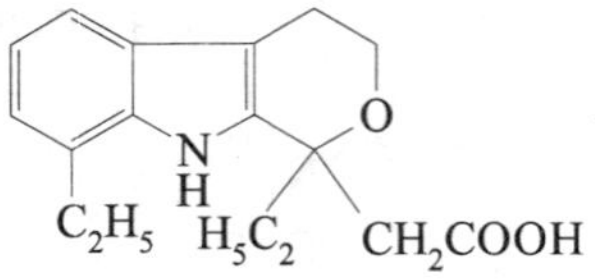

依托度酸

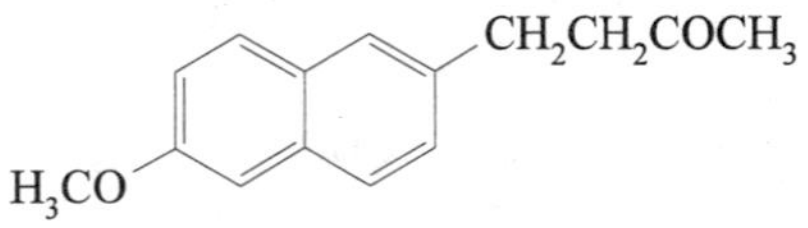

萘丁美酮

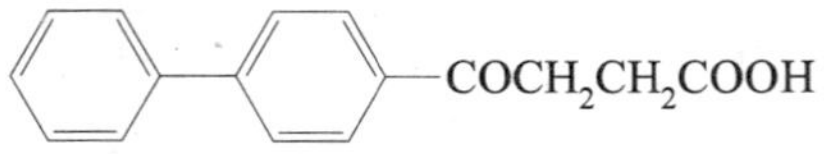

芬布芬

萘丁美酮(Nabumetone)又名萘普酮。它具有酮型结构,是非酸性的前体药物,口服经小肠吸收,在肝脏首过代谢为类似萘普生的活性代谢物 6-甲氧基-2-萘乙酸而产生疗效。该代谢物对环氧化酶-2 有选择性抑制作用。该药结构中无一般芳基乙酸类药物的羧基,故服药后胃肠道的副作用较小,临床用于治疗类风湿性关节炎,是一个长效药物。芬布芬(Fenbufen)是一前体药物,具有酮酸型结构。在体内代谢生成联苯乙酸而发挥疗效,联苯乙酸也是环氧化酶的抑制剂。芬布芬临床用于治疗类风湿性关节炎和风湿性关节炎,亦用于牙痛、手术后疼痛及外伤疼痛的止痛。它是一个长效消炎药,其消炎作用介于吲哚美辛与阿司匹林之间,但胃肠道副作用较小。

双氯芬酸钠(Diclofenac Sodium)

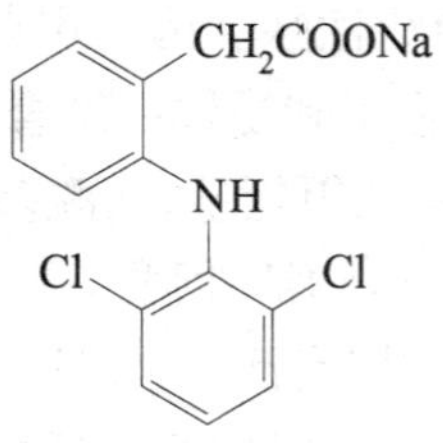

化学名为 2-[(2,6-二氯苯基)氨基]苯乙酸钠,又名双氯灭痛。

本品为白色或类白色结晶性粉末,mp. 283 ~ 285℃(游离酸 mp. 156 ~ 158℃)。略溶于水,易溶于乙醇。1% 的水溶液 pH 为 6.5 ~ 7.5,双氯芬酸的 pK_a 为 4.5。

本品镇痛、消炎及解热作用均强于阿司匹林和吲哚美辛,临床可用于治疗类风湿性关节炎、神经炎、红斑狼疮及癌症等各种炎症所致的疼痛及发热,药效强,不良反应少,剂量小,个体差异小。

本品口服吸收迅速而完全，服用后 1～2 h 内血药浓度达峰值，主要在肝脏代谢，双氯芬酸钠在体内的代谢以两个苯环的氧化为主，代谢产物的活性低于双氯芬酸钠，以葡萄糖醛酸或硫酸结合物形式由肾排出。

双氯芬酸钠的合成以苯胺与 2,6-二氯苯酚缩合，再与氯乙酰氯进行缩合，经水解制得双氯芬酸的方法价格最廉价。

合成路线：

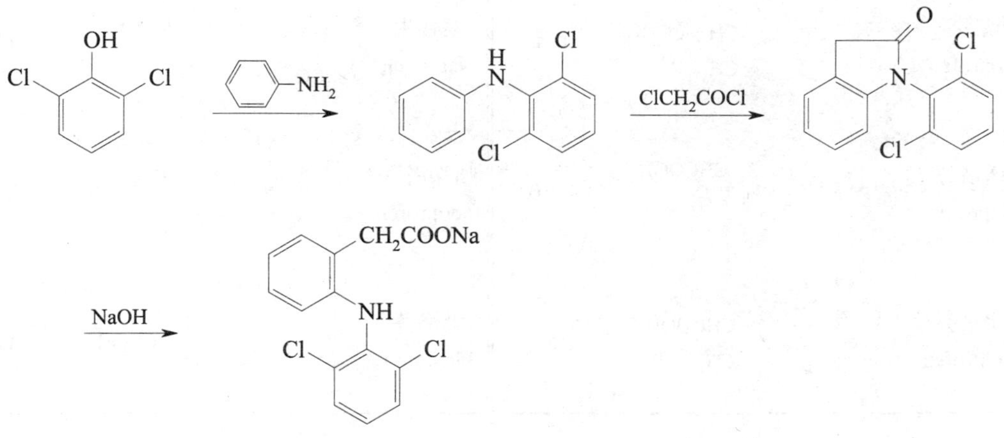

2. α-芳基丙酸类

20 世纪 60 年代末，研究植物生长雌激素时发现一些芳基乙酸类化合物具有消炎作用，首先 4-异丁基苯乙酸（Ibufenac）作为消炎镇痛药用于临床，但长期服用时，可使谷草转氨酶增高。进一步研究发现在乙酸基的 α 位碳原子引入甲基得布洛芬（Ibuprofen），不但消炎镇痛作用增强，毒性也有所降低，因此在临床得到广泛的应用。在此基础上，导致了 α-芳基丙酸类化合物的广泛研究，使非甾体抗炎药的发展有了突破性的进展。

α-芳基丙酸类抗炎药具有下列结构通式：

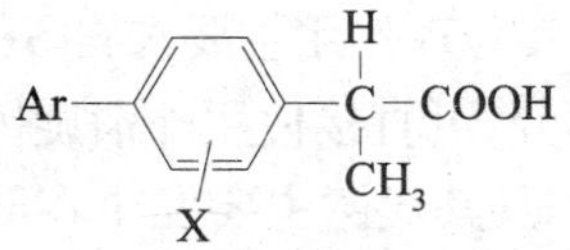

构效关系研究表明，α-芳基丙酸类含有一个手性碳原子，存在两个光学异构体，一般 S(+) 异构体的活性比 R(−)异构体强很多，如 S 型布洛芬比 R 型强 28 倍，S 型萘普生比 R 型强 35 倍。芳环上疏水性取代基团 Ar 对产生抗炎作用很重要，且取代一般在 α-甲基乙酸的对位，可以是烷基、芳环，也可以是环己基、烯丙氧基。芳环上如有间位的吸电子取代基 X（如 F、Cl 等）存在，抗炎作用较好，间位取代基 X 有利于疏水性取代基 Ar 处于与苯环非共平面的位置，便于与受体结合。间位若引入第二个疏水平面，活性增加。

布洛芬以其消炎镇痛作用强，对肝脏、肾及造血系统无明显副作用，胃肠道副作用小等优点在 1972 年被国际风湿病学会推荐为优秀的抗风湿病药物，之后许多优良的药物又相继被研究开发，它们的消炎镇痛作用大多强于布洛芬。表 4-1 列举了一些重要的 α-芳基丙酸类抗炎药物（作用强度以抑制鹿角菜引起的水肿模型中，吲哚美辛＝1 为标准）。

表 4-1 常见的 α-芳基丙酸类抗炎镇痛药

药物名称	化学结构	作用强度	药物名称	化学结构	作用强度
布洛芬 Ibuprofen	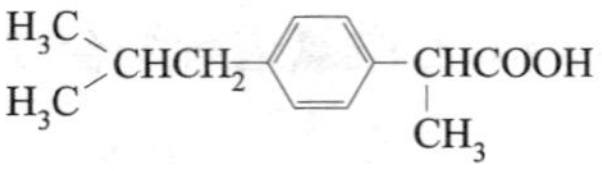	1/10	舒洛芬 Suprofen	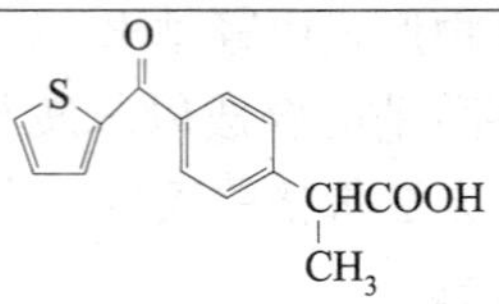	1/2
酮洛芬 Ketoprofen	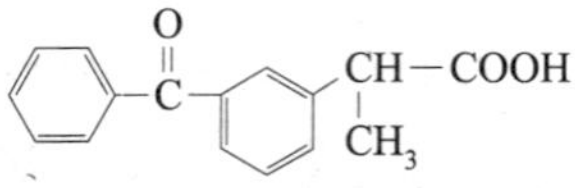	1.5	萘普生 Naproxen	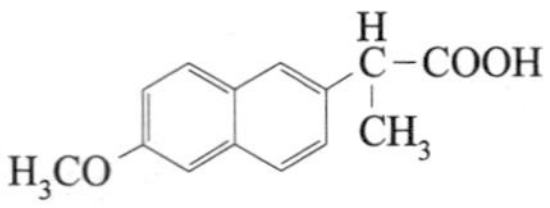	1
非诺洛芬 Fenoprofen	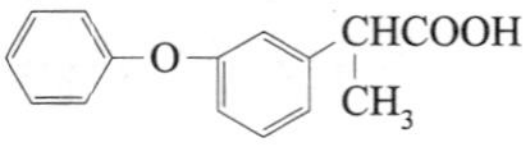	1/10	吲哚洛芬 Indoprofen	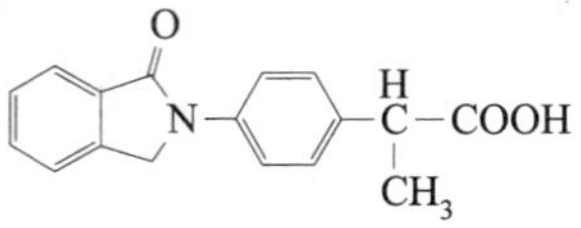	2
氟比洛芬 Flurbiprofen	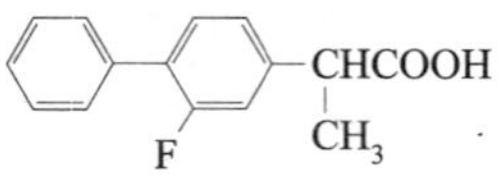	5	吡洛芬 Pirprofen	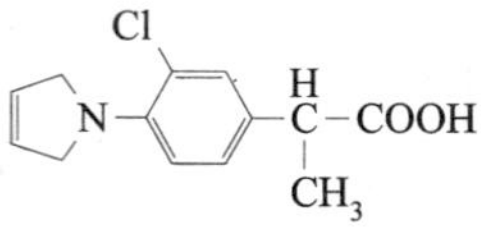	1

布洛芬(Ibuprofen)

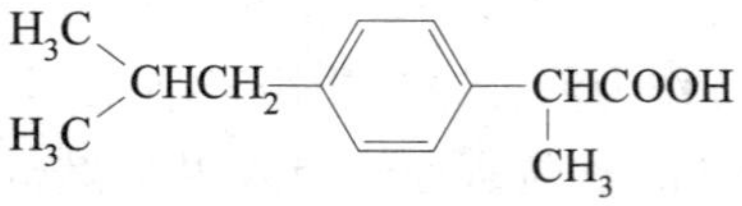

化学名为2-(4-异丁基苯基)丙酸,又名为异丁苯丙酸。

本品为白色结晶性粉末,mp. 74.5~77.5℃。易溶于乙醇、乙醚、氯仿、丙酮,几乎不溶于水,易溶于氢氧化钠及碳酸钠溶液中,pK_a 为 5.2。

本品临床用其外消旋体,虽然其药理作用主要来自 S(+)异构体,但在体内 R-对映体可转变成 S-对映体,故使用时不必拆分,可直接使用外消旋体。

本品口服后吸收迅速,半衰期短,其代谢主要发生在异丙基的 ω-1 和 ω-2 氧化,首先氧化为醇,再氧化为酸,所有的代谢物都无活性,其中 70% 从尿中排泄。

本品的消炎、镇痛和解热作用均大于阿司匹林,临床上广泛用于治疗类风湿性关节炎、风湿性关节炎、骨关节炎、强直性脊椎炎、神经炎及咽喉炎等疾病,并可缓解术后疼痛、牙痛、痛经、软组织疼痛等,副作用较小。

布洛芬的合成有多种方法,其中较为常用的是经 Darzens 法制得缩水甘油酯(Glycide Ester),该方法中异丁苯通过 Friedel-Crafts 反应制得 4-异丁基苯乙酮,再经过 Darzens 反应、碱性水解、酸化脱羧反应,使乙基转变为 α-甲基乙醛基,再氧化生成 α-甲基乙酸基,制得布洛芬。

合成路线：

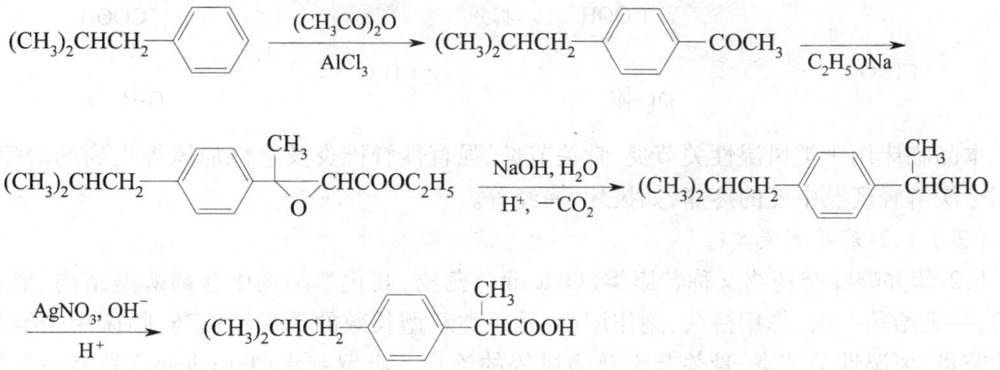

萘普生(Naproxen)

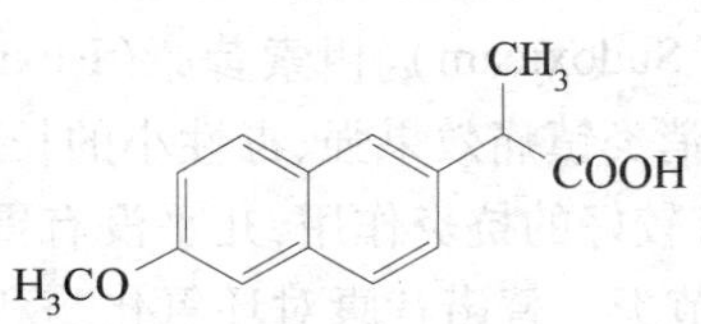

化学名为(+)-α-甲基-6-甲氧基-2-萘乙酸。

本品为白色结晶性粉末，mp. 153～158℃。溶于甲醇、乙醇或氯仿，略溶于乙醚，不溶于水。

本品在日光照射下缓慢变色，故需避光保存。

本品具有光学活性，临床上用其 S 构型的药物，$[\alpha]_D^{25}$ 为+63°～+68.5°($C=1$, $CHCl_3$)。

本品结构中 6-甲氧基的位置非常重要，若将此取代基移至其他位置，则抗炎活性减弱，若以较小的亲脂性基团，如 Cl，CH_3 和 F_2CHO 等取代此甲氧基，仍能保持其抗炎活性，若以较大的基团取代，则活性降低。

本品的合成方法较多，可采用类似于布洛芬的合成方法，经 Darzens 缩合制备，也可采用 α-卤代丙酰萘重排，在此方法中，以 6-甲氧基萘为原料，用丙酰氯经 Friedel-Crafts 酰化得到 α-丙酰基-6-甲氧基萘中间体，然后经 α-溴代或氯代、缩酮化，再在 Lewis 酸催化下重排、水解、拆分得到产品。

合成路线：

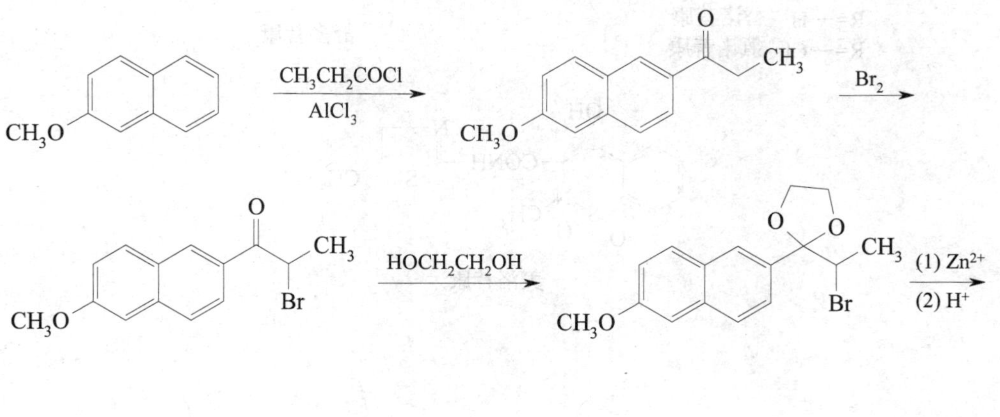

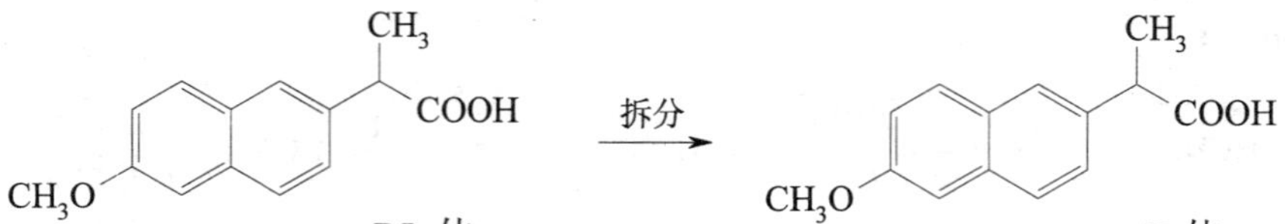

DL-体　　　　D-体

本品临床用于类风湿性关节炎、骨关节炎、强直性脊椎炎及急性痛风等疾病的治疗，也适用于缓解轻度及中度的疼痛，如拔牙、痛经等。

（五）1,2-苯并噻嗪类

1,2-苯并噻嗪类药物又称昔康类（Oxicams）药物，其化学结构中含烯醇型结构，半衰期较长，一天给药一次，作用持久，副作用小，是一类新型长效的消炎镇痛药，临床用于类风湿性关节炎、风湿性关节炎、骨关节炎及痛风等的治疗。吡罗昔康（Piroxicam）是第一个用于临床的此类药物，疗效显著，半衰期长达 36 ~ 45 h，副反应较小。安吡昔康（Ampiroxicam）是吡罗昔康的前药，口服后在胃肠道中转化为吡罗昔康而产生作用，其安全指数比原药高。其他类似的药物还有舒多昔康（Sudoxicam）、伊索昔康（Isoxicam）、替诺昔康（Tenoxicam）、美洛昔康（Meloxicam）等，均为消炎镇痛效果强、毒性小的长效药物。其中美洛昔康对环氧化酶-2 的选择性很强，因而具有较好的抗炎作用，几乎没有胃肠道和肾脏的副作用，可有效地治疗类风湿性关节炎和骨关节炎。替诺昔康对环氧化酶和脂氧化酶产生双重抑制，是一个消炎镇痛效果强且作用持久的药物。在替诺昔康的噻吩环 β 位引入氯原子得氯诺昔康（Lornoxicam），对 COX-2 的选择性抑制作用为替诺昔康的 2 倍，抗炎镇痛效果好，用于中等以及剧烈疼痛时镇痛。

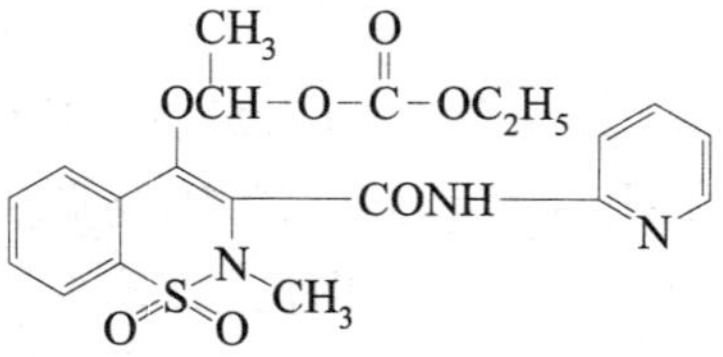

安吡昔康

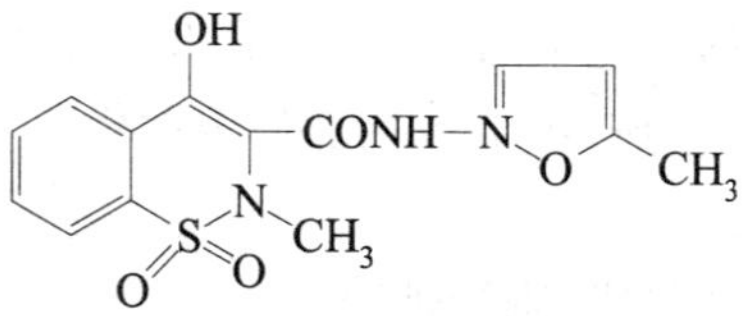

伊索昔康

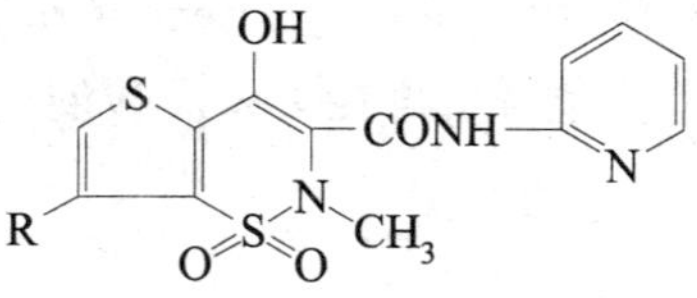

R=—H　替诺昔康
R=—Cl　氯诺昔康

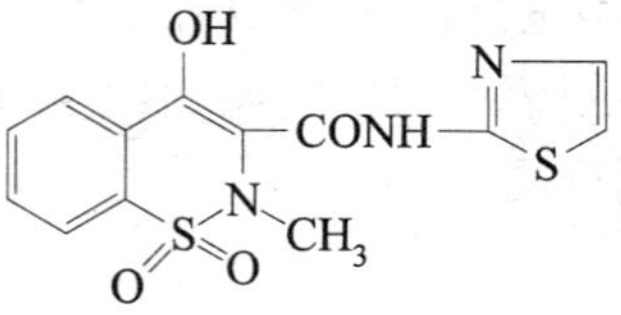

舒多昔康

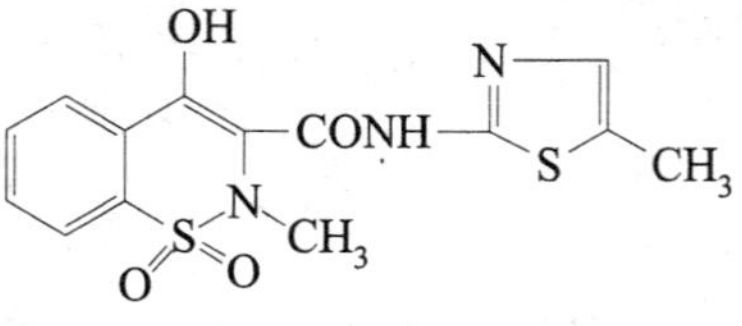

美洛昔康

吡罗昔康(Piroxicam)

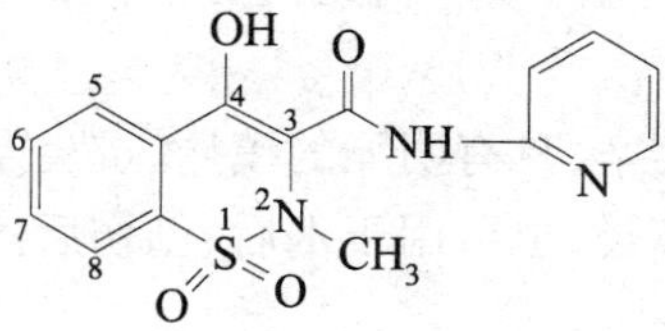

化学名为2-甲基-4-羟基-N-(2-吡啶基)-2H-1,2-苯并噻嗪-3-甲酰胺-1,1-二氧化物,又名炎痛喜康。

本品为类白色或微黄绿色结晶性粉末,mp. 198～200℃。易溶于氯仿,略溶于丙酮,微溶于乙醇和乙醚,在水中几乎不溶,在酸中溶解,在碱中略溶。

本品分子中含有烯醇羟基,其氯仿溶液与三氯化铁反应,显玫瑰红色。

吡罗昔康具有酸性,pK_a 为 6.3,其他昔康类药物的 pK_a 值大都在 4～6 之间,原因是昔康类药物分子中存在着互变异构,使形式 B 较稳定,也有人解释为有一插烯的羧酸。

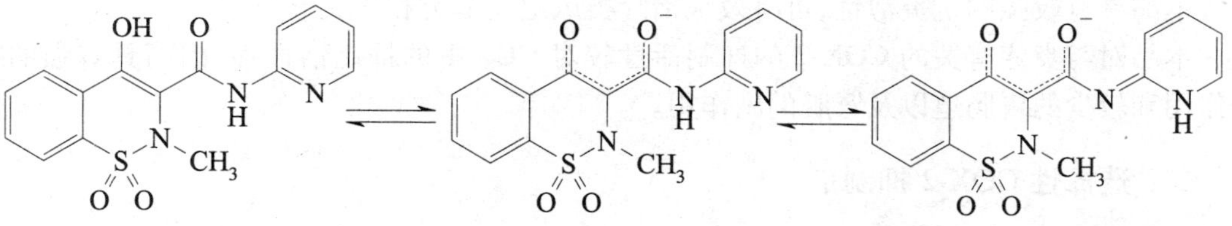

A　　B

吡罗昔康的合成从糖精钠出发,与 α-氯代乙酸乙酯在 DMF 中反应得到糖精扩环的 N-乙氧羰基甲基衍生物,经 Gabriel—Coleman 重排扩环得苯并噻嗪衍生物,最后以硫酸二甲酯进行甲基化,再用 α-氨基吡啶酰胺化得产品。

合成路线:

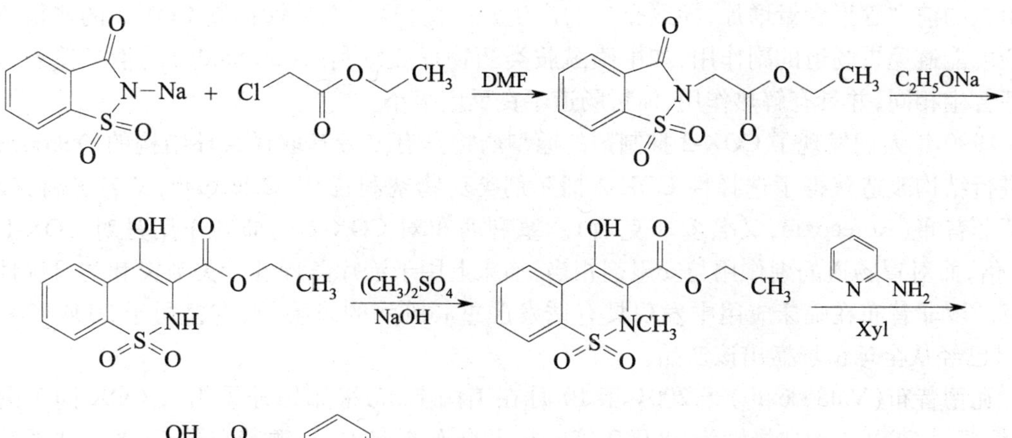

本品口服吸收迅速而完全，半衰期可达到 45 h，作用时间长，副作用低。本品经肝脏代谢，产生吡啶环上羟基化的代谢产物，该产物无抗炎活性，以葡萄糖醛酸结合物形式从尿中排泄。

本品抗炎作用略强于吲哚美辛，具有明显的镇痛、抗炎及一定的消肿作用，副作用较轻。临床用于风湿性和类风湿性关节炎，也可用于术后、创伤后疼痛及急性痛风等治疗。

美洛昔康（Meloxicam）

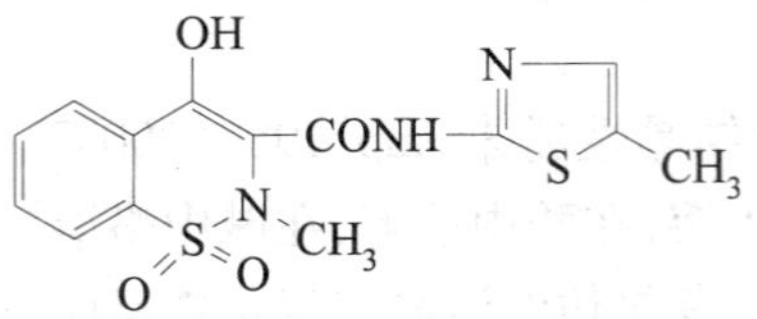

化学名为 2-甲基-4-羟基-N-[2-(5-甲基)噻唑基]-2H-1,2-苯并噻嗪-3-甲酰胺-1,1-二氧化物。

本品具有较强的抗炎活性，可有效地治疗类风湿关节炎和骨关节炎。

本品对与炎症有关的 COX-2 的抑制活性较对 COX-1 的抑制活性强，因而具有强的抗炎作用和较少的胃肠道以及肾脏的副作用。

二、选择性 COX-2 抑制剂

前列腺素对动物和人体的胃酸分泌具有很强的抑制作用，可保护胃黏膜。非甾体抗炎药大多数在抑制炎症部位前列腺素生物合成的同时，也抑制了胃黏膜中前列腺素的合成，故长期大剂量使用该类药物，会使胃酸分泌过多，导致溃疡甚至出血。最新研究发现，环氧化酶有两种形式的同工酶存在，即 COX-1 和 COX-2，它们的作用不一样，其中 COX-1 是在正常组织中表达的一种组成酶，其催化生成的前列腺素对维护细胞内环境稳定、维持胃肠道环境平衡具有重要的作用。COX-2 是一个诱导酶，在炎症部位被诱导使活性增高，从而使炎症组织的前列腺素含量增加，导致炎症的产生。因此，只有选择性抑制 COX-2 的非甾体抗炎药才能避免胃肠道的副作用，如甲磺酰胺类药物尼美舒利（Nimesulide）的消炎镇痛作用与萘普生相同，并具有解热作用，但胃肠道不良反应很小。

1990 年人们发现了 COX-2 抑制剂的原型药物具有二芳基取代杂环结构的 DuP607，对其进行结构改造获得了选择性 COX-2 抑制剂类药物塞利昔布（Celecoxib，又名赛利克西）和罗非昔布（Rofecoxib，又名罗非克西）。塞利西布对 COX-2 的抑制作用是对 COX-1 的 400 倍，而对胃肠道的副作用与安慰剂相当，临床上用于治疗急慢性骨关节炎和类风湿性关节炎。罗非昔布在临床应用中发现具有诱发严重心脏病的风险，默克公司于 2004 年 9 月 30 日已经从全球市场撤出该产品。

瓦德昔布（Valdecoxib）于 2001 年 10 月在美国上市，采用体外重组人 COX-同工酶显示，该药对 COX-2 的选择性为 28 000 倍。在人全血测定中，瓦德昔布的 COX-2 选择性为 30。瓦德昔布口服后迅速吸收，绝对生物利用度为 83%，血浆蛋白结合率约为 98%，消除 $t_{1/2}$ 为 8 ~ 11 h，主要由细胞色素 P450（CYP）3A4 代谢，其活性代谢物 SC-66905 也是高选择性 COX-2 抑制剂，临床可用于减轻术后疼痛，治疗骨关节炎和类风湿性关节炎。

帕瑞昔布(Parecoxib)于2001年10月在英国上市,是瓦德昔布的水溶性非活性前药,其血浆$t_{1/2}$很短,为0.3～0.7 h,可被肝酯酶迅速水解为活性代谢物瓦德昔布,两者的基本药效相同。

依妥昔布(Etoricoxib)于2002年6月在美国上市,该药在人全血测定中对COX-2的选择性为106倍,口服后迅速吸收,生物利用度大于80%,t_{max}为1～1.5 h。该药在肝脏中广泛代谢,临床上用于骨关节炎和类风湿性关节炎的治疗,患者耐受性良好。

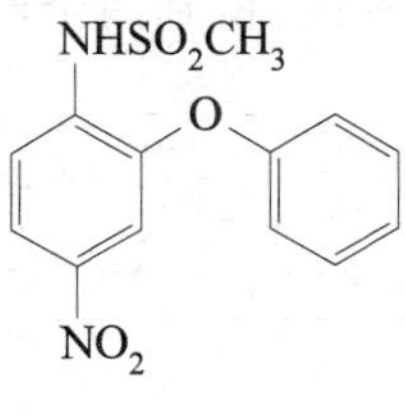

尼美舒利

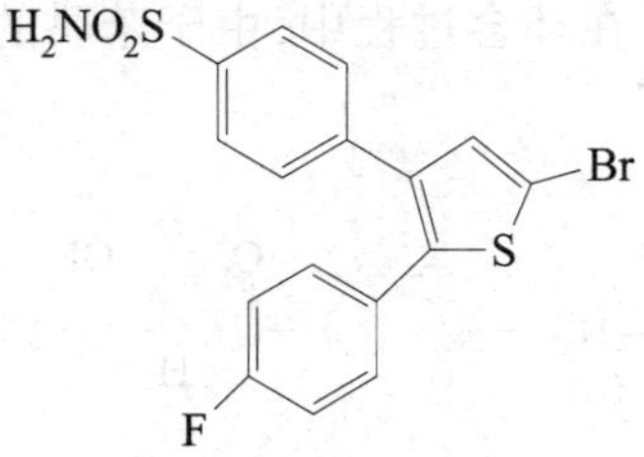

DuP607

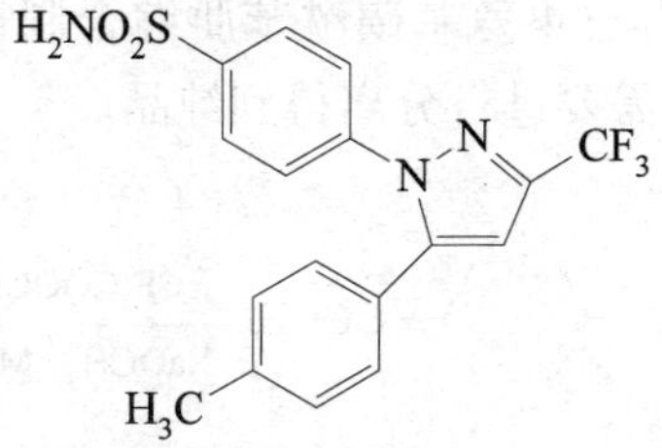

塞利昔布

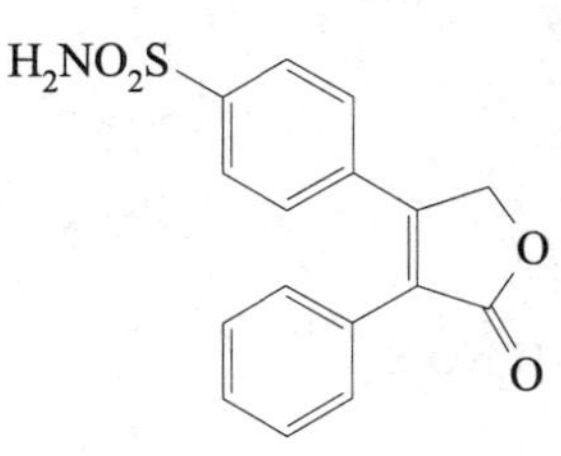

罗非昔布

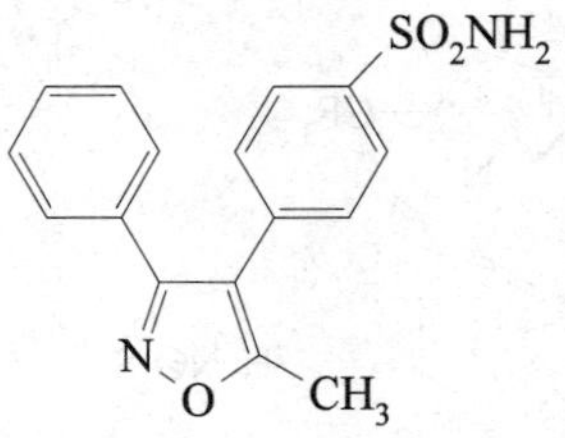

瓦德昔布

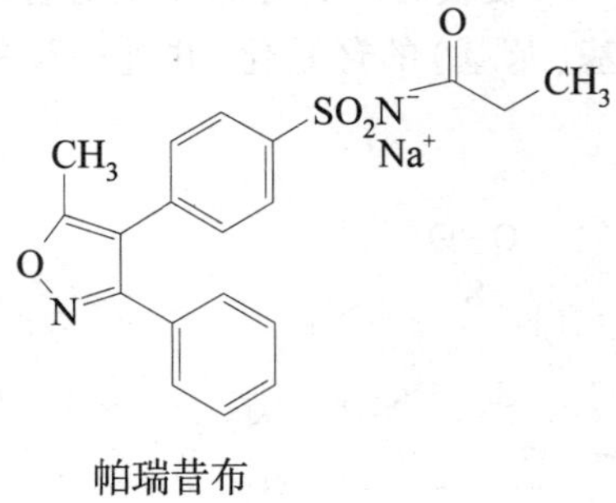

帕瑞昔布

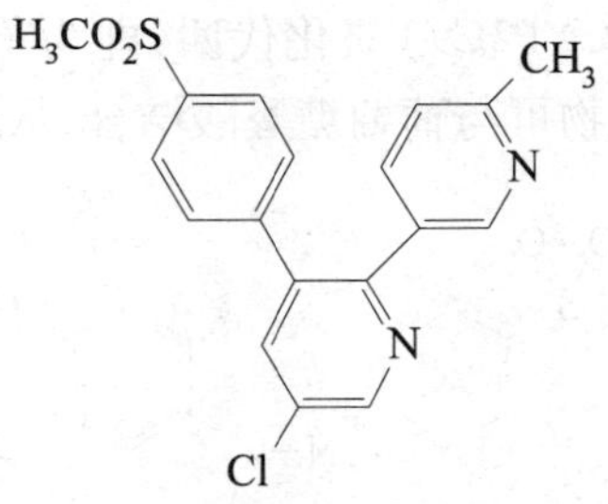

依妥昔布

目前,选择性COX-2抑制剂、NO-NSAIDs以及具有NSAIDs和病症缓解性抗风湿药物(DMARDs)双重作用的新型抗炎药物代表了非甾体抗炎药的研究方向,同时COX-2/5-LOX、PAF / 5-LOX、PAF / iNOS和COX-2 / iNOS等双重炎症介质抑制剂的研究也将为发现活性更强、毒性更小的新型抗炎药物带来光明的前景。

塞利昔布(Celecoxib)

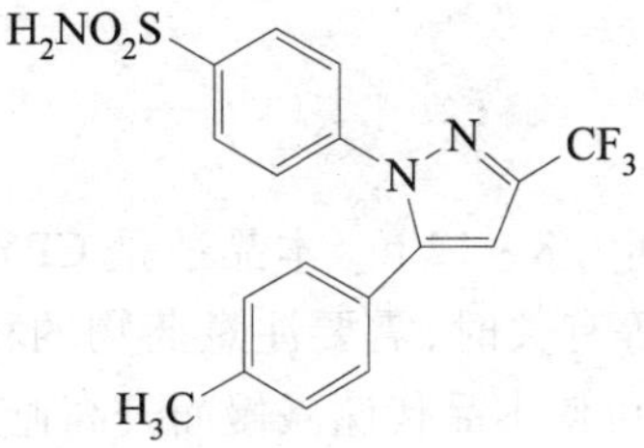

化学名为 4-[5-(4-甲基苯基)-3-三氟甲基]-1H-吡咯-1-基苯磺酰胺，又名塞来昔布、西乐葆。

本品为白色粉末或浅黄色粉末，不溶于水，溶于甲醇、乙醇、二甲亚砜等有机溶剂，mp. 160 ~ 163℃。

塞利昔布的合成是以 4-甲基苯乙酮为原料，与三氟乙酸甲酯反应，得到苯丙酮的中间体，再与 4-氨基磺酰苯肼缩合制得。在环合过程中，由于苯肼的不对称性，得到两个产物，最后需要进行分离得到纯品。

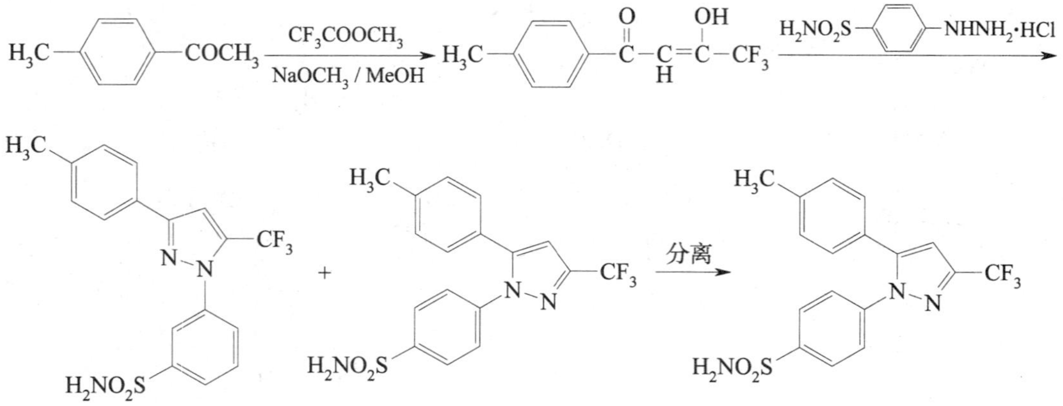

本品口服吸收快且完全，生物利用度约为 99%，吸收后广泛分布于全身各组织，在肝中经 P450(CYP2C9)氧化代谢，即为苯环上 4-甲基(苄基)的羟基化，并进一步氧化成羧酸。羧酸代谢物可与葡萄糖醛酸结合，从尿中消除。

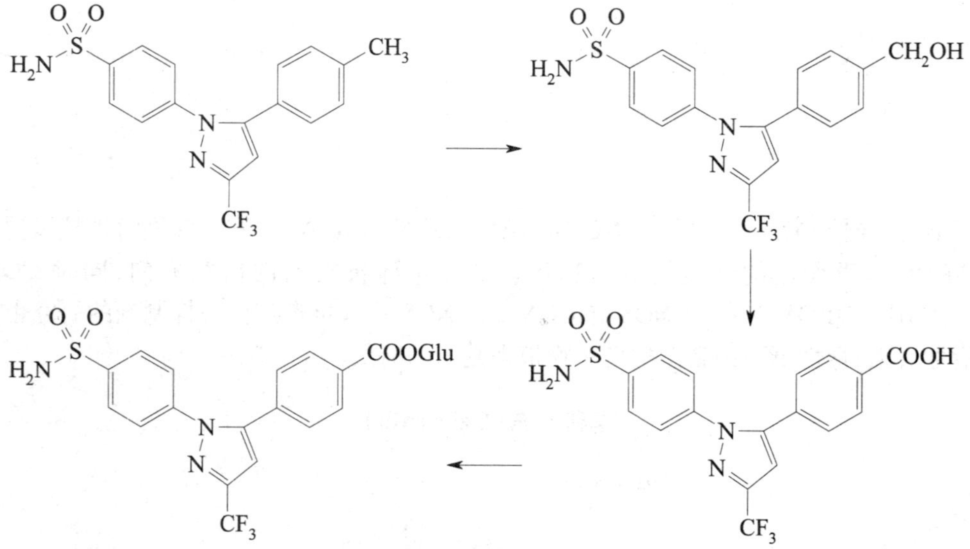

本品多剂服用后清除半衰期为 8 ~ 12 h。本品还是 CPYZ6 酶的抑制剂，当合并用的药物的代谢与 CYP2C9，CPY2D6 等有关时，需要注意药物的相互影响。例如扎鲁司特、氟康唑和氟伐他汀等与本品同服时，可使本品代谢减慢而升高血药浓度。

本品是1999年上市的COX-2抑制剂，据报道其对COX-2的抑制作用是对COX-1的400倍，主要用于治疗类风湿性关节炎和骨关节炎引起的疼痛。

第四节　抗痛风药(Gout Suppressant)

痛风病是体内嘌呤代谢紊乱而引起的一种疾病，痛风的急性发作是关节组织内尿酸过多，形成尿酸钠结晶(人体内嘌呤代谢的最终产物)析出，刺激组织引起痛风性关节炎、痛风性肾病等炎症反应。在炎症过程中，滑液膜组织及白细胞中产生大量乳酸盐，使局部的pH降低，促进尿酸进一步沉着。尿酸是人体代谢的正常产物，从腺嘌呤、鸟嘌呤代谢到尿酸、尿素和乙醛酸，其代谢途径如下：

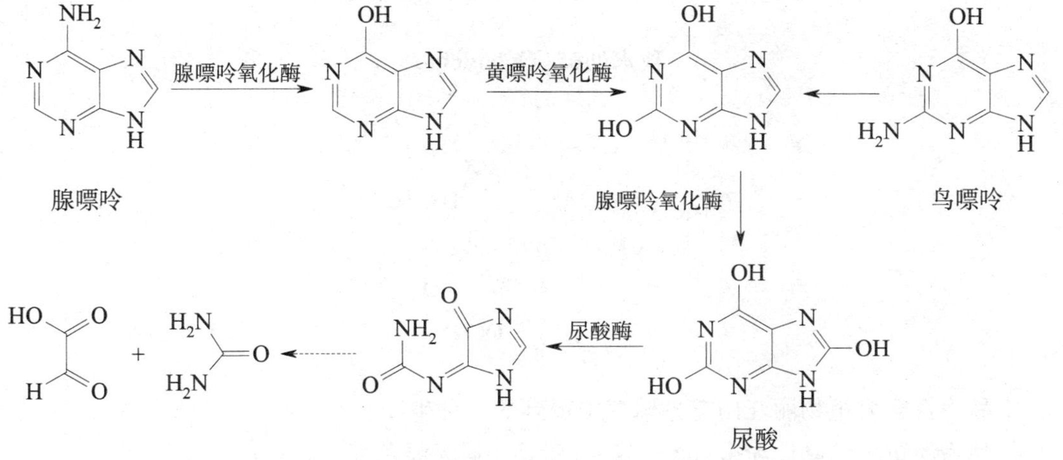

目前治疗痛风的药物主要为抗急性痛风性关节炎和抗血中尿酸过高的药物，大多数强效的非甾体抗炎药能缓解痛风的疼痛症状，减轻炎症，如吲哚美辛可在2～4 h内缓解疼痛，是广泛应用的首选药物。

临床上使用的抗痛风药根据作用机制可分为以下三类：① 用药物控制尿酸盐对关节造成的炎症，如秋水仙碱(Colchicine)，通常也采用非甾类抗炎药来缓解急性痛风的疼痛。② 增加尿酸排泄速率的药物，如丙磺舒(Probenecid)。③ 通过抑制黄嘌呤氧化酶来抑制尿酸生成的药物，如别嘌醇(Allopurinol)。后两类药物可减少血液中的尿酸水平，被用于慢性痛风的治疗。

抗痛风药通过促进尿酸排泄，降低血浆中的尿酸浓度达到针对痛风的治疗作用。其中秋水仙碱是从百合科植物丽江山慈姑(Iphigenia indica Kunth et Benth)球茎中得到的一种生物碱，主要作用是通过与粒细胞的微管蛋白结合，妨碍粒细胞的活动，增加粒细胞吞噬尿酸盐结晶，对急性痛风性关节炎有选择性的消炎作用，是对抗痛风急性发作的有效预防药，同时它也是一种抗癌药，毒性较大。别嘌醇又名痛风宁，是一黄嘌呤氧化酶抑制剂，可选择性地抑制尿酸的生物合成，该药口服吸收后经肝脏代谢，约有70%代谢为有活性的别黄嘌呤，别嘌醇和别黄嘌呤均可抑制黄嘌呤氧化酶，进而使尿酸合成减少，降低血中尿酸浓度，减少尿酸盐在骨、关节及肾脏的沉积，临床用于治疗痛风及痛风性肾病。丙磺舒通过抑制近曲肾小管对尿酸盐的主动重吸收，增加尿酸的排泄，从而降低血中尿酸盐的浓度，缓解或防止尿酸盐结晶的生成，减少关节的损伤，也可促进已形成的尿酸盐的溶解，临床用于慢性痛风的治疗。此外，解热镇痛药如阿司匹林有促进尿酸排泄的作用，可以缓解症状，也用于痛风的治疗。

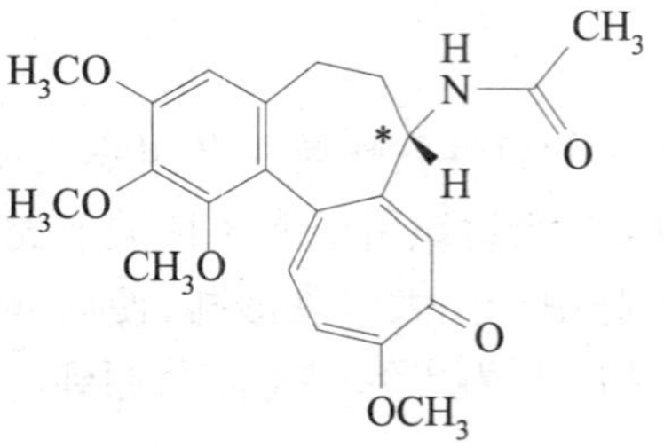

秋水仙碱

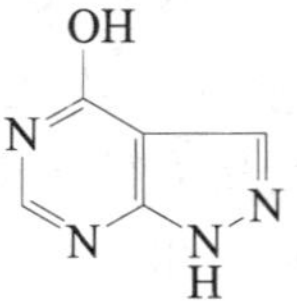

别嘌醇

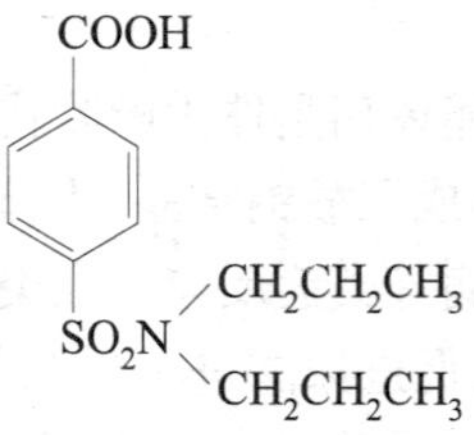

丙磺舒

秋水仙碱（Colchicine）

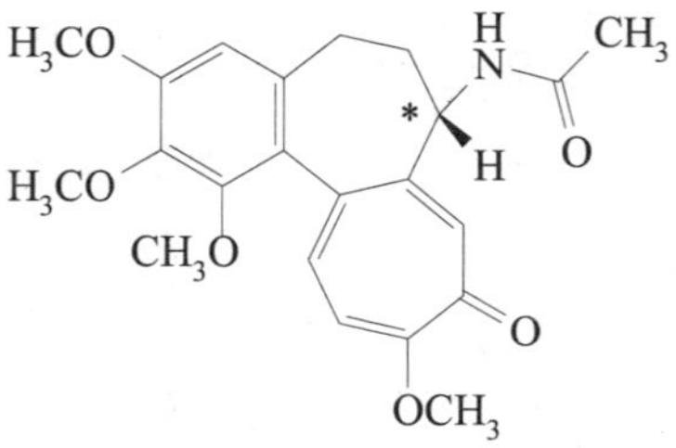

本品为百合科植物丽江山慈姑球茎中得到的一种生物碱。

本品为淡黄色结晶性粉末，mp. 142 ~ 150℃。遇光颜色变深，需避光密闭保存。

秋水仙碱对急性痛风性关节炎有选择性的消炎作用，对一般性的疼痛、炎症及慢性痛风均无效。秋水仙碱不影响尿酸盐的生成、溶解和排泄，故无降低血中尿酸水平的作用。其主要作用是通过与粒细胞的微管蛋白结合，妨碍粒细胞的活动，消炎和抑制粒细胞的浸润。

秋水仙碱能抑制细胞菌丝分裂，有一定的抗肿瘤作用。本品毒性较大，长期用药可产生骨髓抑制，胃肠道反应是严重中毒的前兆，症状出现应立即停药。

秋水仙碱在肝中代谢，主要的代谢产物是由酰胺水解形成的伯胺衍生物。

丙磺舒（Probenecid）

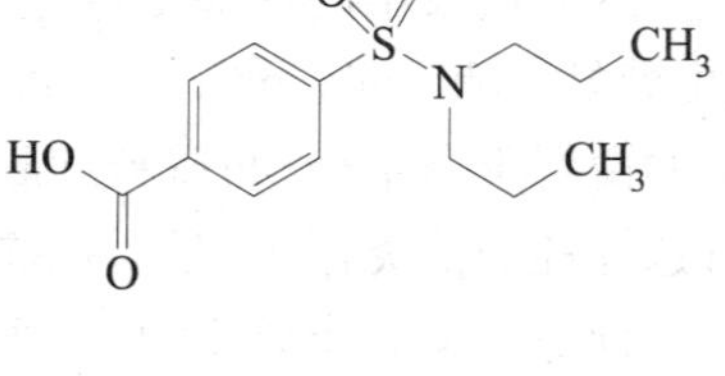

化学名为对-[（二丙氨基）磺酰基]苯甲酸。

本品为白色结晶性粉末，无臭，味微苦，mp. 198 ~ 201°C。易溶于丙酮，略溶于乙醇和氯仿，几乎不溶于水。pK_a 为 3.4。

本品抑制尿酸盐在近曲肾小管的主动再吸收，增加尿酸的排泄而降低血中尿酸盐的浓度，可缓解或防止尿酸盐结晶的生成，减少关节的损伤，亦可促进已形成的尿酸盐的溶解。无抗炎、镇痛作用，用于慢性痛风的治疗。

本品可竞争性地抑制弱有机酸类药物如青霉素在肾小管的分泌，增加这些抗生素的血药浓度和延长它们的作用时间，可作为辅助用药。

别嘌醇(Allopurinol)

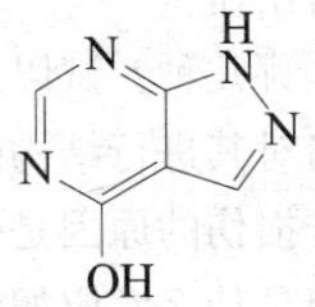

化学名为1,5-二氢-4H-吡唑并[3,4-d]嘧啶-4-醇。

本品为白色或类白色结晶性粉末，几乎无臭，mp. 350℃以上。在碱液中易溶，微溶于水或乙醇，不溶于氯仿。

别嘌醇在pH为3.1～3.4时最稳定，pH升高，使本品分解成3-氨基吡唑-4-羧酸胺。

本品的合成是由氰乙酸乙酯与原甲酸三乙酯缩合得到2-氰基-3-乙氧基丙烯酸乙酯中间体，再依次与水合肼、甲酰胺二次环合的产物。

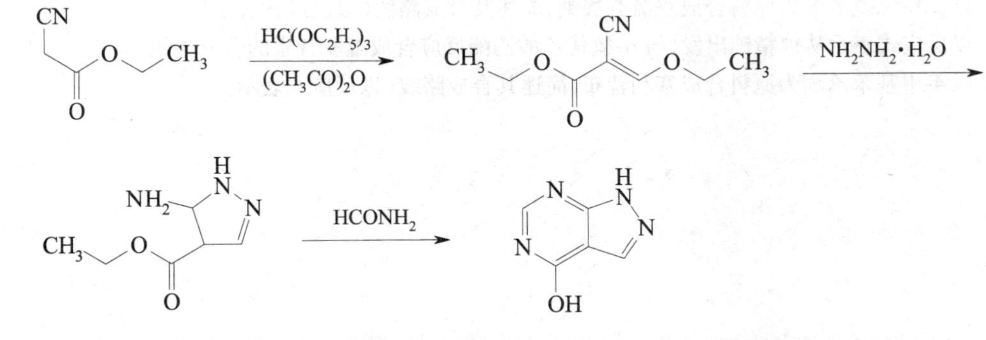

本品口服吸收后经肝脏代谢，约有70%的量代谢为有活性的别黄嘌呤。

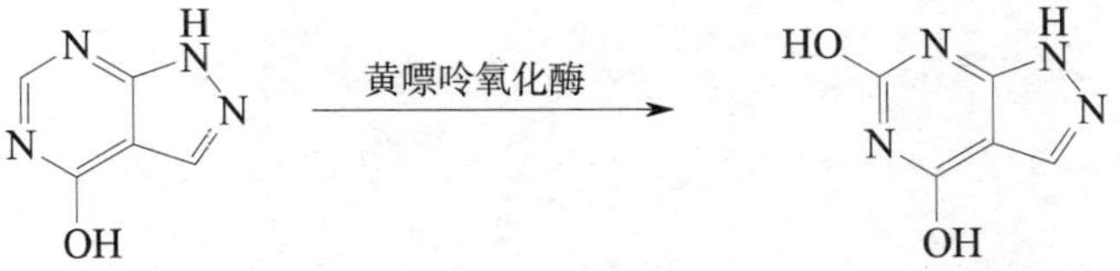

别黄嘌呤

别黄嘌呤对黄嘌呤氧化酶也有抑制作用，其半衰期比别嘌醇更长(18～30 h)，该活性代谢物所起的作用是别嘌醇作用的一个重要部分。本品可抑制肝酶活性，与其他药物如茶碱、6-巯嘌呤等合并用药时可使其清除率减少，需加以注意。

本品及其代谢产物可抑制黄嘌呤氧化酶，进而使尿酸的生物合成减少，降低血中尿酸浓度，减少尿酸盐在骨、关节及肾脏的沉着。临床主要用于痛风、痛风性肾病。

本 章 习 题

一、试写出下列药物的化学结构及主要临床用途

1. 阿司匹林 2. 对乙酰氨基酚 3. 吲哚美辛 4. 舒林酸 5. 双氯芬酸钠 6. 布洛芬 7. 萘普生 8. 吡罗昔康 9. 塞利昔布 10. 别嘌醇

二、问答题

1. 何谓非甾体抗炎药？按其化学类型可分为哪些？每类列举一例典型药物。
2. 为什么阿司匹林长期服用时会产生胃出血？
3. 阿司匹林的生产中可能带入的杂质是哪几种？试以反应式表示。
4. 阿司匹林的副作用主要有哪些？如何对其进行结构改造？
5. 长期大剂量服用对乙酰氨基酚引起肝损伤的原因是什么？以反应式表示。
6. 对乙酰氨基酚保存时颜色加深的原因是什么？应如何保管？
7. 简述非甾体抗炎药的作用机制。
8. 保泰松的代谢特点是什么？
9. 试述非甾体抗炎药的主要副作用,并解释其产生的主要原因。
10. 目前非甾体抗炎药的研究方向是什么？
11. 抗痛风药有哪些类型？各举一例药物。

三、合成题

1. 以异丁苯为原料合成布洛芬,简述其合成路线(以反应式表示)。
2. 以2,6-二氯苯酚为原料合成双氯芬酸钠,简述其合成路线(以反应式表示)。
3. 以反应式表示从糖精钠出发,与α-氯代乙酸乙酯反应合成吡罗昔康的合成路线。
4. 以4-甲基苯乙酮为原料合成塞利昔布,简述其合成路线(以反应式表示)。

第五章 作用于肾上腺素能受体的药物

(Drugs Effecting Adrenergic Receptor)

早在1901年人们就获得了肾上腺素(Epinephrine)纯品,并很快作为止血剂和血管收缩药物上市。在随后的30年里,人们在没有充分理解其药理作用的情况下,一系列类似药物包括苯肾上腺素、异丙肾上腺素陆续上市。到了20世纪40年代后期,Ahlquist揭示了肾上腺素受体的两个亚型,并由此开创了一系列针对不同亚型的拮抗剂和激动剂上市。

肾上腺素受体(Adrenergic Receptor),亦称肾上腺素受体(Adrenoceptor),是能与去甲肾上腺素(Norepinephrine, NE,旧称Noradrenaline, NA)或肾上腺素(Epinephrine, E,旧称Adrenaline, AD)结合的受体总称。肾上腺素能药物(Adrenergic Drugs)是作用于肾上腺素能受体的一大类药物,主要包括拟肾上腺素药(Adrenergic Agents)和抗肾上腺素药(Adrenergic Antagonists)。通过肾上腺能受体,交感神经递质去甲肾上腺素及内分泌激素肾上腺素(Adrenalin)调节体内多数器官的功能。

作用于肾上腺素能受体的药物与肾上腺素受体结合后,如果产生与去甲肾上腺素相似的作用,就称为拟肾上腺素药,表现为支气管舒张、血管收缩、心跳加速、血压升高等生理活动,在临床上广泛用来升高血压、抗休克、平喘和止血等。如果结合后不产生或较少产生拟似去甲肾上腺素的作用,反而阻断去甲肾上腺素与受体结合,产生与去甲肾上腺素相反的作用,就称为抗肾上腺素药,多用于心血管系统疾病。

根据肾上腺素受体对特异性配体(包括激动剂和拮抗剂)的亲和性、激动后信号机制及生物学效应的特点、基因的结构以及染色体上的位置三个标准,肾上腺素受体可分为α受体和β受体,α受体又分为α_1和α_2亚型,β受体分为β_1、β_2和β_3亚型。

α_1受体兴奋时,平滑肌收缩,心肌收缩力和自主活动增强;α_2受体兴奋时可抑制心血管活动,抑制去甲肾上腺素、乙酰胆碱和胰岛素的释放,减少去甲肾上腺素更新及使血小板聚集。β_1受体兴奋时,心肌收缩力增强,冠状动脉扩张,肠肌松弛。β_2受体兴奋时,血管和支气管扩张,使子宫松弛。临床上,凡能兴奋α受体及β受体的药物,临床上主要用于升高血压和抗休克,能兴奋β受体(尤其是β_2受体)的药物,临床主要用于平喘。见表5-1。

表5-1 肾上腺素受体的分类、分布、效应和典型配基

	肾上腺素α受体			肾上腺素β受体	
亚型受体	α_1	α_2	β_1	β_2	β_3
偶联G蛋白	Gp	Gi		Gs	

续表 5-1

	肾上腺素 α 受体		肾上腺素 β 受体		
主要分布	心脏效应细胞、血管平滑肌、扩瞳肌、毛发运动平滑肌	突触前膜和后膜、血小板、血管平滑肌、脂肪细胞	心脏、肾脏、脑干	子宫肌、气管、胃肠道、血管壁	脂肪组织
激动后效应	收缩平滑肌，增加心收缩力，升压	抑制去甲肾上腺素释放，降压	增强心脏功能，升压	舒张支气管、子宫和血管平滑肌，平喘	分解脂肪
激动剂	去氧肾上腺素	可乐定	多巴酚丁胺	特布他林	BRL 37344
阻断剂	哌唑嗪	育亨宾	美托洛尔	ICI 118551	LGP 20712A

第一节　拟肾上腺素药物（Adrenergic Agents）

拟肾上腺素药物是一类兴奋交感神经而发挥作用的药物，亦称为拟交感神经药物。人们根据其含有氨基的结构将其称作拟交感胺（Sympathomimetic Amines）。

拟肾上腺素药物的基本化学结构为 β-苯乙胺，在苯环的 3，4 位上有羟基，称为儿茶酚胺（Catacholamines）。临床上拟肾上腺素药物有肾上腺素、去甲肾上腺素、多巴胺，并将其中具有苯乙胺结构的药物称作儿茶酚胺，如异丙肾上腺素、多巴酚丁胺及其他合成的药物。合成的非儿茶酚胺又分为间接（麻黄素、恢压敏、苯丙胺、间羟胺）和直接（苯肾上腺素、甲氧胺）拟肾上腺素类。其主要的药理作用是与内源性儿茶酚胺产生相同的作用。

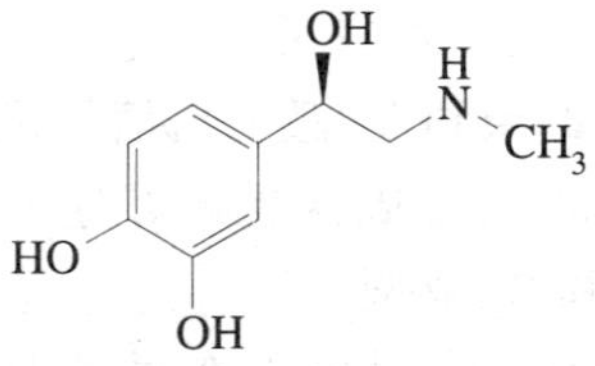

肾上腺素

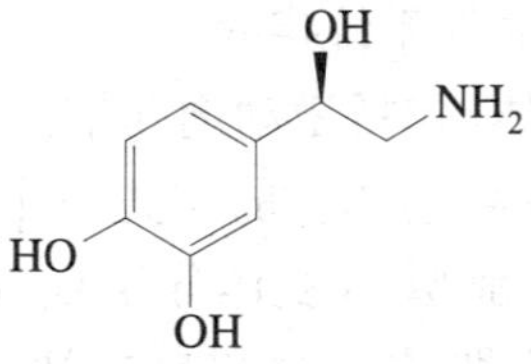

去甲肾上腺素

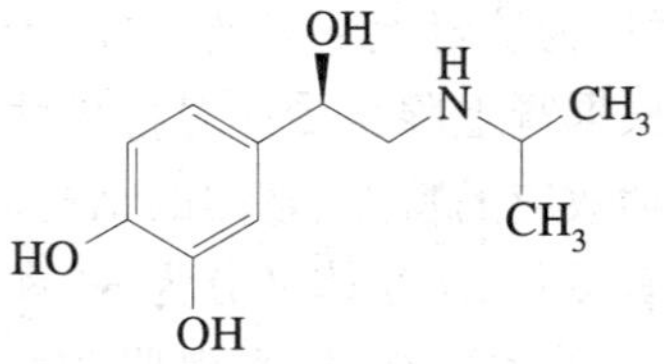

异丙肾上腺素

儿茶酚胺的极性较大，外周作用较中枢作用强，在体内经 COMT（儿茶酚氧甲基转移酶）代谢失活，作用时间短暂。当将儿茶酚胺结构的苯环上去掉一个羟基，得到间羟胺结构的化合物，其外周作用减弱，作用时间延长。若去掉苯环上两个羟基，如植物来源的麻黄碱，中枢作用增强，外周作用相应减弱，且不被体内 COMT 所代谢，作用时间延长。麻黄碱及类似物在结构上又称为苯异丙胺类。

同时儿茶酚胺易氧化变色，露置空气中与光线下易氧化，颜色变深，水溶液在空气中先氧化生成红色色素，再进一步聚合成棕色多聚体，溶液渐由粉红色变棕红色，在碱液中变化更快。这是具有儿茶酚胺结构药物的通性。

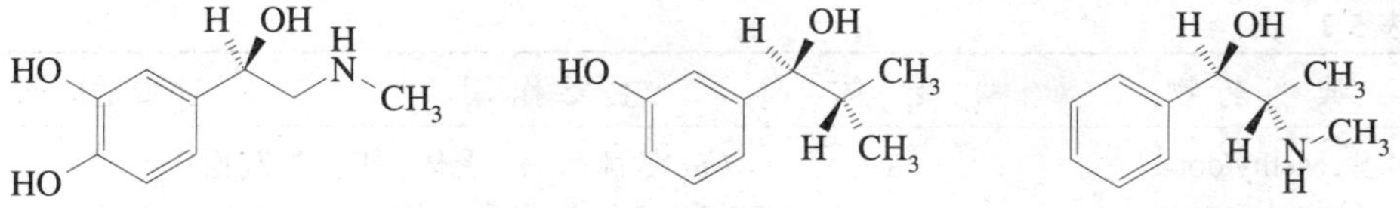

直接作用于受体的拟肾上腺素药的化学结构必须与受体结构特征相适应才能发挥特定的生理作用。拟肾上腺素药物具有苯乙胺结构，大多为苯乙醇胺的母体结构。其苯环可与受体形成疏水键，质子化氨基可形成离子键，苯环上间位酚羟基和侧链的β-羟基可与受体形成氢键的相互作用。

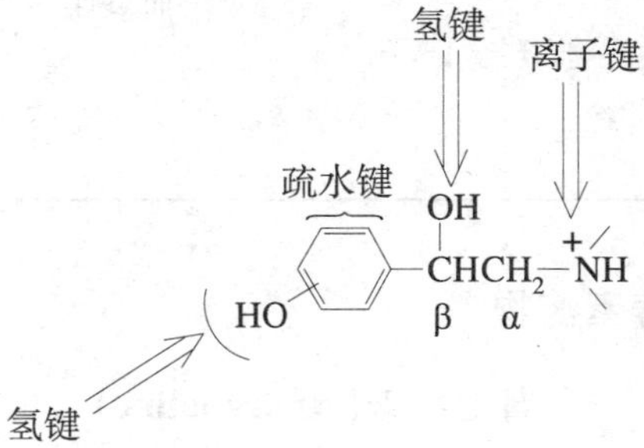

苯环上羟基可增强拟肾上腺素的作用，苯环上无羟基时，作用减弱。如3,4-二羟基化合物活性大于含一个羟基的化合物，肾上腺素的作用比麻黄碱强100倍。但含有儿茶酚胺结构的药物由于易被代谢破坏，作用时间较短，不宜口服；反之，无儿茶酚胺结构者，作用比较持久，口服有效。

β-苯乙胺上的α-碳上连接有羟基时，使该碳原子成为手性碳原子。α-碳的羟基通过氢键与受体结合。故α-羟基的立体构型对活性有显著影响。其R构型的左旋体生物活性较强。如肾上腺素左旋体的活性比右旋体强12倍。若α-碳上无羟基，极性较弱，拟交感作用也较弱，易进入血脑屏障，而产生较强的中枢兴奋作用。这类药物在社会上易被滥用，部分沦为毒品，如甲基苯丙胺（冰毒），国家按一类精神药品进行管理。

β-苯乙胺的氨基上的取代基体积大小与对受体作用的选择性有关。从甲基到叔丁基，随着取代基体积的增大，对α受体的激动作用逐渐减弱，而对β受体的作用逐渐加强。如多巴酚丁胺、沙丁胺醇等对β受体有较好的选择性。

表5-2　拟肾上腺素药物的受体选择性，药理作用和临床用途

典型药物	受体	主要作用	主要适应证
去甲肾上腺素，Norepinephrine 肾上腺素，Epinephrine 多巴胺，Dopamine 麻黄碱，Ephedrine	α、β	拟肾上腺素作用	抗休克，治疗哮喘
萘甲唑林，Naphazoline	α	局部血管收缩	减除鼻黏膜充血
去氧肾上腺素，Phenylephirine 甲氧明，Methoxamine 间羟胺，Metaraminol	α_1	血管收缩，外周阻力增加	防治低血压，抗休克

续表 5-2

典型药物	受体	主要作用	主要适应证
甲基多巴,Methyldopa 可乐定,Clonidine 利美尼定,Rilmenidine	α_2	兴奋突触后 α_2 受体,使心率、心输出量和外周阻力降低	抗高血压
异丙肾上腺素,Isoprenaline	β	支气管舒张	治疗心力衰竭 治疗哮喘
多巴酚丁胺,Dobutamine 普瑞特罗,Prenalterol	β_1	正性肌力和心搏量增加	治疗周围血管疾病
沙丁胺醇,Salbutamol 特布他林,Terbutaline 克伦特罗,Clenbuterol 马布特罗,Mabuterol	β_2	支气管平滑肌舒张	治疗哮喘和支气管痉挛

一、儿茶酚类拟肾上腺素药物

肾上腺素(Andrenaline)

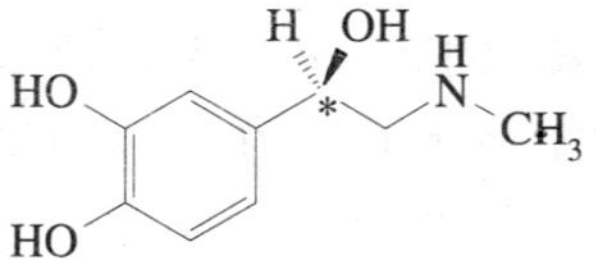

化学名为 R-(-)-4-[2-(甲氨基)-1-羟基乙基]-1,2-苯二酚,又名副肾碱、副肾素。

本品为白色或类白色结晶性粉末,无臭,味苦,mp. 206～212℃,熔融即分解。在水中极微溶解,饱和水溶液呈弱碱性。在乙醇、氯仿、乙醚、脂肪油或挥发油中不溶,在矿酸或氢氧化钠中易溶,在氨溶液或碳酸钠溶液中不溶。

内源性的肾上腺素的 β-碳构型为 R 构型,比旋光度呈左旋。药用的左旋体系从合成的外消旋体中拆分而得,$[\alpha]_D^{20}$ 为 -50.0°～-53.5°。左旋的肾上腺素水溶液加热或室温放置后,可发生外消旋化,而使活性降低。在 pH 为 4 以下,消旋的速度较快,故在使用时要注意溶液的 pH。

本品具有儿茶酚胺结构,口服无效,肌肉注射吸收快于皮下注射。在空气中易氧化变色。进入血液后,通过存在于多种组织(如肝、肾、肠和血管内皮细胞)中的儿茶酚氧甲基转移酶(COMT)催化先形成间肾上腺素,而后经单胺氧化酶(MAO)催化最终形成 3-甲氧-4-羟扁桃酸(VMA)等代谢物失活,部分代谢产物最后还可与葡萄糖醛酸或硫酸结合而消除。

本品对 α 和 β 受体都有激动作用,使心肌收缩力加强,心率加快,心肌耗氧量增大。临床上用于解除支气管哮喘,抢救过敏性休克,抢救心脏骤停,与局部麻醉药配伍和局部止血,还用于荨麻疹、枯草热、血清反应等过敏性疾病,青光眼及局部止血,低血糖等症。

临床上使用的形式为盐酸盐或酒石酸盐注射液。合成方法可将邻苯二酚在氧氯化磷存在下用氯乙酸进行氯乙酰化,反应生成 α-氯-3,4-二羟基苯乙酮中间体,再经甲胺胺化,氢化,最后用酒石酸拆分制得肾上腺素。

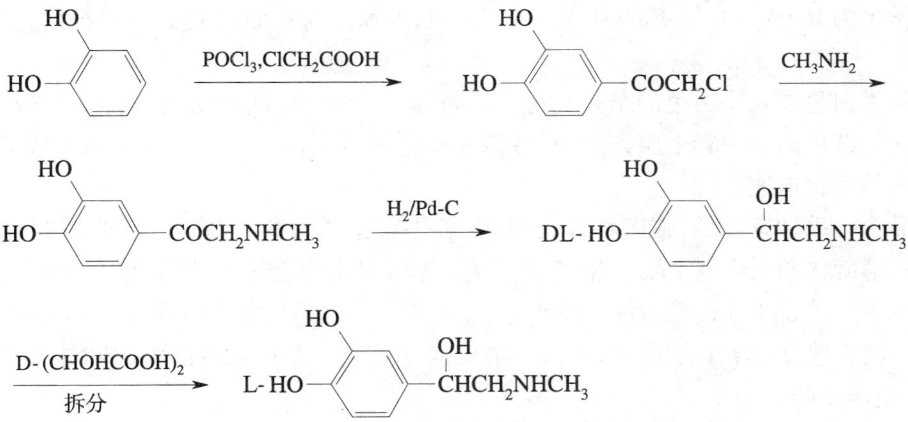

盐酸多巴胺(Dopamine Hydrochloride)

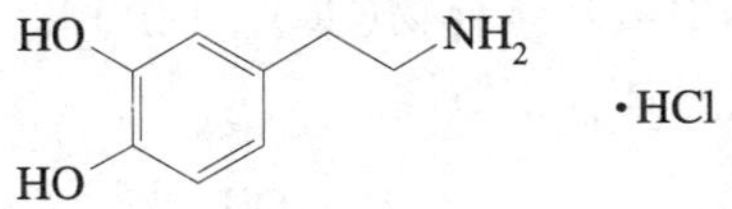

化学名为4-(2-氨基乙基)-1,2-苯二酚盐酸盐。

本品为白色或类白色有光泽的结晶;无臭,味微苦;露置空气中及遇光颜色渐变深。本品在水中易溶,在无水乙醇中微溶,极微溶于氯仿或乙醚。pK_a(HA)为10.6,pK_a(HB^+)为8.9。mp.243~249℃。

多巴胺具有儿茶酚胺结构,在空气中也易氧化变色,遇碱易分解,故不宜与碱性药物配伍。本药经肾排泄,代谢产物很快随尿排出。

多巴胺在体内可被单胺氧化酶(MAO)和儿茶酚氧甲基转移酶(COMT)两种酶进行生物转化,故口服无效,采用注射给药。但由于本品的极性较大,不易通过血脑屏障,通常不产生中枢的作用。

本品加入苦味酸试液生成苦味酸盐结晶,分解点约为200℃。本品水溶液加三氯化铁试液显黑绿色。

本品是多巴胺受体激动剂,也是在体内生物合成去甲肾上腺素和肾上腺素的前体,是重要的内源性活性物质,具有直接兴奋α和β受体作用。小剂量可使β_1受体兴奋,产生心肌收缩力增强作用,同时作用于肾、肠管、冠状动脉、脑动脉等处的多巴胺受体,使这些组织的血管扩张,循环改善,特别是使肾血管扩张、肾皮质血流增加、尿量增加;大剂量可使α受体兴奋,促进去甲肾上腺素释放,导致血管收缩、心脏后负荷增加。临床上用于补充血容量效果不佳的休克,尤其有少尿及周围血管阻力正常或较低的休克及急性心肌梗死,也用于洋地黄及利尿药无效的心功能不全。

重酒石酸去甲肾上腺素(Noradrenaline Bilartrate)

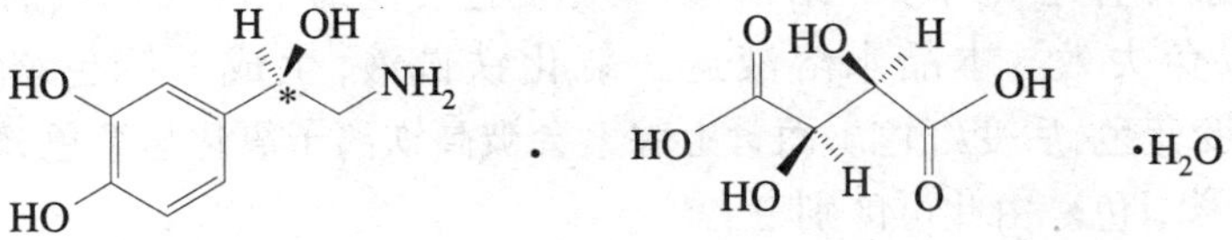

化学名为 R-(−)-4-(2-氨基-1-羟基乙基)-1,2-苯二酚重酒石酸盐一水合物,又名正肾上腺素。

本品为白色或几乎白色的结晶性粉末。因具有邻苯二酚的结构,遇光、空气或弱氧化剂易先氧化为红色的去甲肾上腺素红,然后转为棕色的多聚体。铜、铁、锌等离子或某些盐类可促使本品氧化加速。

本品含一手性碳原子,临床用 R 构型(左旋体),比 S 构型(右旋体)活性强 27 倍。因生产中是从消旋体拆分而来,故需检查比旋度,药典规定左旋去甲肾上腺素比旋度[α]为 −10° ~ −12°。本品在 120℃加热 3 min 或与盐酸在 80 ~ 90℃共热 2 h 可发生消旋化,从而降低效价。消旋速度与 pH 有关,pH 4 以下消旋速度更快。在注射液的配制和储存中应避免加热,防止药品的消旋化。

去甲肾上腺素在体内的代谢,主要经单胺氧化酶(Monoamine Oxidase,MAO)催化氧化,脱氨生成中间体醛化合物(Ⅰ),和经儿茶酚氧甲基转移酶(Catechol-O-methyltransferase,COMT)催化得到中间体甲氧基化合物(Ⅱ)。(Ⅰ)和(Ⅱ)最后均转变为甲氧基化合物(Ⅲ)。拟肾上腺素药物的代谢具有相似性。

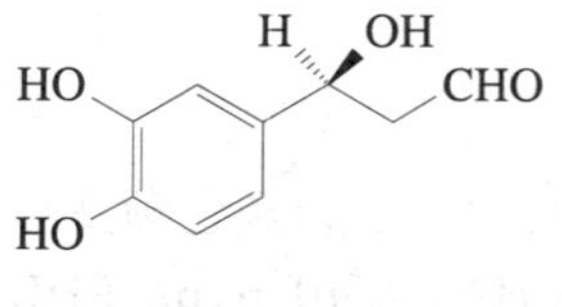

I

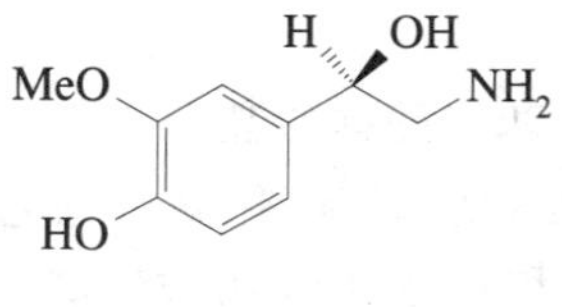

II

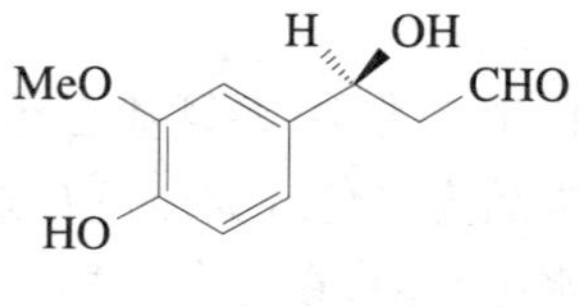

III

本品主要兴奋 α 受体,可使小动脉、小静脉收缩,外周阻力增加,血压上升。但对各部血管收缩强度不一,其中以皮肤黏膜血管收缩最为明显,其次为肾脏血管,对脑、肝、肠系膜血管,有时甚至骨骼肌血管也有收缩作用,但唯一例外是扩张冠状动脉。对心脏亦能使心肌兴奋性增高,收缩力增强,心率加快和传导加速,但其强度较肾上腺素为弱。临床主要用于休克、上消化道出血。

盐酸异丙肾上腺素(Isoprenaline Hydrochloride)

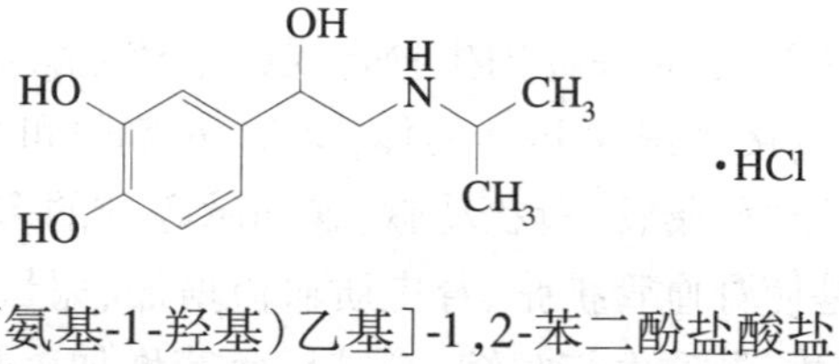

化学名为 4-[(2-异丙氨基-1-羟基)乙基]-1,2-苯二酚盐酸盐,又称喘息定、治喘灵。

本品为白色或类白色的结晶性粉末;无臭,味微苦。本品易溶于水。异丙肾上腺素 $pK_a(HA)$ 为 10.1,12.1;$pK_a(HB^+)$ 为 8.6。

异丙肾上腺素有一手性碳原子,左旋体(R 构型)的作用比右旋体(S 构型)强约 800 倍,目前临床上使用的是外消旋体。

异丙肾上腺素含有儿茶酚胺的结构,易氧化变色。注射剂应加抗氧剂,避免与金属接触,避光保存,以免失效。本品水溶液遇三氯化铁试液,生成深绿色络合物,滴加 5% $NaHCO_3$ 溶液即变蓝色,后变红色。而肾上腺素会被高铁离子氧化呈紫色,转呈紫红色。去甲肾上腺素则呈翠绿色。由此可区别三者。

本品口服无效，但舌下含用吸收良好。经注射或制成喷雾剂给药，容易吸收。吸收后主要在肝脏或其他组织中被代谢。其作用持续时间比肾上腺素长。

本品主要是兴奋β受体，对α受体无作用。对β_1和β_2受体的兴奋作用均很强，无选择性。可使心肌收缩力增加、心率加快、传导加速，其加快心率和加速传导作用比肾上腺素强。能兴奋支气管平滑肌β_2受体而扩张支气管，其解除支气管痉挛效果比肾上腺素强，但不能收缩支气管黏膜上的血管，故消除支气管水肿效果不及肾上腺素。临床上，本品仅作为支气管扩张剂用于呼吸道疾患，也作为心脏兴奋剂用于传导阻滞及心肌梗死后的心源性休克和败血性休克、房室传导阻滞、心脏骤停、阿-斯综合征。

盐酸多巴酚丁胺（Dobutamine Hydrochloride）

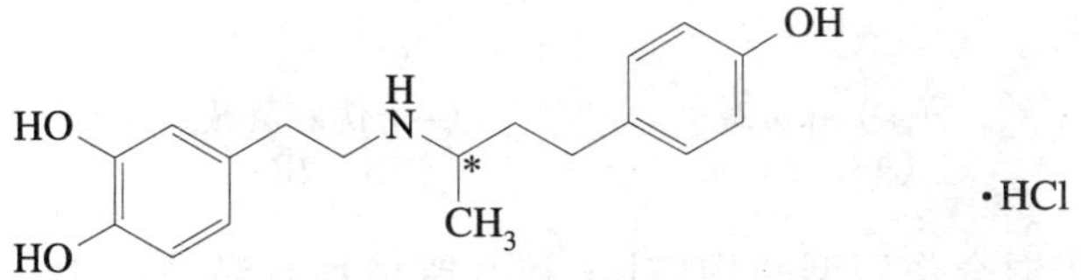

化学名为4-［2-［［1-甲基-3-（4-羟苯基）丙基］氨基］乙基］-1，2-苯二酚盐酸盐，又名盐酸多丁胺。

本品为白色或类白色结晶性粉末，mp. 189～191℃，无臭，略带苦涩味。在水中、无水乙醇中略溶，难溶于氯仿。游离碱的$pK_a(HB^+)$为9.45，其5%的水-乙醇（1:1）溶液的pH为4.9。

多巴酚丁胺盐酸盐在酸液中回流和放在空气中加热均能保持稳定。遇游离碱、氧化剂即可氧化分解。其水溶液在pH为11～13时迅速氧化，这与大多数儿茶酚化合物一样，产生复杂的氧化物或缩合物，最终形成深色的聚合物。光照对这一氧化过程有催化作用。

多巴酚丁胺结构中含有一个带氨基的手性碳原子，有两种光学异构体。两种异构体都选择激动β_1受体，右旋体比左旋体作用更强。但左旋体有激动α_1受体的作用，右旋体则有阻滞α_1受体的作用，临床上使用的为外消旋，这样使兴奋α_1受体产生的血管收缩副作用与兴奋β受体产生的血管舒张作用发生药效学互补，故不影响心率和升高血压。临床用于治疗器质性心脏病所发生的心力衰竭、心肌梗死所致的心源性休克及术后低血压。缺点是作用时间短，口服无效，易产生耐受性和增加心肌耗氧量。

二、非儿茶酚类拟肾上腺素药物

盐酸麻黄碱（Ephedrine Hydrochloride）

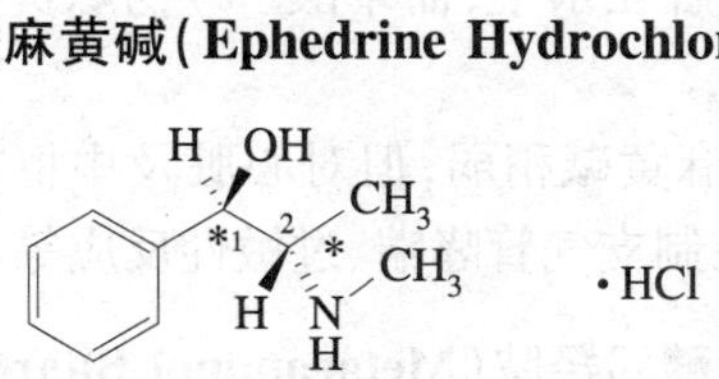

化学名为（1R，2S）-2-甲氨基-苯丙烷-1-醇盐酸盐，又名麻黄素。

本品为白色针状结晶或结晶性粉末，无臭，味苦。mp. 217～220℃。在水中易溶，乙醇中溶解，氯仿或乙醚中不溶。游离碱的$pK_a(HB^+)$为9.6。$[\alpha]^{20}$为$-33.0°\sim-35.5°$（5%，H_2O）。麻黄碱结构中不含儿茶酚的结构，水溶液稳定，遇空气、日光、热不易被破坏。

麻黄碱有两个手性碳原子、四个光学异构体。一对为赤藓糖型对映异构体［（1R，2S）和

(1S,2R)]，称为麻黄碱，分子中与羟基相连的碳原子与去甲肾上腺素 R 构型一致。能兴奋 α、β 两种受体，直接发挥拟肾上腺素作用。但它也能促进肾上腺素能神经末梢释放递质，间接地发挥拟肾上腺素作用。另一对为苏阿糖型对映异构体[(1R,2R)和(1S,2S)]，称为伪麻黄碱，拟肾上腺素作用比麻黄碱稍弱，没有直接作用，但中枢副作用较小，广泛用作鼻充血减轻剂，多用于复方感冒药。

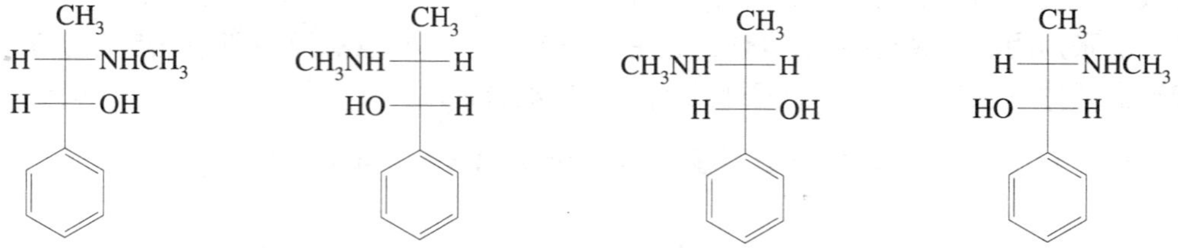

(-)麻黄碱 (1R，2S)　(+)麻黄碱 (1S，2R)　(-)伪麻黄碱 (1R，2R)　(+)伪麻黄碱 (1S，2S)

盐酸麻黄碱属于混合作用型药物，对 α 和 β 受体均有激动作用，呈现出松弛平滑肌、收缩血管及中枢兴奋作用，用于支气管哮喘、过敏反应、鼻黏膜肿胀以及低血压等病的治疗。盐酸麻黄碱用量过大或长期连续服用，会产生震颤、焦虑、失眠、心悸等中枢的不良反应。

麻黄碱为二类精神药品，同时又是多种麻醉药品(如 N-甲基苯丙胺，俗称冰毒、摇头丸)的合成中间体，因此对生产和处方剂量均有特殊管理要求。

盐酸伪麻黄碱(Pseudoephedrine Hydrochloride)

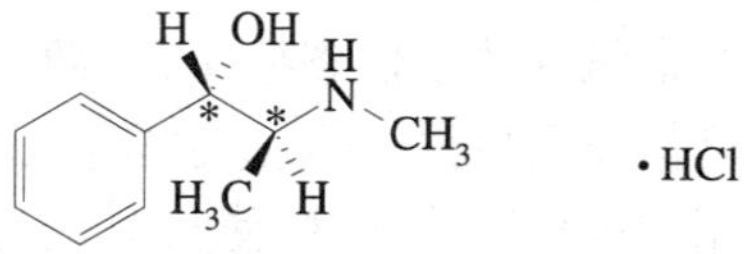

化学名为(1S,2S)-α-[1-(甲氨基)乙基]-苯甲醇盐酸盐。

本品为白色结晶性粉末，无臭，味苦。mp. 183 ~ 186℃。在水中极易溶，乙醇中易溶，在氯仿中微溶。游离碱的 $pK_a(HB^+)$ 为 9.5。

本品为盐酸麻黄碱的光学异构体。伪麻黄碱的碱性比麻黄碱略强，可与酸形成易溶于水的盐，如草酸(-)麻黄碱难溶解在水中，而草酸(+)伪麻黄碱在水中溶解度较大，在生产中利用这种区别可把两者分离。

本品对支气管扩张作用比麻黄碱稍弱，但对心脏及中枢神经系统的副作用明显减少。常用于减轻鼻和支气管充血，控制支气管哮喘、过敏性反应等。

重酒石酸间羟胺(Metaraminol Bitartrate)

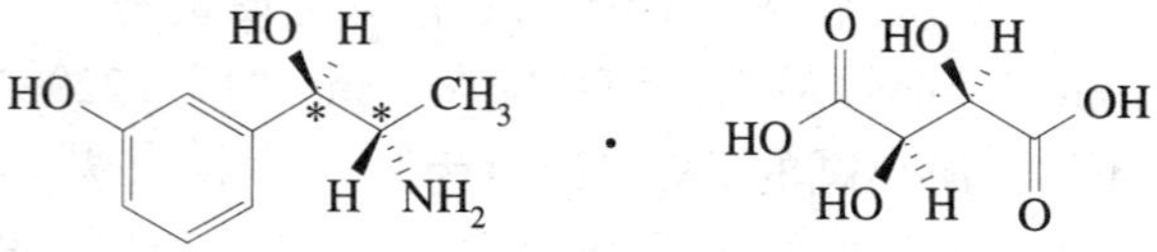

化学名为(-)-α-(1-氨乙基)-3-羟基苯甲醇重酒石酸盐。

本品为白色结晶性粉末，无臭。易溶于水，不溶于氯仿、乙醚。mp. 176 ~ 177℃。

本品主要激动 α 受体，升压效果比去甲肾上腺素稍弱，但较持久。有中等强度加强心脏收缩的作用。适用于各种休克及手术时低血压，在一般用量下，不致出现心律失常，因此也可用于心脏梗死性休克的治疗。

硫酸沙丁胺醇（Salbutamol Sulfate）

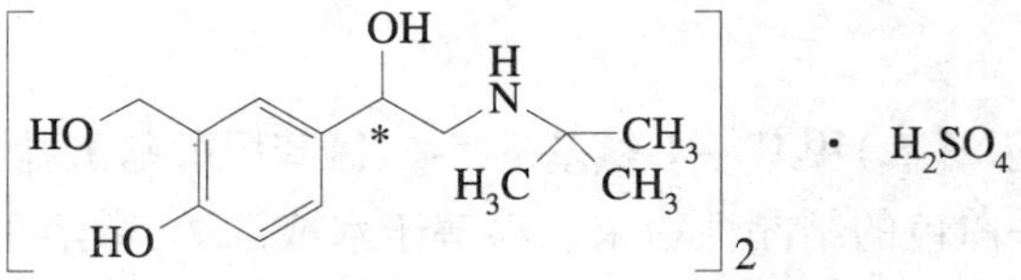

化学名为 1-(4-羟基-3-羟甲基苯基)-2-(叔丁氨基)乙醇硫酸盐，又名舒喘灵。

本品为白色或近白色结晶性粉末，在水中易溶，在乙醇中极微溶解，在氯仿或乙醚中几乎不溶。需避光保存。mp. 151 ~ 155℃（分解）。

本品能选择性地激动支气管平滑肌的 β_2 受体，有较强的支气管舒张作用，较异丙肾上腺素强，且作用持久。对心脏的 β_1 受体激动作用较弱，增加心率的作用弱于异丙肾上腺素。由于为非儿茶酚胺结构，故口服有效，且作用时间较长。临床上主要用于治疗喘息型支气管炎、支气管哮喘、肺气肿患者的支气管痉挛等。

硫酸特布他林（Terbutaline Sulfate）

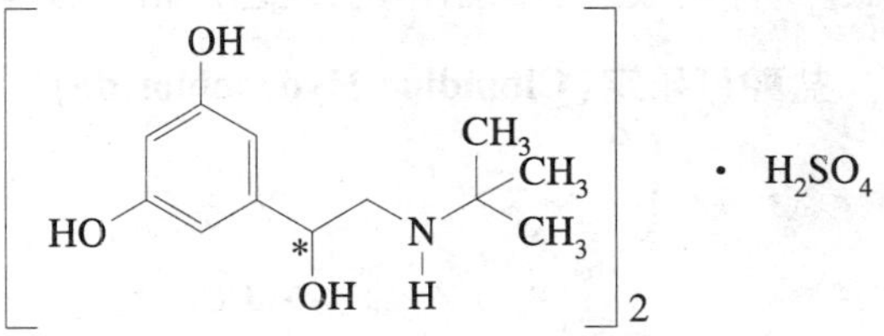

化学名为（±）α-[（叔丁氨基）甲基]-3,5-二羟基苯甲醇硫酸盐(2∶1)，又名叔丁喘宁。

本品为选择性 β_2 受体激动剂。用于支气管哮喘的治疗，本品 2.5 mg 的平喘作用与 25 mg 麻黄碱相当。主要用于支气管哮喘、哮喘型支气管炎和慢性阻塞性肺部疾患时的支气管痉挛。

盐酸沙美特罗（Salmeterol Hydrochloride）

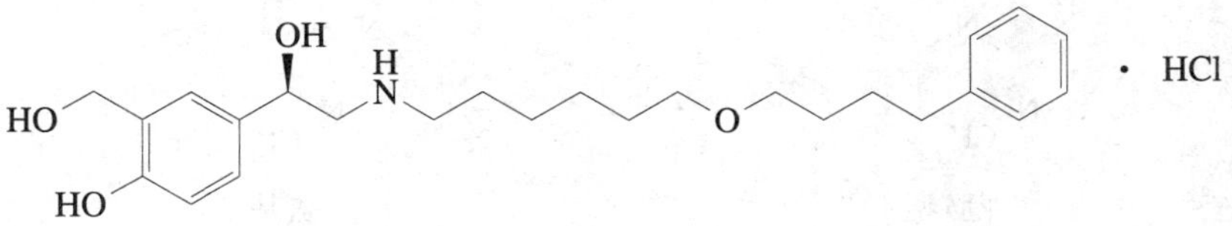

化学名为 5-[1-羟基-2-[6-(4-苯丁氧基)己氨基]乙基]-2-羟基-苯甲醇盐酸盐。

本品为沙丁胺醇结构改造的产物，将原来胺上的特丁基换成无极性的长度较长的 6-(4-苯丁氧基)己基侧链，使脂溶性增加。本品与沙丁胺醇相比，增强了激动支气管平滑肌的 β_2 受体作用，还延长了作用时间。

本品的作用和用途与沙丁胺醇相似。适用于哮喘的长期维持治疗，以及 12 岁以上的儿童伴有可逆性气道阻塞的支气管痉挛的预防治疗。

盐酸克仑特罗(Clenbuterol Hydrochloride)

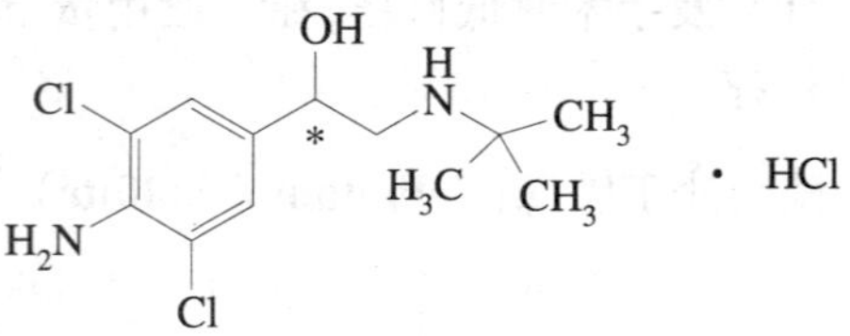

化学名为α-[(叔丁氨基)甲基]-4-氨基-3,5-二氯苯甲醇盐酸盐。

本品为白色或几乎白色的结晶性粉末。溶解于水或乙醇,微溶于氯仿或丙酮,不溶于乙醚。mp. 172～176℃(分解)。

克仑特罗不含有儿茶酚结构,不被COMT甲基化,故口服有效。大部分以原形从尿中排泄。

克仑特罗为强效的选择性β_2受体激动剂,其松弛支气管平滑肌作用强而持久,但对心血管系统影响较少。其支气管扩张作用约为沙丁胺醇的100倍,故用药量极小。本品口服后10～20 min起效,2～3 h达最高血药浓度,作用可维持5 h以上。

本品用于防治支气管哮喘以及哮喘型慢性支气管炎、肺气肿等呼吸系统疾病所致的支气管痉挛。心律失常、高血压病和甲状腺机能亢进患者慎用。

克仑特罗曾被人用作瘦肉型猪饲料的添加剂,俗名“瘦肉精”。因猪肉中残留克仑特罗,导致食肉者出现服用过量肾上腺素的毒副作用,现已严格禁止作饲料添加剂。

盐酸可乐定(Clonidine Hydrochloride)

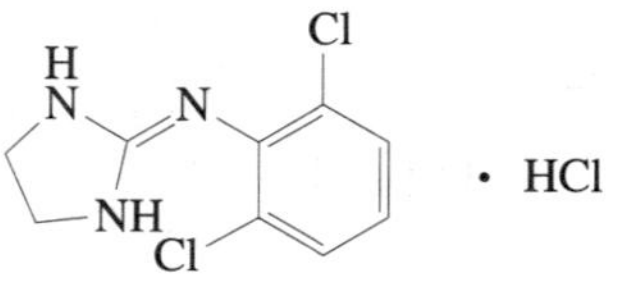

化学名为2-[(2,6-二氯苯基)亚氨基]咪唑烷盐酸盐,又名可乐宁、氯压定。

本品为白色结晶性粉末;无臭。在水中或乙醇中溶解,在氯仿中极微溶解,在乙醚中几乎不溶。mp. 305℃。pK_a为8.3。

可乐定以亚胺型和氨基型两种互变异构体存在,以亚胺型结构为主。

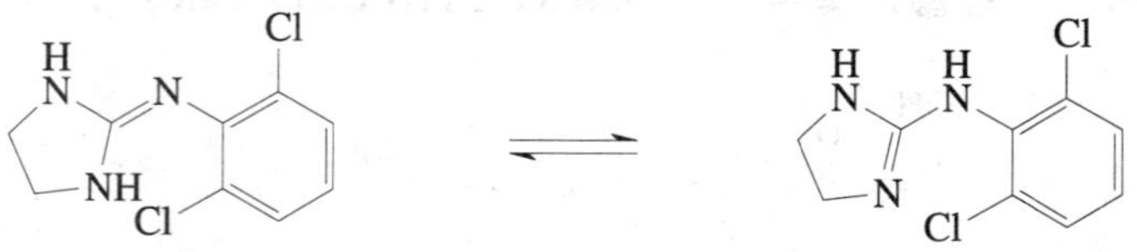

亚胺型　　　　氨基型

可乐定合成的关键是2-氨基咪唑啉环的成环反应,可通过制备N-(2,6-二氯苯基)-S-甲基异硫脲,然后与乙二胺缩合而得到该环。

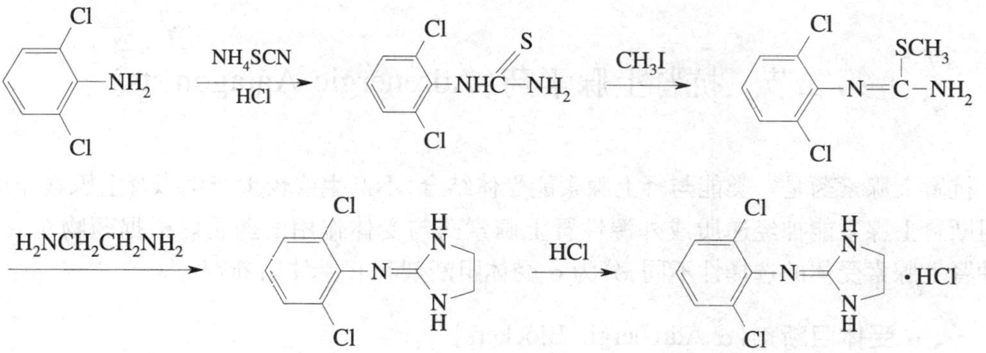

本品口服吸收迅速，约50%在肝脏代谢，代谢物为对羟基可乐定和其葡萄糖醛酸酯。对羟基可乐定不能通过血脑屏障，无降压活性。20%至40%以原形和代谢物的形式从尿中排出，约20%从粪便中排出。

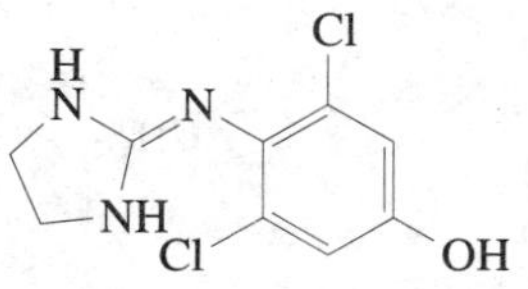

对羟基可乐定

本品为中枢α_2-肾上腺素受体激动剂，通过减少对交感神经的刺激产生降低血压和减慢心率的作用。临床用于降低高血压，降压作用的时间较长。也可用于吗啡类药品成瘾的戒断。主要的副作用为口干、便秘、嗜睡、乏力等。副作用多不影响治疗。本品不可突然停药，以免引起交感神经亢进的撤药症状。

甲基多巴(Methyldopa)

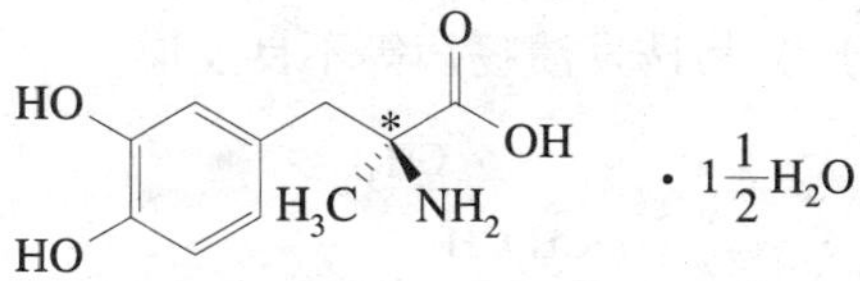

化学名为L-3-(3,4-二羟基苯基)-2-甲基丙氨酸倍半水合物。其结构为内源性多巴的α-甲基化衍生物。

本品含有邻苯二酚结构，对氧和光不稳定，易发生氧化反应。在碱性条件下氧化更易进行。制剂中常加入亚硫酸氢钠或维生素C等抗氧剂，同时应避光保存。

甲基多巴仅左旋体对人有抗高血压活性，消旋体(DL-α-甲基多巴)需要2倍剂量方可达到相同的降压作用。其抗高血压作用可能是通过其活性代谢产物甲基去甲肾上腺素刺激中枢的抑制性α受体和作为伪神经递质，减少血浆肾素活性，从而降低动脉血压。为中枢性降压药，降压作用中等偏强。适用于治疗肾功能不良的高血压。

第二节 抗肾上腺素药(Adrenergic Antagonists)

抗肾上腺素药是一类能与肾上腺素能受体结合,不产生或较少产生拟肾上腺素作用,却能阻断肾上腺素能神经递质或外源性肾上腺素药与受体作用的药物。根据药物对 α 和 β 两种肾上腺素受体的选择性不同,分为 α 受体阻断剂和 β 受体阻断剂。

一、α 受体阻断剂(α Adrenergic Blockers)

α 受体阻断剂按对受体亚型的选择性不同分为 α_1 受体阻断剂、α_2 受体阻断剂和非选择性 α 受体阻断剂(non selective α-blocker),后者通常称为一般 α 受体阻断剂(general α-blocker)。

1. 非选择性 α 受体阻断剂

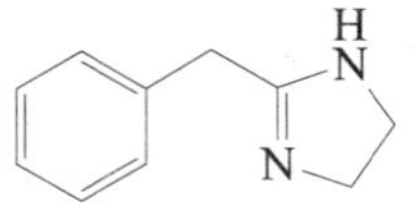

妥拉唑啉

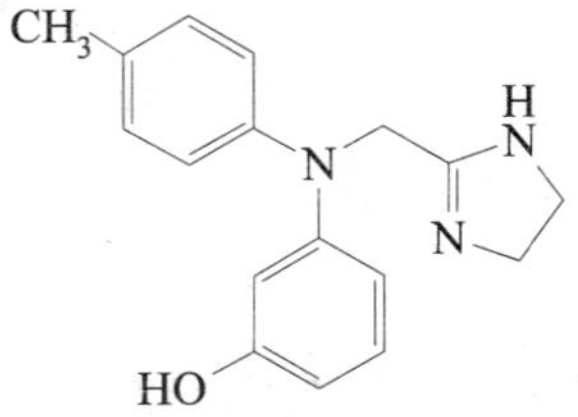

酚妥拉明

妥拉唑林(Tolazoline)和酚妥拉明(Phentolamine)类 α 受体阻断剂可与受体发生竞争性结合,作用较短暂,属短效 α 受体阻断剂。临床适用于治疗外周血管痉挛性疾病,如肢端动脉痉挛症、手足发绀等。由于分子中含有组胺的部分结构,它们均有较强的组胺样作用,常见有皮肤潮红,增加胃酸分泌,易诱发溃疡病等不良反应。

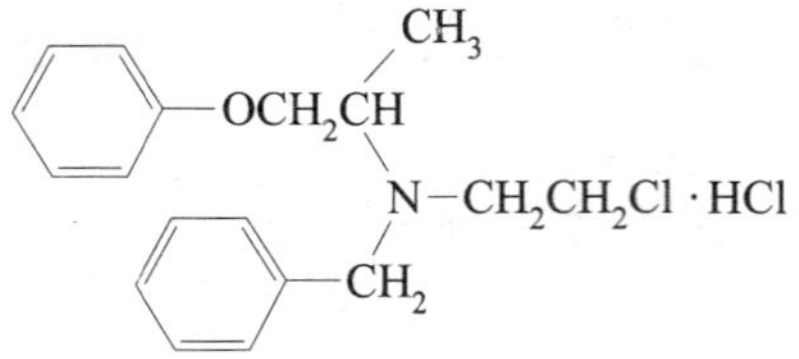

盐酸酚苄明

盐酸酚苄明(Phenoxybenzamine Hydrochloride)是最早发现的 β-卤代烷胺类 α 受体阻断剂,其化学结构与抗肿瘤药氮芥类似,但仅含一个卤代烷基。该药物在生理 pH 条件下存在着质子化药物和游离碱的平衡,游离碱形式中的氨基为一亲核试剂,可发生分子内反应取代 β-氯原子形成吖丙啶鎓离子,该鎓离子可作为亲电试剂与受体的氨基酸残基上亲核基团发生烷基化反应,生成稳定的共价键,此结合不能被肾上腺素递质逆转。所以本药物是一种不可逆的 α 受体阻断剂,作用持久,属长效 α 受体阻断剂。由于酚苄明中含有活性较大的 β-氯乙胺结构,它在体内易与其他酶发生反应,故毒性和副作用较多。此外它还可抑制释放的去甲肾上腺素再摄取。

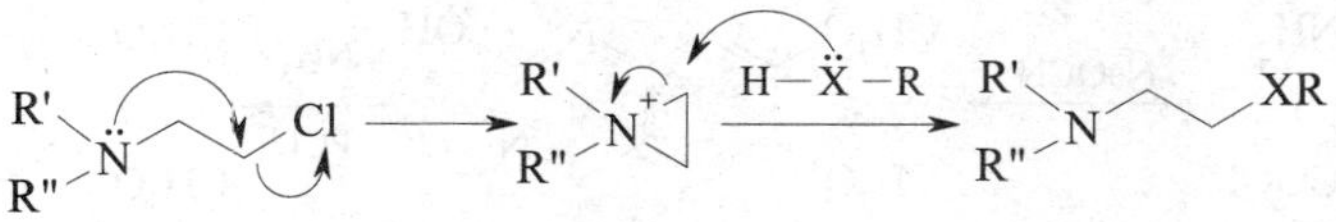

R′或 R″为芳烷基；R—X—H 为受体；—XH 为受体中的亲核基团，如—OH，—NH_2，—COOH，—OPO_3H_2

由于前列腺增生组织中富含 α 受体，酚苄明能选择性阻断前列腺中 α 受体，使前列腺体纤维组织松弛。酚苄明还能扩张周围血管。临床上用于治疗前列腺增生引起的排尿困难，改善外周血管痉挛性疾病，如手足发绀及冻疮后遗症等。

非选择性 α 受体阻断剂由于在阻滞 α_1 受体的同时阻滞突触前 α_2 受体，从而促使去甲肾上腺素释放，引起心率和心肌收缩力的增加，部分抵消了阻滞 α_1 受体产生的降压作用，因此降压作用弱，时间短，不良反应多。

2. 选择性 α_1 受体阻断剂

选择性 α_1 受体阻断剂能通过扩张血管，降低总外周血管阻力，使血压下降，而心排血量无明显变化，并较少引起心动过速副作用，降压效果良好。α_1 受体还可细分为 3 种亚型，尿道及前列腺平滑肌主要分布着 α_{1A} 受体，功能亢进时造成梗阻，膀胱主要分布着 α_{1D} 受体，功能亢进时导致膀胱不稳定，它们的阻断剂研究报道较多，是治疗前列腺增生症较为理想的药物。

盐酸哌唑嗪（Prazosin Hydrochloride）

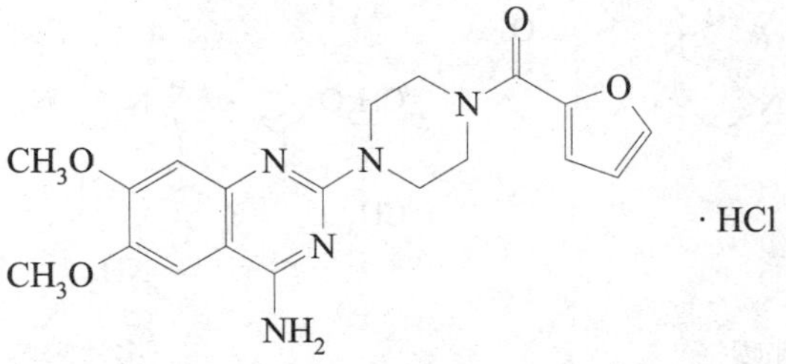

化学名为 1-(4-氨基-6,7-二甲氧基-2-喹唑啉基)-4-(2-呋喃甲酰)哌嗪盐酸盐，又名脉宁平，降压嗪。

哌唑嗪在 20 世纪 60 年代末发现，是第一个选择性的 α_1 受体阻断剂，临床用于治疗各种病因引起的高血压和充血性心力衰竭。

本品为白色或类白色结晶性粉末；无臭、无味；在乙醇中微溶，在水中几乎不溶。

本品的合成关键是喹唑啉环的形成。用取代的邻氨基苯甲酸为原料，与氰酸钠反应，环合形成取代的 1,3-二羟基喹唑啉，再经氯代，氨解，得 4-氨基-2-氯代-6,7-二甲氧基喹唑啉。该中间体与 1-(2-呋喃甲酰基)哌嗪反应可得盐酸哌唑嗪。盐酸哌唑嗪可产生同质多晶现象，在不同溶剂和条件下结晶，会生成结构不同的晶体，有 α、β、γ 和 δ 等多种晶型。不同晶型的生物活性强度不同，其中以 α 晶型的抗高血压作用最好，因此产品对晶型有要求。

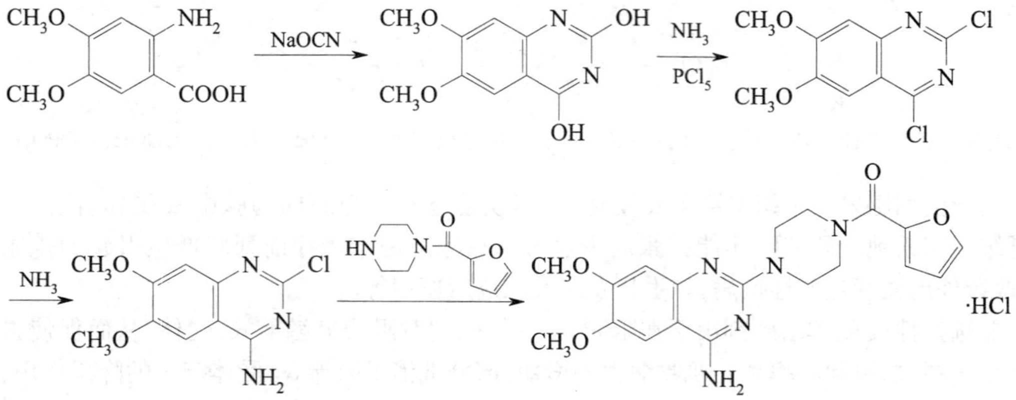

还有多种喹唑嗪类药物，如特拉唑嗪（Terazosin）和多沙唑嗪（Doxazosin）。哌唑嗪、特拉唑嗪和多沙唑嗪三种药物均含有4-氨基-6,7-二甲氧基喹唑啉环，并在2-位与哌嗪氮原子相连，结构差异仅在哌嗪另一个氮原子上所连的基团不同，这导致了药物的药动学性质的不同。当哌唑嗪分子中的呋喃环还原成四甲呋喃，成为特拉唑嗪，亲水性增加，与 α_1 受体亲和力稍减小，毒性降低，半衰期是哌唑嗪的2～3倍，因此特拉唑嗪1日只需服用1次。特拉唑嗪还可使前列腺平滑肌舒张，用于治疗良性前列腺肥大。将哌唑嗪的呋喃环转换为苯并二氧六环，即为多沙唑嗪，半衰期更长，血药浓度较低。

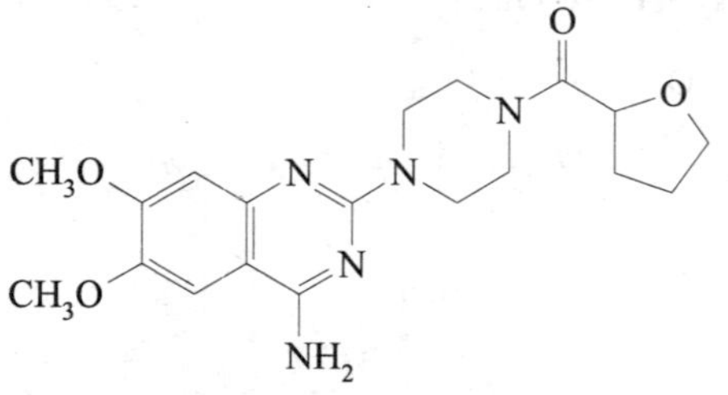

特拉唑嗪

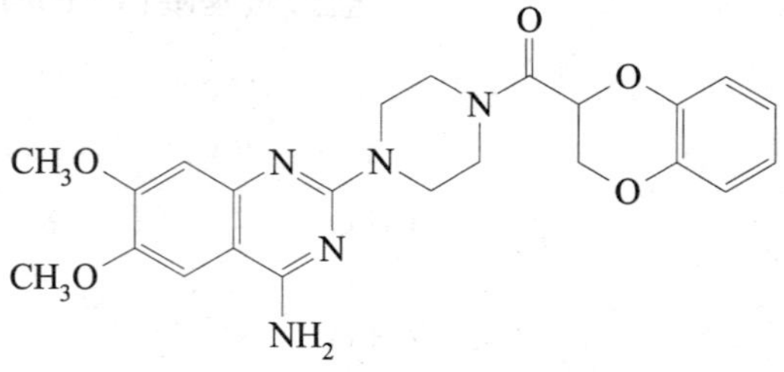

多沙唑嗪

坦洛新（Tamsulosin）和吲哚拉明（Indoramin）是非喹唑啉类的 α_1 受体阻断剂，前者用于治疗良性前列腺增生，后者用于治疗原发性高血压、肾性高血压等症。

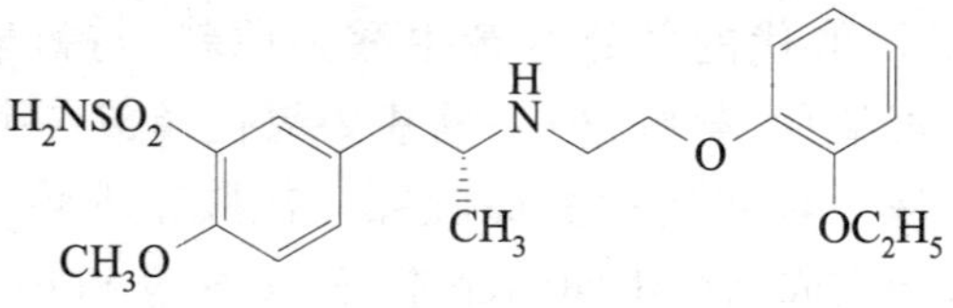

坦洛新

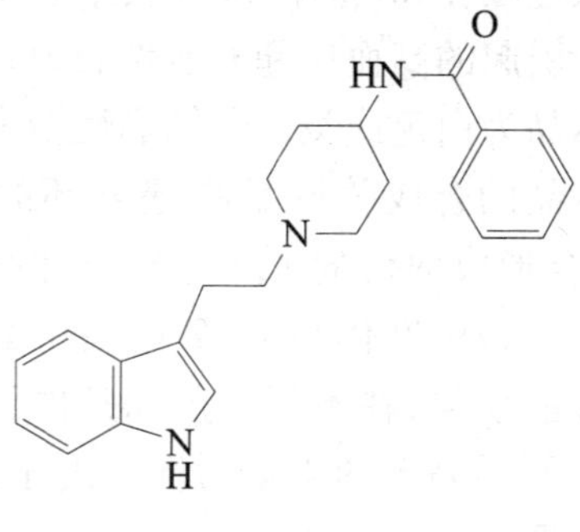

吲哚拉明

3. 选择性 α_2 受体阻断剂

育亨宾（Yohimbine）是从植物萝芙木根中提取的一种吲哚生物碱，为选择性的 α_{2A} 受体阻断剂，能使血管平滑肌扩张，增加外周副交感神经张力，降低交感神经张力，因而扩张阴茎动脉，增加阴茎海绵体血流量。育亨宾常用作研究 α_2 受体的工具药，也用于治疗体位低血压、动脉硬化、男性性功能障碍。

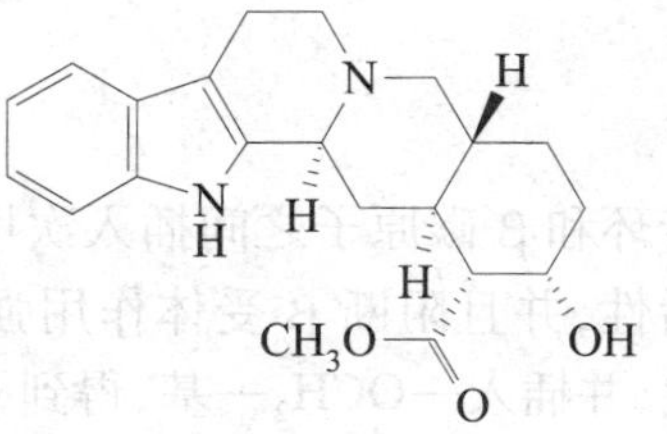

育亨宾

二、β 受体阻断剂（β Adrenergic Blockers）

β 受体阻断剂是 20 世纪 60 年代发展起来的一类治疗心血管疾病的药物，它能对抗兴奋心脏的作用，降低血压，减慢心率，减弱心肌收缩力，降低心肌耗氧量，临床上主要用于治疗心律失常、心绞痛、高血压、心肌梗死等心血管疾病。

β 受体阻断剂可分为有内源性拟交感活性和无内源性拟交感活性两类。有内源性拟交感活性的阻断剂对心率、心功能和房室传导影响较小，可慎用于伴心动过缓和高龄患者。按脂溶性大小可分为亲脂性和亲水性两类。亲脂性多为非心脏选择性，如普萘洛尔、希丙洛尔，一般经肝脏代谢，易通过血脑屏障。水溶性 β 受体阻断剂，如阿替洛尔、索他洛尔，多属心脏选择性，通常不经肝脏代谢，由肾脏排泄，半衰期长，首过效应小。根据半衰期长短可分为长效类（如阿替洛尔），短效类（如美托洛尔）和超短效类（如艾司洛尔）。

能同时阻断 β_1 和 β_2 受体的非选择性 β 受体阻断剂（non selective β-blocker）也称为一般 β 受体阻断剂（general β-blocker），临床使用时会产生 β_2 阻断副作用。例如普萘洛尔，在治疗心血管血管疾病时，因 β_2 受体同时被阻断而引起支气管痉挛和糖代谢的副反应，故禁用于哮喘和糖尿病患者。另一类称为选择性 β_1 受体阻断剂（selective β_1-blocker），它对 β_1 受体具有较高的选择性，主要影响心脏，对气管和糖代谢影响较少，可慎用于哮喘和糖尿病患者。

在衰竭心脏中，β_2 受体比例上调正常心肌中 β_2 受体的比例，如果 β 受体阻断剂能同时阻断 β_1 和 β_2 两个亚型的受体，在治疗心衰中将发挥重要作用。在排除支气管哮喘、外周血管阻塞性疾病的情况下，采用一般 β 受体阻断剂可能会产生比选择性 β_1 受体阻断剂更强的抗高血压作用。

异丙肾上腺素是一个较强的 β 受体兴奋剂，当苯环上 3，4 位羟基移至 2，3 位或 3，5 位后，其 β 受体兴奋作用减弱。如除去两个酚羟基，内源性拟交感活性将大大减弱。异丙肾上腺素结构中两个酚羟基分别被氯原子取代得到二氯特诺（Dichloroisoproterenol），这是第一个发现的 β 受体阻断剂，由于有较强的内源性拟交感活性而未能应用于临床。经构效关系分析，这种拟交感活性与儿茶酚胺芳环上的极性取代基的结构有关。因此将二氯特诺结构上的两个氯原子以稠合的苯环取代，得到丙萘洛尔（Pronethalol），该药有着很强的 β 受体阻断作用，且几乎没有内源性拟交感作用，但由于存在中枢神经系统的副作用及致癌作用，未被临床应用。

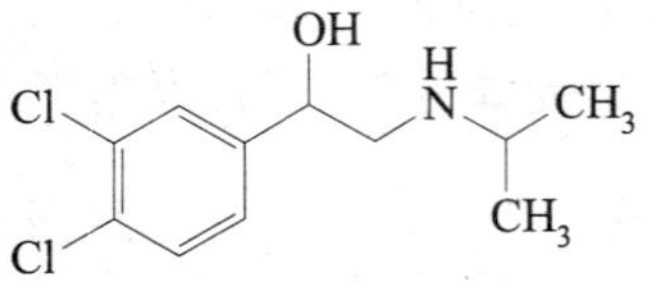

二氯特诺

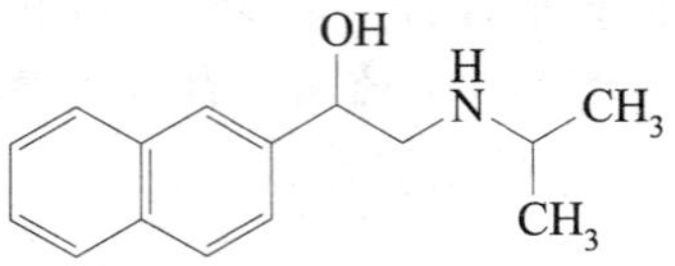

丙萘洛尔

研究发现，在苯乙醇胺的芳环和 β 碳原子之间插入次甲氧基—OCH_2—，得芳氧丙醇胺类，其中许多化合物无拟交感活性，并且阻断 β 受体作用强于苯乙醇胺类。比如丙萘洛尔分子的 β-萘基改为 α-萘基取代，并插入—OCH_2—基，得到 β 受体阻断剂普萘洛尔。

1. β 受体阻断剂的基本结构类型和常用药物

$$Ar—(OCH_2)_n—\underset{OH}{\overset{\beta}{C}H}\overset{\alpha}{C}H_2NHR$$

$n=0$：苯乙醇胺类

$n=1$：芳氧丙醇胺类

非选择性 β 受体阻断剂

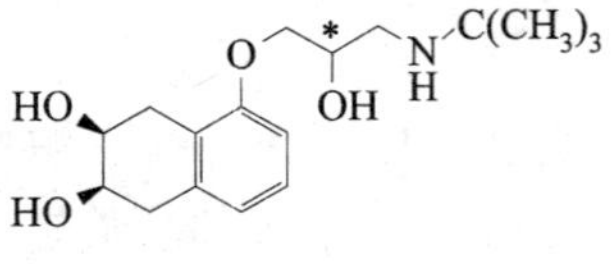

纳多洛尔(Nadolol)

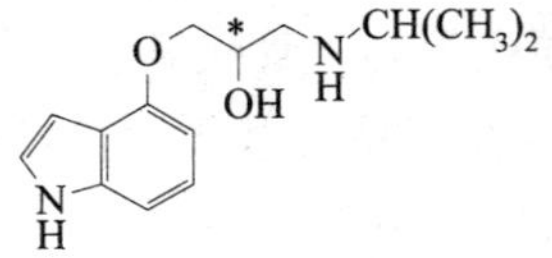

吲哚洛尔(Pindolol)

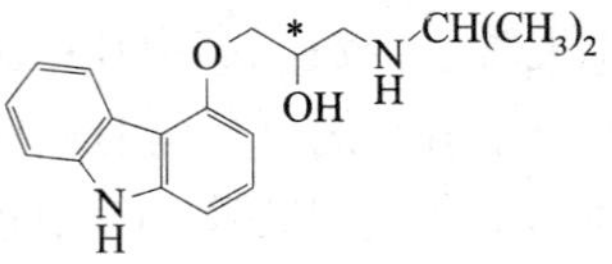

卡拉洛尔(Carazolol)

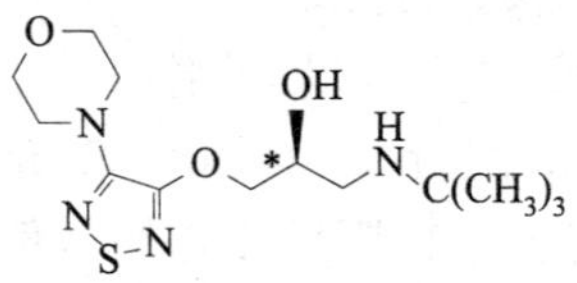

(S)-噻吗洛尔 (Timolol)

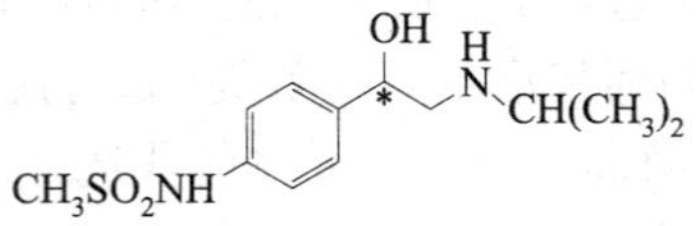

索他洛尔(Sotalol)

选择性 $β_1$ 受体阻断剂

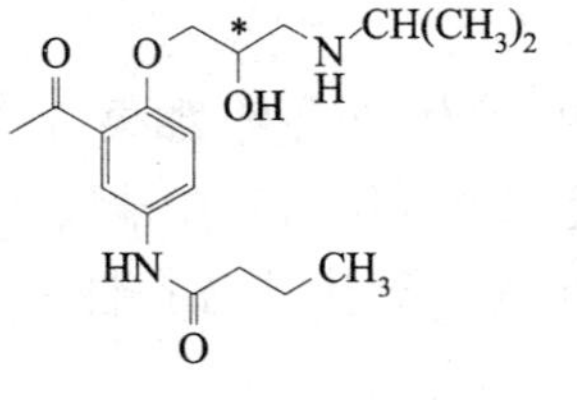

醋丁洛尔（Acebutolol）

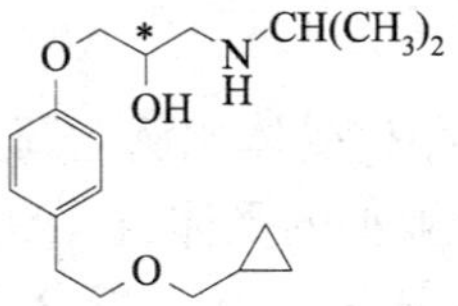

倍他洛尔(Betaxolol)

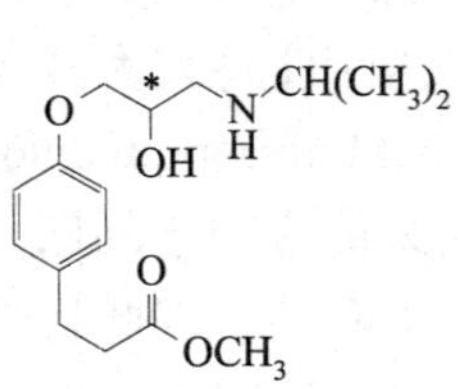

艾司洛尔（Esmolol）

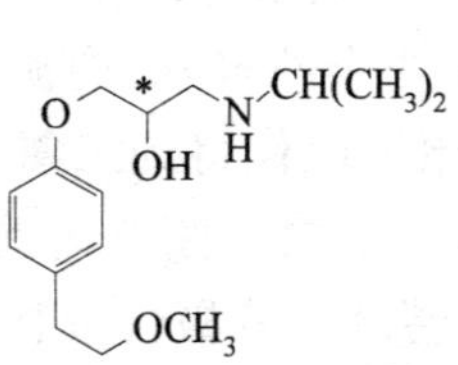

美托洛尔(Metoprolol)

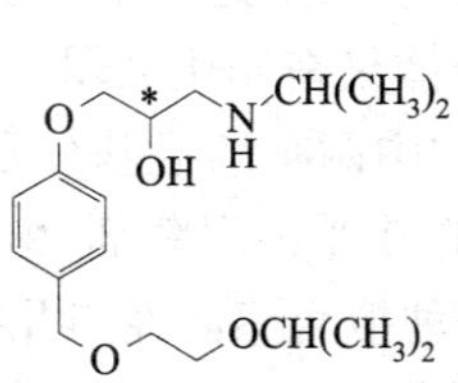

比索洛尔(Bisoprolol)

盐酸普萘洛尔(Propranolol Hydrochloride)

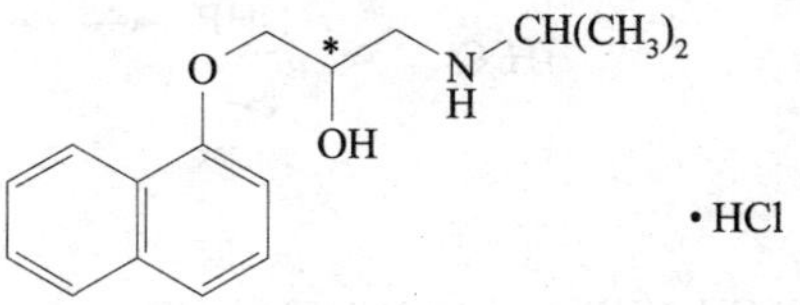

化学名为1-异丙氨基-3-(1-萘氧基)-2-丙醇盐酸盐,又名心得安。

本品为白色或类白色结晶性粉末;无臭,味微甜后苦。水或乙醇中溶解,氯仿中微溶。1%水溶液pH为5.0~6.5。mp.161~165℃。在稀酸中易分解,碱性时较稳定。

本品可使心率减慢,心肌收缩力减弱,心输出量减少,心肌耗氧量下降,能降低心肌自律性,还可使血压下降。临床上用于预防心绞痛,治疗心率失常。

普萘洛尔对β_1受体和β_2受体均有阻断作用。分子侧链含一个手性碳原子,其S构型具有强效的β受体阻断作用,而R构型的阻断作用很弱,对映体活性比ER为40。临床上应用其外消旋体。研究发现R构型在体内竞争性取代S构型,导致后者血浆蛋白结合率下降,发生药动学相互作用,外消旋体的毒性比单个对映体强。

普萘洛尔游离碱的亲脂性较大(脂水分配系数为20.40),主要在肝脏代谢,因此肝损害病人慎用。此外由于游离碱的高度脂溶性,易产生中枢效应,还有较强的抑制心肌收缩力和引起支气管痉挛及哮喘的副作用。

本品合成可用α-萘酚在碱性条件下以氯代环氧丙烷进行O-烃化反应,得中间体1,2-环氧-3-(α-萘氧基)丙烷,再以异丙胺胺化,成盐后即得。

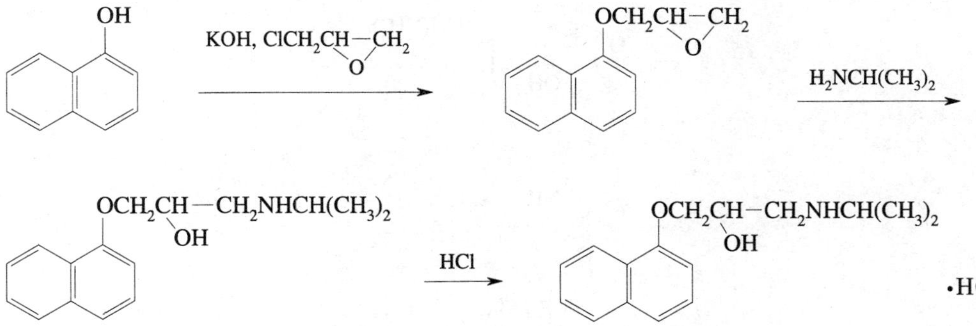

本路线是合成芳氧丙醇胺类β受体阻断剂时引入侧链的通用方法。在O-烃化反应中α-萘酚在强碱下形成酚盐,优先进攻含正电荷较多的氯代环氧丙烷中的氯甲基碳原子,而很少发生环氧基的开环反应,反应有较好的化学选择性。如果先将氯代环氧丙烷与脂肪胺反应制成氯代氨基丙醇,然后再与酚类缩合,由于氯代氨基丙醇在碱性条件下与酚缩合前易形成碳正离子,会发生异构化,生成β-羟甲基异构体副产物。

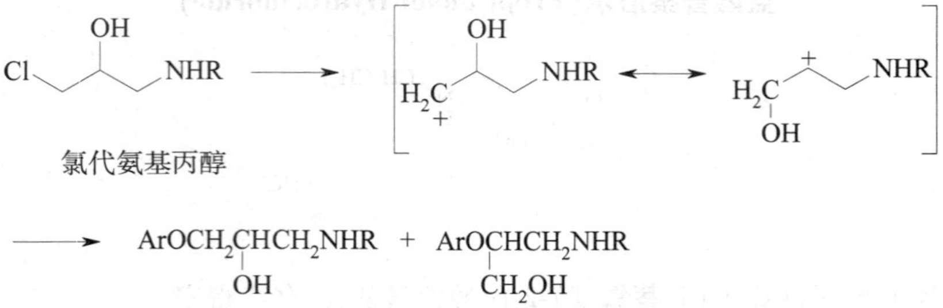

氯代氨基丙醇

普萘洛尔　β-羟甲基异构体

如果先制成烷氨基环氧丙烷侧链，再与酚盐反应，由于在碱性条件下环氧化物分子内的碱性部分能发生重排，形成氮丙环衍生物，开环后可生成副产物β-羟甲基异构体和α-羟甲基异构体。

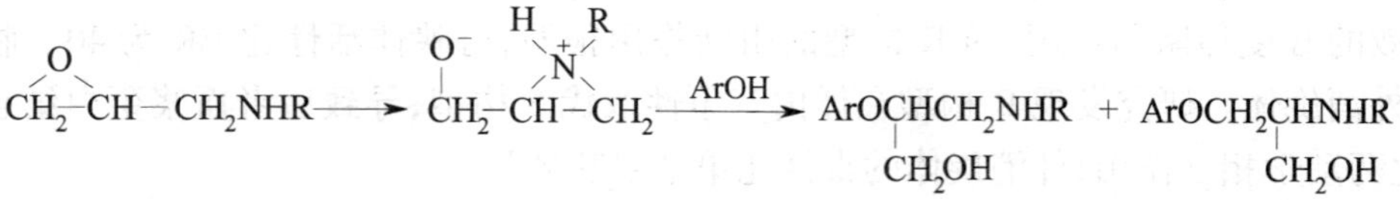

β-羟甲基异构体　α-羟甲基异构体

阿替洛尔（Atenolol）是目前应用的选择性最高的β_1受体阻断剂，它对血管和支气管的作用很小，可使心脏收缩力减弱，心率减慢。阿替洛尔的脂溶性很小（脂水分配系数为0.008），与中枢神经系统有关的副作用小，但主要在肾脏消除，因此肾功能不全患者慎用。本品能有效地治疗心绞痛、高血压和心律失常，作用快速、持久。

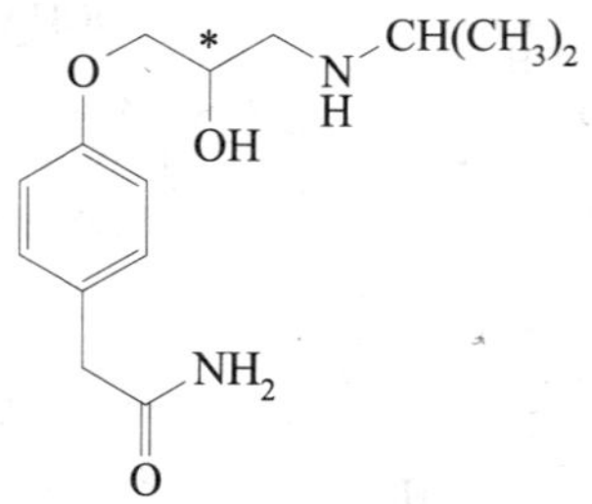

阿替洛尔

马来酸噻吗洛尔（Timolol Maleate）

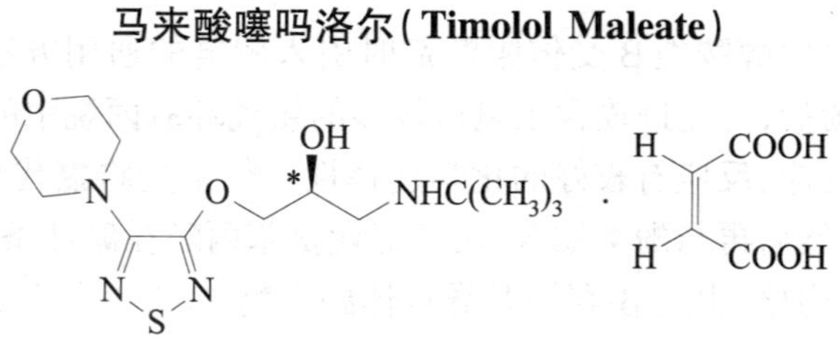

化学名为（S）-1-（叔丁氨基）-3-[（4-吗啉基-1,2,5-噻二唑-3-基）氧]-2-丙醇顺丁烯二酸盐。

本品为白色结晶性粉末，在甲醇或水中溶解，在环己烷或乙醚中几乎不溶。在pH为12以下的水溶液中稳定。

本品为强效非选择性 β 受体阻断剂，作用比普萘洛尔强 8 倍以上。无内源性拟交感活性，临床上可用于治疗心绞痛和高血压。本品还能减少眼房水生成、降低眼内压，用于治疗青光眼。在治疗心绞痛、高血压方面优对映体是 S(-)体，ER 值为 50 ~ 90；但在减少眼液生成的作用方面，优对映体 S(-)体的 ER 值仅为 3。用于治疗青光眼时，使用 R(+)体，虽然抑制眼液生成的作用较 S(-)体弱，但由于几乎没有 β 阻断作用，且不缩小瞳孔，为较理想的降眼压药物。

噻吗洛尔的芳环部分 3-氯-4-吗啉-1,2,5-噻二唑的合成，可用氨基乙腈硫酸盐与二氯化硫在通氯下反应得 3,4-二氯噻二唑，再与吗啉缩合制得。

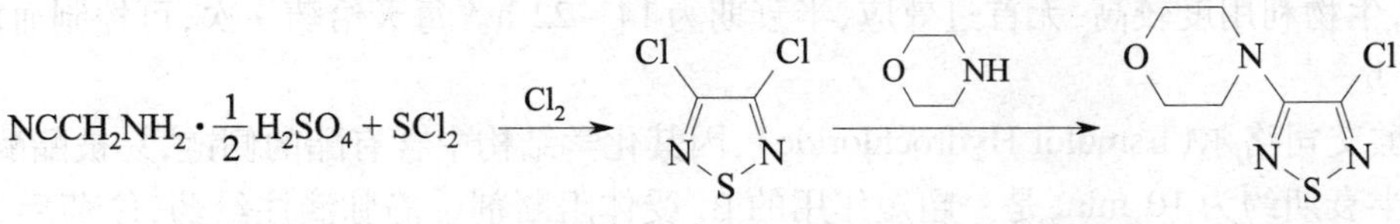

光学活性的侧链部分可用 D-甘露醇为手性源，氧化制备手性的甘油醛，然后与叔丁胺反应成希夫碱，钯炭氢化，水解得侧链 S-叔丁氨基丙二醇，再用苯甲醛保护成噁唑烷衍生物。这一不对称的转化方法也可用来合成其他手性的芳氧丙醇胺类药物的侧链。最后将噁唑烷衍生物在强碱性条件下与 3-氯-4-吗啉基-1,2,5-噻二唑反应，水解，成盐即得。

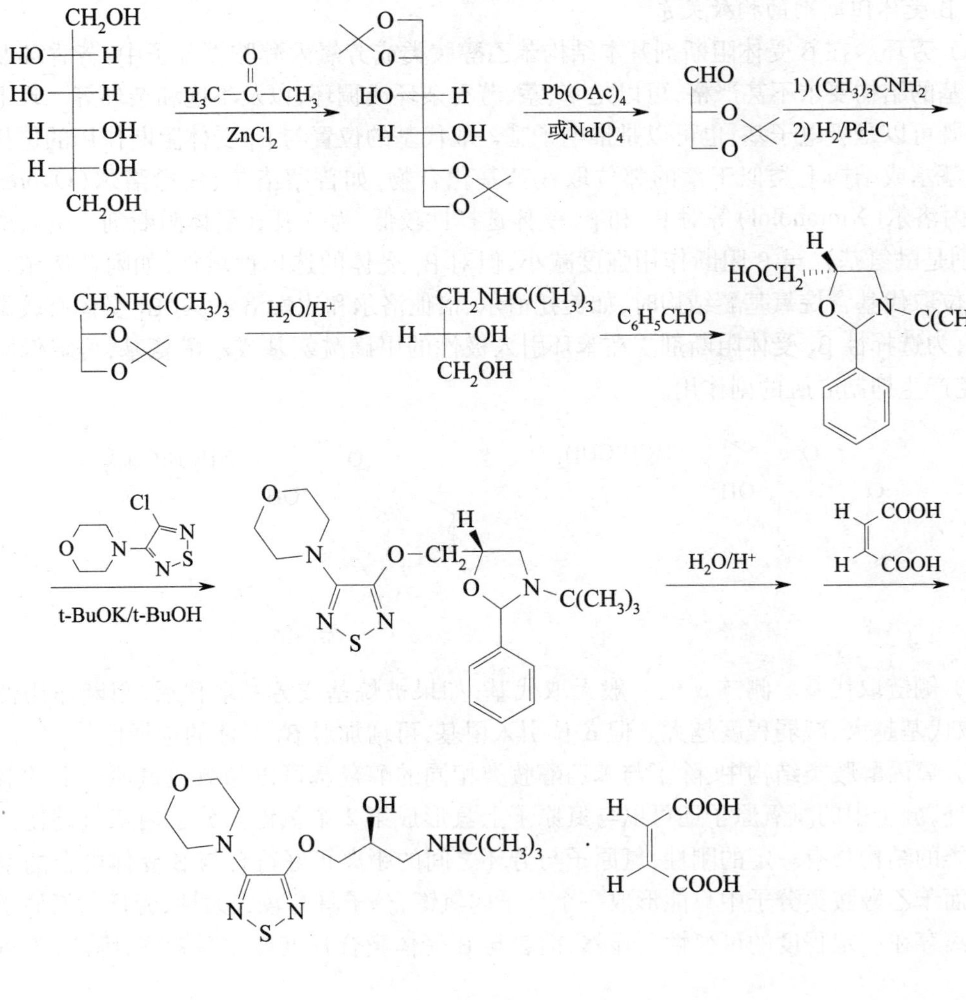

本品也可由氯代甘油与叔丁胺反应制得外消旋的叔丁氨基丙二醇侧链后，按上述路线制成 dl-噻吗洛尔游离碱，再经光学拆分后与顺丁烯二酸成盐制得。

美托洛尔（Metoprolol），又名倍他洛克，临床应用的是其酒石酸盐。该药物具有 4-甲氧乙基取代芳氧丙醇胺结构，为选择性的 β_1 受体阻断剂，其 β_1/β_2 值约为 3。抑制 β_1 受体的强度与普萘洛尔相仿，但阻断 β_2 受体的作用比普萘洛尔弱，只有普萘洛尔的 1/50～1/100。有轻度局部麻醉作用，无内源性拟交感活性。临床用于治疗心绞痛、心律失常和高血压等。

倍他洛尔（Betaxolol）的结构类型同美托洛尔，临床应用的是其盐酸盐。为较新的选择性 β_1 受体阻断剂，其 β_1 受体阻断作用为普萘洛尔的 4 倍。脂溶性较大，口服后在胃肠道易于吸收，生物利用度较高，无首过效应，半衰期为 14～22 h。每天给药一次，可控制血压与心率达 24 h。

盐酸艾司洛尔（Esmolol Hydrochloride），因其化学结构中含有酯的侧链，易被酯酶水解，血浆内半衰期约为 10 min，是一超短作用的 β_1 受体阻断剂。静脉滴注给药，停药后 20 min 内作用全部或基本消失。

盐酸索他洛尔（Sotalol Hydrochloride），又名甲磺胺心定，是一强效非选择性 β 受体阻断剂。临床使用外消旋体，但仅 l-索他洛尔有 β 受体阻断活性，故本品的作用低于普萘洛尔。

2. β 受体阻断剂的构效关系

（1）芳环。在 β 受体阻断剂基本结构苯乙醇胺类或芳氧丙醇胺类分子中，芳香环及环上取代基的结构要求不甚严格，可以是苯、萘、芳香杂环或稠环，以及不饱和杂环等。环上的取代基既可以是吸电子基，也可以是推电子基。取代基的位置与 β_1 受体阻断作用的选择性相关。萘基或结构上类似于萘的邻位取代苯基化合物，如普萘洛尔、氧烯洛尔（Oxprenolol）、烯丙洛尔（Xipranolol）等对 β_1 和 β_2 受体选择性较低，为一般 β 受体阻断剂。引入取代基（特别是酰氨基），虽 β 阻断作用强度减小，但对 β_1 受体的选择性增加，如阿替洛尔。如苯环 4 位取代基含烷氧基醚结构时，如美托洛尔、倍他洛尔和比索洛尔，对 β_1 受体有较高的特异性，为选择性 β_1 受体阻断剂。在苯环引入极性的甲磺酰氨基或乙酰氨基，可降低脂溶性，避免产生抑制心脏的副作用。

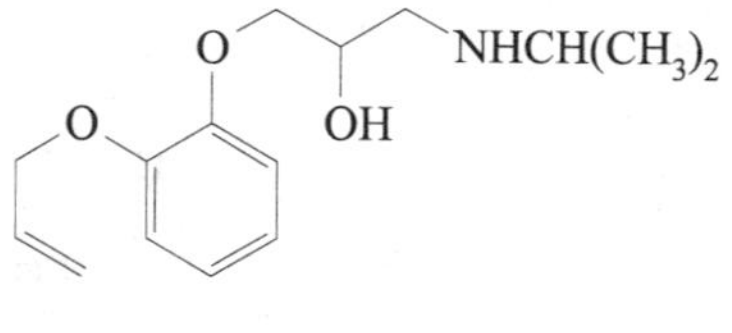

氧烯洛尔

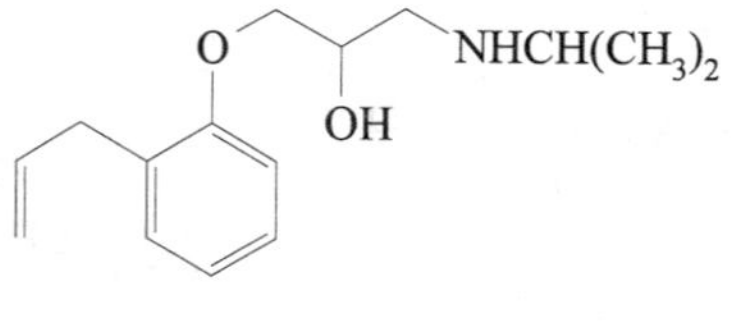

希丙洛尔

（2）侧链取代基。侧链 α 位一般无取代基，如果被烷基或芳基取代后，阻断作用便减弱，且取代基越大，减弱程度越大。但 α 位引入甲基，可增加对 β_2 受体的选择性。

在芳氧丙醇胺类结构中，除了与苯乙醇胺类相同的醇羟基可以与氧或氮原子上的氢形成氢键外，分子中的醚氧原子还可以与氮原子上氢形成第 2 个氢键。分子内双氢键使芳氧丙醇胺类的结构具有一定的刚性，氮原子与芳环之间的距离正好符合与 β 受体契合的空间要求。而苯乙醇胺类分子中只能形成一个分子内氢键，分子具有较大柔性，芳环与氮原子之间的距离存在一定程度的可变性。显然，前者与 β 受体契合程度要比后者好，因此，芳氧丙

醇胺类的 β 受体阻断作用比苯乙醇胺类强。

芳氧丙醇胺类双氢键构象　　　　苯乙醇胺类单氢键构象

(3) N-取代基。侧链氨基上取代基对 β 受体阻断活性的影响大体上与 β 激动剂相平行。氮原子没有任何取代的伯胺化合物活性较小,异丙基和叔丁基取代的活性最高。活性次序为叔丁基>异丙基>仲丁基,异丁基,仲戊基。烷基碳原子小于 3,或烷基碳链更长,或N,N-双取代的叔胺,均使活性下降。用芳基或金刚烷类基团取代的仲胺活性全部丧失。氮原子季铵化后只有很低的活性。

(4) 手性碳的立体化学。β 受体阻断剂的侧链部分在受体上的结合部位与 β 激动剂相同,它们的立体选择性是一致的。在苯乙醇胺类中,与醇羟基相连的 β 碳原子 R 构型具有较强的 β 受体阻断作用,而对映体 S 构型的活性则在大大降低甚至消失。在芳氧丙醇胺类中,由于插入了氧原子,命名时优先基团顺序发生改变,而绝对构型是等同的,因此 S 构型的立体结构与苯乙醇胺类 R 构型相当。

(5) 两种结构类型的分子构象。芳氧丙醇胺类的侧链比苯乙醇胺类长,似乎会影响官能团与同一受点的结合,但从分子模型中可见,芳氧丙醇胺仍然可以采取类似于苯乙醇胺的构象,其中两者侧链上的羟基和氨基可定位于空间上近似相同的位置(图 5-1)。理论计算证实了芳氧丙醇胺与苯乙醇胺重叠的构象为低能构象。

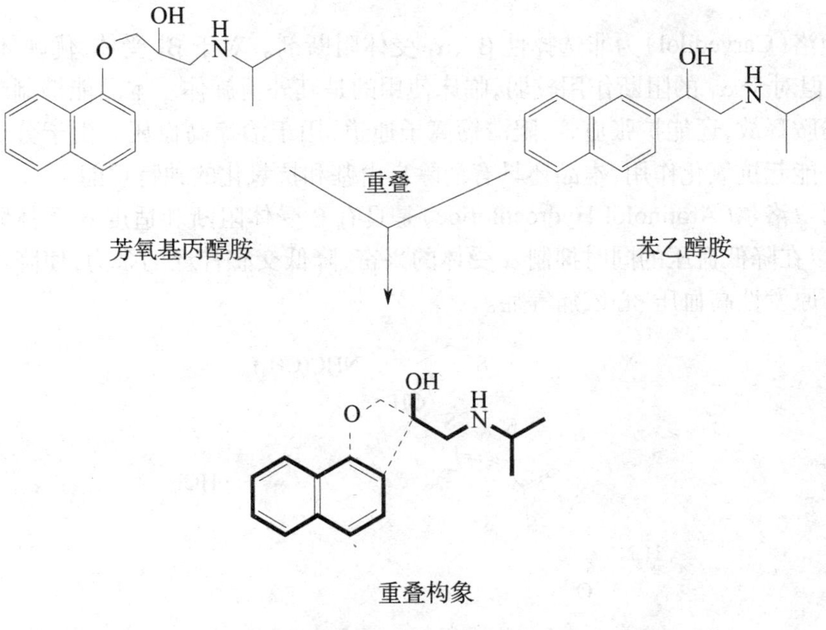

图 5-1　芳氧丙醇胺与苯乙醇胺的重叠示意图

普萘洛尔和丙萘洛尔可以在空间上重叠,关键的官能团占据近似相同的位置,如重叠图中粗线所示,虚线为不能重叠的部分,在与受体作用中并非必需。

三、对 α 和 β 受体都有阻断作用的药物(Mixed α/β-Adrenergic Blockers)

β 受体阻断剂为治疗心律失常、高血压等心血管疾病有确切疗效的基本药物,但也存在着不良反应。β 受体阻断后,α 受体收缩血管的效应失去抗衡。针对这一不足,曾将 α 受体阻断剂哌唑嗪与 β 受体阻断剂普萘洛尔合用,发现有协同作用。为此设计了在同一分子中能对 α 和 β 受体都产生阻断作用的药物。设计时发现,将 β 受体阻断剂分子中氨基上取代烷基改成芳烷基,可产生 α 受体阻断作用。

拉贝洛尔(Labetalol),又名柳安苄心定,是第一个获得成功的具 α_1、β_1 和 β_2 阻断活性的抗高血压药物。分子结构中含有两个手性碳原子,临床上使用的是其 4 个立体异构体的混合物。异构体中 S,S 和 R,S 两个异构体是无活性的;S,R 构型是 α_1 受体阻断剂;R,R 构型为地来洛尔(Dilevalol),β 受体阻断活性约为 α 受体阻断活性的 3 倍。它的优点是不产生体位性高血压,曾单独开发为药物上市,但不久发现它有肝脏毒性而迅速从市场撤除。而同样情况下的拉贝洛尔无肝脏毒性。目前临床应用的仍是 4 个异构体的外消旋体。拉贝洛尔因同时具有 α_1 和 β 受体的阻断活性,不会显著地改变心率和心输出量,临床用于治疗原发性高血压。

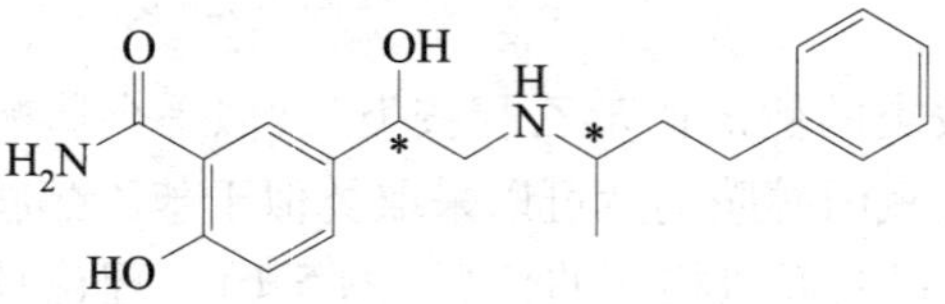

拉贝洛尔

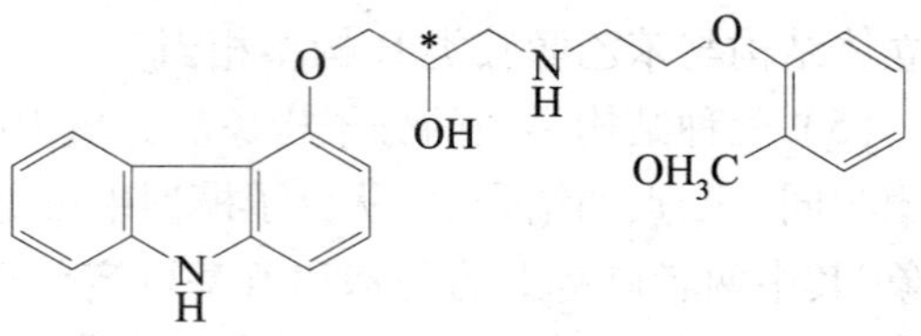

卡维地洛

卡维地洛(Carvedilol)为非选择性 β_1、α_1 受体阻断剂。对于 β_1 受体,优映体 S(-)体的 ER 为 100,但对于 α_1 的阻断作用较弱,临床使用的是其外消旋体。本品能抑制交感神经兴奋和儿茶酚胺释放,还能扩张血管,阻滞钙离子通道,用于治疗高血压。由于分子结构中的咔唑环部分能起抗氧化作用,本品还具有消除自由基和抗氧化的独特功能。

盐酸阿罗洛尔(Arotinolol Hydrochloride)是具有 β 受体阻断和适度 α 受体阻断作用的降压药,可以在降低血压的同时抑制 α 受体的兴奋,降低交感神经的张力,使降压效果更理想。适用于原发性高血压、心绞痛等症。

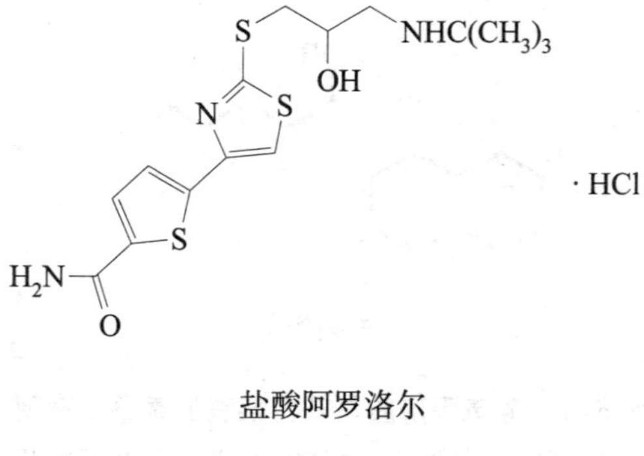

盐酸阿罗洛尔

本章习题

一、试写出下列药物的化学结构及主要临床用途

1. 肾上腺素 2. 去甲肾上腺素 3. 异丙肾上腺素 4. 盐酸多巴胺 5. 盐酸麻黄碱 6. 盐酸伪麻黄碱 7. 重酒石酸间羟胺 8. 硫酸沙丁胺醇 9. 盐酸可乐定 10. 甲基多巴 11. 盐酸特拉唑嗪 12. 盐酸哌唑嗪 13. 酚苄明 14. 盐酸普萘洛尔 15. 阿替洛尔

二、问答题

1. 简述肾上腺素受体的分类及其功能。
2. 试写出拟肾上腺素药的结构通式,并简述其构效关系。
3. 试写出盐酸麻黄碱的四种光学异构体,临床使用的主要是哪一种?
4. 简述儿茶酚类拟肾上腺素药的不稳定性。
5. 如何用化学方法区别肾上腺素、去甲肾上腺素及异丙肾上腺素。
6. 简述β受体阻断剂的构效关系。
7. 为什么苯乙胺类β受体阻断剂R构型活性强,而芳氧丙醇胺类β受体阻断剂S构型活性强?
8. 简述肾上腺素受体阻断剂的分类及功能。

三、合成题

1. 以邻苯二酚为原料合成肾上腺素(以反应式表示)。
2. 以α-萘酚为原料合成盐酸普萘洛尔(以反应式表示)。

第六章　心血管系统药物

(Cardiovascular Drugs)

目前,心血管疾病是全世界导致死亡的首位疾病。心血管系统疾病的临床症状主要表现为高血压、高血脂、动脉粥样硬化、冠心病、心绞痛、心律失常、心力衰竭等方面。它们不仅是一类严重危害人类健康的常见病和多发病,而且是导致人类死亡的主要病因之一。药物是防止心血管疾病综合措施中极其重要的组成部分,心血管系统药物主要作用于心脏或血管系统,通过不同的作用机制来调节心脏血液的总输出量,或改变循环系统各部分的血液分配,从而改善和恢复心脏和血管的功能。该类药物是目前临床上各类药物中最庞大的一类,按其临床用途不同,心血管药物通常分为抗高血压药、血脂调节药、抗心绞痛药、抗心律失常药和强心药。利尿药是治疗高血压的基础药物,故也在本章介绍。

第一节　抗高血压药(Antihypertensive Drugs)

高血压是心血管疾病的一个主要危险因素,据估计,世界范围内有近 10 亿人患有高血压,其中 70% 的患者的血压尚未得到控制。我国高血压患者已逾 1 亿人。血压升高可以使脑卒中、充血性心力衰竭及肾功能衰竭等的发病率显著增加。世界卫生组织建议高血压诊断标准为成人血压超过 21.3/12.6 kPa(160/95 mmHg)。高血压可分为原发性高血压和继发性高血压两种,前者约占 90%,后者占 5%~10%。原发性高血压是在各种因素影响下血压调节功能失调所致,继发性高血压是某些疾病的一种表现。

药物治疗仍是高血压的主要治疗措施。近年来已明确抗高血压的治疗目标不仅是降低、控制血压于正常水平,而且还应注意逆转靶器官的病理损害(如血管壁增厚、重构、左心室肥厚等),降低致死性及非致死性并发症的发生率。

在体内众多的神经体液调节机制中,植物性神经系统、肾素–血管紧张素–醛固酮系统(Renin-Angiotensin-Aldosterone System,RAS 或 RAAS)以及内皮激素系统对血压的调节起着关键的作用。由高血压发病的生理机制可知,当精神紧张等刺激产生时,脑部传出神经冲动到神经节,引起神经递质(如去甲肾上腺素等)的释放,这些神经递质与相应的受体结合后,引起心跳加快、血管收缩、血压升高,同时使肾素分泌增加。肾素是一种蛋白水解酶,可使血管紧张素原(453 个氨基酸组成的糖蛋白)水解为无活性的十肽化合物血管紧张素Ⅰ(AⅠ),AⅠ在血管紧张素转化酶(ACE)的作用下,断裂两个氨基酸形成八肽血管紧张素Ⅱ(AⅡ),AⅡ是一种很强的血管收缩剂,它与相应的 AⅡ受体结合后使血压升高,并刺激肾上腺皮质醛固酮的合成分泌,醛固酮具有保钠留水的作用,因而使血容量增大,血压升高。

抗高血压药物可通过影响上述系统中的一个或几个生理环节而发挥降压效应。因此,抗高血压药根据其作用机制分为以下几种类型:① 作用于自主神经系统的药物;② 影响RAS系统的药物;③ 作用于离子通道的药物;④ 利尿药及其他药物。

一、作用于自主神经系统的药物

作用于自主神经系统的药物主要包括作用于中枢交感神经系统和外周交感及副交感神经系统的降压药物。

(一) 中枢性降压药

中枢性降压药物是中枢α肾上腺素受体和咪唑啉受体的激动剂,通过抑制交感神经冲动的传出,导致血压下降。可乐定(Clonidine)作用于中枢α_2受体,通过负反馈减少外周交感神经末梢去甲肾上腺素的释放而产生降压作用。莫索尼定(Moxonidine)选择性地激动脑内咪唑啉受体,产生降压作用,其疗效与可乐定相当,但没有可乐定的副作用。

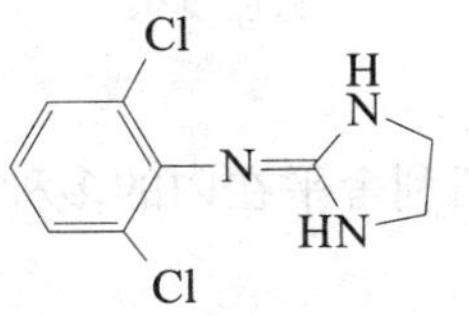
可乐定

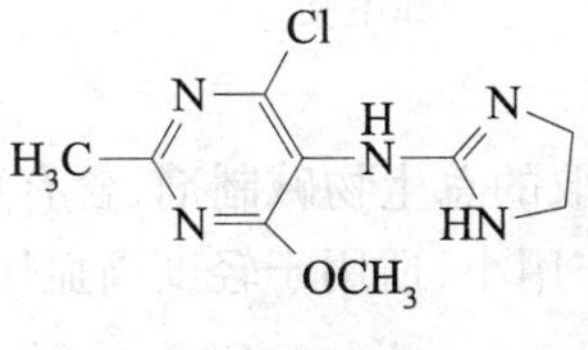
莫索尼定

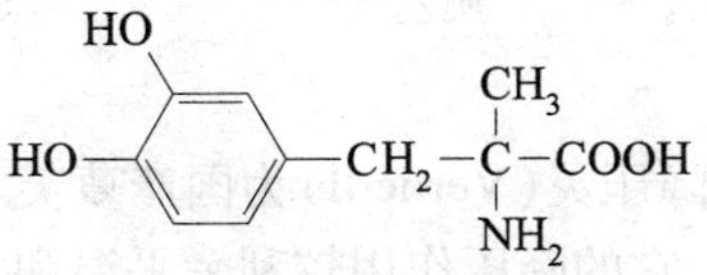
甲基多巴

甲基多巴(Methyldopa)口服吸收后,通过血脑屏障,在脑内经脱羧酶代谢为甲基多巴胺,再经酪氨酸羟化酶转化为α-甲基-N-去甲肾上腺素,后者为有效的中枢α_2受体激动剂。

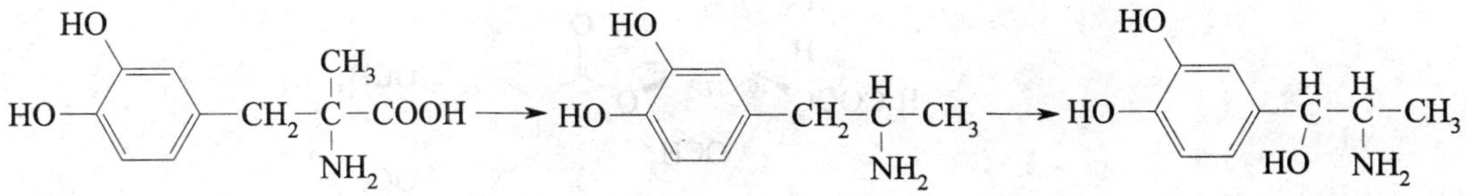
甲基多巴 甲基多巴胺 α-甲基-N-去甲肾上腺素

(二) 神经节阻断药

神经节阻断药为早期的抗高血压药物,与乙酰胆碱竞争受体,切断神经冲动的传导,引起血管舒张、血压下降。如美加明(Mecamylamine)、六甲溴胺(Hexamethonium Bromide)等。此类药物作用强而可靠,但易产生耐药性,并有口干、便秘、排尿困难等副作用,由于近年来出现了许多优秀的抗高血压新药,神经节阻断药已较少使用。

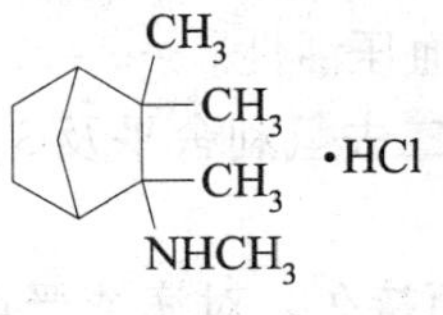
美加明

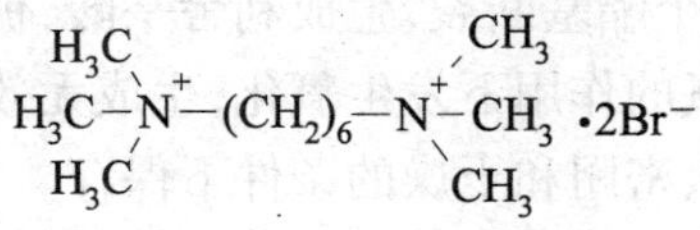
六甲溴胺

(三) 作用于神经末梢的药物

利舍平(Reserpine,利血平)是从印度产植物萝芙木根中提取分离得到的降压药,也是第一个应用的天然产物抗高血压药物,它在使交感神经末梢囊泡内的交感介质释放增加的同时,阻止其再摄入囊泡,结果使囊泡内的神经递质逐渐减少而耗竭,导致交感神经冲动传导受阻,产生降压作用,其降压作用的特点是缓慢、温和而持久。

胍乙啶(Guanethidine)的降压机理是将囊泡中的去甲肾上腺素置换出来,氧化破坏,使其耗尽。该药作用较强,用于中度和重度的高血压,由于出现体位性低血压等副作用,现已少用。类似物胍甲啶(Guanzodine)和胍那决尔(Guanadirel),它们的降压机理为干扰交感神经末梢去甲肾上腺素的释放,也耗竭去甲肾上腺素的贮存。

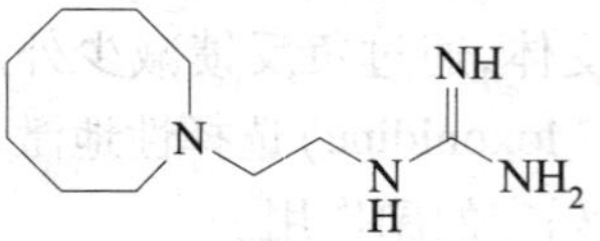

胍乙啶

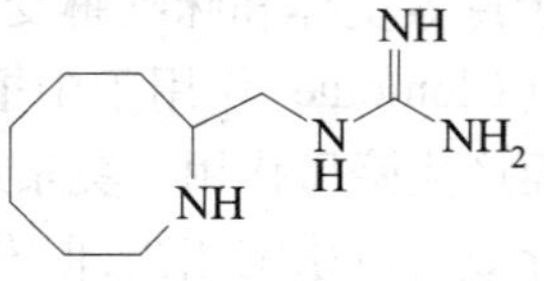

胍甲啶

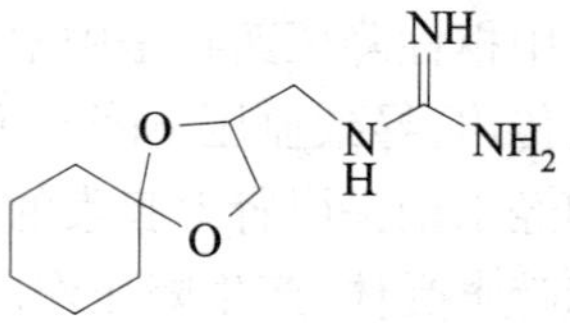

胍那决尔

降压灵(Verticill)为国产萝芙木提取的总生物碱制剂,含有包括利舍平在内的多种降压成分,它的降压作用较利舍平温和,副作用小,适用于轻度高血压。

利舍平(Reserpine)

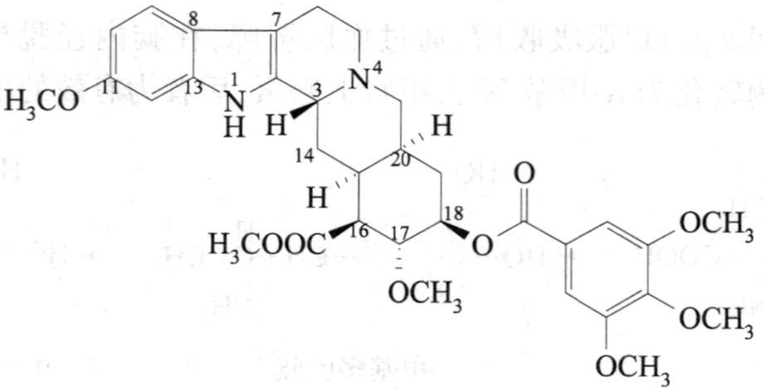

化学名为11,17α-二甲氧基-18β-[(3,4,5-三甲氧基苯甲酰)氧]-3β,20α-育亨烷-16β-甲酸甲酯,又名蛇根碱、血安平、利血平。

本品为白色或淡黄色棱柱形结晶,mp. 264~265℃。易溶于氯仿、冰乙酸,溶于甲醇、乙醇、乙醚等,略溶于水。有弱碱性,pK_b 为6.6。

在光和热的影响下,利舍平的3β-H能发生差向异构化,生成无效的3-异利舍平。

本品及其水溶液都比较稳定,最稳定的pH为3.0。但在酸、碱条件下,水溶液可发生水解,碱性水解时两个酯基断裂,生成利舍平酸,仍有抗高血压活性。

本品在光和氧的作用下发生氧化,生成无效的3,4-二去氢利舍平及3,4,5,6-四去氢利舍平,故应在避光、密闭和干燥的条件下保存。

本品用于治疗早期轻度的高血压,作用缓慢、温和而持久。对病情严重的患者,需要与肼屈嗪、双氢氯噻嗪等合用,以增加疗效。本品因有安定作用,故对老年和有精神病症状的患者尤为适宜。

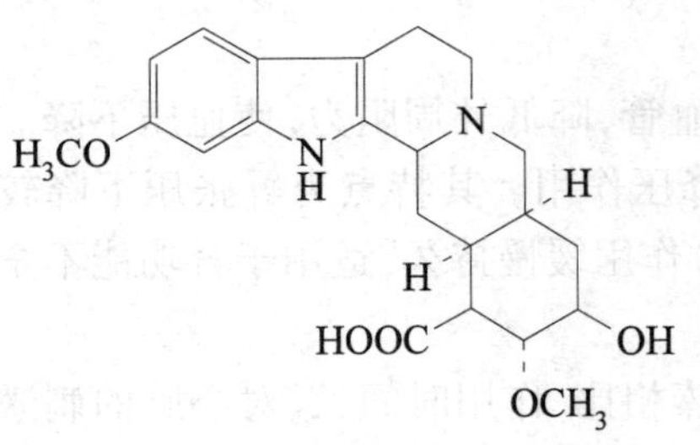

利舍平酸

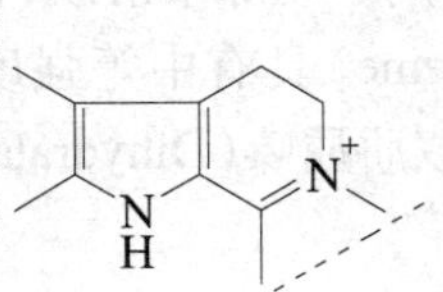

3,4-二去氢利舍平

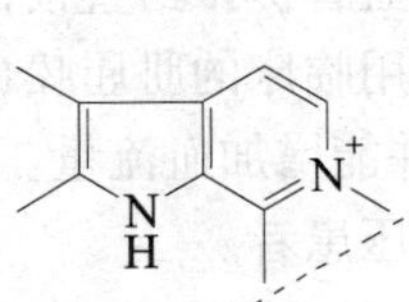

3,4,5,6-四去氢利舍平

（四）肾上腺素受体阻断剂

1. α_1 受体阻断剂

α_1 受体阻断剂通过选择性阻断血管平滑肌上的 α_1 受体，扩张血管作用而降低血压，哌唑嗪（Prazosin）是第一个被发现的选择性的 α_1 受体阻断剂，后来相继有特拉唑嗪（Terazosin）、多沙唑嗪（Doxazosin）等用于临床。这类药物口服有效，降压时不会反射性引起心动过速，副作用小。详见第五章第二节“肾上腺素受体阻断剂”。

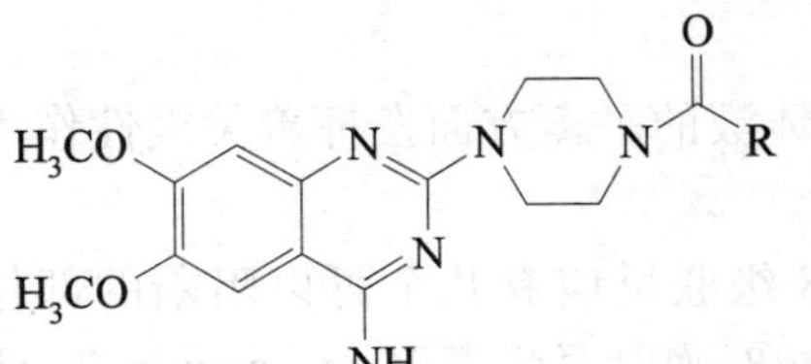

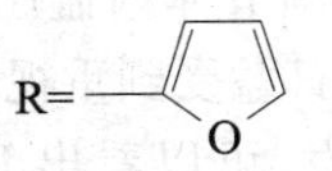

哌唑嗪

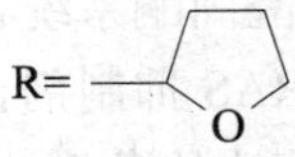

特拉唑嗪

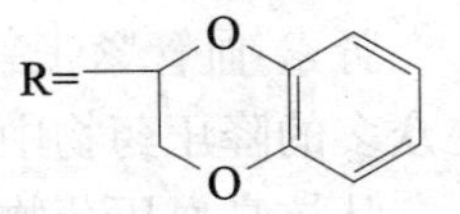

多沙唑嗪

2. β 受体阻断剂

β 受体阻断剂均有良好的抗高血压作用，该类药物主要通过阻断心肌 β_1 受体减少心输出量，降低血压，同时也间接地通过抑制肾素分泌、降低外周交感神经活性而发挥降压作用。临床常用的 β 受体阻断剂普萘洛尔（Propranolol）、美托洛尔（Metoprolol）和阿替洛尔（Atenolol）等，被广泛用于治疗高血压，它们对轻、中度高血压有效，对高血压伴有心绞痛的患者可减少发作。选择性 β_1 受体阻断剂美托洛尔、阿替洛尔的作用优于 β 受体阻断剂普萘洛尔，且副作用小。该类药物详见第五章。

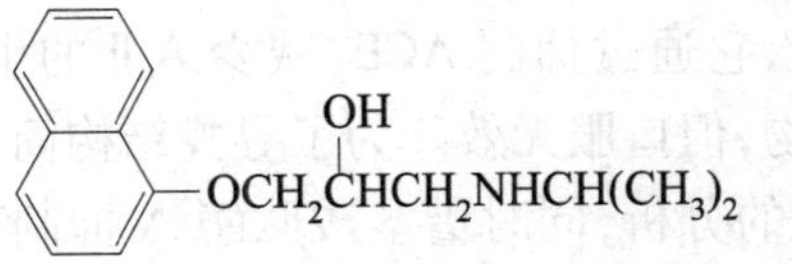

普萘洛尔

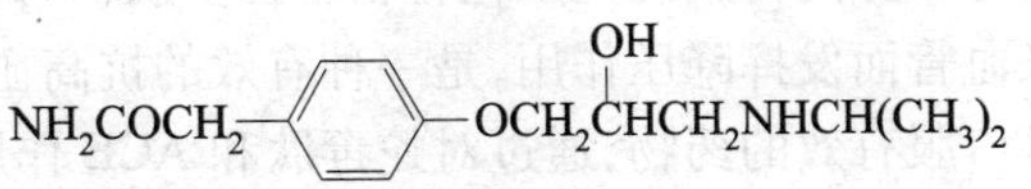

阿替洛尔

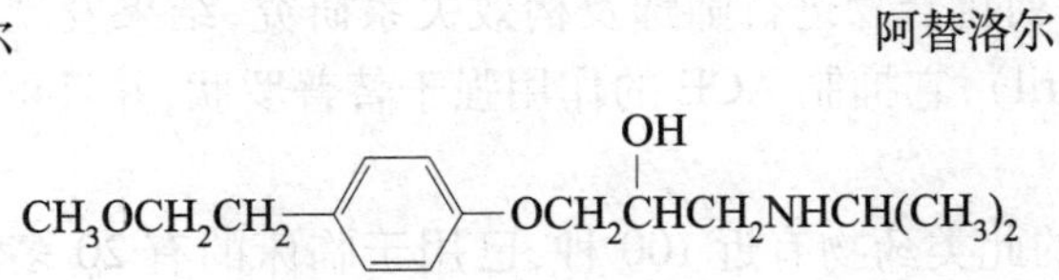

美托洛尔

（五）血管扩张药

血管扩张药直接作用于外周小动脉平滑肌，扩张血管，降低外周阻力，使血压下降。早期应用临床的肼屈嗪（Hydralazine）具有中等强度的降压作用。其特点为舒张压下降较显著，并能增加血流量。类似物双肼屈嗪（Dihydralazine）作用缓慢持久，适用于肾功能不全的高血压患者。

布屈嗪（Budralazine）用于原发性高血压，与肼屈嗪相比，作用时间长，对心脏的刺激作用弱。

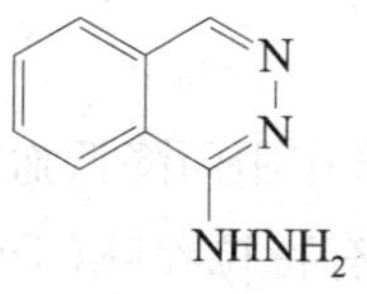

肼屈嗪

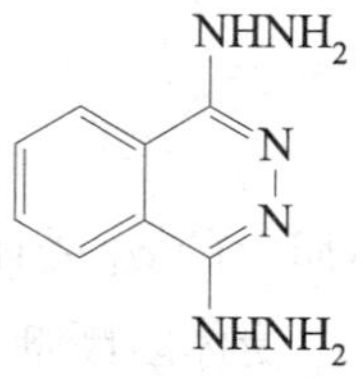

双肼屈嗪

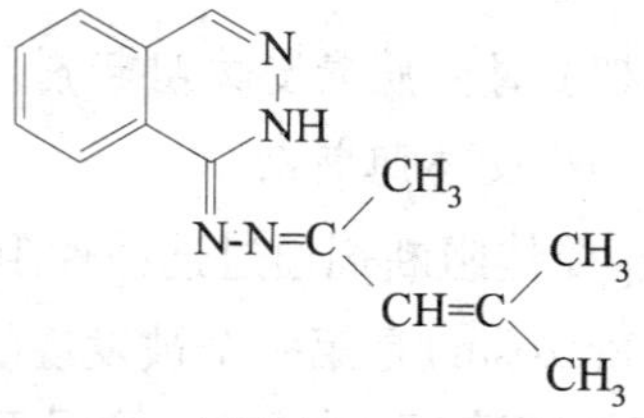

布屈嗪

二、影响 RAS 系统的药物

肾素-血管紧张素-醛固酮系统在调节体内血压和体液的平衡方面发挥着关键性作用，在众多的降压药物中，RAS 抑制剂正日益受到重视。

从抗高血压药物设计的角度出发，可以看出 RAS 级联反应有几个可以阻断的部位：①肾素释放；② 血管紧张素 Ⅰ（Angiotensin Ⅰ，AⅠ）的形成；③ 血管紧张素Ⅱ（Angiotensin Ⅱ，AⅡ）的形成；④ AⅡ与受体的结合。因此，作用于 RAS 的降压药物有肾素抑制剂、血管紧张素转化酶抑制剂和血管紧张素Ⅱ受体拮抗剂。

肾素抑制剂抑制肾素活性，使其不与底物作用，避免了 AⅠ 的产生，从而阻断 AⅡ 的生成，但它们存在口服活性差、副作用大、结构复杂、快速代谢等缺点，阻碍了它们作为抗高血压药物在临床上的应用。这里主要介绍血管紧张素转化酶抑制剂和血管紧张素 Ⅱ 受体拮抗剂。

（一）血管紧张素转化酶抑制剂

迄今为止，RAS 领域研究最为活跃的是血管紧张素转化酶抑制剂（Angiotensin Converting Enzyme Inhibitors，ACEI），这类药物的研究开发于 20 世纪 70 年代，最初用于临床的是从蛇毒中分离得到的九肽化合物替普罗肽（Teprotide），它通过抑制 ACE，减少 AⅡ 的生成，舒张血管而发挥降压作用，是一种有效的抗高血压药物，但口服无效。为了寻找结构简单稳定且口服有效的药物，通过对蛇毒肽和 ACE 作用部位的分析，同时借鉴羧肽酶 A 抑制剂研究的经验，合成了一系列化合物进行筛选及构效关系研究，结果发现了 ACE 抑制剂的代表药物卡托普利（Captopril），它抑制 ACE 的作用强于替普罗肽，并且可以口服，可用于不同类型的原发性高血压。

目前处于研制中的此类药物有近 100 种，已用于临床的有 20 多种，主要用于治疗高血压和充血性心衰，具有疗效好、作用持久的特点。研究发现卡托普利在临床使用中，由于分子中的巯基，引发了味觉消失和皮疹的副反应。为了克服卡托普利的缺点，开发了卡托普利的前药及含二羧基的 ACE 抑制剂，1988 年在日本上市的阿拉普利（Alacepril）是卡托普利的前药,体内活性强于后者或相当,但体外活性仅有后者的万分之一。二羧基的 ACE 抑制剂依那普利(Enalapril) 1984 年在美国上市,属前体药物,需在体内水解后才能发挥作用,起效较慢,作用持久,副作用小。赖诺普利(Lisinopril)1987 年在美国上市,具有长效的抗高血压作用,用于原发性高血压和充血性心力衰竭。雷米普利(Ramipril)1989 年在德国上市,特点是起效快,作用持久,毒副作用小,药用剂量小,为长效、高效抗高血压药物。1988 年在法国上市的培哚普利(Perindopril)、1989 年在日本上市的地拉普利(Delapril)、1989 年在美国上市的喹那普利(Quinapril)、1990 年在瑞士上市的西拉普利(Cilazapril)和贝那普利(Benazepril)、1991 年在法国上市的螺普利(Spirapril)、1991 年在美国上市的福辛普利(Fosinpril)、1993 年在美国上市的莫昔普利(Moexipril)、1993 年在法国上市的群多普利(Trandolapril)等药物由于结构中引入了不同的环系,与酶的结合能力增强,并且在吸收、蛋白结合、排泄以及作用时间和剂量等方面都有较好的改善。

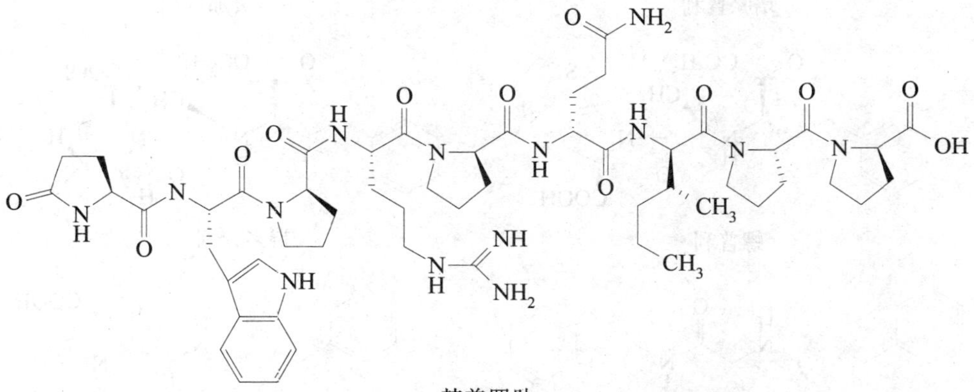

替普罗肽

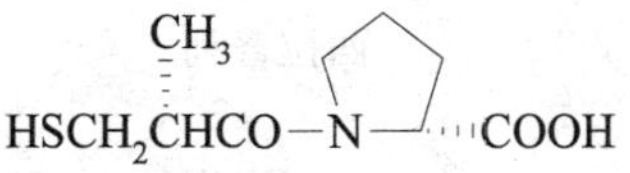

卡托普利

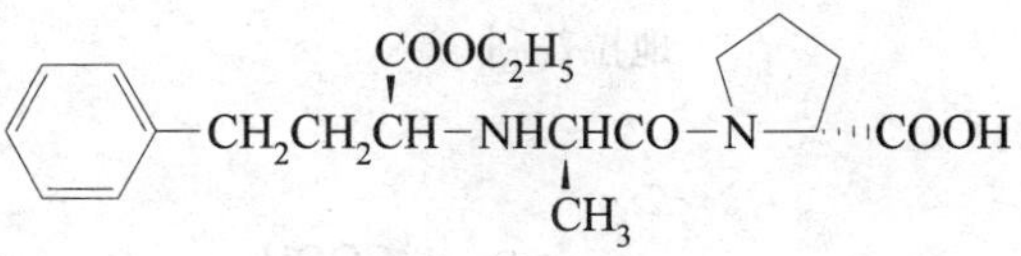

依那普利

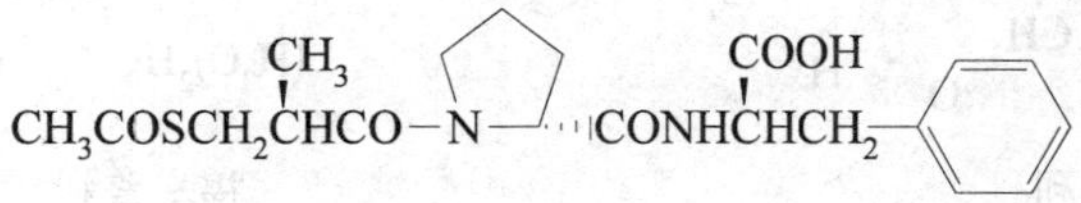

阿拉普利

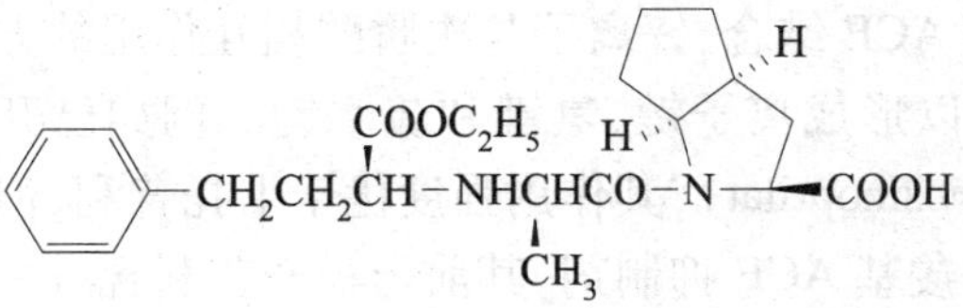

雷米普利

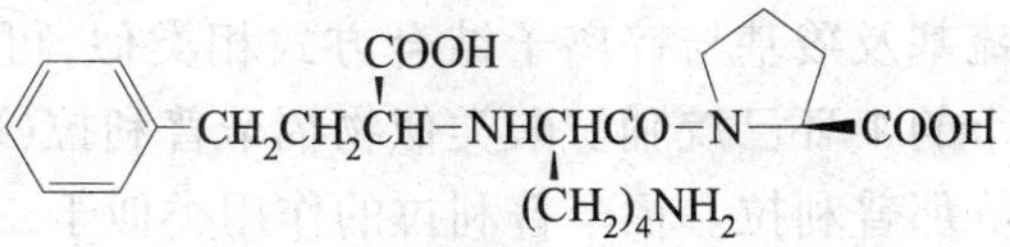

赖诺普利

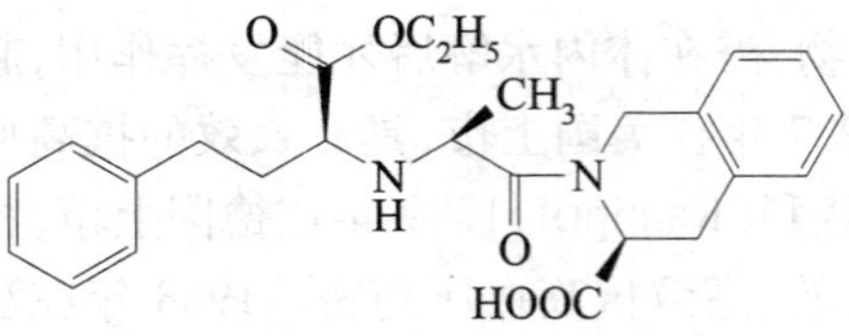

喹那普利

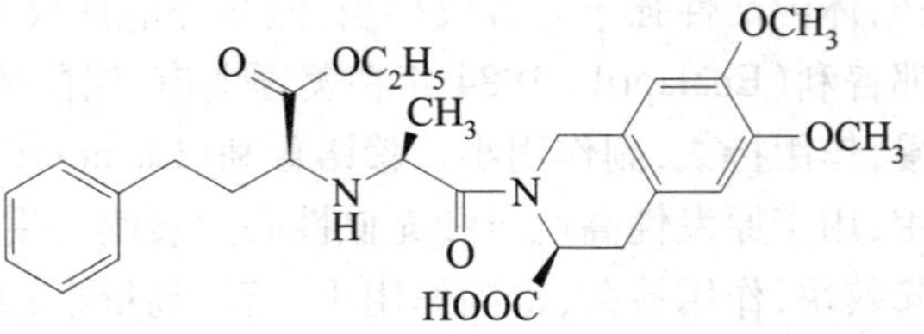

莫昔普利

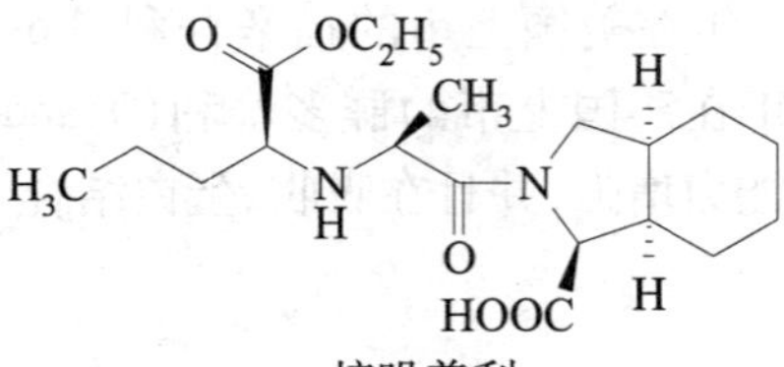

培哚普利

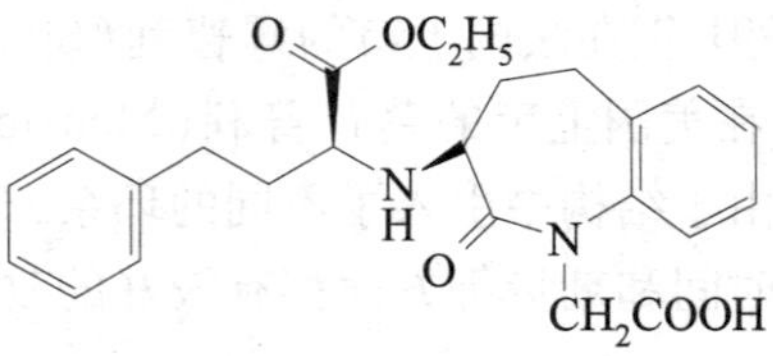

贝那普利

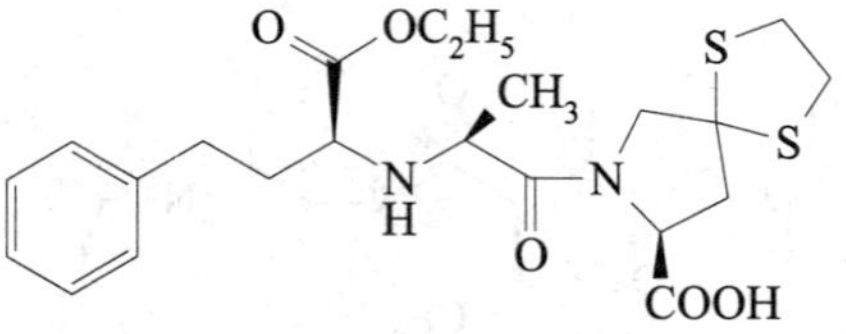

螺普利

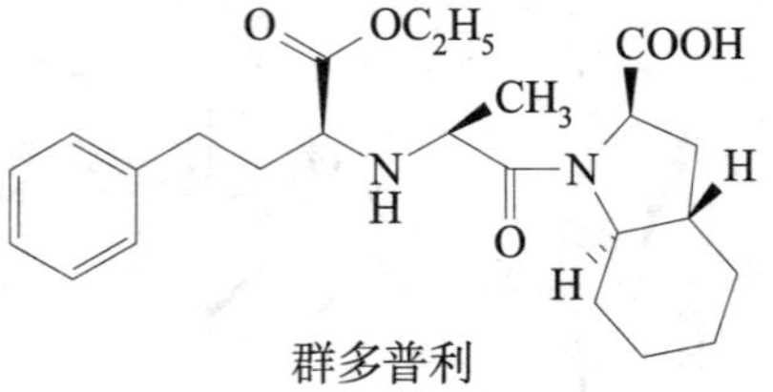

群多普利

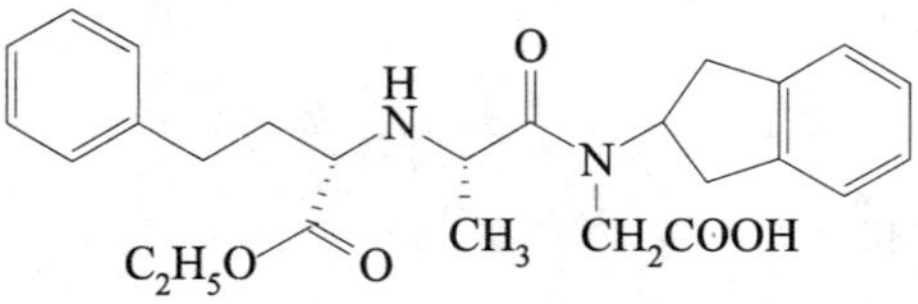

地拉普利

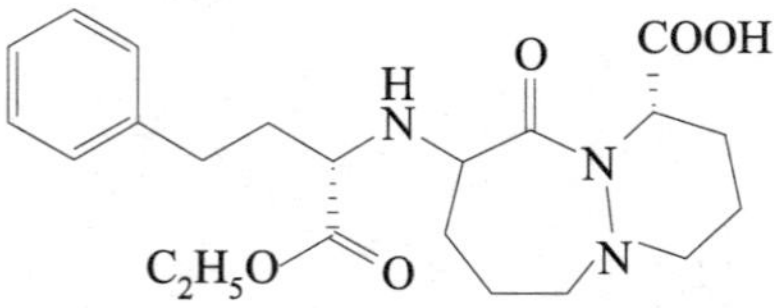

西拉普利

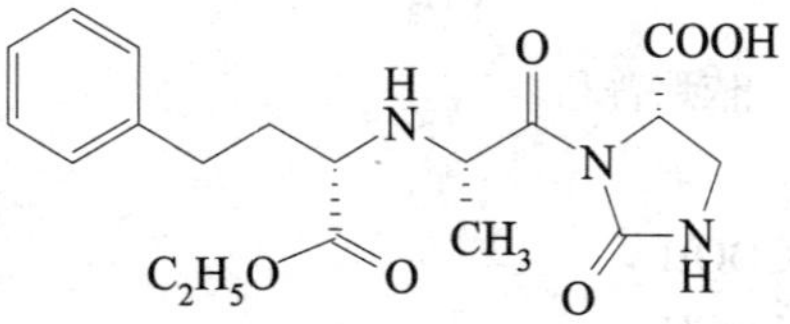

咪达普利

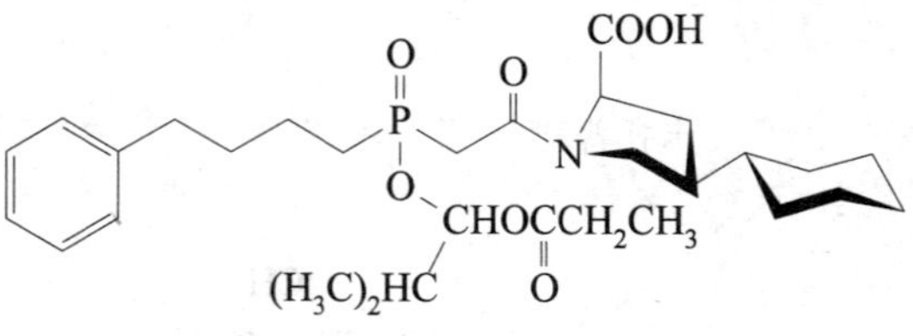

福辛普利

非巯基 ACE 抑制剂的研究也促进了含磷酰基 ACE 抑制剂的发展。研究发现,次膦酸类化合物能够以与依那普利相似的方式和 ACE 结合,锌离子与次膦酸相互作用的方式与巯基及羧基与锌离子结合方式相类似,可以形成离子键、氢键和疏水键。例如已开发上市的 4-环己烷脯氨酸类似物福辛普利拉(Fosinoprilat),其作用强度优于卡托普利,但低于依那普利拉。福辛普利拉的作用类似于二羧基 ACE 抑制剂,其前药福辛普利含有一个酰氧烷基,使得福辛普利具有较好的脂溶性,且生物利用度提高。它以磷酰基与 ACE 酶的锌离子结合(见图 6-1),经肠壁和肝脏的酯酶催化,形成活性的福辛普利拉而发挥作用。由于福辛普利在体内能经肝或肾双通道代谢而排泄,特别适用于肝或肾功能不良的高血压患者使用。

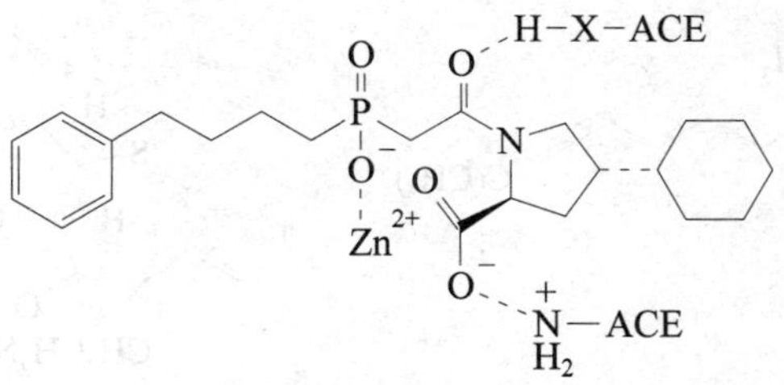

图 6-1　福辛普利拉与 ACE 的结合

Aliskiren Fumarate 是由智利 Novartis Pharma AG 公司研发,处于Ⅱ期临床阶段的 ACE 抑制剂,其抑制 ACE 作用很强,IC_{50} 为 0.000 6 μmol/L,口服后能显著呈剂量(1 ~ 10 mg/kg)依赖性地降低平均动脉血压,作用时间大于 24 h,能完全抑制血浆肾素活性。本品给药 0.5 ~ 6 h 后达血浆药物浓度峰值,$t_{1/2}$ 为 20 ~ 45 h,呈剂量依赖性地降低血浆肾素活性、AⅠ以及 AⅡ的水平。适用于高血压、心力衰竭和慢性肾衰竭患者。

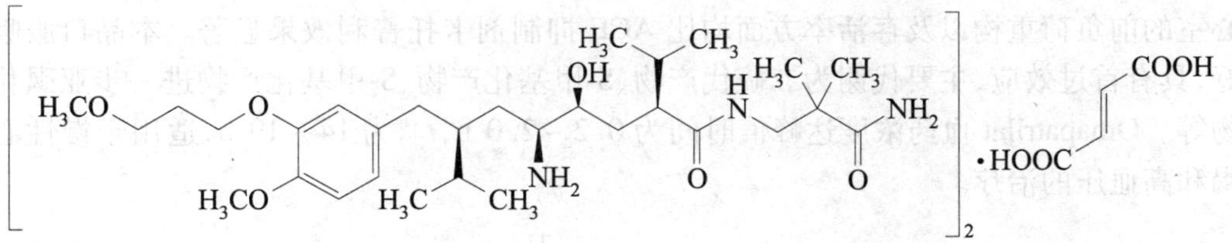

Aliskiren Fumarate

佐芬普利(Zofenopril)是由意大利 Enarini 公司开发,2001 年首次在意大利等多个国家上市的含有巯基的长效 ACE 抑制剂。可用于轻至中度原发性高血压的治疗,以及急性心肌梗死 24 h 内有或无症状、血流动力学稳定并未接受溶栓治疗的患者。本品可水解为活性物佐芬普利拉,口服后快速且完全地吸收,几乎完全转化为佐芬普利拉,给药后 1.5 h,血液中的佐芬普利拉浓度达到峰值,约有 88% 与体内血浆蛋白结合,体内稳态分布容积为 96 L,$t_{1/2}$ 为 5.5 h,口服的总清除率为 1 300 ml/min。本品在我国处于临床前转让阶段。

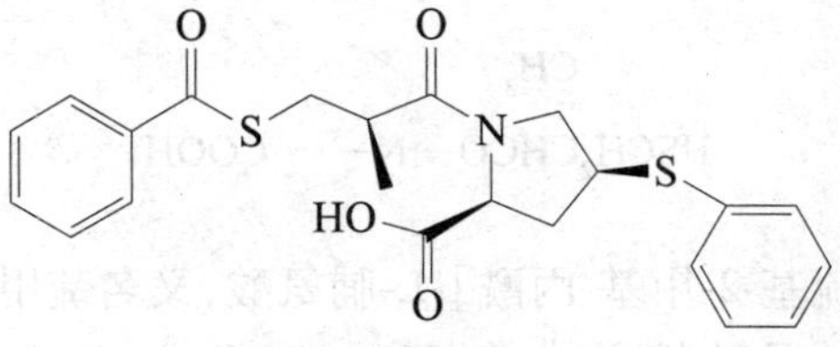

佐芬普利

由意大利 Recordati 公司首创的钙通道拮抗剂与 ACE 抑制剂联合应用的乐卡地平/依拉普利复方,为钙通道拮抗剂乐卡地平(Lercanidipine)与 ACE 抑制剂依拉普利联合使用的新制剂。本品用于高血压的治疗,正在Ⅲ期临床试验。

Teczem 是依拉普利与钙通道拮抗剂地尔硫䓬的复方口服新制剂(Enalapril-Diltiazem Extended Release-Oral),本品用于治疗高血压和心衰,肾衰的保护治疗正在临床前试验阶段。

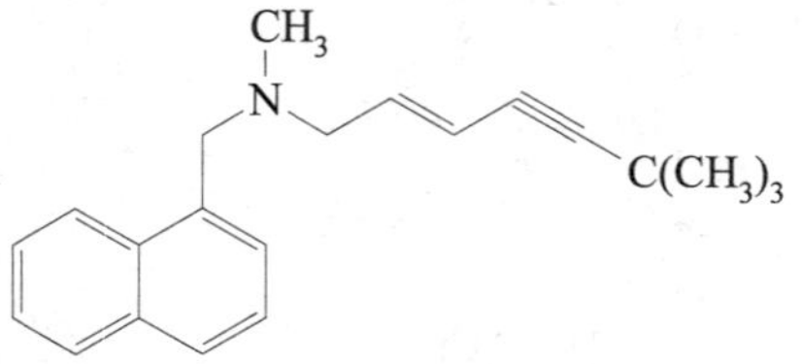

乐卡地平

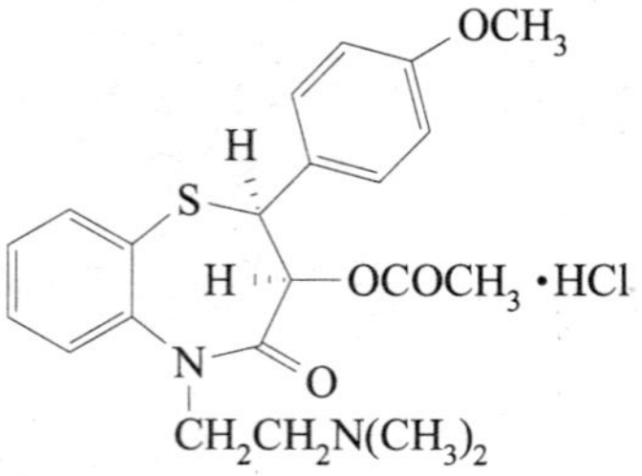

地尔硫卓

Omapatrilat 是由美国 Bristol-Myers Squibb 公司研发，处于注册前阶段的新型 ACE 和中性肽链内切酶（Neutral Endopeptidase，NEP）的双重抑制剂，一方面它可抑制 ACE，阻断导致血管收缩的 AⅡ的生成，同时又能抑制 NEP，阻断具有利尿、促尿钠排泄和舒张血管功能的心房肽降解。口服时对低、中、高水平的肾素大鼠高血压模型作用强且持久，可显著增强尿钠 ANP 和 cGMP 的排泄。对进行性心力衰竭的心肌病仓鼠模型，在增强尿 ANP 排泄，改善左心室的前负荷重构以及存活率方面均比 ACE 抑制剂卡托普利效果显著。本品口服吸收良好，具有首过效应，主要代谢为二硫代产物、S-甲基化产物、S-甲基化产物进一步亚砜化的产物等。Omapatrilat 血药浓度达峰值时间为 0.2 ~ 2.0 h，$t_{1/2}$ 为 14 ~ 19 h，适用于慢性心力衰竭和高血压的治疗。

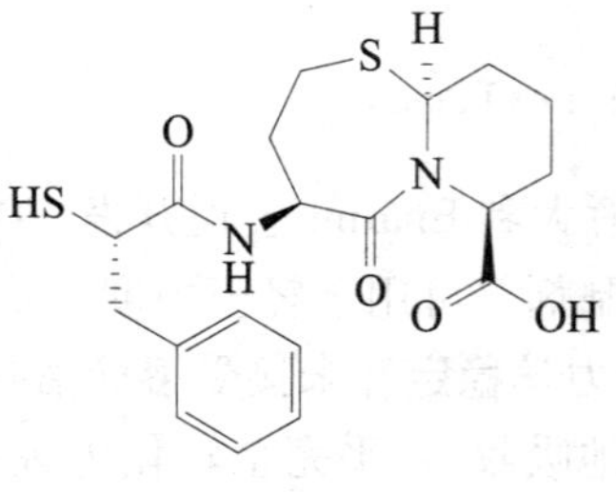

Omapatrilat

卡托普利（Captopril）

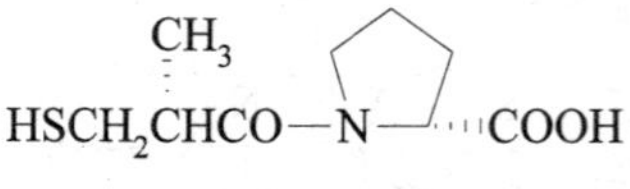

化学名为 1-[（2S）-3-巯基-2-甲基-丙酰]-L-脯氨酸，又名巯甲丙脯酸。

本品为白色或类白色结晶性粉末，mp. 103 ~ 106℃或 mp. 84 ~ 86℃，两者为同质异晶体，$[\alpha]_D = -131°$（$C = 2, C_2H_5OH$）。溶于甲醇、乙醇、氯仿、二氯甲烷、水或稀碱液。

本品结构中有两个手性中心都是 S，S 构型，以无水乙醇溶解，测得其比旋度为 $[\alpha]_D^{25} = -127.8°$。本品具酸性，有两个 p$K_a$ 值，一个为羧基的 pK_{a_1} 为 3.7，另一个为巯基的 pK_{a_2} 为 9.8。

本品含有巯基，其水溶液能使碘试液退色，用此法可以鉴别。

由于巯基的存在，卡托普利易被氧化，能够发生二聚反应而形成二硫键，体内代谢有

40%~50% 的药物以原药形式排泄，而剩下的以二硫聚合物体或卡托普利-半胱氨酸二硫化物形式排泄。

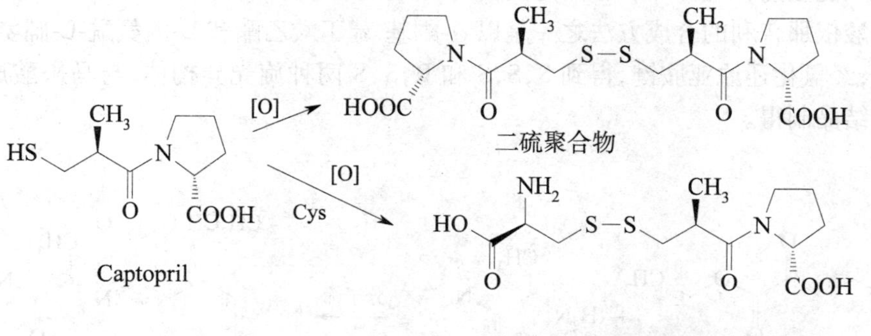

卡托普利-半胱氨酸二硫化物

本品是第一个可以口服的 ACE 抑制剂，具有舒张外周血管、降低醛固酮分泌、影响 Na^+ 重吸收和降低血容量的作用。对各型高血压均有明显的降压作用。

卡托普利的合成是以硫代乙酸与甲基丙烯酸加成得 α-甲基-β-乙酰硫代丙酸，再经氯代制备酰氯后，在氢氧化钠存在下与脯氨酸缩合得非对映异构体混合物(R,S+S,S)，再与二环己胺成盐后分离获得 S,S-体，最后用氨-甲醇溶液脱去乙酰基制得本品。

合成路线：

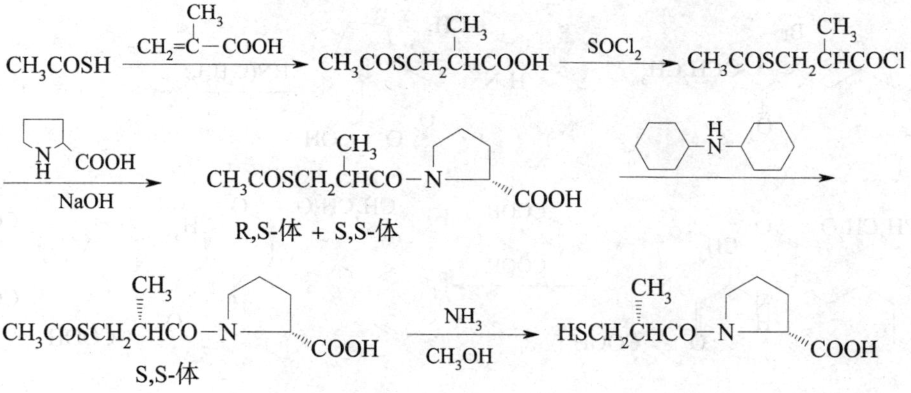

马来酸依那普利(Enalapril Maleate)

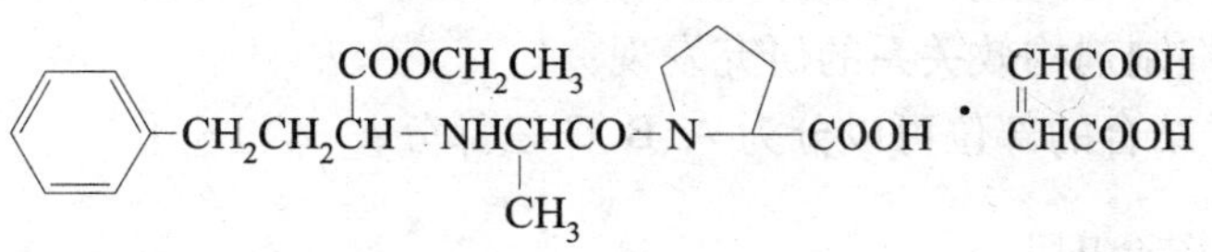

化学名为(S)-1-[N-(1-乙氧羰基-3-苯丙基)-L-丙氨酰]-L-脯氨酸马来酸盐，又名苯丁酯脯酸。

本品为白色结晶粉末，mp. 143~144.5℃。$[\alpha]_D = -42.2°$($C=1.0, CH_3OH$)。易溶于水，微溶于乙腈。

本品为依那普利那(Enalaprilat)的乙酯,口服后在体内水解为依那普利那,依那普利那是长效的 ACE 抑制剂,能强烈抑制 ACE,降低 AⅡ的含量,使全身血管舒张,血压下降。依那普利那只能注射,不能口服,本品是其前药,可用于原发性、肾性、肾血管性及恶性高血压。

马来酸依那普利的合成方法之一是以 α-酮基-苯丁酸乙酯和 L-丙氨酰-L-脯氨酸缩合得希夫氏碱,经氢化还原亚胺键,得到 S,S,S 和 R,S,S 两种旋光异构体,与马来酸成盐,在乙腈中分步结晶制得。

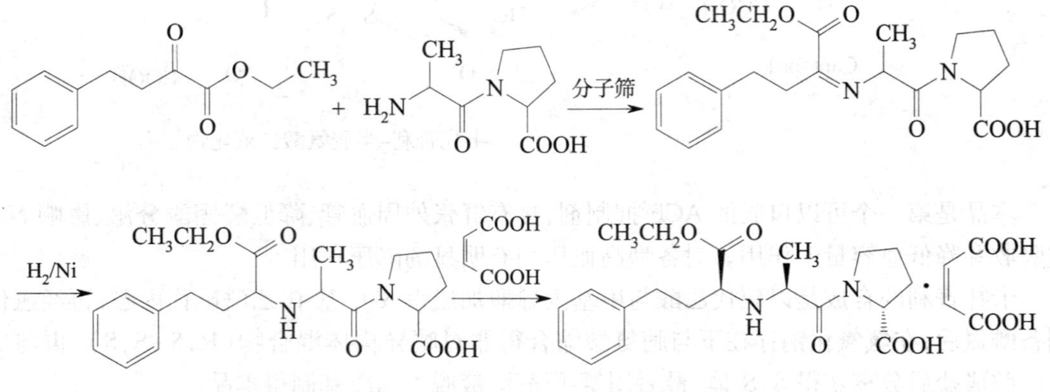

合成方法之二是以 2-溴苯丁酸乙酯与 L-丙氨酰-L-脯氨酸缩合,再与马来酸成盐制得本品。

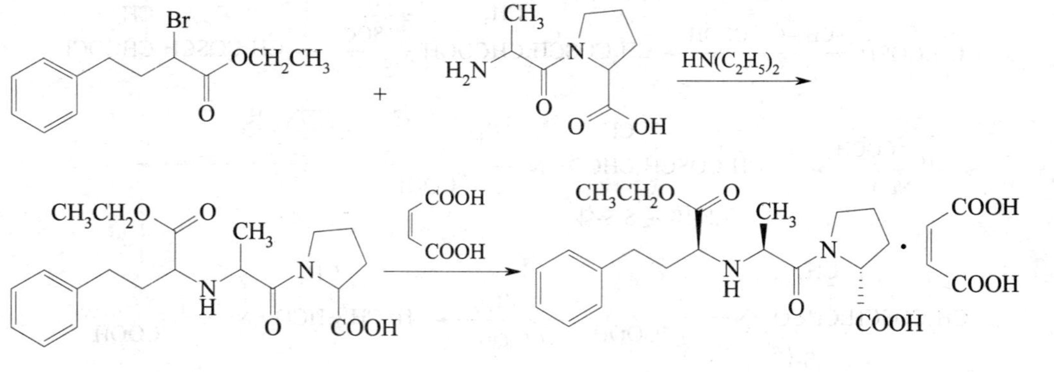

(二) ACE 抑制剂的构效关系

因为 ACE 是一个具有立体选择性的药物作用靶点,在临床应用的 ACE 抑制剂大多是以二肽或三肽作为 ACE 的底物而起作用的,所有满足 S,S,S 构型的药物均有较好的酶抑制活性。对 ACE 抑制剂构效关系的研究发现:

(1) 与锌离子结合的部位可以分为 A、B、C 三部分;

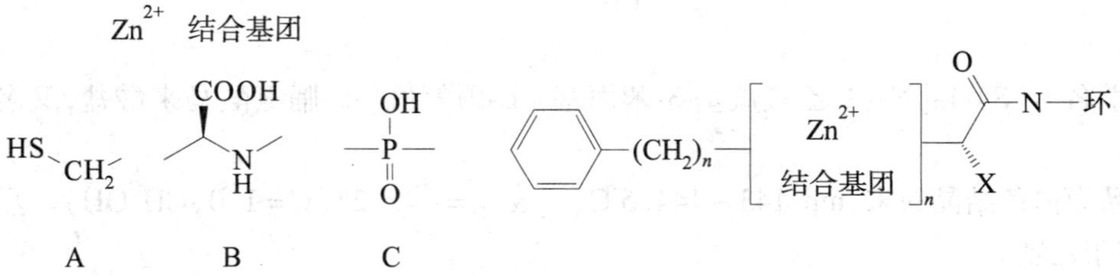

(2) A 部分的巯基有利于与锌离子结合,但因巯基易形成二硫化物会导致作用时间缩短;

(3) B 和 C 部分是模仿肽水解的过渡态,可以通过羧基或磷酰基与锌离子结合,若将羧基或磷酰基酯化可制得其口服的前药;

(4) X 部分通常为与丙氨酸侧链相似的甲基,在双羧酸衍生物中,当 X 为正丁氨基时,成为可以口服的非前药 ACE 抑制剂;

(5) 含 N 的环上必须具有与 ACE 底物 C-端羧酸相似的羧基;

(6) 当含 N 的环上连有较大的疏水基团时,有利于增强药效和改善药代动力学参数;

(7) ACE 抑制剂的立体化学与 L-氨基酸的立体化学一致时,活性最佳;

(8) 改变含 N 的环或 X 部分的构型,活性下降。

(三) 血管紧张素Ⅱ受体拮抗剂

由于 ACE 抑制剂作用广泛,在减少 AⅡ生成的同时,也抑制了缓激肽、脑啡肽等生物活性肽的灭活,会产生咳嗽、血管神经性水肿等副作用。

20 世纪 70 年代第一个血管紧张素Ⅱ受体拮抗剂(Angiotensin Ⅱ Receptor Antagonists)被合成,它是肽类化合物沙拉新(Saralasin:Sar^1-Ala^8-AngⅡ),其结构与 AⅡ十分类似,所不同的只是将 AⅡ分子中的苯丙氨酸与酪氨酸的位置进行了交换。但在临床应用中,该药由于口服无效、代谢不稳定,并有部分 AⅡ受体激动作用,因而受到限制。80 年代在研究咪唑乙酸类化合物的利尿降压作用时,首先发现 S-8307 能够抑制 AⅡ诱发的兔动脉收缩和升压效应,虽然活性较弱,但属于 AⅡ受体专一竞争性拮抗剂,且没有沙拉新的激动效应。进一步利用假定的 AⅡ活性构象的两种不同分子模型,将 AⅡ的 C-末端区域与 S-8307 排列比较,对 S-8307 进行了系列的结构修饰,以增强与受体的亲和力,结果分别得到了两种不同结构类型的、都具有较高活性的新药氯沙坦(Losartan)和伊普沙坦(Eprosartan)。

目前,非肽类 AⅡ受体拮抗剂以其与 AT_1 受体亲和力强、选择性高、口服有效、作用时间长等优点而被看好,是一类很有前途的降压药。氯沙坦作为第一个 AT_1 受体拮抗剂类抗高血压药于 1995 年上市,它具有口服、高效、选择性好等特点,且没有 ACEI 抑制剂的副作用。

近年来,沙坦类(Sartans)药物的研究取得了很大的发展,目前已有 8 个新药应用于临床。伊普沙坦 1997 年开发成功,于 1998 年在德国上市,为选择性 AT_1 受体拮抗剂。临床研究表明,其口服吸收迅速,生物利用度为 13%,蛋白结合率为 98%,肝肾功能不全者或饱食后服用本品,血药浓度峰值和 AUC 均可增加约 50%,对老年病人可增加 2 ~ 3 倍。

坎地沙坦酯(Candesartan Cilexitil)是 20 世纪末日本武田公司研发成功的新产品,1997 年底在瑞典首先上市,为苯并咪唑酯类前药,自发性高血压大鼠口服 1 mg/kg,降压活性超过 24 h,比氯沙坦活性高,作用时间长。

伊贝沙坦(Irbesartan)于 1997 年在英国上市,它是 4 位具有螺环的咪唑酮类化合物,以羰基代替氯沙坦的羟甲基作为氢键受体,活性与氯沙坦相当,但起效时间更快,是欧盟首次批准用于治疗高血压、Ⅱ型糖尿病、肾病患者的主要降压用药。

缬沙坦(Valsartan)于 1996 年在美国上市,它是用非环状的酰化氨基酸代替氯沙坦咪唑环的衍生物，肾性高血压大鼠口服 3 mg/kg，剂量依赖性降低收缩压，作用时间持续 24 h。

他索沙坦（Tasosartan）于 2001 年在美国上市，为吡啶［2,3-d］并嘧啶类化合物，肾性高血压大鼠口服 1 mg/kg 其降压效果相当于口服 30 mg/kg 的氯沙坦，该药能有效降低高血压，且在降压方面显示出量效关系。

替米沙坦（Telmisartan）于 1999 年在美国上市，是一长效、高效、低毒的降压药，适用于其他降压药不能耐受或过敏的各型高血压患者，其绝对生物利用度为 43%，蛋白结合率大于 99%，$t_{1/2}$为 24 h，拮抗 AT_1 受体的活性为氯沙坦的 3 倍，具有口服吸收好、作用时间长的特点，其降压时间大于 24 h 以上。该品对高血压病人的舒张压降低作用比氯沙坦钾或氨氯地平的作用更佳，比 ACE 抑制剂更安全，已有替米沙坦与氢氯噻嗪的复方制剂上市。

奥米沙坦酯（Olmesartan Medoxomil）于 2002 年在美国上市，为酯前药，具有平稳、温和的降压效果，安全性好，每天给药 10～20 mg，降压效果大于氯沙坦，它与氢氯噻嗪的复方制剂降压效果非常好。

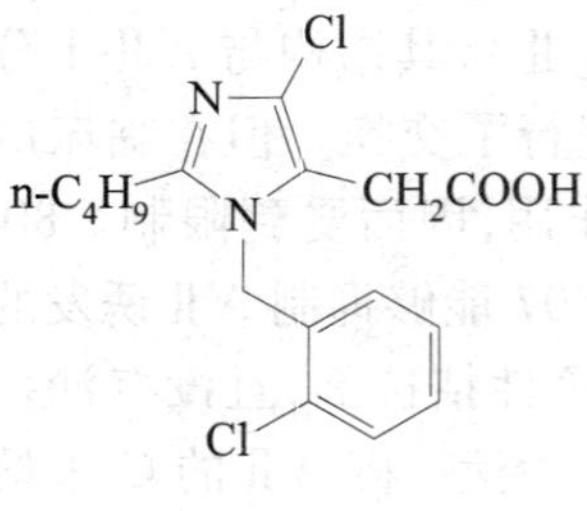

S-8307

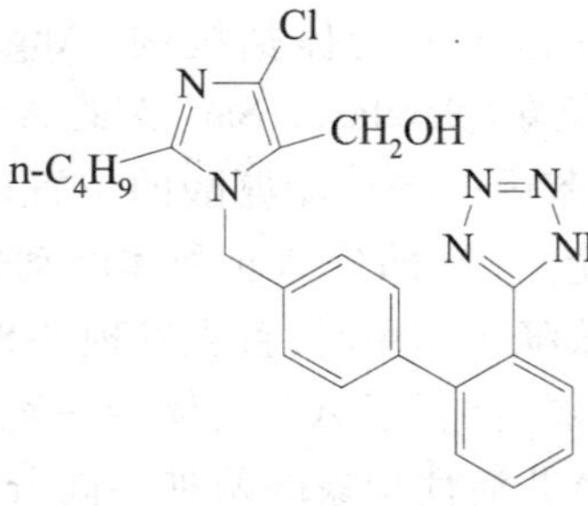

氯沙坦

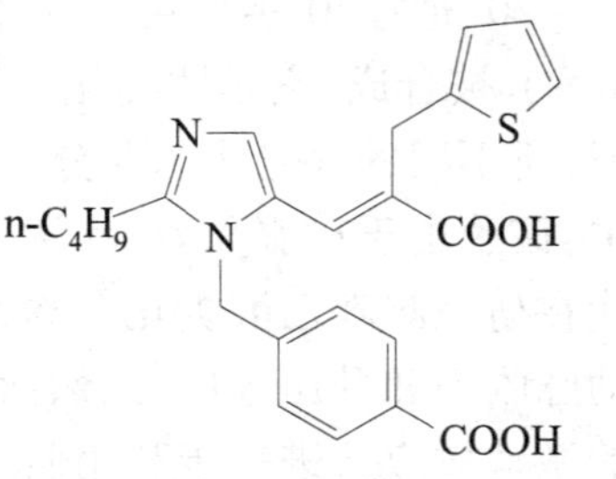

伊普沙坦

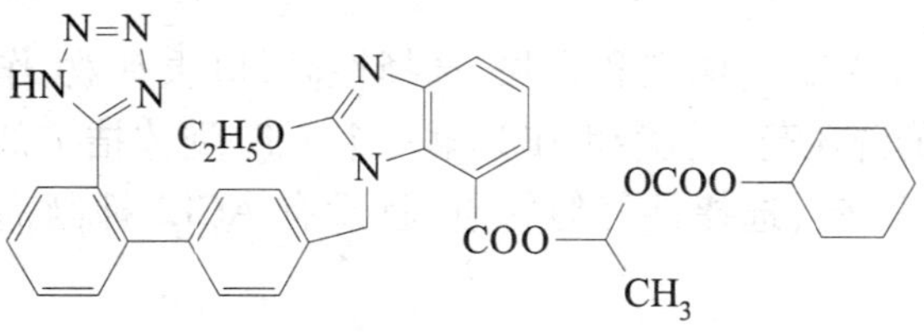

坎地沙坦酯

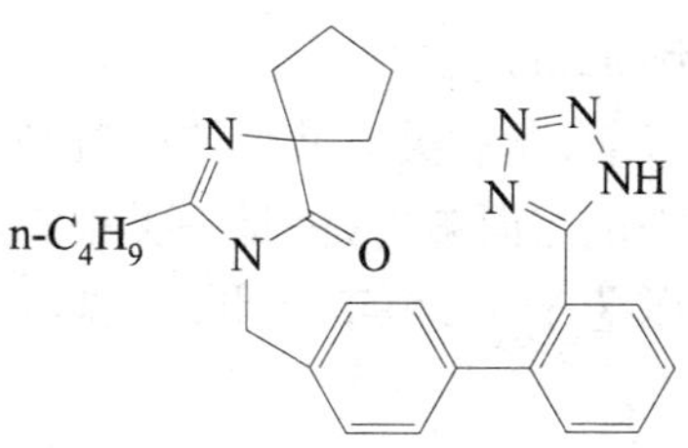

伊贝沙坦

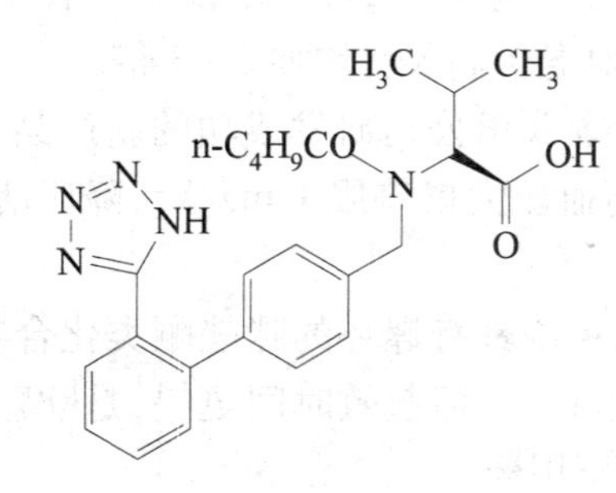

缬沙坦

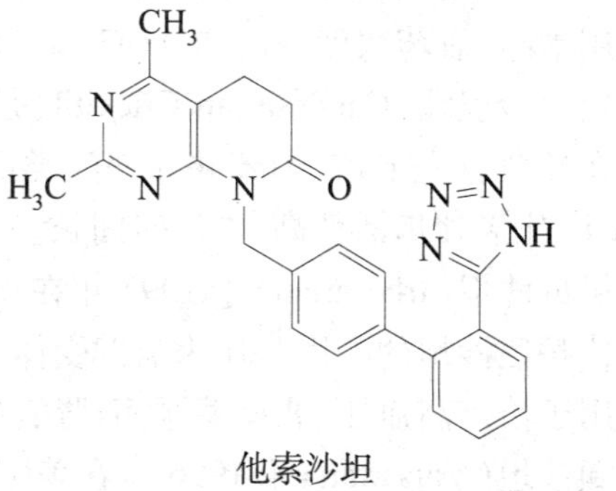

他索沙坦

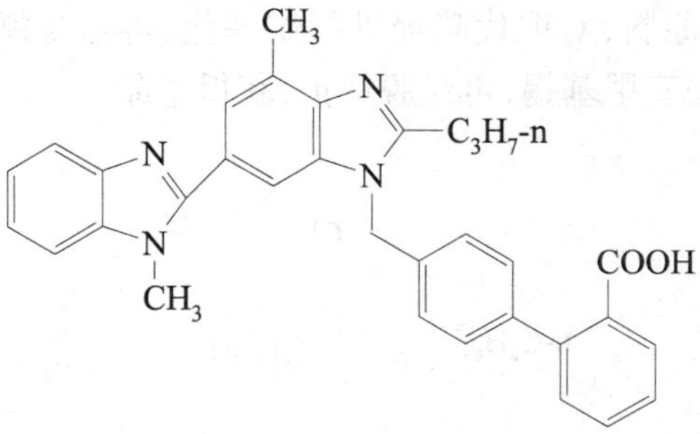

替米沙坦

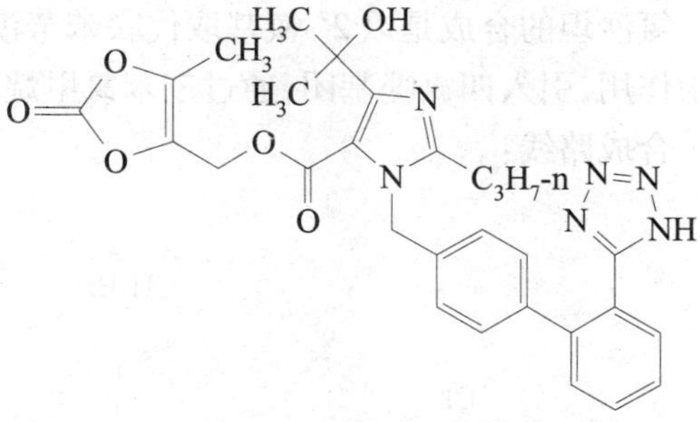

奥米沙坦酯

Sar-Arg-Val-Tyr-Val-His-Pro-Ala

沙拉新

目前 AⅡ受体拮抗剂研究开发新趋势主要有以下几个方面：

（1）研究开发已上市的用于抗高血压的 AT_1 受体拮抗剂其新的用途，如抗心衰、抗肾衰及其他用途等。

（2）继续对进入临床及临床前研究阶段的具有 AT_1 受体拮抗性质的新化合物进行研发。

（3）进一步探索研究对 AT_1/AT_2 受体具有相同亲和力的拮抗剂——AT_1/AT_2 均衡受体拮抗剂。

（4）研发同时具有对 AT_1 受体和内皮素受体 A(ET_A)具有双重拮抗作用的 DARAs。

氯沙坦(Losartan)

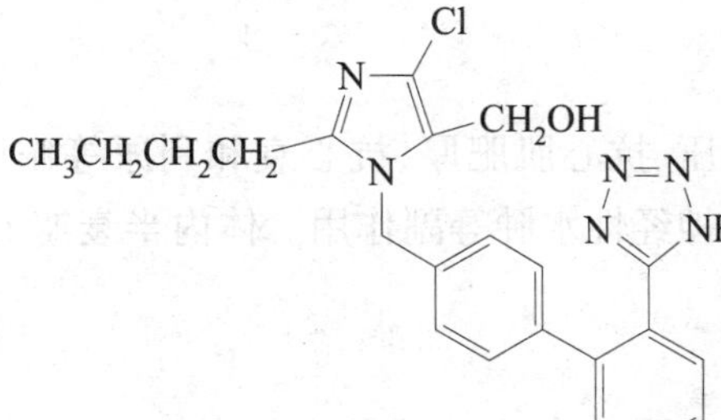

化学名为2-丁基-4-氯-1-[[2′-(1H-四唑-5-基)[1,1′-联苯]-4-基]甲基]-1H-咪唑-5-甲醇。

本品为淡黄色结晶，mp. 183.5～184.5℃，其 pK_a 为 5～6，是中等强度的酸，能与氢氧化钾成盐，通常药用氯沙坦的钾盐。

本品口服吸收较好，蛋白结合率达 99%，经肝脏代谢为活性代谢物 EXP-3174 及另外两种无活性代谢物，原药和代谢物均经肝脏代谢和经肾脏排泄。

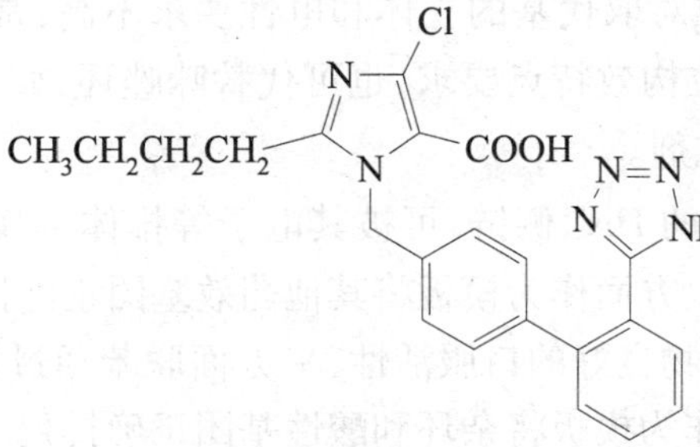

活性代谢物 EXP-3174

氯沙坦的合成是以2′-氰基取代联苯苄溴为原料，对取代咪唑进行烷基化，再与叠氮化合物作用，引入四氮唑基团，通过三苯氯甲烷除去三甲基锡，再经脱保护，获得本品。

合成路线：

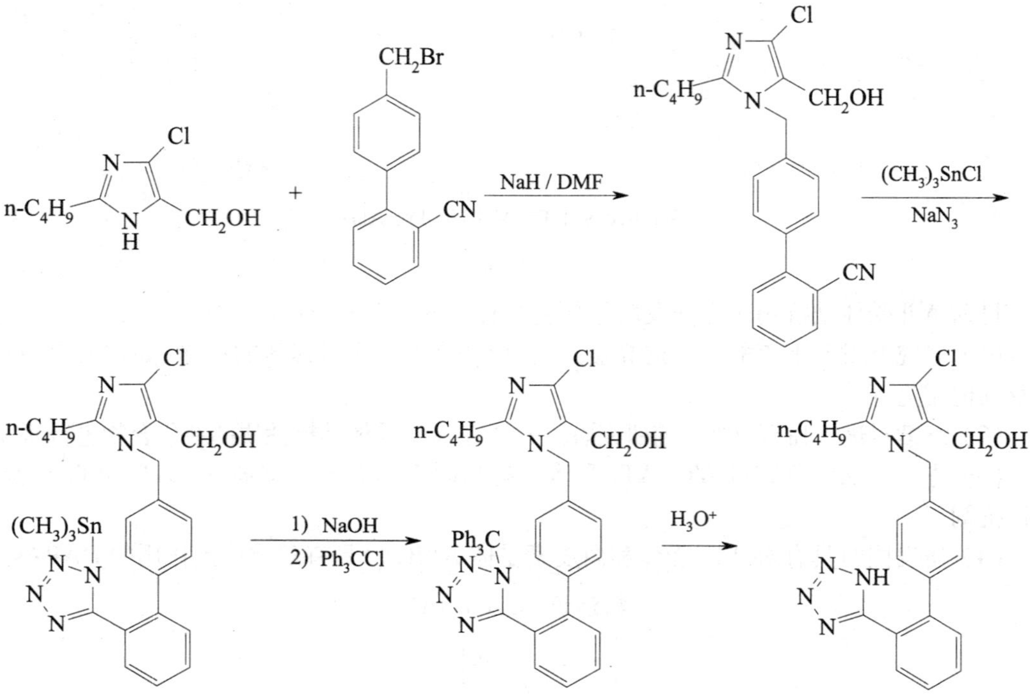

本品具有良好的抗高血压、抗心肌肥厚、抗心衰和利尿等作用。其疗效与常用的ACE抑制剂相似，但无干咳、血管神经性水肿等副作用。体内半衰期 $t_{1/2}$ 为5.7 h，本品的体内代谢物也具有抗高血压活性。

氯沙坦构效关系如下：

（1）咪唑环的构效关系表明，2位上取代基为长度2～4个碳原子的正烷烃基，可与受体的第一疏水区相结合，2位上以分支烷烃、环烷烃和芳烃取代均使活性下降。

（2）4位上以吸电子基团或亲脂性基团取代最好，也可以是较大体系的基团（如螺环、芳香环和稠环等），它们与受体的第二疏水区作用。

（3）5位可以是羧酸、醚、醇和醛等小的氢键受体，它们通过与受体正电荷中心或质子供体作用，形成氢键。

（4）咪唑环的4位、5位对取代基的立体和电性要求不高，常常是结构改造的部位，若其他芳环结构符合4位、5位构效特点要求，也可代替咪唑环，如L-158,809，伊贝沙坦等都是活性很强的 AT_1 受体拮抗剂。

（5）咪唑环模拟了AⅡ的 His^6 侧链，可被其电子等排体替换，它一方面通过3位氮原子与AⅡ受体形成氢键，另一方面作为模板将其他药效基团正确排列。

（6）联苯结构赋予化合物良好的口服活性，一方面联苯通过范德华力与AⅡ受体的第三个疏水区结合，另一方面作为模板将杂环和酸性基团正确排列。

（7）由联苯四氮唑、GR-117289的苯并呋喃结构，假设的AⅡ活性构象的C-末端结构和它的模拟物重叠模型计算结果显示,两个芳环中心的距离为0.40～0.50 nm,酸性基团和非相连的芳环中心的距离为0.35～0.60 nm,因此,它可被一些能满足上述两个条件的基团(如吲哚、萘环、N-苯基吡咯等)代替(见图6-2)。联苯中的一个苯环被其他基团取代时,如吲哚取代苯环,具有较高的体内活性和口服生物利用度,且作用时间较长。由苯并呋喃取代了苯环,它对 AT_1 受体的阻断作用超过24 h,为长效 AT_1 受体拮抗剂。苯环也可被萘环或四氢萘环取代。

(8)联苯结构的2位酸性基团(如COOH等)是活性的必需基团,其中四氮唑基团为化合物提供了较强的受体亲和力、代谢稳定性、亲脂性和口服生物利用度。联苯邻位四氮唑的取代使得两个苯环相互垂直,四个氮原子的负电荷因而被受体的正电荷中心更好地利用。研究发现,亲脂性的5-羰基-1,2,4-噁二唑以及大体积、亲脂性的酰化氨基磺酰基能成功代替四氮唑而不影响化合物对 AT_1 受体的亲和力和口服活性。

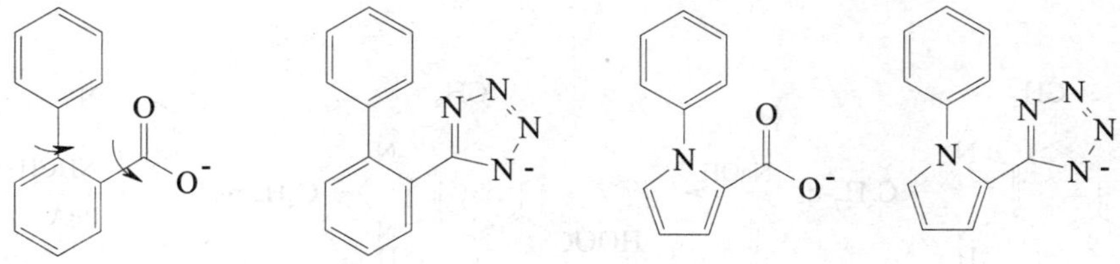

I	Ⅱ	Ⅲ	Ⅳ
$d^a=5.40$	$d^a=5.23$	$d^a=5.39$	$d^a=5.34$
$d^b=5.50$	$d^b=5.54$	$d^b=5.49$	$d^b=5.71$

d^a 表示联苯对位碳原子与酸性基团碳原子之间的距离;d^b 表示联苯对位碳原子与酸性基团原子中心之间的距离。单位为Å。

图6-2　联苯和N-苯基吡咯化合物中羧基与四氮唑基团的特征比较

替米沙坦(Telmisartan)

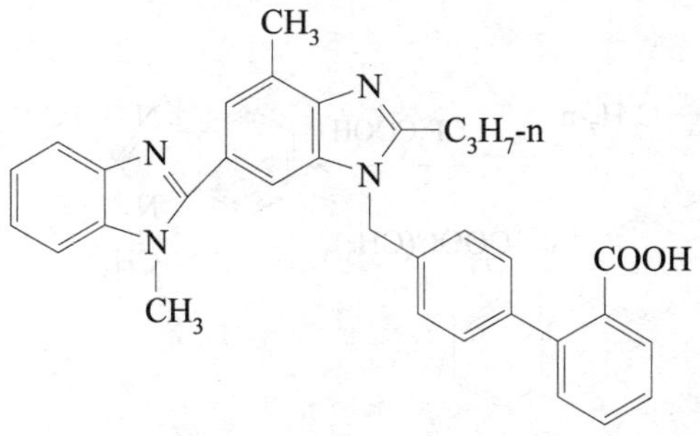

化学名为4′-[[4-甲基-6-(1-甲基-1H-苯并咪唑-2-基)-2-正丙基-1H-苯并咪唑-1-基]甲基]联苯基-2-羧酸。

本品为白色结晶,mp. 260～261℃。

替米沙坦的合成是以4-氨基-3-甲基苯甲酸甲酯为原料,与丁酰氯反应得酰胺中间体,再经硝化、还原、环合得苯并咪唑中间体,经水解后,与N-甲基邻苯二胺环合,再与4′-溴甲基联苯-2-羧酸叔丁酯经N烃化反应、脱保护制得。

合成路线：

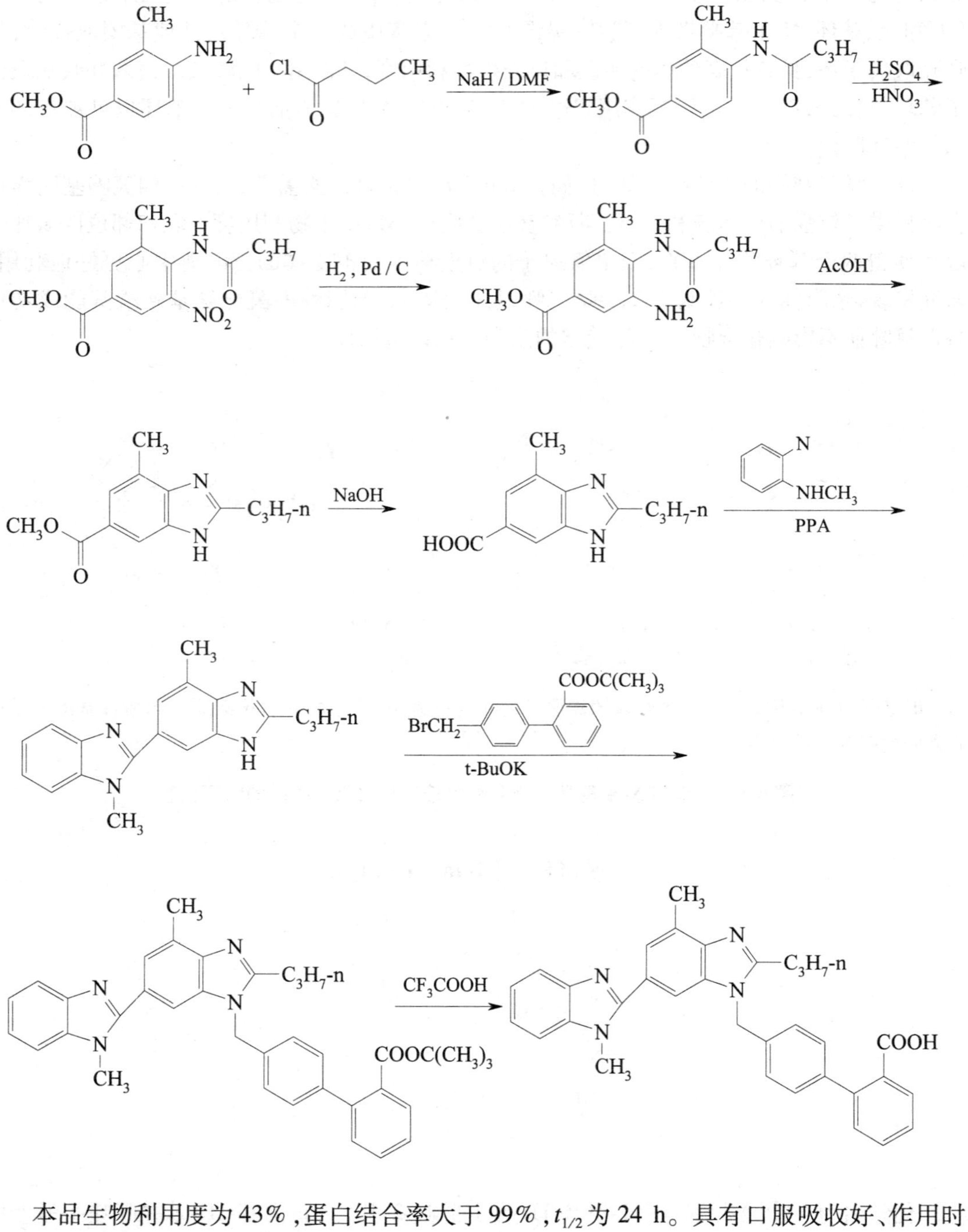

本品生物利用度为43%，蛋白结合率大于99%，$t_{1/2}$为24 h。具有口服吸收好、作用时间长的特点，其降压时间大于24 h以上。

替米沙坦对高血压病人的舒张压降低作用比氯沙坦钾或氨氯地平的作用更佳，比ACE抑制剂更安全，已有替米沙坦与氢氯噻嗪的复方制剂上市。

三、作用于离子通道的药物

在心血管疾病的治疗中，作用于离子通道的药物起着十分重要的作用，这类药物的作用机制是近年来才研究阐明的，目前已把它们作为心血管药物设计的重点。

（一）钙通道阻滞剂

钙通道阻滞剂对高血压有很好的治疗效果，临床实践证明其疗效超过 β 受体阻断剂。如硝苯地平对轻、中、重度高血压均有降压作用，维拉帕米、地尔硫䓬、尼群地平、尼莫地平等用于高血压的治疗，都有良好的疗效，氨氯地平用于降压，作用稳定而持久（详细内容见本章第二节）。

（二）钾通道开放剂

选择性钾通道开放剂（Potassium Channel Openers）的降压机制是作用于 ATP 敏感的钾通道，使细胞膜发生超极化，导致细胞内钙离子浓度下降，血管扩张、血压下降。与钙通道阻滞剂不同，钾通道开放剂以舒张血管平滑肌为主，故降压活性比钙通道阻滞剂强。钾通道开放剂还可以用于治疗心绞痛、抗心律失常、充血性心力衰竭等疾病。代表药物有吡那地尔（Pinacidil）、米诺地尔（Minoxidil）、二氮嗪（Diazoxide）等。

吡那地尔（Pinacidil）

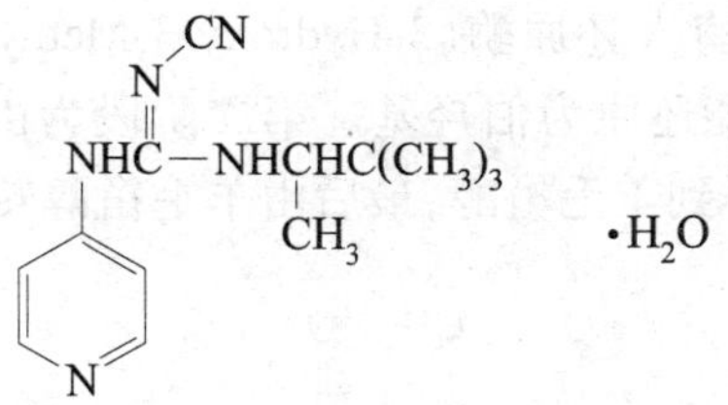

化学名为(±)-N-氰基-N′-(4-吡啶基)-N″-(1,2,2-三甲基丙基) 胍。

本品为白色结晶粉末，mp. 164 ~ 165℃。

本品口服吸收迅速。1 h 后血药浓度达峰值，与血浆蛋白结合率约 50%，生物利用度约 60%，在肝脏代谢，其代谢物 N-氧化物心血管扩张活性是原药的 20%~33%，不影响降压效果。体内半衰期为 3 h。

本品具有一个手性碳原子，其 R-(-)-异构体有活性，临床上用其外消旋体。

吡那地尔是临床研究最为深入的钾通道开放剂，其降压效果与基线血压水平有线性关系：血压愈高，效果愈佳。在 0.5 ~ 2.5 mg/kg 剂量范围内，降压效果与剂量呈相关性，不良反应有水肿、心悸和头痛等症状。

四、利尿药及其他药物

利尿药通过促进水和钠的排出达到降压效果，属于治疗高血压的基础药物，原则上各类利尿药都有降压作用，具体介绍详见本章第六节。除此，体内一些多肽也涉及血压的调节作用。

第二节 血脂调节药(Lipid Regulators)

降血脂药又称抗动脉粥样硬化药。动脉粥样硬化是缺血性心脑血管疾病的病理基础。当机体脂质代谢紊乱、血脂长期升高后，血脂及其分解产物会逐渐沉积于动脉血管内膜，继而内膜纤维组织增生，形成斑块，使血管局部增厚，弹性减小，导致血管堵塞，产生动脉粥样硬化，结果损害心、脑、肾等重要器官，引起冠心病、心肌梗死、中风、肾衰和外周血管疾病。

一、血脂的化学和生物化学

血浆中的脂质包括胆固醇、胆固醇酯、甘油三酯和磷脂等，通常它们与载脂蛋白(Apolipoproteins，Apo)结合，以水溶性的脂蛋白形式存在。

1. 胆固醇的合成和降解

胆固醇为体内细胞膜的重要成分，其生物合成是以乙酰辅酶 A 为起始原料进行，生物合成的第一阶段是由三分子的乙酰辅酶 A 合成异戊烯基焦磷酸酯。由羟甲戊二酰辅酶 A 并转换到 3,5-二羟(基)-3-甲基戊酸甲羟戊酸的过程，是胆固醇的生物合成的第一控制环节，这个反应被羟甲戊二酰辅酶 A 还原酶(3-Hydroxy-3-Methylglutary CoA Reductase，HMG-CoA Reductase)催化，将其硫酯还原为伯羟基。第二阶段为由六个异戊烯基焦磷酸酯合成鲨烯。第三阶段由鲨烯环合得到羊毛甾醇，最后由羊毛甾醇转换到胆固醇。

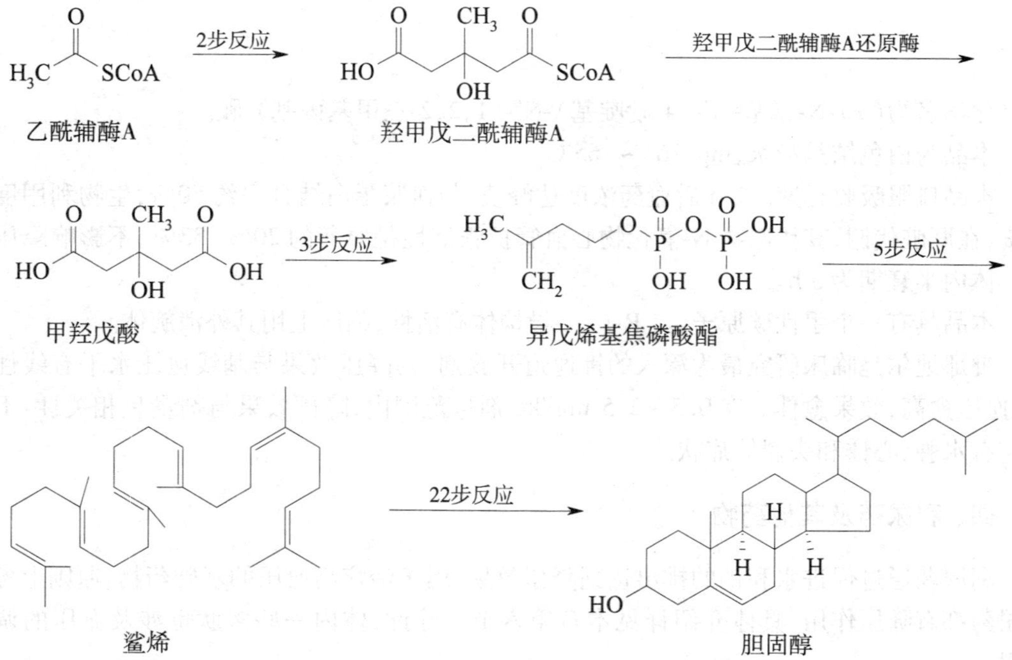

胆固醇在体内有两种代谢途径，一种为代谢形成各种内源性甾体激素，另外一种为代谢形成胆酸和其盐。

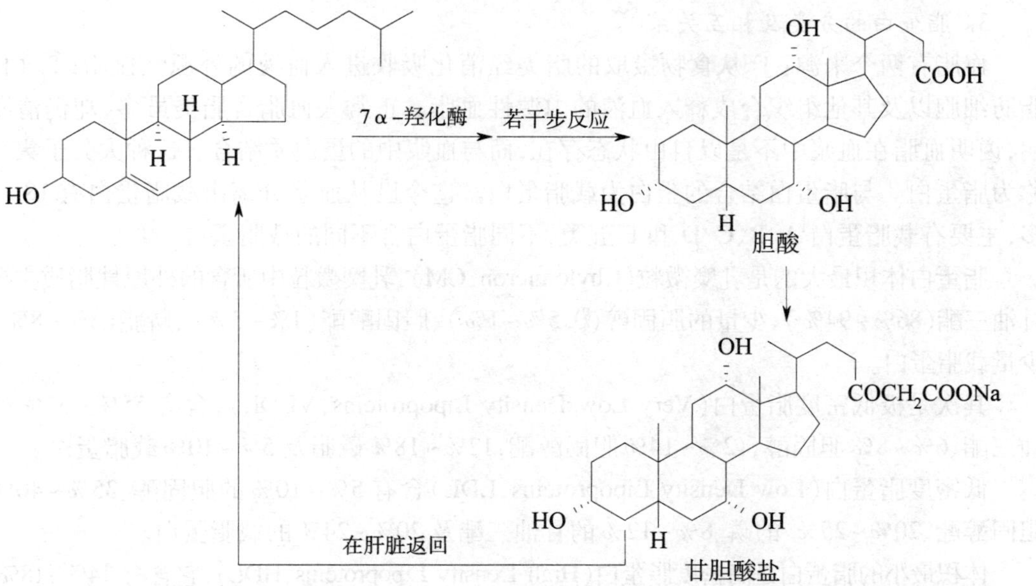

2. 甘油三酯和磷酸酯的合成和降解

甘油三酯为代谢能量的高度储备，由3-甘油磷酸酯与酰化的辅酶A作用而合成，当需要能量时，甘油三酯被酯酶水解，释放游离的脂肪酸，此酸经氧化、柠檬酸循环和氧化磷酸化释放能量。

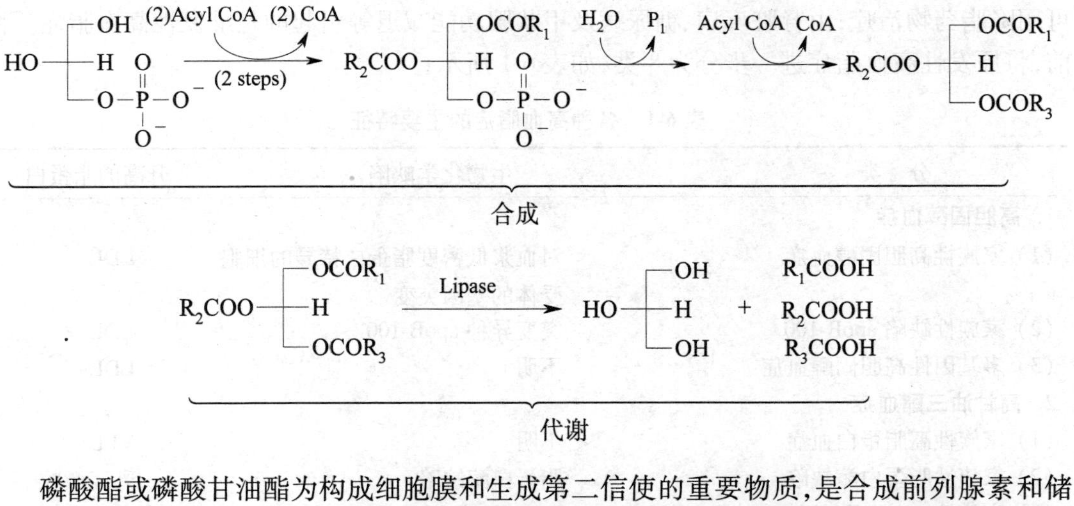

磷酸酯或磷酸甘油酯为构成细胞膜和生成第二信使的重要物质，是合成前列腺素和储藏脂肪酸的化合物，也是合成甘油三酯的中间体。磷酰胆碱酯和磷酰己醇酯为其中的代表之一。

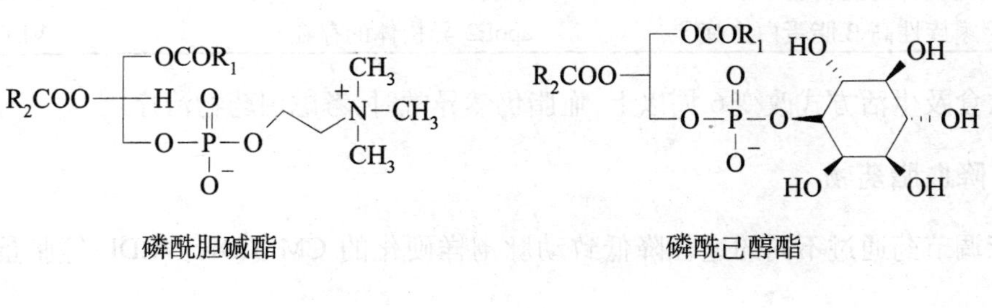

磷酰胆碱酯　　磷酰己醇酯

3. 脂蛋白的分类及相互关系

血脂有两个来源:① 从食物摄取的脂类经消化吸收进入血液的外源性血脂;② 由肝、脂肪细胞以及其他组织合成释入血液的内源性血脂。正常人血脂含脂类虽多,却仍清澈透明,说明血脂在血浆中不是以自由状态存在,而与血浆中的蛋白质结合。这种大分子集合物称为脂蛋白。与脂蛋白结合的蛋白为载脂蛋白。迄今已从血浆分离出载脂蛋白有 18 种之多,主要有载脂蛋白 A、B、C、D 和 E 五类,不同脂蛋白含不同的载脂蛋白。

脂蛋白体积最大的是乳糜微粒(Chylomicron,CM),乳糜微粒中所含的外原性脂质主要是甘油三酯(86%~94%)、少量的胆固醇(0.5%~1%)、胆固醇酯(1%~3%)、磷脂(3%~8%)和少量载脂蛋白。

其次是极低密度脂蛋白(Very Low Density Lipoproteins,VLDL),含有 55%~65% 的甘油三酯、6%~8% 胆固醇,12%~14% 胆固醇酯,12%~18% 磷脂及 5%~10% 载脂蛋白。

低密度脂蛋白(Low Density Lipoproteins,LDL)含有 5%~10% 的胆固醇、35%~40% 的胆固醇酯、20%~25% 的磷、8%~12% 的甘油三酯及 20%~24% 的载脂蛋白。

体积最小的脂蛋白是高密度脂蛋白(High Density Lipoproteins,HDL),它含有 14%~18% 胆固醇酯、3%~5% 胆固醇、20%~30% 磷脂、3%~6% 甘油及 45%~50% 的载脂蛋白 A 和 C 及 E。

血中过量脂质的存在会造成高脂血症,人体高脂血症主要是 VLDL 与 LDL 增多,而血浆中 HDL 则有利于预防动脉粥样硬化。临床上血浆胆固醇高于 230 mg/100 ml 和甘油三酯高于 140 mg/100 ml 统称为高血脂症。

高血脂症分为原发性及继发性高血脂症。原发性高血脂症是指原因不明的高血脂症,可用降脂药物治疗;由肾脏疾病、糖尿病及甲状腺功能减退等引起的是继发性高血脂症。目前,将原发性高血脂症进一步分为 8 类,如表 6-1 所示:

表 6-1 各种高血脂症的主要特征

分 类	生物化学缺陷	升高的脂蛋白
1. 高胆固醇血症		
(1) 家族性高胆固醇血症	对血浆低密度脂蛋白特异的细胞受体的基因突变	LDL
(2) 家族性缺陷 apoB-100	突变异种 apoB-100	LDL
(3) 多基因性高胆固醇血症	不明	LDL
2. 高甘油三酯血症		
(1) 家族性高脂蛋白血症	不明	VLDL
(2) 家族性脂蛋白酶缺陷	脂蛋白酶缺陷	乳糜微粒
(3) 家族性 apoC-Ⅱ缺陷	apoC-Ⅱ缺陷	乳糜微粒
3. 高胆固醇血症和高甘油三酯血症混合型		
(1) 家族性组合高血脂症	不明	VLDL,LDL
(2) Ⅲ型家族性高 β 脂蛋白血症	apoE2 异构体的存在	VLDL,IDL

在饮食及生活方式改变 6 周以上,血脂仍然异常时,考虑用药物治疗。

二、降血脂药物

血脂调节药通过不同的途径降低致动脉粥样硬化的 CM、LDL、VLDL 等脂蛋白,或升高抗动脉粥样硬化的 HDL，以纠正脂质代谢紊乱。根据药物的作用效果可以把调血脂药物分为：① 主要降低胆固醇和低密度脂蛋白的药物，包括胆汁酸结合树脂和羟甲戊二酰辅酶 A 还原酶抑制剂以及植物固醇类；② 主要降低甘油三酯和极低密度脂蛋白的药物，包括苯氧乙酸酯类（贝特类）和烟酸类。

1. 降低胆固醇和低密度脂蛋白的药物

（1）胆汁酸螯合剂

某些强碱性阳离子树脂在肠道内通过离子交换作用，与胆汁酸结合，阻止胆汁酸的肝肠循环，由于这些树脂不被吸收，使络合的胆汁酸随粪便排出，结果使胆汁酸的排出量增加 3～15 倍。胆汁酸排出增多，促使肝内胆固醇进一步转化为胆汁酸，加速了肝脏胆固醇的代谢，从而降低了血中胆固醇的水平。临床应用的此类药物主要有考来酰胺（Cholestyramine）和考来替泊（Cholestipol），它们不溶于水，不易被消化酶破坏，口服不吸收，但使用的剂量较大时，常会出现恶心、腹胀等副作用。

考来酰胺是由聚苯乙烯和少量的二乙烯基苯交联剂的聚合物，其相对分子质量约为 1 000 000，分子中含有大量季铵官能团，可与阴离子结合。考来替泊为由四乙撑基戊胺与环氧氯丙烷缩合的聚合物，其分子中含有仲胺和季铵官能团可与阴离子结合。它们的 pK_a 值均在 9～10.5，可确保在肠道中以离子形式存在。

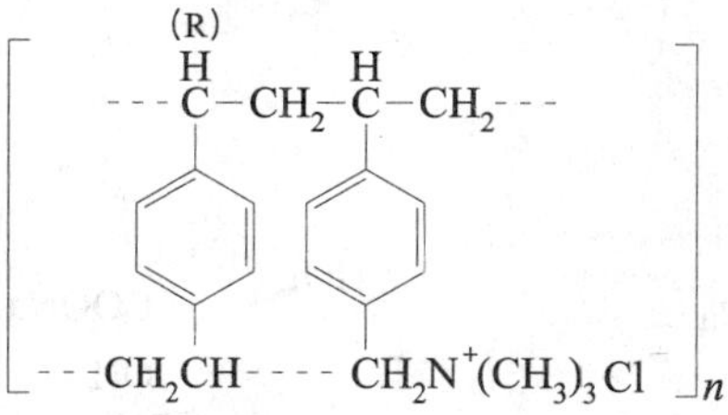

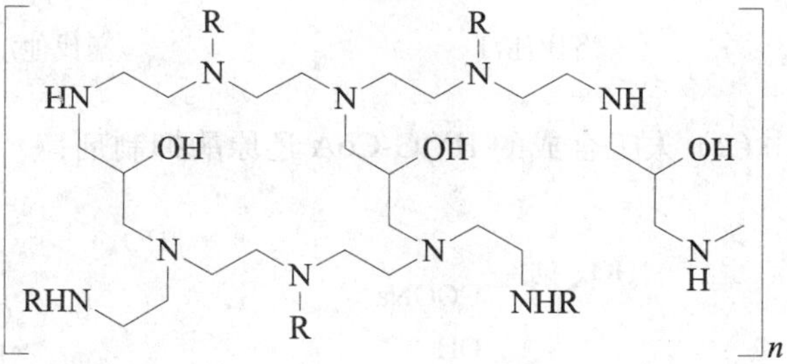

（2）羟甲戊二酰辅酶 A（HMG-CoA）还原酶抑制剂

羟甲戊二酰辅酶 A 还原酶（HMG-CoA 还原酶）是体内肝脏中胆固醇生物合成的限速酶，通过竞争性地抑制该酶的作用，可达到有效地降低胆固醇水平的目的。20 世纪 80 年代问世的他汀类药物（Statins）是降血脂药物研究领域的突破性进展，由于它们能选择性地分布于肝脏，竞争性地抑制 HMG-CoA 还原酶的活性，限制了内源性胆固醇的生物合成；同时通过降低胆固醇的浓度来触发肝脏 LDL 受体表达增加，加快血浆中 LDL、IDL 和 VLDL 的消除，从而显著降低血浆中 LDL 水平，并提高 HDL 水平。

羟甲戊二酰辅酶 A 还原酶抑制剂的研究源于 1976 年美伐他汀（Mevastatin）的发现，它是从两个不同的青霉菌属分离得到真菌代谢物，并确证它为 HMG-CoA 还原酶的有效竞争性抑制剂，它对 HMG-CoA 还原酶的亲和性为对底物亲和性的 10 000 倍，几年后从红曲霉菌（*Monascus rubber*）和土曲霉菌（*Aspergillus terreus*）中分离得到结构类似的名为 Mevinolin 的物质，后被命名为洛伐他汀（Lovastatin），它的作用为美伐他汀的 2 倍，它与美伐他汀在结构上的不同之处仅为在分子内双环上 6′甲基，美伐他汀和洛伐他汀分子中的羟基内酯结构与还原酶的四面体结构十分相似，所以它们可与 HMG-CoA 还原酶紧密结合，1985 年进一步证实了此理论。由于在狗的实验中发现肠形态学的改变，所以美伐他汀未在临床上使用，而洛伐他汀在 1987 年被 FDA 批准成为第一个上市的 HMG-CoA 还原酶的抑制剂。

HMG-CoA 还原酶抑制剂因对原发性高胆固醇血症疗效确切，无严重不良反应，因而受到人们的重视。在用于一级或二级预防治疗时，它们可显著地减少由于动脉粥样硬化导致的临床病症和死亡，是现有的可确切降低冠状动脉病人总死亡率的唯一降脂药物。由于 HMG-CoA 还原酶抑制剂可通过非脂类机制调节内皮功能、炎症效应、斑块稳定性及血栓的形成来发挥抗动脉粥样硬化的作用，因此，它们也是目前临床上用于预防、治疗高血脂症及冠心病的优良药物。

现在临床上使用的 HMG-CoA 还原酶抑制剂主要有 6 个，由化学来源可分为天然和人工合成两类。

（1）天然的 HMG-CoA 还原酶抑制剂：

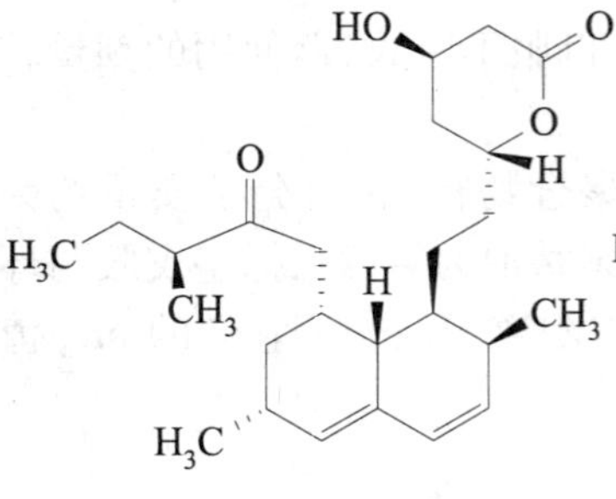

洛伐他汀

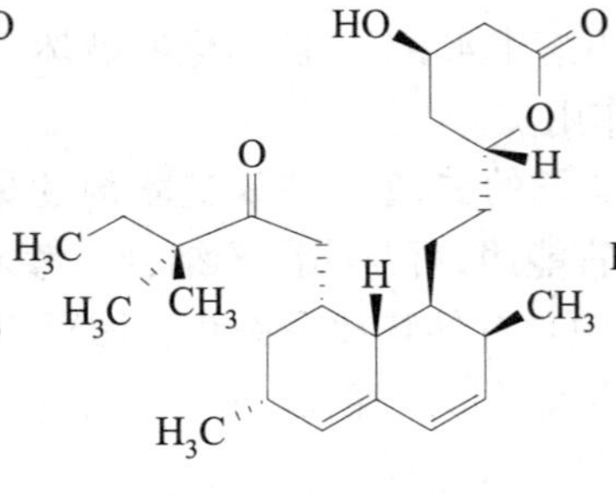

辛伐他汀

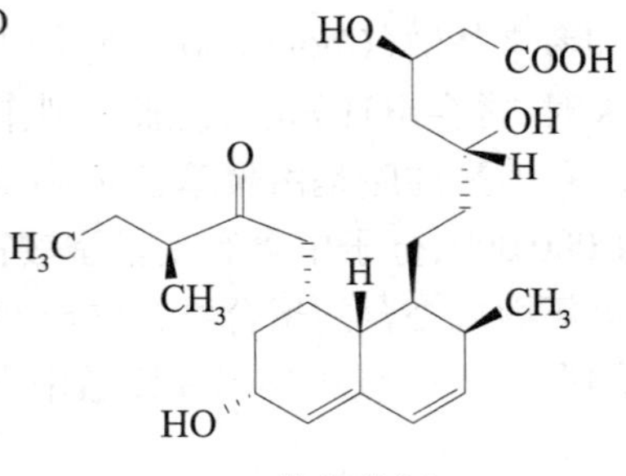

普伐他汀

（2）人工合成的 HMG-CoA 还原酶抑制剂：

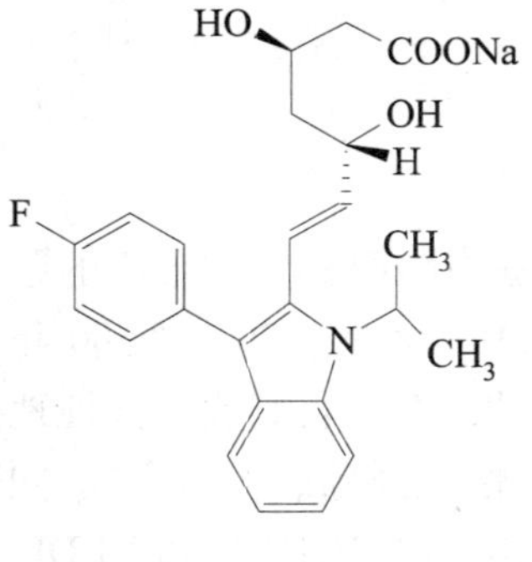

氟伐他汀

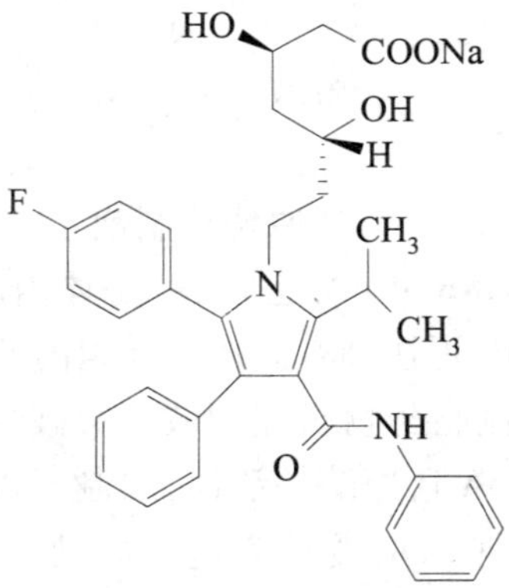

阿托伐他汀

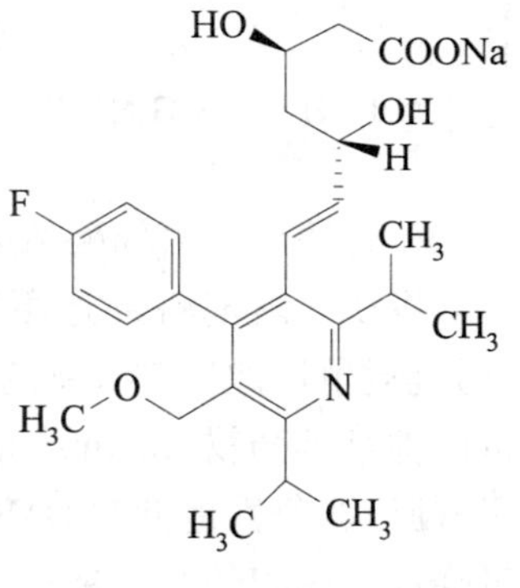

西伐他汀

洛伐他汀（Lovastatin）是 Merck 公司 1987 年开发上市的第一个他汀类药物，它是一种真菌代谢产物。其结构类似物辛伐他汀（Simvastatin）是第二个上市的他汀类药物，它是一个半合成他汀类药物，与洛伐他汀的区别是侧链羧基上多一个甲基。二者都是具有内酯结构的疏水性前药，它们在肝脏内经酶的水解生成 β-羟基酸的活性形式而发挥药效。Sankyo 和 Bristol-Myer Squibb 公司于 1989 年联合开发上市了第三个他汀类药物普伐他汀（Pravastatin），它是一个真菌代谢产物，其结构中具有 β-羟基酸的活性形式。以上三个药物的结构中都含有氢化萘环，这是药物与酶结合所必需的憎水性刚性平面结构。

氟伐他汀（Fluvastatin）被称为第二代他汀类药物，它是在第一代他汀类药物的基础上进行结构简化获得的化合物，也是第一个上市的全合成他汀类药物，其结构中有别于天然他汀类药物的部分是：有一个对氟苯基取代的吲哚环系统；一个与天然他汀内酯环开环产物相似的二羟基酸的碳链；结构较为简单，无多个手性中心的氢化萘环。该药水溶性好，作用与副作用和其他他汀类药物类似，能使血浆中 LDL 水平下降 25%，并具有良好的药代动力学性质，氟伐他汀是全合成他汀类药物的发展方向。

阿托伐他汀（Atorvastatin）是强效的他汀类调脂新药，它降低血清胆固醇、LDL 的作用优于上述他汀类药物，还具有抗动脉粥样硬化、减少脂质浸润和泡沫细胞形成、防止动脉粥样硬化斑块破裂等作用，口服生物利用度为 12%，服药后 2 ~ 4 h 血浆浓度达峰值，半衰期为 14 h。

西伐他汀虽降血脂作用较好，但由于毒副作用而从市场上撤回。

Bervastatin 由 Lipha 公司研制，目前正对其进行临床研究。其对人类 Hep-G2 细胞的 HMGR 的 IC_{50} 值为 0.01 μmol/L，未见明显的光毒性和致突变性，Ⅱ期临床研究显示其具有良好的耐受性。

Pitavastatin Calcium 由 Nissan Chemical 和 Kowa 公司联合研制，已结束Ⅲ期临床研究并申请上市。患者用药 4 周后，甘油三酯和 LDL 水平分别下降了 28% 和 37%，除偶见转氨酶升高外未见其他明显的副作用，是一个高选择性的强效降血脂药物。

若素伐他汀（Rosuvastatin）由 Shionogi 和 Zeneca 公司联合研制，比现有的他汀类药物更有效，目前正在进行Ⅲ期临床研究。动物实验表明其对大鼠肝脏 HMGR 的抑制活性比氟伐他汀强三倍，可显著降低 LDL-胆固醇和甘油三酯水平，是一个全合成的新型他汀类药物，其降低 LDL 的幅度超过任何一种已上市的同类药物，并能升高有效的 HDL，在 10 ~ 40 mg 的推荐剂量内能降低 LDL 胆固醇 52% ~ 63%。

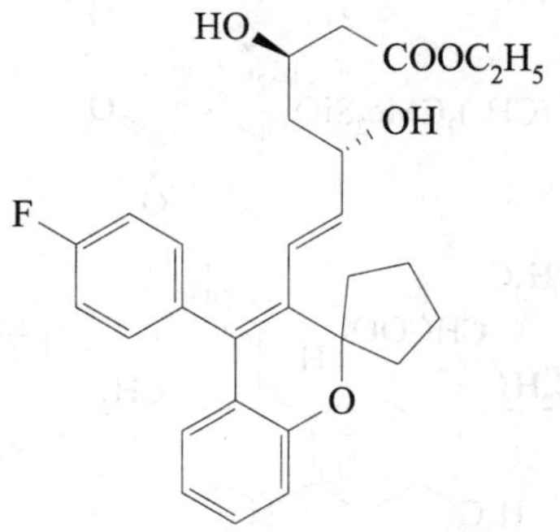

Bervastatin

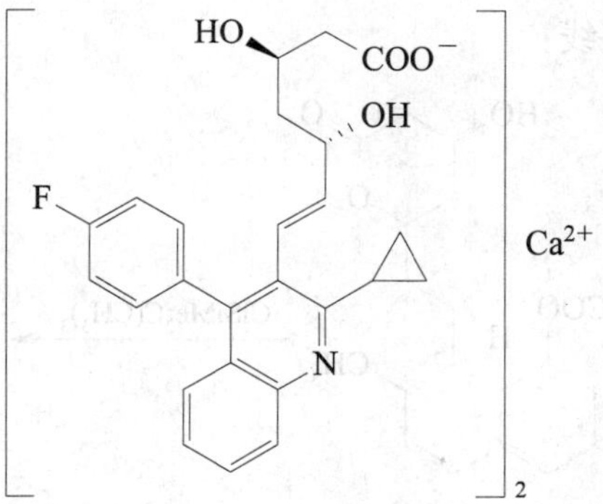

Pitavastatin Calcium

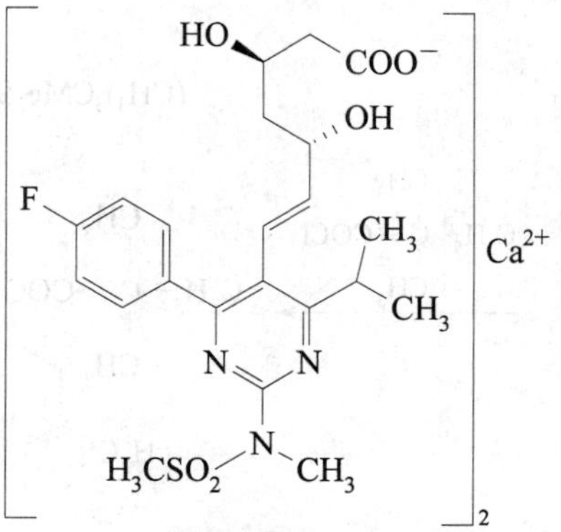

若素伐他汀

辛伐他汀(Simvastatin)

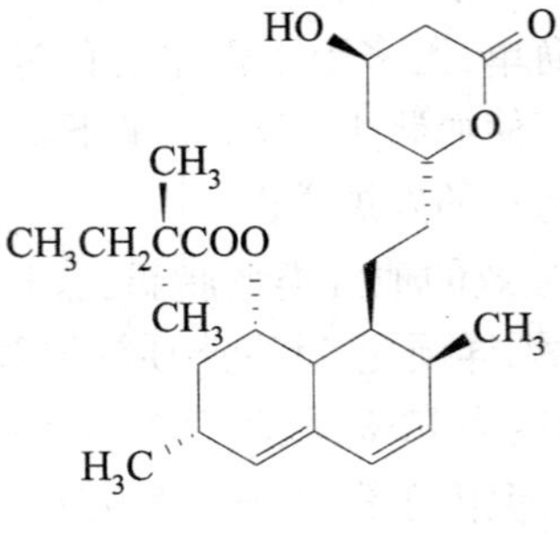

化学名为2,2-二甲基丁酸-1,2,3,7,8,8a-六氢-3,7-二甲基-8-[2-(四氢-4-羟基-6-氧-2H-吡喃基-2)-乙基]-1-萘酚酯。

本品为白色结晶性粉末,mp. 135~138℃。微溶于水,易溶于乙醇和甲醇。

本品主要降低总胆固醇、LDL以及VLDL的血清浓度,中等程度地提高HDL的水平,同时降低甘油三酯的血浆浓度。

本品比洛伐他汀疗效强,并具有长效的特点,一日服药一次,副作用较小。

本品为前药,体外无生物活性,口服后几乎全部被吸收,在肝脏代谢生成β-羟基酸而产生活性,本品仅有5%进入机体,主要经肠道排泄,10%由尿排泄。

辛伐他汀的合成以洛伐他汀(Ⅰ)为原料进行半合成制备,(Ⅰ)是从土曲霉分离的内酯,可通过生物合成制得,将(Ⅰ)经硅烷化得(Ⅱ),由(Ⅱ)去酰基化后制备(Ⅲ),再进行酰化得到(Ⅳ),最后将(Ⅳ)去硅烷化制得辛伐他汀(Ⅴ)。

合成路线:

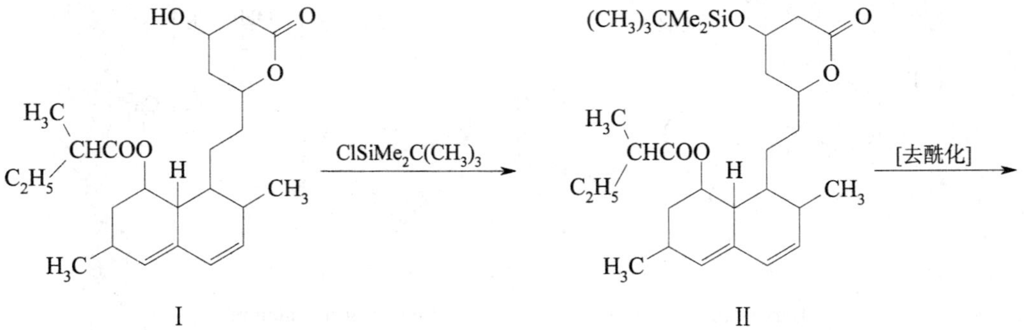

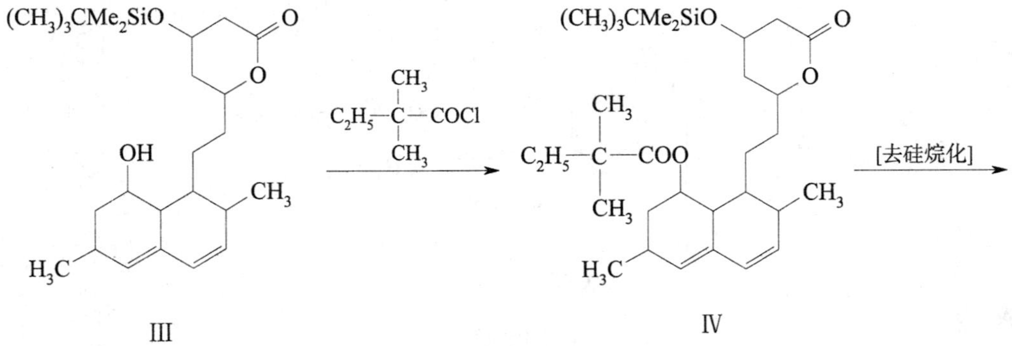

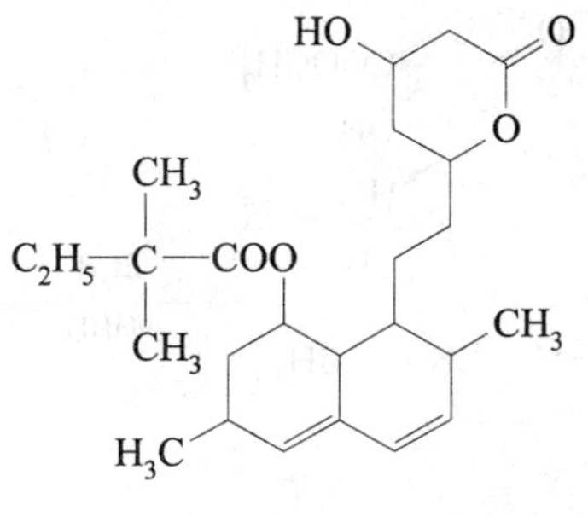

V

氟伐他汀(Fluvastatin)

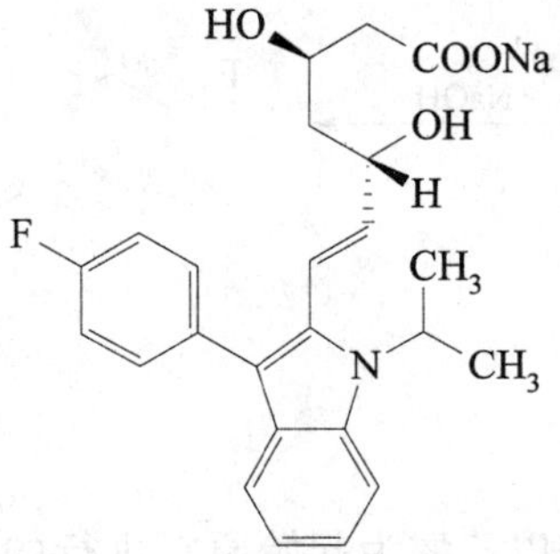

化学名为(±)-(3R*,5S*,6E)-7-[3-(4-氟苯基)-1-(1-甲基乙基吲哚2-基)]-3,5-二羟基-6-庚酸钠盐。

本品为白色粉末,有吸湿性,溶于水、甲醇、乙醇。对光敏感。

氟伐他汀分子中有两个手性碳,临床上使用赤型体,其中(3R,5S)活性最强。

氟伐他汀口服吸收迅速而完全,与蛋白结合率较高。在肝脏中被代谢为5-羟基和6-羟基衍生物,其代谢物有微弱的抗HMG-CoA的活性。本品除具强效降血脂作用外,还具有抗动脉硬化的潜在功能,降低冠心病发病率及死亡率。

本品的合成有多种方法,这里介绍(±)-赤式氟伐他汀的合成是以4-氟苯甲酰甲基氯和N-(4-氟苯甲酰甲基)-N-异丙基苯胺缩合得到3-(4-氟苯基)-N-异丙基吲哚,在三氯氧磷存在下,以乙腈作溶剂,与3-二甲氨基丙烯醛缩合制得3-[3-(4-氟苯基)-1-异丙基吲哚-2-基]丙烯醛,该中间体再与乙酰乙酸甲酯在氨基钠和丁基锂存在下,缩合得7-[3-(4-氟苯基)-1-异丙基-1H-吲哚-2-基]-5-羟基-3-氧代-6-庚烯酸甲酯,以四氢呋喃作溶剂,三乙基硼烷和钠硼氢作还原剂,还原得羟基化物,再经氢氧化钠水解获得产品。

合成路线:

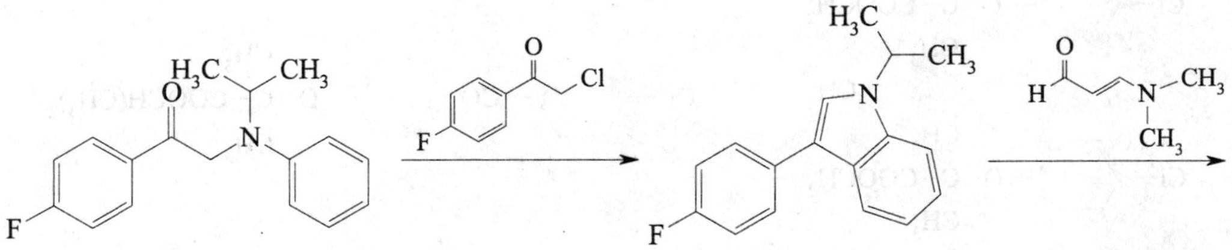

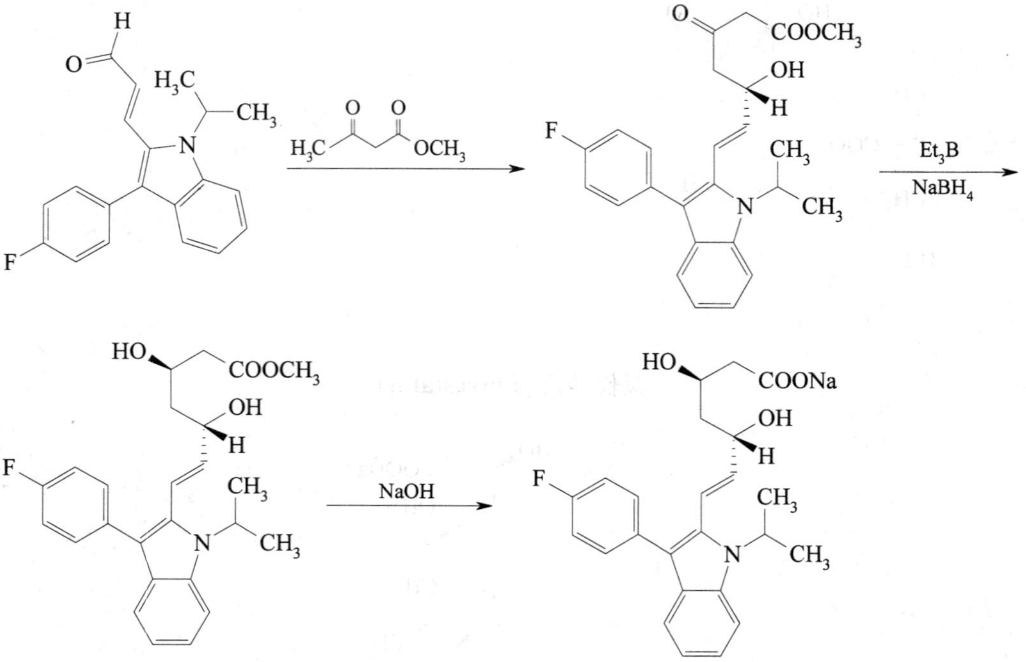

2. 苯氧乙酸类

胆固醇在体内的生物合成是以乙酸为起始原料进行的，从利用乙酸衍生物干扰胆固醇的合成以达到降低胆固醇的目的出发，通过大量筛选乙酸衍生物，在 20 世纪 60 年代发现了苯氧乙酸类血脂调节药，其中氯贝丁酯(Clofibrate)是第一个问世的药物，目前有 30 多种此类药物应用于临床，如降脂铝(Alufibrate)、双氯贝特(Diclofibrate)、非诺贝特(Fenofibrate)和苄氯贝特(Beclobrate)等。

降脂铝是氯贝酸的铝盐，无臭，无胃肠道刺激作用，但其吸收效果不如氯贝丁酯。双氯贝特是氯贝酸的丙二醇酯，在体内代谢为氯贝酸的丙二醇单酯，其作用强度和时间都优于氯贝丁酯。

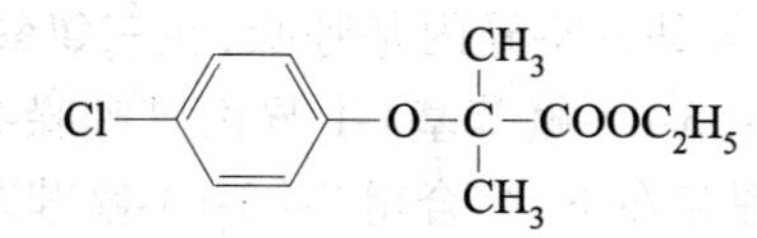

氯贝丁酯

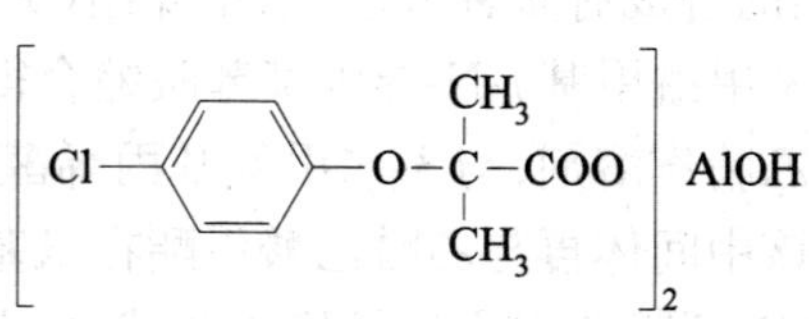

降酯铝

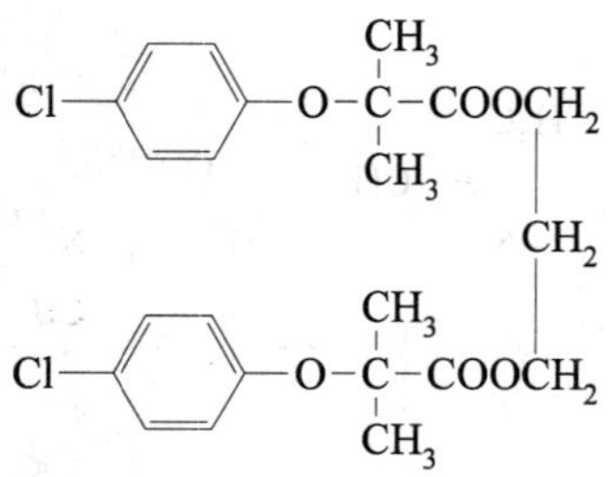

双氯贝特

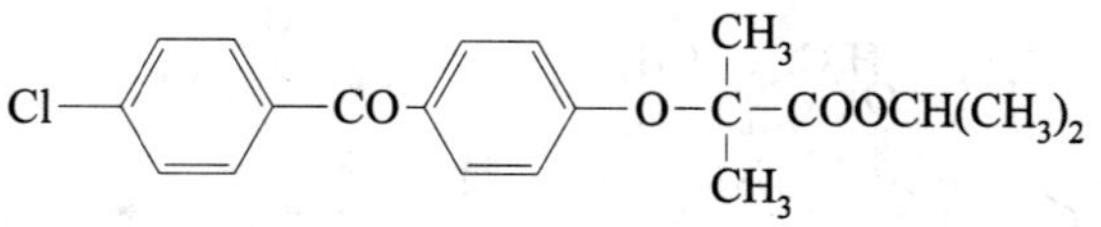

非诺贝特

非诺贝特、苄氯贝特能显著地降低血清胆固醇，致使 VLDL 和 LDL 降低，并使 HDL 浓度增高，是较氯贝丁酯更优的一类降脂药。

吉非贝齐（Gemfibrozil）是近年来发现的新的血脂调节药，其结构为非卤代的苯氧戊酸衍生物，特点是显著降低甘油三酯和总胆固醇，降低 VLDL、LDL，升高 HDL。

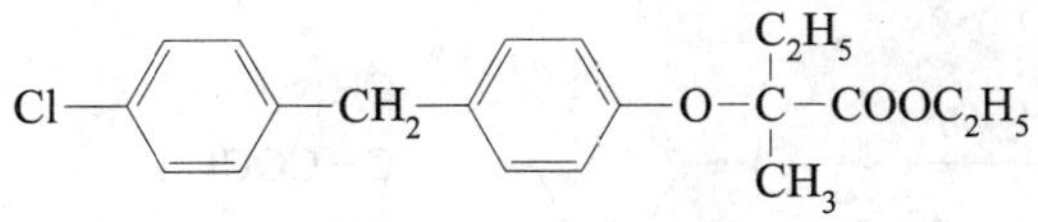

苄氯贝特

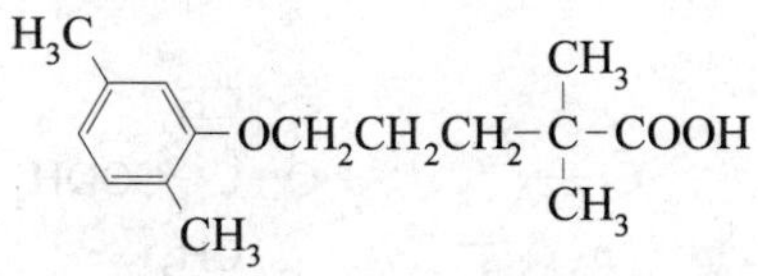

吉非贝齐

苯氧乙酸类血脂调节药的作用机制，目前认为可能与抑制肝脏甘油三酯的合成、减少甘油三酯的生成有关，也可能与增加脂蛋白的脂解，使高血脂血清中脂蛋白的排出速率增加有关。

苯氧乙酸类药物构效关系如下：

这类药物的结构可分为芳基和脂肪酸两部分。

① 分子中羧基或易于水解的烷氧羰基的存在是这类药物具有活性的必要条件。

② 脂肪酸部分的季碳原子并非必需，只有一个烷基取代基也具有降血脂活性。

③ 分子的芳基部分提供了药物的亲脂性，并能与蛋白质链某些部分互补。苯基数目增加，活性有所增强。

④ 芳环对位取代基的存在可以减慢苯环羟基化代谢，有时取代基的位置不一定是对位。当对位取代基为环烷基时，能增强对乙酰辅酶 A 羧化酶的抑制作用，从而抑制脂肪酸的合成。

⑤ 在 α-碳原子上再引入其他芳基或芳氧基取代的化合物能显著降低甘油三酯的水平。

⑥ 以硫代替芳基与羧基之间的氧可以提高降血脂活性。

氯贝丁酯（Clofibrate）

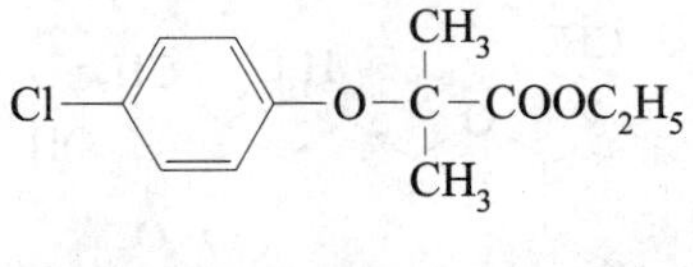

化学名为 2-(4-氯苯氧基)-2-甲基丙酸乙酯，又名安妥明。

本品为无色或微黄色液体，bp. 148 ~ 150℃。有微弱特殊臭味。易溶于乙醇、丙酮、氯仿、乙醚、石油醚，不溶于水。光照会使颜色加深，故需避光保存。

本品具有酯的化学特性，在碱性条件下与羟胺反应生成异羟肟酸钾，再经酸化后，加 1% 三氯化铁水溶液生成异羟肟酸铁，显紫色，可用于鉴定。

本品具有明显的降低甘油三酯作用，主要降低极低密度脂蛋白（VLDL），还具有降低腺苷环化酶的活性和抑制乙酰辅酶 A 的作用。

本品在体内首先由酯酶水解生成对氯苯氧异丁酸，它是一种有活性的代谢物，再生成氧酰化葡萄糖醛酸化合物，随尿液在 72 h 排出体外，这是其主要代谢形式。

氯贝丁酯的合成以对氯苯酚为原料，与丙酮、氯仿在碱性条件下缩合、酸化，生成对氯苯氧异丁酸，再经乙醇酯化后即得本品。

合成路线：

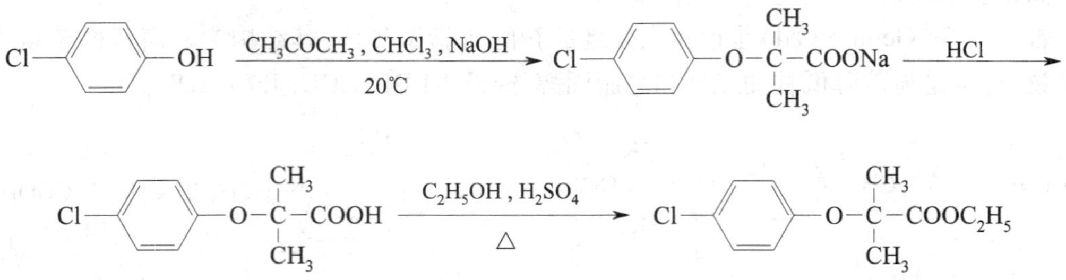

对氯苯酚在缩合反应中反应不完全，故在氯贝丁酯的质量检查中，要求对对氯苯酚进行限量检查。

非诺贝特(Fenofibrate)

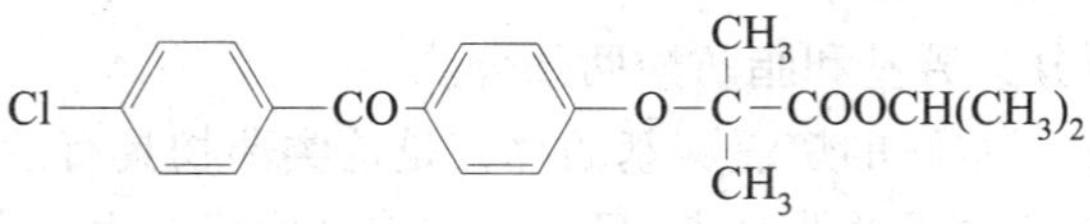

化学名为2-[4-(4-氯苯甲酰基)苯氧基]-2-甲基丙酸异丙酯，又名普鲁脂芬。

本品为白色或类白色结晶性粉末，mp. 80～81℃。溶于氯仿、丙酮、乙醚、苯，微溶于乙醇、甲醇，不溶于水。

非诺贝特通常口服给药，在体内迅速代谢成非诺贝特酸而产生降脂作用，具有明显降低胆固醇、甘油三酯和升高HDL的作用。

本品用于治疗高血脂症疗效优于氯贝丁酯，对各种类型的高血脂均有效，且药效较强，毒副作用小，耐受性好。

吉非贝齐(Gemfibrozil)

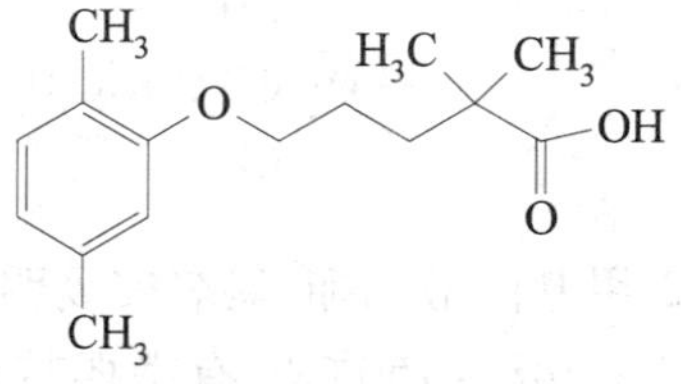

化学名为5-(2,5-二甲基苯氧基)-2,2-二甲基戊酸。

本品为白色固体，几乎不溶于水和酸性溶液，可溶于碱性溶液。mp. 61～63℃。

本品可降低总胆固醇和甘油三酯的水平，减少冠心病的发病几率，特别适用于以VLDL-胆固醇、LDL-胆固醇及甘油三酯的水平升高的高血脂症及糖尿病引起的高血脂。

本品口服吸收快并完全，1～2 h血药浓度达峰，半衰期为8.5～35 h。进入体内后可被代谢，在尿中原形的排泄仅占5%，其主要代谢反应发生在苯环上，甲基被氧化为羟甲基和羧基，苯环被羟基化。

吉非贝齐的合成主要采用卤代烷的烃化反应，将1-(2,5-二甲基苯氧基)-3-溴丙烷与2-甲基丙二酸二乙酯发生烃化反应，经氢氧化钠水解脱羧后，再与碘甲烷甲基化后，再酸化得吉非贝齐。

合成路线：

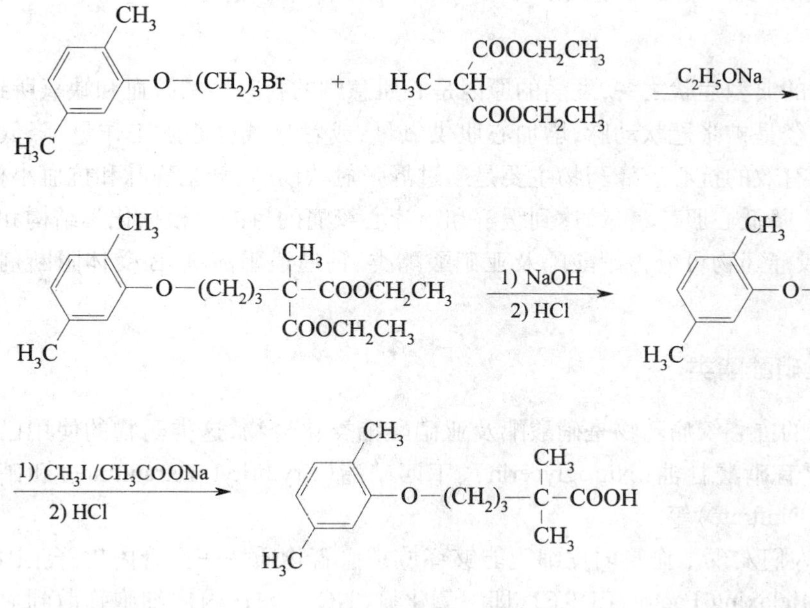

3. 烟酸类

烟酸是一种维生素（维生素 B_5 或维生素 PP）。Altschul 等人在 20 世纪 50 年代发现大剂量的烟酸可降低人体胆固醇的水平，后来又发现烟酸还可有效地降低血清甘油三酯的浓度，因此，很多烟酸的类似物被合成和研究。

人们发现烟酸类药物的作用机制一方面是抑制脂肪组织的脂解，使游离脂肪酸的来源减少，从而减少肝脏甘油三酯和 VLDL 的合成与释放；另一方面能直接抑制肝脏中 VLDL 和胆固醇的生物合成。

烟酸有较大的刺激作用，通常将其制成酯的前药使用。临床常用的有烟酸肌醇酯（Inositol Nicotinate）及戊四烟酯（Niceritrol）。烟酸肌醇酯可剂量依赖性地降低血清胆固醇，但对甘油三酯几乎无影响。

由于烟酸具有扩张血管的作用，服用该类药物时会导致面色潮红、皮肤瘙痒等副作用。

烟酸的类似物阿西莫司（Acipimox）是一个氧化吡嗪甲酸衍生物，其降低血清胆固醇和甘油三酯的作用与烟酸相似，但未见烟酸的副作用，该药还能增加 HDL，长期服用耐受性好。

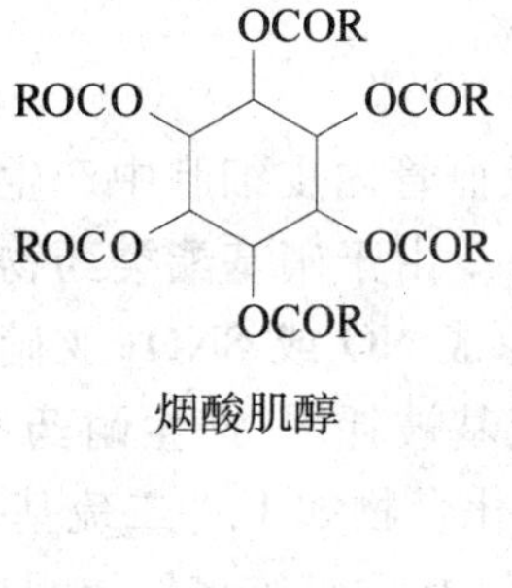

烟酸肌醇

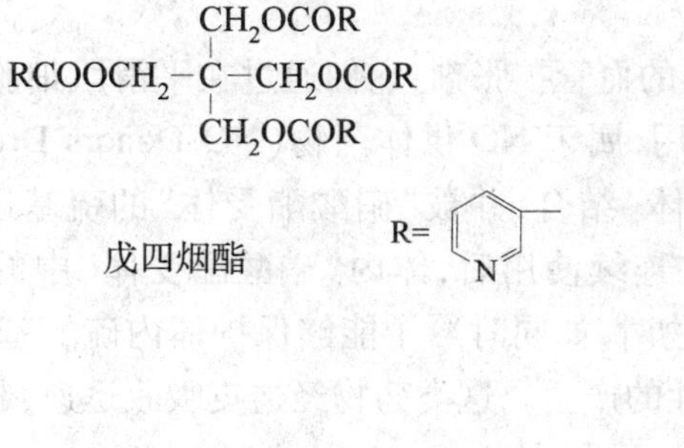

戊四烟酯

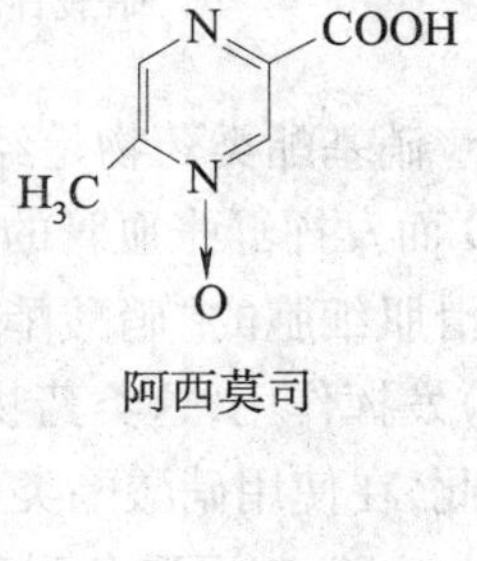

阿西莫司

第三节 抗心绞痛药(Antianginal Drugs)

心绞痛是冠心病的典型症状之一,发病的原因是心肌急剧的暂时性的缺血和缺氧所致。治疗心绞痛的合理途径是扩张冠状动脉,增加心肌供氧量;或者是减轻心脏工作量,降低心肌耗氧量。目前临床有效的抗心绞痛药物主要是通过舒张冠状动脉,舒张静脉和抗血小板、抗血栓的形成等环节,降低心肌耗氧量,达到缓解和治疗心绞痛的目的。根据化学结构和作用机理的不同,抗心绞痛药物可分为硝酸酯及亚硝酸酯类、钙通道阻滞剂、β 受体阻断剂和其他类。

一、硝酸酯及亚硝酸酯类

最早应用于临床的抗心绞痛药物是硝酸酯及亚硝酸酯类化合物,这类药物的使用已有 150 多年的历史,主要有硝酸甘油(Nitroglycerin)、丁四硝酯(Erythrityl Tetranitrate)和硝酸异山梨酯(Isosorbide Dinitrate)等。

20 世纪 80 年代人们发现了血管内皮细胞能够释放扩血管物质——血管内皮舒张因子(Endotheliumderived Relaxing Factor, EDRF),即一氧化氮(NO),它从内皮细胞弥散到血管平滑肌细胞,激活鸟苷酸环化酶,增加 cGMP 的含量,导致血管平滑肌松弛,血管扩张。

1992 年 NO 被美国 Science 杂志选为当年的明星分子(Molecule of the Year)。1998 年美国药理学家 Furchgott R. F., Ignarro L. J. 和 Murad F. 因为发现 NO 是心血管系统的信使分子荣获诺贝尔生理医学奖。

NO 具有以下特点和研究意义:

(1) NO 作用具有广泛性,在心血管、免疫、神经等系统都具有重要的生理功能;

(2) NO 是体内发现的第一个气体信使分子,对以后其他信使的发现具有重大的启示作用;

(3) NO 调控剂在新药研究方面具有潜在价值。

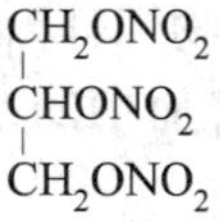

硝酸甘油

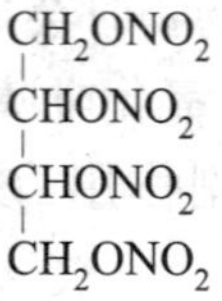

丁四硝酯

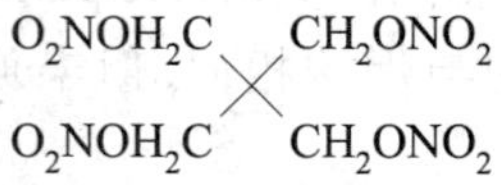

戊四硝酯

硝基酯类药物是经典的血管扩张剂,它们通过在平滑肌细胞及血管内皮细胞中产生的 NO 而发挥舒张血管的作用,属于 NO 供体药物(NO Donors Drug)。由于硝基酯类药物与平滑肌细胞的“硝酸酯受体”结合,并被“硝酸酯受体”的巯基还原成 NO 或 SNO(亚硝巯基)发挥作用,这类药物在连续使用后,体内“硝酸酯受体”中的巯基被耗竭,产生耐药性。因此,在使用硝酸酯类药物时,如同时给予能够保护体内硫醇基的化合物如 1,4-二巯基-3,3-丁二醇,就可避免耐药性的产生。这类药物经透皮吸收迅速,起效快,抗心绞痛作用明显。

硝酸酯类由于较易吸收，所以其作用比亚硝酸酯类更强。

硝酸异山梨酯（Isosorbide Dinitrate）

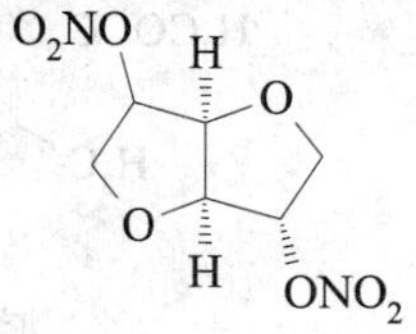

化学名为1,4:3,6-二脱水-D-山梨醇-2,5-二硝酸酯，又名消心痛、硝异梨醇。

本品为白色结晶性粉末，mp. 68～72℃。易溶于丙酮、氯仿，略溶于乙醇，微溶于水。本品在室温下较稳定，遇强热时会发生爆炸。

本品在酸、碱溶液中硝酸酯容易水解，在0.1 mol/L盐酸中100℃加热1 h，分解25%，在0.1mol/L氢氧化钠溶液中，100℃加热1 h，分解45%。

本品具有冠脉扩张作用，临床用于缓解和预防心绞痛、冠状循环功能不全、心肌梗死等，其效果优于硝酸甘油，且持续时间长。舌下给药5 min后即能中止心绞痛，持续时间可达2 h；口服给药约30 min起效，持续约5 h，为长效的抗心绞痛药。

二、钙通道阻滞剂

钙通道阻滞剂（Calcium Channel Blockers）或称钙拮抗剂（Calcium Antagonists），是在通道水平上选择性地阻滞Ca^{2+}经细胞膜上的钙离子通道内流，减少细胞内Ca^{2+}浓度的药物。它们是20世纪70年代发展起来的，临床上主要用于治疗高血压、心绞痛、心律失常、脑血管痉挛、心肌缺血等疾病的一类心脑血管药物。Ca^{2+}是心肌和血管平滑肌兴奋-收缩偶联中的关键物质，Ca^{2+}进入血管平滑肌细胞后，可直接收缩平滑肌，使冠脉痉挛，阻力增大，耗氧增加。钙通道阻滞剂通过抑制细胞外Ca^{2+}的内流，使心肌和血管平滑肌细胞内缺乏足够的Ca^{2+}，结果导致心肌收缩力减弱，心率减慢，同时血管松弛，血压下降，从而减少心肌耗氧量。

按照化学结构特征可将钙通道阻滞剂分为二氢吡啶类、芳烷基胺类、苯并硫氮杂䓬类和二苯基哌嗪类。

（一）二氢吡啶类

目前临床上应用最广泛的是二氢吡啶类药物，它们属于作用最强的一类钙通道阻滞剂。其中硝苯地平（Nifedipine）具有较强的扩张血管作用，用于心绞痛、高血压的治疗。尼卡地平（Nicardipine）扩张血管作用较硝苯地平强，对脑血管和脑组织具有选择性作用，治疗轻、中度高血压和心绞痛有良效。尼群地平（Nitrendipine）选择性地作用于外周血管，降压持续时间长，主要用于高血压和冠心病的治疗。尼莫地平（Nimodipine）选择性地扩张脑血管和增加脑血流，为脑血管扩张药，也可防治偏头痛。非洛地平（Felodipine）对原发性高血压和充血性心衰有效，也可用于心绞痛的治疗。氨氯地平（Amlodipine）主要扩张冠脉和外周血管，用于治疗中、轻度原发性高血压，作用缓慢持久，治疗稳定型心绞痛效果明显。它的半衰期为35～45 h，日服一次即可。

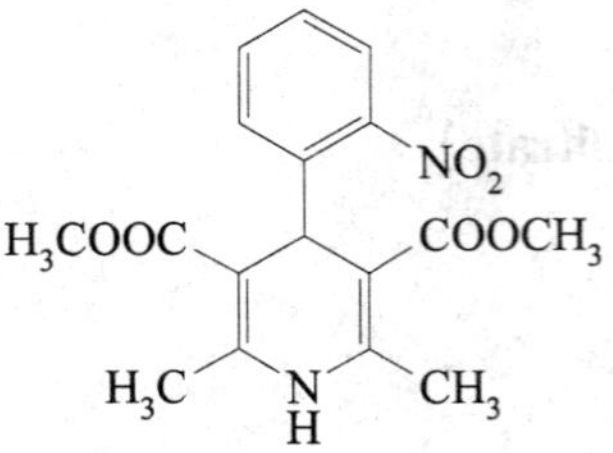

硝苯地平

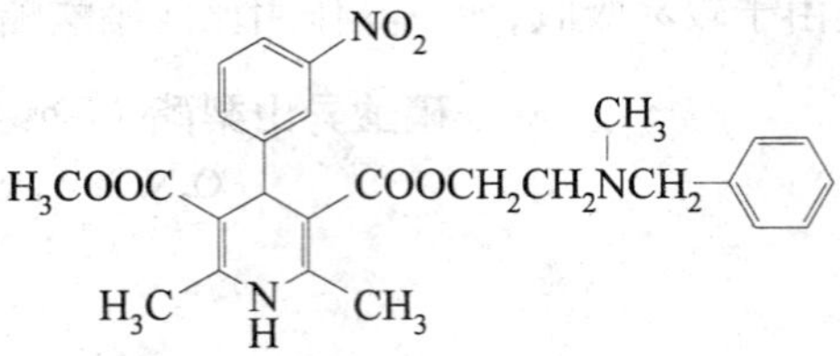

尼卡地平

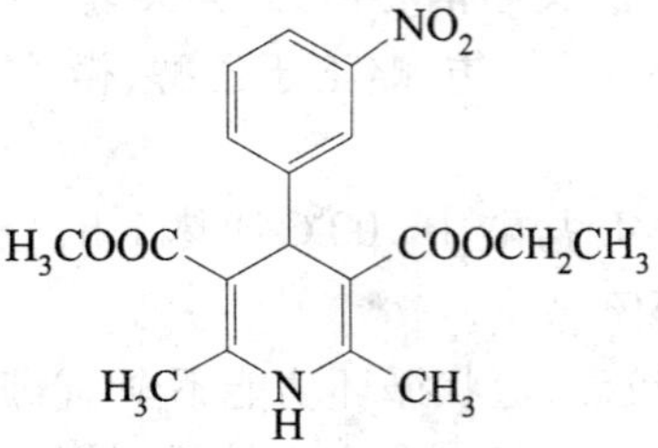

尼群地平

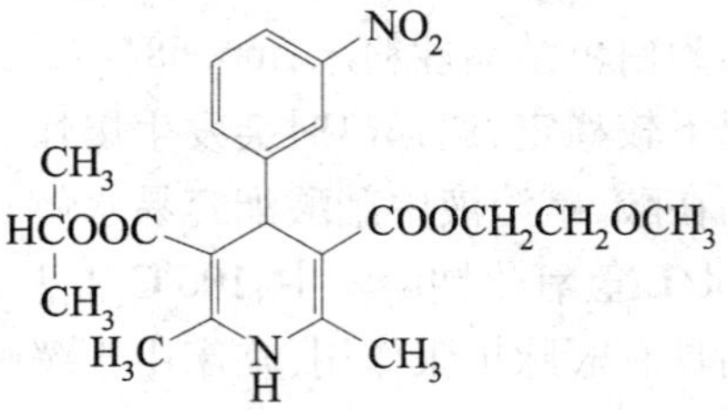

尼莫地平

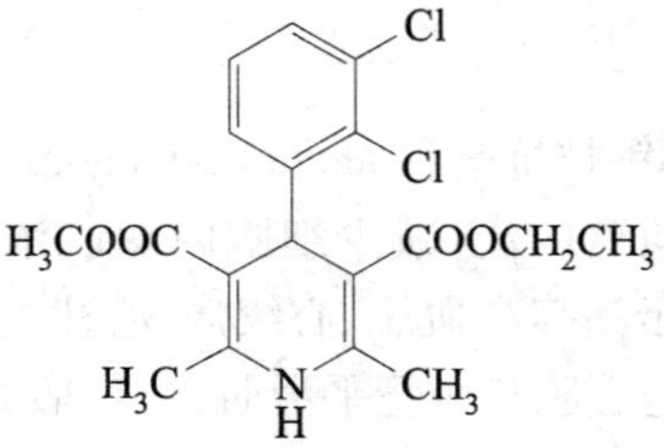

非洛地平

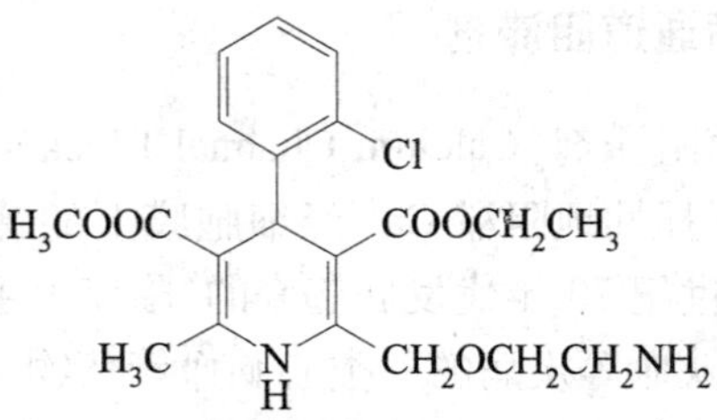

氨氯地平

研究认为二氢吡啶类的钙通道阻滞剂结构和活性有如下关系：

（1）1,4-二氢吡啶为活性必需结构，若氧化为吡啶或还原为六氢吡啶，则活性消失。

（2）二氢吡啶的氮原子上没有取代基或有在代谢中易离去的基团，活性最佳。

（3）二氢吡啶的2,6位最适宜的取代基为低级烃，多数药物为甲基，氨氯地平例外。

（4）3,5位的羧酸酯为活性必需基团，若为乙酰基或氰基活性降低，若为硝基则激活钙通道。两个酯基不同时，活性优于相同的化合物。

（5）C-4为苯基或取代苯基时活性最强，若以杂环、环戊基或烷基替代，则活性下降。

（6）苯环上取代基以吸电子基活性为佳；取代基位次依下列顺序减弱：邻位、间位、对位。

（7）具有手性中心的药物，其S型对映体常具有较强的活性。

硝苯地平(Nifedipine)

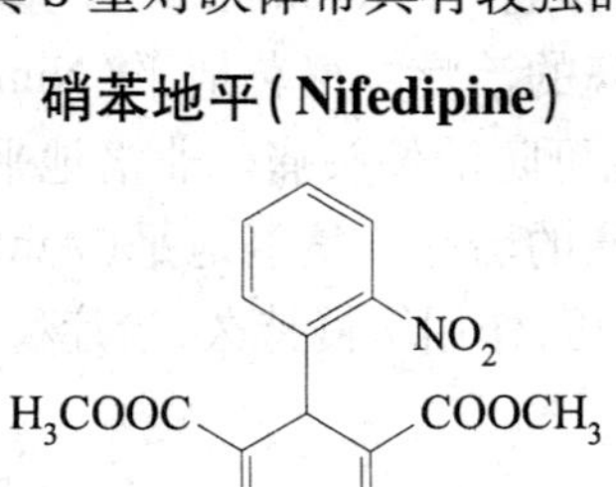

化学名为2,6-二甲基-4-(2-硝基苯基)-1,4-二氢-3,5-吡啶二甲酸二甲酯,又名硝苯吡啶、心痛定。

本品为黄色结晶性粉末,mp. 172～174℃。易溶于丙酮、氯仿,微溶于乙醇,不溶于水。

本品遇光不稳定,分子内部发生光催化歧化反应,产生硝基苯吡啶衍生物和亚硝基苯吡啶衍生物,亚硝基苯吡啶衍生物对人体非常有害,故在生产和贮存过程中应注意避光。

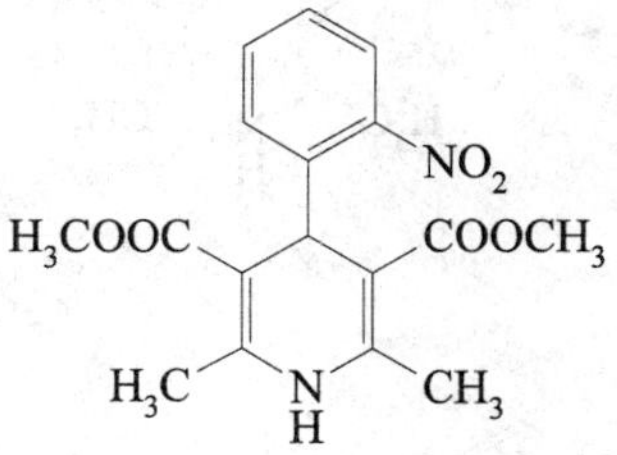

硝苯基吡啶

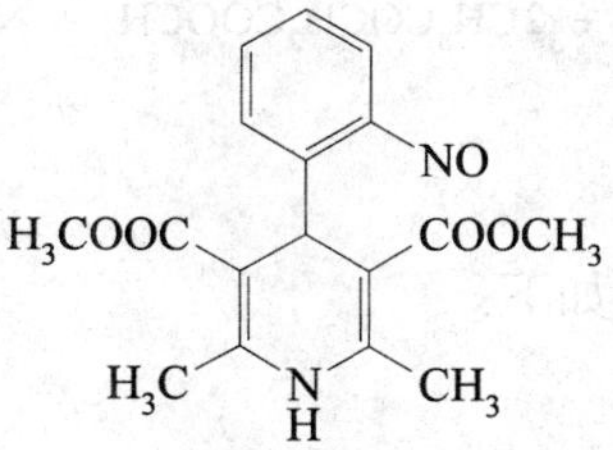

亚硝苯基吡啶

本品口服吸收良好,有一定的首过效应,生物利用度可达45%～68%,通常服药后20～25 min起效,1～2 h达最大效应,有效作用可维持12 h。在肝脏内氧化代谢失活,80%经肾排泄。

本品具有强烈的血管扩张作用,特别适用于冠脉痉挛所致的心绞痛。临床用于预防和治疗冠心病,也适用于患有呼吸道阻塞性疾病的心绞痛病人,同时也是治疗高血压急症的有效药物,其优点是降压较快,作用时间长,副作用较小。

二氢吡啶类钙通道阻滞剂的合成方法根据化合物的对称性不同而有所不同,其中通过Hantzsch反应可以获得对称的1,4-二氢吡啶羧酸酯类钙通道阻滞剂,其合成通法如下:

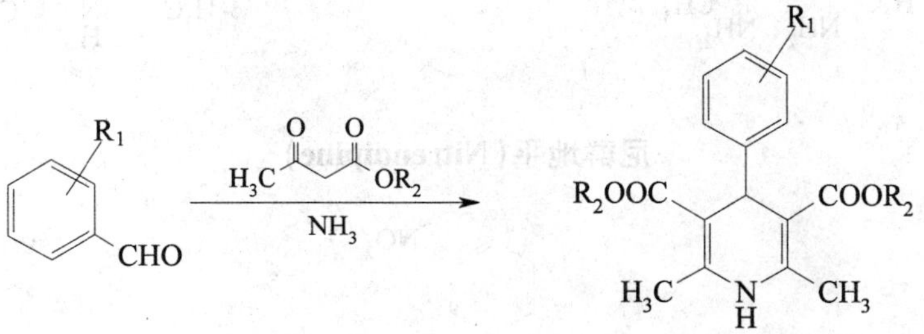

对于不对称的1,4-二氢吡啶羧酸酯类钙通道阻滞剂其合成通法为以取代苯甲醛(Ⅰ)为原料,与取代乙酰乙酸酯类化合物(Ⅱ)缩合,形成的中间体(Ⅲ)再与β-氨基巴豆酸酯(Ⅳ)缩合成环制得目标物(Ⅴ)。

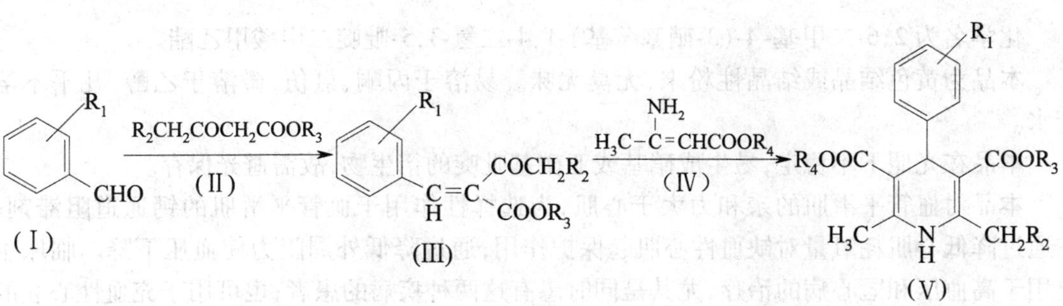

例如硝苯地平的合成以 2-硝基苯甲醛为原料，进行 Hantzsch 合成，用一分子的 2-硝基苯甲醛与二分子的乙酰乙酸甲酯及过量氨水在甲醇中作用制得。

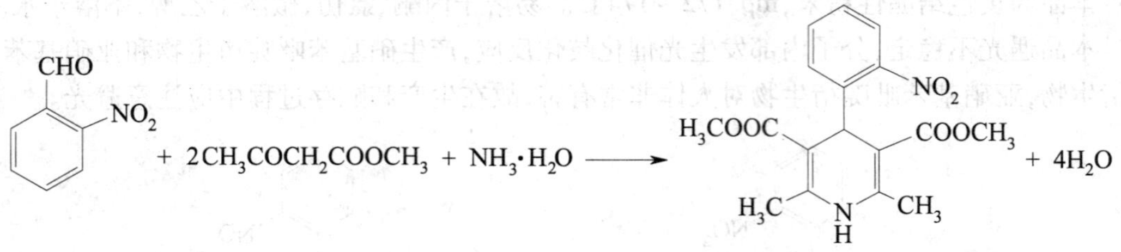

反应原理如下：

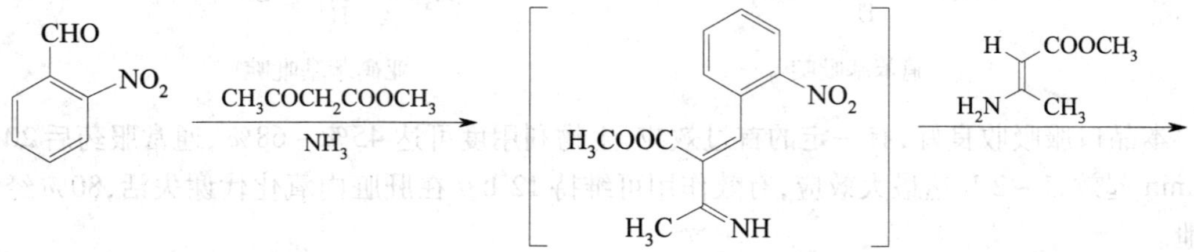

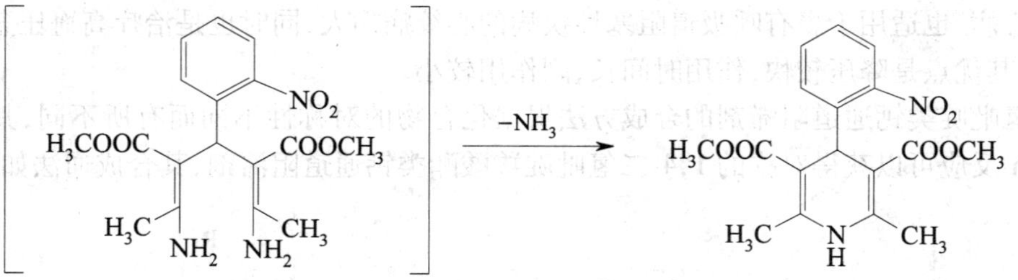

尼群地平（Nitrendipine）

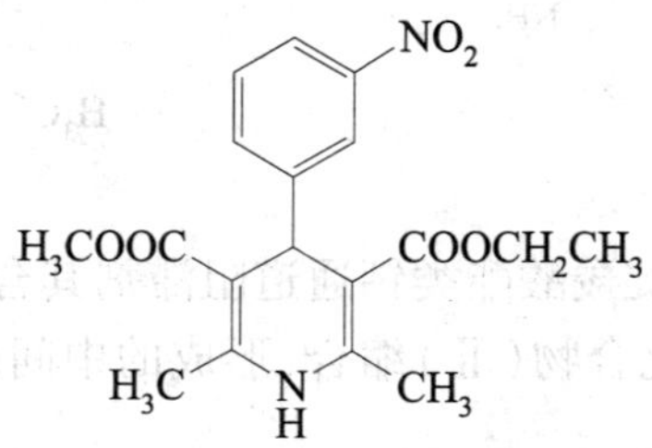

化学名为 2,6-二甲基-4-(3-硝基苯基)-1,4-二氢-3,5-吡啶二甲酸甲乙酯。

本品为黄色结晶或结晶性粉末，无臭无味。易溶于丙酮、氯仿，微溶于乙醇，几乎不溶于水。

本品在光照下不稳定，易生成硝基或亚硝基吡啶的衍生物，故需避光保存。

本品对血管平滑肌的亲和力大于心肌，为选择性作用于血管平滑肌的钙通道阻滞剂。它通过降低心肌耗氧量对缺血性心肌起保护作用；通过降低外周阻力使血压下降。临床主要用于高血压和冠心病的治疗，尤其是同时患有这两种疾病的患者；也可用于充血性心衰的治疗。

氨氯地平(Amlodipine)

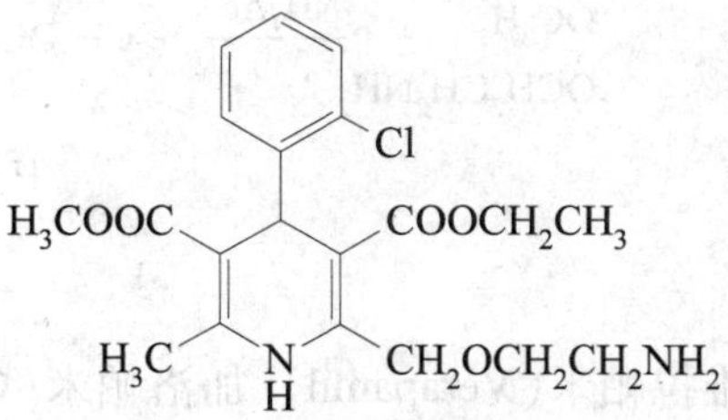

化学名为(±)-2-[(2-氨基乙氧基)甲基]-4-(2-氯苯基)-1,4-二氢-6-甲基-3,5-吡啶二甲酸-3-乙酯-5-甲酯。

本品为马来酸盐,微溶于水,略溶于乙醇,mp. 176～178℃。

本品既作用于 Ca^{2+} 通道的 1,4-二氢吡啶类结合位点,也作用于硫氮䓬类结合位点,故起效较慢,作用时间较长。可直接舒张血管平滑肌,具有抗高血压作用。可扩张外周小动脉,使外周阻力降低,从而降低心肌耗氧量。另外扩张缺血区的冠状动脉及冠状小动脉,使冠心病人的心肌供氧量增加。用于治疗高血压和缺血性心脏病。本品 4 位碳原子具手性,但目前临床仍用外消旋体。

本品的生物利用度近 100%,吸收不受食物影响,血药浓度稳定。主要在肝脏代谢,为氧化的吡啶衍生物,无药理活性。

氨氯地平分子不对称,故合成方法与硝苯地平不同,其合成分两步进行,以取代苯甲醛和取代乙酰乙酸酯类化合物缩合,形成中间体,再与巴豆酸酯缩合成环而制得。

合成路线 1:

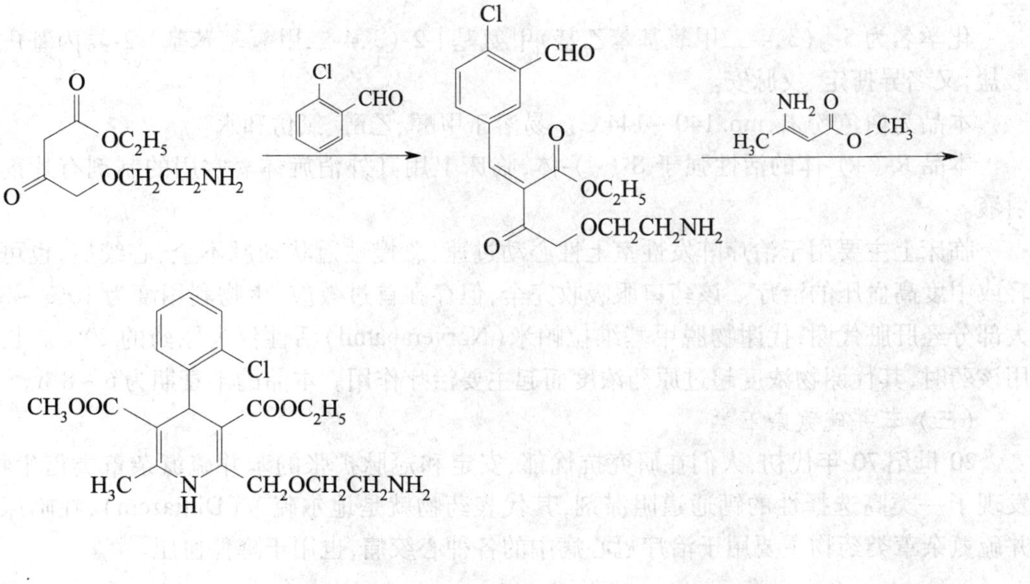

合成路线 2：

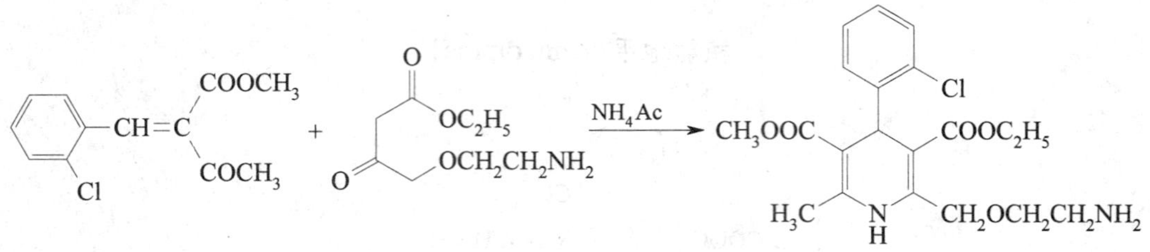

（二）芳烷基胺类

芳烷基胺类药物主要有维拉帕米（Verapamil）、加洛帕米（Gallopamil）、依莫帕米（Emopamil）及法利帕米（Falipami）等。本类药物都具有手性，代表药物维拉帕米具有明显的立体选择性，其 S 异构体是室上性心动过速病人的首选药物，R 异构体用于治疗心绞痛。加洛帕米对心肌和平滑肌的活性强于维拉帕米，临床使用的是其 S 异构体。依莫帕米 S 异构体的活性优于 R 异构体。

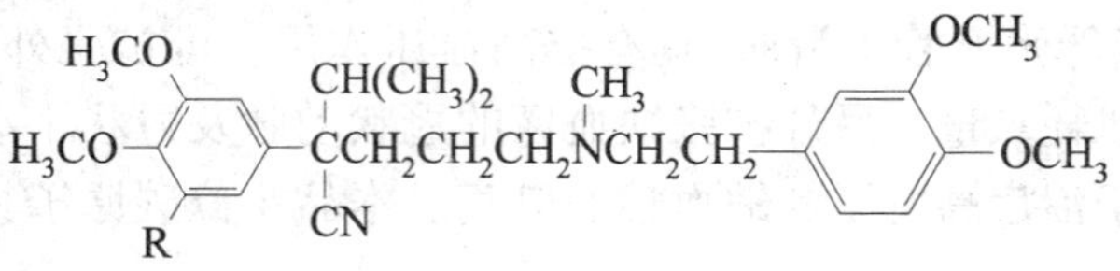

R= —H　维拉帕米
R= —OCH_3　加洛帕米

盐酸维拉帕米（Verapamil Hydrochloride）

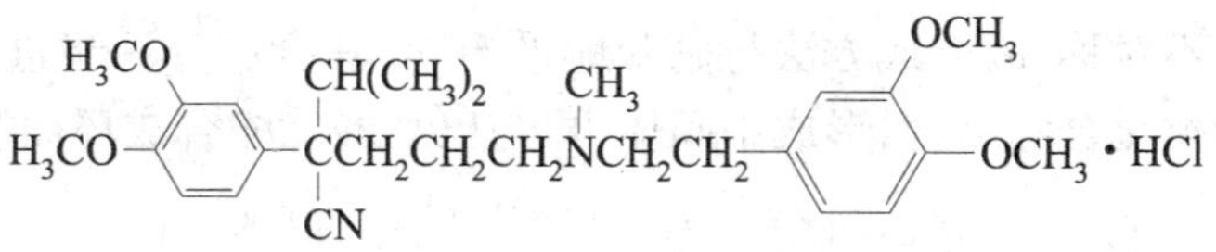

化学名为 5-[（3,4-二甲氧基苯乙基）甲氨基]-2-（3,4-二甲氧基苯基）-2-异丙基戊腈盐酸盐，又名异搏定、戊脉安。

本品为白色粉末，mp. 140 ~ 144℃。易溶于甲醇、乙醇、氯仿和水。

本品 R-（+）-体的活性强于 S-（-）-体，临床上用其外消旋体。常用的制剂有片剂及注射液。

临床上主要用于治疗阵发性室上性心动过速、急慢性冠状动脉不全、心绞痛，也可用于轻或中度高血压的治疗。该药口服吸收完全，但存在首过效应，生物利用度为 10% ~ 35%，大部分经肝脏代谢，代谢物脱甲基维拉帕米（Norverapamil）活性仅为原药的 20%。长期服用该药时，其代谢物浓度超过原药浓度而起主要治疗作用。本品的半衰期为 6 ~ 8 h。

（三）苯并硫氮杂䓬类

20 世纪 70 年代初，人们在研究抗忧郁、安定和冠脉扩张的苯并硫氮杂䓬类衍生物时，发现了一类高选择性的钙通道阻滞剂，其代表药物就是地尔硫䓬（Diltiazem），在临床上苯并硫氮杂䓬类药物主要用于治疗冠心病中的各种心绞痛，也用于降低血压。

盐酸地尔硫䓬(Diltiazem Hydrochloride)

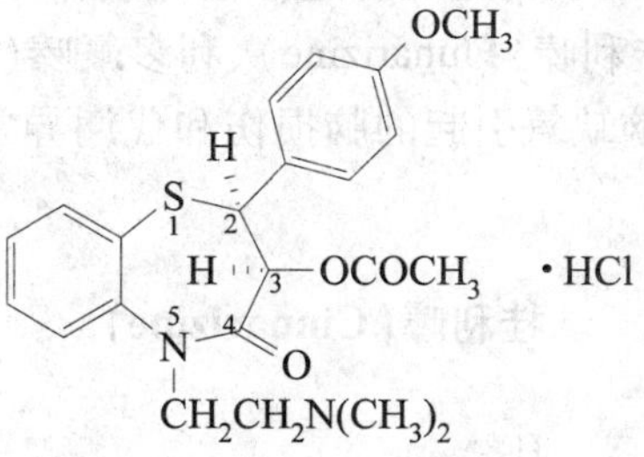

化学名为(2S-顺)-(+)-5-[2-(二甲氨基)乙基]-2-(4-甲氧苯基)-3-乙酰氧基-2,3-二氢-1,5-苯并硫氮杂䓬-4-(5H)-酮盐酸盐,又名硫氮䓬酮。

本品为白色或类白色结晶或结晶性粉末,mp. 210～215℃(分解)。易溶于水、甲醇、氯仿,微溶于乙醇。

地尔硫䓬分子结构中有 2 个手性碳原子,具有 4 个立体异构体。比较 4 个异构体活性大小,(2S、3S)异构体冠脉扩张作用较强,临床仅用(2S、3S)异构体,$[\alpha]_D^{25}$ 为+115°～+120°(C=1,H_2O)。

本品通过扩张冠状动脉及外周血管使冠脉流量增加和血压下降,主要用于心绞痛的预防和治疗,尤其是变异型心绞痛、冠脉痉挛引起的心绞痛,以及室上性心律失常的预防。地尔硫䓬对原发性高血压有中等程度的疗效,其作用缓和、平稳,适合老年高血压患者。

本品口服吸收快而完全,经首过效应,部分药物在肝脏被代谢,生物利用度仅为 20%～40%,几乎全部(95%)在肝内氧化失活,经肾排泄,其消除半衰期为 4～5 h。

地尔硫䓬经肝肠循环,主要代谢途径为脱乙酰基、O-脱甲基和 N-脱甲基:

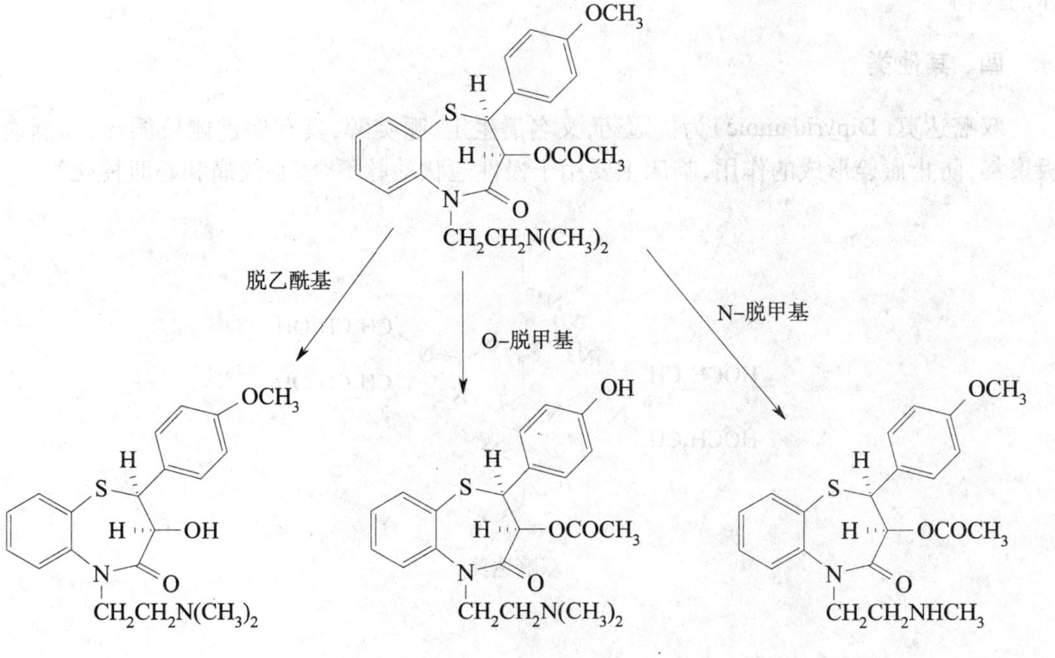

（四）二苯基哌嗪类

二苯基哌嗪类是对血管平滑肌钙通道有选择性抑制作用的钙通道阻滞剂，这类药物主要有桂利嗪（Cinnarizine）、氟桂利嗪（Flunarizine）、利多氟嗪（Lidoflazine）等，主要用于脑血管和脑细胞的疾病，对缺血性脑缺氧引起的脑损伤和代谢异常能显著改善脑循环和冠状循环，减轻脑水肿。

桂利嗪（Cinnarizine）

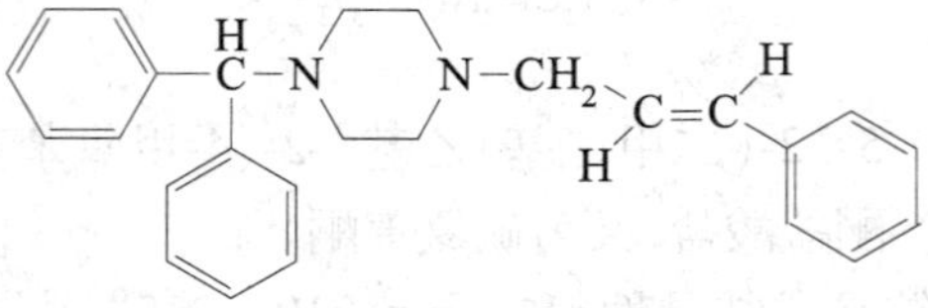

化学名为L-反式-肉桂基-4-二苯甲基哌嗪，又名脑益嗪、肉桂苯哌嗪。

本品为白色或类白色结晶性粉末，mp. 117～120℃，pK_a 为7.47。易溶于氯仿、苯，溶于沸乙醇、稀盐酸，不溶于水。

本品直接作用于血管平滑肌使血管扩张，能迅速改善循环。临床常用于脑血管障碍、脑栓塞、脑动脉梗化、脑外伤后遗症等。

三、β受体阻断剂

β受体阻断剂（β Receptor Blocking Agents）的发现是抗心绞痛药物的一大进展。这类药物通过降低交感神经的兴奋性，阻断过多的儿茶酚胺，使心率减慢，心肌收缩力减弱，心输出量减少，从而降低心肌耗氧量，发挥抗心绞痛的作用。详见第五章“作用于肾上腺素能受体的药物”。

四、其他类

双嘧达莫（Dipyridamole）为扩冠药，又名潘生定、哌啶醇，具有促进侧枝循环，抑制血小板聚集，防止血栓形成的作用，临床主要用于慢性冠状动脉不全、心绞痛和心肌梗死等。

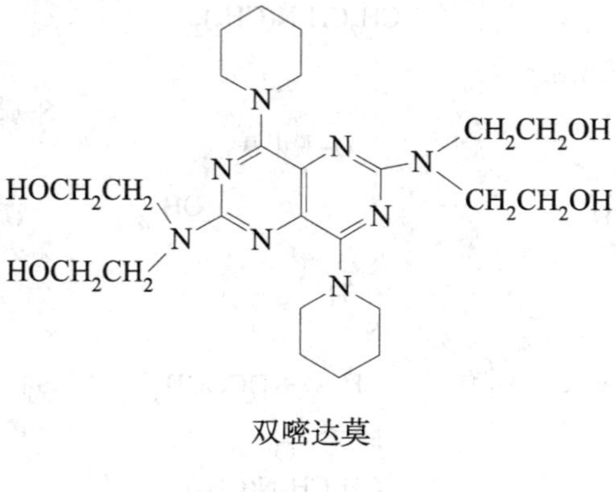

双嘧达莫

第四节　抗心律失常药(Antiarrhythmic Drugs)

心律失常是心动规律和频率的异常,产生的原因是由于心房心室不正常冲动的形成及传导障碍所致。心律失常的临床表现主要有心动过速型、心动过缓型和传导阻滞等类型。心动过缓型、传导阻滞型的心律失常临床用阿托品或异丙肾上腺素治疗,参见有关章节。通常抗心律失常药特指治疗心动过速型心律失常的药物,在本节将作重点介绍。

一、抗心律失常药物的作用机理

心脏电生理活动的正常节律受到很多因素的影响,起搏细胞功能失调或房室节传导阻滞都可以引起心律失常。一些疾病如动脉粥样硬化、甲状腺机能亢进以及肺病都可能是诱发因素。心律失常可由冲动形成障碍和冲动传导障碍或二者兼有所引起。

抗心律失常药物的作用机理,主要是通过影响心肌细胞膜的离子通道,改变粒子流而改变心肌细胞的电生理特征,其途径主要有以下四种:

(1) 降低自律性。药物抑制快反应细胞4相 Na^+ 内流或抑制慢反应细胞4相 Ca^{2+} 内流就能降低自律性。药物促使 K^+ 外流,增大最大舒张电位,使其较远离阈电位,也降低自律性。

(2) 减少后除极与触发活动。早后除极的发生与 Ca^{2+} 内流增多有关,钙拮抗剂药物对之有效。迟后除极所致的触发活动与细胞内 Ca^{2+} 过多和短暂的 Na^+ 内流有关,钙拮抗剂药物和钠通道阻滞药对之有效。

(3) 改变膜反应性而改变传导性。增强膜反应性改善传导或减弱膜反应性而减弱传导都能取消折返激动,前者因改善传导而取消了单向阻滞,可停止折返激动,某些促 K^+ 外流,加大最大舒张电位的药物,如苯妥英钠有此作用;后者因减慢传导而使单向传导阻滞发展成双向传导阻滞,从而停止折返激动,某些抑制 Na^+ 内流的药物,如奎尼丁有此作用。

(4) 改变有效不应期及动作电位时程而减少折返。

二、抗心律失常药的分类

通常依 Vaugha Williams 法,将抗心律失常药分为四类,分别是:

Ⅰ类抗心律失常药,钠通道阻滞剂,这类药物又可以再分为 $Ⅰ_a$、$Ⅰ_b$、$Ⅰ_c$ 三种。

Ⅱ类抗心律失常药,β受体阻断剂,通过竞争性地与β肾上腺素受体结合,拮抗肾上腺素或β受体激动剂的效应。

Ⅲ类抗心律失常药,延长动作电位时程的药物,目前认为该类药物的作用与钾通道阻滞有关。

Ⅳ类抗心律失常药为钙通道阻滞剂,通过抑制钙离子内流、降低心脏舒张期自动去极化速率,使窦房结冲动减慢。见表6-2。

表 6-2 抗心律失常药的类型和药理作用机制

分类			典型药物	药理作用机制
Ⅰ	钠通道阻滞剂	I_a	奎尼丁(Quinidine) 普鲁卡因胺(Procainamide)	又称膜稳定剂,与心肌细胞膜钠通道蛋白结合,阻滞钠通道,阻断钠离子内流
		I_b	美西律(Mexiletine) 利多卡因(Lidocaine)	轻度阻滞钠通道,缩短复极化,提高颤动阈值
		I_c	普罗帕酮(Propafenone) 氟卡尼(Flecainide)	减慢传导,延长 PR、QRS 时限
Ⅱ	β 受体阻断剂		普萘洛尔(Propranolol)	抑制交感神经活性
Ⅲ	钾通道阻滞剂		胺碘酮(Amiodarone) 溴苄胺(Bretylium)	抑制钾离子外流,延长有效不应期和动作电位时程,减少折返
Ⅳ	钙通道阻滞剂		维拉帕米(Verapamil) 地尔硫䓬(Diltiazem)	抑制钙离子内流,降低心脏舒张期自动去极化速率,使窦房结冲动减慢

(一) 钠通道阻滞剂

钠通道阻滞剂(Sodium Channel Blokers)是一类能抑制 Na^+ 内流,从而抑制心肌细胞动作电位振幅及超射幅度、减慢传导、延长有效不应期的药物,具有良好的抗心律失常作用。该类药物虽然都作用于钠通道,但由于它们的通道阻滞选择性和通道阻滞特性不同,可分为 I_a、I_b 和 I_c 三种类型。

1. I_a 类抗心律失常药

I_a 类药物的特点是适度阻滞钠通道,兼不同程度地抑制钾和钙通道,有膜稳定作用。其中奎尼丁(Quinidine)是最早发现并应用于临床的化学药物,它是金鸡纳树皮中生物碱的成分之一,是抗疟药奎宁的右旋非对映异构体,主要用于防治室上性心动过速的反复发作。普鲁卡因胺(Procainamide)是局麻药普鲁卡因结构改造的衍生物,其抗心律失常作用与奎尼丁相似,但更为安全,可口服或注射给药。

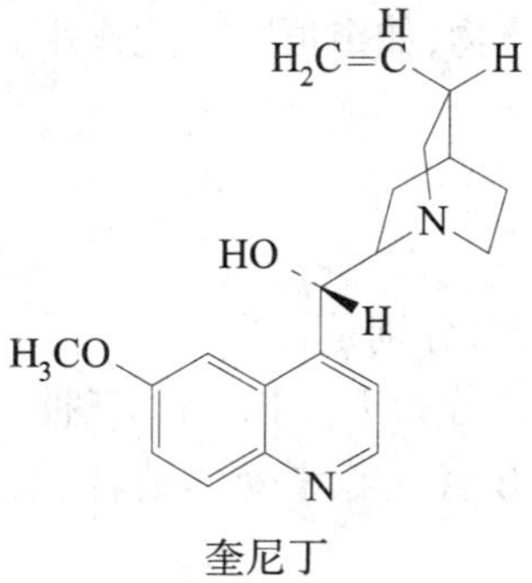

奎尼丁

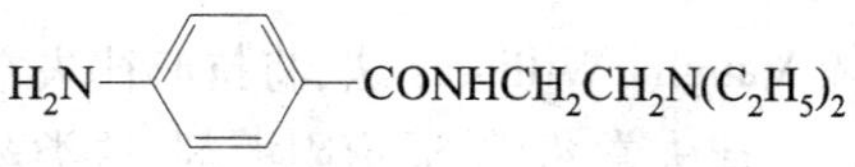

普鲁卡因胺

盐酸普鲁卡因胺(Procainamide Hydrochloride)

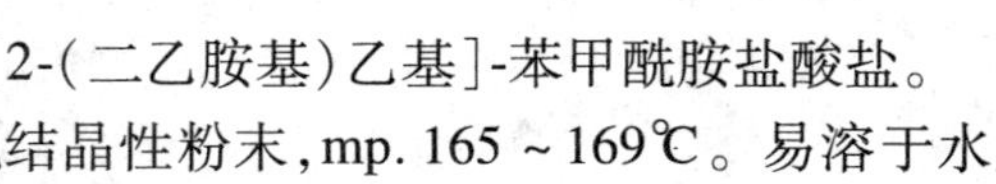

化学名为 4-氨基-N-[2-(二乙胺基)乙基]-苯甲酰胺盐酸盐。

本品为白色或类白色结晶性粉末,mp. 165 ~ 169℃。易溶于水及乙醇,微溶于氯仿,有吸湿性。

本品的发现源于局麻药普鲁卡因,在普鲁卡因的结构改造中,为了克服其易水解、作用时间短暂的缺点,以电子等排体酰胺代替酯基,得到了长效的抗心律失常药物普鲁卡因胺。

本品对房性早搏、室性早搏、阵发性心动过速及心房颤动疗效较好,对快速型室性和房性心律失常也有疗效。临床常用的制剂有片剂、注射剂。

2. I_b类抗心律失常药

I_b类药物的特点是轻度而迅速地阻滞钠通道受体,并快速与受体解离,此特性决定了I_b类药物具有明显的组织选择性。常用的药物有利多卡因(Lidocaine)、美西律(Mexiletine)及妥卡尼(Tocainide)等。利多卡因是局麻药,但可用于治疗各种室性心律失常,是一种安全有效的药物。妥卡尼用于治疗室性早搏,口服有效,优点是无明显负性肌力作用。

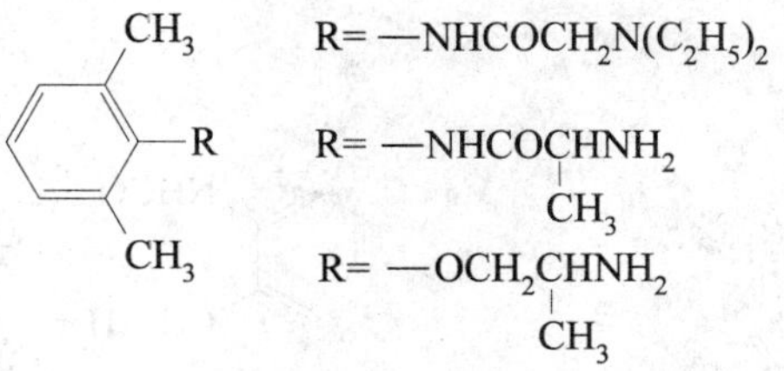

利多卡因

妥卡尼

美西律

盐酸美西律(Mexiletine Hydrochloride)

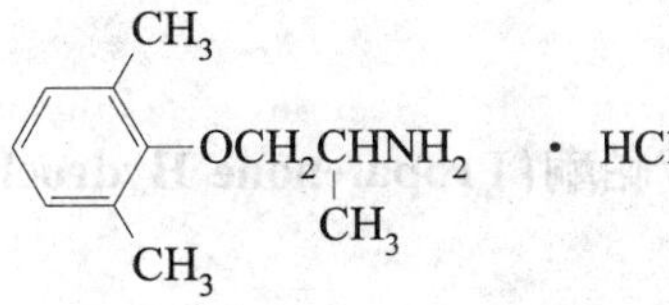

化学名为1-(2,6-二甲基苯氧基)-2-丙胺盐酸盐,又名慢心律。

本品为白色或类白色结晶性粉末,mp. 200~204℃。易溶于水或乙醇。游离碱 pK_a为9.1。

本品化学结构与利多卡因相似,抗心律失常作用与局麻作用也类似于利多卡因。适用于各种原因引起的室性心律失常,如室性早搏,心动过速,心室纤颤,特别适用于急性心肌梗死和洋地黄引起的心律失常。

本品在肝内代谢较慢,主要由肾排泄,当正常人尿pH由5至8升高时,血药浓度会显著升高,因此本品使用时需监控尿的pH。

美西律的合成以2,6-二甲基苯酚与1,2-环氧丙烷作用得1-(2,6-二甲基苯氧基)-2-羟基丙烷(Ⅰ),然后与氯化亚砜作用得1-(2,6-二甲基苯氧基)-2-氯丙烷(Ⅱ),再与邻苯二甲酰胺钾缩合,经肼解、成盐即得本品。

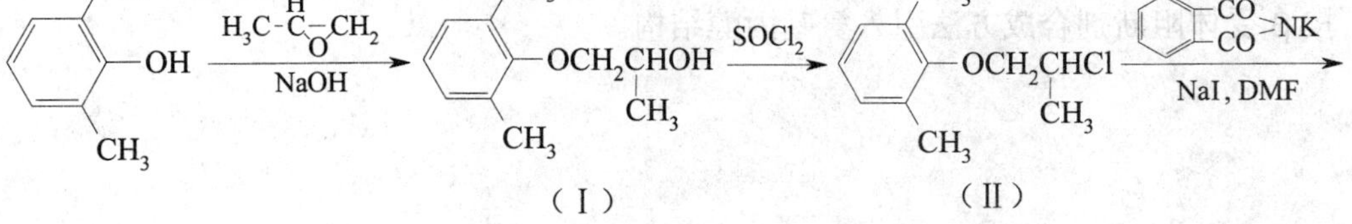

(Ⅰ)　(Ⅱ)

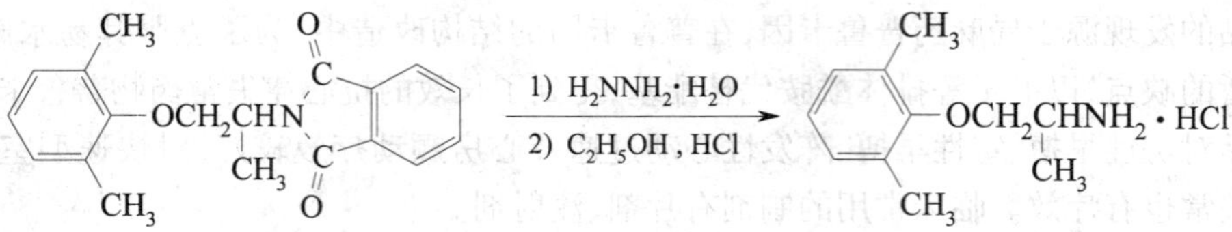

3. I_c类抗心律失常药

I_c类药物的特点是阻滞钠通道作用明显，对钠通道的三种状态均有阻滞作用，因此对心肌的自律性及传导性有较强的抑制作用。代表药物普罗帕酮（Propafenone）对心肌传导细胞有局部麻醉作用和膜稳定作用，还有一定程度的β阻滞活性和钙拮抗活性，适用于室性和室上性心律失常。氟卡尼（Flecainide）对治疗早搏和室上性心动过速具有良好的疗效及耐受性。恩卡尼（Encainide）适用于连续性心动过速。氟卡尼和恩卡尼适用于危及生命的室性心动过速患者。

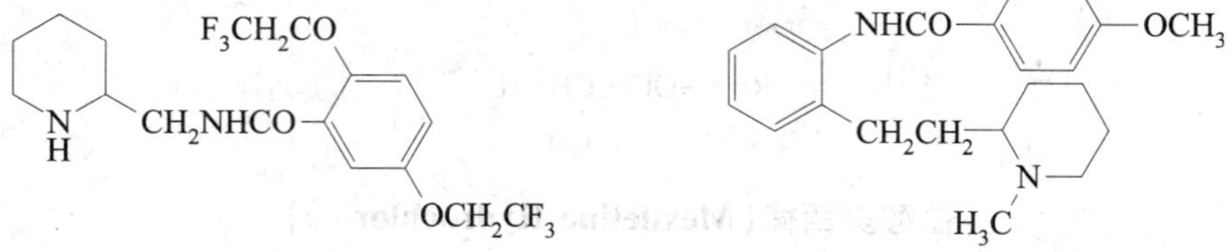

氟卡尼　　恩卡尼

盐酸普罗帕酮（Propafenone Hydrochloride）

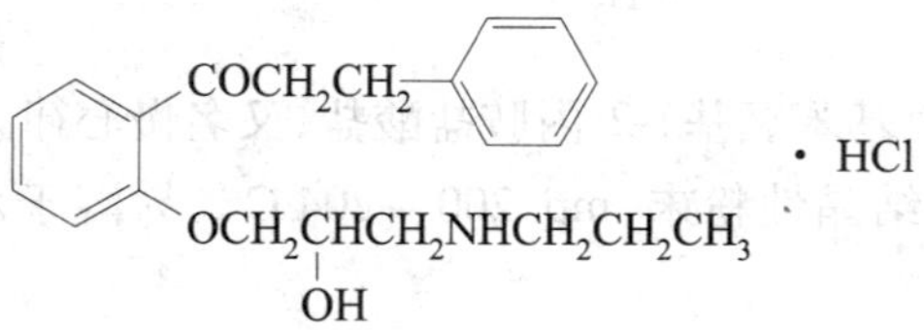

化学名为1-[2-[2-羟基-3-(丙氨基)丙氧基]苯基]-3-苯基-1-丙酮盐酸盐。

本品为白色结晶性粉末，mp. 171～174℃。溶于四氯化碳、乙醇和热水，微溶于冷水。

本品为常用的抗心律失常药，因结构与普萘洛尔等有类似的地方，故有一定的β受体拮抗作用和微弱的钙拮抗作用。临床上用于治疗室性和室上性心动过速，室性、室上性异位搏动，对治疗由异位刺激或折返机制引起的心律失常有较好的效果。

本品口服吸收完全，肝内代谢迅速，约1%以原形经尿液排泄。与奎尼丁或普鲁卡因胺合用时安全性和耐受性较好。

普罗帕酮的合成是以乙酸苯酯为起始原料，在三氯化铝的催化下发生重排，得到邻羟基苯乙酮。邻羟基苯乙酮与苯甲醛反应，催化氢化将其分子中双键还原，再与环氧氯丙烷反应，按β受体阻断剂合成方法引入氨基丙醇结构。

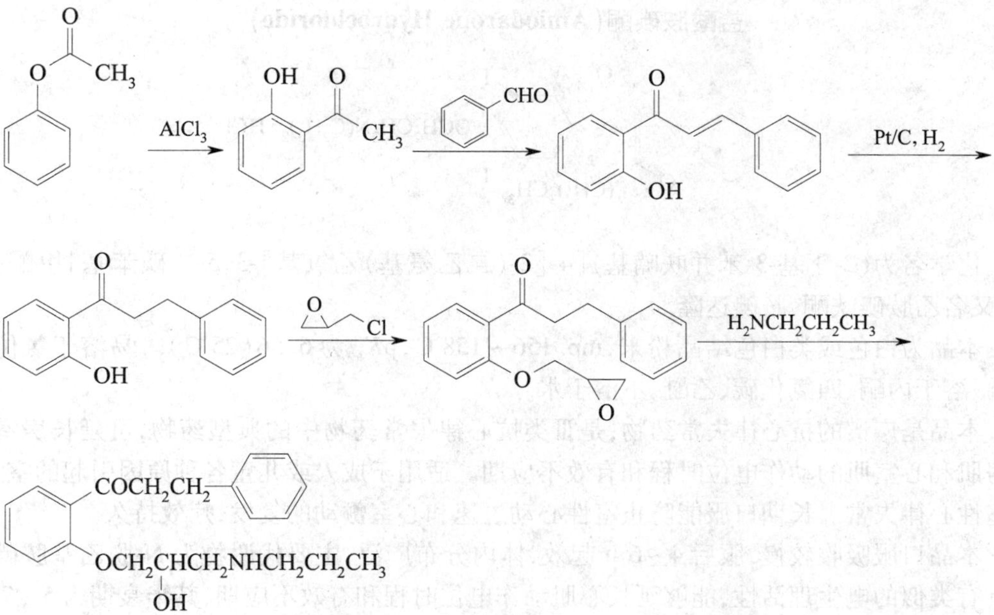

（二）β 受体阻断剂

β 受体阻断剂通过阻断 β 受体产生拮抗内源性神经递质或 β 受体激动剂的效应，包括对心脏兴奋的抑制作用，对支气管、血管平滑肌等的舒张作用，通过减弱心肌收缩力，使心率减慢，心输出量减少，心肌耗氧量下降，同时延缓心房和房室结的传导。临床上用于治疗心律失常、缓解心绞痛以及抗高血压等，是一类应用较为广泛的心血管疾病治疗药。普萘洛尔（Propranolol）是这类药物的典型代表，适用于交感神经兴奋所致的各种心律失常。这类药物的详细内容见第五章相关内容。

（三）钾通道阻滞剂

钾通道是最复杂的一大类离子通道，广泛分布于各类组织细胞中，种类很多，可分为几十种亚型。钾通道阻滞剂（Potassium Channel Blokers）作用于心肌细胞的电压敏感性钾通道，使 K^+ 外流速率减慢，心律失常消失，恢复窦性心率。目前认为Ⅲ类抗心律失常药的延长动作电位时程作用是由于对各种钾外流通道阻滞产生的。这些药物中胺碘酮（Amiodarone）为苯并二氢呋喃类化合物，其他药物是由苯乙醇胺类 β 受体阻断剂索他洛尔（Sotalol）或 N-乙酰普鲁卡因胺（N-Acetyl Procainamide）结构改造得到的，其特点是结构上含有甲磺酰氨基或乙酰氨基，这是第Ⅲ类抗心律失常药常见的功能基团。

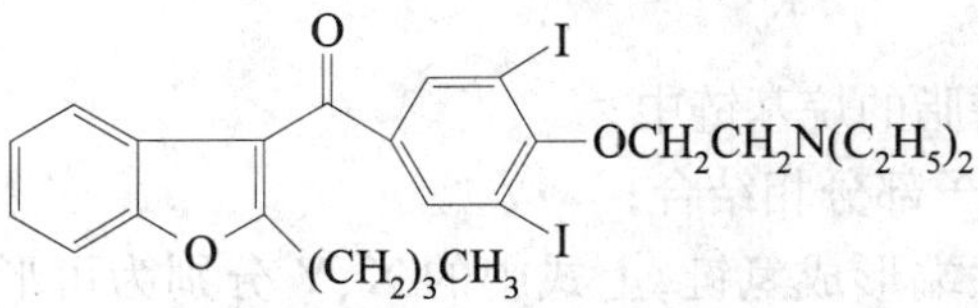

胺碘酮

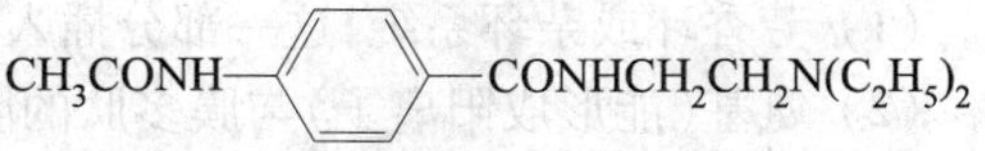

乙酰卡尼

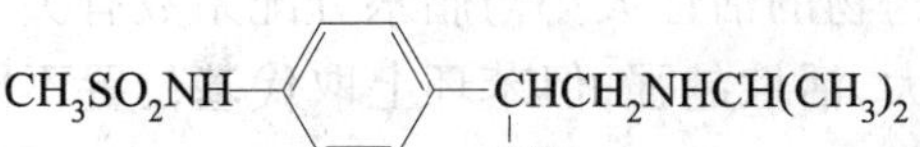

索他洛尔

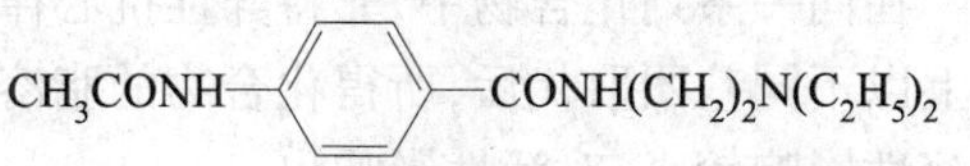

N–乙酰普鲁卡因

盐酸胺碘酮(Amiodarone Hydrochloride)

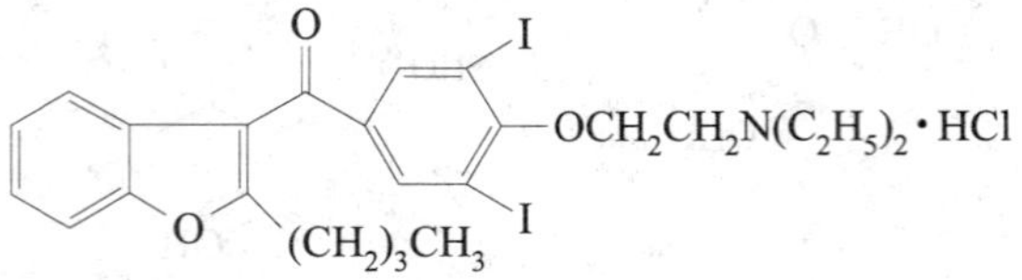

化学名为(2-丁基-3-苯并呋喃基)[4-[2-(二乙氨基)乙氧基]-3,5-二碘苯基]甲酮盐酸盐,又名乙胺碘呋酮、胺碘达隆。

本品为白色或类白色结晶粉末,mp. 156～158℃,pK_a 为 6.56(25℃)。易溶于氯仿、甲醇,微溶于丙酮、四氯化碳、乙醚,不溶于水。

本品是广谱的抗心律失常药物,是Ⅲ类抗心律失常药物中的典型药物,可延长房室结、心房肌和心室肌的动作电位时程和有效不应期。适用于成人或儿童各种原因引起的室上性和室性心律失常。长期口服能防止室性心动过速和心室颤动的复发,疗效持久。

本品口服吸收较慢,服后 4～6 h 起效,体内分布广泛,主要代谢物为 N-脱乙基胺碘酮,也具有类似的电生理活性,能够延长心肌动作电位时程和有效不应期,其半衰期为 5～7 天,属长效的抗心律失常药物,只需日服一次。

(四)钙通道阻滞剂

钙通道阻滞剂在抗心律失常、抗高血压、抗心绞痛等方面都有广泛的应用,目前许多钙通道阻滞剂都是抗心律失常的良药,临床上常用的是维拉帕米、地尔硫䓬、苄普地尔(Bepridil)等。维拉帕米是治疗阵发性室上性心动过速的首选药物,地尔硫䓬可用于阵发性室上性心动过速和心房颤动的治疗,苄普地尔用于治疗房室结性折返型心动过速。各类药物已经在本章第二节抗心绞痛药物中作了具体介绍。

(五)抗心律失常药物的构效关系

本章介绍的抗心律失常药物可分为两种类型。第一种类型药物(包括Ⅰ类、Ⅲ类和Ⅳ类抗心律失常药)其结构差别较大,称为非特异性作用药物。第二类药物(Ⅱ类抗心律失常药)能特异性地作用于 β 肾上腺素受体,属 β 受体阻断剂,为特异性作用药物。

非特异性抗心律失常药物大多具有三个结构特征,它们分别与心肌细胞膜的三个部分作用。

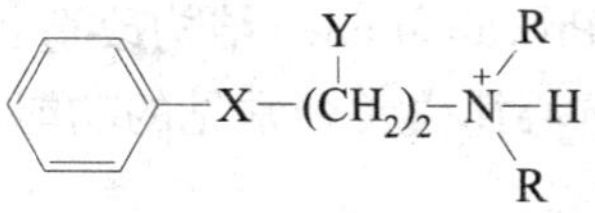

(1) 芳香环或杂环系统,这一部分插入膜磷脂的烷基链中;

(2) 氨基(能形成阳离子)与膜多肽的阴离子部分相结合;

(3) 具有极性的取代基,能与膜磷脂的极性端形成氢键,上式中的 X、Y 分别为可形成氢键的极性取代基。

在同一系列化合物中,非特异性抗心律失常药物的活性大小与脂水分配系数有关。苯环上以不同基团取代后,所得化合物的脂溶性越大,活性越强;但苯环上取代基位置不同对脂溶性影响较小,对活性影响也小。

β 受体阻断剂的构效关系见第五章有关内容。

第五节　强心药(Cardiotonic Agents)

充血性心力衰竭(Congestive Heart Failure,CHF)是心肌收缩力严重损害引起的疾病,症状是心输出量明显不足,而心脏血容量有所增加,其结果导致血压和肾血流降低,严重时发展成下肢水肿、肺水肿以及肾衰竭。由 CHF 引起的心血管疾病的死亡率仍在不断增加,因此寻找疗效高、副作用小的治疗 CHF 的药物是目前世界上新药研究的热点之一。

强心药能加强心肌的收缩力,又称正性肌力药,它在临床上主要用于治疗心力衰竭。通常分为强心苷和非强心苷两类。

一、强心苷类

强心苷是从植物体内提取的含甾体苷元的苷类药物,它们通过抑制膜结合的 Na^+,K^+-ATP 酶的活性而发挥作用。这类药物种类很多,小剂量使用时有强心作用,能使心肌收缩作用加强;但大剂量使用会使心脏中毒而停止跳动。

强心苷类是历史悠久的经典强心药,至今仍是治疗心力衰竭的重要药物,目前临床上使用的强心苷类药物主要有洋地黄毒苷(Digitoxin)和地高辛(Digoxin)。这类药物的缺点是安全范围小,作用不够强,排泄慢,易于积蓄中毒,因此,必须在住院监测下使用。

洋地黄毒苷口服吸收完全,半衰期较长,作用发生慢,主要适用于慢性充血性心衰。地高辛为中时作用的强心苷,口服适用于容易中毒的心衰患者以及病情不危急的患者,尤其对心房颤动及阵发性室上性心动过速者有较好的疗效。

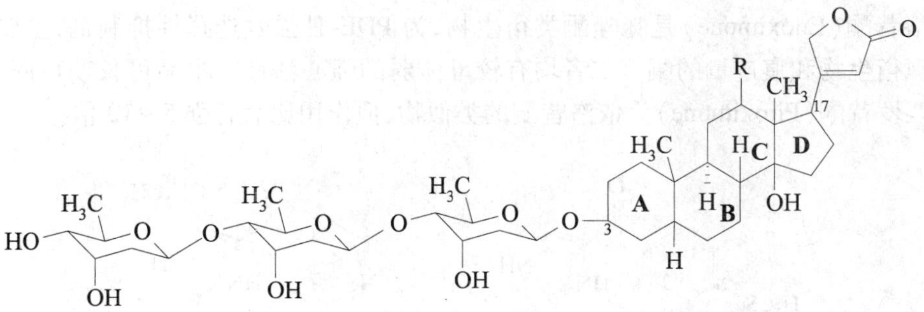

R= —H　洋地黄毒苷　　　R= —OH　地高辛

构效关系研究表明:

(1) 强心苷类由糖苷基和配糖基两部分组成。

(2) 配糖基甾核的立体结构对于强心作用的影响较大,一般 A/B 和 C/D 是顺式,而 B/C 为反式;同时甾环上的 5β-H 和 3β-羟基是必需的。

(3) 17 位上的内酯环是强心苷类的重要结构特征,内酯环应取 β-构型,若为 α-构型或双键被饱和,则活性显著降低。

(4) 在甾核的其他位置上引入羟基,强心苷的极性增加,口服吸收率降低,作用时间较短,将羟基酯化后口服起效加快,蓄积时间延长。

(5) 强心苷的糖基多连接在3位的羟基上,糖的连接方式多为β-1,4-苷键;一般3位的糖苷基越少则作用越强。

二、非苷类

(一) 磷酸二酯酶抑制剂

磷酸二酯酶抑制剂(Phosphodiesterase Inhibitor, PDEI)是一类新型的正性肌力药物,并具有一定的血管扩张作用。它们通过选择性地抑制心肌细胞膜上的磷酸二酯酶阻碍心肌细胞内cAMP的降解,使cAMP水平增高,从而激活多种蛋白酶,使心肌膜上钙通道开放,Ca^{2+}内流,引起心肌纤维收缩,产生强心作用。这类药物曾经被希望能够作为洋地黄类的替代新药,但在临床使用中由于出现了肝酶异常、血小板下降、心律失常及严重低血压等副作用,使得其应用受到了限制。

吡啶联吡啶酮类化合物氨力农(Amrinone)是第一个在临床上应用的该类药物,米力农(Milrinone)是氨力农的同系物,也是其替代品。氨力农主要用于对强心苷、利尿剂和血管扩张剂治疗无效的严重心力衰竭,可有效地增加心输出量和心脏指数。米力农对磷酸二酯酶Ⅲ的选择性更高,强心活性为氨力农的10~20倍,口服有效,不良反应较少,但仍存在致心律失常的潜在危险。

氨力农　　　　米力农

依洛昔酮(Enoximone)是咪唑酮类衍生物,为PDE-Ⅲ强效选择性抑制剂,主要代谢产物为亚砜衍生物和痕迹量的酮。二者均有较母体弱的强心活性。本品可长期口服,耐受性良好。匹罗昔酮(Piroximone)为依洛昔酮的类似物,但作用比后者强5~10倍。

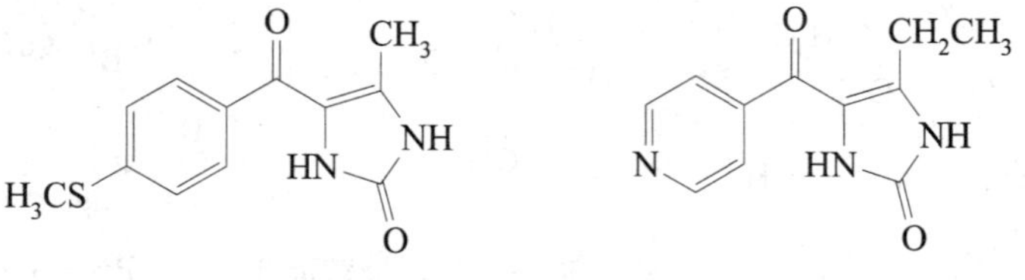

依洛昔酮　　　　匹罗昔酮

(二) β受体激动剂

多巴胺有强心利尿的作用,多数其类似物在临床被用作抗心衰药物,如心脏β_1受体选择性激动剂多巴酚丁胺(Dobutamine),通过激活腺苷环化酶,使ATP转化为cAMP,促进Ca^{2+}进入心肌细胞膜,增强心肌收缩力,增加心输出量,用于治疗心衰。但由于在体内可由儿茶酚-O-甲基转移酶(Catechol-O-Methyltransferase, OMT)催化代谢,作用时间短,口服无效,仅限注射剂。为解决其口服问题,对多巴酚丁胺进行了结构修饰,得到异波帕胺(Ibopamine)、地诺帕明(Denopamine)、多培沙明(Dopexamine)及布托巴胺(Butopamine)等。

异波帕胺(Ibopamine)为 β_1 受体部分激动剂,治疗 CHF 能缓解症状,提高运动耐力,疗效与地高辛相似,且口服有效。

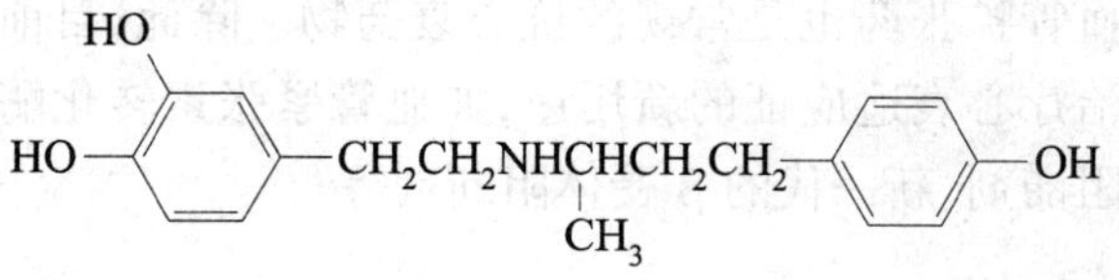

多巴酚丁胺

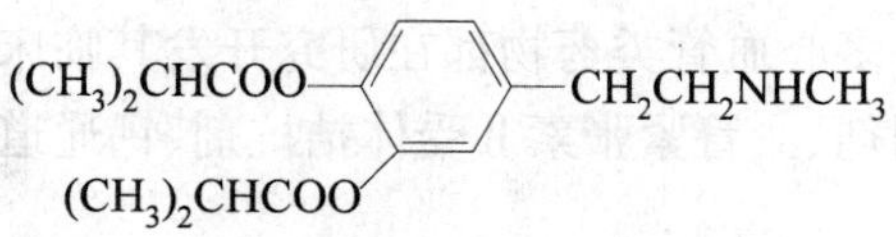

异波帕胺

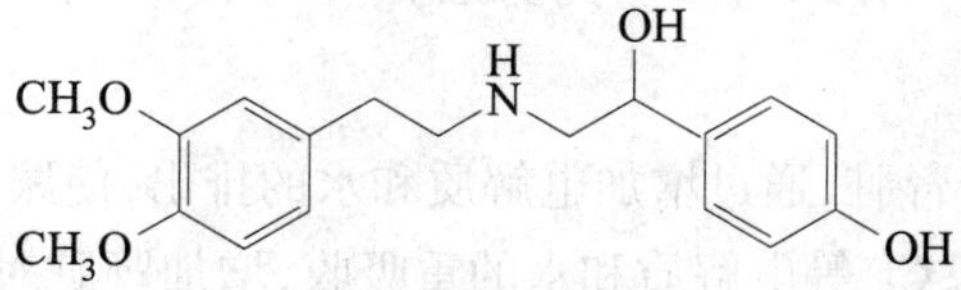

地诺帕明

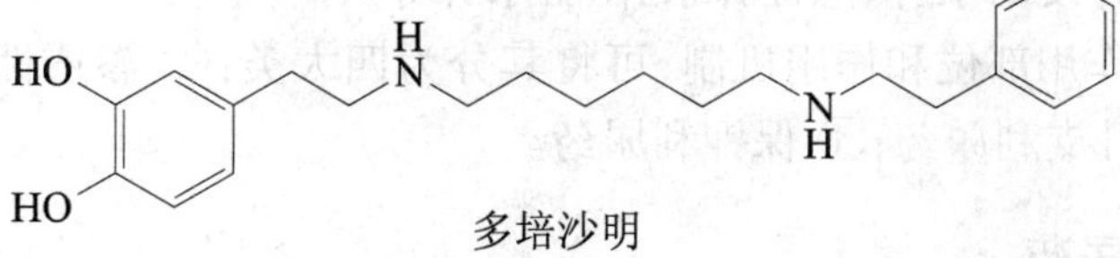

多培沙明

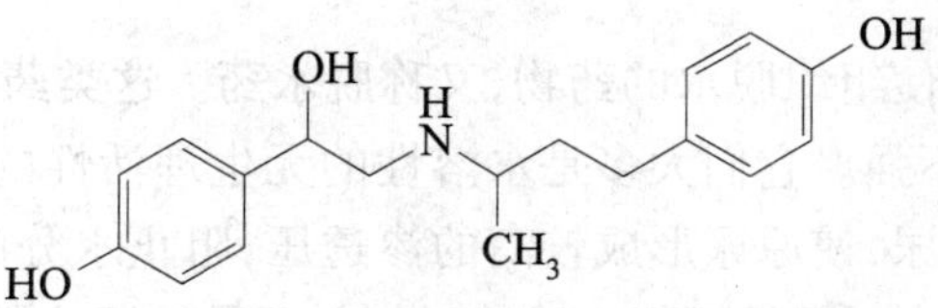

布托巴胺

非多巴胺衍生物的 β 受体激动剂主要有扎莫特罗(Xamoterol)和普瑞特洛(Prenalterol)。扎莫特罗对心脏具有选择性兴奋作用,当交感神经功能低下时,可产生正性肌力作用和正性频率作用,而当交感神经亢进时,可产生负性肌力作用。扎莫特罗适用于对使用普萘洛尔等其他 β 受体阻断剂可能在休息时产生心肌抑制或心动过速的中速心衰病人。普瑞特洛是选择性的 β_1 受体激动剂,对肺与血管的 β_2 受体则无明显兴奋作用,用于治疗伴有心肌梗死的心力衰竭的治疗。

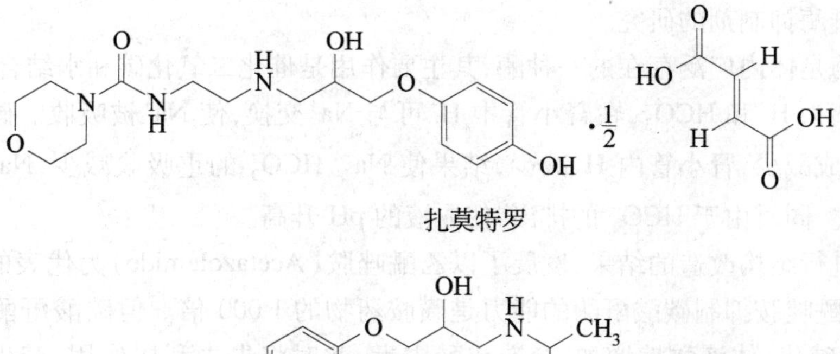

扎莫特罗

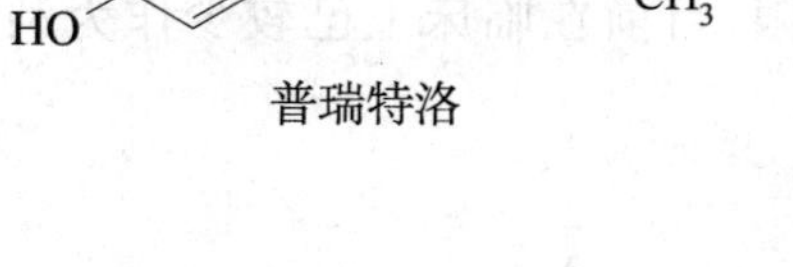

普瑞特洛

(三) 其他类

苯并咪唑哒嗪酮类化合物匹莫苯(Pimobendan)通过直接提高心肌收缩蛋白对 Ca^{2+} 的敏感性而发挥正性肌力作用。利尿药和血管扩张药也是常规的抗心衰药物。除此,目前有许多心血管类药物都在研究开发其临床治疗心衰适应证的新用途,如血管紧张素转化酶抑制剂、血管紧张素Ⅱ受体拮抗剂、钙通道阻滞剂、新一代的 β 受体阻断剂等。

第六节 利尿药(Diuretics)

利尿药是直接作用于肾脏,通过增加电解质和水的排出,使尿量增多的药物。大多数利尿药可影响对原尿中 Na^+、Cl^- 等电解质和水的重吸收,增加肾脏对尿的排泄速度,减少血容量,达到抗高血压的治疗目的。除此,利尿药通过使患者排出过多的体液,消除水肿,用于治疗慢性充血性心衰并发的水肿、急性肺水肿、脑水肿等疾病。

根据利尿药的作用部位和作用机制,可将其分为四大类:① 渗透性利尿药;② 碳酸酐酶抑制剂;③ 髓袢升支利尿药;④ 保钾利尿药。

一、渗透性利尿药

渗透性利尿药是能够使组织脱水的药物,又称脱水药。这类药物不能使钠、氯离子的排出量增加,故其利尿作用不强。它们大多是水溶性的无生理活性的多羟基化合物。在肾小球内可自由地滤过进入原尿,使原尿形成较高的渗透压,阻止水分的重吸收,最终使尿液增加。通常它们具有如下特点:① 易经肾小球滤过;② 不易被肾小管再吸收;③ 在体内不被代谢;④ 不易从血管渗入组织液。临床主要用于治疗脑水肿、青光眼和预防急性肾功能衰竭。这类药物主要有甘露醇(Mannitol)、山梨醇(Sorbitol)、葡萄糖(Glucose)、甘油(Glycerio1)、尿素(Urea)等。

二、碳酸酐酶抑制剂

碳酸酐酶抑制剂类药物属于低效利尿药。早期人们发现服用磺胺类药物后,一些病人出现了代谢性酸中毒的现象,经深入研究,证实是磺胺类药物抑制了碳酸酐酶的活性,由此,开展了碳酸酐酶抑制剂的研究。

碳酸酐酶是体内广泛存在的一种酶,其主要作用是催化二氧化碳和水结合生成碳酸,碳酸可迅速解离为 H^+ 和 HCO_3^-,在肾小管中 H^+ 可与 Na^+ 交换,使 Na^+ 被吸收。碳酸酐酶被抑制时,碳酸形成减少,肾小管内 H^+ 减少,结果使 Na^+、HCO_3^- 的重吸收减少,Na^+ 的排出量增加,尿液增加。同时由于 HCO_3^- 的排出,使尿液的 pH 升高。

对磺胺进行结构改造的结果,发展了以乙酰唑胺(Acetazolamide)为代表的一类碳酸酐酶抑制剂,乙酰唑胺抑制碳酸酐酶的能力是磺胺药物的 1 000 倍。但碳酸酐酶抑制剂长期使用后,尿液碱化,体液酸性增加,会造成酸中毒,此时将失去利尿作用,产生耐药性。故本类药物的利尿作用十分有限,目前在临床上已较少作为利尿药使用,主要用于青光眼的治疗。

乙酰唑胺(Acetazolamide)

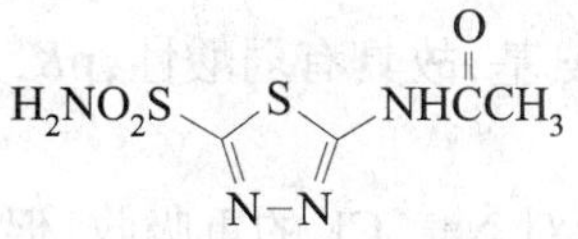

化学名为N-[5-(乙酰氨基)-1,3,4-噻二唑-2-基]乙磺酰胺。

本品为白色针状结晶或结晶性粉末,mp. 258~259℃。易溶于碱溶液如氨水,微溶于乙醇和水,不溶于乙醚和氯仿。

本品为非典型的磺胺衍生物,其磺酰氨基的氢离子可以解离,故呈弱酸性,pK_a为7.2。可形成钠盐,并能与重金属盐形成沉淀。

临床用于治疗青光眼、脑水肿,与汞剂合用治疗心衰性水肿,口服作用时间可达8~12 h。

三、髓袢利尿药

髓袢利尿药包括一些中效的和强效的利尿药。主要作用于髓袢升支皮质部和远曲小管前段,抑制Na^+和Cl^-的转运,作用迅速且不受酸碱平衡变化的影响。按照化学结构分为三种类型:① 噻嗪类利尿药;② 磺酰胺类利尿药;③ 苯氧乙酸类利尿药。

(一) 噻嗪类利尿药

在研究苯磺酰胺类化合物的利尿作用中,发现在苯磺酰胺的间位再引入一个磺酰氨基后,其排Na^+和Cl^-的作用显著增强,在苯核上引入氯原子和氨基,利尿活性增加,氨基被脂肪酸酰化后,使得利尿活性进一步增强,当以甲酸酰化时,意外地得到了一个环状的1,2,4-苯并噻二嗪类的化合物氯噻嗪(Chlorothiazide)。这一化学结构的变化增强了利尿的作用,使尿中含氯量增加,经研究发现该化合物对肾小管Na^+和Cl^-的转运有直接作用,而与碳酸酐酶的关系不大。继氯噻嗪被发现后,其二氢化合物氢氯噻嗪(Hydrochlorothiazide)也被开发,该药的利尿作用比氯噻嗪强10倍。以氯噻嗪和氢氯噻嗪作为母体化合物,对这类化合物深入研究发展了一类具有苯并噻嗪结构的利尿药,如氢氟噻嗪(Hydroflumethiazide)、泊利噻嗪(Polythiazide)、喹乙宗(Quinethiazone)等,它们在结构上都有磺氨基,但噻嗪环有较大的变化,如砜基变为酮基,噻嗪环成为五元杂环,但它们的药理作用都很相似。

苯并噻嗪类利尿药被称为中效利尿药,通过作用于髓袢升支皮质部和远曲小管前段,抑制这些部位的Na^+和Cl^-的重吸收,使尿钠和水的排泄增加。这类药物长期和大量服用时会产生低血钾症,故常与保钾利尿药合用。

氢氯噻嗪(Hydrochlorothiazide)

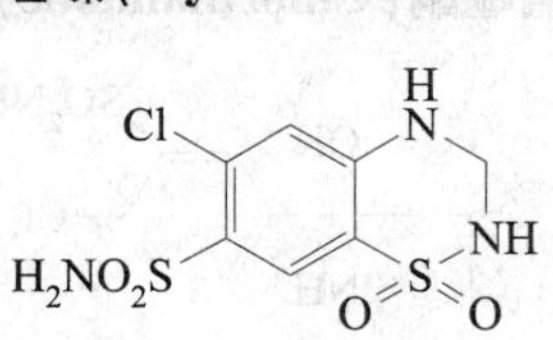

化学名为6-氯-3,4-二氢-2H-1,2,4-苯并噻二嗪-7-磺酰胺-1,1-二氧化物,又名双氢克尿塞。

本品为白色结晶性粉末，mp. 265 ~ 273℃。溶于丙酮，微溶于乙醇，不溶于水，溶于氢氧化钠溶液，成钠盐后可制成注射剂。

本品由于分子中含两个磺酰氨基，故具有弱酸性，pK_a 为 7.0 和 9.2，2 位氮上的氢酸性较强。

本品为利尿药，能抑制肾小管对 Na^+、Cl^- 的重吸收，促进肾脏对 NaCl 的排泄；降压作用温和，常与其他降压药合用以增强降压效果。

本品口服吸收良好，2 h 起效，4 h 后作用最强，生物利用度约为 65%，在体内不经代谢降解，以原形排泄。临床上用于治疗多种类型的水肿及高血压症。

氢氯噻嗪的合成是以间氯苯胺（Ⅰ）为原料，在三氯化磷催化下与氯磺酸反应生成双磺酰氯衍生物（Ⅱ），（Ⅱ）氨化后得 3-氯-4，6-双磺酰胺苯胺（Ⅲ），（Ⅲ）与甲醛缩合直接得氢氯噻嗪（Ⅳ）。

合成路线：

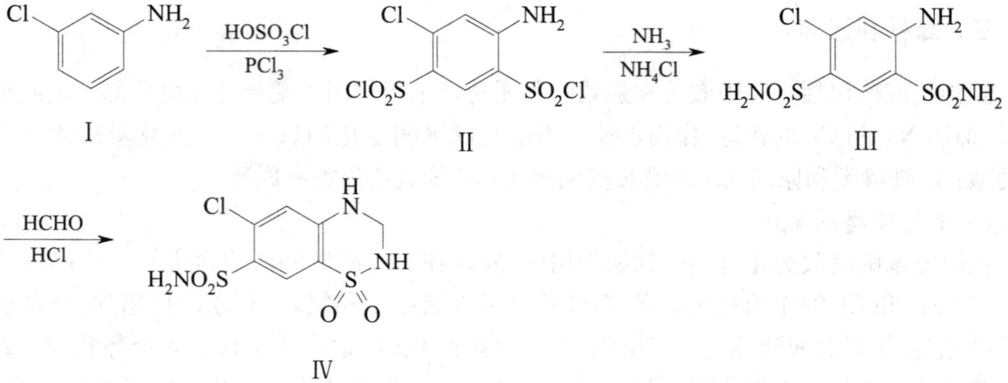

氢氯噻嗪在碱性溶液中易发生水解，生成 3-氯-4，6-双磺酰胺苯胺和甲醛。

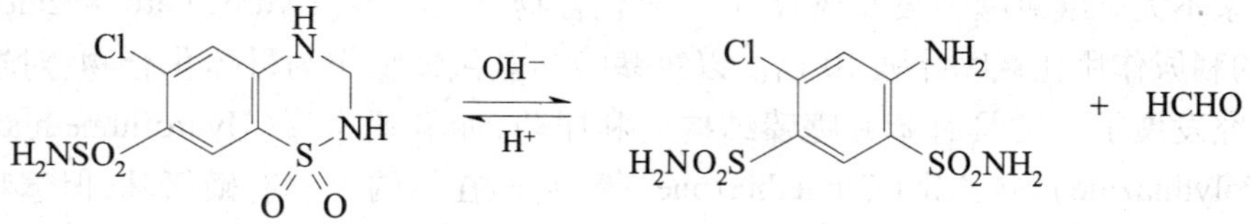

（二）磺酰胺类利尿药

磺酰胺类利尿药的结构中都含有苯磺酰氨基，是从磺胺类碳酸酐酶抑制剂衍生得到的，但其作用机制是抑制髓袢升支皮质、髓质部 Na^+-K^+-$2Cl^-$ 的共同转运系统，从而发挥强大的利尿作用。如氯噻酮（Chlorthalidone）、呋塞米（Furosemide）、布美他尼（Bumetanide）等。

氯噻酮（Chlorthalidone）

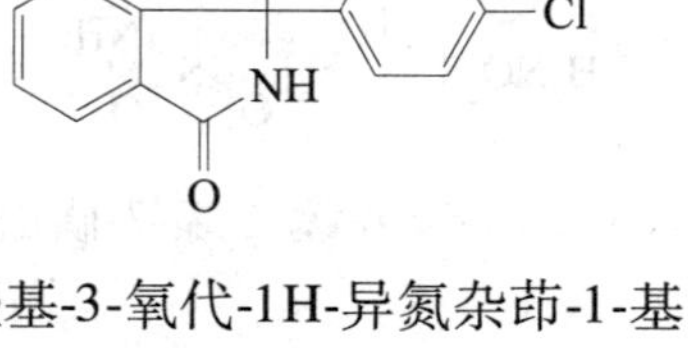

化学名为 5-(2，3-二氢-1-羟基-3-氧代-1H-异氮杂茚-1-基)-2-氯苯磺酰。

本品为白色结晶性粉末，mp. 224 ~ 226℃（分解）。溶于热乙醇，微溶于乙醚，溶于水，易溶于氢氧化钠溶液。

本品为邻位氨羰酰基取代的二苯甲酮的互变异构体。

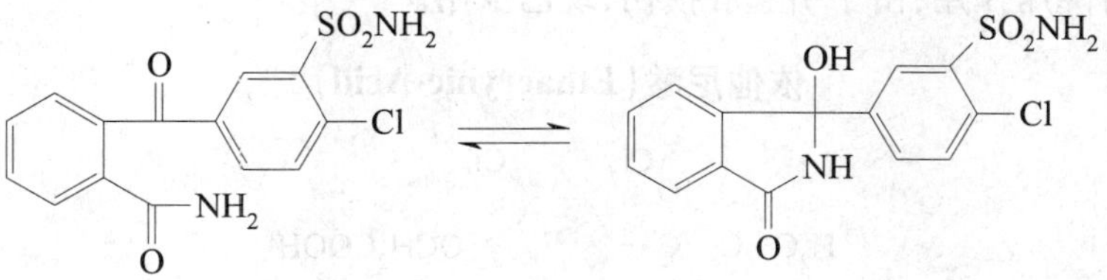

本品的结构与噻嗪类利尿药相似，为临床应用最广的利尿降压药，具有长效作用。只需日服一次。

本品口服吸收缓慢且不完全，30% ~ 60% 以原药从尿中排泄，2 ~ 4 h 内达到血药浓度峰值，因为与红细胞紧密结合，半衰期可达 35 ~ 50 h。氯噻酮能增加 Na^+、Cl^- 的排泄，在较大剂量时可增加 K^+ 和 HCO_3^- 的排出量，故长期应用易造成缺钾，应适当补钾。

本品可通过胎盘屏障，也可进入乳汁，故孕妇和哺乳期妇女应慎用。

呋塞米（Furosemide）

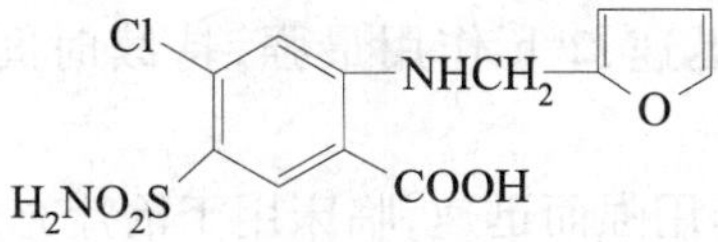

化学名为 2-[（2-呋喃甲基）氨基]-5-（氨磺酰基）-4-氯苯甲酸。又名速尿、利尿磺胺。

本品为白色或类白色结晶性粉末，mp. 206 ~ 210℃。溶于甲醇、乙醇和丙酮，难溶于水。pK_a 为 3.9。可溶于碱性溶液，将其溶于氢氧化钠和氯化钠的水溶液可制得注射剂，pH 为 8.0 ~ 9.3。

本品的钠盐水溶液不稳定，易发生水解，分解产物为 2-氨基-4-氯-5-氨磺酰基苯甲酸和呋喃甲酸。

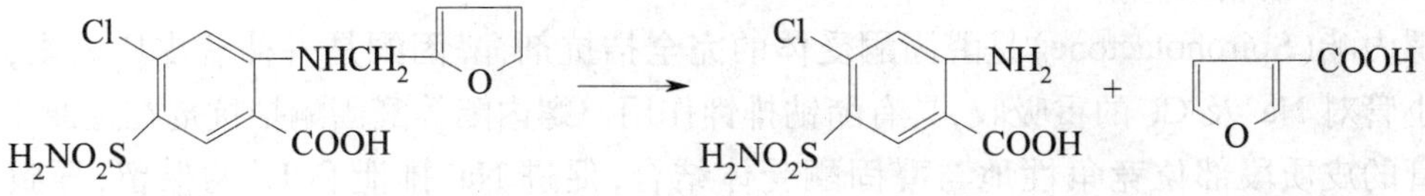

本品是一个强效利尿药，其主要作用部位在肾髓质升支部位，通过抑制管腔膜上的 Na^+-K^+-$2Cl^-$ 同向转运系统，从而抑制 Na^+、Cl^- 的重吸收，其作用为噻嗪类利尿药的 8 ~ 10 倍。本品口服有效，利尿作用迅速，持续时间为 6 ~ 8 h，53% ~ 58% 以原形从尿中排泄，约有 1.9% 的代谢物为 2-氨基-4-氯-5-氨磺酰基苯甲酸。

本品主要用于治疗急性左心衰、肺水肿、脑水肿及肾性浮肿，肝硬化引起的腹水等症。对原发性高血压患者的降压效果与氯噻嗪相似，但起效更快。其主要副作用是体液和电解质的失衡，高尿酸症和胃肠道反应，耳毒症等。

（三）苯氧乙酸类

苯氧乙酸类药物是对位含有不饱和酮基取代的苯氧乙酸类化合物，具有较强的利尿作用，与羰基相连的双键活性强，可以与酶系统中的巯基结合，羰基的邻位氯取代时可使双键活化，利尿作用增强。依他尼酸（Ethacrynic Acid）是这类化合物中利尿活性最强的药物，通过抑制肾小管对 Na^+的重吸收，发挥强而迅速的利尿作用。替尼酸（Tienilic Acid）为排尿酸的利尿药，具有降压作用，由于引起肝损伤，现已少用。

依他尼酸（Ethacrynic Acid）

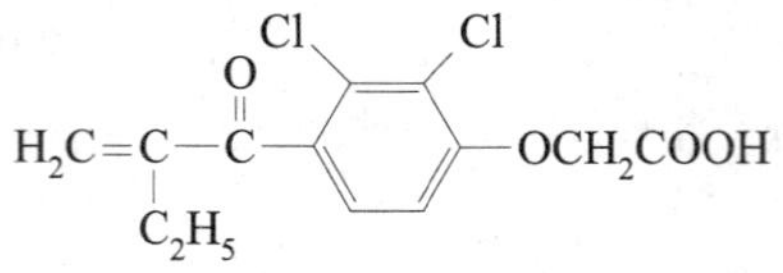

化学名为2,3-二氯-4-(2-亚甲基丁酰)苯氧乙酸，又名利尿酸。

本品为白色结晶性粉末，mp. 121～125℃。溶于乙醇或乙醚，不溶于水。具有酸性，pK_a为3.5。

本品的钠盐水溶液在pH 7和室温时相对稳定，在较高的pH或较高温度下不稳定。通常其钠盐注射剂需临用时配制。

本品分子中的α、β不饱和酮结构在水溶液中不稳定，加入氢氧化钠试液煮沸时，其支链上的亚甲基易分解产生甲醛，与变色酸钠在硫酸溶液中反应，呈深紫色。

本品口服后，胃肠道吸收迅速，2 h作用最强，持续时间为6～8 h，可从胆汁和尿中排泄。

本品为高效利尿剂，利尿作用强而迅速，临床用于治疗充血性心力衰竭、肝硬化腹水、急性肺水肿、脑水肿、肾性水肿及其他利尿剂无效的严重水肿。长期服用或用量过大时会引起低血钾，需同时补充氯化钾。

四、保钾利尿药

保钾利尿药作用于远曲小管，通过抑制 Na^+-K^+的交换而发挥利尿作用，为低效利尿药。主要包括醛固酮拮抗剂、蝶啶类和氨基吡嗪类利尿药。

（一）醛固酮拮抗剂

螺内酯（Spironolactone）是醛固酮受体的完全拮抗剂，醛固酮是一种盐皮质激素，能增强肾小管对 Na^+及 Cl^-的重吸收，具有潴钠排钾作用。螺内酯等醛固酮拮抗剂在远曲小管和集合管的皮质段部位竞争性地与醛固酮受体结合，促进 Na^+排泄和 K^+的保留，导致利尿作用。

螺内酯（Spironolactone）

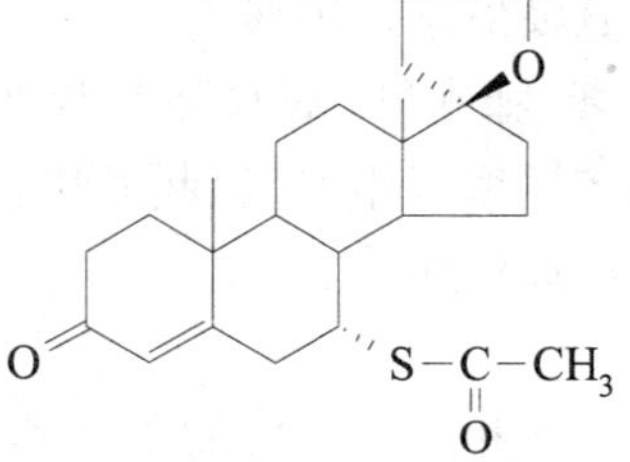

化学名为 17β-羟基-3-氧-7α-(乙酰巯基)-17α-孕甾-4-烯-21-羧酸-γ-内酯。又名安体舒通。

本品为白色或类白色结晶性粉末，mp. 203 ~ 209℃，$[\alpha]_D^{25}=-33.5°$($CHCl_3$)。易溶于乙酸乙酯、氯仿，溶于乙醇，不溶于水。

螺内酯为甾体的结构，其3-酮-4-烯的A环是拮抗活性的基本结构，内酯环打开，活性将大大降低。

本品口服后，约70%迅速被吸收，但在肝脏大部分被代谢，脱去乙酰巯基，生成两种代谢产物，坎利酮是其活性代谢物，也具有拮抗醛固酮受体的活性。坎利酮的内酯环易水解生成坎利酮酸，坎利酮酸是无活性代谢物，但它易内酯化成为坎利酮。98%的坎利酮可与血清蛋白结合，其半衰期为 10 ~ 35 h。

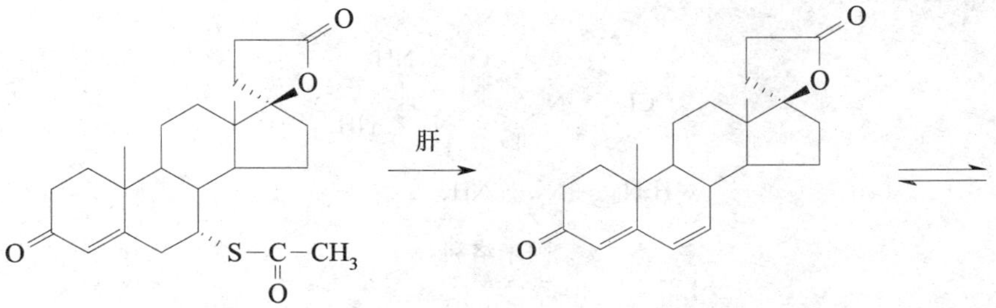

螺内酯　　　　坎利酮

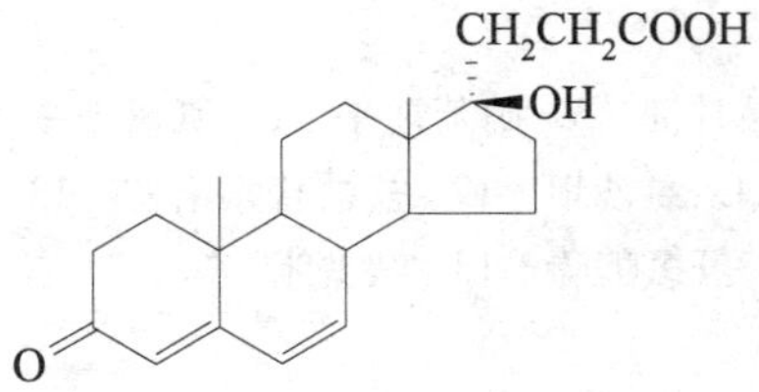

坎利酮酸

本品的主要副作用是高血钾症，兼有抗雄激素作用，常引起阳痿和男性雌性化。为了减少不良反应，本品常与固定剂量的氢氯噻嗪合用，螺内酯的作用较慢而弱，但持久，而氢氯噻嗪的作用相对快而强，二者合用时螺内酯的保钾作用抵消了氢氯噻嗪缺钾的副作用，并使疗效增加。

(二) 蝶啶类利尿药

含蝶啶结构的化合物常存在于天然物质中，它们具有多种生理活性。在对这类化合物利尿作用的研究中发现了氨苯蝶啶(Triamterene)，它是具有较弱利尿活性的蝶啶类利尿药，其作用部位与螺内酯相同，抑制远曲小管和集合管皮质段对 Na^+ 的重吸收，具有保钾排钠作用，还可增加尿酸的分泌。临床上主要用于治疗心脏性、肝性和肾性腹水。氨苯蝶啶与苯并噻嗪类利尿药或螺内酯合用时，能显著增强各自的利尿作用，并减轻不良反应，该药也有高血钾的副作用。

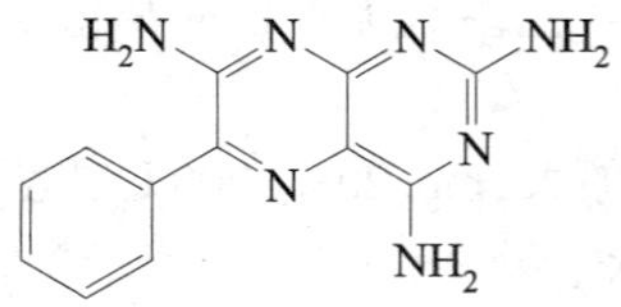

氨苯蝶啶

（三）氨基吡嗪类利尿药

氨基吡嗪结构的利尿剂阿米洛利（Amiloride）是目前排钠保钾利尿药中作用最强的药物，其结构可以看做是蝶啶的开环衍生物，该药口服后 2 h 起效，4～8 h 达高峰，作用时间能持续 24 h。本品无严重副作用，常与其他利尿药组成复方制剂使用，临床用于治疗伴有水肿的高血压，降压幅度中等。

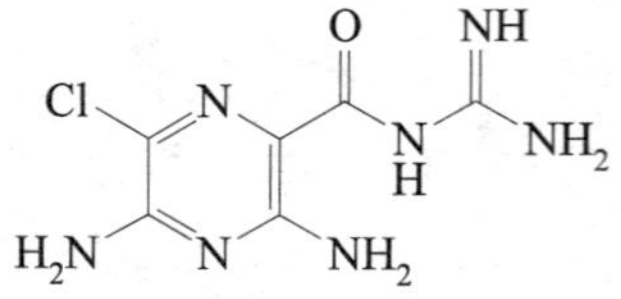

阿米洛利

本 章 习 题

一、试写出下列药物的化学结构及主要临床用途

1. 氯贝丁酯　2. 氟伐他汀　3. 吉非贝齐　4. 硝酸甘油　5. 硝苯地平　6. 氨氯地平　7. 维拉帕米　8. 卡托普利　9. 马来酸依那普利　10. 哌唑嗪　11. 氯沙坦　12. 盐酸普萘洛尔　13. 阿替洛尔　14. 盐酸美西律　15. 盐酸普罗帕酮　16. 氨力农　17. 氢氯噻嗪　18. 呋塞米

二、问答题

1. 抗高血压药物有哪些结构类型？各举一例说明。
2. ACEI 的作用机制是什么？举例说明其临床用途。
3. 利血平的不稳定性主要有哪些方面？应如何保存？
4. 何谓羟甲戊二酰辅酶 A 还原酶抑制剂？举例说明其临床主要用途是什么。
5. 什么是 NO 供体药物？举例说明其用途。
6. 简述二氢吡啶类钙通道阻滞剂的构效关系以及该类药物的发展方向。
7. 试述钠通道阻滞剂的类型、作用及临床用途。
8. 试举例说明钾通道开放剂的作用及临床用途。
9. 简述地尔硫䓬的代谢途径。
10. 试述 ACEI 的构效关系。

三、合成题

1. 试以硫代乙酸为原料合成卡托普利。
2. 试以对氯苯酚为原料合成氯贝丁酯。
3. 试以 2′-氰基取代联苯苄溴为原料合成氯沙坦。
4. 从 2-硝基苯甲醛为原料合成硝苯地平的反应原理是什么？以反应式表示。
5. 试以反应式表示氨氯地平的合成路线。
6. 试以 2-甲基丙二酸二乙酯为原料合成吉非贝齐。

第七章　作用于胆碱能系统的药物

(Cholinergic and Anticholinergic Drugs)

传出神经系统包括运动神经系统和植物神经系统(又称自主神经系统)。植物神经系统又包括交感神经和副交感神经,主要支配心肌、平滑肌和腺体等效应器;运动神经系统则支配骨骼肌。这些神经系统的神经递质为乙酰胆碱和去甲肾上腺素,因而又分别称为胆碱能神经和肾上腺素能神经。胆碱能神经冲动到达神经末梢时,释放出乙酰胆碱(Acetylcholine, ACh),和效应器细胞膜上的受体结合,产生相应的生理效应,然后乙酰胆碱被乙酰胆碱酯酶水解失活。

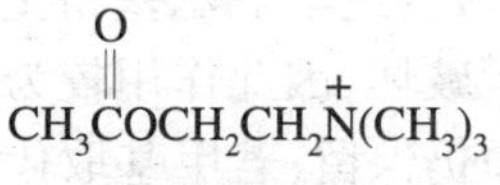

乙酰胆碱

拟胆碱药是一类具有与乙酰胆碱相似作用的药物,用于治疗胆碱能神经系统兴奋性低下引起的疾病。而抗胆碱药主要为胆碱受体拮抗剂,即和胆碱受体有高度亲和力,但是无内在活性,从而阻断乙酰胆碱与胆碱受体的相互作用,用于治疗因胆碱能神经系统过度兴奋所造成的疾病。

第一节　拟胆碱药(Cholinergic Drugs)

根据作用环节和机制不同,拟胆碱药分为直接作用于胆碱受体的拟胆碱药(又称胆碱受体激动剂)和通过抑制内源性乙酰胆碱的水解反应而发挥间接作用的乙酰胆碱酯酶抑制剂两种类型。

一、胆碱受体激动剂

胆碱受体主要分为两类:一类是位于副交感神经节后纤维所支配的效应器细胞膜上的胆碱受体,对毒蕈碱(Muscarine)较为敏感,称为毒蕈碱受体(M 受体);另一类是位于神经节细胞和骨骼肌细胞膜上的胆碱受体,对烟碱(Nicotine)比较敏感,称为烟碱受体(N 受体)。

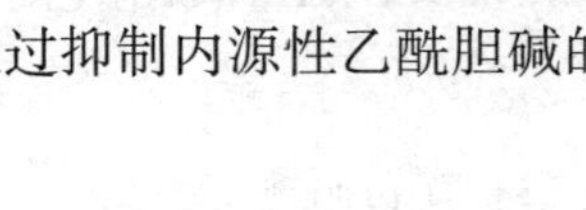

毒蕈碱

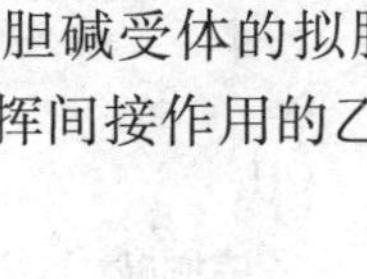

烟碱

乙酰胆碱对 M 受体和 N 受体都有激动作用,但乙酰胆碱本身不能成为治疗药物。原因是:① 乙酰胆碱对所有的胆碱能受体无选择性,导致产生副作用;② 乙酰胆碱为季铵化合物,不易通过生物膜,因而生物利用度极低;③ 乙酰胆碱的化学稳定性差,在体内易被酯酶水解而失活。因此胆碱受体激动剂多以乙酰胆碱为先导化合物设计开发出的合成药物,性质较稳定,而且对受体有较高的选择性。

乙酰胆碱分子是由三部分组成:乙酰氧基部分、亚乙基桥部分和三甲铵基阳离子部分。通过对各个部分的结构改造,总结出以下构效关系:

(1) 三甲铵基阳离子对拟胆碱活性是必需的,若改换成乙基等较大的基团,则拟胆碱作用明显减弱。

(2) 乙酰氧基部分的乙酰基被丙酰基和丁酰基等高级同系物取代时,活性下降。当乙酰基上的氢原子被芳环或较大相对分子质量的基团取代后,其生物活性则由拟胆碱作用转变成抗胆碱作用。以氨甲酰基取代乙酰基,由于氮上孤电子对的存在,使羰基碳的亲电性比乙酰基低,不易被胆碱酯酶水解,因此作用时间延长。

(3) 亚乙基桥部分的主链长度改变时,活性随链长度的增加而迅速下降,即氮原子和氧原子间的距离以相隔两个碳原子为最合适。亚乙基桥上的氢原子若被一个甲基取代,由于空间位阻,在体内不易被胆碱酯酶所破坏,因此作用较为持久。若甲基取代在季铵氮原子上的 α 位,则 M 样作用甚小,N 样作用仍保留;若甲基取代在季铵氮原子的 β 位,则 N 样作用大大减弱,为选择性的 M 受体激动剂,而且 S 构型对 M 受体的亲和力比 R 构型大若干倍。

乙酰胆碱的季铵阳离子与受体的阴离子部位相结合,羰基碳原子与受体的酯解部位相结合,这两个部位对拟胆碱活性有着重要的作用。

临床上使用的胆碱受体激动剂主要有下面几点。

1. 完全拟胆碱药

完全拟胆碱药物的作用与乙酰胆碱相似,既作用于 M 受体,也作用于 N 受体。如槟榔碱(Arecoline)和氯化氨甲酰胆碱[又名卡巴胆碱(Carbachol Chloride)]。

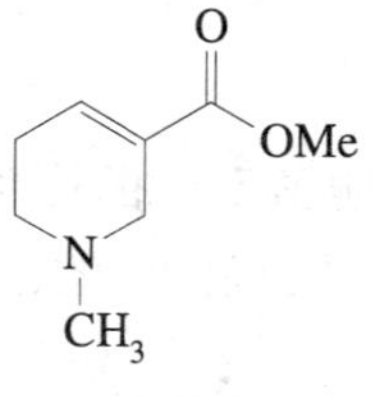

槟榔碱

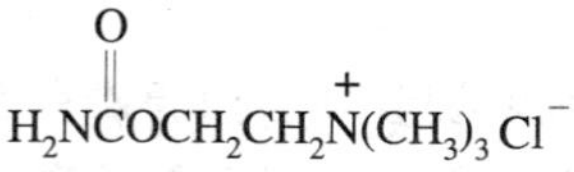

卡巴胆碱

槟榔碱为天然产物,用作兽药,为兽用泻药和驱虫剂,主要用于绦虫感染。槟榔碱既作用于 M 受体,也作用于 N 受体,因毒副反应较大,现已少用。

卡巴胆碱是将乙酰胆碱分子中的乙酰基以氨甲酰基取代而得到的,对胆碱酯酶较稳定,作用强而持久,可以口服,但其既作用于 M 受体,也作用于 N 受体,因而毒副反应较大,临床仅用于青光眼的治疗。

2. 毒蕈碱样作用拟胆碱药

除毒蕈碱外,还有氯贝胆碱(Bethanechol Chloride)、氯醋甲胆碱(Methacholine Chloride)、氧特莫林(Oxotremorine,氧化震颤素)和毛果芸香碱(Pilocarpine,匹鲁卡品)等。它们只有 M 样作用而无 N 样作用,但对 M 受体亚型无选择性作用。

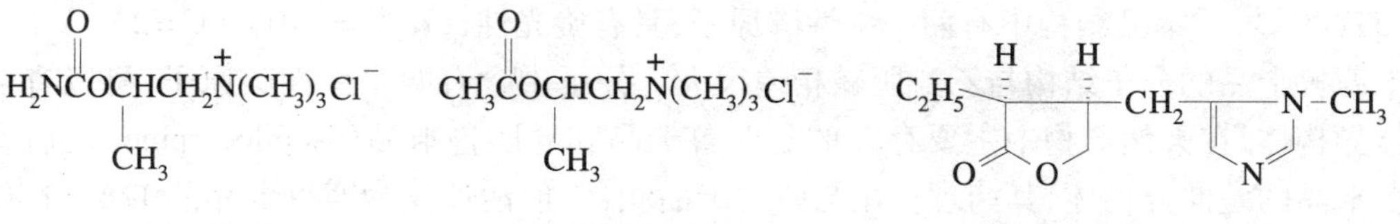

氯贝胆碱　　　　氯醋甲胆碱　　　　毛果芸香碱

氯醋甲胆碱是在乙酰胆碱的季铵氮原子的β位引入甲基而得，具有选择性的M受体激动作用，而且不易被胆碱酯酶水解，其S构型异构体的作用与乙酰胆碱相当，而R构型异构体的作用仅为乙酰胆碱的1/240，临床用于治疗青光眼。

氯贝胆碱结合了氯化氨甲酰胆碱和氯醋甲胆碱的结构特点，为选择性的M受体激动剂，几乎没有N样作用，而且S构型异构体的活性大大高于R构型异构体。其对胃肠道和膀胱平滑肌的选择性较高，对心血管系统几乎无影响，临床主要用于治疗手术后腹气胀、尿潴留以及其他原因所致的胃肠道或膀胱功能异常。因其不易被胆碱酯酶水解，因此作用时间较长。

毛果芸香碱为天然产物，其结构与乙酰胆碱及其结构改造物相差甚远，具有M受体激动作用。毛果芸香碱临床用其硝酸盐制成滴眼液，用于治疗原发性青光眼。

3. 选择性 M_1 受体激动剂

M受体广泛地分布在中枢和周围神经系统，M受体有不同的亚型，其中 M_1 受体主要分布于大脑皮层、海马、纹状体和周围神经节，与传递神经元的兴奋冲动有关，包含大脑的各种功能，如唤醒、注意、情绪激动反应和运动功能的调节，特别是能调节记忆和学习方面的高级认识过程。随着人口老龄化和发病率的提高，老年痴呆病防治显得越来越重要。常见的阿耳茨海默病（Alzheimer Disease，简称AD）的认知减退归因于皮层胆碱神经元的变性和传导受阻，使突触后 M_1 受体处于刺激不足状态，故选择性 M_1 受体激动剂、乙酰胆碱释放增强剂以及使胆碱能活化的胆碱酯酶抑制剂均可开发成AD的治疗药。以上述各种拟胆碱类药物为先导化合物进行结构改造研究，发现一批 M_1 受体选择性激动剂，如硫代匹鲁卡品（Thiopilocarpine）等，进行AD治疗的临床研究。

4. 烟碱样作用拟胆碱药

烟碱从烟草浸出液中提取，可兴奋N受体，包括 N_1 受体和 N_2 受体，一般出现先兴奋后抑制的双相作用。由于烟碱作用广泛且复杂，故无临床实用价值，仅用做受体研究的工具。烟草燃烧的烟雾中含有烟碱和其他致病物质，与多种疾病如癌症、溃疡病、心血管系统疾病、中枢神经系统疾病和呼吸系统疾病的发生有关。

毛果芸香碱（Pilocarpine）

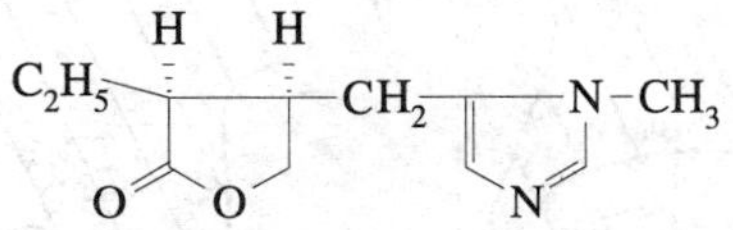

化学名为（3S，4R）-3-乙基-4-[（1-甲基咪唑基-5）甲基]-3H-二氢呋喃酮-2，又名匹鲁卡品，是从芸香科植物毛果芸香（Pilocarpus Jaborandi）的叶子中分离出的一种生物碱，也可用合成法制得。临床上常用其硝酸盐。

本品为黏稠的油状液体或结晶，mp. 约34℃。具吸湿性。pK_{a_1} = 7.15（20℃），pK_{a_2} =

12.57(20℃)。本品结构中有两个手性碳原子,具有旋光性,$[\alpha]_D^{18}=+106°(C=2)$。

匹鲁卡品的分子结构与乙酰胆碱相差很大。分子中含有两个手性碳原子,可以有4个立体异构体,在天然产物中主要存在的是匹鲁卡品和异匹鲁卡品(Isopilocarpine)。后者是匹鲁卡品的差向异构体,其药理作用与匹鲁卡品相似,但活性仅为匹鲁卡品的1/6~1/120。由于本品的五元内酯环上的两个取代基处于顺式构型,空间位阻较大,不甚稳定,在加热或碱中温热时可迅速发生差向异构化,生成无活性的异毛果芸香碱,尤其在稀NaOH溶液中,可被水解开环,生成无活性的毛果芸香酸钠而溶解。匹鲁卡品在中性或微酸性溶液中也能缓缓分解变质,pH为4.0~5.5时较稳定。

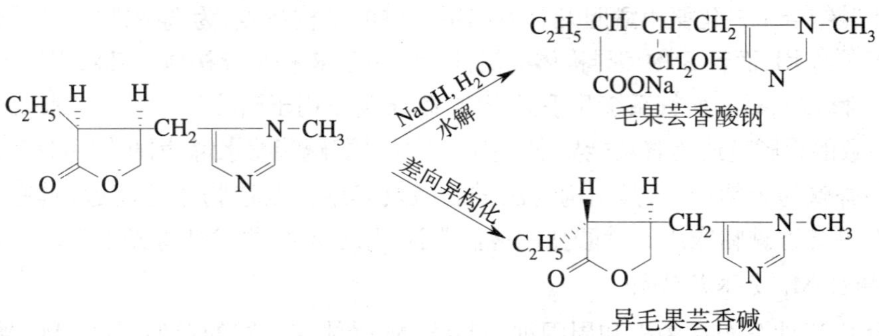

将不稳定的内酯环上3位碳原子替换为氮原子,成为具氨甲酸酯结构的生物电子等排体,作滴眼液时其稳定性可大大提高,作用时间也得到延长。

本品为M胆碱受体激动剂,临床以其硝酸盐或盐酸盐供药用。本品具有缩小瞳孔、降低眼内压作用,临床主要用于缓解或消除青光眼的各种症状。

二、乙酰胆碱酯酶抑制剂

进入神经突触间隙的乙酰胆碱会被乙酰胆碱酯酶(Acetylcholinesterase AChE)迅速催化水解而失去活性。乙酰胆碱酯酶抑制剂又称为抗胆碱酯酶药,通过抑制AChE,使乙酰胆碱在突触处的浓度增高,从而增强并延长了乙酰胆碱的作用。由于该类药物不与胆碱受体直接作用,属于间接拟胆碱药,临床上主要用于治疗青光眼和重症肌无力症。近年来开发上市的乙酰胆碱酯酶抑制剂主要用于抗老年性痴呆。

1. 乙酰胆碱酯酶水解乙酰胆碱的机理

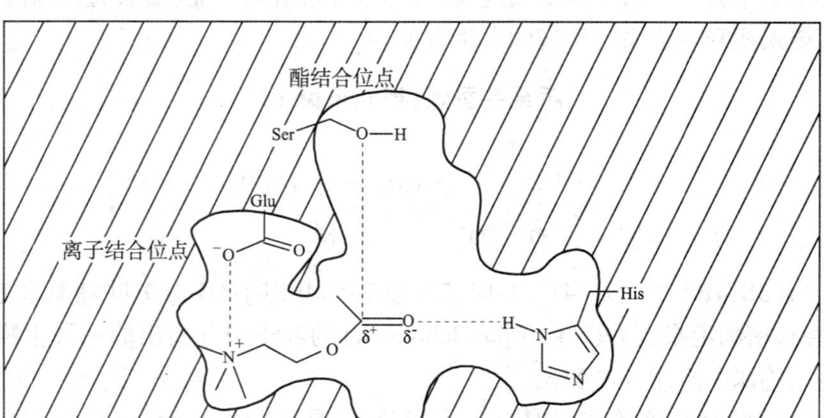

乙酰胆碱酯酶上有阴离子结合部位和酯结合部位。酶的阴离子结合部位可能是由谷氨酸残基上的游离羧基构成，通过离子键和乙酰胆碱的季铵氮原子结合，而酶的酯结合部位包括组氨酸残基和丝氨酸残基，组氨酸残基上咪唑基的质子和乙酰胆碱的酯羰基形成氢键，丝氨酸残基上的羟基对带有部分正电荷的酯羰基碳原子进行亲核进攻，生成乙酰胆碱-乙酰胆碱酯酶(ACh-AChE)过渡态，该过渡态不稳定，分解生成胆碱和乙酰化乙酰胆碱酯酶，后者无活性，可迅速水解，重新产生有活性的乙酰胆碱酯酶和乙酸。

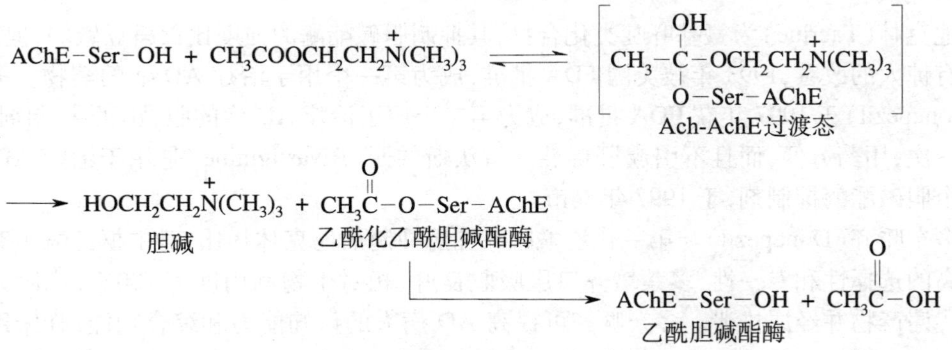

临床上使用的乙酰胆碱酯酶抑制剂抑制乙酰胆碱酯酶的过程和乙酰胆碱酯酶水解乙酰胆碱的过程十分相似。如果所生成的酰化乙酰胆碱酯酶水解过程十分缓慢，则在相当长的一段时间内造成乙酰胆碱酯酶的全部抑制，使体内乙酰胆碱浓度长时间异常增高，引起支气管收缩，继之惊厥，最终导致死亡，这种不可逆的胆碱酯酶抑制剂(如有机磷毒药)对人体是非常有害的。如果所生成的酰化乙酰胆碱酶可以水解生成原来有活性的胆碱酯酶，则为可逆性的乙酰胆碱酯酶抑制剂。

2. *可逆的胆碱酯酶抑制剂*

毒扁豆碱(Physostigmine)是从西非洲出产的毒扁豆中提取的一种生物碱，是最早用于临床的可逆性胆碱酯酶抑制剂，其拟胆碱作用比乙酰胆碱强300倍，曾在临床上使用多年，用于青光眼的治疗。但由于天然资源有限，不易合成，水溶液很不稳定，而且毒性较大，现已少用。人们已进行其合成代用品的研究。

对毒扁豆碱进行结构改造发现，三环结构并不是必需的，可以用芳香胺代替，引入季铵离子可以增强其与胆碱酯酶的结合，同时可降低中枢作用。毒扁豆碱的酯基水解后，则失去抑酶活性，因此甲氨基甲酸酯部分是抑酶活性所必需的。由于N-甲基氨基甲酸酯不够稳定，易水解，改成N,N-二甲基氨基甲酸酯，则稳定性增加，不易水解。因此，找到了疗效更好的合成代用品，有溴新斯的明(Neostigmine Bromide)，溴吡斯的明(Pyridostigmine Bromide)、苄吡溴铵(Benzpyrinium Bromide)等，均为可逆性胆碱酯酶抑制剂，临床用于重症肌无力及手术后腹气胀及尿潴留等。

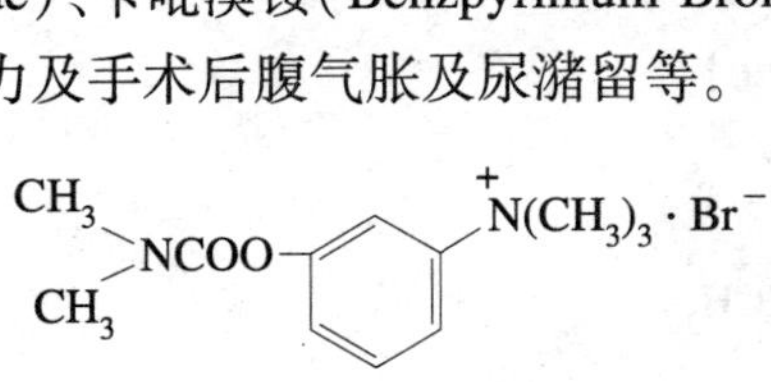

溴新斯的明

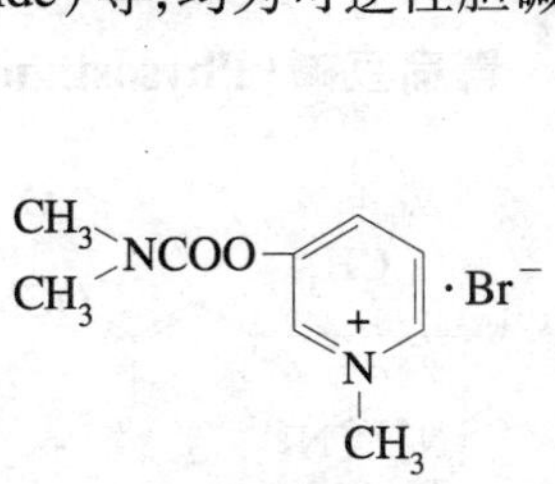

溴吡斯的明

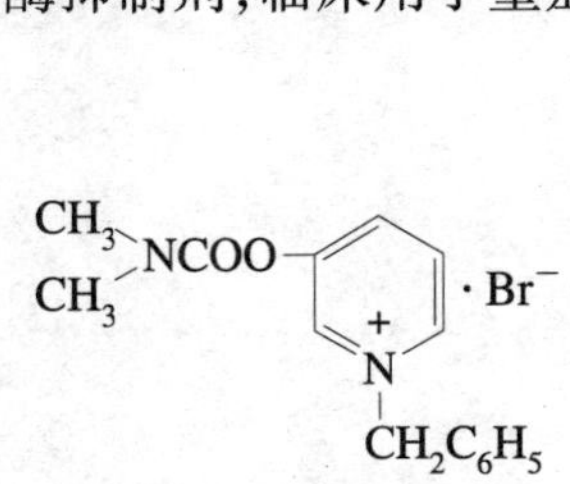

苄吡溴铵

加兰他敏(Galantamine)是从石蒜科植物中提取的一种生物碱,临床用其氢溴酸盐,具有抗胆碱酯酶的作用,临床主要用于治疗小儿麻痹症的后遗症、进行性肌营养不良症及重症肌无力等。由于其易透过血脑屏障,能明显抑制大脑皮层的胆碱酯酶,提高大脑皮层的乙酰胆碱浓度,有可能用于治疗老年性痴呆。

开发新型的胆碱酯酶抑制剂是寻找抗老年痴呆药的研究热点,近年来,相继有许多新型的抗胆碱酯酶药被开发出来,仍属于可逆性胆碱酯酶抑制剂,用于治疗和减轻阿耳茨海默病的某些症状。

他克林(Tacrine)为氨基吖啶类化合物,其抑制胆碱酯酶的强度比毒扁豆碱弱,但对 AD 症状有惊人的改善,1993 年被美国 FDA 批准,成为第一个用于治疗 AD 症的药物。多萘培齐(Donepezil)于 1997 年获 FDA 批准,成为第二个用于治疗 AD 症的胆碱酯酶抑制剂,每日口服一次,用药方便,而且不引起肝毒性。雷沃斯的明(Rivastigmine)是用于治疗 AD 症的第三个胆碱酯酶抑制剂,于 1997 年上市。

多奈哌齐(Donepezil)与第一代乙酰胆碱酯酶抑制剂他克林相比,对中枢乙酰胆碱酯酶有更高的选择性和专一性,多萘培齐口服吸收良好,相对生物利用度为 100%,代谢为 4 个主要代谢产物并经尿排泄。多奈哌齐可提高 AD 病人的认知能力和综合功能,临床用于治疗轻度至中度 AD,也可治疗脑外伤的记忆障碍。不良反应主要与胆碱能作用有关,包括恶心、呕吐、腹泻、胃肠不适、失眠和头晕等,但一般是暂时的和轻微的。多奈哌齐没有任何肝脏毒性,是一种良好耐受的药物。

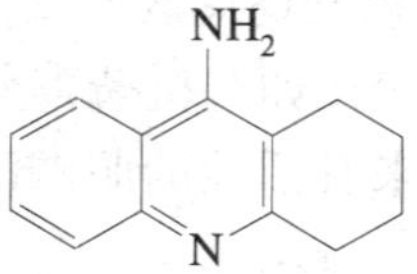

他克林

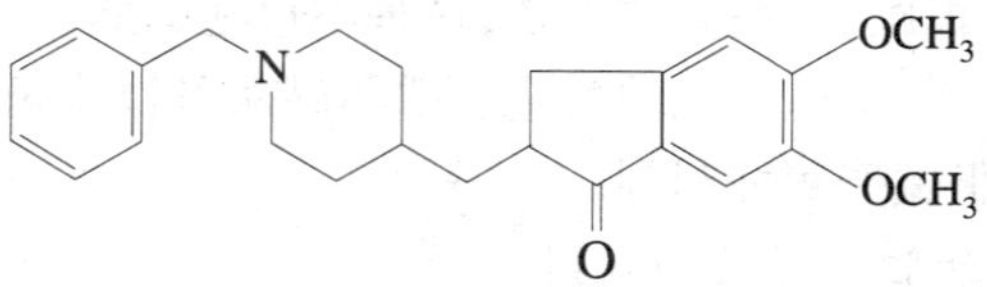

多奈哌齐

雷沃斯的明(Rivastigmine)在 2000 年上市,与多萘培齐同属选择性作用于大脑的第二代乙酰胆碱酯酶抑制剂,但呈拟似不可逆抑制,作用时间长。本品作用强度中等,比毒扁豆碱作用弱,对脑中乙酰胆碱酯酶更有特异性,口服吸收 96% 以上,抑制作用可持续 10 h,以肝中被乙酰胆碱酯酶水解代谢为主,代谢完全,极少部分被 P450 酶代谢,代谢物活性不到原形药的 10%。本品适用于轻、中度 AD 的治疗,但需要他克林和多萘培齐辅助治疗。

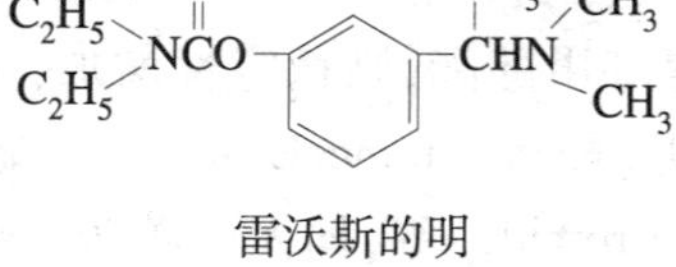

雷沃斯的明

毒扁豆碱(Physostigmine)

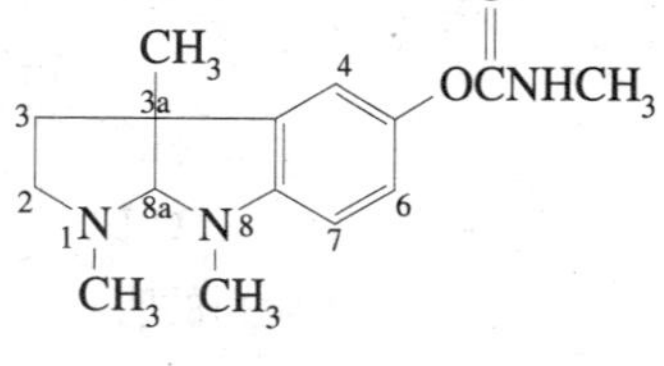

化学名为(3a,S-cis)-1,2,3,3a,8,8a-六氢-1,3a,8-三甲基吡咯并[2,3-b]吲哚-5-醇甲氨基甲酸酯,又名依色林(Eserine)。

本品是西非洲出产的毒扁豆中所含的一种生物碱,$K_1=7.6\times10^{-7}$,$K_2=5.7\times10^{-13}$,具有旋光性,$[\alpha]_D^{25}=-120°$(苯),临床常用其水杨酸盐。

本品具有强烈的毒性,性质不稳定,露置空气中或遇光、热即变淡红色或红色。原因是其分子中含有酯基,水解生成毒扁豆酚后,被氧化为红色的依色林红。碱性条件下更易被水解和氧化。水解产物及其氧化产物均无抑酶活性。

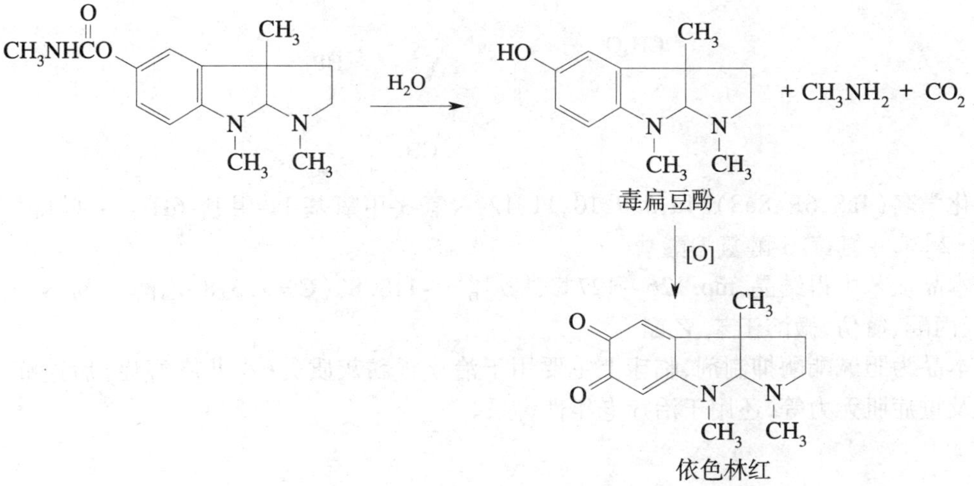

本品是临床上第一个抗胆碱酯酶药,由于易透过角膜,具有缩瞳、降低眼内压等作用,临床上用于治疗青光眼,但毒性较大。由于本品脂溶性较大,易透过血脑屏障到达中枢,抑制脑内的胆碱酯酶,因此目前正被试验用来治疗老年性痴呆症。

溴新斯的明(Neostigmine Bromide)

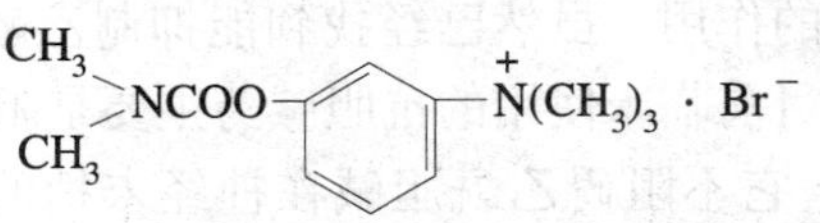

化学名为溴化N,N,N-三甲基-3-[(二甲氨基)甲酰氧基]苯铵。

本品为白色结晶性粉末,无臭,味苦,mp. 171~176℃(分解)。本品有引湿性,在水中极易溶解,在乙醇和氯仿中易溶,在乙醚中几乎不溶。

本品在氢氧化钠溶液中加热水解,生成二甲氨基酚钠,再加入重氮苯磺酸试液,则生成红色的偶氮化合物。

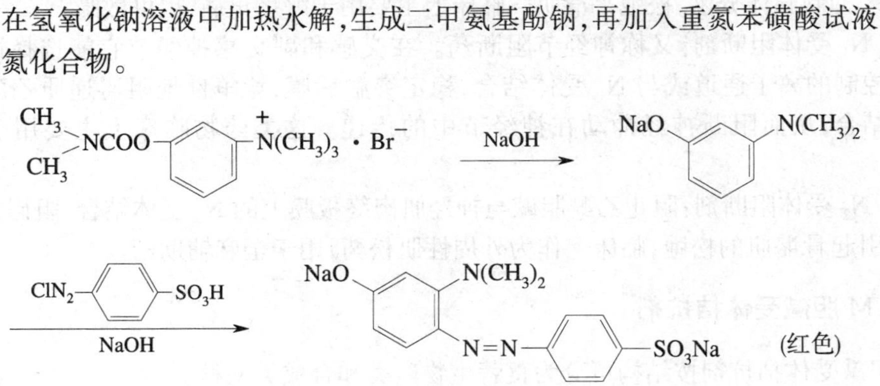

本品为季铵类化合物，口服胃肠道难于吸收，非肠道给药后，迅速以原药和水解产物由尿道排出。

本品为可逆性的胆碱酯酶抑制剂，临床上主要用于重症肌无力及手术后腹气胀、尿潴留等症。

氢溴酸加兰他敏(Galantamine Hydrobromide)

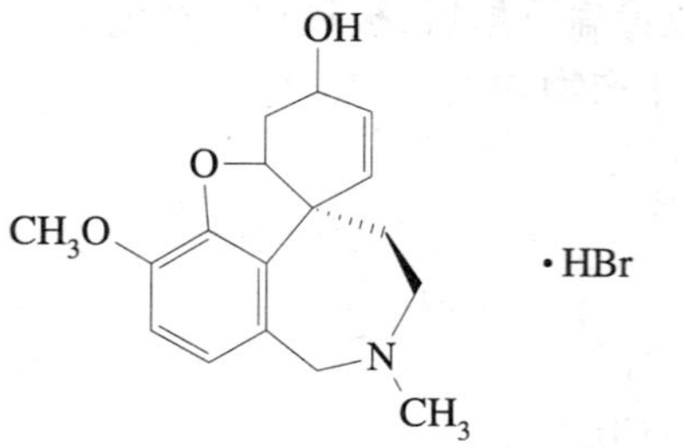

化学名(4aS,6R,8aS)-4a,5,9,10,11,12-六氢-3-甲氧基-11-甲基-6H-苯并呋喃[3a,3,2-ef][2]苯并氮䓬-6-醇氢溴酸盐。

本品从苯中得结晶，mp. 126 ~ 127℃，$[\alpha]_D^{20}$ = -118.8°(C = 1.378，乙醇)，易溶于热水、乙醇、丙酮、氯仿，微溶于苯、乙醚。

本品为胆碱酯酶抑制剂，临床上主要用于治疗脊髓灰质炎(小儿麻痹症)后遗症、肌肉萎缩及重症肌无力等，还用于治疗老年性痴呆。

第二节　抗胆碱药(Anticholinergic Drugs)

胆碱能神经系统兴奋性低下引起的病理状态须用拟胆碱药治疗，胆碱能神经过度兴奋引起的病理状态也需要药物治疗。解决这一问题的两种办法是抑制乙酰胆碱的生物合成或释放和阻止乙酰胆碱同受体的作用。虽然已经找到能抑制乙酰胆碱生物合成的化合物，但还未能达到临床使用要求。目前临床使用的抗胆碱药主要是阻断乙酰胆碱与胆碱受体的相互作用，即胆碱受体拮抗剂。它不阻碍乙酰胆碱在神经末梢的释放，但可以与胆碱受体结合，阻碍乙酰胆碱同其受体相互作用，干扰由胆碱能神经传递引起的生理功能。按作用部位和阻断受体亚型的不同，抗胆碱药可分为下面三类。

(1) M 受体阻断剂：它能阻断节后胆碱能神经支配的效应器上的胆碱受体，散大瞳孔，加快心率，抑制腺体分泌，松弛平滑肌。临床上主要用于解痉止痛，也可散瞳。

(2) N_1 受体阻断剂：又称神经节阻断药。在交感和副交感神经节它能选择性地占据 N_1 受体控制的离子通道或与 N_1 受体结合，稳定突触后膜，竞争性地阻碍递质乙酰胆碱与 N_1 受体结合，从而阻断神经冲动在神经节中的传递。这类药物临床上主要用于治疗高血压。

(3) N_2 受体阻断剂：阻止乙酰胆碱与神经肌肉终板膜上的 N_2 受体结合，阻碍神经冲动的传递，引起骨骼肌的松弛，临床上作为外周性肌松药，用于全麻辅助药。

一、M 胆碱受体拮抗剂

M 胆碱受体拮抗剂按结构可分为莨菪生物碱类和合成类两种。

1. 莨菪生物碱类

莨菪生物碱是一类从茄科植物颠茄、曼陀罗、莨菪、东莨菪和唐古特莨菪等植物中提取的生物碱，其中在临床上使用的主要有阿托品（Atropine）、东莨菪碱（Scopolamine）、山莨菪碱（Anisodamine）和樟柳碱（Anisodine）等。

阿托品是茄科植物中普遍存在的生物碱——(-)莨菪碱的外消旋体，现已采用全合成法制备，临床用其硫酸盐，主要用于治疗各种内脏绞痛等。

东莨菪碱是从分离莨菪碱后剩余的母液中分离得到，为左旋体，临床常用其氢溴酸盐，其解痉作用和阿托品类似，但对中枢神经的抑制作用、扩瞳及抑制腺体分泌作用较阿托品强。

山莨菪碱和樟柳碱是20世纪60年代我国学者从唐古特莨菪中分离得到的天然产物，均为左旋体，人工合成的山莨菪碱为外消旋体。山莨菪碱的作用弱于阿托品，但毒性较低，临床适用于胃肠绞痛、感染性中毒休克、脑血管痉挛等症的治疗。樟柳碱的作用较阿托品弱，毒性亦较小，适用于血管性头痛、视网膜血管痉挛、震颤麻痹的治疗。

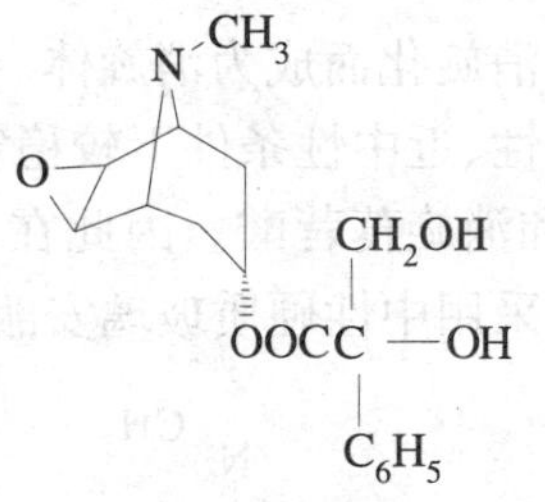

樟柳碱

阿托品、东莨菪碱、山莨菪碱、樟柳碱的化学结构非常相似，均是由二环氨基醇（亦称莨菪醇）和莨菪酸所成的酯，所不同的只是6、7位氧桥，6位羟基或莨菪酸α位羟基的有无。东莨菪碱和樟柳碱的6、7位间有一个α取向的氧桥基团，山莨菪碱含有6β位羟基，樟柳碱的莨菪酸部分多一个α位羟基。

药理实验表明，分子中氧桥和羟基的存在与否对药物的中枢作用有很大影响。氧桥的存在可增强分子的亲脂性，因而能使中枢作用增强。而羟基的存在使分子的极性增加，中枢作用减弱。东莨菪碱分子中有氧桥，中枢作用最强；樟柳碱虽也有氧桥，但其莨菪酸α位还有羟基，综合影响的结果是中枢作用弱于阿托品；山莨菪碱6β位多一羟基，因此中枢作用最弱（东莨菪碱>阿托品>樟柳碱>山莨菪碱）。

在各种天然来源的莨菪碱的结构中，含氮杂环的氮上仅有一个甲基，氮为叔氮原子。在该氮原子连接一烃基，即季铵化，得到了溴甲阿托品（Atropine Methobromide）、甲溴东莨菪碱（Scopolamine Methobromide）、丁溴东莨菪碱（Scopolamine Butylbromide）等。这类季铵化修饰的药物在体液中以离子态存在，不易进入血脑屏障，故中枢副作用减少。胃肠道平滑肌的解痉作用较强，用作解痉药更宜。甲溴东莨菪碱用于溃疡和胃肠道痉挛等，丁溴东莨菪碱除具有平滑肌解痉作用外，尚有神经肌肉接头和神经节阻滞作用，可作胃肠道内窥镜检查的术前用药。东莨菪碱的N-氧化物为氧化东莨菪碱（Genoscopalamine），进入体内转变成东莨菪碱，故毒性减小，效用相仿。

硫酸阿托品(Atropine Sulphate)

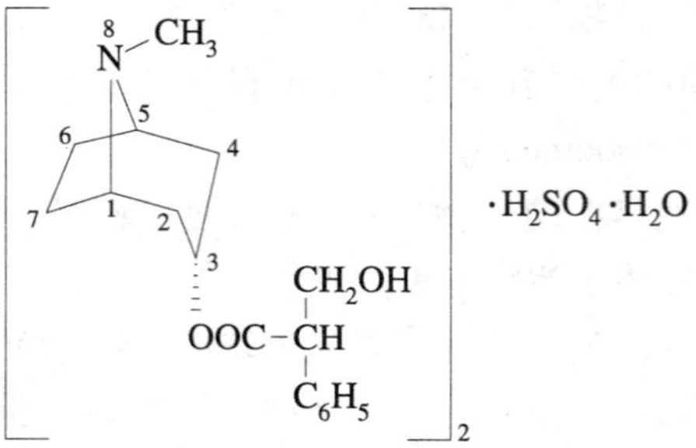

化学名为(±)-α-(羟甲基)苯乙酸-8-甲基-8-氮杂双环[3.2.1]-3-辛醇酯硫酸盐一水合物。

本品为无色结晶或白色结晶性粉末,无臭,味苦,mp. 190~194℃,熔融时同时分解。极易溶于水,易溶于乙醇,在乙醚或氯仿中不溶。阿托品有较强的碱性,pK_b 为4.35,可与硫酸形成稳定的中性盐,其水溶液呈中性。

本品虽有不对称碳原子,因外消旋化而成为消旋体。

本品分子中含有酯键,在弱酸性、近中性条件下较稳定,pH为3.5~4.0时最稳定,而在碱性溶液中易被水解生成莨菪醇和消旋莨菪酸。因此在制备其注射液时,应注意调整溶液的pH,加入适量氯化钠作稳定剂,采用中性硬质玻璃安瓿,注意灭菌温度。

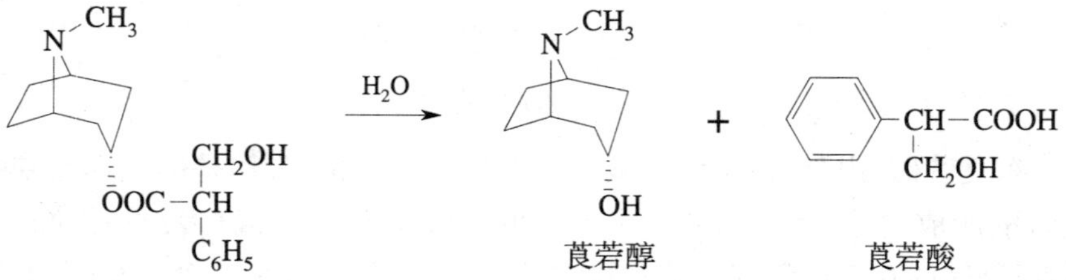

本品水解生成的莨菪酸,当用发烟硝酸处理时,发生硝基化反应,生成三硝基衍生物,再加入氢氧化钾醇液和一小粒固体氢氧化钾,则生成有颜色的醌式化合物,初显深紫色,后转暗红色,最后颜色消失,此反应称为Vitali反应,是莨菪酸的专属反应。东莨菪碱、山莨菪碱等颠茄生物碱由于结构中均含有莨菪酸,亦可发生Vitali反应。

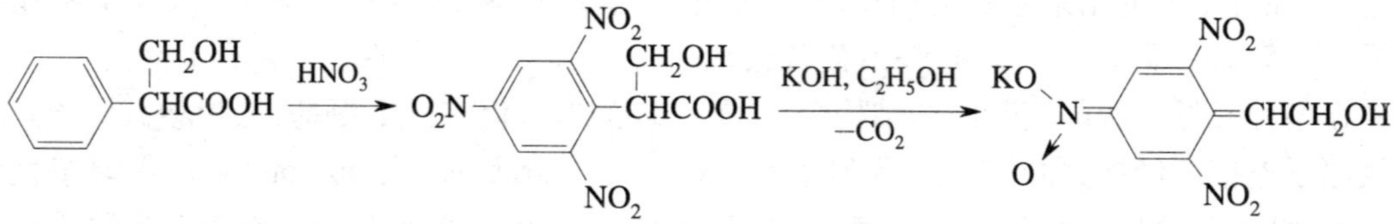

阿托品与硫酸及重铬酸钾加热时,水解生成的莨菪酸被氧化生成苯甲醛,有苦杏仁特异臭味。

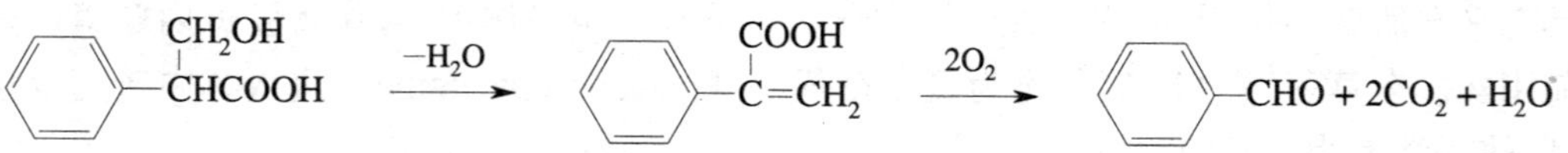

阿托品具有强碱性,与氯化汞反应,先生成黄色的氧化汞沉淀,加热后转变为红色。而

碱性弱的东莨菪碱无此反应，可用以区别。阿托品能与多种生物碱显色剂及沉淀剂反应。

本品具有外周及中枢 M 胆碱受体拮抗作用，可解除平滑肌痉挛、抑制腺体分泌、散大瞳孔等，临床用于治疗各种内脏绞痛和散瞳，还可用于有机磷农药中毒的解救。

氢溴酸东莨菪碱（Scopolamine Hydrobromide）

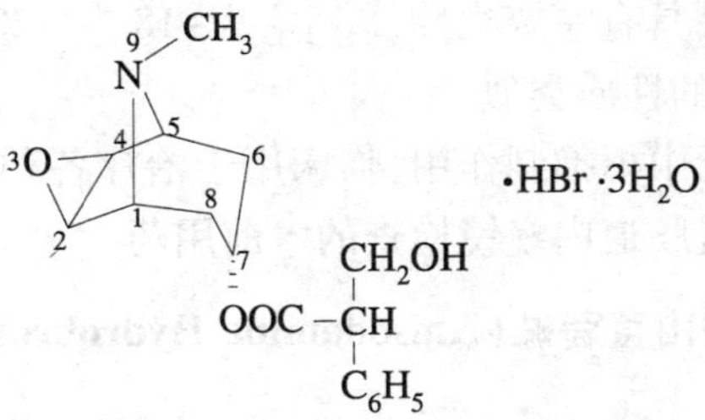

化学名为[7(S)-1α,2β,4β,5α,7β]-α-(羟甲基)苯乙酸-9-甲基-3-氧杂-9-氮杂三环[3.3.1.$0^{2,4}$]-7-壬醇酯氢溴酸盐三水化合物。

氢溴酸东莨菪碱为无色结晶或白色结晶性粉末，无臭，味苦，微有风化性。mp. 195 ~ 197℃，熔融时同时分解。水中易溶，乙醇中溶解，氯仿中微溶，乙醚中不溶。本品具有左旋光性，$[\alpha]_D^{25}$ 为−9.0° ~ −11.5°，遇碱液时易发生消旋化。由于东莨菪碱的碱性比阿托品弱，故其氢溴酸盐呈酸性。

本品分子中也含有酯键，与稀酸或稀碱共热时，水解生成左旋莨菪酸和异东莨菪醇，而得不到东莨菪醇，原因是东莨菪醇分子中的 6,7 位间的三元氧环不稳定，发生异构化，生成较稳定的异东莨菪醇。

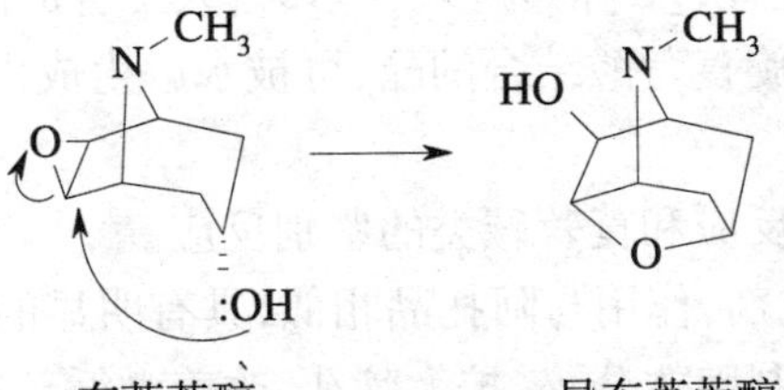

东莨菪醇　　　　异东莨菪醇

本品也会发生 Vitali 反应。东莨菪碱与氯化汞醇溶液反应时，生成白色复盐沉淀（可与阿托品相区别）。

本品为 M 胆碱受体拮抗剂，作用与阿托品相似，但对中枢神经系统有明显的抑制作用。临床用作镇静药，用于全身麻醉前给药，还可用于晕动病、震颤麻痹、狂躁性精神病及有机磷农药中毒等。

丁溴东莨菪碱（Scopolamine Butylbromide）

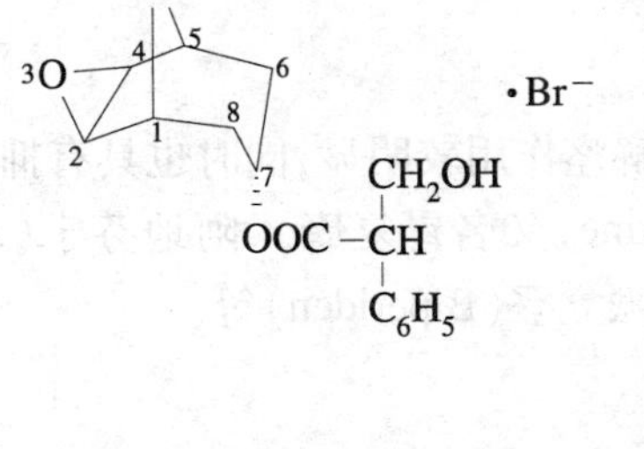

化学名为溴化[7(S)-(1α,2β,4β,5α,7β)]-α-(羟甲基)苯乙酸-9-甲基-9-正丁基-3-氧杂三环[3.3.1.0^{2,4}]-7-壬醇酯。《中国药典》(2005 版)名为:溴化(1S,3S,5R,6R,7S,8S)-6,7-环氧-8-丁基-3-(S)-环氧托烷基托哌(《中国药典》命名法所用编号顺序见"硫酸阿托品")。

本品为白色或几乎白色结晶性粉末,无臭或几乎无臭,mp. 142 ~ 144℃。在水中或氯仿中易溶,在乙醇中略溶。本品具有左旋光性,$[\alpha]_D^{25}$ 为-18° ~ -20°。

本品与氢溴酸东莨菪碱的性质类似。

由于本品为季铵盐,故无中枢抑制作用,临床用于治疗各种病因引起的胃肠道痉挛、胆绞痛和肾绞痛等,还可作为胃肠道内窥镜检查的术前用药。

氢溴酸山莨菪碱(Anisodamine Hydrobromide)

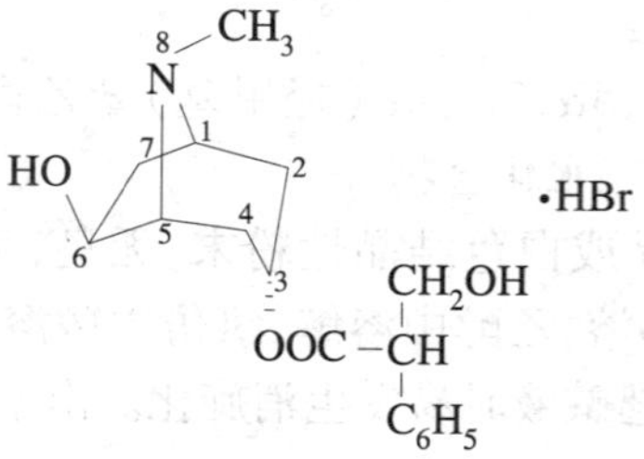

化学名为α(S)-(羟甲基)苯乙酸-6β-羟基-1αH,5αH-8-甲基-8-氮杂双环[3.2.1]-3α-辛醇酯氢溴酸盐。

本品为白色结晶或结晶性粉末,无臭,mp. 176 ~ 181℃。在水中极易溶解,乙醇中易溶,丙酮中微溶,本品具有左旋光性,$[\alpha]_D^{25}$ 为-9° ~ -15°,人工合成品为消旋体。

本品是由山莨菪醇和左旋莨菪酸结合的酯,可被水解生成山莨菪醇和莨菪酸,后者可发生 Vitali 反应。

本品具有溴化物的鉴别反应和莨菪碱类的鉴别反应。

本品为 M 胆碱受体拮抗剂,作用与阿托品相似,具有明显的外周抗胆碱作用,中枢作用较弱,能解除平滑肌痉挛,抑制腺体分泌,扩大瞳孔,改善微循环等。临床主要用于感染中毒性休克和解痉,也用于治疗脑血栓、脑血管痉挛、血管神经性头痛、血栓闭塞性脉管炎等。

2. 合成类

颠茄生物碱类抗胆碱药由于药理作用广泛,临床应用时常引起多种不良反应,如口干、视力模糊、心悸等。因此对阿托品进行结构改造,目的是寻找选择性高、作用强、毒性低的合成类抗胆碱药。

分析阿托品和乙酰胆碱的结构,发现两者很相似,都有氨基醇酯结构,只是阿托品的酰基部分带有较大取代基——苯基,这对 M 受体阻断功能十分重要。后来发现酯键并不是抗胆碱活性所必需,可以去掉,而氨基部分可以是叔胺也可以是季铵,因此设计合成了多种叔胺类和季铵类抗胆碱药。

(1) 叔胺类

叔胺类 M 受体阻断剂的解痉作用较明显,同时也具有抑制胃酸分泌作用。该类药物品种较多,如贝那替嗪(Benactyzine,又名胃复康)、阿地芬宁(Adiphenme)、苯海索(Benzhexol)、丙环定(Procyclidine)、吡哌立登(Biperiden)等。

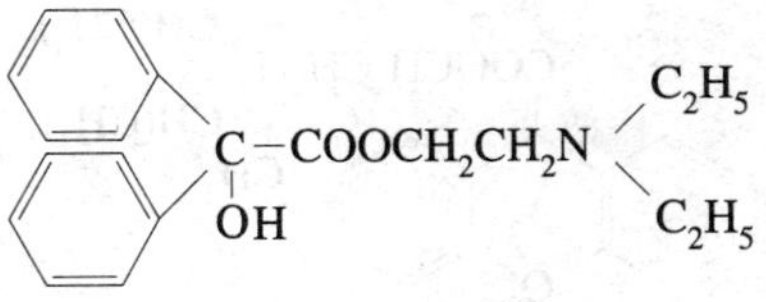

贝那替嗪

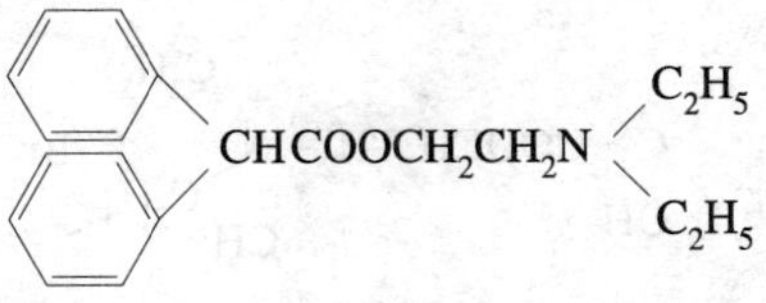

阿地芬宁

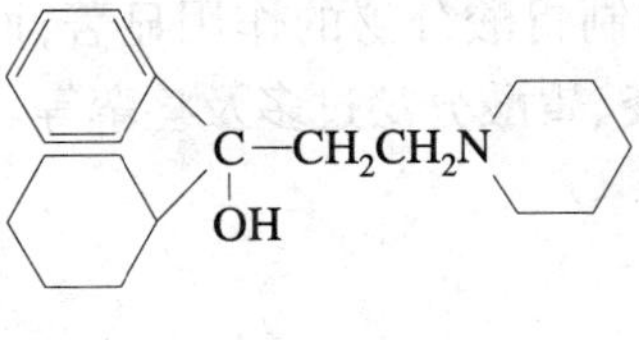

苯海索

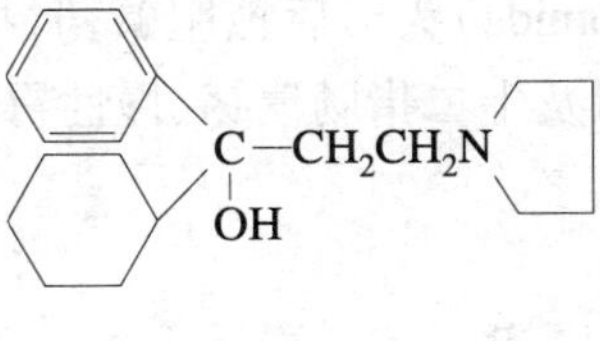

丙环定

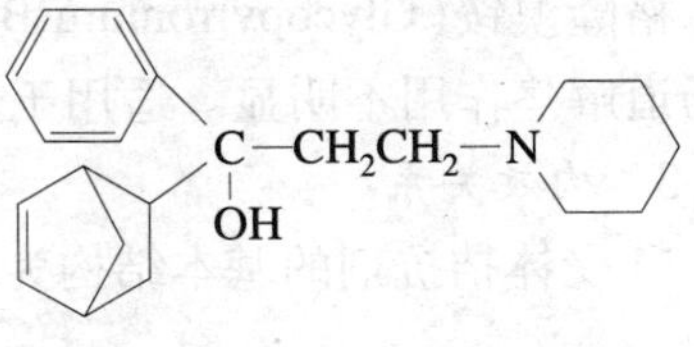

吡哌立登

苯海索、丙环定和吡哌立登属于双环丙醇胺类，没有酯的结构。因其疏水性大，更易进入中枢，为中枢性抗胆碱药，抑制中枢内乙酰胆碱的作用，可治疗帕金森氏症引起的震颤、肌肉强直和运动功能障碍。

哌仑西平（Pirenzepine）、替仑西平（Telenzepine）等选择性 M_1 受体拮抗剂为含内酰胺的三环化合物，属叔胺类。哌仑西平对胃黏膜的 M_1 受体有高度亲和力，而对平滑肌、心肌和唾液腺等 M 受体亲和力低。在一般治疗剂量时，抑制胃酸、胃蛋白酶的分泌，对胃及十二指肠溃疡疗效显著，而很少有扩瞳、心悸、口干、排尿困难等副作用。由于该药不能透过血脑屏障，故无中枢作用。哌仑西平还具有 H_2 受体拮抗作用，也可减少胃酸分泌，起到双重阻滞作用。治疗胃溃疡疗效与 H_2 受体拮抗剂西咪替丁相仿。

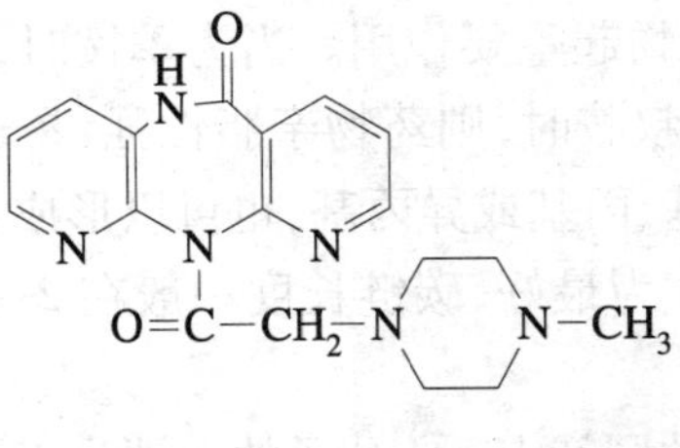

哌仑西平

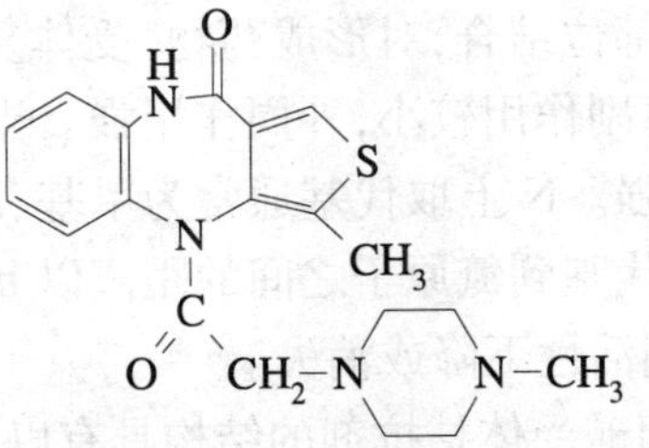

替仑西平

（2）季铵类

季铵类药物因不易通过血脑屏障，因此对中枢副作用减少。该类药物对胃肠道平滑肌的解痉作用较强，并有不同程度的神经节阻断作用。如溴甲贝那替嗪（Benactyzine Methobromide）、格隆溴铵（Glycopyrronium Bromide）、奥芬溴铵（Oxyphenonium Bromide）、溴丙胺太林（Propantheline Bromide）等。中毒时可致神经肌肉传递阻断，引起呼吸麻痹。但本类药物口服吸收较差。

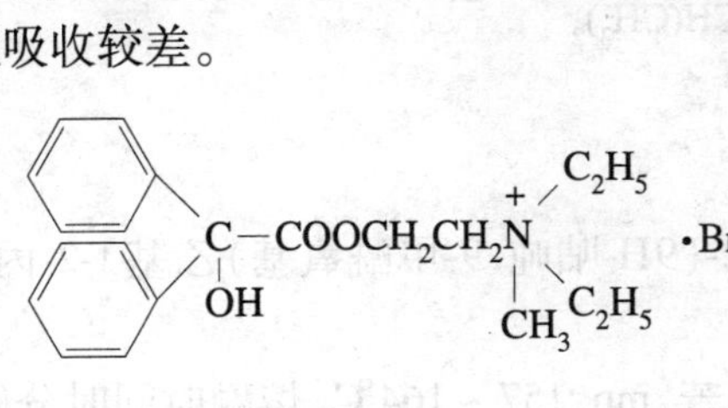

溴甲贝那替嗪

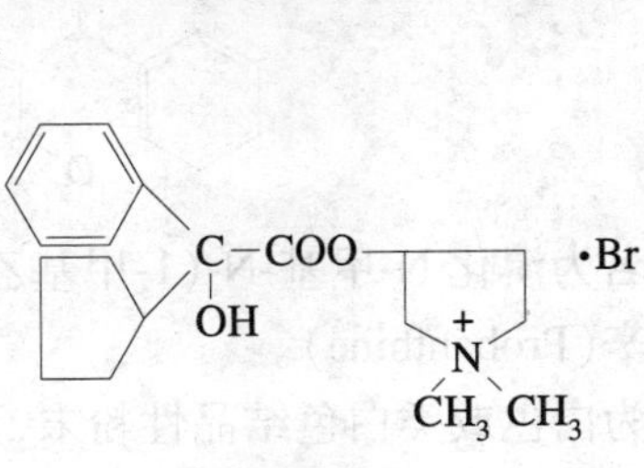

格隆溴铵

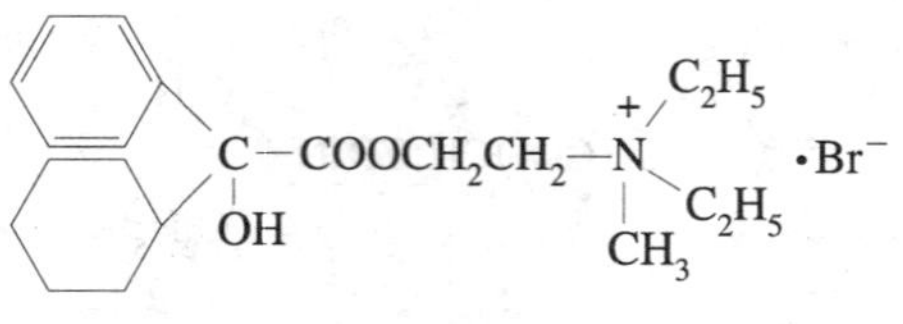

奥芬溴铵

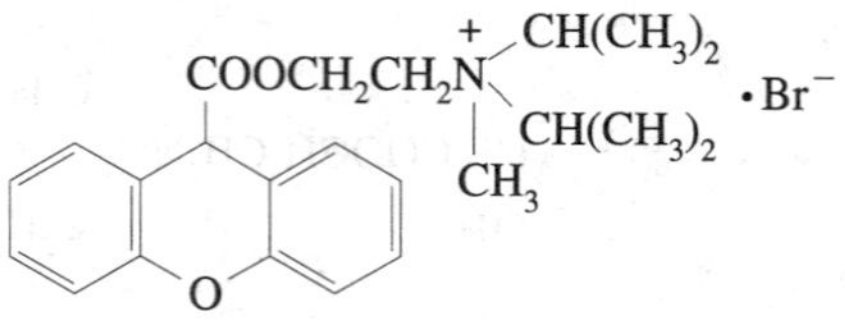

溴丙胺太林

格隆溴铵（Glycopyrronium Bromide）为节后拟胆碱药，抑制胃酸分泌的作用显著，而对胃肠道解痉作用不明显。适用于胃及十二指肠溃疡、慢性胃炎、胃酸分泌过多及痉挛等。

3. *构效关系*

M受体拮抗剂的基本结构为：

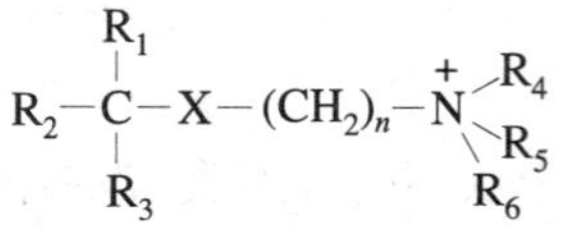

（1）当 R_1 和 R_2 为碳环或杂环时，可产生较强的M受体拮抗活性，两个环可以相同，也可以不同，当两个环不同时常常活性更好。但环状基团不能太大，如 R_1 和 R_2 均为萘基时，则活性消失，可能是由于立体位阻效应妨碍了药物和受体的结合。

（2）R_3 可以是H、OH、CH_2OH 或 $CONH_2$。当 R_3 为OH或 CH_2OH 时，可通过形成氢键使之与受体结合增强，因此抗胆碱作用增强，所以多数M受体拮抗剂的 R_3 为OH。

（3）多数抗胆碱药结构中的X为COO，但酯基并不是抗胆碱活性所必需，X可以是O或去掉。

（4）氨基部位通常为季铵或叔胺结构，在生理pH条件下，N上均带有正电荷，可与M受体的负离子部位结合，对形成药物-受体复合物起重要作用。当为季铵时，药物不易透过血脑屏障，中枢副作用较小，外周作用强。当为叔胺时，则药物亲脂性强，易透过血脑屏障，则中枢作用较强。N上取代基通常为甲基、乙基、丙基或异丙基，也可以形成杂环。

（5）环取代基到氮原子之间的距离以 $n=2$ 为最好，碳链长度一般在2～4个碳原子之间，延长碳链则活性下降或消失。

总之，M胆碱受体拮抗剂的结构具有以下共同特点：① 分子的一端为正离子基团，与受体的负离子部位结合；② 分子的另一端为较大的环状基团，该基团可通过范德华力或疏水力和受体结合，阻断乙酰胆碱与受体的结合；③ 这两端由一定长度的结构单元（如酯基）相连接；④ 分子中存在羟基可以增强药物和受体的结合力。

溴丙胺太林（Propantheline Bromide）

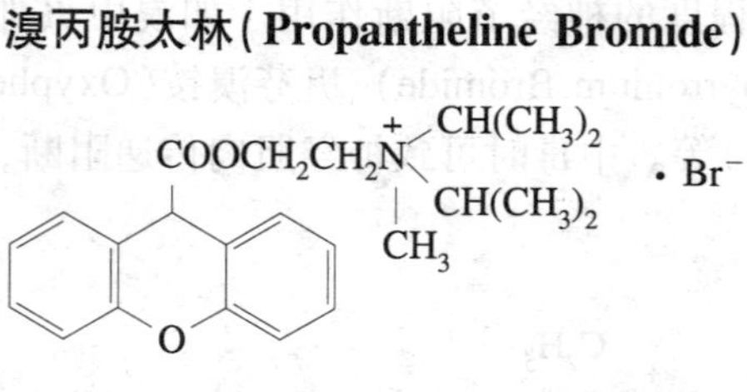

化学名为溴化N-甲基-N-(1-甲基乙基)-N-［2-(9H-呫吨-9-甲酰氧基)乙基］-2-丙胺，又名普鲁本辛（Probanthine）。

本品为白色或类白色结晶性粉末，无臭，味极苦，mp. 157～164℃，熔融时同时分解。本品微有引湿性，在水、乙醇或氯仿中极易溶解，在乙醚中不溶。

本品分子中含有酯键，与氢氧化钠试液煮沸则水解生成咕吨酸钠，用稀盐酸中和，析出咕吨酸固体，经稀乙醇重结晶，mp. 213 ~ 219℃（分解），咕吨酸遇硫酸显亮黄色或橙黄色，并微显绿色荧光。

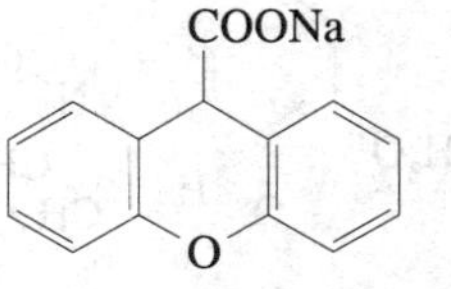

咕吨酸钠

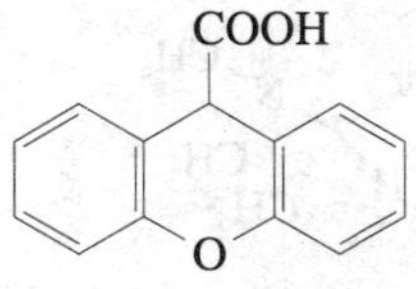

咕吨酸

本品为抗胆碱药，由于为季铵化合物，不易透过血脑屏障，中枢副作用小，主要用于胃肠道痉挛、胃及十二指肠溃疡的治疗。

盐酸苯海索（Benzhexol Hydrochloride）

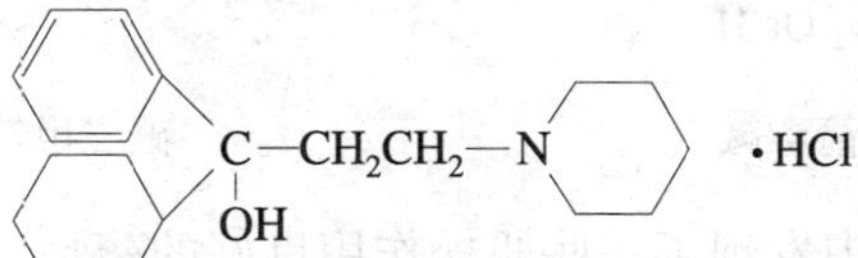

化学名为1-环己基-1-苯基-3-（1-哌啶）丙醇盐酸盐，又名安坦（Artane）。

本品为白色轻质结晶性粉末，无臭，味微苦，后有刺痛麻痹感，mp. 250 ~ 256℃，熔融时同时分解。易溶于甲醇、乙醇或氯仿，微溶于水，在乙醚中不溶。本品饱和水溶液 pH 为 5 ~ 6。

本品遇苦味酸试液，即生成苯海索苦味酸盐的黄色沉淀，mp. 55 ~ 57℃。遇碘化铋钾试液产生橙红色沉淀。

本品在室温条件下性质稳定，其水溶液显氯化物的鉴别反应。

本品能阻断中枢神经系统的 M 胆碱受体，对外周作用较弱，临床上主要用于治疗震颤麻痹和震颤麻痹综合征，也可用于斜颈、颜面痉挛等，为老年人帕金森病的常用药。

二、N_1 胆碱受体拮抗剂

N_1 胆碱受体拮抗剂又称神经节阻断药，主要是阻断 N_1 胆碱受体，切断神经冲动的传导，使血管舒张，导致血压下降，用于高血压的治疗。由于近年来出现了许多优秀的抗高血压药，神经节阻断药物已较少使用。

三、N_2 胆碱受体拮抗剂

N_2 胆碱受体拮抗剂根据作用机制的不同可分为非去极化型和去极化型两大类。

1. 非去极化型药物

非去极化型药物可和乙酰胆碱竞争性地与骨骼肌运动终板后膜上的 N_2 受体结合，结合后它们本身并不产生去极化作用，但能阻断乙酰胆碱的去极化作用，从而使骨骼肌松弛。此类药物又称为竞争性肌松药，临床上肌松药多为此类。非去极化型药物按来源又可分为生物碱类和合成类两类。

（1）生物碱类

最早用于临床的肌松药是1935 年从南美洲产的防己科植物中提取出的有效成分右旋氯化筒箭毒碱（D-Tubocurarine Chloride），广泛用作肌松药和辅助麻醉药，但由于其有麻痹呼吸肌的危险,已少用。后来将筒箭毒碱用碘甲烷季铵化,得到碘二甲箭毒碱(Dimethyltubocurarine Iodide),为双季铵结构,肌松作用增加 9 倍,为临床使用的肌松药。

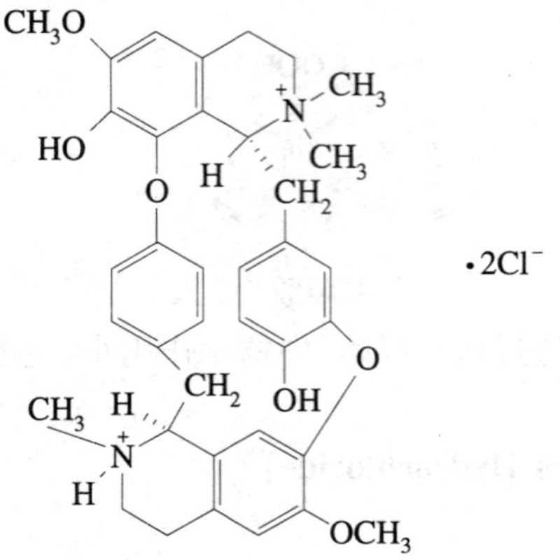

右旋氯化筒箭毒碱

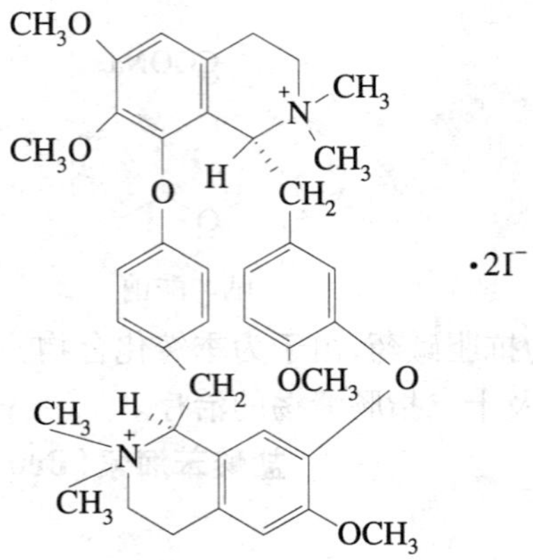

碘二甲箭毒碱

我国学者从防己科植物中发现了一些肌松作用良好的药物,包括左旋筒箭毒碱、汉防己甲素等,将它们分别季铵化,则得到氯甲左箭毒(L-Tubocurarine Methchloride)和粉肌松(Tetrandrine Dimethiodide),均有很强的肌肉松弛作用。此外从我国中草药锡生藤中分离出锡生碱,经季铵化得到锡肌松(傣肌松,Cissampelosine Methiodide,Hayatine Methiodide),其作用与右旋筒箭毒碱相似,并有一定的镇痛作用。

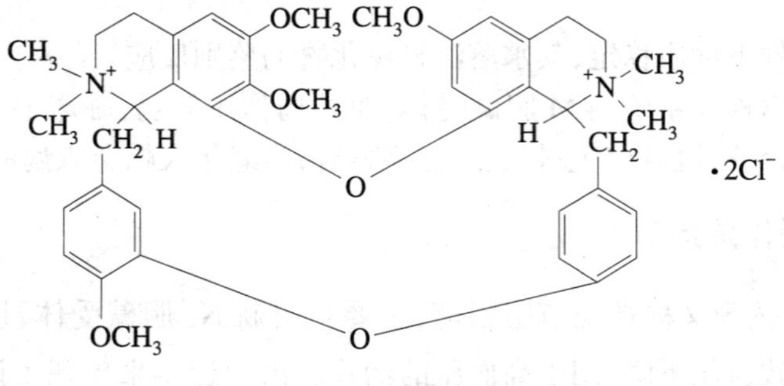

粉肌松

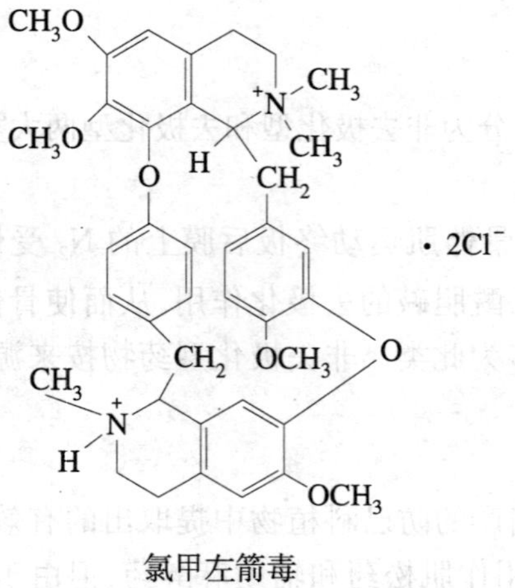

氯甲左箭毒

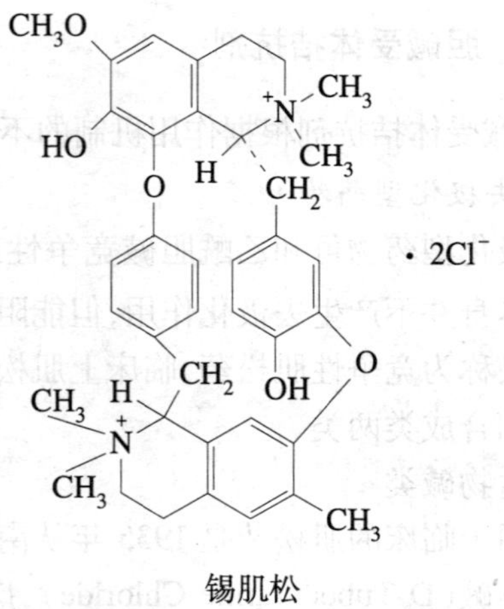

锡肌松

（2）合成类

由于植物资源有限，而且生物碱类有一定的副作用，因而需寻找合成代用品。分析上述生物碱类肌松药的结构特点，均为双季铵结构，两个季铵氮原子相隔 10～12 个原子，而且多数还含有苄基四氢异喹啉的结构，因此设计并合成了一系列对称的 1-苄基四氢异喹啉类药物，如苯磺酸阿曲库铵（Atracurium Besilate）为新的双季铵类肌松药，其作用和右旋氯化筒箭毒碱相当，由于其在体内经 Hoffmann 消除和酯代谢，治疗剂量时不影响心、肝、肾功能，副作用小，临床主要用作全身麻醉的辅助药。临床应用的此类药物还有多库氯铵（Doxacurium Chloride），为一强效、长效、起效慢的肌松药，米库氯铵（Mivacurium Chloride）是一个短效肌松药。两者均较安全。

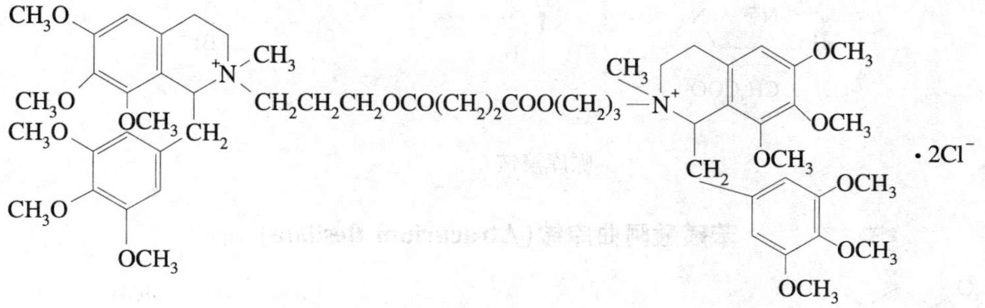

多库氯铵

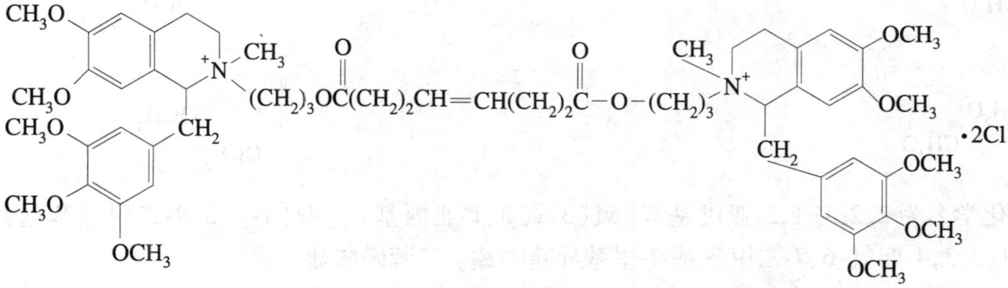

米库氯铵

在 20 世纪 60 年代初，人们发现从中非雨林植物 Malouetis bequaertiana 提取的具有雄甾烷母核的季铵生物碱 Malouetine 和 Dipyranium 有较强的肌肉松弛作用，但是作用时间太短，因此进行了结构改造。结果表明氨基甾体类肌松药中应有 2 个适当取代的氮原子，其中至少 1 个必须是季铵氮原子，并在氮原子的邻位有适当的附加取代基。随后进行结构修饰得到泮库溴铵（Pancuronium Bromide），其肌松作用为氯化筒箭毒碱的 5 倍，起效快，持续时间长。之后此类药物如维库溴铵（Vecuronium Bromide）、哌库溴铵（Pipecuronium Bromide）等陆续问世。维库溴铵是泮库溴铵的单季铵盐，起效更快，维持时间也长。哌库溴铵的持续时间适中，副作用较小，对心血管系统无不良反应。这些化合物分子中甾环的 2 位和 16 位存在着季铵氮原子，其邻位（3 位和 17 位）被乙酰氧基取代，因此可看成具有乙酰胆碱结构片断。虽然此类药物属雄甾烷衍生物，但无雄性激素样作用，也无神经节阻滞作用。

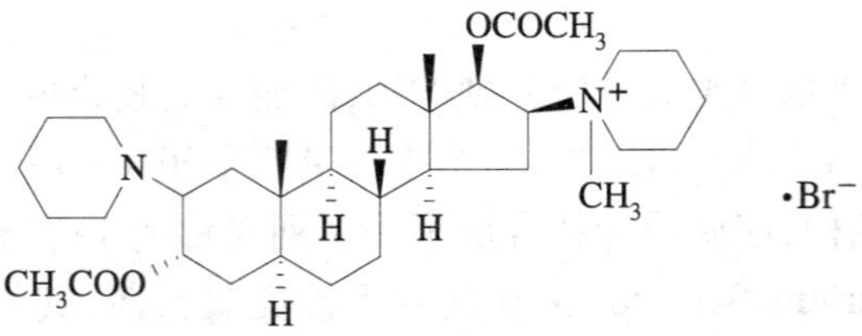

维库溴铵

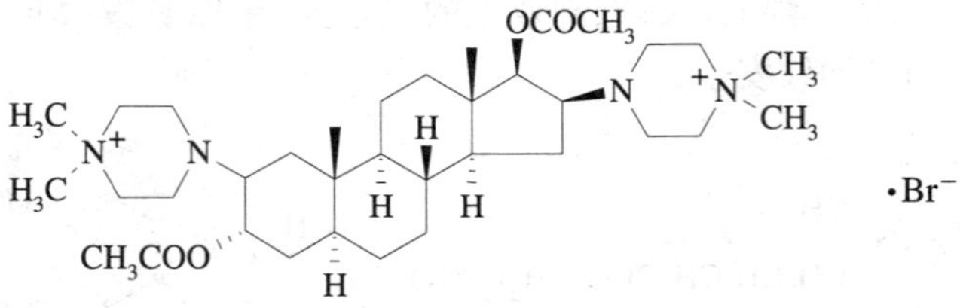

哌库溴铵

苯磺酸阿曲库铵(Atracurium Besilate)

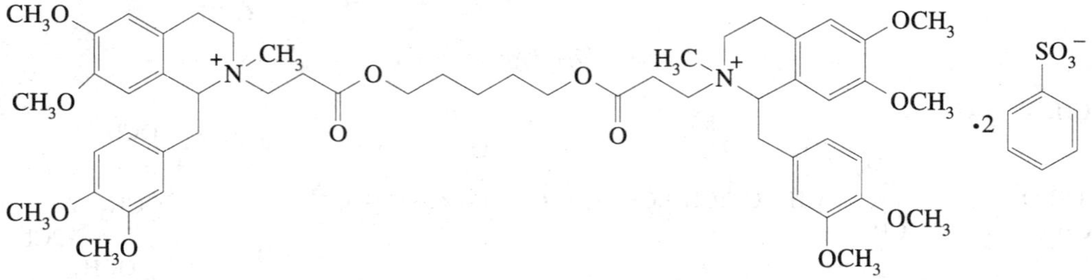

化学名为 2,2α-[1,5-亚戊基双[氧(3-氧-3,1-亚丙基)]]双[1-[(3,4-二甲氧苯基)甲基]-1,2,3,4-四氢-6,7-二甲氧基-2-甲基异喹啉鎓]二苯磺酸盐。

本品游离碱为类白色结晶,mp. 85 ~ 90℃。其二苯磺酸盐为白色结晶。

本品为非去极化型骨骼肌松弛药,属于具对称分子结构的双季铵神经肌肉阻断药。药物作用机理与氯筒箭毒碱相同,通过竞争胆碱受体,从而阻断乙酰胆碱的作用,使肌肉松弛。主要用于全身麻醉辅助药。本品分子结构中的 2 个季铵氮原子的 β 位上均有吸电子的酯基。本品的作用较强,约为氯筒箭毒碱的 1.5 倍,用药后 2 ~ 3 min 产生肌肉松弛作用,作用维持 30 ~ 40 min,由于在体内经 Hoffmann 消除和酯解代谢,治疗剂量不影响心、肝、肾功能,副作用小,在体内可代谢为无活性的代谢物 N-甲基四氢罂粟碱(Laudanasine),避免了肝酶的分解代谢。

泮库溴铵(Pancuronium Bromide)

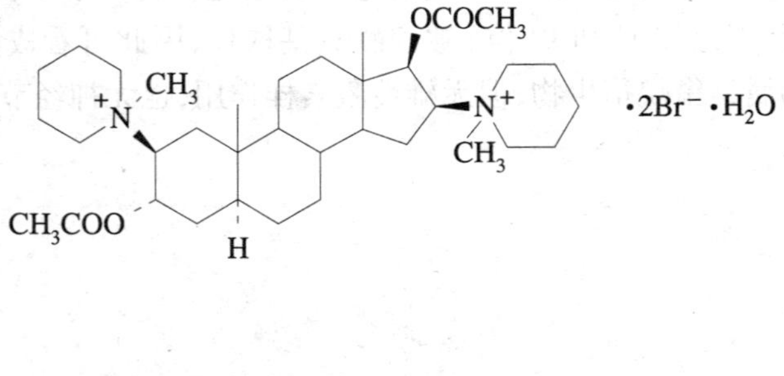

化学名为(+)-3α,17β-二乙酰氧基-5α-雄甾烷-2β,16β-撑双(1-甲基哌啶溴化物)一水合物。

本品为白色结晶,含5% ~8%水分,mp. 214 ~217℃。

本品为非去极化型骨骼肌松弛药,是具有雄甾母核的季铵生物碱,在其A环和D环部分各存在一个乙酰胆碱样的结构片断。本品的作用为筒箭毒碱的5 ~6倍,起效时间及持续时间与氯化筒箭毒碱相似,现已取代筒箭毒碱作为大手术的首选药物。副作用有心动过速、血压过高等。

2. *去极化型药物*

去极化型药物与骨骼肌运动终板膜上的N_2胆碱受体结合,激动受体,使终板膜及邻近细胞膜长时间去极化,从而使终板对乙酰胆碱的反应降低,导致骨骼肌松弛。抗胆碱酯酶药不仅不能对抗此类肌松药,反而能加强作用。

去极化型肌松药是通过对氯筒箭毒碱的构效关系的研究而设计的一系列结构较简单的双季铵化合物,通式为

$$\bar{X}(CH_3)_3\overset{+}{N}—(CH_2)_n—\overset{+}{N}(CH_3)_3X^- \qquad X=—Br 或—Cl$$

两个季铵氮原子间的距离对肌松作用有重要影响,只有当N=9 ~12时,距离为1.3 ~1.5 nm,才呈现箭毒样作用,如十烃溴铵(Decamethonium Bromide)曾用于临床,由于缺点较多,现已不用。后来发现碳链中的次甲基被氧或硫原子取代的双季铵化合物也有肌肉松弛作用,如氯琥珀胆碱(Suxamethonium Chloride),由于其结构中含有酯键,易被体内血浆中胆碱酯酶水解失活,持续时间短,易于控制。

$$(CH_3)_3\overset{+}{N}(CH_2)_{10}\overset{+}{N}(CH_3)_3 \cdot 2Br^-$$

十烃溴铵

$$\begin{array}{l} CH_2COOCH_2CH_2\overset{+}{N}(CH_3)_3 \\ | \\ CH_2COOCH_2CH_2\overset{+}{N}(CH_3)_3 \end{array} \cdot 2Cl^-$$

氯琥珀胆碱

溴己铵胆碱(Hexacarbacholine Bromide)对神经肌肉阻滞具有双重作用,起初发生短时间的去极化,继之为较长时间的非去极化,作用缓慢而持久,适合于心脏血管大手术,但有呼吸抑制副作用,不易控制。

$$\begin{array}{l} NHCOOCH_2CH_2\overset{+}{N}(CH_3)_3 \\ | \\ (CH_2)_6 \\ | \\ NHCOOCH_2CH_2\overset{+}{N}(CH_3)_3 \end{array} \cdot 2Br^-$$

溴己铵胆碱

氯琥珀胆碱(Suxamethonium Chloride)

$$\begin{array}{l} CH_2COOCH_2CH_2\overset{+}{N}(CH_3)_3 \\ | \\ CH_2COOCH_2CH_2\overset{+}{N}(CH_3)_3 \end{array} \cdot 2Cl^- \cdot 2H_2O$$

化学名为2,2′-[(1,4-二氧-1,4-亚丁基)双(氧)]双[N,N,N-三甲基乙铵]二氯化物二水合物,又名司可林(Scoline)。

本品为白色结晶性粉末,无臭,味咸,mp. 157～163℃。本品有引湿性,极易溶于水,微溶于乙醇和氯仿,不溶于乙醚。本品水溶液呈酸性,pH 约为4。

本品分子中有酯键,水溶液不稳定,易发生水解反应,pH 和温度是主要影响因素。pH 为3～5时较稳定,pH 为7.4时缓慢水解,碱性条件下很快被水解。此外,温度升高,水解也加快。水解产物为一分子的琥珀酸和两分子的氯化胆碱。

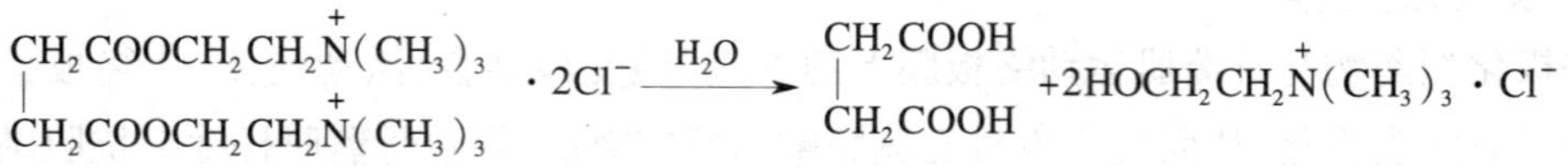

本品为季铵类化合物,与氢氧化钠溶液一起加热时,发生 Hoffmann 消除反应,产生三甲胺臭味。

本品在酸性溶液中与硫氰酸铬铵反应,生成淡红色的不溶性复盐沉淀。

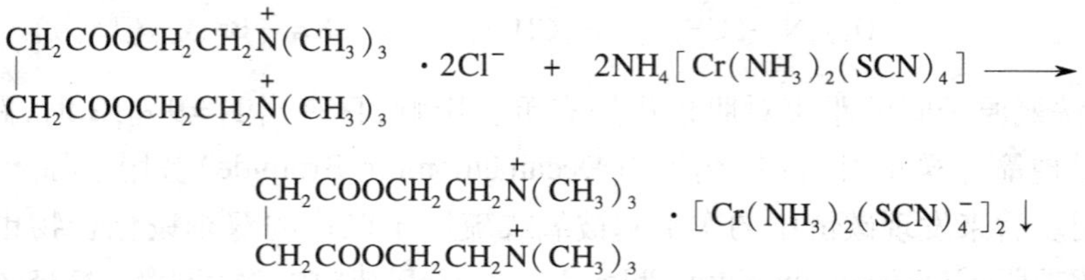

本品与氯化亚钴及亚铁氰化钾反应,即显翠绿色。

本品为去极化型骨骼肌松弛药,起效快(1～1.5 min),持续时间较短,易于控制。临床用作全身麻醉的辅助药,但大剂量时可引起呼吸肌麻痹,而且不能用抗胆碱酯酶药对抗。

本 章 习 题

一、写出化学结构及主要临床用途

1. 毛果云香碱 2. 毒扁豆碱 3. 氢溴酸加兰他敏 4. 硫酸阿托品 5. 溴丙胺太林 6. 泮库溴铵

二、名词解释题

1. 乙酰胆碱酯酶抑制剂
2. M 受体阻断剂
3. N_2 受体阻断剂

三、问答题

1. 胆碱受体可分为哪两类? 受体的激动剂和拮抗剂的临床用途分别是什么?
2. 为什么内源性的乙酰胆碱不能成为临床上的治疗药物?
3. 试比较卡巴胆碱、氯贝胆碱及氯醋甲胆碱的化学结构,并说明三者的作用特点如何。
4. 试比较阿托品、东莨菪碱、山莨菪碱及樟柳碱的化学结构差异,并说明与生理活性大小的关系。
5. 阿托品有哪些理化性质?
6. 试简述 M 受体拮抗剂的构效关系。
7. 氯琥珀胆碱的主要理化性质是什么? 为什么其作用时间短?
8. 试理解乙酰胆碱的构效关系。
9. 抗胆碱药按作用机理主要可分为哪几类? 试各举一例。

第八章　作用于组胺受体的药物及抗消化道溃疡药

(Drugs Acting on Histamine Receptor and Antiulcer Drugs)

组胺(Histamine)是一种内源性的生物活性物质,可参与多种复杂的生理过程。它是由食物中的组氨酸在脱羧酶的催化下形成的产物。通常组胺与肝素-蛋白质形成粒状复合物存在于肥大细胞中。当肌体受到如毒素、水解酶、食物及一些化学物品的刺激引发抗原-抗体反应时,肥大细胞释放组胺进入细胞间液,与受体结合产生复杂的生理作用。

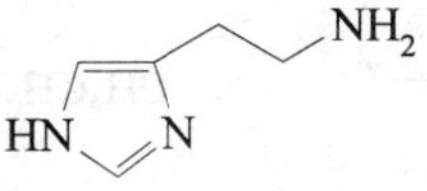

组胺

目前已知的完全不同的组胺受体至少有三个亚型:H_1、H_2 和 H_3 受体,其生理作用各不相同。各亚型受体均为 G 蛋白偶联受体(G Protein Coupling Receptor,GPCR),受体激活后由 G 蛋白介导,通过第二信使作用于蛋白激酶,引发生物学效应。抗组胺药(Anti-Histamines)可以拮抗组胺的作用。组胺作用于 H_1 受体,引起肠道、子宫、支气管等器官的平滑肌收缩,严重时导致支气管平滑肌痉挛而呼吸困难。另外还引起毛细血管舒张,导致血管壁渗透性增加,产生水肿和痒感,参与变态反应的发生。组胺作用于 H_2 受体,引起胃酸和胃蛋白酶分泌增加,而胃酸分泌过多与消化性溃疡的形成有密切关系。H_3 受体既可作为自身受体(Autoreceptor),抑制组胺的释放和合成,也作为异身受体(Heteroreceptor),调控多种其他神经递质的释放,因此组胺 H_3 受体在中枢和外周器官有着重要的生理功能,对心功能、胃酸分泌、过敏反应、睡眠和觉醒、认知和记忆、惊厥抽搐等都有调节作用。

组胺 H_1 受体拮抗剂临床上用作抗过敏药,H_2 受体拮抗剂临床上用作抗溃疡药,这是本章介绍的主要内容。同时考虑到药物分类体系的完整性,将其他抗过敏药和抗溃疡药也并在本章进行介绍。

第一节　抗过敏药(Antiallergic Drugs)

临床使用的抗过敏药主要是 H_1 受体拮抗剂。1933 年发现哌罗克生(Piperoxan)对由吸入组胺气雾剂引发的支气管痉挛有保护作用,从而开始了 H_1 受体拮抗剂的研究,至今已开发出很多药物。由于组胺 H_1 受体拮抗剂抗过敏药都有较大的镇静副作用,因此近年来的发展方向是寻找非镇静性组胺 H_1 受体拮抗剂。目前临床应用的 H_1 受体拮抗剂品种较多,按化学结构可大致分成六大类：乙二胺类、氨基醚类、丙胺类、三环类、哌嗪类、哌啶类等。

一、乙二胺类

乙二胺类药物的结构通式为

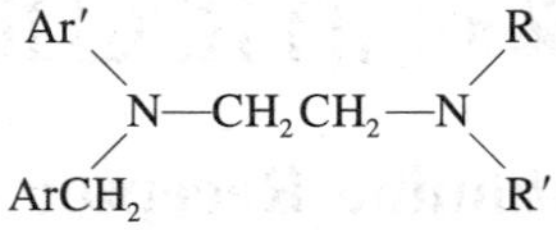

第一个用于临床的药物是芬苯扎胺（Phenbenzamine，安体根，Antergen）。对其进行结构改造衍生出系列的 H_1 受体拮抗剂，例如曲吡那敏（Tripelennamine），曲吡那敏的抗组胺活性较强，作用持久，副作用较小，至今仍是临床常用抗组胺药物。

将乙二胺的氮原子构成杂环，例如安他唑啉（Antazoline），仍为有效抗组胺药，可治疗过敏性结膜炎等，还有抗心律失常作用。

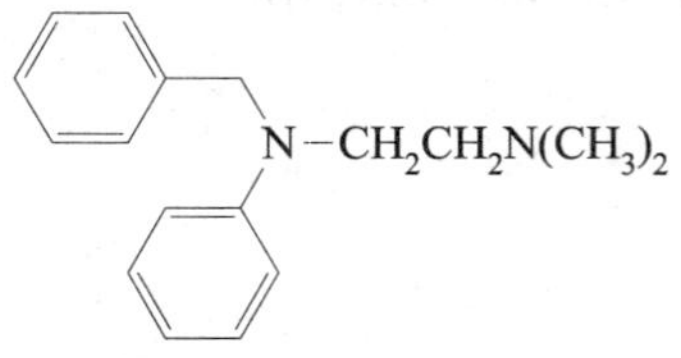

芬苯扎胺

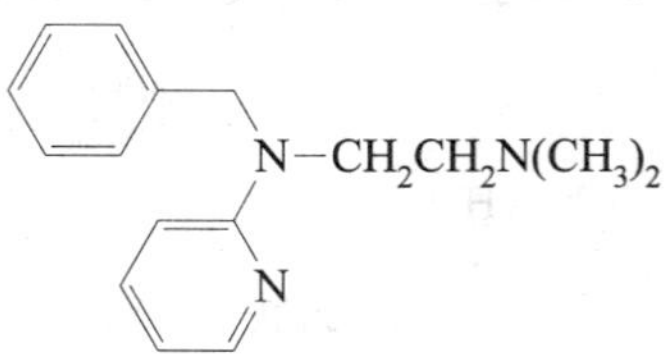

曲吡那敏

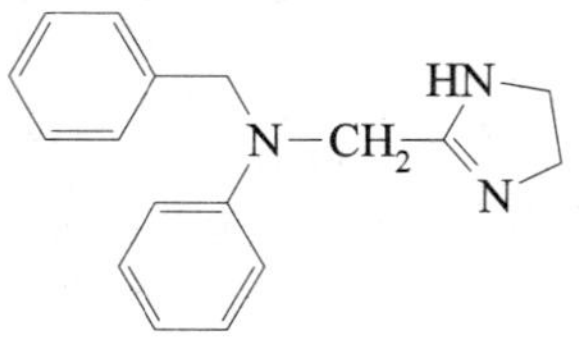

安他唑啉

二、氨基醚类

将乙二胺类药物中的 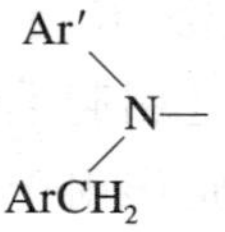 置换为 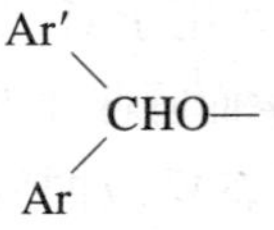，则得到氨基醚类抗组胺药。其结构通式为

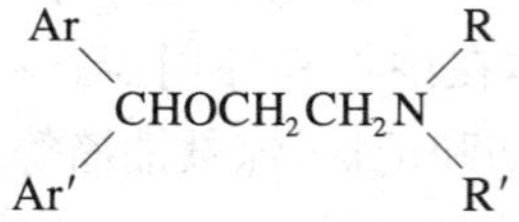

例如苯海拉明（Diphenhydramine）具有较好的抗组胺活性，为临床最常用的抗组胺药物之一，常用其盐酸盐。除用作抗过敏药外，也用于抗晕动病。为克服其嗜睡和中枢抑制副作用，将苯海拉明与中枢兴奋药 8-氯茶碱成盐，称作茶苯海明（Dimenhydriate，乘晕宁，晕海宁），是常用的抗晕动病药物。

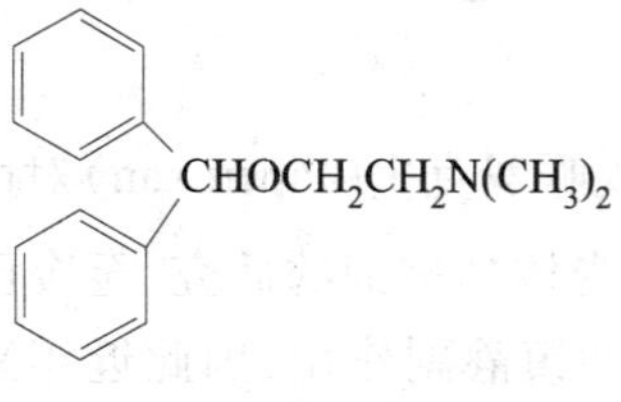

苯海拉明

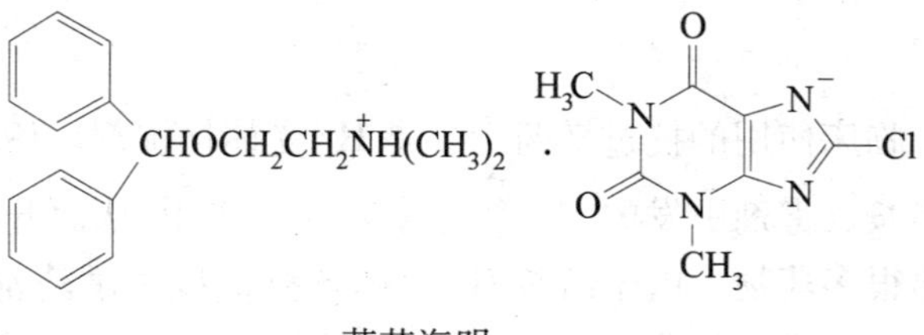

茶苯海明

对苯海拉明进行结构改造，在其分子中的一个苯基的对位引入甲氧基、氯或溴原子，分别获得了一系列副作用较小的氨基醚类抗组胺药，如甲氧拉明（Medrylamine）、氯苯海拉明（Chlorodiphenhydramine）等。

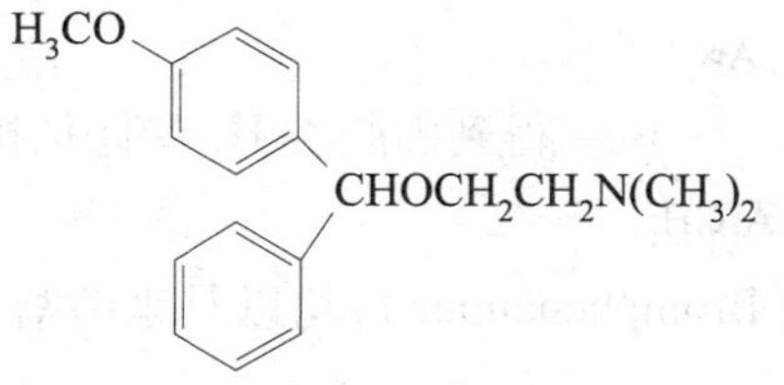

甲氧拉明

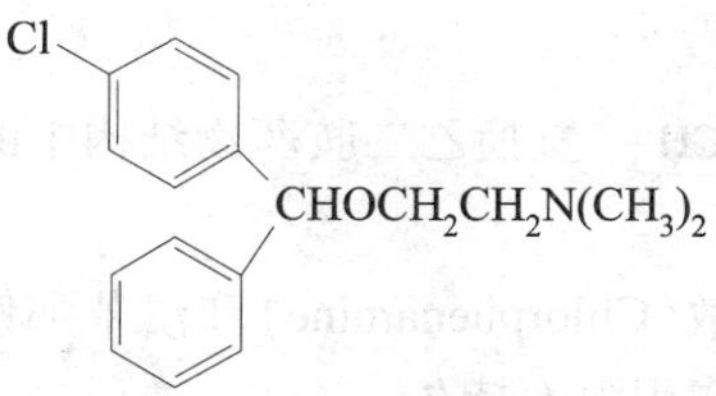

氯苯海拉明

氯马斯汀（Clemastine）是氨基醚类中第一个非镇静性抗组胺药，它不仅作用强，且起效快，服用 30 min 后见效，作用可维持 12 h。并具有显著的止痒作用。临床用其富马酸盐治疗过敏性鼻炎、荨麻疹、湿疹及其他过敏性皮肤病，也可用于支气管哮喘。

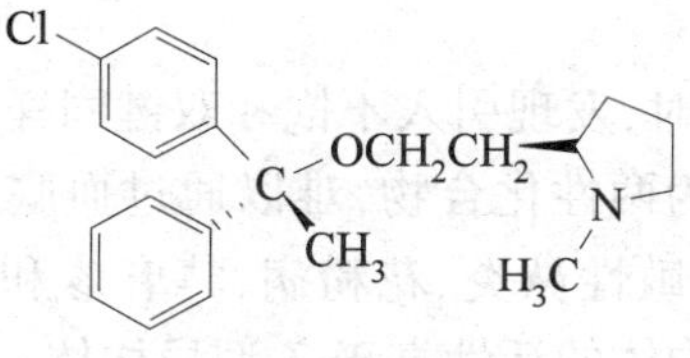

氯马斯汀

盐酸苯海拉明（Diphenhydramine Hydrochloride）

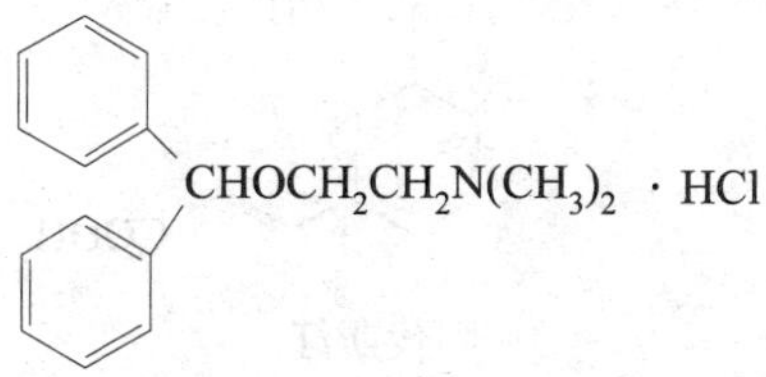

化学名为 N，N-二甲基-2-（二苯甲氧基）乙胺盐酸盐。

本品为白色结晶性粉末，无臭，味苦，mp. 167 ~ 171℃。在水中极易溶解，在乙醇或氯仿中易溶，在丙酮中略溶，在乙醚和苯中极微溶解。本品为强酸弱碱盐，呈酸性。

本品在过氧化氢作用下，先水解生成二甲氨基乙醇和二苯甲醇，后者继而被氧化生成二苯甲酮、苄醇、苯甲酸及酚类。

本品遇过氧化氢和三氯化铁溶液，被氧化及氯代生成 2，3，5，6-四氯对苯醌，再经氢氧化钾水解，生成 2，5-二氯-3，6-二羟基对苯醌，在 311 nm 波长处有最大吸收。

本品具有叔胺结构，有类似生物碱的颜色反应及沉淀反应。如遇苦味酸生成苦味酸盐，mp. 128 ~ 132℃；遇钒酸铵-硫酸试液呈红色油状小球；遇钼酸铵-硫酸试液呈鲜黄色至橙红色。

本品口服后，少量以原药排出，大部分经酶催化氧化为 N-氧化物和 N-去甲基物。

本品为氨基醚类 H_1 受体拮抗剂，用于治疗过敏性疾病，也可用于乘车、船引起的恶心、呕吐和晕动病的治疗，但中枢抑制作用显著。

三、丙胺类

用 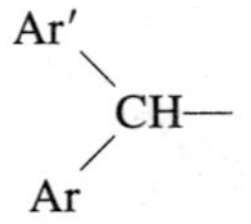

置换乙二胺药物结构中的 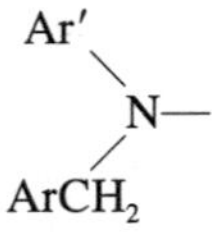

得到丙胺类 H_1 受体拮抗剂。这类药物有氯苯那敏（Chlorphenamine）和溴苯那敏（Bromphenamine），均以马来酸盐供药用，后两者的抗组胺作用强而持久。

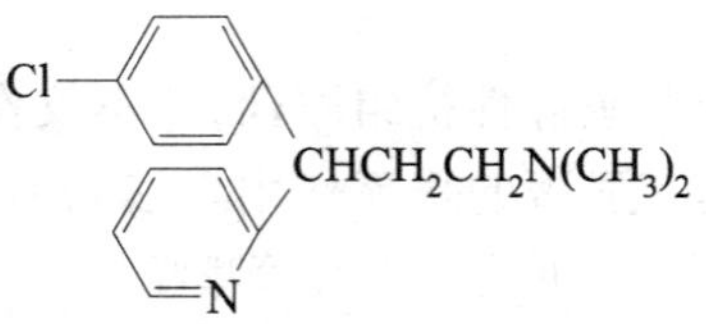

氯苯那敏

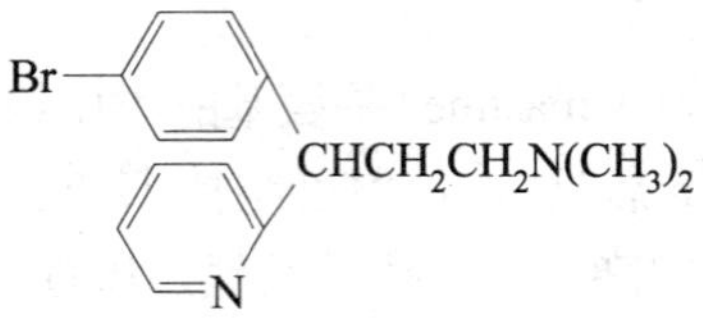

溴苯那敏

对该类药物进行结构改造时，发现引入不饱和双键同样有很好的抗组胺活性，如阿伐斯汀（Acrivastine）等。阿伐斯汀为两性化合物，难以通过血脑屏障，因此无镇静作用（为非镇静性抗组胺药），临床上用于过敏性鼻炎、花粉病、荨麻疹和皮肤划痕症等。该类药物存在 Z、E 两种异构体，一般 E 型异构体的活性高于 Z 型异构体。

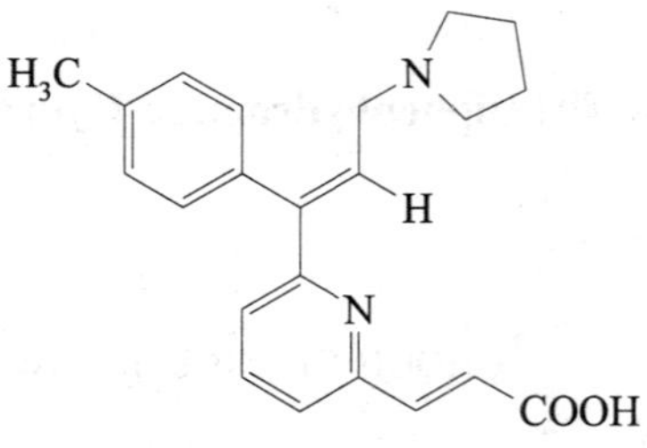

阿伐斯汀

马来酸氯苯那敏（Chlorphenamine Maleate）

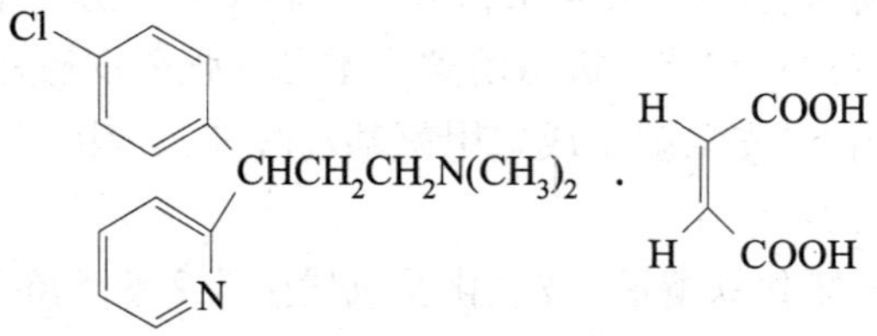

化学名为（±）-3-（4-氯苯基）-N，N-二甲基-3-（2-吡啶基）丙胺顺丁烯二酸盐，又名扑尔敏、氯屈米通（Chlortrimeton）。

本品为白色结晶性粉末，无臭，味苦。mp. 131 ~ 135℃，有升华性。在水、乙醇和氯仿中易溶，在乙醚中微溶。其 1% 水溶液的 pH 为 4.0 ~ 5.0，氯苯那敏分子结构中有一个手性碳原子,有一对旋光异构体,S 构型右旋体的活性强于 R 构性左旋体,供药用为其消旋体。氯苯那敏结构中有叔胺结构,当与枸橼酸醋酐试液在水浴上加热,呈红紫色。马来酸结构中有不饱和双键,马来酸氯苯那敏加稀硫酸和高锰酸钾试液,红色退去。马来酸氯苯那敏为丙胺类 H_1 受体拮抗剂,用作抗过敏药。

马来酸氯苯那敏的合成可用 2-甲基吡啶为原料,经氯化、缩合、Sandmeyer 反应生成 2-对氯苄基吡啶,再与溴代乙醛缩二乙醇缩合生成 β-对氯苯基-β-(2-吡啶基)丙醛缩二乙醇,此缩醛转变为扑尔敏的过程中,缩醛和 DMF 先分别水解生成醛和二甲胺、甲酸,再经 Leuckart 反应而成,最后成盐。

合成路线:

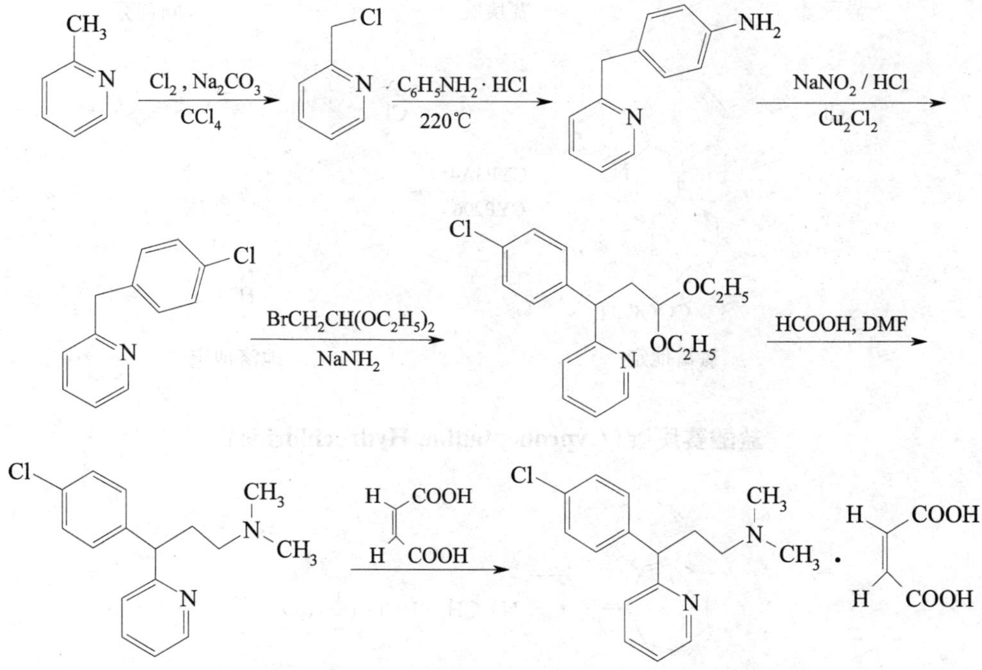

氯苯那敏抗组胺作用较强,且作用持久,用量少,对中枢抑制作用较轻,嗜睡副作用小,适用于日间服用。抗胆碱作用也较弱,也能适用于小儿。治疗枯草热、荨麻疹、过敏性鼻炎、结膜炎等。由于易致中枢兴奋,可诱发癫痫,故癫痫病人禁用。

四、三环类

将上述的乙二胺类、氨基醚类、丙胺类药物的两个芳杂环通过一个或两个原子连接所得的三环化合物,也具有抗 H_1 受体活性,从而得到三环类 H_1 受体拮抗剂。例如异丙嗪(Promethazine)和赛庚啶(Cyproheptadine)等。不过这类药物往往还有其他药理作用,异丙嗪结构与抗精神病药氯丙嗪类似,有明显的镇静副作用。赛庚啶抗组胺作用较强,还有抗 5-羟色胺及抗胆碱作用。

酮替芬(Ketotifen)、氯雷他定(Loratadine)是赛庚啶的结构类似物。酮替芬除具有 H_1 受体拮抗作用外,还具有过敏介质释放抑制作用,多用于哮喘的预防和治疗,但有较强的中枢抑制和嗜睡副作用。氯雷他定为强效及长效 H_1 受体拮抗剂,选择性地对抗外周 H_1 受体,因而对中枢神经无抑制作用,为非镇静性 H_1 受体拮抗剂,口服起效快。其代谢物去羧乙氧基氯雷他定,又称地洛他定(Desloratadine),也是强效 H_1 受体拮抗剂,作用持久。氯雷他定适用于减轻过敏性鼻炎的症状,及治疗荨麻疹和过敏性关节炎。

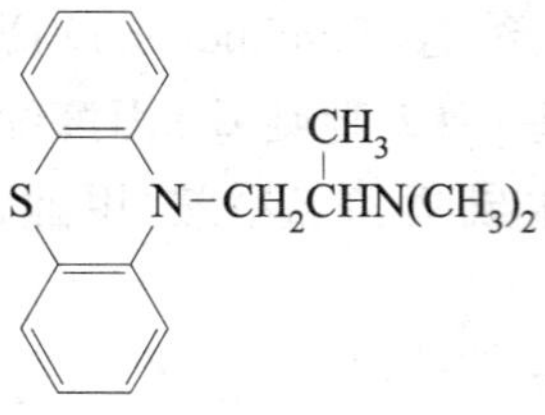

异丙嗪

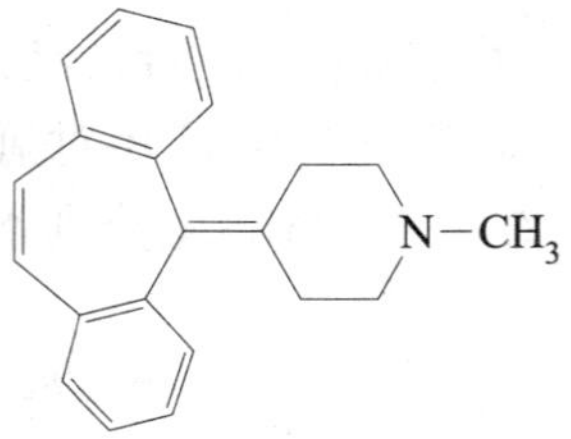

赛庚啶

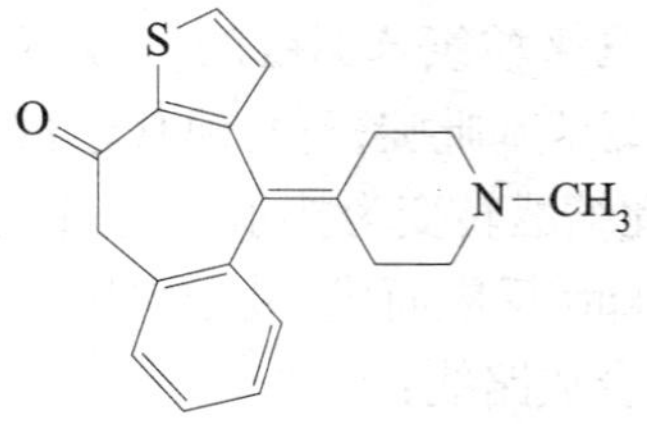

酮替芬

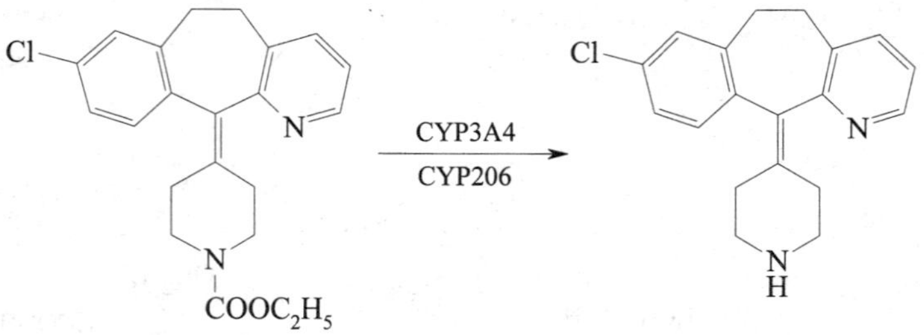

氯雷他定　　　　地洛他定

盐酸赛庚啶(Cyproheptadine Hydrochloride)

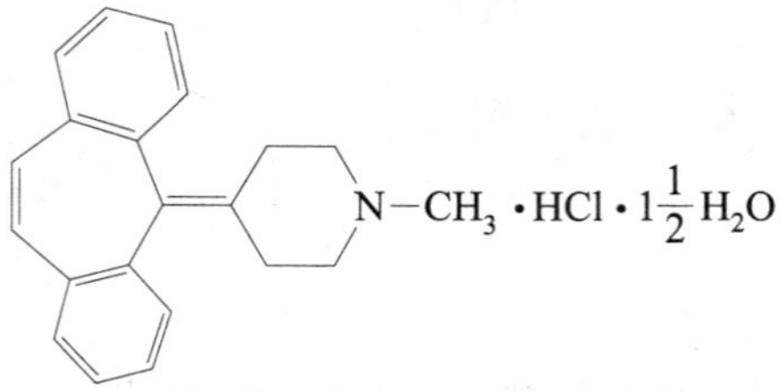

化学名为1-甲基-4-(5H-二苯并[a,d]环庚三烯-5-亚基)哌啶盐酸盐倍半水合物。

本品为白色或微黄色结晶性粉末,几乎无臭,味微苦,mp. 252~253℃(分解)。在甲醇中易溶,在氯仿中溶解,在乙醇中略溶,在水中微溶,在乙醚中几乎不溶。水溶液呈酸性。

本品在体内的主要代谢物为N–脱甲基物和苯环或哌啶环的羟基化物以及形成的相应的葡萄糖醛酸苷。

本品为三环类 H_1 受体拮抗剂,其作用比马来酸氯苯那敏强,而且具有抗5-羟色胺及抗胆碱作用,临床适用于荨麻疹、湿疹、皮肤瘙痒症及其他过敏性疾病,也可治疗偏头痛。

五、哌嗪类

将乙二胺的两个氮原子组成一个哌嗪环,则构成哌嗪类药物,同样具有很好的抗组胺活性,而且作用时间较长。如氯环利嗪(Chlorcyclizine)和西替利嗪(Cetirizine)等。其中西替利嗪作用强而持久，由于其为两性化合物，不易穿过血脑屏障，故大大减少了镇静副作用（为非镇静性 H_1 受体拮抗剂）。

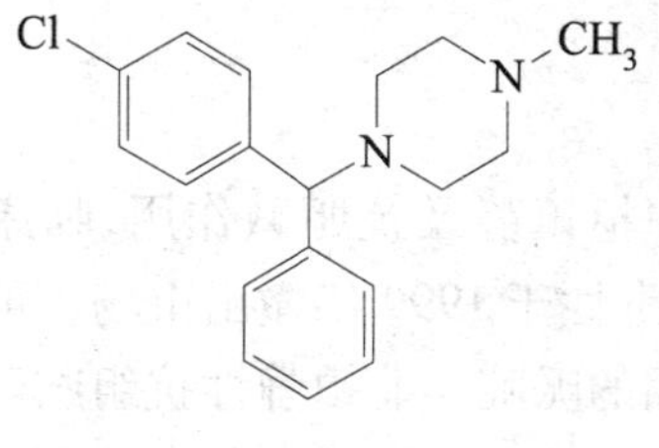

氯环利嗪

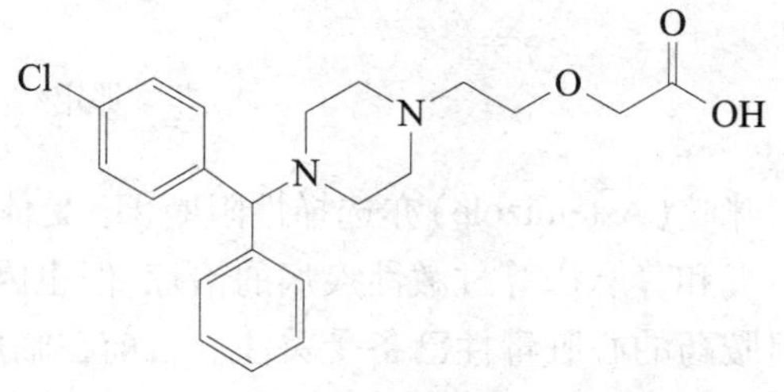

西替利嗪

盐酸西替利嗪（Cetirizine Hydrochloride）

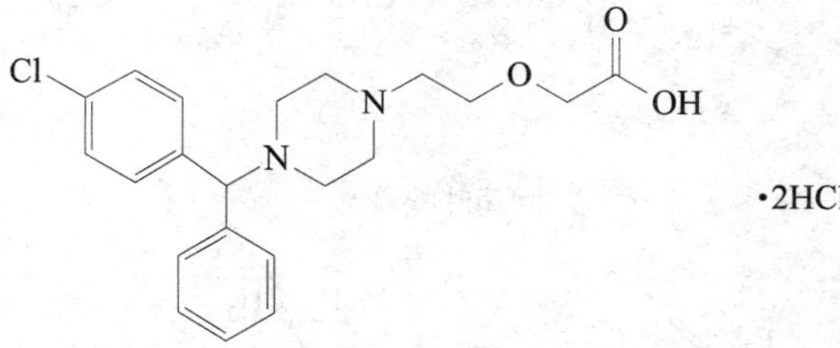

化学名为2-[4-[(4-氯苯基)苯基甲基]-1-哌嗪基]乙氧基乙酸二盐酸盐。

本品为白色或几乎白色粉末，mp. 225℃。水中溶解，丙酮和二氯甲烷中几乎不溶。应于密闭容器中避光保存。盐酸西替利嗪属哌嗪类抗组胺药，选择性作用于 H_1 受体，作用强而持久，对M胆碱受体和5-HT受体的作用极小。由于盐酸西替利嗪易离子化，不易透过血脑屏障，进入中枢神经系统的量极少，属于非镇静性抗组胺药，临床用作抗过敏药。服药后，很快和很好地被吸收，绝大部分未起变化而经肾消除。

六、哌啶类

哌啶类是无嗜睡作用的 H_1 受体拮抗剂的主要类型。例如特非那定（Terfenadine）抗组胺作用强，无中枢神经抑制作用，也无抗胆碱、抗5-羟色胺和抗肾上腺素的作用，耐受性好，与受体结合解离均缓慢，故药效持久。但近年来发现特非那定有心脏不良反应，于1998年从市场上撤销。特非那定在体内很快被代谢生成相应的羧酸衍生物非索那定（Fexofenadine），它是有效的非镇静 H_1 受体拮抗剂，无中枢副作用，且无特非那定可能出现的罕见的心血管毒性，口服吸收迅速，已于1996年经FDA批准上市。

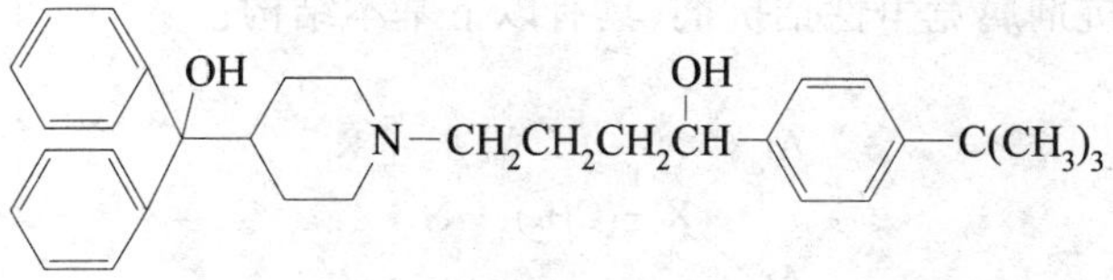

特非那定

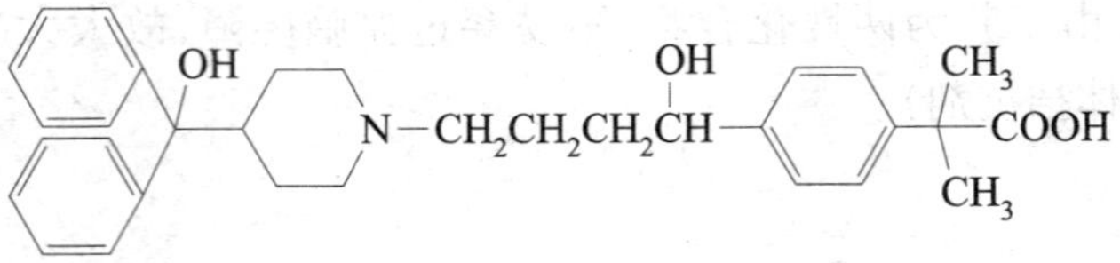

非索那定

阿司咪唑(Astemizole)亦选择性阻断 H_1 受体,无中枢镇静及抗胆碱作用,临床上用于过敏性鼻炎和荨麻疹等过敏性疾病的治疗,但也因心脏毒性于 1999 年撤出市场。可见非镇静性抗组胺药的心脏毒性已备受关注。目前在临床应用的哌啶类非镇静性抗组胺药还有一些,如左卡巴斯汀(Levocarbastine)具有很强的 H_1 受体拮抗作用,起效快,专一性高,局部用药治疗过敏性鼻炎和结膜炎。

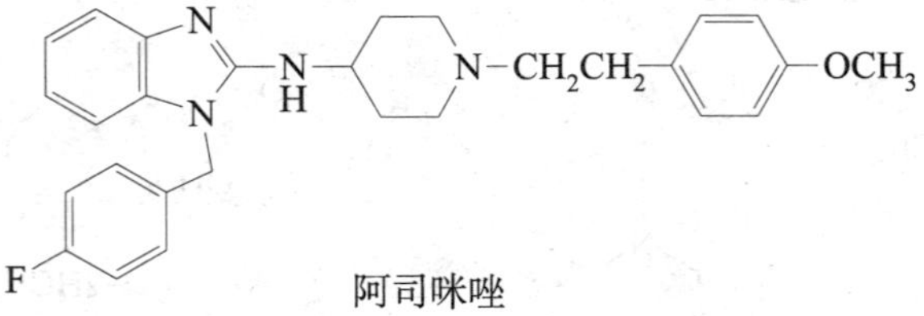

阿司咪唑

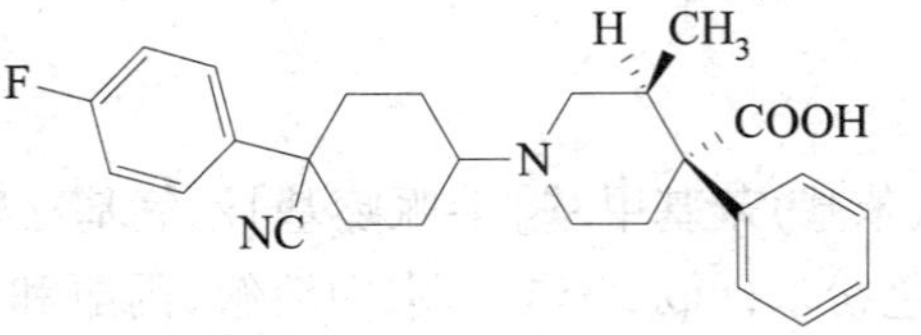

左卡巴斯汀

由苯海拉明和特非那定的部分结构拼合而成的依巴斯汀(Ebastine),1990 年在西班牙首次上市,作用上综合了两者的优点,对 H_1 受体具有选择性阻断作用,持续时间比特非那定长。该药适用于治疗各种与过敏性有关的疾病,包括鼻炎、结膜炎、慢性荨麻疹等。

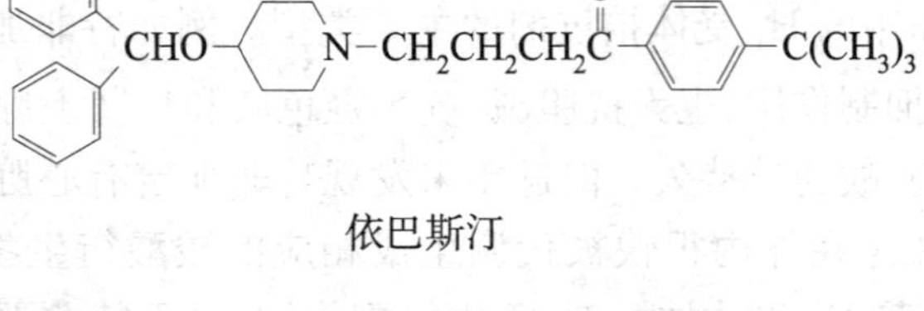

依巴斯汀

七、H_1 受体拮抗剂的构效关系

(1) H_1 受体拮抗剂属竞争性拮抗剂,具有以下基本结构:

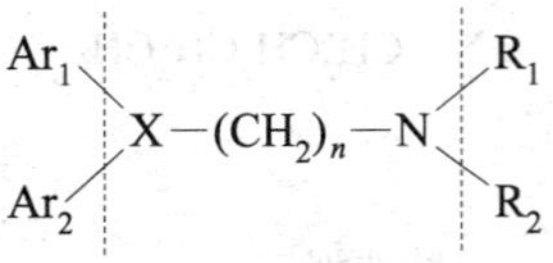

芳环　　连接部分　　叔胺

在通式中，Ar_1 为苯环、杂环或取代杂环，Ar_2 为另一个芳环或芳甲基；Ar_1 与 Ar_2 也可通过一个原子连接成三环类化合物。X 可以为 $>$CHO—，$>$N—，$>$CH—；N 一般为 2 ~ 3，使芳环和叔氮原子之间距离保持在 0.5 ~ 0.6 nm；$-N\begin{matrix} R_1 \\ R_2 \end{matrix}$ 一般为二甲氨基或含氮的小杂环。

（2）芳环与叔氮原子距离为 0.5 ~ 0.6 nm，即大约为两个碳原子的距离，缩短或延长这个长度都将引起活性的降低。

（3）药物结构中两个芳杂环不共平面时才具有较大的活性，三环类药物也必须符合这个要求。

（4）许多 H_1 受体拮抗剂具有旋光异构体和顺反异构体。不同异构体之间的活性和毒性都有一定差异。

第二节　抗溃疡药(Antiulcer Drug)

消化性胃溃疡多发生在幽门及十二指肠，是由胃液的消化作用引起的胃黏膜损伤。在正常情况下，胃不会被胃液消化而形成消化性溃疡。发生溃疡的基本原因是胃酸分泌过多或者胃黏膜的保护能力降低，当胃酸的分泌相对的超过了胃分泌的黏液对胃的保护能力和碱性的十二指肠液中和胃酸的能力时，含有胃蛋白酶的、低 pH 的胃液会使胃壁被消化而发生胃溃疡。近代的研究表明胃溃疡的发生与体内的组胺、乙酰胆碱、胃泌素、前列腺素及其相关受体和胃壁细胞 H^+/K^+-ATP 酶(质子泵)均有密切关系。胃酸的分泌过程受到以下过程的调控：

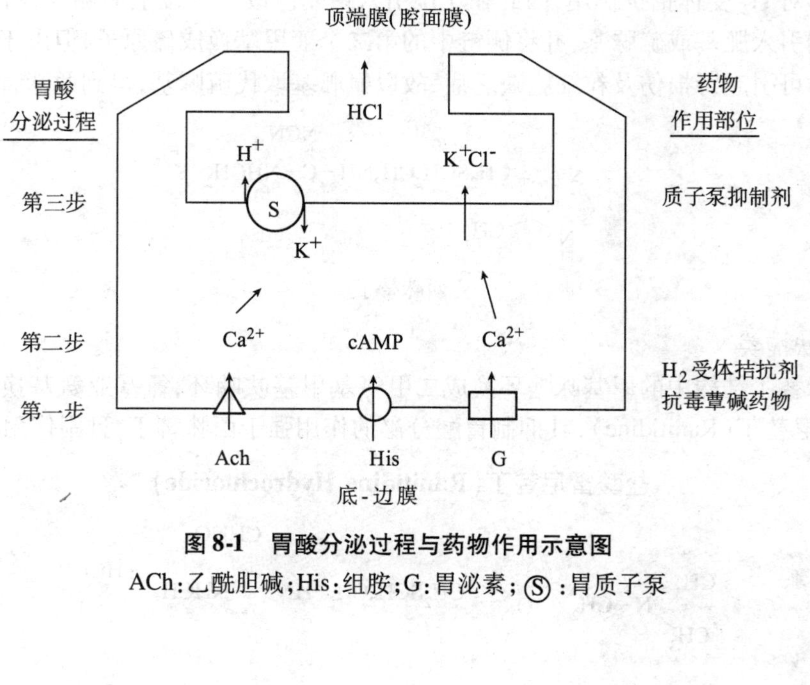

图 8-1　胃酸分泌过程与药物作用示意图

ACh：乙酰胆碱；His：组胺；G：胃泌素；Ⓢ：胃质子泵

由上图可以看出胃酸分泌经由以下过程：

第一步，组胺（His）、乙酰胆碱（ACh）、胃泌素（G）刺激胃壁底-边膜上相应受体（组胺 H_2 受体、乙酰胆碱受体或胃泌素受体），引起第二信使 cAMP 或 Ca^{2+} 的增加。

第二步，经 cAMP 或 Ca^{2+} 介导，刺激从细胞内向顶端传递。

第三步，原位于管状泡处的胃质子泵——H^+/K^+-ATP 酶在刺激的作用下移至分泌性胃管，将 H^+ 从胞质泵向胃腔，与从胃腔进入胞浆的 K^+ 交换，氢离子与顶膜转运至胃腔的氯离子形成胃酸。

由于组胺刺激增加的 cAMP 的作用比乙酰胆碱及胃泌素刺激所增加的钙离子作用大得多，故组胺受体拮抗剂抑制胃酸生成的作用远大于抗胆碱药和抗胃泌素药。同时，如果抑制 H^+/K^+-ATP 酶也可以完全阻断任何刺激引起的胃酸分泌。

抗胃溃疡药主要是减少胃酸和增加胃黏膜的保护能力。减少胃酸可以使用中和胃酸的抗酸药或者包括抗胆碱能药物、H_2 受体拮抗剂、抗胃泌素药、质子泵抑制剂的抑制胃酸分泌的药物，也可以使用枸橼酸铋钾和硫糖铝等的胃黏膜保护药，另外还有杀灭胃幽门螺旋杆菌的抗微生物药。

本节主要介绍临床常用的抗溃疡药物：H_2 受体拮抗剂和质子泵抑制剂。

一、H_2 受体拮抗剂

1975 年 H_2 受体拮抗剂西咪替丁（Cimetidine）的问世，开创了 H_2 受体拮抗剂治疗胃溃疡的新时代。此后，相继开发出了一系列不同结构类型的疗效更好的 H_2 受体拮抗剂，主要有咪唑类、呋喃类、噻唑类、哌啶甲苯类等。

（一）咪唑类

西咪替丁（Cimetidine）是通过合理药物设计的方法得到的第一个治疗胃溃疡的 H_2 受体拮抗剂。它以组胺为先导化合物，保留其咪唑环。由于发现在咪唑环 5 位引入推电子基团可增强其对 H_2 受体拮抗作用，因此在 5 位引入甲基。改变 4 位上的侧链，将侧链延长并在侧链末端引入胍基或硫脲基，并将侧链中的第二个亚甲基换成硫原子，但由于发现分子中有硫脲基时可引起肾损伤及粒细胞缺乏症，故以氰胍基取代硫脲基，得到西咪替丁。

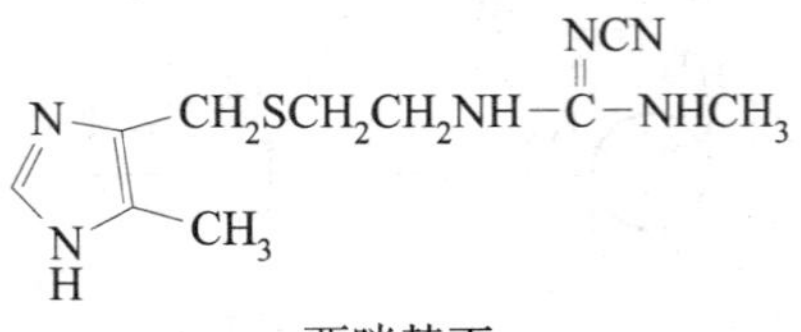

西咪替丁

（二）呋喃类

将西咪替丁结构中的甲基咪唑环换成二甲氨基甲基呋喃环，氰基亚氨基换成硝基次甲基，得到雷尼替丁（Ranitidine），其抑制胃酸分泌的作用强于西咪替丁，且副作用较低。

盐酸雷尼替丁（Ranitidine Hydrochloride）

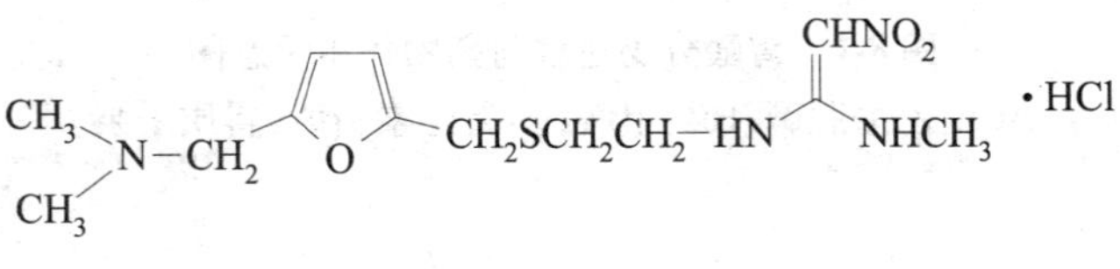

化学名为 N-[2-[[[5-[(二甲氨基)甲基]-2-呋喃基]甲基]硫代]乙基]-N′-甲基-2-硝基-1,1-乙烯二胺盐酸盐,又名善胃得。

盐酸雷尼替丁为类白色或浅黄色结晶性粉末,有异臭,极易潮解,吸潮后颜色变深。但是在室温干燥条件下稳定。水或甲醇中易溶,乙醇中略溶,在丙酮中几乎不溶。mp. 127 ~ 143℃(分解)。本品晶型有两种,Ⅱ型吸湿性小,其片剂质量稳定。

盐酸雷尼替丁分子结构中有硫原子,当用小火缓缓加热时产生硫化氢气体,可使湿润的硫化氢试纸变黑。

口服本品吸收很快,1 ~ 2 h 达血药浓度高峰,不受食物和抗酸药影响,生物利用度为 50% ~60%,体内分布广泛,$t_{1/2}$为 2.5 ~ 3 h。本品 30% 经肝脏代谢为氮氧化物、去甲基物和硫氧化物等,至少有 50% 以原形由肾脏经尿中排泄,用于治疗胃及十二指肠溃疡等,具有高效、速效、长效及副作用小等特点。

本品的合成是利用 2-氯甲基-5-二甲氨基甲基呋喃与半胱胺进行 S-烷基化制得 2-[[5-[(二甲氨基)甲基]呋喃甲基]硫代]乙胺后,再与 N-甲基-1-甲硫基-2-硝基乙烯胺反应而制得的。也可用合成西咪替丁的类似方法——会聚法,以 2-氯甲基-5-二甲氨基甲基呋喃中间体与 N-甲基-N-(2-巯乙基)–2–硝基乙烯脒直接缩合制得。

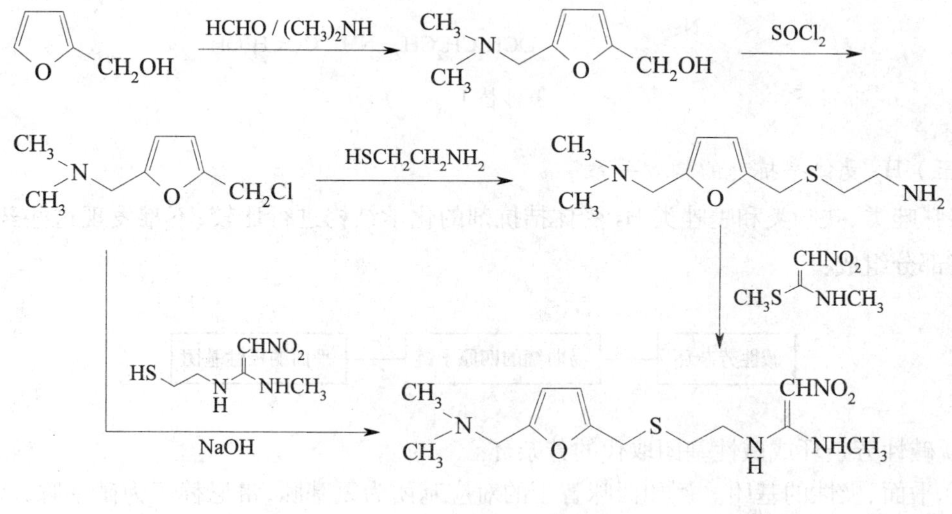

(三) 噻唑类

继雷尼替丁之后,1986 和 1988 年相继上市了法莫替丁(Famotidine)和尼扎替丁(Nizatidine)。这两个药物具有噻唑环母核,与西咪替丁相比,具有作用强、副作用少、药代动力学性质优良等特点。

用胍基噻唑环代替西咪替丁的甲基咪唑环,用氨磺酰咪基代替氰胍基得到噻唑类的代表性药物法莫替丁。法莫替丁的药效比西咪替丁强 30 ~ 100 倍,比雷尼替丁强 6 ~ 10 倍。对 H_1 受体、M 受体、N 受体、5-HT 受体、α 和 β 受体均无作用,对细胞色素氧化酶 P450 也无作用。对 H_2 受体的拮抗作用,在低浓度时是竞争性的,在高浓度时则是不可逆的。同类药物例如尼扎替丁(Nizatidine),亲脂性强,生物利用度高,尼扎替丁具有和雷尼替丁同样的硝基脒侧链,临床治疗效果类似雷尼替丁和法莫替丁。但其血浆半衰期为 1.4 ~1.5 h。口服后的生物利用度大于 90%,远远超过雷尼替丁的 50% 和法莫替丁的 40% ~45%。

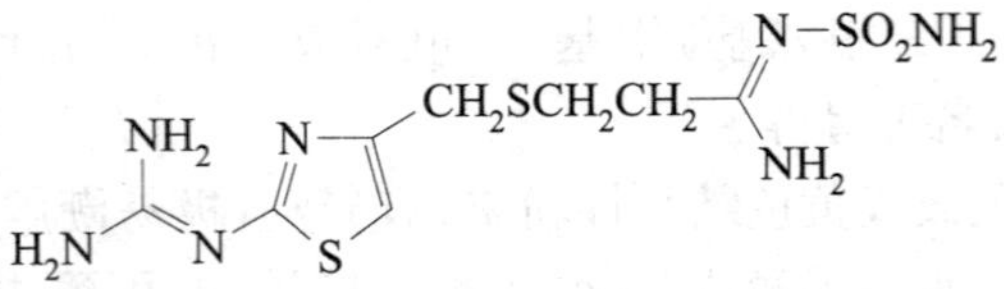

法莫替丁

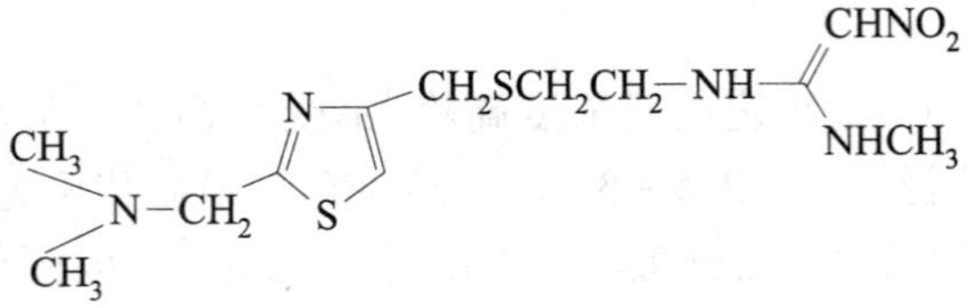

尼扎替丁

（四）哌啶甲苯类

哌啶甲苯类为新型 H_2 受体拮抗剂，例如罗沙替丁（Roxatidine）具有强效、长效特点。

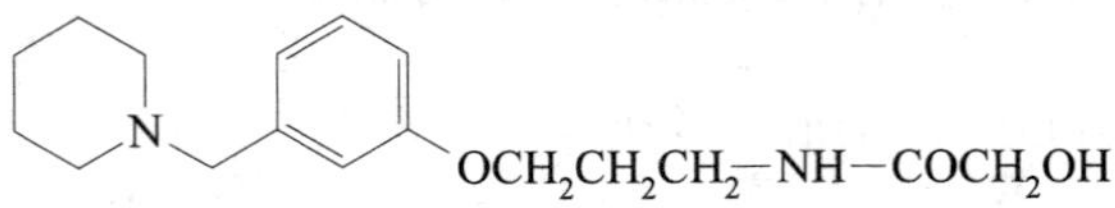

罗沙替丁

（五）H_2 受体拮抗剂的构效关系

将咪唑类、呋喃类和噻唑类 H_2 受体拮抗剂的化学结构进行比较，不难发现这些药物都是由三部分组成：

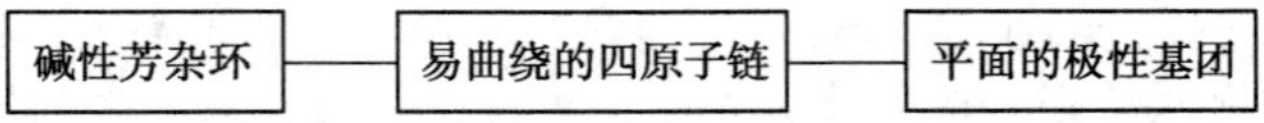
碱性芳杂环
易曲绕的四原子链
平面的极性基团

① 碱性芳杂环或碱性基团取代的芳杂环。

② 平面、极性的基团。例如西咪替丁的对应基团为氰基胍，雷尼替丁为硝基脲，法莫替丁则为氨基磺酰脒基，此外还有嘧啶酮、噻二唑等。这些基团都是平面的，在生理 pH 条件下离子化程度很低，能和受体形成一个以上的氢键。

③ 上述两个组成部分是通过一条易曲绕旋转的柔性原子链连接。链的长度为组胺侧链的 2 倍，即 4 个原子。链的长度与拮抗活性有关。

二、质子泵抑制剂

质子泵即 H^+/K^+-ATP 酶，存在于胃壁细胞中，该酶催化胃酸分泌过程的最后一步，使氢离子和钾离子交换。质子泵抑制剂对各种刺激引起的胃酸分泌均可抑制，比 H_2 受体拮抗剂作用强、选择性高、副作用小。

根据与 H^+/K^+-ATP 酶的作用方式不同，质子泵抑制剂可分为可逆型和不可逆型两类，其中不可逆型的研究开发相对较成熟，已有多个新药上市。我们通常指的质子泵抑制剂即

为 H^+/K^+-ATP 酶不可逆抑制剂。

1972 年在研究吡啶硫代乙酰胺的抗病毒作用时，发现它有抑制胃酸分泌的作用，但对肝脏的毒性较大。当时推测肝毒性可能与结构中的硫代羰基有关，因此改用硫醚替代，发现连有咪唑的衍生物 H7767 具有较好的抗胃酸分泌作用。

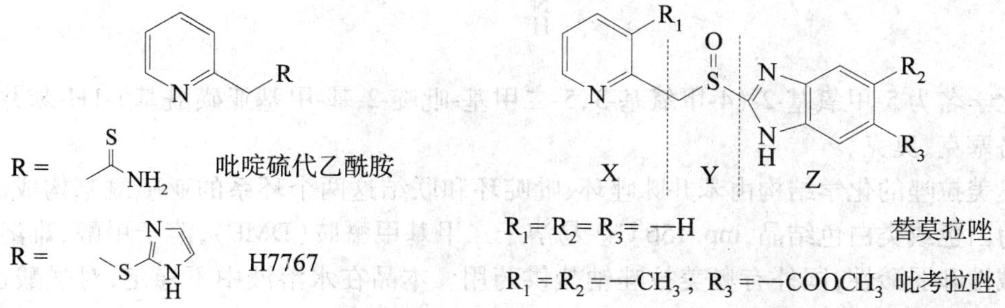

进一步结构改造，合成了一系列苯并咪唑类化合物，发现了替莫拉唑（Timoprazole）和吡考拉唑（Picoprazole），但由于替莫拉唑有抑制甲状腺摄取碘的副作用，吡考拉唑含有芳酸酯结构，化学稳定性较差等原因，两者均未开发为临床用药。但在此基础上进一步进行结构优化后，发现了作用强、副作用小的奥美拉唑（Omeprazole）。

奥美拉唑是第一个上市的质子泵抑制剂，对各种原因的胃酸分泌都有强而持久的抑制作用，能使胃、十二指肠溃疡较快愈合，比传统的 H_2 受体拮抗剂治愈率高、速度快、不良反应少。通过对奥美拉唑的结构改造，相继得到了兰索拉唑（Lansoprazole）、泮托拉唑（Pantoprazole）和雷贝拉唑（Rabeprazole）等质子泵抑制剂。其中兰索拉唑为含氟化合物，抑制胃酸分泌的作用比奥美拉唑强 2 ~ 10 倍，但治疗效果相似，其亲脂性更强，易透过细胞膜，口服生物利用度比奥美拉唑高。

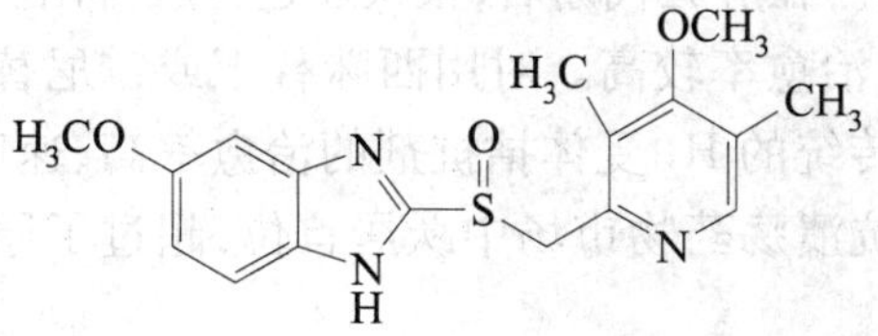

奥美拉唑

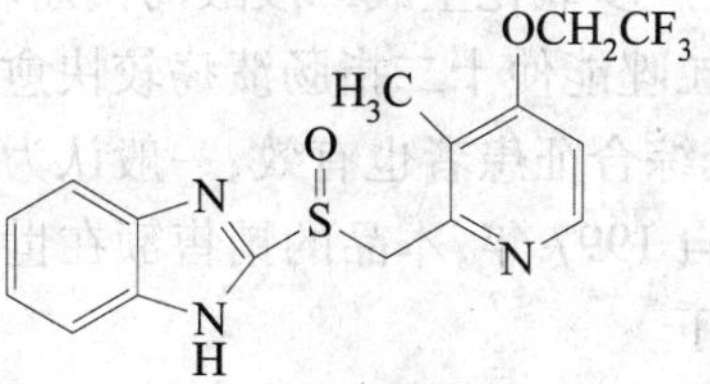

兰索拉唑

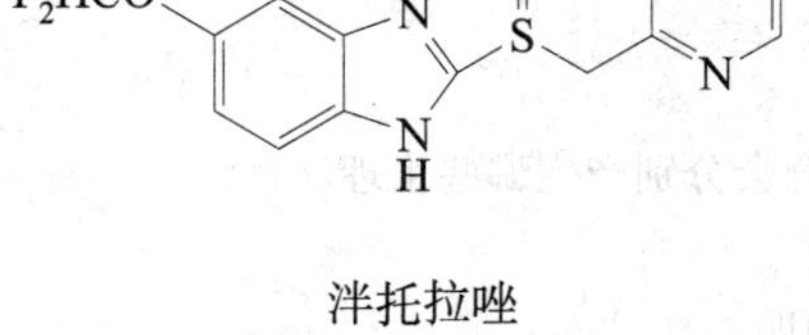

泮托拉唑

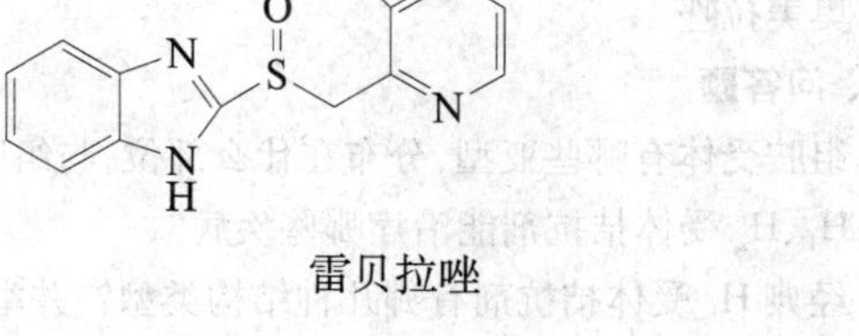

雷贝拉唑

奥美拉唑(Omeprazole)

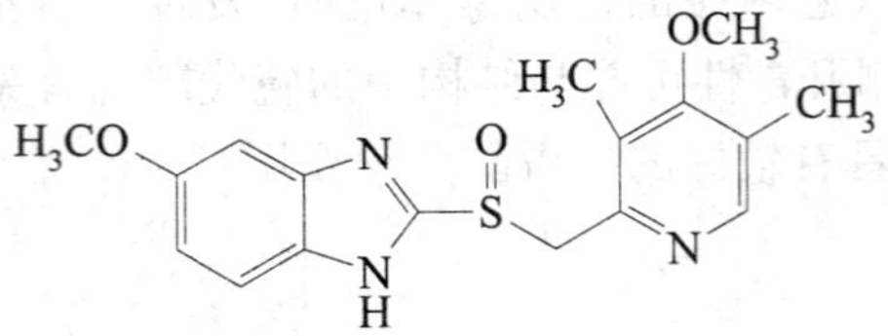

化学名为5-甲氧基-2-(4-甲氧基-3,5-二甲基-吡啶-2-基-甲基亚磺酰基)-1H-苯并咪唑，又名洛塞克、奥克。

奥美拉唑的化学结构由苯并咪唑环、吡啶环和联结这两个环系的亚磺酰基构成。奥美拉唑为白色或类白色结晶，mp. 156℃。易溶于二甲基甲酰胺(DMF)，溶于甲醇，难溶于水。具弱碱性和弱酸性，国外有奥美拉唑钠盐供药用。本品在水溶液中不稳定，对强酸也不稳定，应低温避光保存。本品制剂为有肠溶衣的胶囊。

奥美拉唑口服后在十二指肠吸收，可选择性地聚集在胃壁细胞的酸性环境中，在壁细胞中可存留24 h，因而其作用持久。即使血药浓度水平低到不能被检出，仍能发挥作用。

奥美拉唑在体外无活性，进入胃壁细胞后，在氢离子的影响下，依次转化成螺环中间体(Spiroderivate)、次磺酸(Sulfenic Acid)和次磺酰胺(Sulfenamide)等形式。研究表明，次磺酰胺是奥美拉唑的活性代谢物，与H^+/K^+-ATP酶上的巯基作用，形成二硫键的共价结合，使H^+/K^+-ATP酶失活，产生抑制作用。实际上，奥美拉唑是其活化形式次磺酰胺的前药(Prodrug)。因次磺酰胺的极性太大，不被体内吸收，不能直接作为药物使用；而在本药物的作用部位，能集聚奥美拉唑，并有使其活化的条件。这使奥美拉唑成了次磺酰胺的理想的前药。奥美拉唑在体内的代谢较复杂，代谢产物多，有在其苯并咪唑环6位上羟基化后进一步葡萄糖醛酸化的产物、两个甲氧基经氧化脱甲基的代谢产物、吡啶环上甲基经羟基化的代谢产物，还有进一步氧化生成二羧酸的代谢产物。在肝脏代谢后，很快通过肾脏排出。

奥美拉唑能使十二指肠溃疡较快愈合，治愈率较高。对用西咪替丁或雷尼替丁无效的卓、艾二氏综合征患者也有效，一般认为比传统的H_2受体拮抗剂的治愈率高、速度快、不良反应少。自1997年，本品的销售额在世界抗溃疡药物市场中跃居首位，超过了原排名第一的雷尼替丁。

本章习题

一、试写出下列药物的化学结构及主要临床用途

1. 曲吡那敏 2. 苯海拉明 3. 氯苯那敏 4. 西替利嗪 5. 西咪替丁 6. 雷尼替丁 7. 法莫替丁 8. 奥美拉唑

二、问答题

1. 组胺受体有哪些亚型，分布在什么部位，与组胺结合会分别产生哪些生理活性？
2. H_1、H_2受体拮抗剂能治疗哪些疾病？
3. 经典H_1受体拮抗剂有哪几种结构类型？并举例说明。
4. 经典H_1受体拮抗剂的手征性对该药物抗组胺活性有何影响？
5. 简述经典H_1受体拮抗剂的构效关系。
6. 分析从乙二胺类到三环类H_1受体拮抗剂的化学结构的演变过程。

7. 经典 H_1 受体拮抗剂为什么有镇静、嗜睡的副作用，怎样克服？

8. 写出 H_2 受体拮抗剂的构效关系。

9. 以西咪替丁、雷尼替丁和法莫替丁的结构为例，说明这三代 H_2 受体拮抗剂类抗溃疡药物的结构和药理作用特点。

三、合成题

1. 氯苯那敏的合成过程（以反应式表示）。

2. 雷尼替丁的合成过程（以反应式表示）。

3. 奥美拉唑的合成过程（以反应式表示）

第九章　寄生虫防治药

(Antiparastic Drugs)

寄生虫病为常见病，分布较广，遍布世界各地，严重危害人们的生命健康。某些寄生虫病可发展成为某一地区的流行病。当寄生虫病流行时，对该地区的社会和经济会造成严重的影响。近年来，随着我国人民生活水平的提高，寄生虫病的总发病率明显下降，但个别种类的寄生虫病如血吸虫病的发病率有上升趋势。

寄生虫的种类很多，包括蛔虫、蛲虫、钩虫、丝虫、鞭虫、绦虫等肠道蠕虫，引起疟疾感染和阿米巴痢疾的单核细胞的原虫以及引起血吸虫病的血吸虫等。本章主要讨论驱肠虫药、抗血吸虫药和抗疟原虫药。

第一节　驱肠虫药物(Anthelmintic Drugs)

能将蛔虫、钩虫、蛲虫等肠道寄生虫杀死或排出体外的药物称为驱肠虫药物。此类药物应对所杀灭的寄生虫具有高度的选择性，且较难被人体吸收，故毒性较低，并对胃肠道黏膜的刺激性较小。

目前，临床上使用的药物主要有哌嗪类、咪唑类、嘧啶类以及植物提取药四类，其中咪唑类药物是临床主要用药。

一、哌嗪类

哌嗪类驱虫药的代表药物为哌嗪(Piperazine)，临床上用其己二酸盐、枸橼酸盐和磷酸盐，其具有抗胆碱作用，作用于虫体的神经肌肉接头处的胆碱受体，阻断神经冲动的传导，使虫体肌肉松弛，不能附着在宿主肠壁上而被排出体外。由于虫体在麻痹前不呈现兴奋作用，因此安全性较高。哌嗪在胃肠道可被迅速吸收，部分被代谢，其余部分以原形从尿中排出。哌嗪为常见的驱蛔虫药和驱蛲虫药。

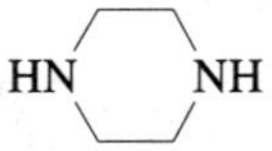

哌嗪

二、咪唑类

咪唑类驱虫药主要有左旋咪唑(Levamisole)和苯并咪唑类药物。左旋咪唑为一种广谱的驱肠虫药。其作用机理为选择性地抑制虫体肌肉中的琥珀酸脱氢酶（而不影响哺乳动物体内的琥珀酸脱氢酶），使延胡索酸不能还原为琥珀酸，从而干扰虫体肌肉的无氧代谢，减少能量的产生，使虫体肌肉麻痹而随粪便排出体外。对蛔虫、钩虫及蛲虫均有驱除作用，对丝虫成虫及微丝蚴也表现出较强的作用。另外，左旋咪唑也是一种非特异性的免疫调节剂，可使免疫力较低的患者得到恢复，但不会将正常免疫力过度提高。左旋咪唑的外消旋体为四咪唑，其驱虫活性仅为左旋体的 1/2 ~ 1/3，右旋体的毒性较大，故临床上仅使用左旋体。

保留左旋咪唑分子中的咪唑环，将氢化噻唑环打开，得到阿苯达唑（Albendazole）、甲苯达唑（Mebendazole）、奥苯达唑（Oxibendazole）等苯并咪唑类广谱驱肠虫药。

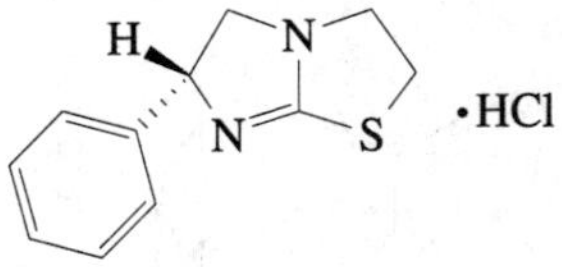

左旋咪唑

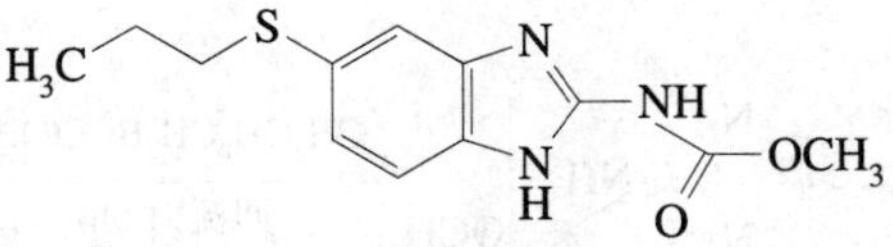

阿苯达唑

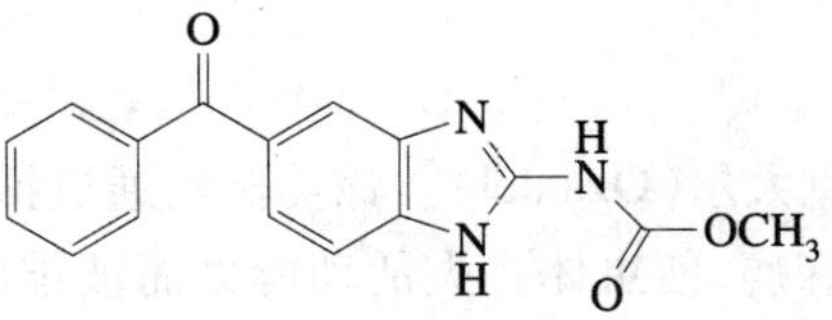

甲苯达唑

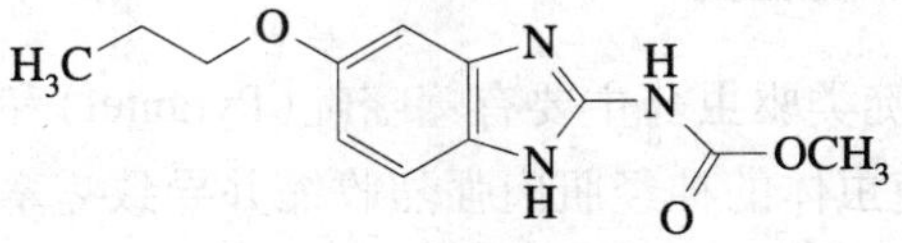

奥苯达唑

阿苯达唑（Albendazole）

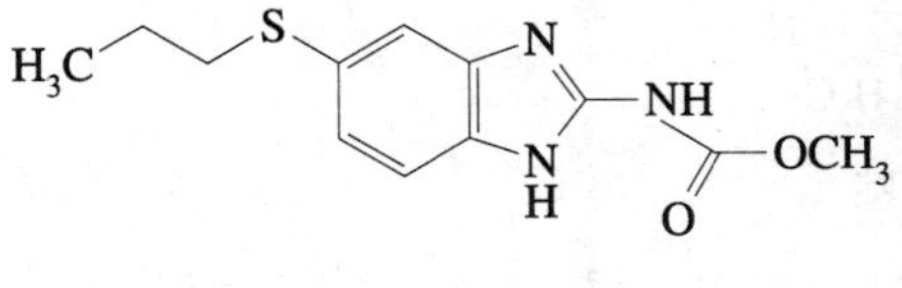

化学名为[（5-丙硫基）-1-苯并咪唑-2-基]氨基甲酸甲酯。

本品为白色或类白色粉末；无臭，无味。溶于大多数有机溶剂，在水中不溶，在冰醋酸中溶解。mp. 208 ~ 210℃。

本品及其他苯并咪唑类驱肠虫药物在水中的溶解度较低，因此在胃肠道中的吸收较少，这有利于其发挥抗肠道寄生虫作用。被吸收的部分在肝脏中可迅速代谢并从胆汁中排出。

本品在肝脏经氧化代谢生成阿苯达唑的亚砜形式，仍具较强的抗虫活性。血浆半衰期为 8 ~ 9 h。

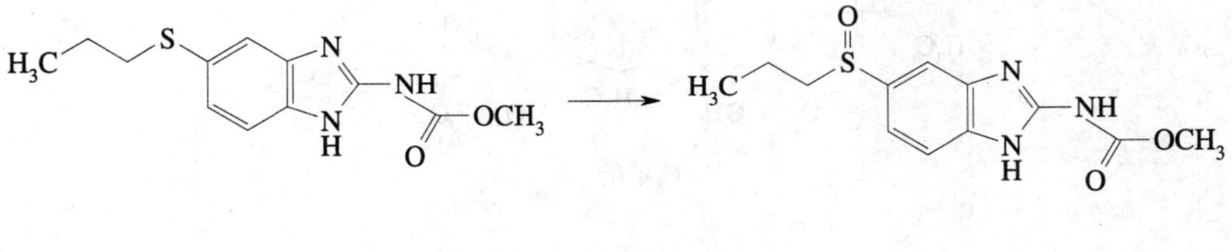

本品为广谱高效驱蛔虫、蛲虫、钩虫、线虫、鞭虫和绦虫等的药，对成虫和虫卵均有抑制作用。治疗剂量的阿苯达唑有致畸作用和胚胎毒性，2 岁以下幼儿及孕妇禁用。

本品的合成以农药苯并咪唑-2-氨基甲酸甲酯（多菌灵）为起始原料，用冰醋酸作溶剂，通入氯气，与干燥硫氰酸钠在 20 ~ 30℃ 下反应 4 h，制得 5-硫氰基苯并咪唑-2-氨基甲酸甲酯，再与硫化钠反应，将硫氰基转化为巯基，然后在乙醇中与溴丙烷反应，加热回流 1.5 h，制得本品。

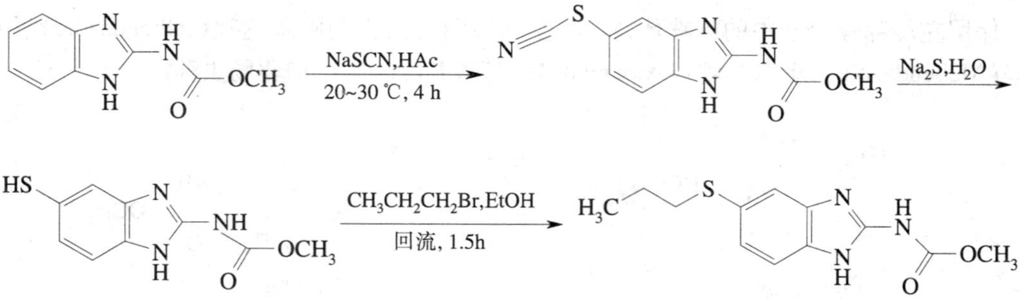

三、嘧啶类

嘧啶类驱虫药主要有噻嘧啶（Pyrantel）和奥克太尔（Oxantel）。该类药物通过抑制胆碱酯酶，使虫体的神经肌肉强烈收缩并导致痉挛性麻痹，使虫体丧失活动能力而被排出体外，常用于治疗蛲虫、蛔虫和钩虫的感染。

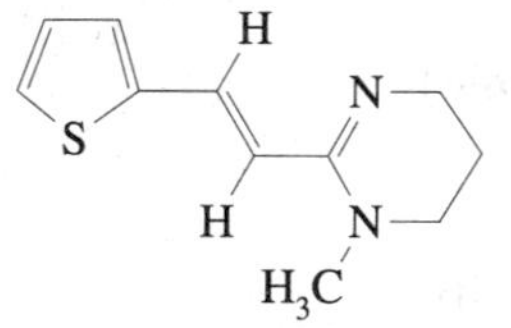

噻嘧啶

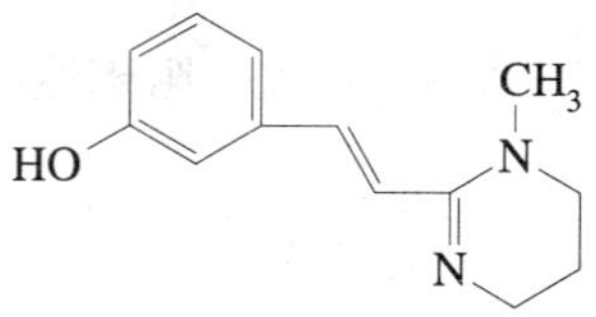

奥克太尔

四、植物提取药

三萜类驱虫药的代表为从楝科植物川楝（*Melia toosendan* Sieb et Zucc.）或苦楝（*Media azedarach* L.）的果实中提取得到的四环三萜类的川楝素（Toosendanin）。我国科学家从蔷薇科植物仙鹤草（Agrimonia Pilosa）根芽中提取的有效成分鹤草酚（Agrimophol）能迅速穿透绦虫体壁而使虫体痉挛致死。因此，临床上用于绦虫和滴虫感染的治疗。

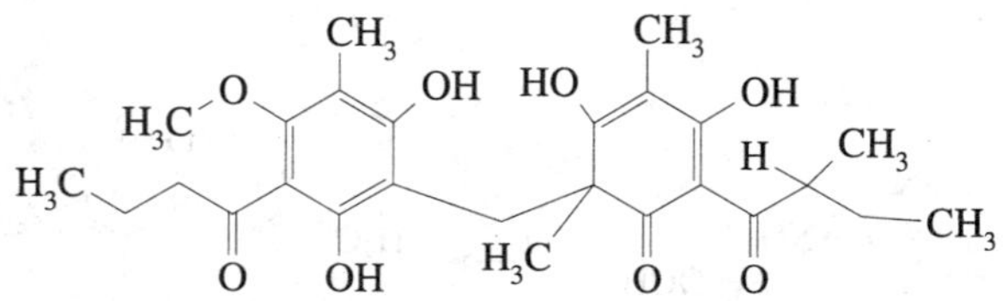

鹤草酚

第二节　抗血吸虫药物(Antischistosomals)

血吸虫病是全世界流行最广、危害人民健康最严重的寄生虫病。血吸虫分曼氏血吸虫、埃及血吸虫及日本血吸虫三种。在我国流行的血吸虫病是由日本血吸虫引起的。我国长江以南 13 个省市自治区为血吸虫流行病区。

血吸虫病治疗药可分为锑剂和非锑剂两类。锑剂主要有酒石酸锑钾,由于毒性较大,且只能静脉给药,现已较少使用。非锑剂药物主要有吡喹酮(Praziquantel)、硝硫氰胺(Amoscanate,Nithiocyanamine)和其衍生物硝硫氰醚(Nitroscanate)。

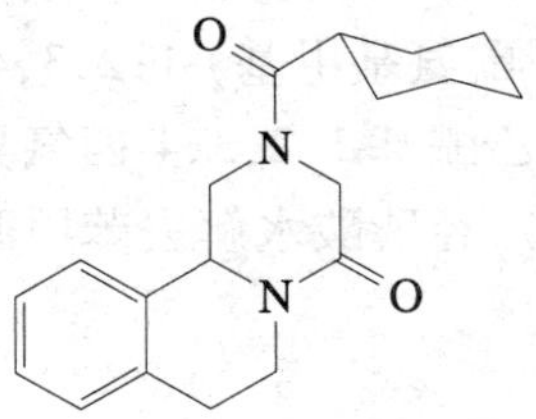

吡喹酮

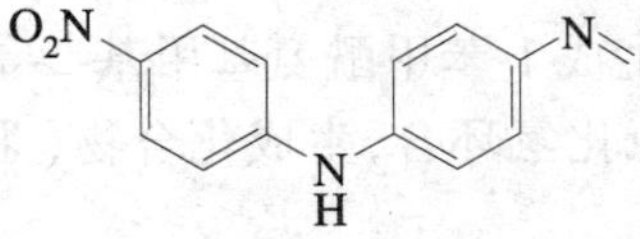

硝硫氰胺

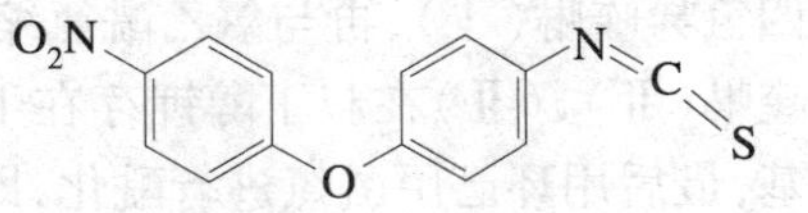

硝硫氰醚

硝硫氰胺为异硫氰酸酯类广谱蠕虫药物,但对血吸虫有显著的杀灭作用,其机理可能为使虫体的三羧酸循环代谢受到干扰,虫体缺乏能量供应,最后导致死亡。另外,该药对钩虫病和姜片虫病也有效。临床上用于各种类型的血吸虫病,但由于排泄慢,可引起积蓄中毒。有 4% ~8% 的病人出现黄疸和转氨酶升高等副作用。异硫氰酸酯类的另一个衍生物硝硫氰醚也有明显抗血吸虫作用,且毒性略低于硝硫氰胺。此类药物的结构与活性关系的研究表明,硝硫氰胺类药物结构中异硫氰基既是药效团,也是毒性基团。将异硫氰基改为硫代氨基甲酸酯等基团也显抗日本血吸虫作用。例如,硝硫苯酯(Phenithionate),其毒性明显小于硝硫氰胺。

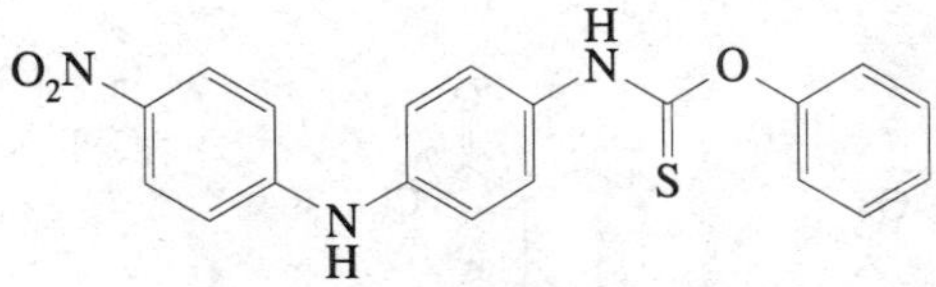

硝硫苯酯

吡喹酮(Praziquantel)

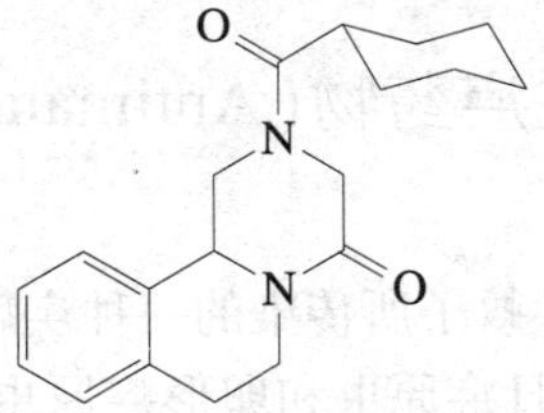

化学名为 2-(环己甲酰基)-1,2,3,6,7,11b-六氢-4H-吡嗪并[2,1-a]异喹啉-4-酮。

本品为白色或类白色结晶性粉末；味苦。在氯仿中易溶，在乙醇中溶解，在乙醚或水中不溶。mp. 136 ~ 141℃。

本品为一新型的广谱抗寄生虫药，对日本血吸虫有杀灭作用。其在低浓度时（5 μg/ml），可刺激血吸虫使其兴奋，较高浓度时（5 mg/ml）则引起虫体挛缩。它对虫体的糖代谢有明显的抑制作用，影响虫体对葡萄糖的摄入，促进虫体内糖原的分解，使糖原明显减少或消失。本品对日本血吸虫的作用更突出，具有疗效高、疗程短、代谢快、毒性低的优点。

本品有一个手性碳，左旋体的疗效高于消旋体，目前临床上仍使用其外消旋体。

本品口服后易由肠道吸收，1 ~ 3 h 血中浓度达峰值。其体内分布以肝中浓度最高，也可分布至脑脊液。本品经肝脏的首过效应后被代谢为羟基化物而失去活性，血清中存在的代谢产物为单羟基化物，而在尿中为二羟基化物，并多以结合形式存在。

本品的制备是以异喹啉为起始原料，与苯甲酰氯和氰化钾经 Reissert 反应，加成生成氰基苯甲酰二氢异喹啉，催化氢化的同时进行分子重排，生成 1-（苯甲酰氨基甲基）-1，2，3，4-四氢异喹啉（Ⅰ），再与氯乙酰氯缩合，生成 1-苯甲酰氨基甲基-2-氯乙酰基-1，2，3，4-四氢异喹啉（Ⅱ），（Ⅱ）在叔丁醇钾存在下脱氯化氢环合，生成化合物（Ⅲ），经磷酸水解去苯甲酰基，最后用环己甲酰氯进行酰化，即得。

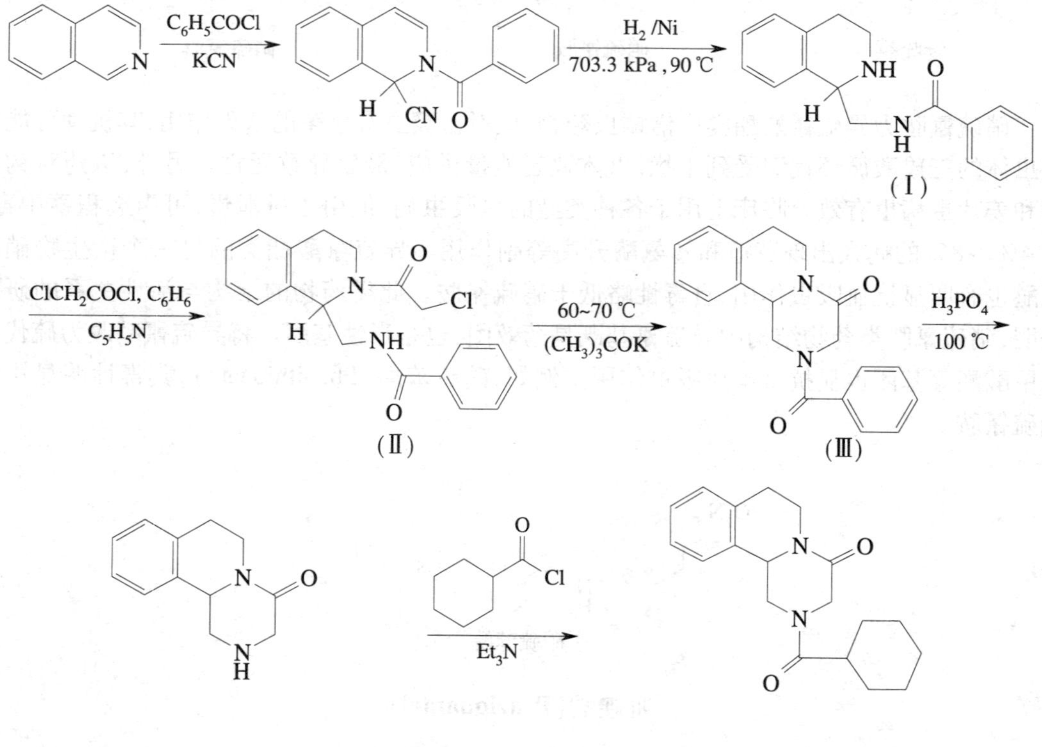

第三节　抗疟药物（Antimalarial Drugs）

疟疾是由已感染疟原虫的雌性蚊子所传染的一种疾病。可引起人类患病的疟原虫有四种，即恶性疟原虫、间日疟原虫、三日疟原虫和卵形疟原虫。临床上危害较大的是由恶性疟原虫和间日疟原虫所引起的恶性疟和间日疟。

用于预防和治疗疟疾的药物按其结构可以分为喹啉类、青蒿素类和嘧啶类。

一、喹啉类抗疟药物

喹啉类抗疟药物历史悠久、种类较多。按其结构可将喹啉类抗疟药分为4-喹啉甲醇类、4-氨基喹啉类和8-氨基喹啉类。

（1）4-喹啉甲醇类

此类药物的代表为奎宁（Quinine），奎宁是从茜草科植物金鸡纳树皮中提取分离出的一种生物碱。对红细胞内期的疟原虫有较强的杀灭作用，可控制疟疾的症状。奎宁在体内的代谢主要发生在喹啉环的2位，其代谢物抗疟作用很小，因此，将此位置封闭可得到能杀死裂殖体的高效抗疟药物甲氟喹（Mefloquine）。以芴环取代喹啉环得到了苯芴醇（Benflumetol），它能杀灭疟原虫红细胞内期无性体，而且杀虫比较彻底，治愈率为95%左右。临床上主要用于恶性疟疾，尤其适用对氯喹（Chloroquine）耐药的恶性疟原虫感染。

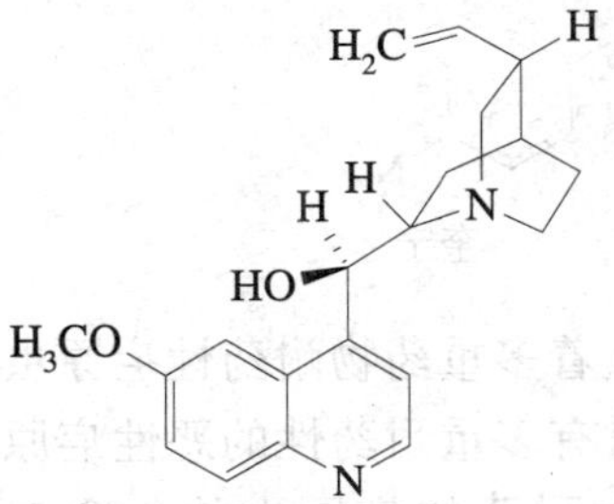

奎宁

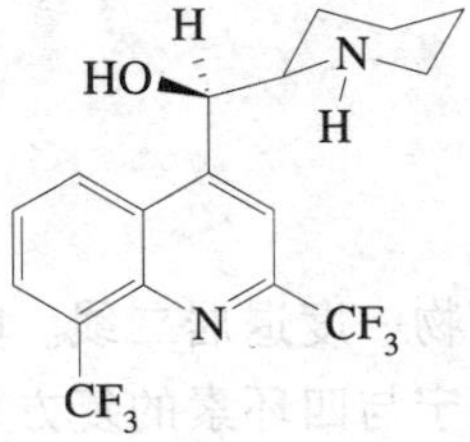

甲氟喹

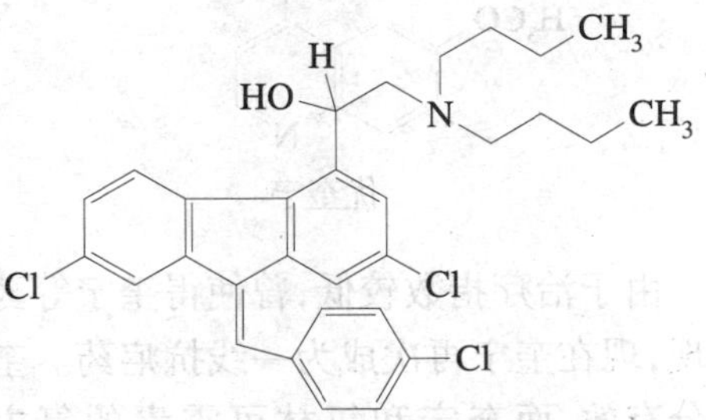

苯芴醇

奎宁（Quinine）

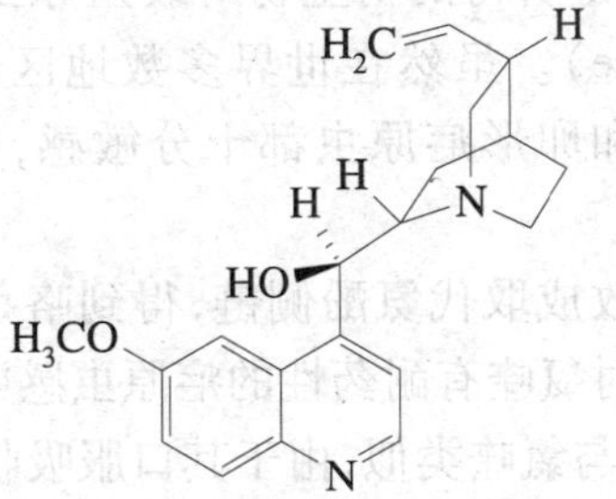

化学名为6-甲氧基-α-(5-乙烯基-2-奎宁环基)-4-喹啉甲醇。

本品为白色颗粒状或微晶性粉末，微风化性。无臭，味微苦。在乙醇、氯仿、乙醚中易溶，微溶于水和甘油。mp. 173℃。

本品为二元碱，其中喹核碱上氮原子的碱性较强（$pK_a=8.8$），而喹啉环的氮原子碱性较弱（$pK_a=4.2$）。临床上使用的盐有两种，即硫酸盐和二盐酸盐，硫酸盐难溶于水，多制成片剂。二盐酸盐水溶性大，可制成注射剂。

本品口服后，可被迅速并完全吸收，广泛分布于全身包括脑脊液中，还可通过胎盘并分泌于乳汁中。其代谢反应主要为喹啉环2位的羟基化，其次发生在奎宁环的2位，未代谢的原形仅占所给药物总量的5%～20%。

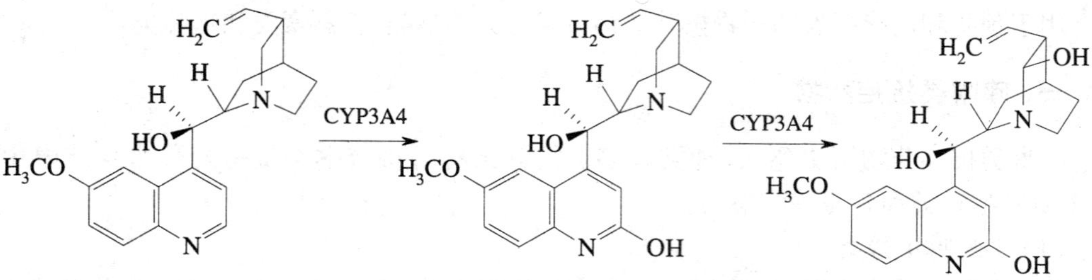

将奎宁的仲醇基与氯甲酸乙酯反应，得到优奎宁（Euquinine），又称无味奎宁，为奎宁的前药。它不再具有奎宁的苦味，但仍保留抗疟作用，口服后在消化道内水解转化为奎宁。

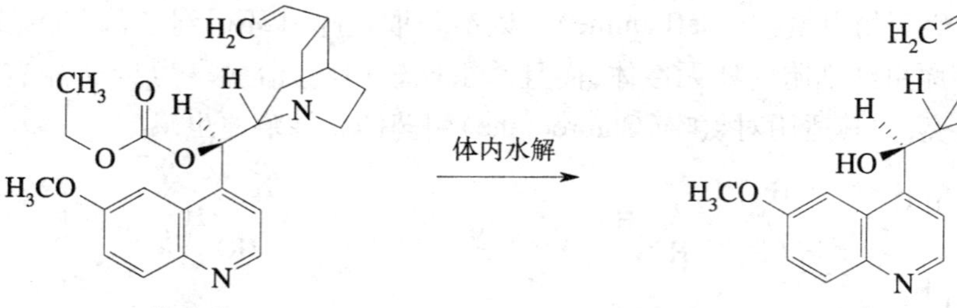

由于治疗指数较低，曾使得奎宁等药物一度退居二线。随着多重药物耐药性疟原虫的出现，现在奎宁再次成为一线抗疟药。奎宁与四环素的复方对有多重耐药性的恶性疟原虫十分有效，而奎宁和氯林可霉素的复方制剂使用3天后，对耐药的疟原虫的治愈率可达90%。

（2）4-氨基喹啉类

将4-氨基喹啉引入碱性侧链所得的衍生物对裂殖原虫具明显的速效杀虫作用，其中最为突出的为氯喹（Chloroquine）。虽然在世界多数地区已经出现对恶性疟原虫的耐药性，但氯喹至今对三日疟原虫和卵形疟原虫都十分敏感，对间日疟原虫仍保持较高的治疗价值。

将氯喹的脂肪双氨基侧链改成取代氨酚侧链，得到咯萘啶（Pyronaridine），它能有效杀灭裂殖体，抗疟疗效显著，而且对氯喹有耐药性的疟原虫感染有效。氯喹的另一个衍生物为哌喹（Piperaquine），其抗疟作用与氯喹类似，由于其口服吸收后，先贮存于肝脏，再缓慢释放进入血液，故作用持久，临床上用于疟疾症状的抑制性预防。将氯喹分子中氮上的乙基以羟乙基取代后可得到羟基氯喹（Hydroxychloroquine），也具有较好的抗疟作用。

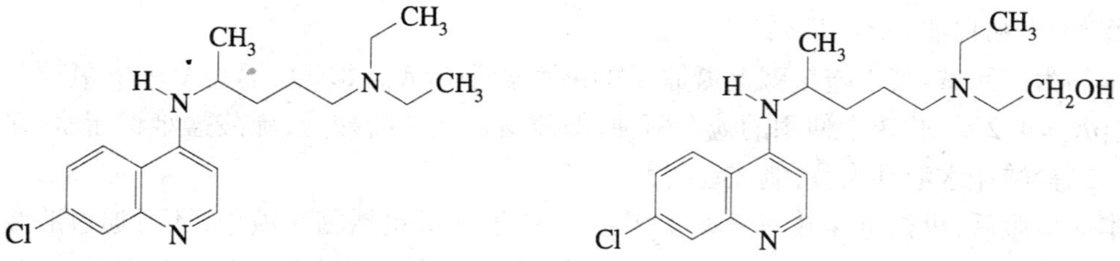

氯喹　　　　羟基氯喹

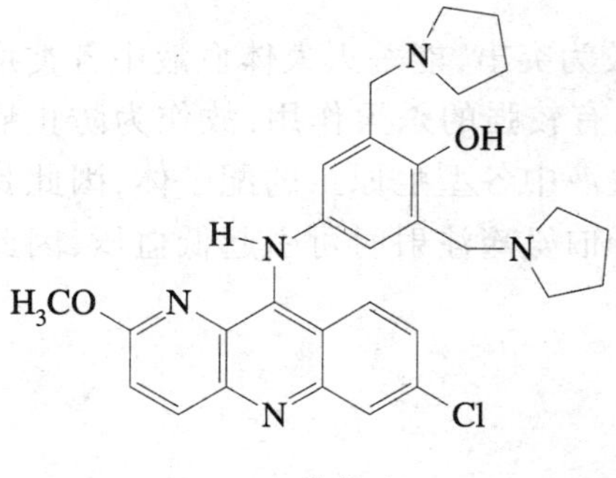
咯萘啶

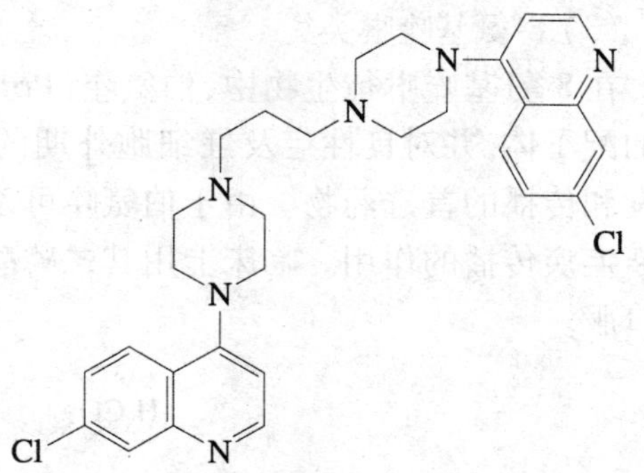
哌喹

磷酸氯喹(Chloroquine Phosphate)

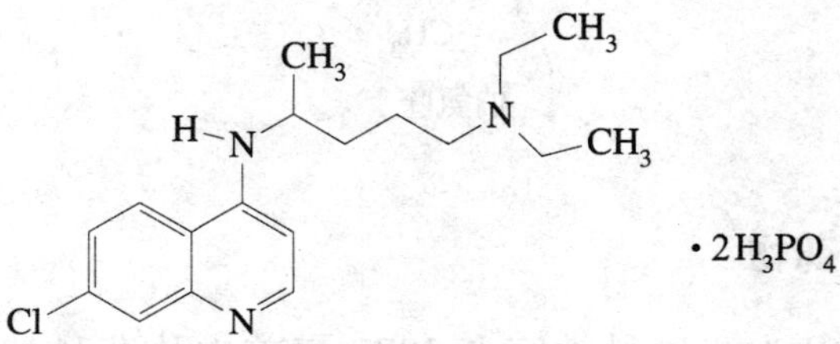

化学名为 N^4-(7-氯-4-喹啉基)-N^1,N^1-二乙基-1,4-戊二胺二磷酸盐。

本品为白色结晶性粉末;无臭,味苦;遇光渐变色,在水中易溶,水溶液呈酸性,pH 3.5~4.5,此时较稳定。在乙醇、氯仿、乙醚或苯中几乎不溶。mp. 193~196℃,熔融时同时分解。pK_a 为4.2。

本品口服经肠道吸收迅速而完全,1~2 h 达血药浓度峰值。其在红细胞内的浓度比血浆内浓度高10~20倍,而在有疟原虫的红细胞内浓度又比正常红细胞高25倍。本品与组织蛋白结合力很高,迅速分布于肝、胃、脾、肺等组织内,其浓度为血浆中的200~700倍,又可释放入血液发挥抗疟作用。本品的主要代谢物为去乙基氯喹,对于敏感的恶性疟,去乙基氯喹与氯喹等效,但对于耐药的恶性疟原虫,其活性则明显减少。

磷酸氯喹的合成是以4,7-二氯喹啉为原料,在苯酚存在下,与1-二乙氨基-4-氨基戊烷缩合,生成氯喹,在乙醇中与磷酸成盐即得。

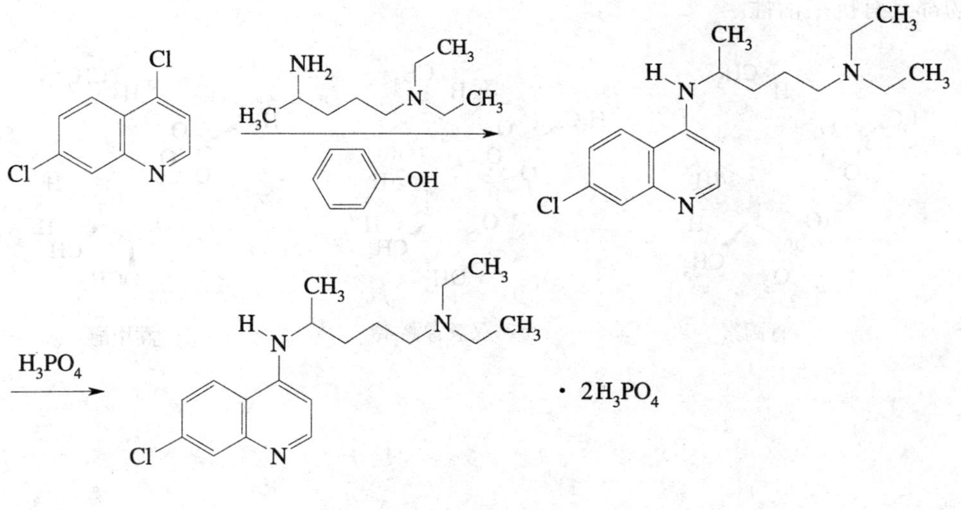

(3) 8-氨基喹啉类

在8-氨基喹啉衍生物中，伯氨喹(Primaquine)较为突出，能杀灭人体血液中各类疟原虫的配子体，并对良性疟及红细胞外期的裂殖子也有较强的杀灭作用，故作为防止疟疾复发和传播的首选药物。由于伯氨喹可杀灭热体血液中各型疟原虫的配子体，因此具有阻断疟疾传播的作用。临床上用其二磷酸盐。由于伯氨喹注射时可引起低血压，因此只能口服。

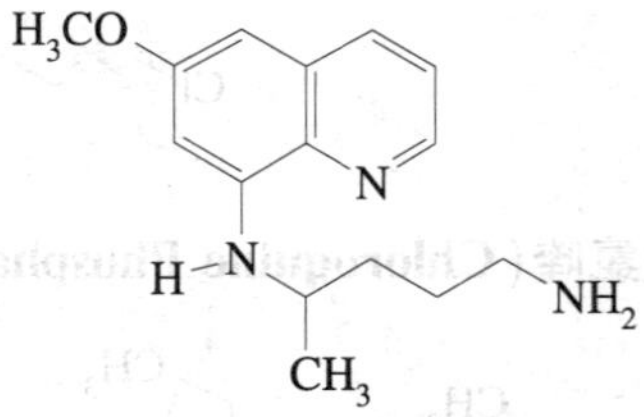

伯氨喹

二、青蒿素类抗疟药物

青蒿素(Artemisinin)为我国科学家在1971年首次从菊科植物黄花蒿(Artemisinin Annua Linn)中分离提取的新型的过氧化物倍半萜内酯，对疟原虫红细胞内型裂殖体有高度的杀灭作用，对于抗氯喹株恶性疟原虫引起的感染同样具高效、迅速的抗疟作用，是目前用于临床的各种抗疟药中起效最快的一种，但具有口服活性低、溶解度小、复发率高、半衰期短等缺点。因此，以其为先导化合物相继合成或半合成了大量的衍生物。其中将C-10羰基还原得到的双氢青蒿素(Dihydroartemisinin)，抗疟作用比青蒿素强一倍，它也是青蒿素在体内的还原代谢物。双氢青蒿素经醚化后可得蒿甲醚(Artemether)、蒿乙醚(Arteether)，其构型均为β构型。蒿甲醚与青蒿素的抗疟作用方式相似，与氯喹几乎无交叉耐药性。蒿乙醚对耐氯喹原虫株的作用比青蒿素高。为解决青蒿素水溶性低的缺点，将二氢青蒿素进行酯化后得青蒿素的琥珀酸酯即青蒿琥酯(Artesunat)，其为β构型，其钠盐水溶液不稳定，可制得粉针，临用时配制成水溶液，用于静脉注射。青蒿琥酯作用强度与氯喹相当，但起效比氯喹快，适用于抢救脑疟和危重昏迷的疟疾病人。双氢青蒿素的醚、酯和羧酸衍生物都具有抗疟活性。

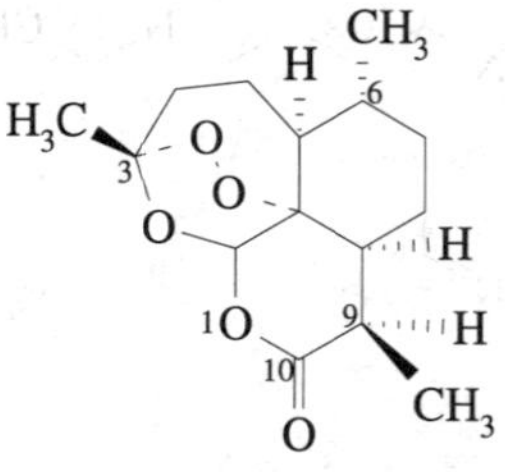

青蒿素

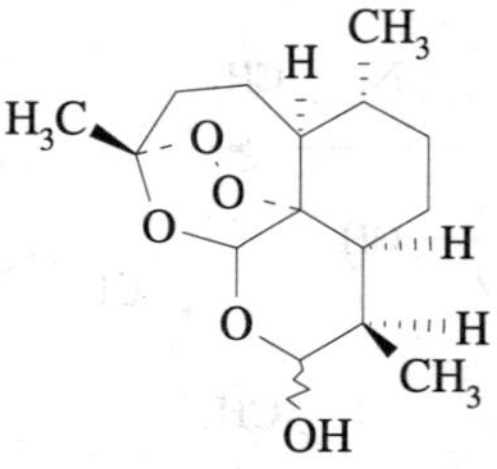

双氢青蒿素

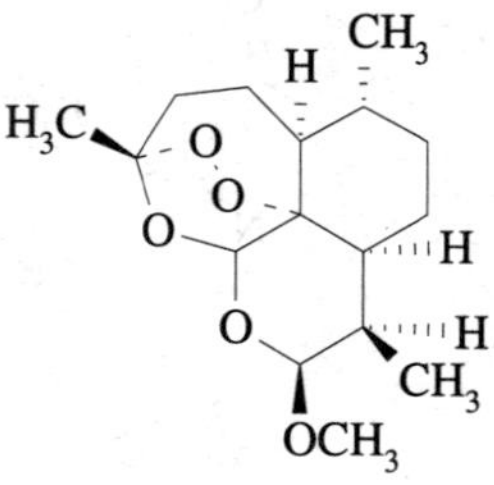

蒿甲醚

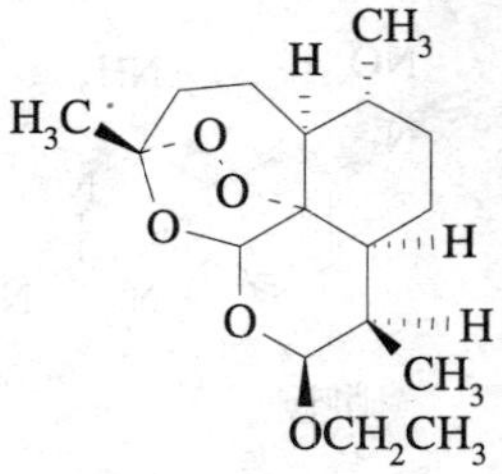

蒿乙醚

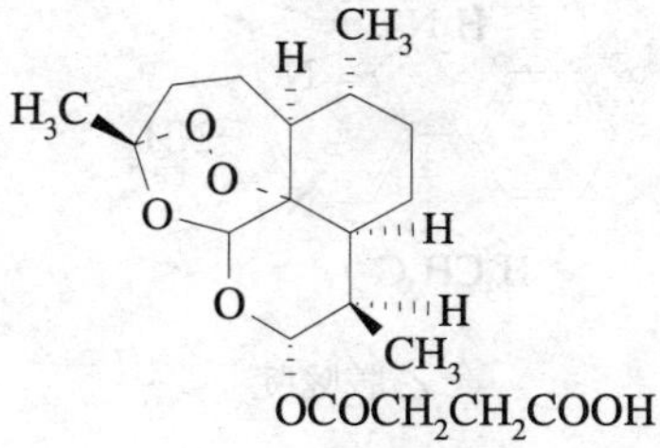

青蒿琥酯

青蒿素(Artemisinin)

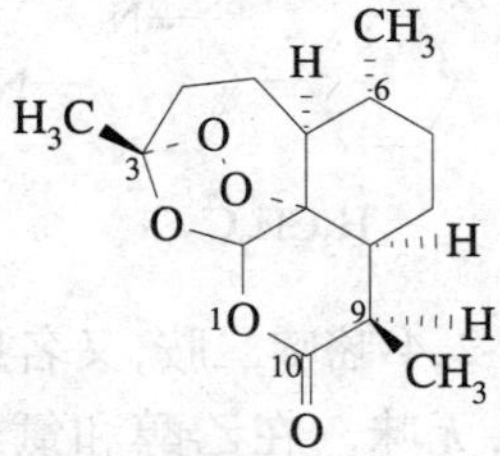

本品为无色针状结晶,味苦,在丙酮、醋酸乙酯、氯仿、苯及冰醋酸中易溶,在稀乙醇、乙醇和甲醇、乙醚及石油醚中溶解,在水中几乎不溶。$[\alpha]_D^{25}$ 为+75°~+78°。mp. 150~153℃。

本品结构中含有过氧键,遇碘化钾试液氧化析出碘,加淀粉指示剂,立即显紫色。本品含内酯结构,加氢氧化钠水溶液加热后水解,遇盐酸羟胺试液及三氯化铁溶液生成深紫红色的异羟酸铁。

青蒿素的构效关系研究表明,内过氧化结构的存在对活性是必需的,脱氧青蒿素(过氧桥被还原为单氧)完全失去抗疟活性。虽然内过氧化结构对产生抗疟活性是必需的,但只有内过氧化物还不能产生足够的抗疟活性,青蒿素抗疟活性的存在归于内过氧化物-缩酮-乙缩醛-内酯的结构。经进一步的研究认为,疏水基团的存在和过氧化桥的位置对活性至关重要。

当青蒿素10位羰基被还原为双氢青蒿素,其活性大于青蒿素,双氢青蒿素的醚、酯和羧酸衍生物都具有抗疟活性。但在其分子中引入亲水性基团并使其极性增大,则导致抗疟活性减小。在很多青蒿素衍生物中,都可以看到,为保持和增加抗疟活性,其亲脂性是非常重要的。青蒿素在体内代谢为双氢青蒿素、脱氧双氢青蒿素、3α-羟基脱氧双氢青蒿素和9,10-二羟基双氢青蒿素。本品为一高效、速效的抗疟药,主要用于间日疟、恶性疟、抢救脑型疟,效果良好,但复发率稍高。

青蒿素的抗疟作用与自由基的调节有关。血红蛋白消化的结果使在寄生虫中的血红素积累。血红素中铁离子与青蒿素反应,通过内过氧化物的均裂产生自由基。通过自由基重排得到碳自由基,而碳自由基可对特殊的疟原虫蛋白进行共价键的结合和损害。

三、嘧啶类抗疟药物

利用疟原虫不能利用环境中的叶酸和四氢叶酸,必须自身合成叶酸并转变为四氢叶酸的特点,选择二氢叶酸还原酶抑制剂作为抗疟药物,其代表药物为乙胺嘧啶(Pyrimethamine),乙胺嘧啶由于对多数的疟原虫有较强的抑制作用,故临床上多作为预防药物。另一个二氢叶酸还原酶抑制剂为硝喹(Nitroquine),同样具有对疟疾的预防和治疗作用。

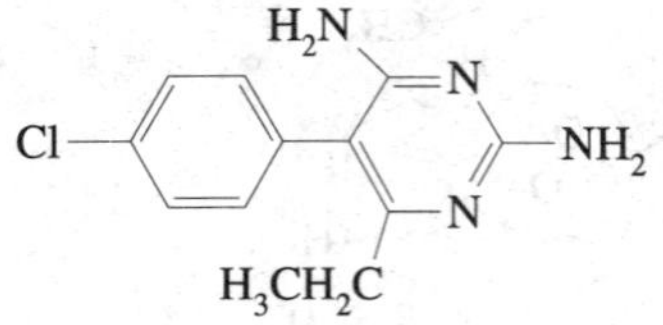

乙胺嘧啶

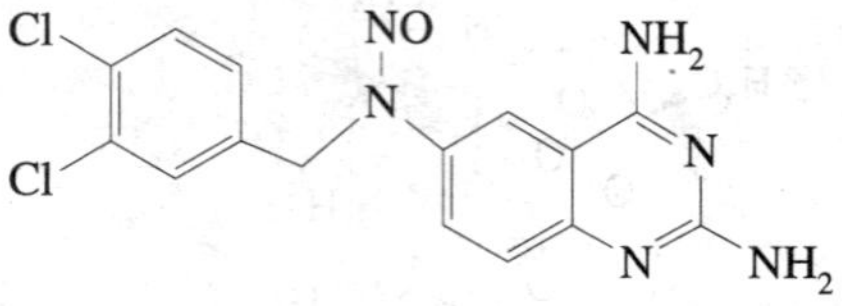

硝喹

乙胺嘧啶(Pyrimethamine)

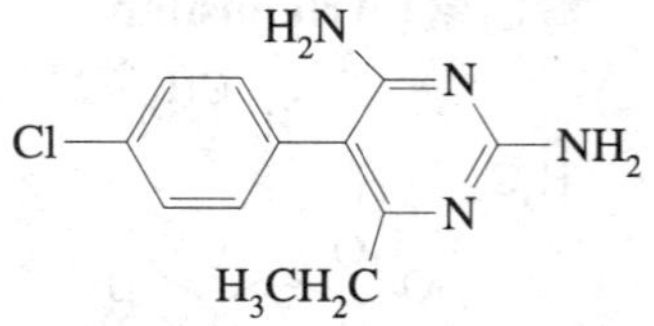

化学名为6-乙基-5-(4-氯苯基)-2,4-嘧啶二胺,又名息疟啶。

本品为白色结晶性粉末,无臭,无味。在乙醇和氯仿中微溶,在水中几乎不溶,乙胺嘧啶有弱碱性,pK_a 为 7.0,能在稀酸中溶解。与硫酸成盐后,略溶于冷水,溶于热水。mp. 239 ~ 242℃。

乙胺嘧啶分子中含有共价键氯原子,与碳酸钠炽灼后,水溶液显氯离子反应。

乙胺嘧啶为二氢叶酸还原酶抑制剂,使核酸合成减少,通过抑制细胞核的分裂,使疟原虫的繁殖受到抑制,本品主要用于预防疟疾。其特点是作用持久,服药一次作用可维持一周以上。为了杀灭乙胺嘧啶虫株,近年来国外将乙胺嘧啶和二氢叶酸合成酶抑制剂磺酸多辛(半衰期为 140 h)一起组成复合制剂,则可引起双重抑制作用。

本章习题

一、试写出下列药物的化学结构及主要临床用途

1. 阿苯达唑 2. 甲苯达唑 3. 左旋咪唑 4. 奎宁 5. 氯喹 6. 伯氨喹 7. 青蒿素 8. 乙胺嘧啶

二、问答题

1. 抗寄生虫药物可分为哪几类?
2. 抗疟药物分为哪几种结构类型?简述每类的作用特点。
3. 青蒿素是如何进行结构改造的?

三、合成题

1. 以苯并咪唑-2-氨基甲酸甲酯为起始原料合成阿苯达唑。
2. 以异喹啉为起始原料合成吡喹酮。

第十章　合成抗菌药和抗病毒药

(Synthetic Antibacterial Agents and Antiviral Agents)

自从化学治疗剂被发现以来，抗菌药及抗病毒药的发展非常迅速，它们是一类能抑制或杀灭病原微生物的药物，在临床上的应用非常广泛。其中抗生素类药物已列专章讨论，本章将讨论磺胺类抗菌药、喹诺酮类抗菌药、其他抗菌药、抗结核病药、抗真菌药及抗病毒药。

第一节　合成抗菌药(Synthetic Antibacterial Agents)

合成抗菌药物是指除抗生素以外的抗菌药物，能有效地抑制和杀灭细菌，用于治疗细菌感染性疾病，是一类临床上广泛应用的药物。本节主要介绍磺胺类抗菌药物、喹诺酮类抗菌药物和其他抗菌药物等。

一、磺胺类药物及抗菌增效剂(Sulfonamides and Antibacterial Synerists)

磺胺类药物的发现和应用是药物化学史上的一个重要里程碑。该类药物的发现开创了化学治疗的新纪元，使当时死亡率很高的细菌性传染疾病如脑膜炎、肺炎等得到了控制。其作用机制的阐明开辟了一条从“代谢拮抗”来寻找新药的途径。磺胺的发现使人们认识到从体内代谢产物中寻找新药的可能性。此外通过对磺胺类药物的深入研究，根据其副作用又发现了具有磺胺结构的利尿药和降血糖药，又开辟了一条寻找新药的途径。这些都对药物化学的发展起了重要的作用。

(一) 磺胺类药物的发展

磺胺类药物(Sulfonamides)是一类具有对氨基苯磺酰胺结构的合成抗菌药物，该类药物的抗菌谱广，对多种球菌，如脑膜炎球菌、溶血性链球菌、肺炎球菌、葡萄球菌、淋球菌及某些杆菌，如痢疾杆菌、大肠杆菌、变形杆菌等都有抑制作用，可用于治疗流行性脑炎、脊髓膜炎、上呼吸道、泌尿道、肠道及其他细菌性感染。其主要是通过抑制细菌繁殖达到抗菌的目的，而不是直接杀灭细菌。

磺胺类药物的母体对氨基苯磺酰胺(Sulfonilamide，又称磺胺)早在 1908 年就由德国化学家 Gelmo 合成得到，但当时仅作为合成偶氮染料的中间体，其医疗价值未被人们所认识。1932 年 Domagk 发现一种红色偶氮染料百浪多息(Prontosil)对链球菌和葡萄球菌有很好的抑制作用。1935 年 Foerster 公开了首次使用百浪多息治疗葡萄球菌感染导致的败血症的临床结果。从此偶氮染料才受到人们的重视。

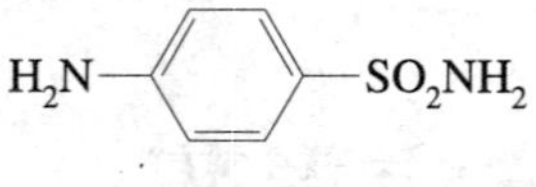

对氨基苯磺酰胺

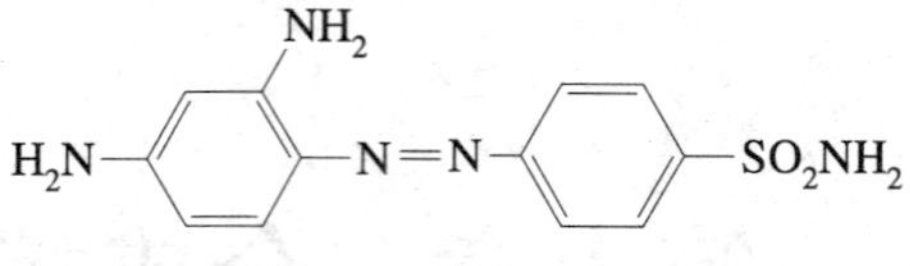

百浪多息

最初人们认为白浪多息结构中的偶氮基团是染料的生色基团，可能也是其产生抑菌作用的生效基团。在此基础上合成了大量的偶氮化合物，并进行化学结构和活性关系的研究。结果表明，只有含磺酰胺基的偶氮染料才有抗菌作用，而没有磺酰胺基的偶氮染料则无抗菌活性，从而动摇了偶氮基团是“生效基团”的说法。

人们又发现百浪多息在体外无效，而在体内则有抗菌作用。由此推测百浪多息在体内偶氮键断裂、分解为有活性的对氨基苯磺酰胺是其产生抗菌作用的原因。1935 年人们又对合成的对氨基苯磺酰胺进行研究，发现其在体内、体外均有抑菌作用。随后又从服用百浪多息病人的尿中分离得到对乙酰氨基苯磺酰胺，而乙酰化是体内常见的代谢反应。由此确定了对氨基苯磺酰胺才是这类化合物显效的基本结构，研究工作也从偶氮染料转移到对氨基苯磺酰胺及其衍生物上。磺胺类药物的研究工作发展极为迅速，从发现、应用到作用机制学说的建立，只用了短短十几年的时间。

磺胺类药物的发展大致可以分为下面两个时期。

1. 第一个时期(从 1935 年至 1946 年间)：研究工作主要着重于对磺胺结构以及取代基团对抗菌活性的影响。共合成了 5 500 多种磺胺类化合物，其中有 20 多种在临床上应用，如磺胺醋酰(Sulfacetamide，SA，通常用其钠盐，称磺胺醋酰钠)、磺胺吡啶(Sulfapyridine，SP)、磺胺嘧啶(Sulfadiazine，SD)、磺胺甲嘧啶(Sulfamerazine，SM_1)、磺胺二甲嘧啶(Sulfamethazine，SM_2)、磺胺噻唑(Sulfathiazole，ST)等。在此期间还建立了磺胺类药物的作用机制学说。

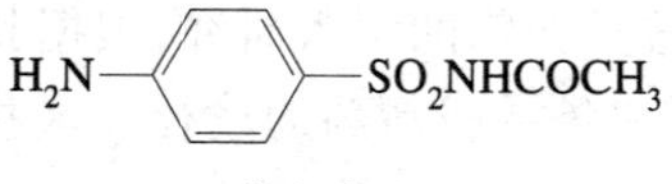

磺胺醋酰

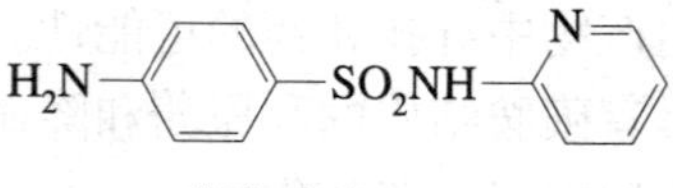

磺胺吡啶

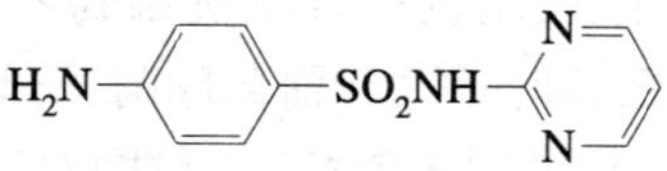

磺胺嘧啶

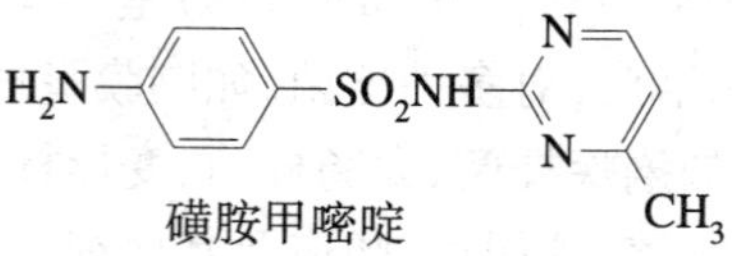

磺胺甲嘧啶

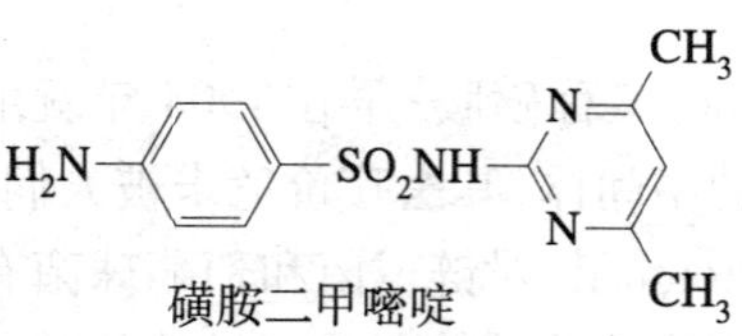

磺胺二甲嘧啶

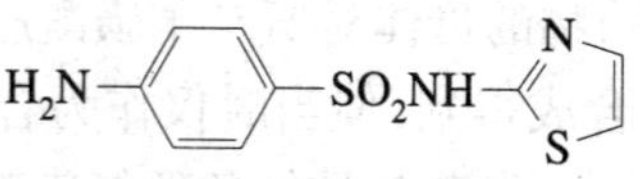

磺胺噻唑

20 世纪 40 年代青霉素在临床上成功应用于治疗细菌感染性疾病，使人们认识到抗生素的重要性，将研究工作的重点转移到对青霉素的研究上，使磺胺类药物的研究工作一度停止。直到 20 世纪 50 年代，人们逐渐认识到青霉素的一些缺点，如对酸不稳定，不能口服，易产生过敏性、耐药性等后，磺胺类药物再度受到人们的重视，形成了磺胺类药物研究的第二个时期。

2. 第二个时期（20 世纪 50 年代以后）：研究的目的是改善磺胺类药物的溶解度，减轻对肾脏的损害和降低副作用。后来在研究中发现某些化合物口服后吸收快，排泄慢，能长时间地维持较高的血药浓度，在此基础上研究和寻找中长效的磺胺类药物，如磺胺甲噁唑（Sulfamethoxazole，SMZ）半衰期为 11 h，抗菌作用比较强，抗菌谱广；磺胺甲氧嗪（Sulfamethoxypyridazine，SMP），半衰期为 37 h，每天只需服一次，又称为“长效磺胺”；磺胺甲氧嘧啶（Sulfamethoxydiazine，SMD），半衰期为 36 h；磺胺地托辛（Sulfadimethoxine，SDM），半衰期为 40 h；磺胺多辛（Sulfadoxine），半衰期为 150 h，只需每周服用一次，称为“周效磺胺”等。

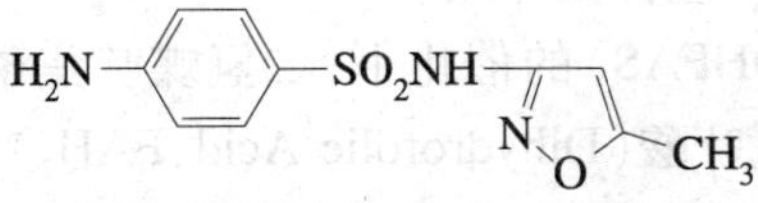

磺胺甲噁唑

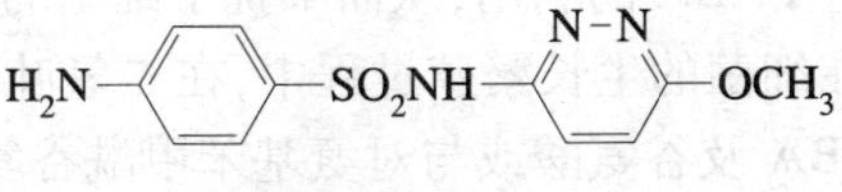

磺胺甲氧嗪

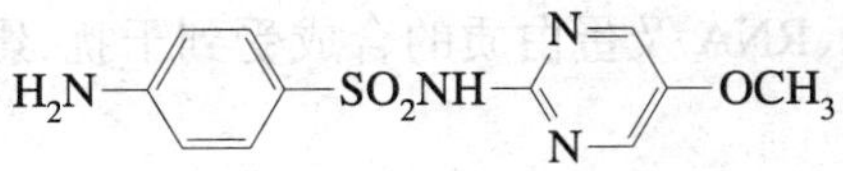

磺胺甲氧嘧啶

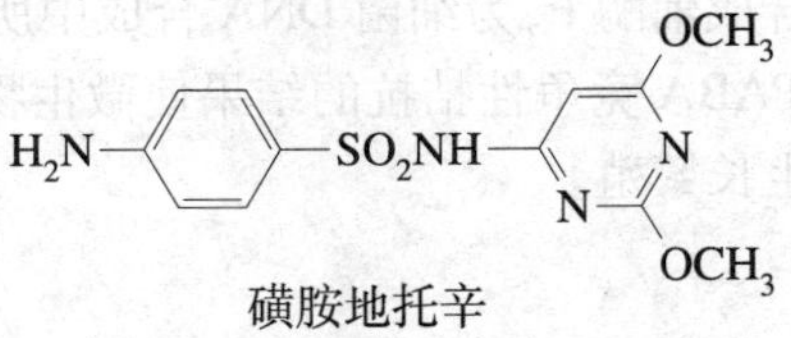

磺胺地托辛

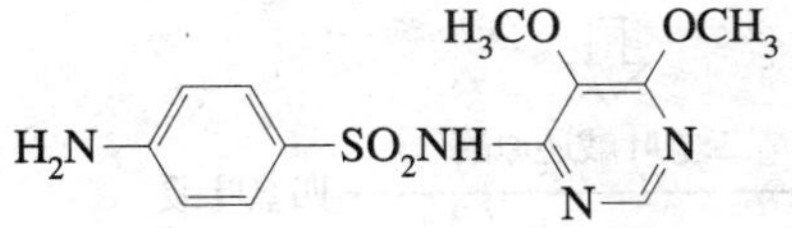

磺胺多辛

近年来，对磺胺类药物的研究较少。由于多种抗生素和其他合成抗菌药物的迅速发展，加之磺胺类药物只能抑制细菌的生长繁殖而不能杀菌，使磺胺类药物在临床上应用受到很大的限制，因此除少数药物以外，大多数磺胺类药物已不再使用。目前临床上仍在使用的药物有：磺胺醋酰钠（SA-Na），其水溶性较好，可制成水溶性制剂，用于眼部感染疾病的治疗；磺胺嘧啶（SD）对脑膜炎双球菌、肺炎球菌及溶血性链球菌的感染效果比较好；磺胺甲噁唑（SMZ）和抗菌增效剂甲氧苄啶合用，用于多种细菌感染的治疗。

（二）磺胺类药物的构效关系

通过对大量磺胺类化合物的结构与活性之间关系的研究，人们总结出如下的构效关系：

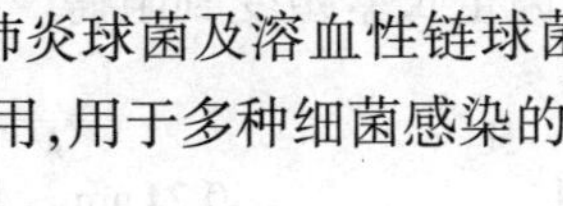

（1）对氨基苯磺酰胺结构是必需的结构。即苯环上的氨基与磺酰氨基必须处在对位，在邻位或间位均无抑菌作用。

（2）芳伯氨基上一般没有取代基，若有取代基则必须在体内易被酶分解或还原为游离的氨基才有效，如 RCONH—，R—N ═N—，$—NO_2$ 等基团，否则无效。

（3）磺酰氨基上多为单取代，大多为吸电子基团取代，可使抗菌活性增强。吸电子基团可以是酰基，也可以是芳香杂环。N，N-双取代化合物一般丧失活性。

（4）苯环若被其他芳环或芳杂环取代，或在苯环上引入其他基团，抑菌活性降低或丧失。

（5）磺胺类药物的酸性离解常数（pK_a）与抑菌作用的强度有密切的关系，当 pK_a 在 6.5～7.0 时，抑菌作用最强。

（三）磺胺类药物的作用机制

有关磺胺类药物作用机制的学说很多，其中以 Wood-Fields 学说为人们所公认和接受，且被以后的实验所证实。1938 年至 1940 年期间，Wood-Fields 提出，磺胺类药物能与细菌生长所必需的对氨基苯甲酸（p-Aminobenzoic Acid，PABA）产生竞争性拮抗，干扰细菌的酶系统对 PABA 的利用，从而干扰了细菌的正常生长而产生抑菌作用。

在细菌的生长繁殖过程中，在二氢叶酸合成酶（DHFAS）的催化下，二氢蝶啶焦磷酸酯与 PABA 及谷氨酸或与对氨基苯甲酰谷氨酸合成二氢叶酸（Dihydrofolic Acid，FAH_2），再在二氢叶酸还原酶（DHFAR）的作用下生成四氢叶酸（Tetrahydrofolic Acid，FAH_4），四氢叶酸进一步合成辅酶 F，为细菌 DNA 合成中所需核苷酸的合成提供一个碳单位。因此，磺胺类药物与 PABA 竞争性拮抗的结果使微生物的 DNA、RNA 及蛋白质的合成受到干扰，影响了细菌的生长繁殖。

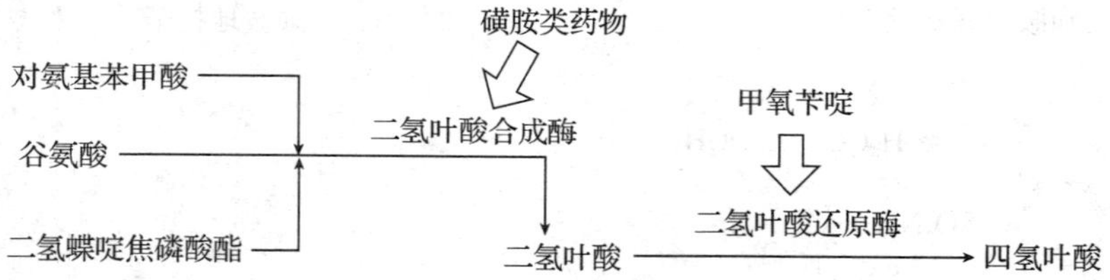

后来 Bell-Roblin 指出，磺胺类药物之所以能和 PABA 竞争性拮抗是由于它们的分子大小和电荷分布极为相似的缘故。PABA 分子的长度是 0.67 nm，宽度是 0.23 nm，磺胺类药物分子中的对氨基苯磺酰氨基部分的长度是 0.69 nm，宽度是 0.24 nm，两者的长度及宽度几乎相等。另经分子轨道方法计算，两者的表观电荷分布也极为相似。在二氢叶酸的生物合成中，磺胺类药物可以占据二氢叶酸结构中 PABA 的位置，生成无功能的伪叶酸，最终抑制生物大分子的生物合成，致使细菌生长繁殖受到阻碍。

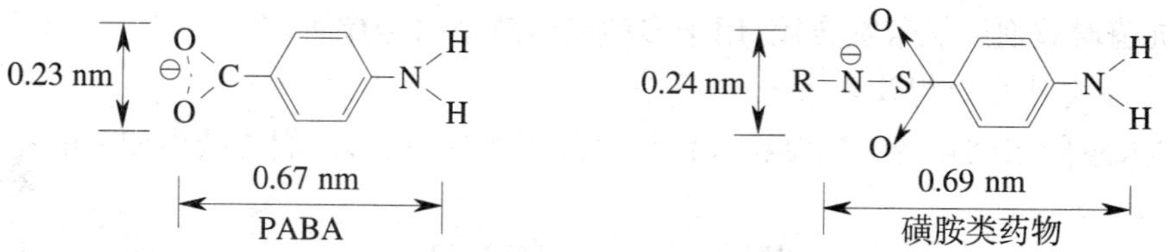

人和微生物体内代谢均需二氢叶酸，但来源不同。人体可以从食物中摄取二氢叶酸，因此不受磺胺类药物的影响。凡需自身合成四氢叶酸的微生物对磺胺药物都敏感。

Wood-Fields 学说开辟了从代谢拮抗寻找新药的途径，这是磺胺类药物对药物化学理论研究方面的重大贡献。所谓代谢拮抗（Metabolic Antagonism），就是设计与生物体内基本代谢物的结构有某种程度相似的化合物，使之竞争性地和特定的酶相作用，干扰基本代谢物的被利用，从而干扰生物大分子的合成，或以伪代谢物的身份掺入生物大分子的合成中，形成伪生物大分子，导致致死合成（Lethal Synthesis），从而影响细胞的生长。代谢拮抗概念已广泛应用于抗菌、抗疟及抗肿瘤药物等的设计中。

（四）抗菌增效剂及其作用机制

抗菌增效剂（Antibacterial Synerists）是一类与某类抗菌药物配伍使用时，以特定的机制增强该类抗菌药物活性的药物。抗菌增效剂的类型不同，作用机制也各不相同。

甲氧苄啶（Trimethoprim，TMP）是在研究抗疟药物的过程中发现的广谱抗菌药。2，4-二氨基嘧啶类化合物乙胺嘧啶（Pyrimethamine）能选择性地同疟原虫的二氢叶酸还原酶（DHFR）结合，阻断四氢叶酸的合成，从而干扰了疟原虫体内的生物合成，产生较好的预防疟疾作用。后来合成了一系列乙胺嘧啶的类似物，其中一部分是将嘧啶环5位上的4-氯苯基置换成苄基的衍生物，这些衍生物对细菌的二氢叶酸还原酶均表现出或强或弱的抑制作用。当其5位为3，4，5-三甲氧基苄基取代时，得到甲氧苄啶，发现其对革兰氏阳性菌和革兰氏阴性菌具有广泛抑制作用。其作用机制为可逆性地抑制二氢叶酸还原酶，阻碍二氢叶酸还原为四氢叶酸，影响辅酶F的形成，从而影响微生物DNA、RNA及蛋白质的合成，使其生长繁殖受到抑制。

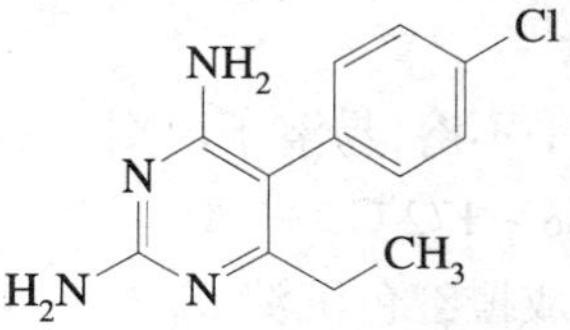

乙胺嘧啶

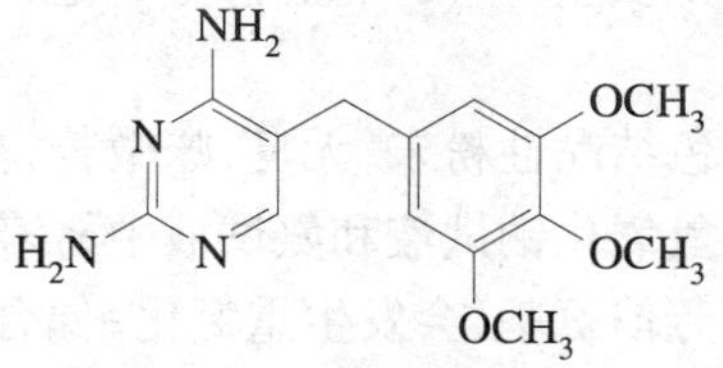

甲氧苄啶

TMP对磺胺类药物有增效作用，原因是磺胺类药物抑制二氢叶酸合成酶，阻断二氢叶酸的合成，而TMP抑制二氢叶酸还原酶，阻断二氢叶酸还原成四氢叶酸，合用时可使细菌体内的四氢叶酸合成受到双重阻断，产生协同抗菌作用，作用可增强数倍至数十倍，所以TMP称为磺胺增效剂。临床上用得最多的是将TMP和SMZ组成复方新诺明，广泛用于治疗呼吸道感染、菌痢及泌尿道感染等。后来发现TMP与其他抗生素（如四环素、庆大霉素）合用时也可增强抗菌作用。

而由二氢叶酸还原成四氢叶酸是人体和微生物体内相同的过程，因此TMP对人和动物的二氢叶酸还原酶同样具有可逆性抑制作用。但TMP对微生物的二氢叶酸还原酶的亲和力比对人和动物的二氢叶酸还原酶亲和力强60 000～100 000倍，因此对人和动物的影响很少，其毒性也较微弱。

自TMP问世以来，人们一直在进行对其结构改造的研究，并取得了一些成功。对甲氧苄啶的结构改造主要在苯环上，对氨基嘧啶环和中间连接的亚甲基的改变均导致活性下降或消失。美替普林（Metioprim）的体内抗菌作用比甲氧苄啶强3～4倍，和磺胺嘧啶合用有增效作用，两者比例为1:1时增效最显著。溴莫普林（Brodimoprim）对二氢叶酸还原酶的抑制作用比甲氧苄啶强3倍，对许多革兰氏阳性菌和革兰氏阴性菌的抑制作用更强，在临床上治疗上呼吸道感染、严重慢性支气管炎等症，其临床效果与许多抗菌药相比作用相似或更强，为甲氧苄啶的更新换代品种。四氧普林（Tetroxoprim）的抗菌活性略低于甲氧苄啶，作用机制相类似，在欧洲广泛被作为抗菌增效剂使用，与磺胺嘧啶合用可增效并延缓微生物产生的耐药性。

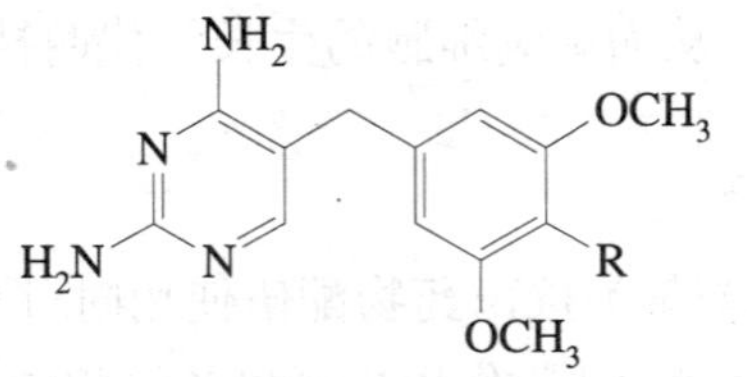

甲氧苄啶对磺胺类药物的增效作用是通过对叶酸代谢过程中两个不同的酶抑制而产生的结果,其他抗菌增效剂的作用机制各不相同。有通过抑制使药物分解的酶来增加药物抗菌作用的,如克拉维酸和青霉素合用(见抗生素一章);有作用于同一个靶点的药物,如抗结核药物异烟肼和利福平合用;有降低药物从体内排泄速度来增加药物抗菌作用,如丙磺舒和青霉素合用。

磺胺甲噁唑(Sulfamethoxazole)

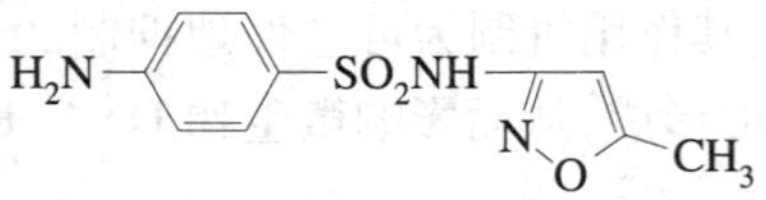

化学名为4-氨基-N-(5-甲基噁唑-3-基)苯磺酰胺,又名磺胺甲基异噁唑(SMZ)、新诺明(Sinomin)。

本品为白色结晶性粉末,无臭,味微苦;在水中几乎不溶,易溶于丙酮。本品为两性化合物,在稀盐酸、氢氧化钠试液和氨试液中易溶。mp. 168 ~ 172℃。

本品具有芳伯氨基,会发生重氮化-偶合反应,生成橙红色沉淀。

本品的半衰期为11 h,抗菌作用较强,抗菌谱较广,常与抗菌增效剂甲氧苄啶合用,这种复方制剂被称为复方新诺明,即将SMZ和TMP按5∶1比例配伍,其抗菌作用可增强数倍至数十倍,应用范围也扩大,临床主要用于泌尿道和呼吸道感染及伤寒、布氏杆菌病等。

本品的合成采用磺胺类药物的合成通法。将对乙酰氨基苯磺酰氯(ASC)与相应的杂环3-氨基-5-甲基异噁唑缩合而得到。3-氨基-5-甲基异噁唑的合成是制备本品的关键,它是以草酸二乙酯和丙酮为原料,在乙醇钠存在下缩合得到乙酰丙酮酸乙酯,与盐酸羟胺环合得5-甲基-3-异噁唑甲酸乙酯,再经氨解、Hoffmann降解而制得。该中间体和ASC在碳酸氢钠作为缩合剂及室温条件下进行缩合,然后在氢氧化钠水溶液中水解脱去乙酰基,最后酸化得磺胺甲噁唑。

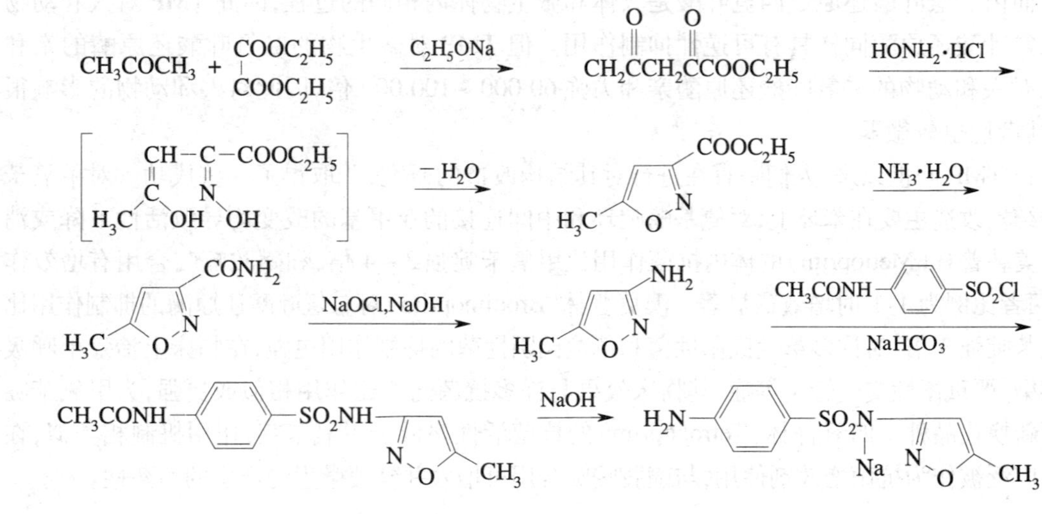

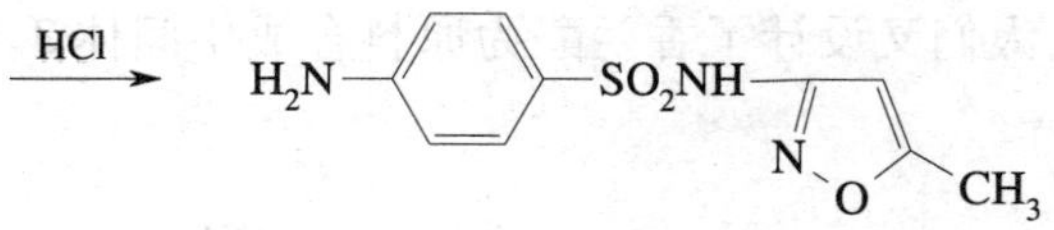

甲氧苄啶(Trimethoprim)

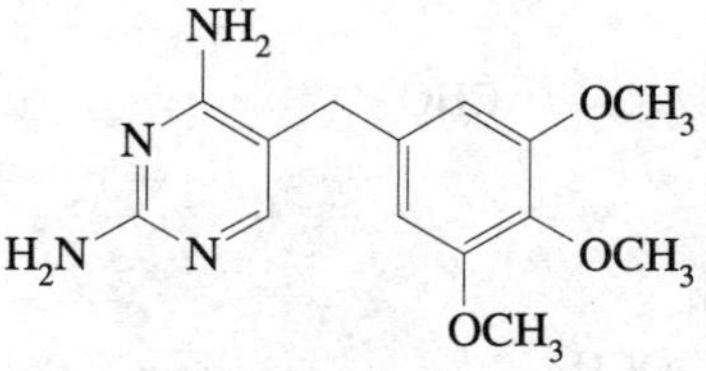

化学名为5-[(3,4,5-三甲氧苯基)甲基]-2,4-嘧啶二胺,又名甲氧苄氨嘧啶。

本品为白色或类白色结晶性粉末,无臭,味苦;在氯仿中略溶,在乙醇或丙酮中微溶,在水中几乎不溶,在冰醋酸中易溶。mp. 199 ~203℃,pK_a 为 7.2。

本品为广谱抗菌药,对革兰氏阳性菌和革兰氏阴性菌具有广泛的抑制作用。本品与磺胺类药物(如磺胺甲噁唑或磺胺嘧啶)合用,可使其抗菌作用增强数倍至数十倍,甚至有杀菌作用。与四环素、庆大霉素等抗生素合用时有明显的增效作用。由于本品对人和动物的二氢叶酸还原酶的亲和力是对微生物的二氢叶酸还原酶的亲和力的六万分之一至一万分之一,所以对人和动物的影响很小,其毒性也较弱。

本品的合成是以没食子酸为原料,与硫酸二甲酯反应,生成三甲氧基苯甲酸;在硫酸催化下与甲醇进行酯化反应,生成3,4,5-三甲氧基苯甲酸甲酯,与水合肼反应生成3,4,5-三甲氧基苯甲酰肼;再以铁氰化钾氧化,生成3,4,5-三甲氧基苯甲醛;在甲醇钠存在下与β-甲氧丙腈缩合,生成β-甲氧基-α-(3,4,5-三甲氧基苯甲烯基)丙腈;最后在甲醇钠存在下与硝酸胍环合即得。

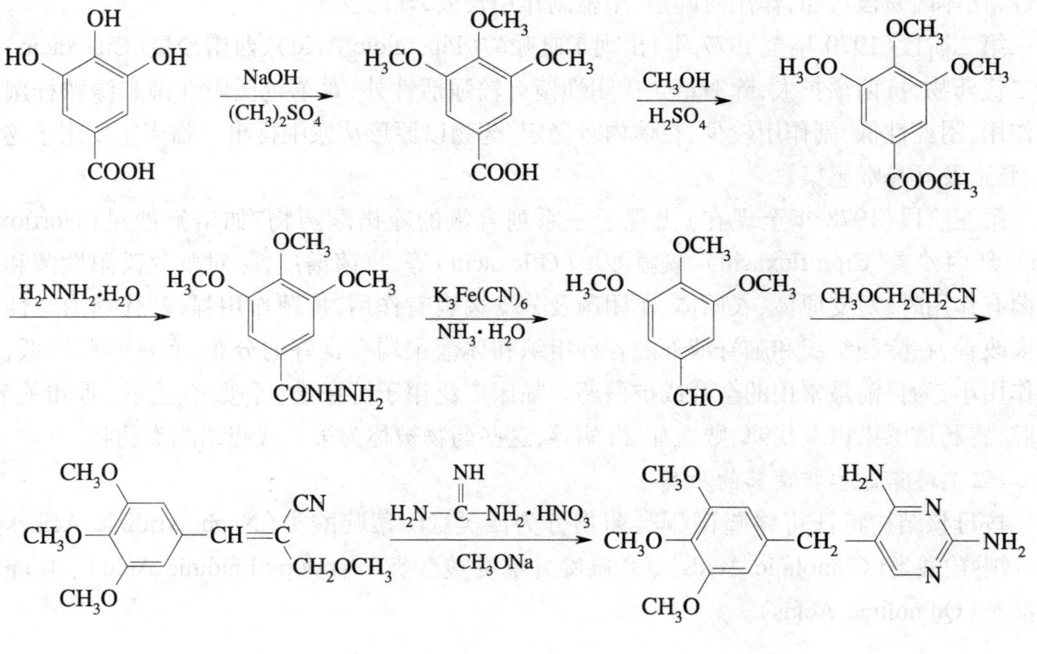

但后来由于没食子酸的来源受到限制，人们又设计了香兰醛为原料合成中间体3,4,5-三甲氧基苯甲醛的方法。

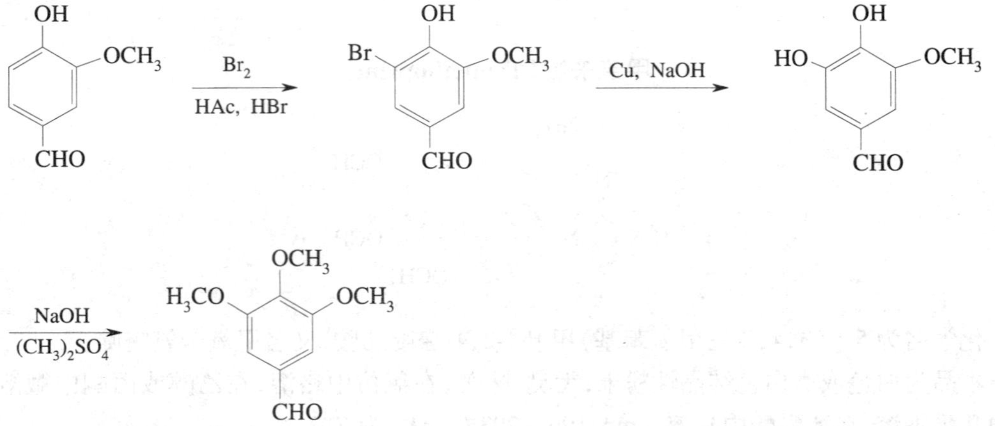

二、喹诺酮类抗菌药(Quinolone Antimicrobial Agents)

喹诺酮类抗菌药是一类新型的合成抗菌药，其作用靶点是原核生物的DAN螺旋酶和拓扑异构酶Ⅳ。自1962年萘啶酸(Nalidixic Acid)被发现以来，此类药物发展极为迅速，已经成为仅次于β-内酰胺抗生素的抗菌药物，其中有些药物的抗菌作用和疗效完全可与优良的半合成头孢菌素相媲美。

(一) 喹诺酮类抗菌药的发展

喹诺酮类抗菌药的发展大体上可分为三个阶段：

第一阶段(1962年至1969年)报道了萘啶酸、吡咯酸(Piromidic Acid)等第一代药物，其特点是对革兰氏阴性菌具有中等活性，对革兰氏阳性菌和绿脓杆菌几乎无作用，易产生耐药性，在体内易被代谢，作用时间短，中枢副作用较大，现已少用。

第二阶段(1970年至1977年)出现了吡哌酸(Pipemidic Acid)、西诺沙星(Cinoxacin)等第二代药物，抗菌谱扩大，除对革兰氏阴性菌有较强活性外，对革兰氏阳性菌和绿脓杆菌也有作用，耐药性低，副作用较少，在体内较稳定，药物以原形从尿中排出。临床主要用于泌尿道、肠道及耳鼻喉感染。

第三阶段(1978年至现在)出现了一系列含氟的喹诺酮药物，如诺氟沙星(Norfloxacin)、环丙沙星(Ciprofloxacin)、氧氟沙星(Ofloxacin)等，抗菌谱广，除对革兰氏阳性菌和阴性菌有作用外，对支原体、衣原体、军团菌及分支菌也有作用，抗菌作用强，药代动力学性质大大改善，在除脑组织和脑脊液外的各种组织和体液中均有良好的分布，而且耐药性低，毒副作用小，为目前最常用的全合成抗菌药。临床广泛用于泌尿道、呼吸道、皮肤、骨和关节、腹腔、胃肠道感染以及伤寒、败血症、淋病等，这些药物被称为第三代喹诺酮类药物。

(二) 喹诺酮类抗菌药的分类

按母核结构特征可将喹诺酮类药物分为四类：① 萘啶酸类(Naphthyridinic Acides)、② 噌啉羧酸类(Cinnolinic Acids)、③ 吡啶并嘧啶羧酸类(Pyridopyrimidinic Acid)、④ 喹啉羧酸类(Quinolinic Acids)。

1. 萘啶羧酸类

属于萘啶羧酸类的药物有萘啶酸(Nalidixic Acid,第一代)、依诺沙星(Enoxacin,第三代)和妥舒氟沙星(Tosufloxacin,第三代)等。

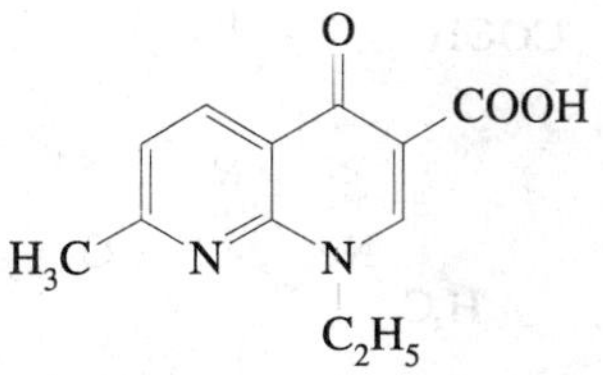

萘啶酸

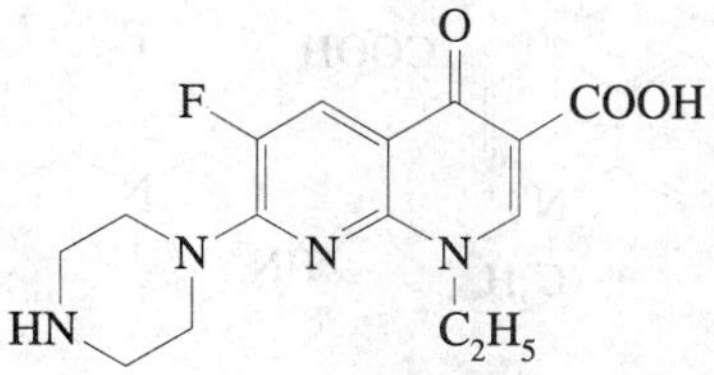

依诺沙星

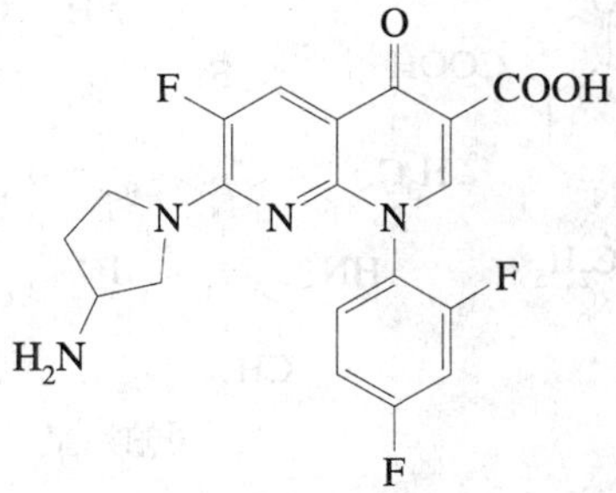

妥舒氟沙星

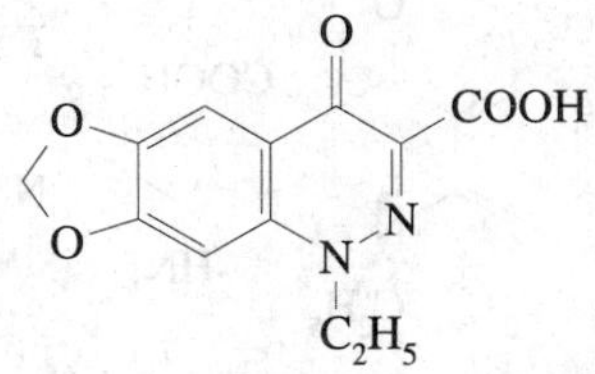

西诺沙星

2. 噌啉羧酸类

属于噌啉羧酸类的药物仅有西诺沙星(Cinoxacin,第二代)。

3. 吡啶并嘧啶羧酸类

属于吡啶并嘧啶类的药物有吡咯酸(Piromidic Acid,第一代)和吡哌酸(Pipemidic Acid,第二代)。

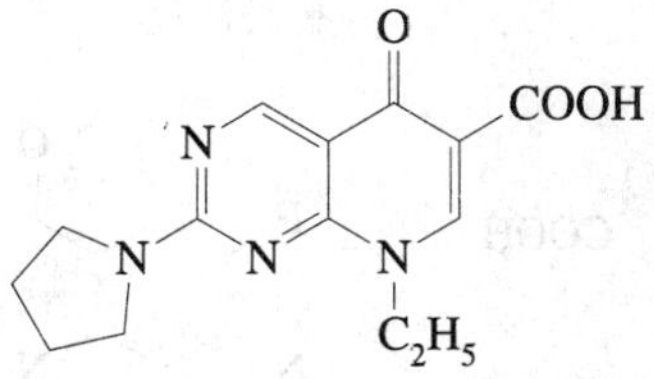

吡咯酸

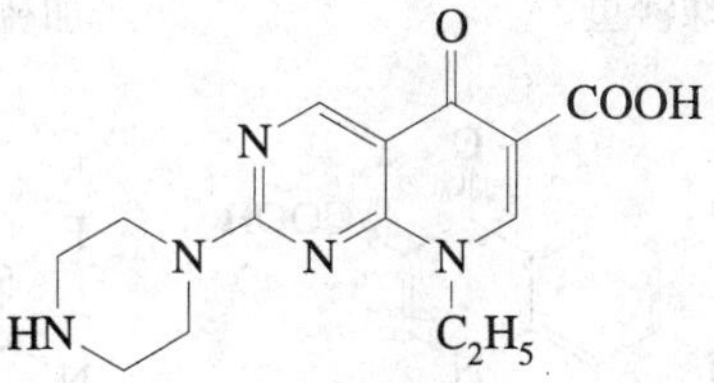

吡哌酸

4. 喹啉羧酸类

喹啉羧酸类药物最多,发展最快,多为第三代药物。其代表药物有诺氟沙星(Norfloxacin)、环丙沙星(Ciprofloxacin)、氧氟沙星(Ofloxacin)等。该类药物由于6位氟原子及分子中哌嗪基团的存在,使得此类药物具有良好的组织渗透性,明显改善药物代谢动力学性质,抗菌谱广,对革兰氏阴性菌和阳性菌都有明显的抑制作用。近年来,以诺氟沙星为先导化合物开发出一系列氟代喹诺酮类药物,如哌氟沙星(Pefloxacin)、洛美沙星(Lomefloxacin)、司帕沙星(Sparfloxacin)、帕珠沙星(Pazufloxacin)、加替沙星(Gatifloxacin)、替马沙星(Temafloxacin)、芦氟沙星(Rufloxacin)、氟罗沙星(Fleroxacin)、那氟沙星(Nadifloxacin)、格帕沙星(Grepafloxacin)、莫西沙星(Moxifloxacin)、巴洛沙星(Balofloxacin)等,这些药物抗菌谱广，抗菌作用强，口服吸收好，体内分布广，血药浓度高，已经成为目前临床上最常用的合成抗菌药物。

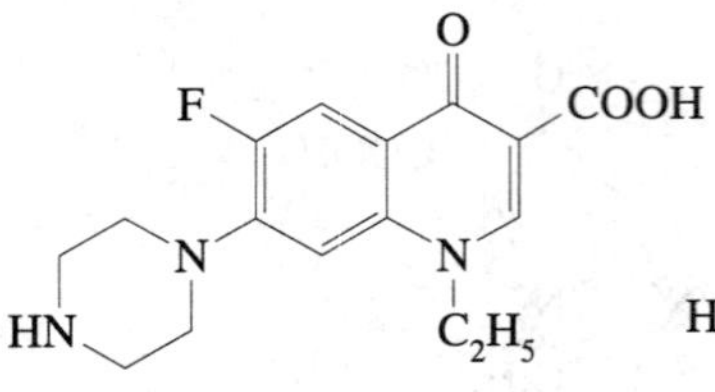
诺氟沙星

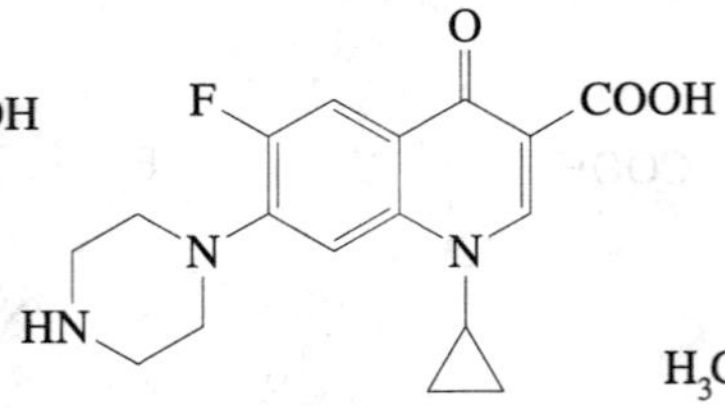
环丙沙星

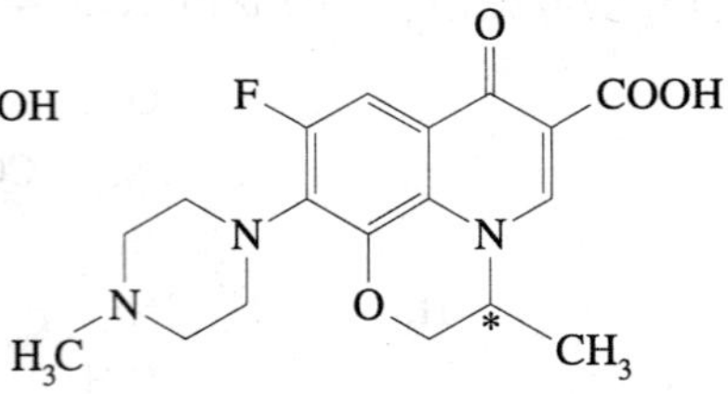
氧氟沙星

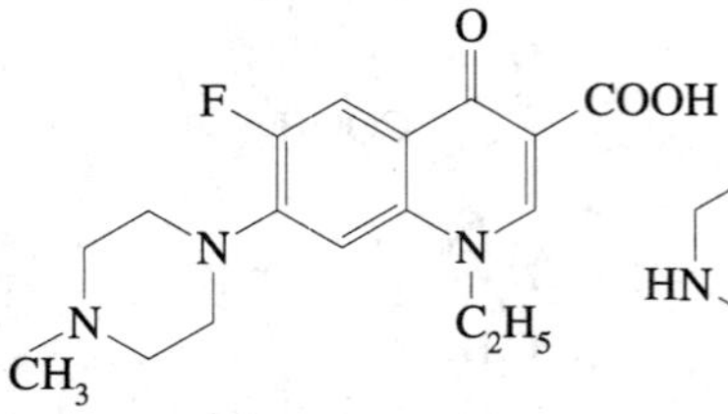
哌氟沙星

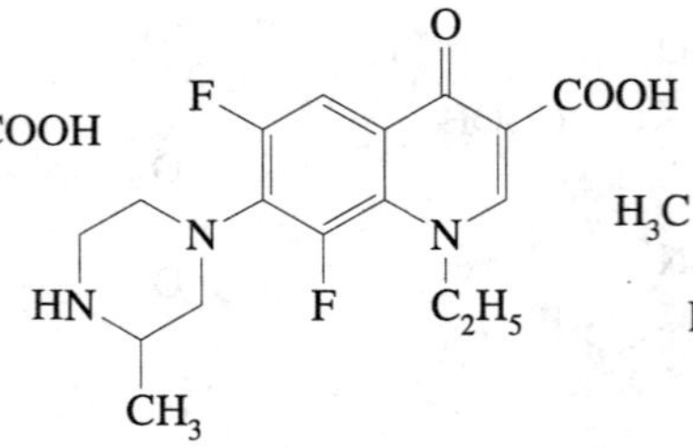
洛美沙星

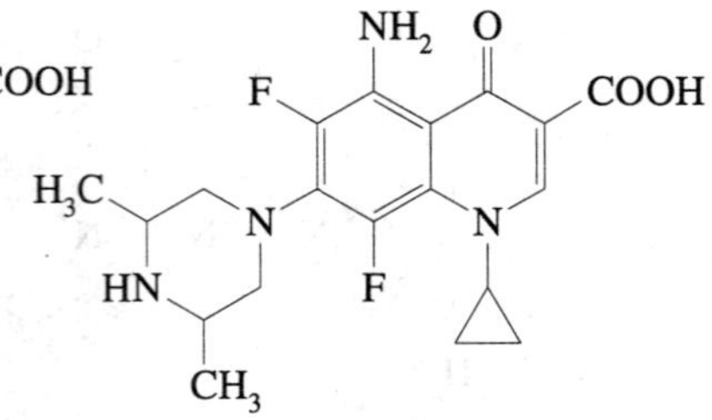
司帕沙星

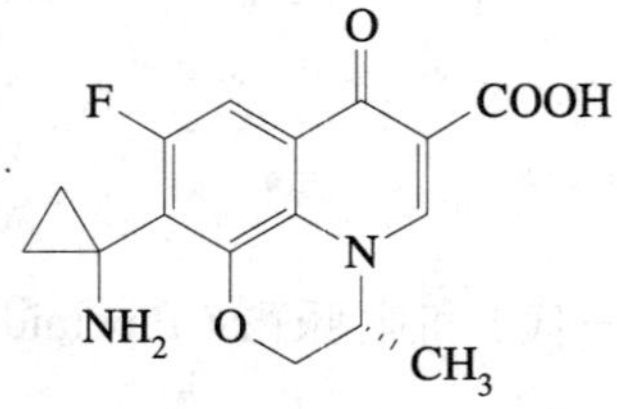
帕珠沙星

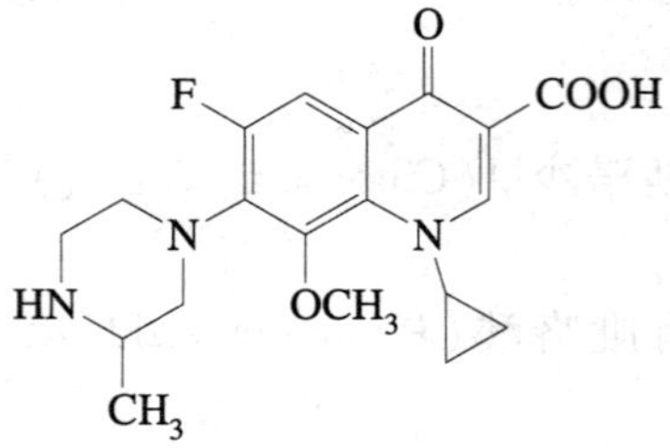
加替沙星

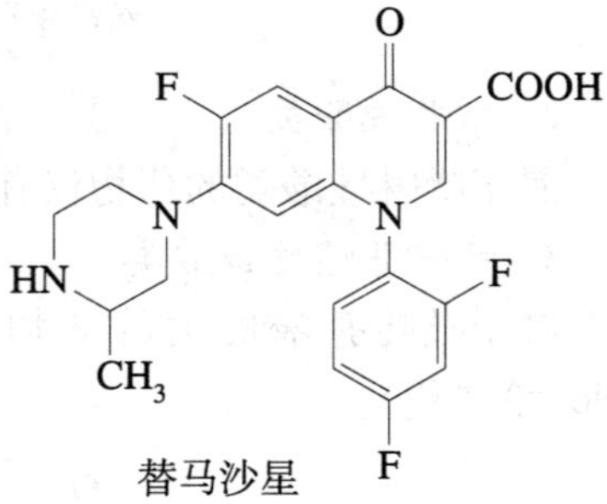
替马沙星

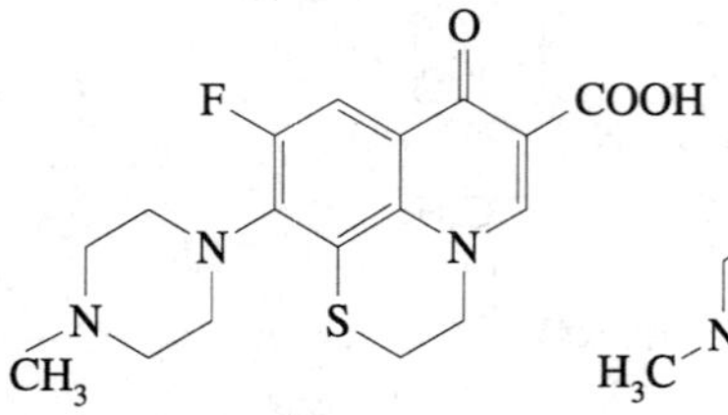
芦氟沙星

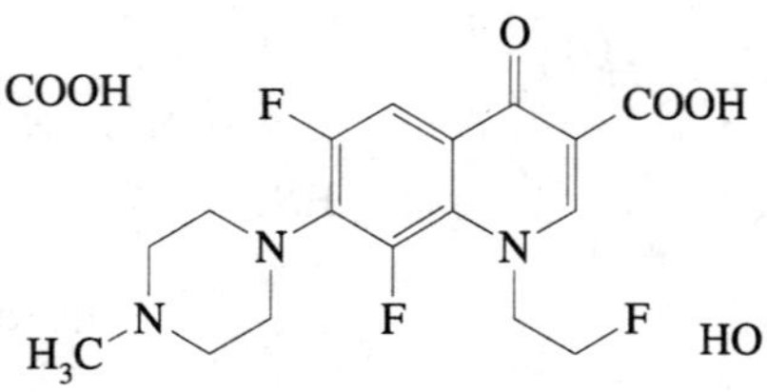
氟罗沙星

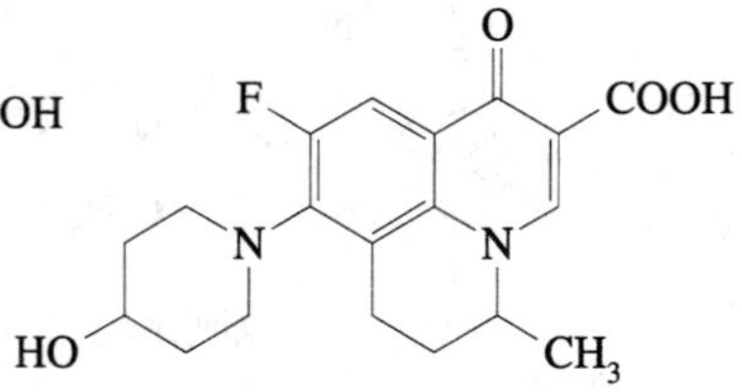
那氟沙星

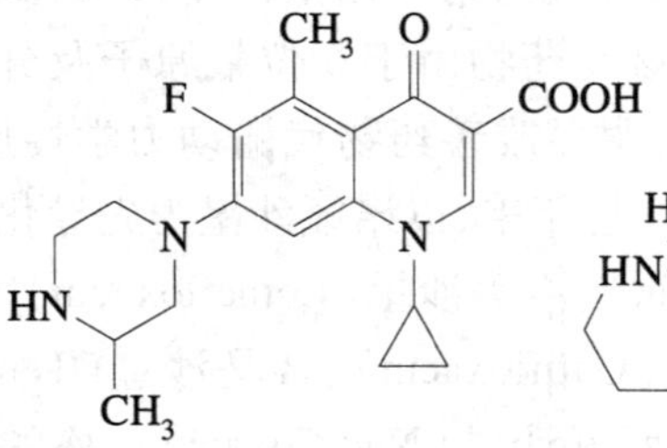
格帕沙星

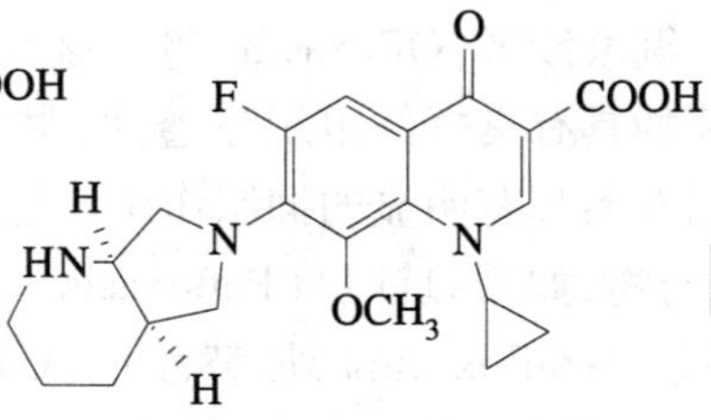
莫西沙星

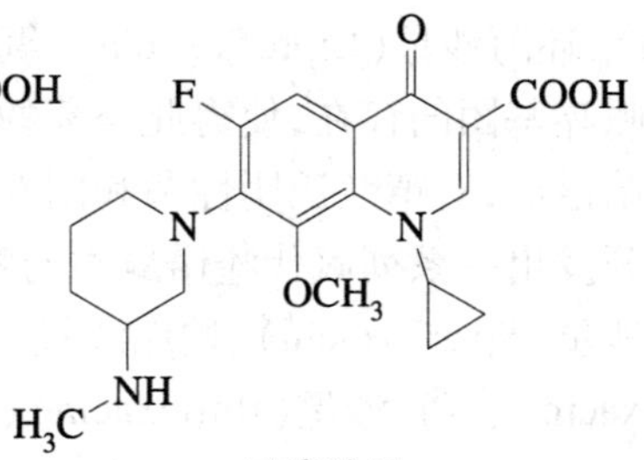
巴洛沙星

（三）喹诺酮类抗菌药的构效关系

通过对大量的喹诺酮类药物的结构和生物活性的研究，可将其构效关系归纳如下：

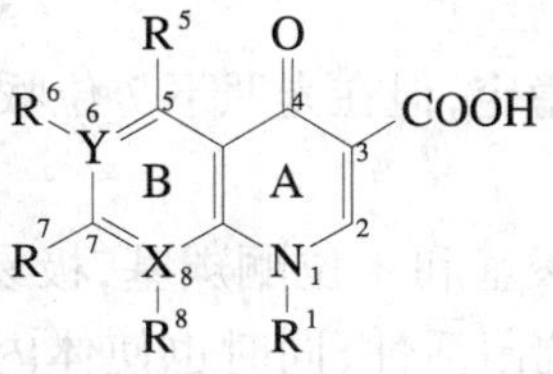

（1）吡啶酮酸的A环是抗菌作用必需的基本药效结构，变化较小；其中3位COOH和4位C═O是发挥药效必不可少的部分，与DAN螺旋酶和拓扑异构酶Ⅳ结合。3位羧基被磺酸、乙酸、磷酸、异羟肟酸、磺酰胺、甲氧羰基等基团替代，或4-酮基用其他基团取代均导致抗菌活性消失。B环可作较大改变，可以是苯环（X═CH，Y═CH）、吡啶环（X═N，Y═CH）、嘧啶环（X═N，Y═N）等。

（2）1位氮原子上的取代基对抗菌活性的影响较大，可以为脂肪烃基、脂环烃基和芳烃基。若为脂肪烃基，以乙基或与乙基体积相近的氟乙基等取代时活性最强；若为脂环烃基，以环丙基取代为最好，其抗菌活性大于N-乙基物；若为芳烃基，以2,4-二氟苯基和4-羟基苯基为佳，对革兰氏阴性菌的作用增强。

（3）若2位引入取代基，其活性减弱或消失。2位为氮原子时（如西诺沙星），药代动力学性能有改善，但其体外活性低于相应的药物（如奥索利酸）。

（4）5位可以引入氨基，虽对活性影响不大，但可提高吸收能力或组织分布选择性。5位取代基中以氨基取代时活性最强，其他基团取代时，活性减弱。5位取代基的存在，从空间张力的角度可干扰4位羰基与靶位的结合，取代基体积越大，这种干扰作用越强，所以抗菌活性减弱。但从电性效应的角度考虑，凡向其母核共轭π键提供电子的取代基均使4位羰基氧原子上的电荷密度有不同程度的提高，从而增加与靶位的结合力，使其抗菌活性增加，因此5位取代基对活性的影响为电性和立体因素的综合表现。

（5）6位引入氟原子使药物与细菌DNA螺旋酶的结合力增大2～17倍，同时由于氟原子的亲脂性，药物对细菌细胞壁的穿透能力也增加了1～70倍，结果导致其抗菌活性显著增加。

（6）7位引入哌嗪基、吡咯基、吡咯烷基等五元或六元杂环，抗菌活性均明显增强，以哌嗪基为最好。当哌嗪基的4位被甲基取代时可提高抗革兰氏阳性菌的活性。

（7）8位取代基以氟原子为好，其口服吸收良好，体内活性更强；当1位与8位成环产生光学异构体时，以S对映体活性为佳，氧氟沙星的S对映体左氧氟沙星的抗菌活性为其R异构体的两倍。

（四）喹诺酮类抗菌药的作用机理

喹诺酮类药物通过抑制细菌DNA螺旋酶（DNA Gyrase），干扰DNA的合成而导致细菌死亡。细菌DNA螺旋酶是由2个A亚单位与2个B亚单位组成的具有四叠体结构的蛋白，细菌在合成DNA过程中，DNA螺旋酶的A亚单位将染色体DNA正超螺旋的一条单链（后链）切开，接着B亚单位使DNA的前链后移，A亚单位再将切口封住，形成负超螺旋。喹诺酮类药并不直接与DNA螺旋酶结合，而是与DNA双链中非配对碱基结合，抑制DNA螺旋酶的A亚单位，使DNA超螺旋结构不能封口，DNA单链暴露，导致mRNA与蛋白质合成失控，最后细菌死亡。喹诺酮类抗菌作用的强弱主要取决于药物与 DNA 螺旋酶的亲和性以及细菌细胞外膜对药物的通透性。

（五）喹诺酮类抗菌药的理化性质

喹诺酮类药物在室温下相对稳定，但在光照下 7 位哌嗪可发生分解反应；在酸性条件下回流，3 位羧基可发生脱羧。

喹诺酮类药物结构中的 3 位羧基和 4 位酮羰基，极易和金属离子（如钙、镁、铁、锌等）形成螯合物，不仅降低了药物的抗菌活性，同时也使体内的金属离子流失，会引起缺钙、缺铁、缺锌等副作用，因此这类药物不宜和含钙、铁等食物（如牛奶等）及药品同时服用，而且老人和儿童不宜多用。

吡哌酸（Pipemidic Acid）

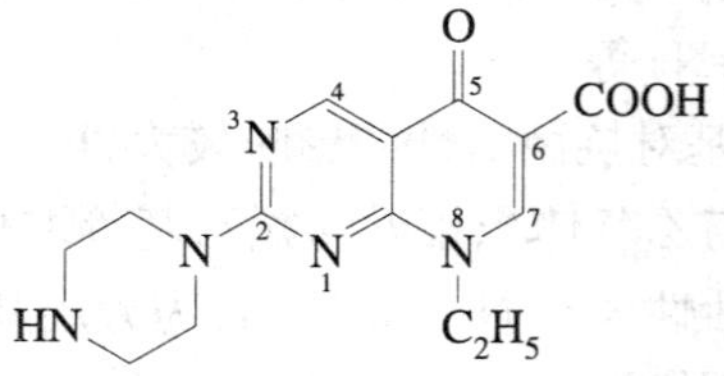

化学名为 8-乙基-5-氧代-5，8-二氢-2-（1-哌嗪基）吡啶并[2，3-d]嘧啶-6-羧酸。

本品为微黄色或淡黄色结晶性粉末，无臭，味苦。本品在甲醇或二甲基甲酰胺中微溶，在水或氯仿中极微溶解，在乙醇、乙醚或苯中不溶。本品对光不稳定，遇光色渐变为污黄色。

本品的结构中存在羧基和哌嗪基，使其具有酸性和碱性，故可以溶于酸性和碱性溶液，而在中性溶液中溶解度较小。

吡哌酸为第二代喹诺酮药物，由于其分子中碱性哌嗪基团的引入，使得整个分子的碱性和水溶性增加，而且哌嗪基团能与 DNA 螺旋酶 B 亚基相互作用，从而增加了对 DNA 螺旋酶的亲和力，从而抗菌活性增加。

本品体内代谢稳定，在尿中 24 h 回收率为 90%，原药占 50% 以上。临床上主要用于敏感革兰氏阴性杆菌和葡萄球菌所致尿道、肠道和耳道感染，如尿道炎、膀胱炎、菌痢、肠炎、中耳炎等。

诺氟沙星（Norfloxacin）

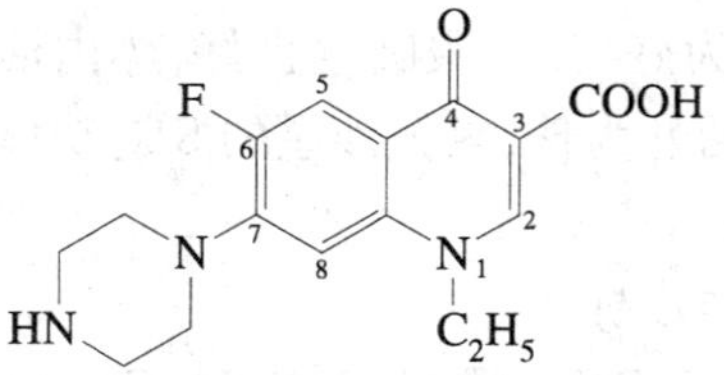

化学名为 1-乙基-6-氟-4-氧代-1，4-二氢-7-（1-哌嗪基）-3-喹啉羧酸，又名氟哌酸，是第一个上市的氟喹诺酮类抗菌药物。

本品为白色或淡黄色结晶性粉末，无臭，味微苦，mp. 218 ~ 224℃。暴露在空气中易吸潮，遇光色渐变深。在二甲基甲酰胺中略溶，在水或乙醇中微溶，在醋酸、盐酸和氢氧化钠溶液中易溶。

本品在室温下相对稳定，但在光照下会发生分解，生成7-哌嗪环开环产物；在酸性溶液中回流可得到3-脱羧产物。

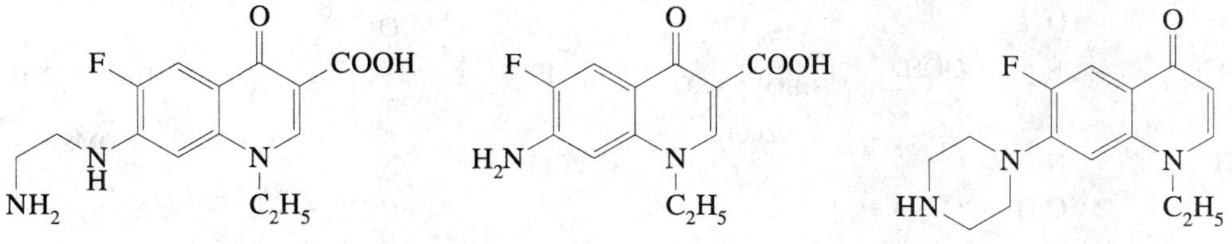

7-哌嗪环开环产物　　7-哌嗪环开环产物　　3-脱羧产物

本品的抗菌谱广，对革兰氏阴性菌和革兰氏阳性菌都有明显的抑制作用，特别是对包括绿脓杆菌在内的革兰氏阴性菌作用比庆大霉素等氨基糖苷类抗生素还强，且具有良好的组织渗透性，临床主要用于治疗敏感菌所致尿道、胃肠道等的感染，也可用于耳鼻喉及皮肤、软组织的感染。

本品的制备方法很多，可先环合成喹诺酮酸环，然后引入哌嗪基或形成哌嗪环；也可以先引入哌嗪基，后形成喹诺酮酸环。目前工业化生产路线是以3-氯-4-氟苯胺为起始原料，与乙氧亚甲基丙二酸二乙酯（EMME）在120～130℃下缩合得3-氯-4-氟苯氨基亚甲基丙二酸二乙酯（缩合物），在260～270℃下经Gould Jacobs成环得6-氟-7-氯-1，4-二氢-4-氧代喹啉-3-羧酸乙酯（环合物），再经N-乙基化、水解反应，最后与哌嗪缩合而制得本品。

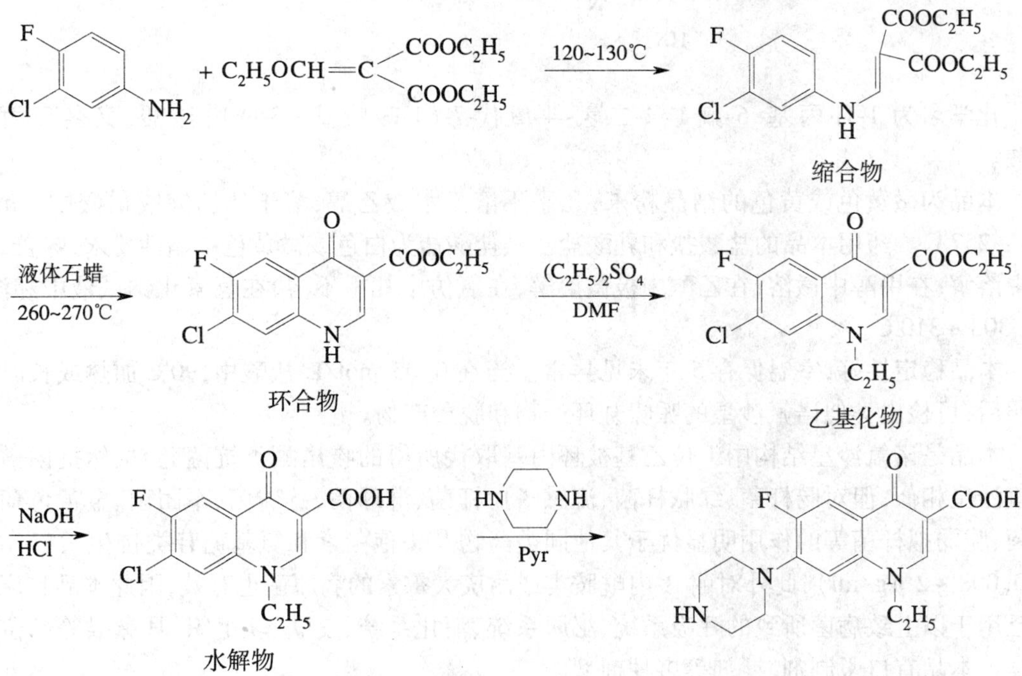

此法较成熟，总收率可达40%～60%。但7位引入哌嗪基时6位的氟原子也可被取代，形成副产物氯哌酸，其含量可达总产量的25%。该副产物的性质与目标物相似，分离较为困难。经改进后采用硼化物与中间体7-氯-1，4-二氢-6-氟-1-乙基-4-氧代-3-喹啉羧酸形成螯合物，利用4位羰基氧的p电子向硼原子的空轨道转移的特征，增强吸电子诱导效应，激活了7位的氯原子，并钝化了6位的氟原子，可提高与哌嗪缩合的收率，基本消除氯哌酸的生成。该路线具有收率高、副产物少等优点。

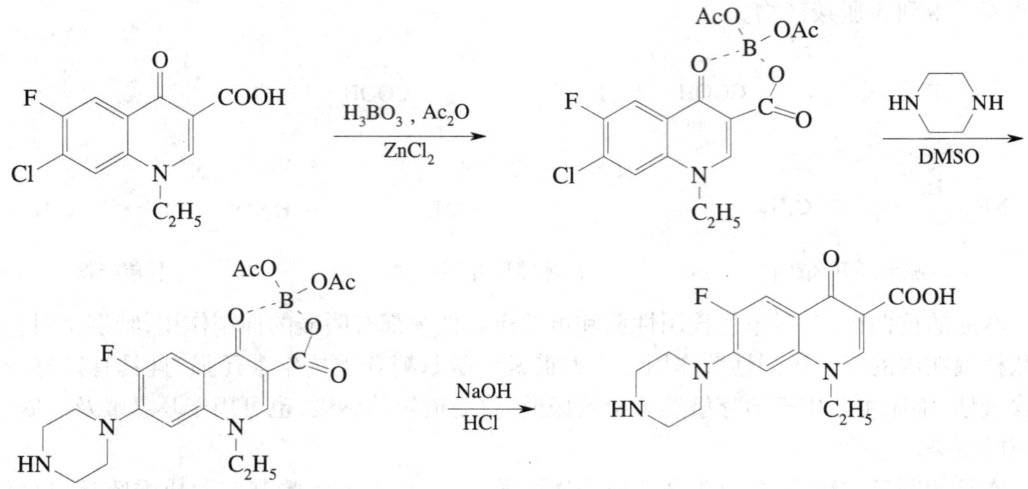

环丙沙星(Ciprofloxacin)

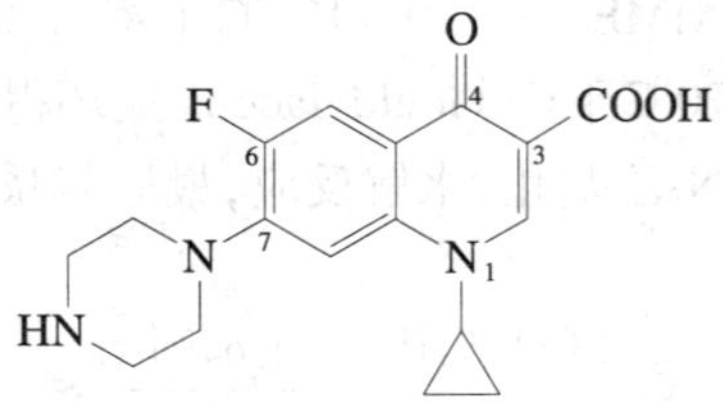

化学名为 1-环丙基-6-氟-1,4-二氢-4-氧代-7-(1-哌嗪基)-3-喹啉羧酸,又名环丙氟哌酸。

本品为微黄色或黄色的结晶粉末,几乎不溶于水或乙醇,溶于冰乙酸或稀酸中。mp. 255 ~257℃。药用本品的盐酸盐和乳酸盐。其盐酸盐为白色或微黄色结晶性粉末,味苦;在水中溶解,在甲醇中微溶,在乙醇中极微溶解,在氯仿中几乎不溶,在氢氧化钠试液中易溶, mp. 308 ~310℃。

本品稳定性好,室温保存 5 年未见异常。当在 0.05 mol/L 盐酸中,90℃加热或长时间光照后,可检出类似诺氟沙星的哌嗪开环产物和脱羧产物。

本品是诺氟沙星结构中 1 位乙基被环丙基取代所得的喹诺酮类抗菌药,虽然抗菌谱与诺氟沙星相似,但对肠杆菌、绿脓杆菌、流感嗜血杆菌、淋球菌、链球菌、军团菌、金黄色葡萄球菌、脆弱拟杆菌等的作用明显优于其他同类药物及头孢菌素和氨基糖苷类抗生素(MIC_{90} 为 0.008 ~2 μg/ml),此外对耐 β-内酰胺类或耐庆大霉素的病原菌也有效,因此本品临床上广泛用于以上致病菌所致的呼吸系统、泌尿系统、消化系统、皮肤、软组织、耳鼻喉等部位的感染。本品有口服制剂、针剂等多种剂型。

虽然本品和诺氟沙星的结构相似,但合成方法却不同。本品是以 2,4-二氯氟苯为起始原料,与乙酰氯反应后再氧化,得 2,4-二氯-5-氟苯甲酸,与氯化亚砜反应,得 2,4-二氯-5-氟苯甲酰氯,在乙醇镁存在下与丙二酸二乙酯缩合,生成酰基丙二酸二乙酯中间体,在催化量的对甲苯磺酸存在下,经水解和脱羧生成 2,4-二氯-5-氟苯甲酰醋酸酯,与原甲酸三乙酯缩合后与环丙胺反应,生成 2-(2,4-二氯-5-氟苯甲酰)-3-环丙氨基丙烯酸乙酯,与氢化钠作用环合得7-氯-1-环丙基-6-氟-1,4-二氢-4-氧代-喹啉-3-羧酸,最后,在二甲基亚砜溶液中与哌嗪缩合得本品。

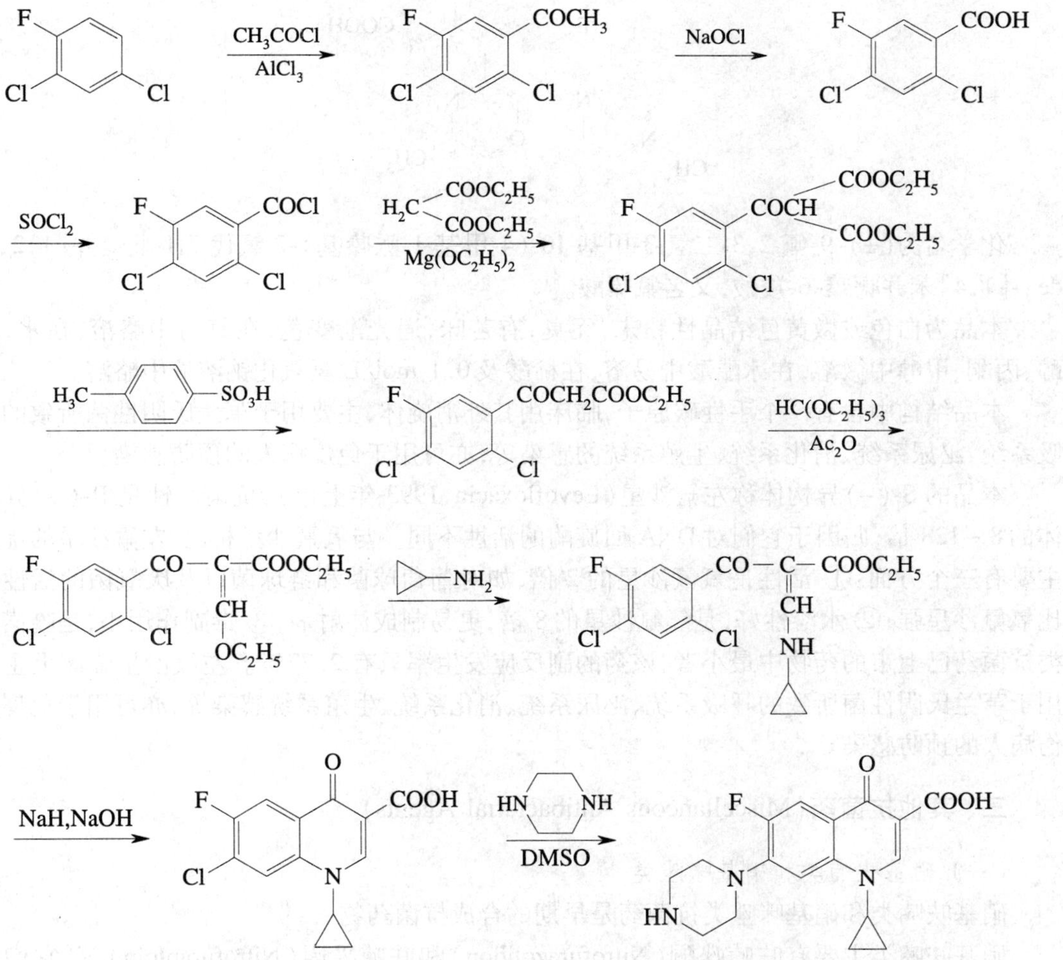

另一种合成环丙沙星的简便方法为以2,4-二氯-5-氟-苯甲酰氯为原料,与β-环丙氨基丙烯酸乙酯缩合,经环合、水解,在DMSO中与哌嗪缩合生成环丙沙星。

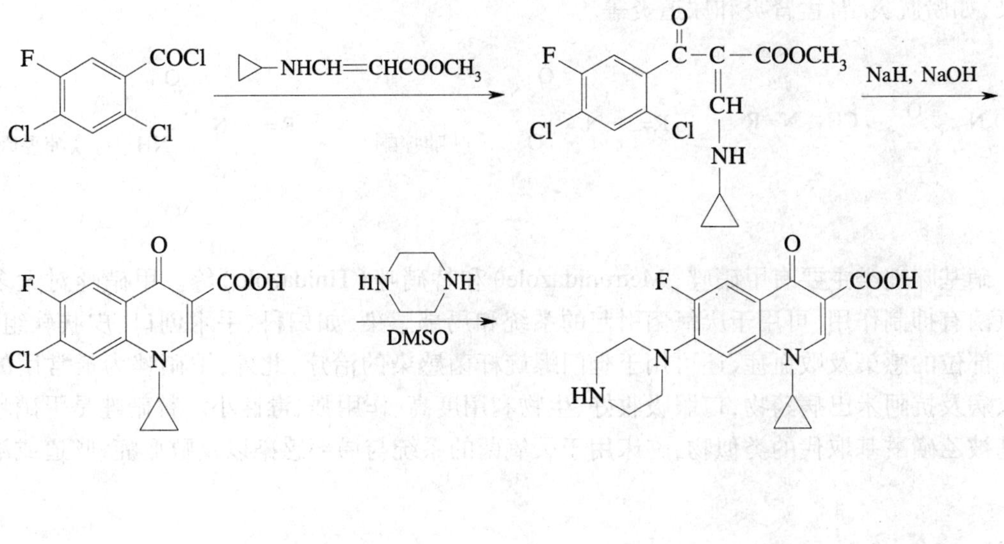

氧氟沙星(Ofloxacin)

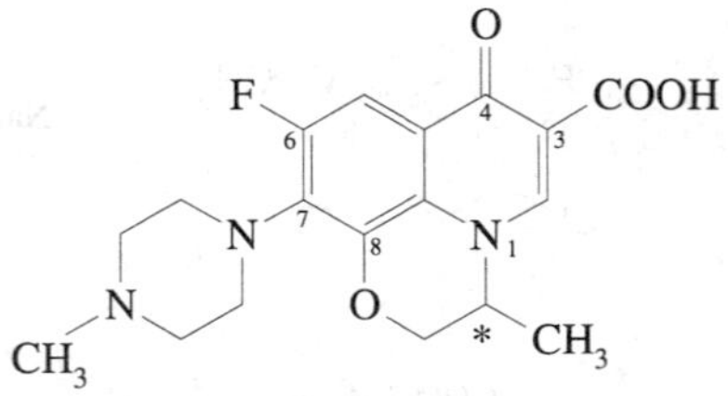

化学名为(±)-9-氟-2,3-二氢-3-甲基-10-(4-甲基-1-哌嗪基)-7-氧代-7H-吡啶并[1,2,3-de]-[1,4]苯并噁嗪-6-羧酸,又名氟嗪酸。

本品为白色或微黄色结晶性粉末,无臭,有苦味,遇光渐变色;在氯仿中略溶,在水、乙醇、丙酮、甲醇中微溶,在冰醋酸中易溶,在稀酸及0.1 mol/L氢氧化钠溶液中略溶。

本品结构中含有一个手性碳原子,临床用其外消旋体,主要用于革兰氏阴性菌所致的呼吸系统、泌尿系统、消化系统、生殖系统的感染等,亦可用于免疫病人的预防感染。

本品的S-(-)异构体称左氟沙星(Levofloxacin,1993年上市),抗菌活性是R-(+)异构体的8~128倍,归因于它们对DNA回旋酶的活性不同。与氧氟沙星相比,左氟沙星的优点主要有三个方面:① 活性是氧氟沙星的2倍,如对葡萄球菌和链球菌以及厌氧菌的活性都比氧氟沙星强;② 水溶性好,是氧氟沙星的8倍,更易制成注射剂;③ 毒副作用小,是喹诺酮类抗菌药已上市的药物中最小者,该药的副反应发生率只有2.77%。左氟沙星临床上主要用于革兰氏阴性菌所致的呼吸系统、泌尿系统、消化系统、生殖系统感染等,亦可用于免疫损伤病人的预防感染。

三、其他抗菌药(Miscellaneous Antibacterial Agents)

(一)硝基呋喃类和硝基咪唑类

硝基呋喃类和硝基咪唑类抗菌药是早期的合成抗菌药物。

硝基呋喃类主要有呋喃唑酮(Nitrofurazolidon)和呋喃妥因(Nitrofurantoin)等,它们作用于微生物酶系统,抑制乙酰辅酶A,干扰微生物的糖代谢而起抑菌作用。呋喃唑酮主要用于肠道感染如菌痢、肠炎等;呋喃妥因临床上用于治疗大肠杆菌、变形杆菌等引起的泌尿道感染,如膀胱炎、肾盂肾炎和尿道炎等。

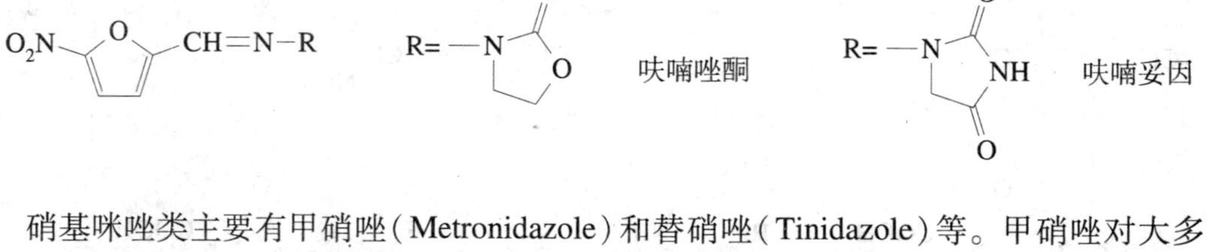

硝基咪唑类主要有甲硝唑(Metronidazole)和替硝唑(Tinidazole)等。甲硝唑对大多数厌氧菌有抑制作用,可用于厌氧菌引起的系统和局部感染,如妇科、手术创口、皮肤软组织、肺等部位的感染及败血症,还可用于幽门螺旋杆菌感染的治疗,此外,甲硝唑为最常用的抗滴虫病及抗阿米巴病药物,口服吸收好、生物利用度高、作用强、毒性小。替硝唑是甲硝唑的羟基被乙磺酰基取代的类似物,临床用于厌氧菌的系统与局部感染以及败血症、肠道或泌尿生殖道毛滴虫病、肠道和肝阿米巴病，具有口服吸收好、耐受性低、副作用轻等特点。

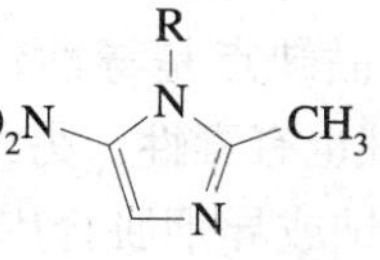

$R=-CH_2CH_2OH$　甲硝唑

$R=-CH_2CH_2SO_2CH_2CH_3$　替硝唑

（二）噁唑烷酮类抗菌药

由于病原菌对现有的抗菌药物产生了耐药性，因此寻找结构新颖、性能独特的新结构类型的抗菌药物备受关注，噁唑烷酮类抗菌药是近年来合成抗菌药物的研究热点之一。

早在1987年杜邦公司就已合成了噁唑烷酮类化合物Dup721和Dup105，体外研究没有发现细菌对它们产生抗药性，但在Ⅰ期临床试验中因毒性问题而被终止。美国普强公司在Dup721的基础上进行结构改造，成功开发了两种新的噁唑烷酮类高效抗菌药物利奈唑酮（Linezolid）和羟哌噁酮（Eperzolid），它们既可以口服，也可以注射。其作用机制与现有的抗菌药物不同，是作用于细菌蛋白质合成的最早期阶段。它们对革兰氏阳性（G^+）菌及耐药肠球菌等的感染均有显著疗效。

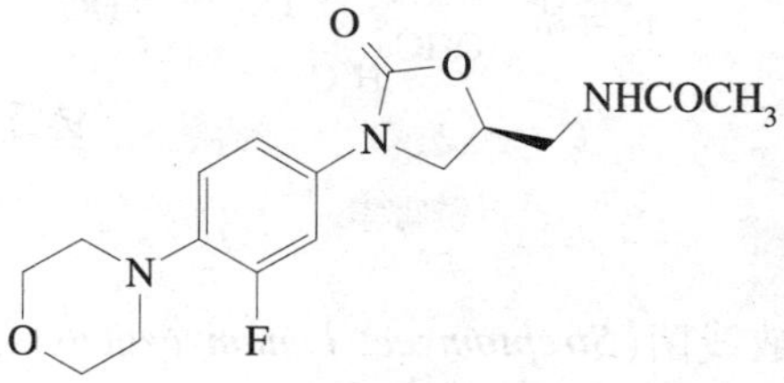

利奈唑酮

第二节　抗结核药物（Tuberculostatics）

抗结核药物是能抑制结核分支杆菌，并用于治疗结核病和防止结核病传播的药物。结核杆菌为一种有特殊细胞壁的耐酸杆菌，其细胞上富有类脂，具有高度的亲水性，因此对醇、酸、碱和某些消毒剂高度稳定。

按化学结构可分为抗生素类及合成类抗结核病药。这些药物用于临床已有几十年了，目前仍为重要的抗结核病药物。由于结核杆菌较一般的细菌生长周期长，所以抗结核药物用药周期长，易产生耐药性。

一、抗结核抗生素（Antitubercular Antibiotics）

抗结核抗生素主要有氨基糖苷类的链霉素（Streptomycin）和卡那霉素（Kanamycin），大环内酰胺类的利福平（Rifamycin）、利福喷丁（Rifapentine）等。此外，还有其他类抗生素的环丝氨酸（Cycloserin）、紫霉素（Viomycin）及卷曲霉素（Capreomycin）等。

（一）氨基糖苷类抗生素

链霉素和卡那霉素都是具有抗结核作用的氨基糖苷类抗生素。

链霉素是 1944 年发现的第一个氨基糖苷类抗生素，从 *Streptomyces griseus* 的发酵液中分离得到，也是第一个用于临床的抗结核病药，现仍为抗结核病的常用药物。临床用于治疗各种结核病，对急、慢性浸润性肺结核有很好的疗效。本品缺点是毒性较大，对第八对脑神经有显著的损害，严重时可产生眩晕、耳聋等，此外对肾脏也有毒性。另外，结核杆菌对其易产生耐药性，为了克服耐药性，链霉素常与对氨基水杨酸钠或异烟肼合用。

链霉素的化学结构是由链霉胍、链霉糖和 N–甲基葡萄糖三部分组成，在其分子结构中有三个碱性中心，可以和各种酸成盐，水溶性较强，因此在胃肠道吸收极少，通常是用注射剂，临床上使用其硫酸盐。

至今还未发现链霉素在人体内的代谢物。细菌对链霉素产生耐药性的主要原因是其产生的腺苷转移酶和磷酸转移酶均可对 N-甲基葡萄糖胺部分的 3-羟基腺苷化或磷酸化而导致药物失活。

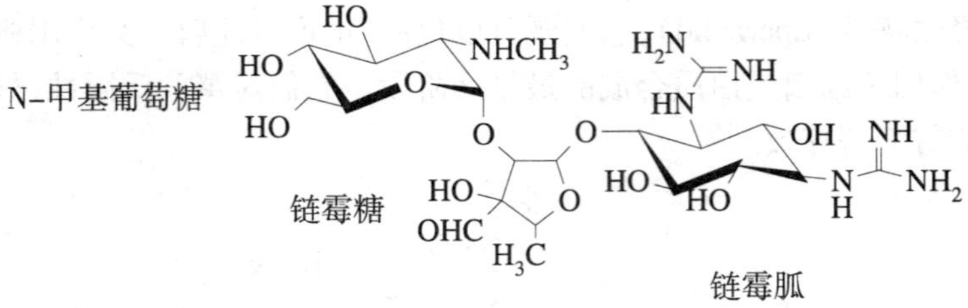

链霉素

卡那霉素是 1957 年从放线菌（*Streptomyces kanamyceticus*）的发酵液中发现的，是由 A、B、C 组分组成的混合物，卡那霉素 A 是主要成分，临床上用其硫酸盐。卡那霉素为广谱抗生素，对革兰氏阴性杆菌、阳性菌和结核杆菌都有效。临床上用于败血病、心内膜炎、呼吸道感染、肠炎、菌痢和尿路感染等，也可用作治疗结核病的药物。

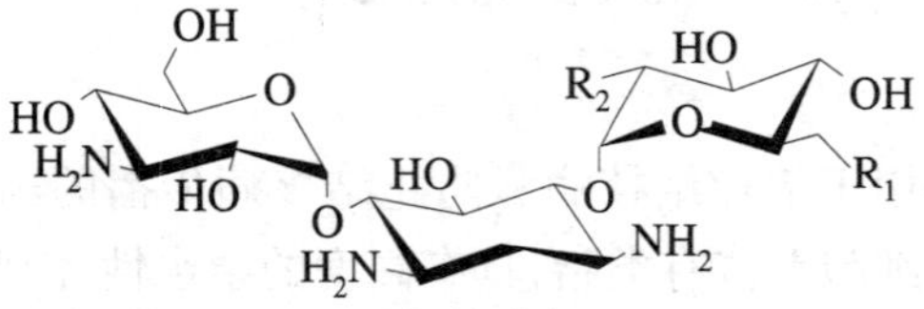

卡那霉素

A : R_1= —NH_2, R_2=— OH

B : R_1= —NH_2, R_2=—NH_2

C : R_1= —OH, R_2=—NH_2

（二）大环内酰胺类抗生素

利福霉素（Rifamycins）是由链丝菌（*Streptomyces mediterranci*）发酵产生的大环内酰胺类抗生素。天然的有利福霉素 A、B、C、D、E 等物质。它们均为碱性，性质不稳定，仅利福霉素 B 分离得到纯品。天然的利福霉素 B 的稳定性差，抗菌活性不强，因此不能直接用于临床。将其 9 位上的取代基经氧化、水解、还原得到羟基衍生物利福霉素 SV（Rifamycins SV），虽对革兰氏阴性菌和结核杆菌的作用较利福霉素 B 强，但口服吸收较差，对革兰氏阴性菌的作用弱。

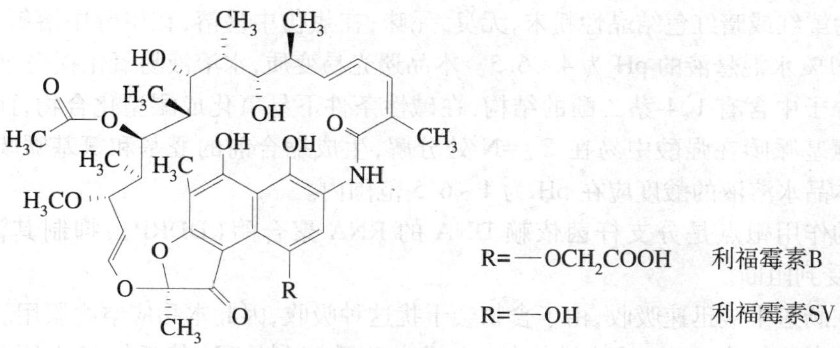

为了寻找口服吸收好、抗菌谱广、长效和高效的药物，对利福霉素 SV 进行结构改造，得到利福平（Rifampicin）、利福定（Rifandin）和利福喷丁（Rifapentine）等较好的半合成抗结核药物。

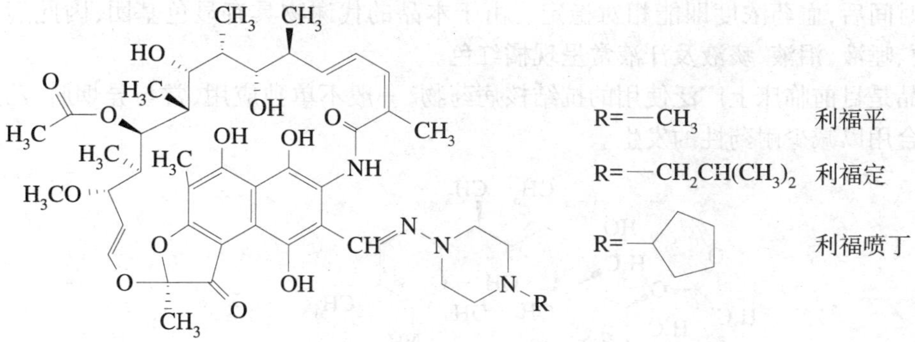

利福平是目前在临床上广泛使用的抗结核病药物之一，其抗结核活性比天然的利福霉素强 32 倍，但其耐药性出现较快。利福定为利福平结构中哌嗪环上的甲基被异丁基取代的衍生物，其抗菌谱与利福平相似，对结核杆菌和麻风杆菌有良好的抗菌活性，与利福平相比口服吸收好，毒性低。利福喷丁为利福平结构中哌嗪环上的甲基被环戊基取代的衍生物，抗菌谱也与利福平相似，但其抗结核杆菌的作用比利福平强 2～10 倍。

此外，环丝氨酸（Cycloserin）、紫霉素（Viomycin）、卷曲霉素（Capreomycin）等抗生素也有抗结核杆菌的作用。

利福平（Rifamycin）

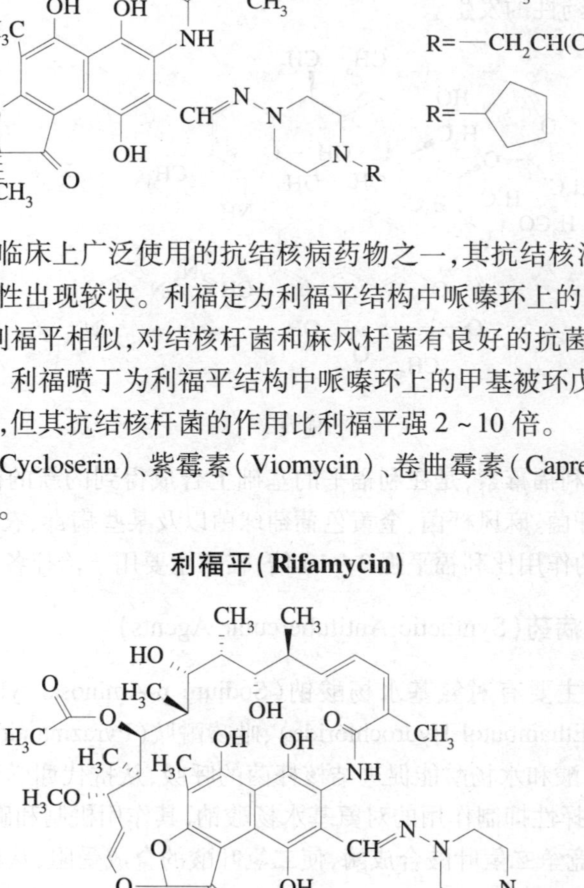

化学名为 3-[[(4-甲基-1-哌嗪基）亚氨基]甲基]利福霉素，又名甲哌利福霉素。

本品为鲜红或暗红色结晶性粉末，无臭，无味；在氯仿中易溶，在甲醇中溶解，在水中几乎不溶，其1%水混悬液的pH为4～6.5。本品遇光易变质，水溶液易氧化损失效价。

本品分子中含有1,4-萘二酚的结构，在碱性条件下易氧化成醌型化合物，而且其结构中的醛缩氨基哌嗪在强酸中易在C═N处分解，生成缩合前的醛基和氨基哌嗪两个化合物。因此本品水溶液的酸度应在pH为4～6.5范围内。

本品的作用靶点是分支杆菌依赖DNA的RNA聚合酶(DDRP)，抑制其活性，导致RNA合成受到阻断。

本品在肠道中被迅速吸收，由于食物会干扰这种吸收，因此本品应空腹服用。本品在体内的主要代谢途径为C-21的酯键水解，生成去乙酰基利福平，其活性仅为原药的1/8～1/10，可在尿中发现去乙酰化物与葡萄糖醛酸的结合物。利福平的另一个代谢物为其水解物-3-醛基利福霉素SV。它虽然有抗菌活性，但比利福平低。利福平是酶的诱导剂，会增强代谢活性，促进水解。因此，最初2周内连续服药可导致进行性血药浓度下降和$t_{1/2}$缩短，但经一定时间后，血药浓度即能相对稳定。由于本品的代谢物具有显色基团，因此病人的尿液、粪便、唾液、泪液、痰液及汗液常呈现橘红色。

本品是目前临床上广泛使用的抗结核病药物，一般不单独应用，常与异烟肼、乙胺丁醇等药物合用以减少耐药性的发生。

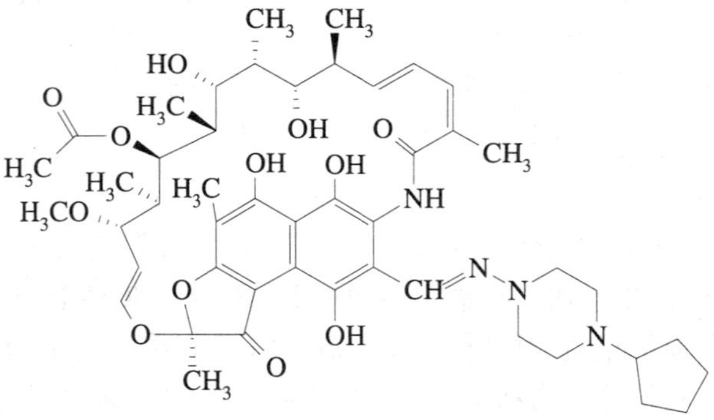

利福喷丁

本品又称环戊哌利福霉素，是在利福平的基础上合成得到的新的衍生物。其抗菌谱与利福平相似，对结核杆菌、麻风杆菌、金黄色葡萄球菌以及某些病毒、衣原体等微生物有抗菌作用，其抗结核杆菌的作用比利福平强2～10倍，临床主要用于治疗各种结核病。

二、合成抗结核病药(Synthetic Antitubercular Agents)

合成抗结核病药主要有对氨基水杨酸钠(Sodium p-Aminosalicylate)、异烟肼(Isoniazid)、盐酸乙胺丁醇(Ethambutol Hydrochloride)、吡嗪酰胺(Pyrazinamide)等。

1944年发现苯甲酸和水杨酸能促进结核杆菌的呼吸，从抗代谢学说出发，于1946年发现了对结核杆菌有选择性抑制作用的对氨基水杨酸钠，其作用机制和磺胺类药物相似，与对氨基苯甲酸(PABA)竞争二氢叶酸合成酶，使二氢叶酸的合成受阻，从而抑制蛋白质等的合成，致使结核杆菌不能生长和繁殖。对氨基水杨酸钠为一种常见的抗结核药物，主要用于耐药性、复发性结核的治疗，曾在临床上被广泛使用，但由于结核杆菌的耐药性和较严重的胃肠道反应，降低了其应用价值，且对结核杆菌有选择性抑制作用，但无杀菌作用，易产生耐药性，所以很少单独使用，多与异烟肼、链霉素等合用，以增加疗效和减少耐药性。

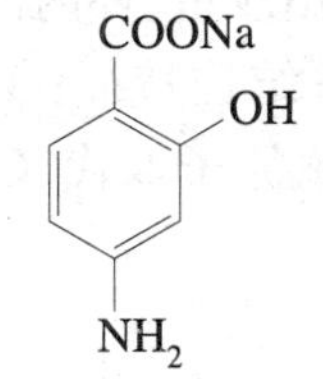
对氨基水杨酸钠

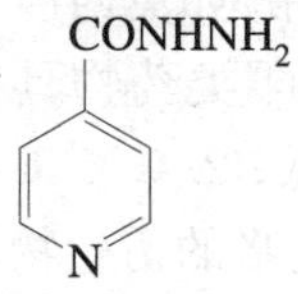
异烟肼

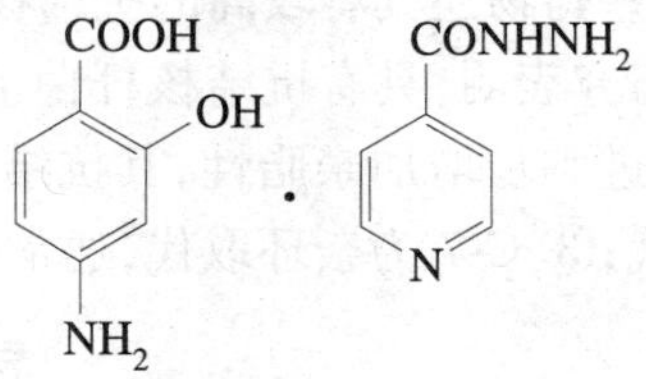
帕司烟肼

对氨基水杨酸钠的主要代谢物为氨基的乙酰化物、羧基与葡萄糖醛酸和甘氨酸结合物。当对氨基水杨酸钠与另一抗结核药物异烟肼共服时，能减少异烟肼的乙酰化，这样增加异烟肼在血浆中的水平，因此将对氨基水杨酸钠与异烟肼制成复合物，为帕司烟肼（Pasiniazid）。

1952 年抗结核药物研究的重点是合成具有—NH—CH ═S 基团的化合物，氨硫脲（Thioacetazone）为第一个得到的具有抗结核活性的化合物。为了降低其肝脏毒性，将其氮原子从苯核外移到苯核上，得到了异烟醛缩氨硫脲（Isonicotinaldehyde Thiosemicarbazone）。在合成该化合物时出乎意料地发现其中间体异烟肼对结核杆菌显示出强大的抑制和杀灭作用，并且对细胞内外的结核杆菌均有抑制作用，成为抗结核病的首选药物之一。后来人们对异烟肼进行了结构修饰，但所有衍生物的抗结核活性均低于异烟肼。

另一个高效的合成抗结核病药物盐酸乙胺丁醇是采用随机筛选方法得到的，于 1962 年用于临床。盐酸乙胺丁醇分子中含有两个手性碳，由于分子存在对称性，故只有三个旋光异构体，右旋体的活性是内消旋体 12 倍，为左旋体的 200 ~ 500 倍，药用为右旋体。对乙胺丁醇进行优化未能得到活性更好的衍生物。

吡嗪酰胺是在研究烟酰胺时发现的抗结核杆菌药物，是烟酰胺的生物电子等排体。尽管吡嗪酰胺单独作为抗结核药物已出现耐药性，但在联合用药中发挥较好的作用，吡嗪酰胺已经成为不可缺少抗结核药物。

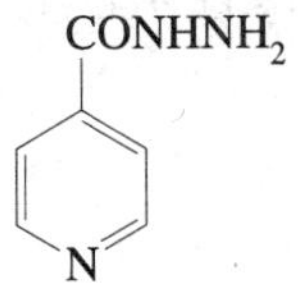
异烟肼

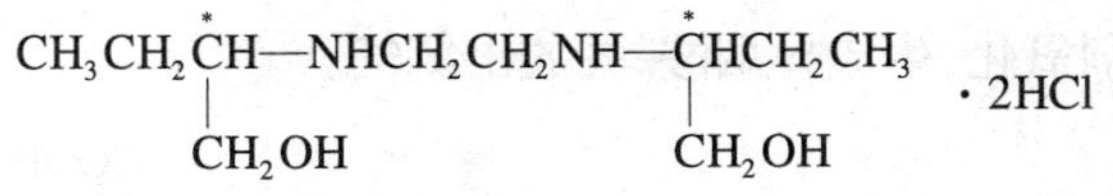
盐酸乙胺丁醇

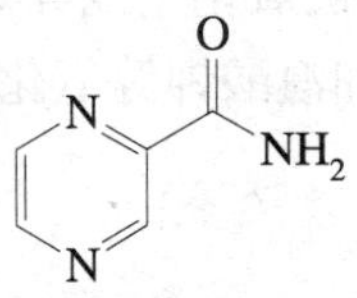
吡嗪酰胺

乙硫酰胺（Ethionamide）是异烟酰胺的类似物，为二线抗结核病药物，二线抗结核药物一般在耐受性和副作用的发生率方面高于一线药物。将其分子中的乙基换成丙基，即得到丙硫异烟胺（Prothionamide）。两者对结核杆菌都具有较好的活性。乙硫酰胺可与异烟肼及其衍生物合用，减少其耐药性。

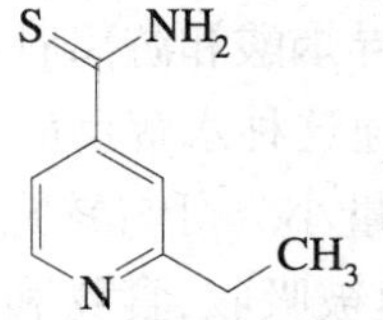
乙硫酰胺

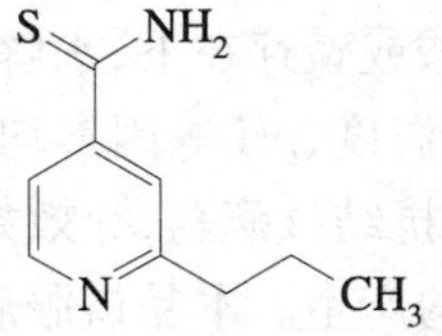
丙硫异烟胺

喹诺酮类药物具有广谱抗菌作用,对革兰氏阳性菌和革兰氏阴性菌具有较好的抑制作用,其中一些药物还具有较高的抗结核杆菌的作用,如莫西沙星、司帕沙星、环丙沙星和氧氟沙星等。研究表明,具有抗结核杆菌活性的喹诺酮类药物具有以下结构特征:① C-1 环丙基取代,若进一步增加亲脂性,其抗结核活性降低;② C-6、C-8 的氟原子取代,C-8 也可为甲氧基取代;③ C-7 为杂环取代,通常为哌嗪和吡咯的衍生物。

异烟肼(Isoniazid)

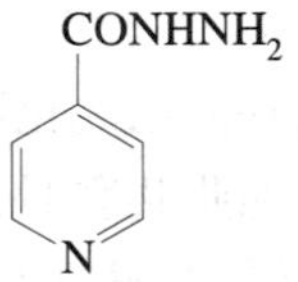

化学名为 4-吡啶甲酰肼,又名雷米封(Rimifon)。

本品为无色结晶或白色结晶性粉末,无臭,味微甜后苦;遇光渐变质;在水中易溶,在乙醇中微溶,mp. 170 ~ 173℃。

本品可与铜离子、铁离子、锌离子等金属离子络合,形成有色的螯合物。如与铜离子在酸性条件下生成单分子螯合物而显红色,在 pH 为 7.5 时形成双分子螯合物。微量金属离子的存在可使异烟肼溶液变色,故在配制时应避免与金属器皿接触。

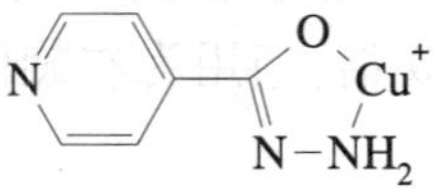

单分子螯合物

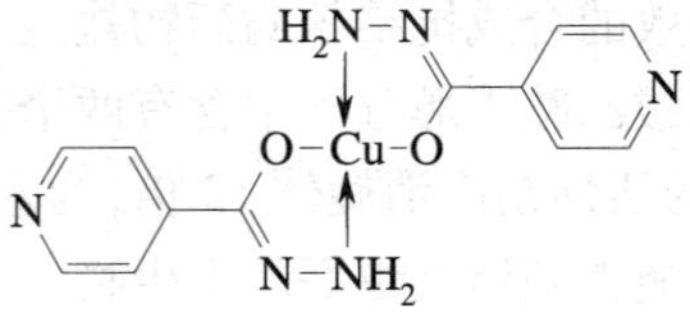

双分子螯合物

本品结构中含有肼基,具有很强的还原性,可被多种弱氧化剂氧化。如与硝酸银作用,异烟肼被氧化生成异烟酸,同时生成氮气与黑色的金属银沉淀。本品在酸性条件下还可被溴、碘和溴酸钾等氧化剂氧化,生成异烟酸,并放出氮气。

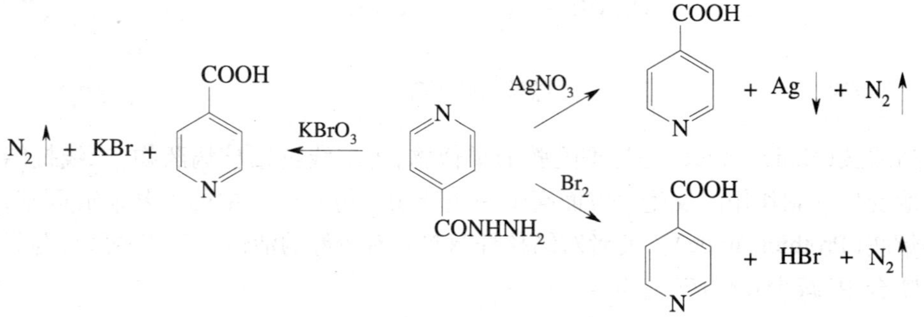

本品含酰肼结构,在酸或碱存在下,水解生成异烟酸和游离肼,其毒性增大,故变质后不可再供药用。光、重金属、温度、pH 等因素均可加速这种水解反应。

本品为临床上常用的抗结核病药,疗效好,用量小。可与链霉素、卡那霉素和对氨基水杨酸钠合用,减少耐药性的产生。本品口服后迅速被吸收,食物和各种耐酸药物(特别是含有铝的耐酸药物)可以干扰和延误吸收,因此本品应空腹使用。

本品为前体药物，可被内源性的酶 katG 催化氧化所激活，转化为具有酰化能力的活性物质，在结核分支杆菌中的酶系统发挥作用。在转化过程中，产生了异烟酸、异烟醛和异烟酰胺，上述化合物的形成说明该反应可能通过异烟酰胺自由基或异烟酸的中间状态。

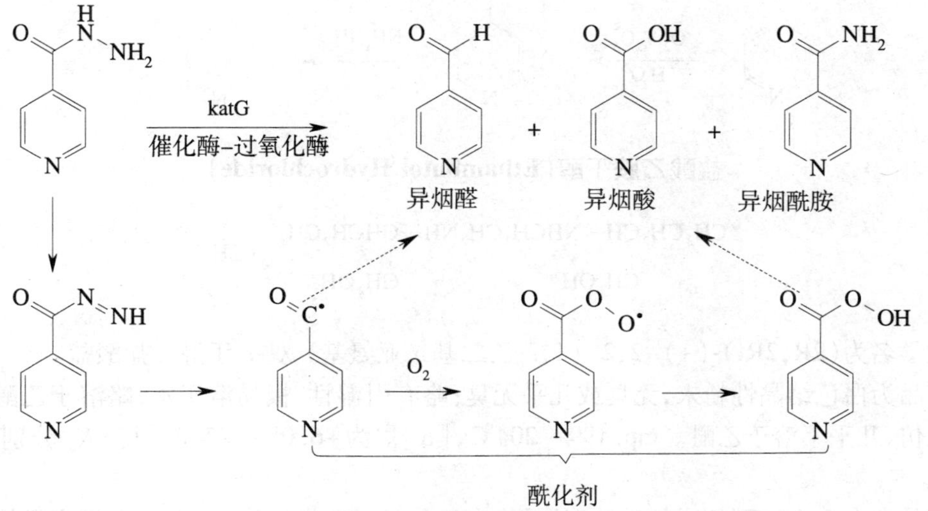

本品在包括病灶在内的各种组织中均能很好地被吸收，大部分代谢为失活物质。主要代谢产物为 N-乙酰异烟肼，占服用量的 50% ~90%，并由尿排除。N-乙酰异烟肼的抗结核活性仅为原药的 1%。在人体内这种乙酰化作用受到乙酰化酶的控制，而乙酰化酶的活性是受基因控制的，因此应根据乙酰化速度的差异来调节病人的用药量。异烟肼的其他代谢物为异烟酸和肼，异烟酸也可能是 N-乙酰异烟肼水解的产物，另一个水解产物为乙酰肼，乙酰肼可被 N-乙酰化转移酶酰化成二乙酰肼。

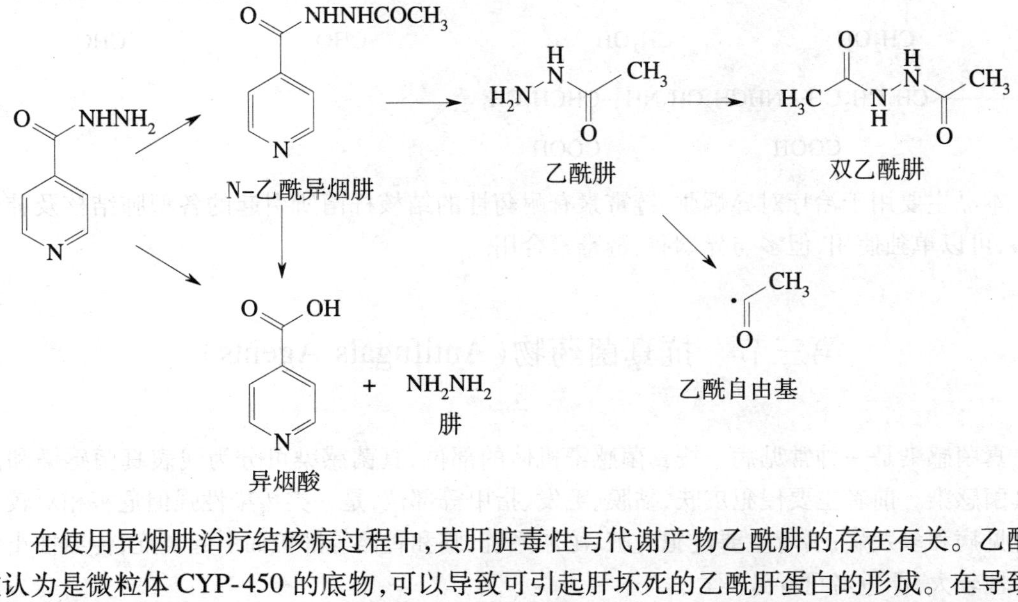

在使用异烟肼治疗结核病过程中，其肝脏毒性与代谢产物乙酰肼的存在有关。乙酰肼被认为是微粒体 CYP-450 的底物，可以导致可引起肝坏死的乙酰肝蛋白的形成。在导致活性酰化剂形成过程中羟胺中间体被生成，它可衍生出酰基自由基或酰基阳离子，均可导致肝蛋白的酰化。

本品的合成是以4-甲基吡啶为原料，在金属钒的催化下，与空气中的氧作用，氧化成为异烟酸；再和水合肼缩合即得。

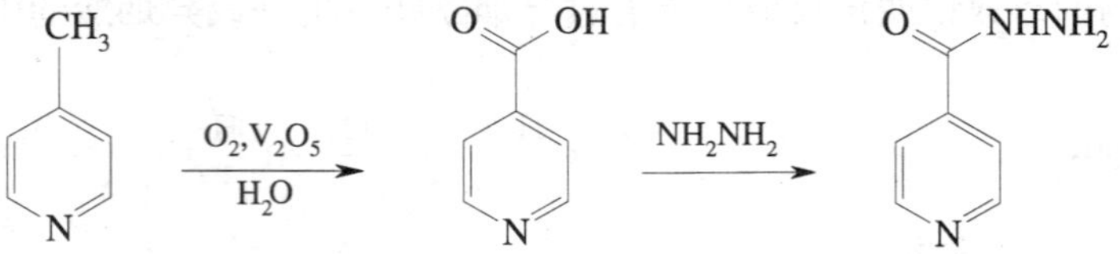

盐酸乙胺丁醇(Ethambutol Hydrochloride)

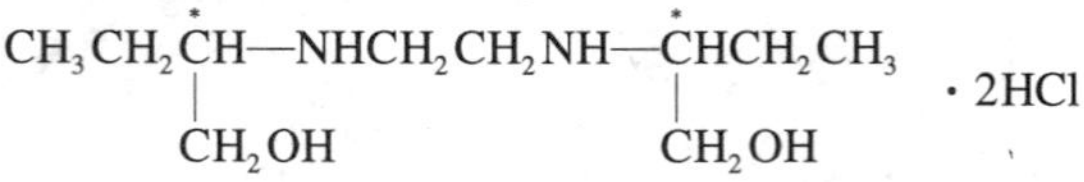

化学名为(2R,2R′)-(+)-2,2′-(1,2-乙二基二亚氨基)-双-1-丁醇二盐酸盐。

本品为白色结晶性粉末，无臭或几乎无臭；略有引湿性，极易溶于水，略溶于乙醇，极微溶于氯仿，几乎不溶于乙醚。mp. 199～204℃，$[\alpha]_D^{25}$ 为+6.0°～+7.0°，其 pK_a 分别为6.6和9.5。

本品含有2个构型相同的手性碳原子，由于分子对称性因素，仅有3个旋光异构体，其中右旋体的活性最强，是左旋体的200～500倍，是内消旋体的12倍，药用其(R,R)构型的右旋体。

本品的氢氧化钠溶液与硫酸铜试液反应，生成深蓝色的络合物，此反应可用于鉴别。

本品大部分以原形由尿中被排泄，仅10%～15%以代谢物的形式排出。本品在体内的代谢主要是两个羟基先氧化为醛，进一步氧化为酸。代谢产物基本上没有活性。

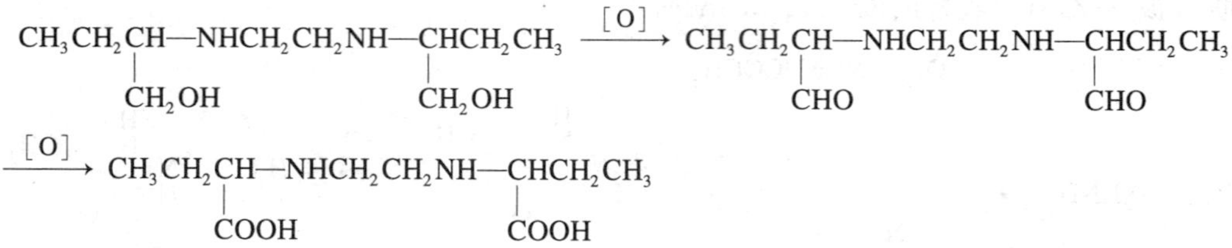

本品主要用于治疗对异烟肼、链霉素有耐药性的结核杆菌所引起的各型肺结核及肺外结核，可以单独使用，但多与异烟肼、链霉素合用。

第三节　抗真菌药物(Antifugals Agents)

真菌感染是一种常见病。按真菌感染机体的部位，真菌感染可分为浅表真菌感染和深部真菌感染。前者主要侵犯皮肤、黏膜、毛发、指甲等部位，是一类传染性强但危害相对较小的常见病和多发病；后者主要侵犯内脏、泌尿系统、脑和骨骼等部位而引起炎症，传染性小但危害性较大，严重者可导致死亡。

近年来，由于广谱抗生素的滥用而破坏了细菌和真菌正常菌丛的共生关系，皮质激素等免疫抑制药物的大量使用及放射治疗等使机体对真菌的抵抗力降低。大型手术、器官移植等能使患者机体免疫系统损伤，增加深部真菌感染的可能性。因此对抗真菌药物的研究与开发日益受到重视，也取得了很大的进展，尤以抗深部真菌病的药物更为显著。

目前临床上使用的抗真菌药物可分为抗生素类及合成类抗真菌药两大类。

一、抗真菌抗生素(Antifungal Antibiotics)

抗生素类抗真菌药可分为多烯类和非多烯类。非多烯类药物主要用于浅表真菌感染，如灰黄霉素(Griseofulvin)和癣可宁(Siccanin)。灰黄霉素对皮肤真菌有效，但有一定毒性，一般只可外用。癣可宁用于浅表真菌感染，疗效与灰黄霉素相似，不良反应少见。

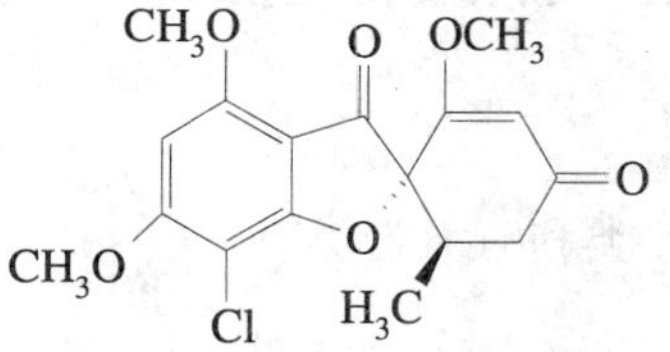

灰黄霉素

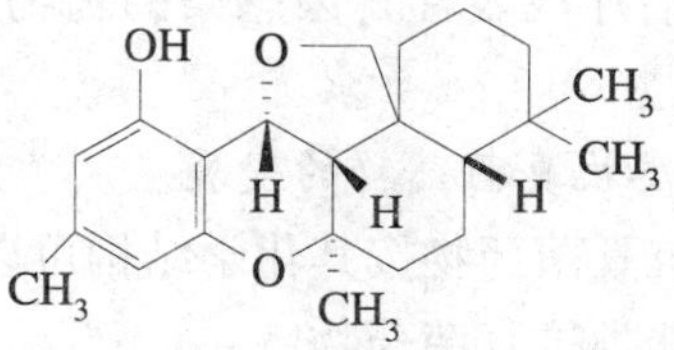

癣可宁

多烯类抗真菌抗生素分子中都含有亲脂的大环内酯环，环上含有4~7个共轭双键，并且连有一个氨基糖。这些抗生素的亲脂性比较强，水中溶解度较低，因结构中含有共轭多烯，故对热和光不稳定。其代表药物主要有两性霉素B(Amphotericin B)、制霉菌素(Nystatin)等，主要对深部真菌感染有效。基于药效和安全性考虑，在治疗皮肤真菌感染时，很少使用多烯类抗生素。制霉菌素被推荐用于治疗由白色念珠菌引起的艾滋病患者的鹅口疮和食管炎。两性霉素B可单独使用或与5-氟胞嘧啶合用，治疗由新型隐球菌引起的艾滋病患者的脑膜炎。

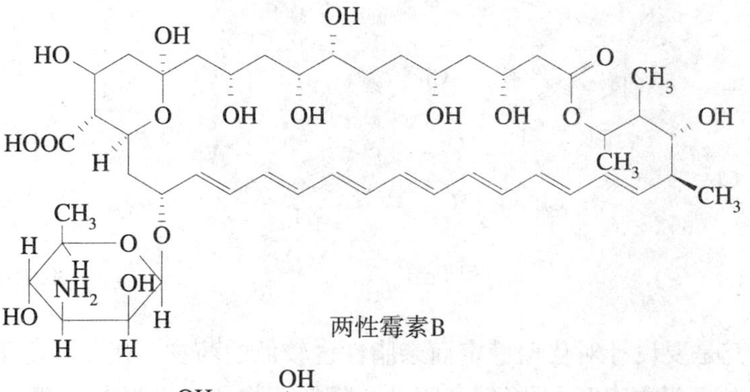

两性霉素B

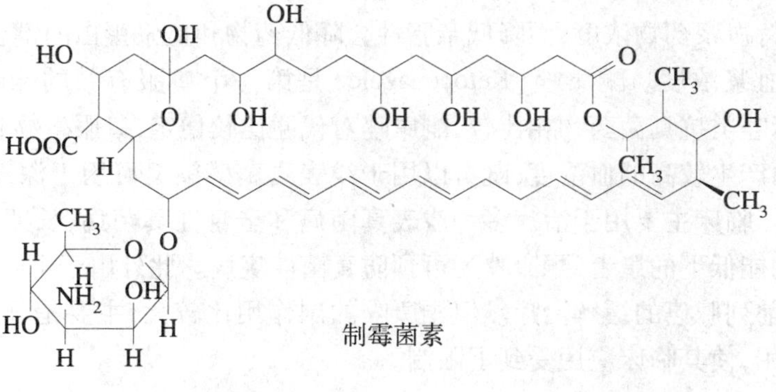

制霉菌素

多烯类抗生素通过与真菌细胞膜上的甾醇结合，损伤细胞膜，通透性增加，导致真菌细胞内钾离子、核苷酸和氨基酸等外漏，破坏了正常代谢而产生抑菌作用。

二、合成类抗真菌药（Synthetic Antifungal Agents）

合成抗真菌药根据其化学结构特点，可分为氮唑类和非氮唑类。

（一）氮唑类抗真菌药物

氮唑类抗真菌药物是近年来发展最快的一类合成抗真菌药物，其发展始于20世纪60年代后期，克霉唑和咪康唑为这类药物的先驱。目前已有多个氮唑类药物上市销售，不仅有外用治疗浅表性真菌感染的药物，而且还有口服和静脉注射治疗全身性真菌感染的药物。

1. 氮唑类抗真菌药物的发展

氮唑类抗真菌药物按其化学结构可以分为咪唑类和三氮唑类。

（1）咪唑类抗真菌药物

20世纪60年代末克霉唑（Clotrinazole）的发现，推动了氮唑类抗真菌药物的迅速发展，大量的唑类抗真菌药物被开发上市。克霉唑（Clotrimazole）、益康唑（Econazole）和咪康唑（Micomazole）是咪唑类抗真菌药物中最早用于临床的药物，在体外有较高的活性，具有广谱的抗真菌作用，对白色念珠菌、曲菌、新生隐球菌、芽生菌、拟酵母菌等深部真菌和一些表皮真菌以及酵母菌等都有良好的抗菌作用。但是这些药物局部使用时非常有效，而在口服或静脉注射给药时在体内很快代谢失活，导致较低的口服生物利用度及较差的持续性血浆浓度，且静脉给药时产生较高的毒副作用，另外由于这类药物亲脂性比较强，和血浆蛋白有较高的键合能力，从而造成血液中游离的活性药物浓度比较低。

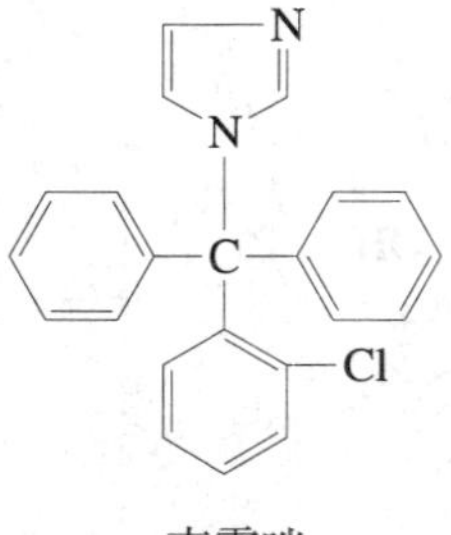

克霉唑

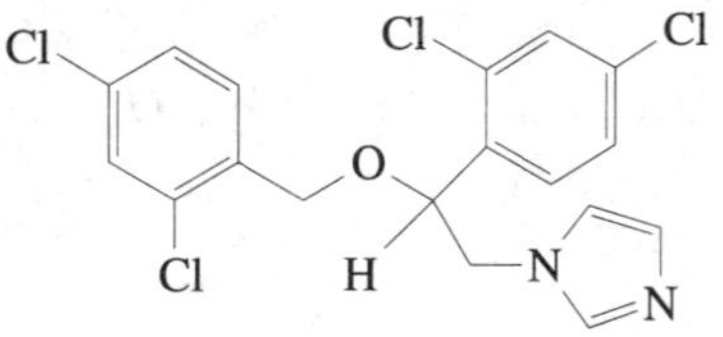

咪康唑

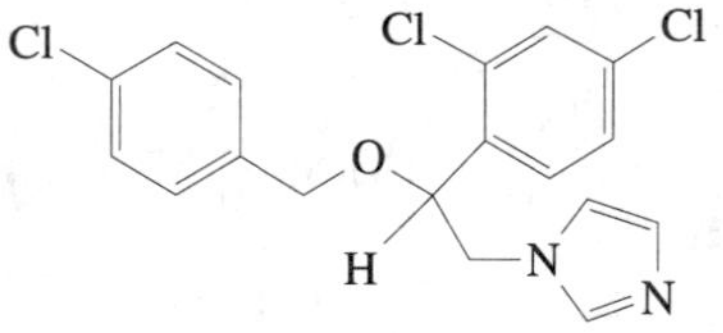

益康唑

进一步的研究是要设计对代谢稳定而亲脂性也较低的药物。代谢稳定可以改善口服生物利用度和维持血浆药物浓度，而降低亲脂性会降低药物和血浆蛋白的键合作用，产生较高的游离药物的血浆浓度。酮康唑（Ketoconazole）是第一个口服有效的咪唑类广谱抗真菌药，和早期的咪唑类抗真菌药物相比较，酮康唑对代谢比较稳定，口服生物利用度较好，亲脂性也比较低，而产生较高的血浓度；既可以用于浅表真菌感染又可用于深部真菌感染；既可口服又可外用。临床主要用于治疗多种浅表真菌病和全身性真菌病，长期服用未见有耐药菌株，对免疫功能低下的患者，酮康唑还可预防真菌性疾病。此外由于可降低血清中睾丸素的水平而用于前列腺癌的缓解治疗。但酮康唑的副作用比较大，主要是肝脏毒性和对激素合成的抑制作用，使其临床应用受到了限制。

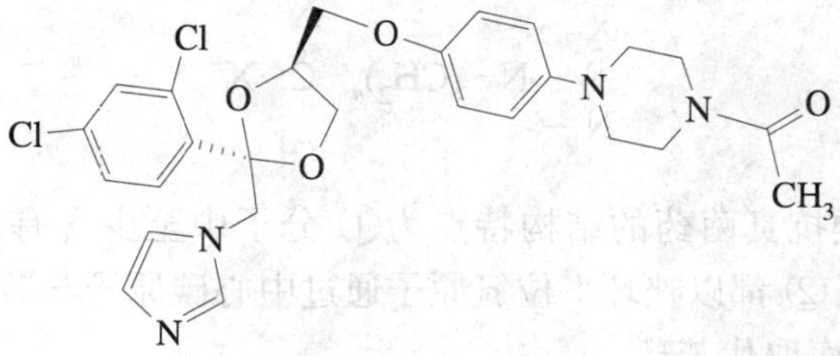

酮康唑

（2）三唑类抗真菌药物

氟康唑（Fluconazole）、伊曲康唑（Itraconazole）和特康唑（Terconazole）等为三唑类抗真菌药，是根据咪唑类抗真菌药物构效关系的研究结果，以三氮唑环替换咪唑环后得到的抗真菌药物。

氟康唑是1988年于英国上市的氟代三唑类广谱抗真菌药，其口服吸收良好，生物利用度高达90%以上。由于易透过血脑屏障而进入脑脊液中，因此适用于由真菌感染引起的脑膜炎，副作用小，无致畸和肝脏毒性。其水溶性较好，还可以制备静脉注射用剂型，现已成为该类抗真菌药中最引人注目的品种。伊曲康唑是继氟康唑后上市的另一个三唑类抗真菌药物，其化学结构与酮康唑的结构类似，体内、体外抗真菌作用比酮康唑强5～100倍，除了能治疗芽生菌病、球孢子菌病、组织胞浆病外，对烟曲霉菌也有抑制作用。伊曲康唑口服吸收好，脂溶性比较强，在体内某些脏器，如肺、肾及上皮组织中浓度较高。但是与蛋白结合率较高，很少透过血脑屏障。伊曲康唑在体内半衰期约为20 h。用药2～4周后半衰期约为30 h，在体内代谢产生羟基伊曲康唑，活性比伊曲康唑更强，但半衰期比伊曲康唑更短。

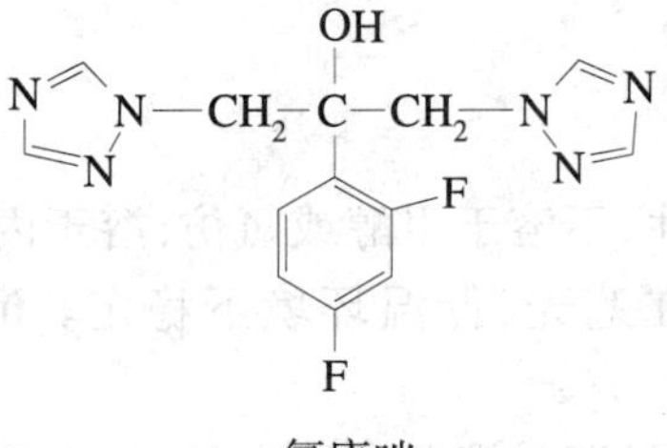

氟康唑

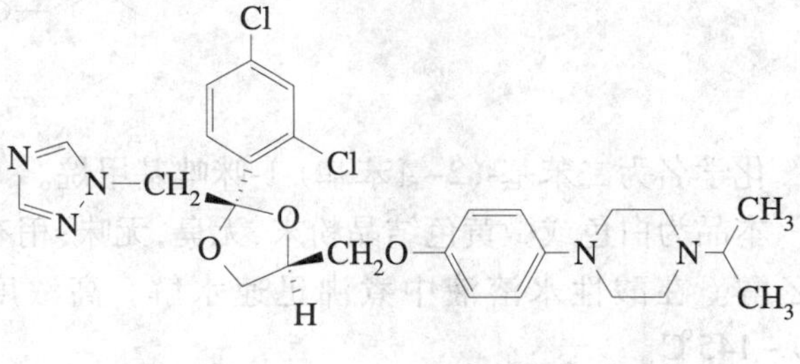

特康唑

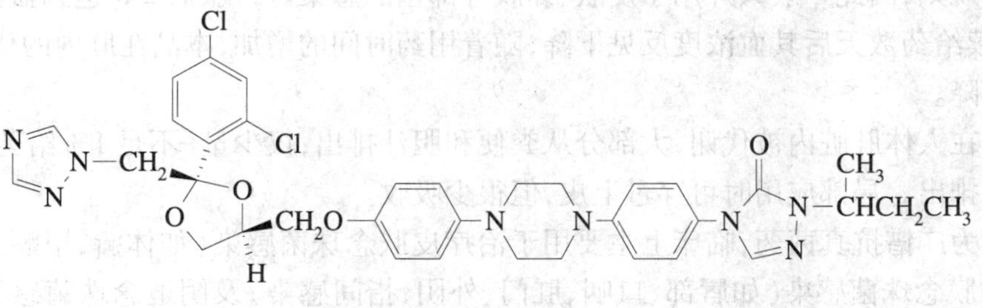

伊曲康唑

2. 氮唑类抗真菌药物的作用机制和构效关系

唑类抗真菌药物按其化学结构可以分为咪唑类和三氮唑类，其结构通式如下：

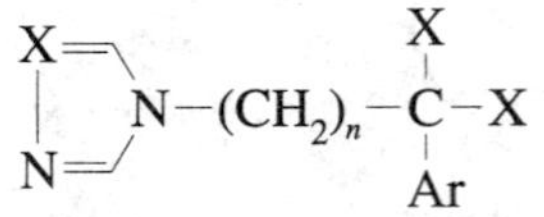

咪唑类和三氮唑类抗真菌药的结构特点为① 分子中至少含有一个唑环,可以是咪唑环,也可以是三氮唑环;② 都以唑环 1 位氮原子通过中心碳原子与芳烃基 Ar 相连;③ 芳烃基 Ar 一般为一卤或二卤取代苯环。

唑类抗真菌药都有着相似的作用机制,在低浓度和高浓度两种条件下有不同的作用方式。在低浓度时能抑制真菌细胞中麦角甾醇的生物合成,其分子中的一个氮原子与真菌细胞色素 P450 分子中亚铁血红素上的亚铁重离子络合,从而抑制 P450 羟化酶,使羊毛甾醇脱 14α-甲基到麦角甾醇的转化受阻,羊毛甾醇等前体积聚,致使膜化学组成改变,通透性增加,细胞内液外溢,从而抑制和杀灭真菌。而在高浓度时,由于药物对真菌细胞膜磷脂的直接损害,显著降低不饱和脂肪酸与饱和脂肪酸比率,显著改变膜流动性,从而迅速地杀菌。唑类抗真菌药物对哺乳动物 P450 系统也有较强的抑制作用,因而有一定的肝毒性和抗男性生育等副作用。

克霉唑(Clotrimazole)

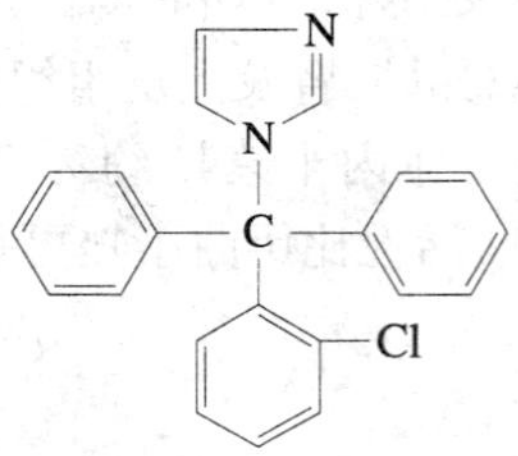

化学名为二苯基-(2-氯苯基)-1-咪唑基甲烷。

本品为白色或微黄色结晶粉末,无臭,无味;稍有吸湿性,不溶于甲醇或氯仿,溶于丙酮或乙醇。在酸性水溶液中煮沸迅速水解。高浓度溶液在遮光、低温环境下稳定。mp. 140 ~ 145℃。

本品是第一个在临床上使用的唑类抗真菌药物。虽然对深部真菌感染有效,但由于口服吸收不规则,因此一般只外用于皮肤、黏膜等部位的感染。口服后 2 h 达到血浆药物最高浓度,连续给药数天后其血浓度反见下降,随着用药时间的增加,本品在肝内的代谢加速,血药浓度下降。

本品在人体肝脏内被代谢,大部分从粪便和胆汁排出,仅少量(不足 1% 给药量)以原形从尿液中排出。局部应用时可穿过上皮,但很少吸收。

本品为广谱抗真菌药,临床上主要用于治疗皮肤念珠菌感染(如体癣、甲癣、脚癣、花斑癣等)、黏膜念珠菌感染(如唇部、口咽、肛门、外阴、指间感染)及阴道念珠菌感染所致的阴道炎,本品对滴虫性阴道炎也有效。

本品的合成以邻氯苯甲酸为原料,在硫酸催化下用乙醇酯化生成邻氯苯甲酸乙酯,与溴化苯基镁进行 Grignard 加成反应得三苯甲烷类化合物,水解成羟基物,用氯化亚砜氯代,得氯化三苯甲烷类化合物,最后与咪唑缩合得到克霉唑。

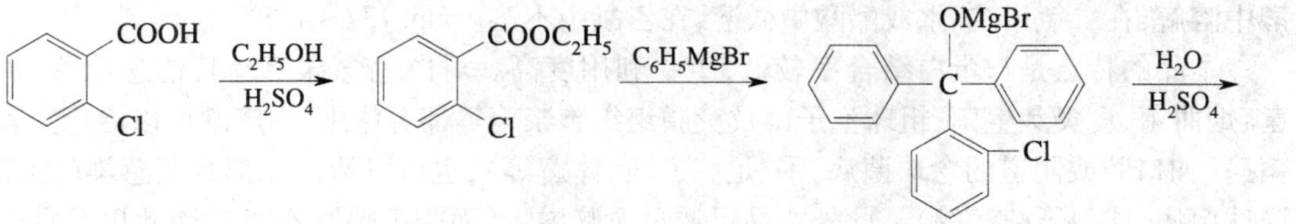

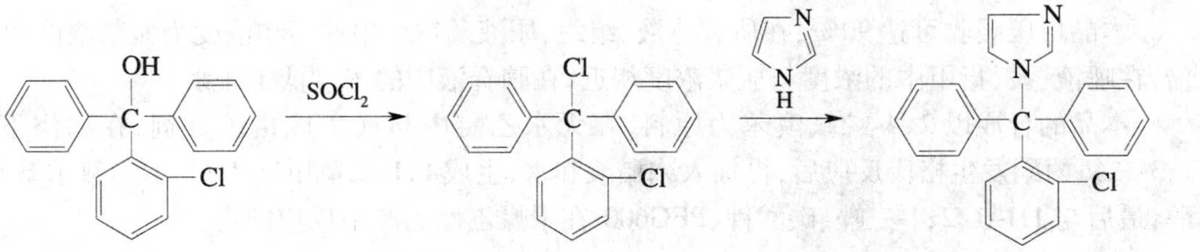

硝酸咪康唑(Miconazole Nitrate)

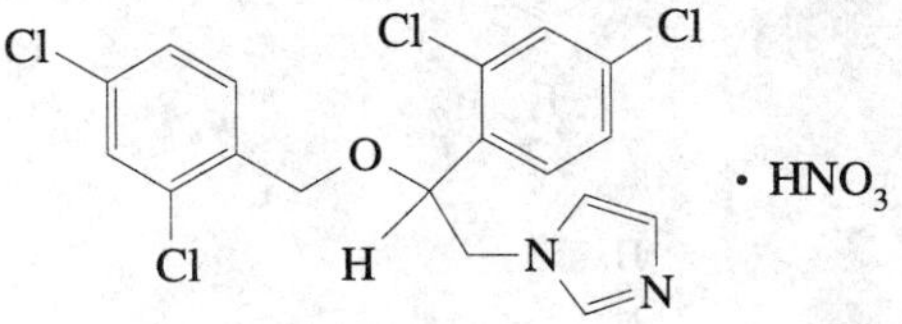

化学名为1-[2-(2,4-二氯苯基)-2-[(2,4-二氯苯基)甲氧基]乙基]-1H-咪唑硝酸盐。

本品为白色或类白色结晶或结晶粉末,在甲醇中略溶,在氯仿中微溶,在水或乙醇中不溶。

本品为咪唑类抗真菌药物,其发现是抗真菌药物研究的开创性成就,不但寻找到了抗真菌药的新结构类型,而且可以通过口服给药途径治疗浅表及深部真菌感染,推动了唑类抗真菌药物的迅速发展。

本品对许多临床致病真菌如白色念珠菌、曲菌、新生隐球菌、芽生菌、球孢子菌等深部真菌和一些表皮真菌有良好的抗菌作用,另外对葡萄球菌、链球菌和炭疽杆菌等革兰氏阳性菌有抑制作用。临床上主要用于治疗深部真菌感染,对五官、阴道、皮肤等部位的真菌感染也显效,而且可以口服给药。

氟康唑(Fluconazole)

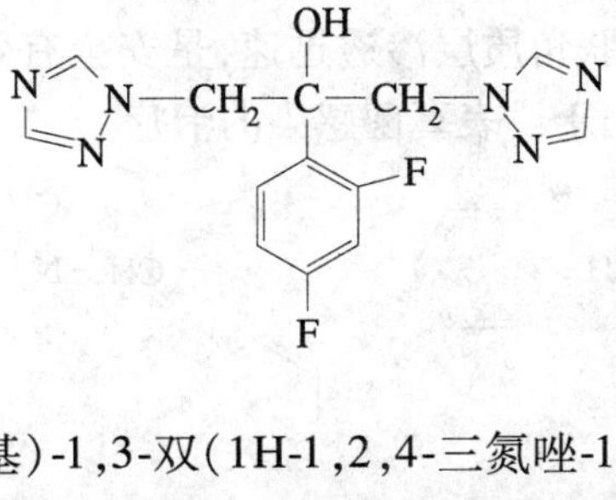

化学名为2-(2,4-二氟苯基)-1,3-双(1H-1,2,4-三氮唑-1-基)-2-丙醇。

本品为白色或类白色结晶或结晶性粉末;无臭或微带特异臭,味苦;在甲醇中易溶,在乙醇中溶解,在二氯甲烷、水或醋酸中微溶,在乙醚中不溶。mp. 137 ~ 141℃。

本品的特点是与蛋白结合率较低,生物利用度高。对白色念珠菌及其他念珠菌、黄曲菌、烟曲菌、皮炎芽生菌、粗球孢子菌及荚膜组织胞浆菌等都有作用,临床既可以治疗浅表真菌病(如口腔或阴道的念珠菌病,手、足、头、股、体癣等),也可以治疗深部真菌感染(如新型隐球菌病、球孢子菌病等)。此外本品可透过血脑屏障(而酮康唑则不能),因此更适宜于治疗脑内感染疾病。

本品口服吸收可达 90%,在所有体液、组织、尿液及皮肤中的药物浓度为血浆浓度的 10 倍,在唾液、痰、指甲中的浓度与血浆浓度相近,在脑脊液中的浓度低于血浆。

本品的合成以 2,4-二氟溴苯为原料,在无水乙醚中与镁生成格氏试剂,在冰浴下与 1,3-二氯丙酮发生格氏反应后,再加入冰醋酸和水,生成 1,1-双氯甲基-1-(2,4-二氟苯基)甲醇,最后与 1H-1,2,4-三唑、碳酸钾、PEG600 在干燥乙酸乙酯中反应即得。

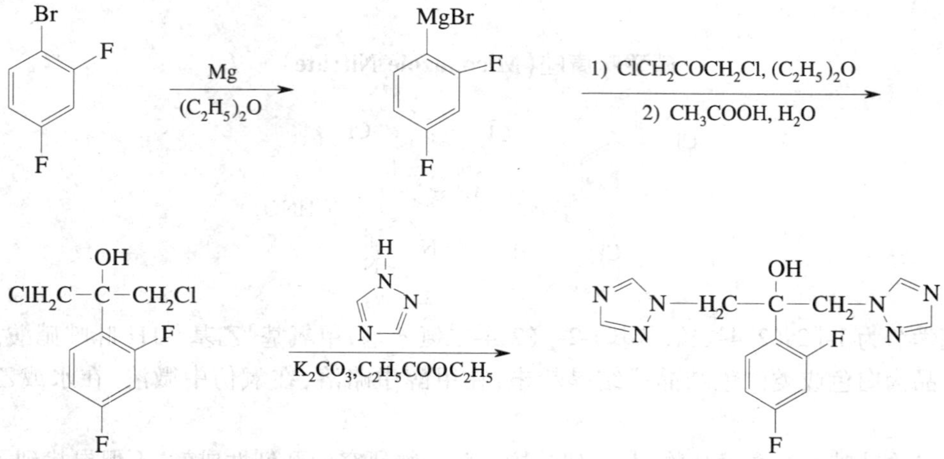

(二) 非氮唑类抗真菌药物

非氮唑类抗真菌药物中包括各种不同结构类型的化合物,为早期合成的抗真菌药,主要用于浅表真菌病的治疗。烯丙胺类化合物是一类新型的合成类抗真菌药。萘替芬(Naftifine)是 1981 年上市的药物,具有较高的广谱抗真菌活性,局部外用治疗皮肤癣菌的效果优于益康唑和克霉唑,治疗白色念珠菌病的效果同克霉唑。由于这类药物具有良好的抗真菌活性和新颖的结构特征,而受到人们的重视,随后又发现了一批抗菌谱更广、抗菌作用更强、毒性低的药物。特比萘芬(Terbinafine)结构中用乙炔基团代替萘替芬结构中的苯环,抗真菌谱比萘替芬更广,作用更强,更重要的是特比萘芬不仅可以局部使用,而且还可以口服。布替萘芬(Butenafine)是苯胺结构化合物,因在体内潴留时间比较长,24 h 仍可保持较高的浓度,局部应用后,经皮肤角质层渗透迅速,是安全有效的每日一次的优良药物。布替萘芬的抗菌谱比较广,主要用于浅表真菌感染的治疗。

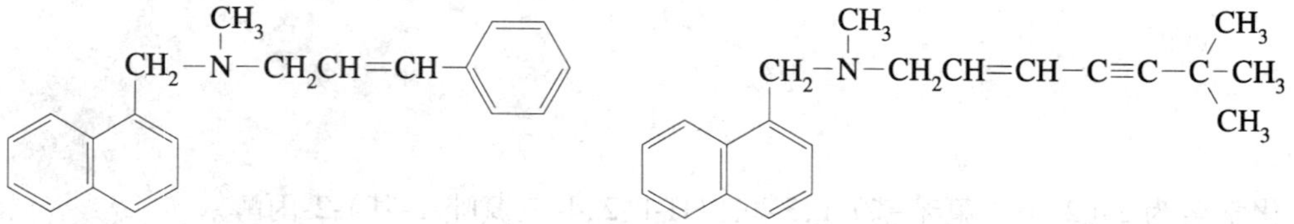

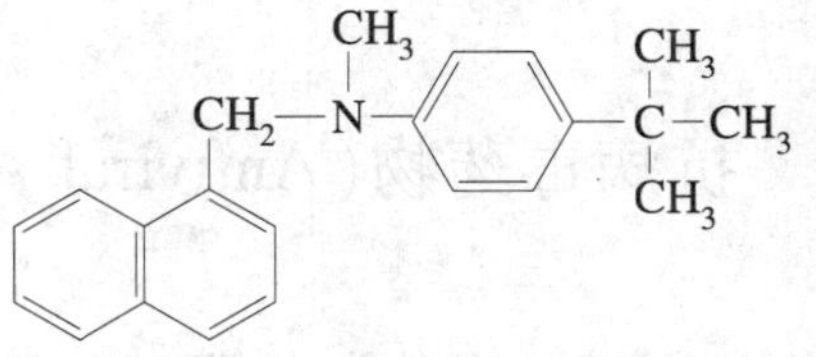

布替萘芬

烯丙胺类药物主要作用于真菌细胞内的角鲨烯环氧化酶(Squalene Epoxidase),使角鲨烯环氧化反应受阻,导致角鲨烯大量聚积,破坏真菌细胞膜的形成,同时使麦角甾醇的合成减少,进而达到杀死或抑制真菌的作用。这类药物对哺乳动物的角鲨烯环氧化酶的作用低,选择性比较高。

5-氟胞嘧啶(5-Fluorocytosine)是20世纪50年代合成的抗白血病药物,但对肿瘤细胞活性并不高,对真菌的曲霉菌、念珠菌、分支孢子菌属、隐球菌有抑制作用。5-氟胞嘧啶可口服给药,口服后吸收较好,3~4 h血药达高峰,且可透过血脑屏障,达到比较高的脑脊液浓度。由于单独使用时真菌会对5-氟胞嘧啶产生耐药性,因此一般不单独使用,通常和两性霉素B一起合用,两性霉素B可以杀灭对5-氟胞嘧啶耐药的真菌。

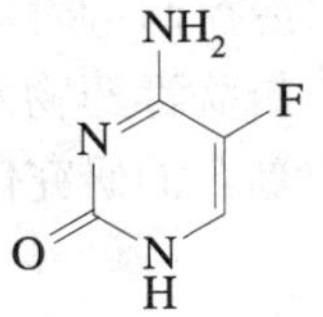

5-氟胞嘧啶

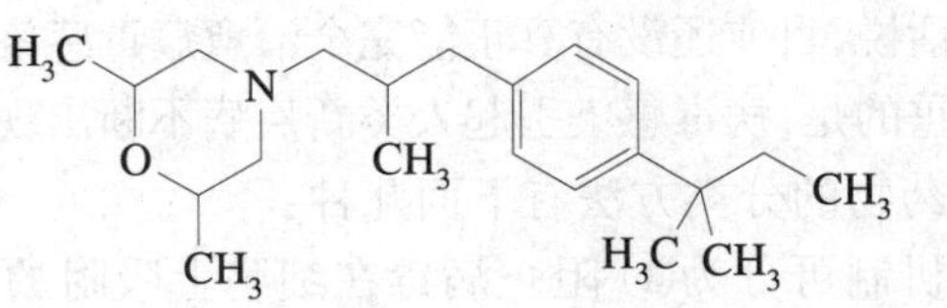

阿莫罗芬

阿莫罗芬(Amorolfine)是1991年上市的二甲吗啉类广谱抗真菌药物,此药物原为农业杀菌药,后发现它对曲霉和青霉等非着色丝状菌以外的所有致病真菌都有很好的活性。可用于治疗白癣症、皮肤的念珠菌病、白癜风、甲癣等真菌感染。它不仅能根治皮肤真菌感染,而且在涂抹指甲后很容易向指甲扩散,并保持长时间的抗真菌作用,是理想的抗浅表真菌药。

特比萘芬(Terbinafine)

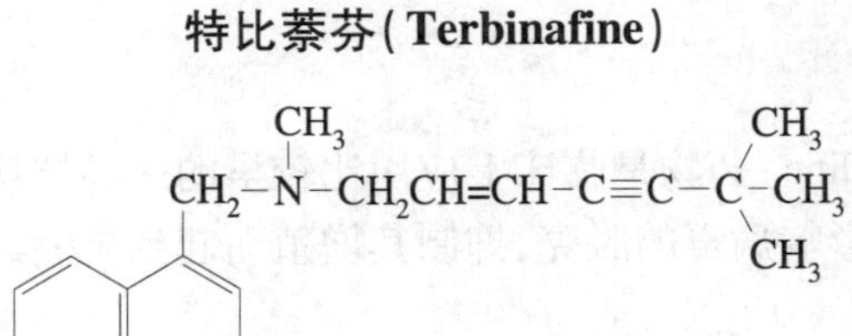

化学名为(E)-N-(6,6-二甲基-2-庚烯-4-炔基)-N-甲基-1-萘甲胺。

盐酸特比萘芬为白色晶体,mp. 195~198℃。

本品为烯丙胺类抗真菌药,药物作用机理与萘替芬相同,通过抑制真菌细胞麦角甾醇合成过程中的鲨烯环氧化酶,并使鲨烯在细胞中蓄积而起杀菌作用。

本品的抗菌谱比萘替芬更广,抗真菌活性更高,且安全、低毒、副作用小,口服和外用耐受性好,无致畸性或胚胎毒性。临床适用于浅表真菌引起的皮肤、指甲感染等。人体细胞对本品的敏感性为真菌的万分之一。

第四节 抗病毒药物(Antiviral Agents)

病毒性感染疾病是严重危害人类健康的传染病,据不完全统计,在人类传染病中,病毒性疾病高达60% ~65%。常见的由病毒引起的疾病有流行性感冒、麻疹、腮腺炎、水痘、病毒性肝炎、脊髓灰质炎、狂犬病、巨细胞病毒视网膜炎和带状疱疹等。

病毒(Virus)是病原微生物中最小的一种,是一类非细胞微生物,主要由核酸和蛋白质两部分组成。核酸在中心,蛋白质包裹在外,核酸也只有一种,不是DNA就是RNA,因此病毒包括DNA病毒和RNA病毒两大类。病毒没有独立的代谢系统,没有细胞器,也没有完整的酶系统,因此无法独立进行繁殖,必须寄生在宿主活细胞内,利用宿主细胞的代谢系统进行自身繁殖。病毒在宿主细胞内复制核酸,合成蛋白质,再装配在一起构成完整的病毒体的繁殖过程称为复制。

大多数病毒的复制可分为吸附、侵入、脱壳、生物合成、组装和释放等六步。抗病毒药的作用主要通过影响病毒复制周期的某个环节而实现,理想的抗病毒药应能有效地干扰病毒的复制,而不影响正常细胞的代谢,但遗憾的是,许多抗病毒药物在达到治疗剂量时对人体亦产生毒性。换句话说,目前还没有真正能完全治愈病毒感染疾病的药物,抗病毒药物发展相对较为缓慢。更严重的是,病毒感染引起人类新疾病不断出现,因而抗病毒新药的研究任重而道远。

抗病毒药物的分类方法有下面几种:

按作用机制可分为① 阻止病毒在细胞上吸附的药物(如丙种球蛋白);② 阻止病毒穿入细胞的药物(如金刚烷胺);③ 抑制病毒核酸复制的药物(如碘苷);④ 影响核糖体翻译的药物(如美替沙腙);⑤ 抑制病毒蛋白质合成的药物(沙奎那韦);⑥ 其他。

按其抗病毒类型可分为① 抗人类免疫缺陷病毒药物;② 抗疱疹病毒药物;③ 抗巨细胞病毒药物;④ 抗乙肝病毒药物;⑤ 抗流感病毒药物;⑥ 抗肿瘤病毒药物;⑦ 抗非典型性肺炎(SARS病毒)药物等。

按药物的化学结构可分为① 金刚烷胺类;② 核苷类;③ 非核苷类;④ 其他。

一、金刚烷胺类

金刚烷胺类(Amantadine)药物是临床上应用比较早的一类抗病毒药物。它们主要是通过抑制病毒穿入细胞,并影响病毒的脱壳,抑制其增殖而起到抗病毒的作用。金刚烷胺类具有下列结构通式:

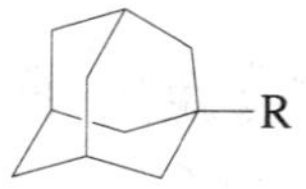

其中R基可以是氨基、取代的氨基或烷基氨等。构效关系研究表明,金刚烷胺中的氨基被羟基、巯基、卤素或氰基取代均导致失活。

盐酸金刚烷胺(Amantadine Hydrochloride)为一种对称的三环状胺,可以抑制病毒颗粒穿入宿主细胞,抑制病毒早期的复制,阻断病毒的脱壳及核酸向宿主细胞的侵入。盐酸金刚烷胺在临床上能有效地预防和治疗各种A型流感病毒的感染,尤其是亚洲流感病毒A_2型毒株的感染。采用金刚烷胺作预防药,半数人在病毒的抗原变异株引起大流行时可免遭感染。金刚烷胺的抗病毒谱较窄,对 B 型流感病毒、风疹病毒、麻疹病毒、流行性腮腺炎病毒及单纯疱疹病毒感染均无效。由于口服吸收后能通过血脑屏障,会引起中枢神经系统的毒副反应,如头痛、失眠、兴奋、震颤等。1971 年 Scherm 等合成了金刚烷胺的衍生物托孟他定(曲金刚胺)盐酸盐,对流感病毒、鼻病毒、痘病毒和疱疹病毒等有抑制作用,研究认为其作用机制是阻止和干扰病毒复制后期蛋白质的合成。

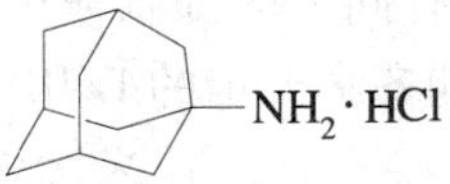

盐酸金刚烷胺

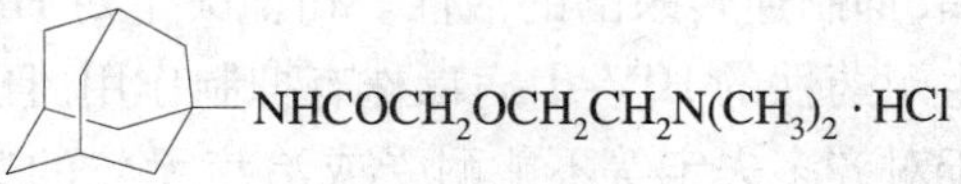

盐酸托孟他定

二、核苷类

核苷类(Nucleotides)抗病毒药物是基于代谢拮抗原理设计的药物,该类药物是抗病毒药物中数量最多也是发展较快的一类药物,在抗病毒药物中占有相当重要的地位。

核苷是由碱基和糖两部分组成的。五种碱基(A,C,T,U,G)中的一种与核糖或去氧核糖所形成的各种核糖核苷或脱氧核糖核苷称天然核苷,它们是组成 DNA 或 RNA 链的基本组成部分。若通过化学修饰改变天然碱基或糖基中的基团后形成的核苷就称为人工合成核苷,这些人工合成核苷就有可能成为天然核苷的抑制剂,抑制病毒或宿主细胞的 DNA 或 RNA 聚合酶活性,阻止 DNA 或 RNA 的合成,从而杀灭病毒。此类药物和抗肿瘤药物有密切关系,常在抗肿瘤药物的筛选过程中被发现,其毒性和副作用也较大。

第一个在临床上使用的核苷类抗病毒药物是碘苷(Idoxuridine,又称疱疹净),1959 年上市,其化学结构和胸腺嘧啶脱氧核苷相似,在胸腺嘧啶 5 位上的甲基以碘替代而得到,可和胸腺嘧啶脱氧核苷竞争性地抑制 DNA 聚合酶,阻碍病毒 DNA 的合成。由于其毒副作用较大,现已少用。阿糖胞苷(Cytarabine)是胞苷的结构类似物,对眼带状疱疹和单疱疹病毒角膜炎的效果较好,此外还可用作抗肿瘤药物。利巴韦林(Ribavirin,病毒唑,三氮唑核苷)为目前临床上广泛使用的广谱抗病毒药,可用于治疗麻疹、水痘、腮腺炎及流感病毒 A 和 B 引起的流行性感冒等,还可抑制免疫缺陷病毒(HIV)感染者出现的艾滋病前期症状和对齐多夫定不能耐受或治疗无效的艾滋病及其相关综合征。利巴韦林为人工合成核苷类广谱抗病毒药物,是由 1,2,4-三氮唑碱基和 D-核糖形成的核苷。研究表明,将结构中的 1,2,4-三氮唑杂环变为 1,2,3-三氮唑杂环,或对杂环进行取代,或对糖基部分进行修饰均会导致抗病毒活性降低或丧失。

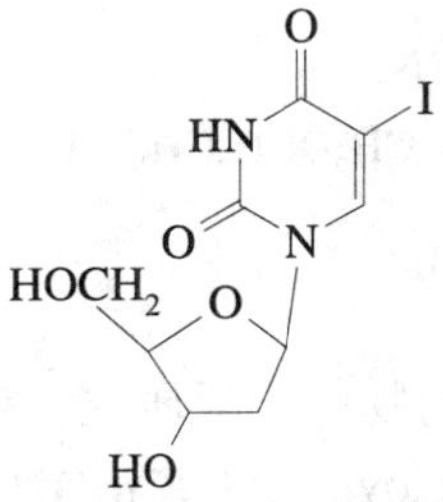

碘苷

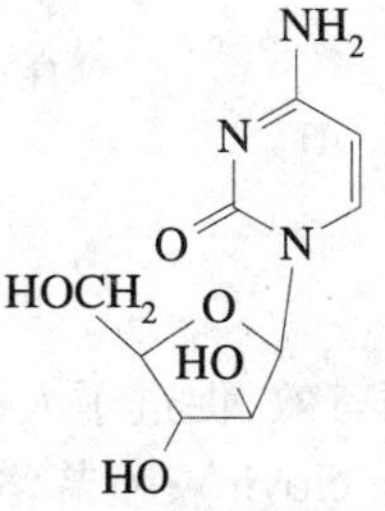

阿糖胞苷

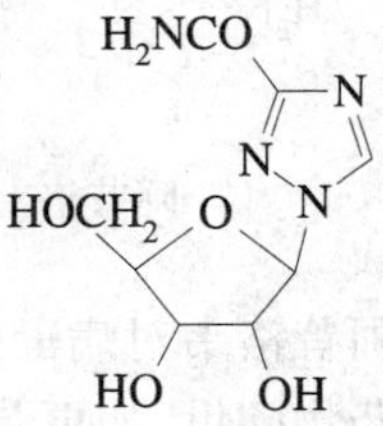

利巴韦林

核苷类 HIV 逆转录酶抑制剂是近年来发展起来的抗病毒药物，可用于治疗艾滋病及相关综合征，可延长患者的生命但不能治愈，且不良反应较严重。齐多夫定（Zidovudine，AZT）是 1987 年上市的第一个抗艾滋病毒的药物，其化学结构与脱氧胸苷相似，可用于治疗艾滋病和与艾滋病有关的疾病，但毒副作用较大。司他夫定（Stavudine，D_4T）为脱氧胸苷的脱水产物，引入 2′，3′-双键，也是近年来开发上市的抗艾滋病毒的药物。司他夫定对酸稳定，经口服吸收良好；其作用机制和齐多夫定相似，进入细胞后，在 5′位逐步磷酸化而生成三磷酸酯，抑制逆转录酶的活性。司他夫定对 HIV-Ⅰ和 HIV-Ⅱ有同等的抑制作用，对齐多夫定产生耐药性的 HIV-Ⅰ病毒株有抑制作用，且其骨髓毒性不到齐多夫定的 1/10。司他夫定适用于对齐多夫定等不能耐受或治疗无效的艾滋病及其相关综合征。拉米夫定（Lamivudine，3TC）是双脱氧硫代胞苷衍生物，其作用机制和齐多夫定相似，在细胞内生成三磷酸酯而发挥活性，作用强而持久，且能提高机体免疫机能，还具有抗乙型肝炎病毒的作用。拉米夫定对逆转录酶的亲和力大于对人 DNA 聚合酶的亲和力，因而具有一定的选择性。

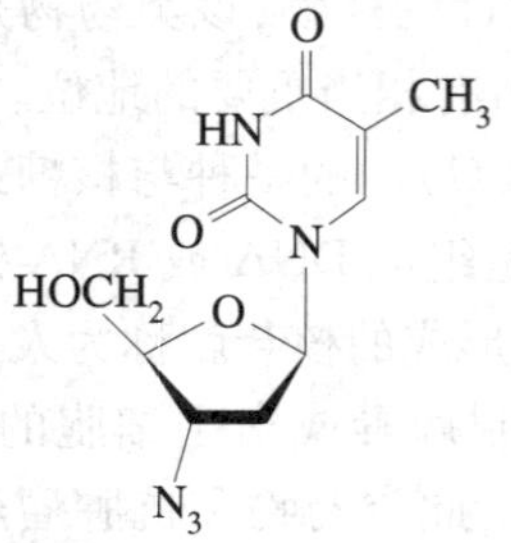

齐多夫定

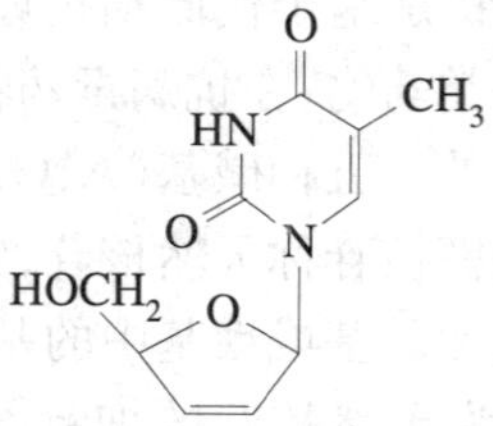

司他夫定

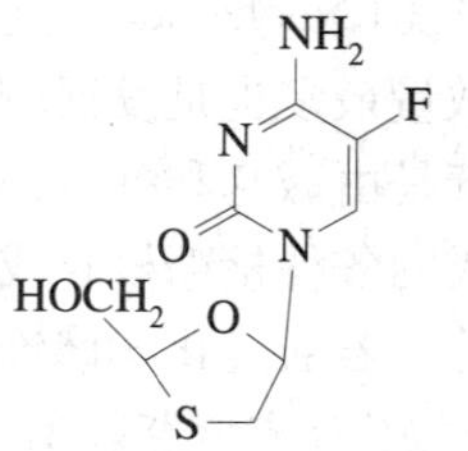

拉米夫定

开环核苷类是一类具有新型结构的非糖苷核苷类似物。阿昔洛韦（Aciclovir，无环鸟苷）是第一个上市的开环核苷类抗病毒药物，其作用机理独特，主要抑制病毒编码的胸苷激酶和 DNA 聚合酶，从而能显著地抑制感染细胞中 DNA 的合成，而不影响非感染细胞的 DNA 复制。阿昔洛韦为广谱抗病毒药物，对疱疹病毒有高度的选择性，为抗疱疹病毒的首选药物，此外还可用于治疗乙型肝炎。阿昔洛韦在使用过程中也有一定缺点：水溶性差、口服吸收少、可产生抗药性等。后来又研制了阿昔洛韦的前药地昔洛韦（Desciclovir），在水中的溶解度比阿昔洛韦大 18 倍，口服吸收好，毒副作用小，进入体内后被黄嘌呤氧化酶作用转化为阿昔洛韦而产生活性。

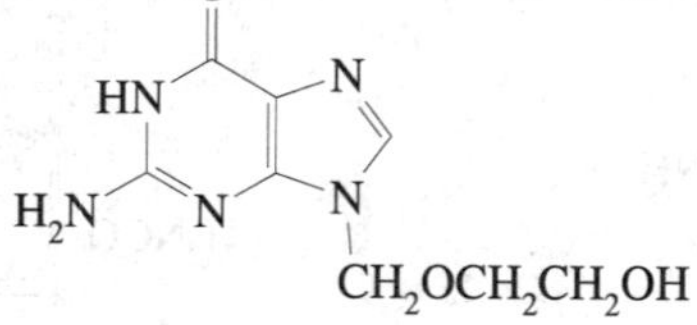

阿昔洛韦

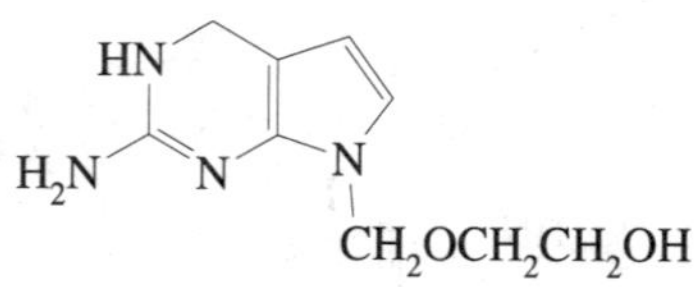

地昔洛韦

由于阿昔洛韦对病毒感染性疾病有效，促进了人们对此类药物的广泛研究，有一大批开环核苷类药物问世，如更昔洛韦（Ganciclovir）、喷昔洛韦（Penciclovir）、法昔洛韦（Famciclovir）等。更昔洛韦为开环脱氧鸟苷衍生物，其作用机制和阿昔洛韦相似，对巨细胞病毒的作用比阿昔洛韦强，在抗脑脊髓炎和肠道炎方面疗效显著。更昔洛韦对病毒胸苷激酶的亲和力比阿昔洛韦高，因此对耐阿昔洛韦的单纯疱疹病毒仍然有效，但是其毒性较大，临床上主要用于治疗巨细胞病毒引起的严重感染。喷昔洛韦是更昔洛韦的电子等排体，具有和阿昔洛韦相同的抗病毒谱。喷昔洛韦同样也是在体内转化为三磷酸酯而发挥作用，该化合物的三磷酸酯稳定性比阿昔洛韦三磷酸酯的稳定性高，且在病毒感染的细胞中浓度也较高。和阿昔洛韦相比，喷昔洛韦在停药后仍可保持较长时间的抗病毒活性，而阿昔洛韦停药后其抗病毒活性会迅速消失。法昔洛韦是喷昔洛韦的前体药物。尽管喷昔洛韦对单纯疱疹病毒HSV-1 和 HSV-2 以及水痘带状疱疹病毒有较高的活性，但其使用过程中生物利用度较低。在寻找其高生物利用度药物时，得到双乙酰化物法昔洛韦。法昔洛韦口服后在胃肠道和肝脏中迅速被代谢产生喷昔洛韦，生物利用度可达 77%。

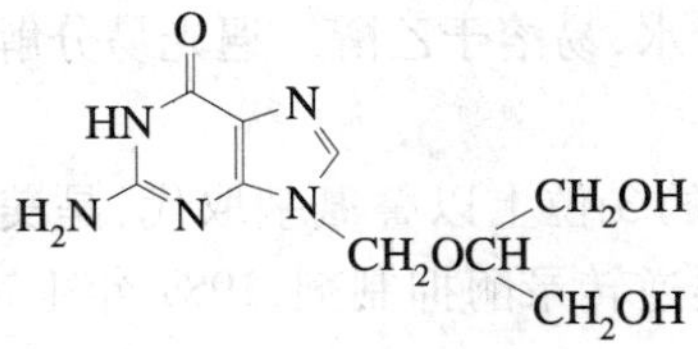

更昔洛韦

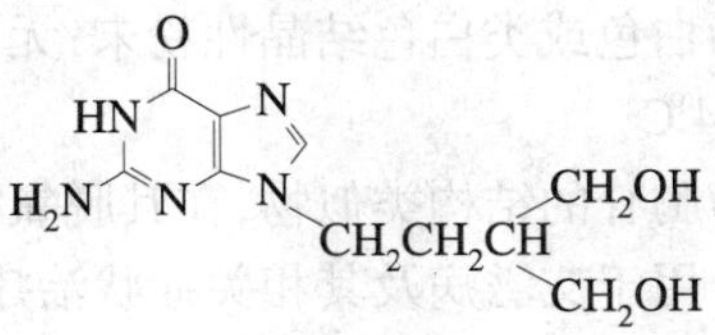

喷昔洛韦

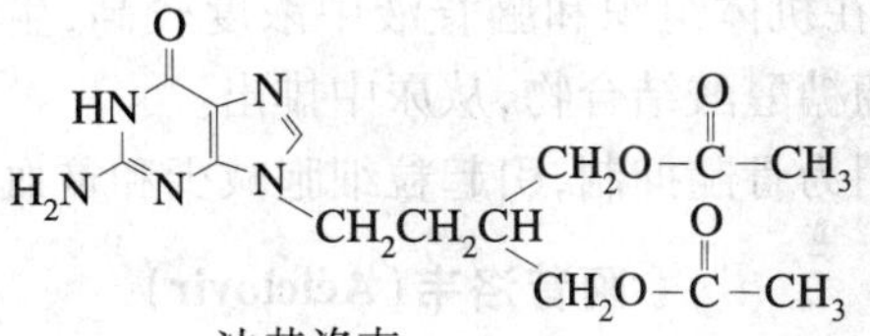

法昔洛韦

利巴韦林(Ribavirin)

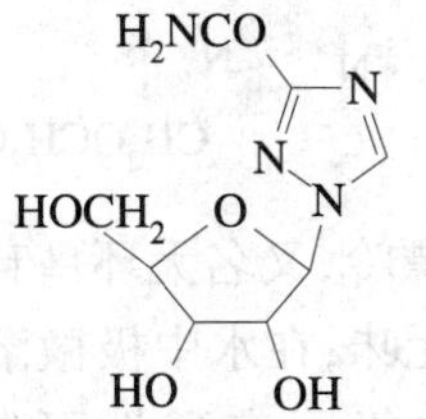

化学名为 1-β-D-呋喃核糖基-1H-1，2，4-三氮唑-3-羧酰胺，又名三氮唑核苷、病毒唑(Virazole)。

本品为白色结晶性粉末；无臭、无味；易溶于水，微溶于乙醇，不溶于氯仿或乙醚。本品有两种晶型：mp. 166 ~ 168℃和 mp. 174 ~ 176℃。两种晶型的生物活性相同。

本品为人工合成的核苷类广谱抗病毒药物，是由 1,2,4-三氮唑碱基和 D-核糖所形成的核苷。

本品进入被病毒感染的细胞后迅速被磷酸化，其产物作为病毒合成酶的竞争性抑制剂，抑制肌苷单磷酸脱氢酶、DNA 多聚酶、流感病毒 RNA 聚合酶和 mRNA 鸟苷转移酶，从而引起细胞内鸟苷三磷酸的减少，损害病毒 RNA 和蛋白合成，使病毒复制与传播受抑制。

本品为广谱抗病毒药，现临床上已用于多种病毒性疾病，对病毒性上呼吸道感染、乙型脑炎、腮腺炎、带状疱疹、病毒性肺炎和流行性出血热有特效，近年来应用于治疗甲型肝炎、乙型肝炎取得了一定疗效，最近在英国、瑞士、意大利等国已批准作为艾滋病的预防用药。

本品可透过胎盘，也能进入乳汁，具有致畸和胚胎毒性，故妊娠期妇女禁用。

齐多夫定(Zidovudine)

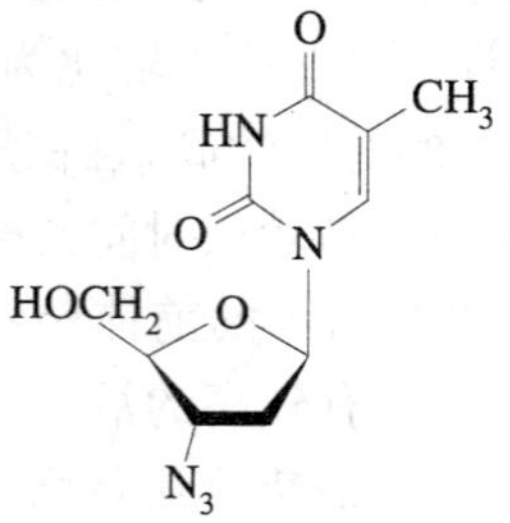

化学名为3′-叠氮基-2′,3′-双脱氧胸腺嘧啶核苷，又名叠氮胸苷。

本品为白色或类白色结晶性粉末；无臭；难溶于水，易溶于乙醇。遇光易分解，应避光保存。mp. 124℃。

本品为胸苷的结构类似物，在其脱氧核糖部分的3位上以叠氮基取代，是美国FDA批准的第一个用于艾滋病及其相关症状治疗的核苷类逆转录酶抑制剂，1987年上市。现多采用联合用药。

本品口服吸收迅速，在机体组织和脑脊液中浓度较高，生物利用度60%～70%。在体内被代谢成无活性的葡萄糖醛酸结合物，从尿中排出。

本品的主要毒副作用为骨髓抑制，引起粒细胞减少和贫血。

阿昔洛韦(Aciclovir)

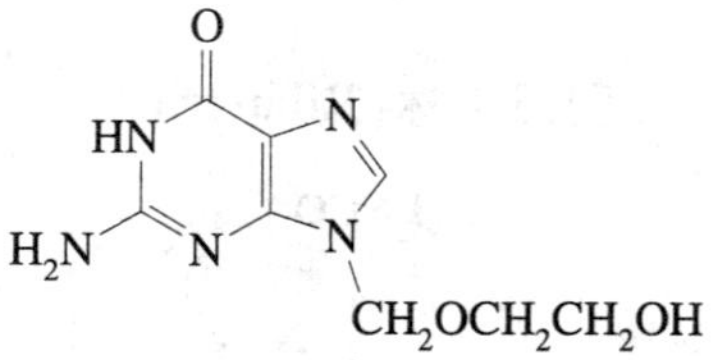

化学名为9-(2-羟乙氧甲基)鸟嘌呤，又名无环鸟苷。

本品为白色结晶性粉末；无臭，无味；在水中极微溶解，在乙醚或氯仿中几乎不溶，在稀氢氧化钠溶液中溶解，1位氮上的氢因有酸性可制成钠盐，易溶于水，可供注射用。mp. 256.5～257℃。

本品是开环的鸟苷类似物，其作用机理独特，只在感染的细胞中被病毒的胸苷激酶磷酸化成单磷酸或二磷酸核苷(在未感染的细胞中不被胸苷激酶磷酸化)，然后在细胞酶系中转化为三磷酸形式而发挥其干扰病毒DNA合成的作用。

阿昔洛韦是第一个上市的开环核苷类抗病毒药物，为广谱抗病毒药物，对疱疹病毒有高度选择性，现已作为抗疱疹病毒的首选药物，主要用于治疗疱疹性角膜炎、生殖器疱疹、全身性带状疱疹和疱疹性脑炎等，也可治疗病毒性乙型肝炎。长期使用可出现耐药性。

三、其他类

核苷类似物为最早发现的逆转录酶抑制剂，用于治疗艾滋病及相关综合征。可减少感染，延长生命但不能治愈，且不良反应严重。非核苷类逆转录酶抑制剂的作用机制与齐多夫定等核苷类逆转录酶抑制剂不同,不需要磷酸化活化,直接与病毒逆转录酶的催化活性部位的 P_{66} 疏水区结合,使酶蛋白构象改变而失活,从而抑制 HIV-1 的复制。非核苷类逆转录酶抑制剂不抑制细胞 DNA 聚合酶,因而毒性小,但同时容易产生耐药性。已经上市的主要品种有奈韦拉平(Nevirapine,Viramune)等。

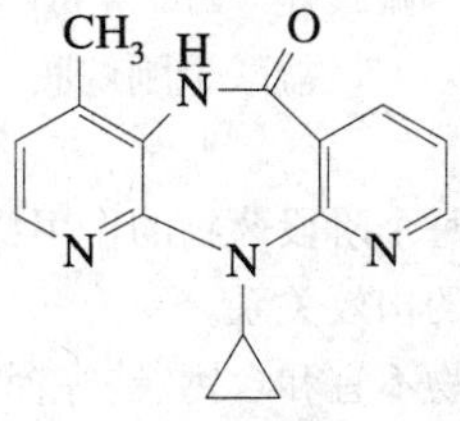

奈韦拉平

人免疫缺陷病毒(HIV)蛋白酶抑制剂是近年来开发出来的另一类抗艾滋病毒药物,也是抗病毒药物中最有潜力的药物。目前开发成功的蛋白酶抑制剂是拟肽类药物,沙奎那韦(Saquinavir)是此类药物中第一个用于临床的药物,它通过抑制人免疫缺陷病毒蛋白酶,从而阻断了病毒蛋白酶转录后的修饰,能有效地抑制 HIV 多聚蛋白,防止成熟病毒颗粒的形成和减慢病毒的复制过程。沙奎那韦单独使用时其作用与齐多夫定类似,与齐多夫定合用时效果更好;对齐多夫定有耐药性的病毒也有效。此类药物还有利托那韦(Ritonavir)和奈非那韦(Nelfinavir)等。

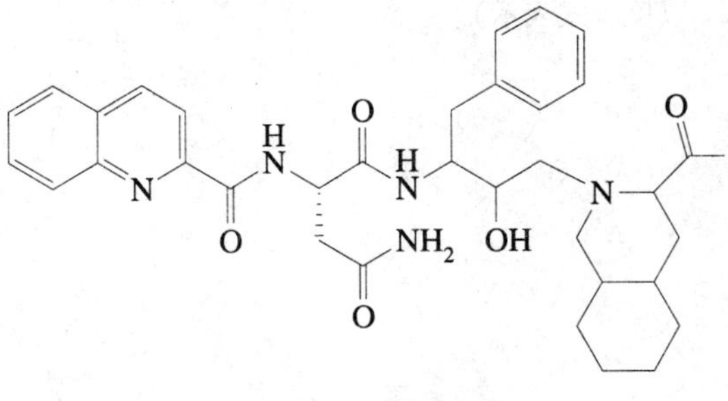

沙奎那韦

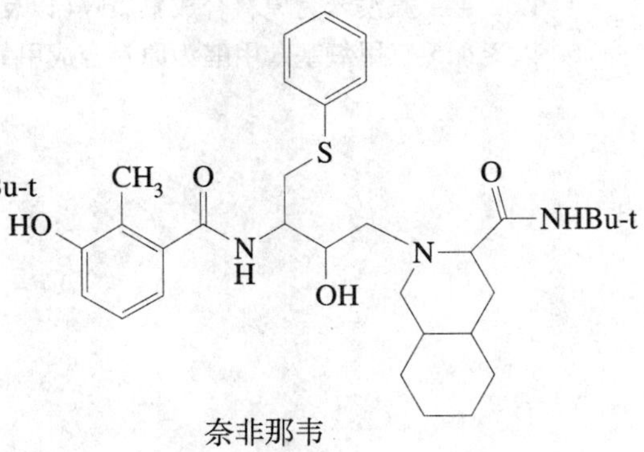

奈非那韦

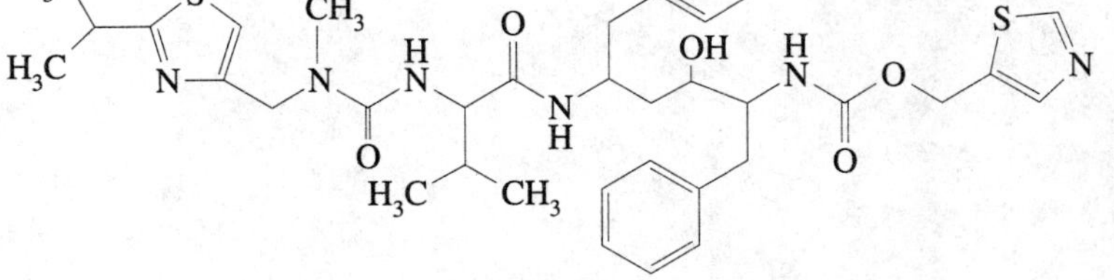

利托那韦

本章习题

一、试写出下列药物的化学结构及主要临床用途

1. 磺胺甲噁唑 2. 甲氧苄啶 3. 诺氟沙星 4. 环丙沙星 5. 氧氟沙星 6. 异烟肼 7. 盐酸乙胺丁醇 8. 阿昔洛韦 9. 利巴韦林 10. 氟康唑 11. 克霉唑 12. 齐多夫定 13. 特比萘芬 14. 磺胺嘧啶 15. 磺胺醋酰钠 16. 利奈唑酮 17. 盐酸金刚烷胺 18. 司他夫定

二、问答题

1. 简述喹诺酮类药物的发展过程及每个阶段药物的作用特点。
2. 简述喹诺酮类药物和磺胺类药物的构效关系。
3. 试从结构分析为什么喹诺酮类药物不宜和含钙、铁等食物及药品同时服用?
4. 什么是代谢拮抗?磺胺类药物是如何通过拮抗细菌的正常代谢而发挥作用的?
5. 什么是抗菌增效剂?说明 SMZ 常和 TMP 组成复方制剂使用的原因。
6. 异烟肼有哪些理化性质?为什么在配制异烟肼溶液时要避免与金属器皿接触?
7. 试述异烟肼引起肝脏毒性的主要原因。
8. 抗病毒药物主要分为几类?核苷类抗病毒药物是如何设计出来的?举例说明。

三、合成题

1. 以草酸二乙酯为原料合成磺胺甲噁唑(以反应式表示)。
2. 以 3-氯-4-氟苯胺为原料合成诺氟沙星(以反应式表示)。
3. 以 4-甲基吡啶为原料合成异烟肼(以反应式表示)。
4. 以 2,4-二氟溴苯为原料合成氟康唑(以反应式表示)。
5. 以 3,4,5-三甲氧基苯甲醛为原料合成甲氧苄啶(以反应式表示)。

第十一章 抗 生 素

(Antibiotics)

在抗生素和杀菌剂被发现以前,文明的进程不时地被重复爆发的毁灭性的流行病所打断。中世纪时期,黑死病的暴发使得欧洲人口急剧下降。人类不了解传染病发生的根源以及如何来预防和治疗此类疾病。这种情况直到20世纪30年代才有所改变。1929年Robert Fleming在英国发现,在经空气传播的青霉菌的周围有一个区域可以抑制细菌的生长。随后的20年里,Florey,Chain,Abraham,Heatley等人从青霉菌中纯化出了青霉素并在临床上取得了巨大的成功。紧随其后,人们发现了链霉素(1943年)、氯霉素(1947年)、新霉素(1949年)、红霉素(1952年)以及其他产品,这些成功推动了抗生素时代的到来。

抗生素是微生物的代谢产物,或者是其代谢产物的类似物,在很小的剂量下就能抑制或杀灭微生物,而对宿主不产生严重的毒性作用。抗生素的选择性是其在临床上得以广泛应用的关键,用于抑制病源微生物的生长,治疗大多数细菌感染性疾病。抗生素的功能远远不止于此,某些抗生素具有抗肿瘤活性,如阿霉素;有些抗生素具有免疫抑制功能,用于器官移植中排斥反应的治疗,如环孢霉素A。抗生素应用范围不仅限于医疗,还用于农业、畜牧和食品工业方面。因此,虽然进化的压力和使用不当使微生物产生了耐药性,抗生素仍然是今天最常用的药物。

避免微生物感染,首先是加强公共卫生措施,如净化水源和牛奶的巴斯德灭菌,接种保护性的疫苗,注重个人卫生和避免不良习惯,如不随地吐痰,这些方法可以有效地降低我们感染的几率。其次当微生物引起的疾病比较温和的时候,免疫系统将发挥作用,杀灭入侵的微生物,患者可以不经过治疗而康复。只有以上的方法都失效的时候,我们最后才考虑安全、有效地使用抗生素。

由微生物代谢产生的天然抗生素具有较强的抗菌作用,但是存在化学稳定性差、毒副作用大、抗菌谱窄等缺陷。通过对其进行结构改造,解决了天然抗生素存在的问题,获得了更适合于临床应用的半合成抗生素,如氨苄西林、阿莫西林、头孢克洛、头孢三嗪、强力霉素、阿米卡星、乙酰螺旋霉素、罗红霉素和阿齐霉素等,与天然抗生素相比较,增加了稳定性,降低了毒副作用,扩大了抗菌谱和减少了耐药性,使药物的生物利用度改善,提高了治疗效力。半合成抗生素的发展在抗生素研究方面占有重要地位,取得了显著的成果。

经过多年的发展,我们赋予抗生素的分类和命名有较为统一的规则。根据抗生素的来源分类命名:青霉素是由真菌发酵产生的,它们的名字在结尾常常使用-cillin的后缀,例如Ampicillin(氨苄青霉素)。头孢菌素也是由真菌发酵产生的,它们的名字常以Cef-作为前缀,如Cefradine(头孢拉定)。由土壤中的链霉菌发酵产生的抗生素,它们的名字以-mycin

作为后缀,如 Streptomycin(链霉素)。由小单孢菌产生的抗生素,名字以-micin 结尾,如 Gentamicin(庆大霉素)。根据抗生素对微生物的抑制范围,分为广谱和窄谱的抗生素:可以同时抑制格兰氏阳性菌和阴性菌的被称为广谱抗生素,如四环素;只对少数几种细菌有效的被称为窄谱抗生素,如万古霉素。抗生素的种类繁多,药物化学学科根据结构分类来阐明其性质。根据化学结构特征抗生素可分为① β-内酰胺类;② 四环素类;③ 氨基糖苷类;④ 大环内酯类;⑤ 其他类。

第一节 β-内酰胺类抗生素(β-Lactam Antibiotics)

一、概述

1. β-内酰胺类抗生素的作用机理

β-内酰胺类抗生素是细菌细胞壁合成的抑制剂。与哺乳动物细胞的外膜相比,细菌的细胞壁结构与功能不同,因此二者在构建过程中所利用的酶大不相同,这就为化学药物的治疗提供了很多潜在的靶位。β-内酰胺类抗生素通过抑制 D-丙氨酸-D-丙氨酸转肽酶(黏肽转肽酶 Peptidoglycantranspetidase),从而抑制细菌细胞壁的合成。黏肽是细菌细胞壁的主要成分,为一些具有网状结构的含糖多肽,由 N-乙酰葡萄糖胺和 N-乙酰胞壁酸交替组成线状聚糖链短肽,这些高聚物需要在黏肽转肽酶的催化下进行转肽反应,完成高聚物转化成交联结构,于是合成细菌细胞壁。由于 β-内酰胺类药物的结构与黏肽 D-丙氨酰-D-丙氨酸的末端结构类似,空间构象也相似,使酶识别错误,所以 β-内酰胺类药物可抑制黏肽转肽酶的活性。青霉素竞争性地与黏肽转肽酶的活性中心以共价键结合,对其进行酰化反应,形成不可逆的抑制。由于缺乏黏肽转肽酶的催化,短肽不能转变成链状结构,因而无法合成细胞壁。因此细胞不能定型和承受细胞内的高渗透压,引起溶菌,造成细菌死亡。由于人体细胞没有细胞壁,药物对人体细胞不起作用,具有很大的选择性,因此 β-内酰胺类药物是毒性很小的抗生素。这是 β-内酰胺类抗生素优于其他抗生素的主要因素。

近年来发现许多细菌的细胞壁上存在一些能与青霉素类或头孢菌类相结合的特殊蛋白分子,称为青霉素结合蛋白(Penicillin–bindingproteins,PBPs),在细菌生长、繁殖中发挥重要作用,因此是 β-内酰胺类抗生素的主要靶点。不同细菌的细胞膜上 PBPs 数量和组成不同,不同的青霉素有不同的 PBPs 结合部位,因此造成各种药物的抗菌敏感不同,产生不同的抗菌作用。

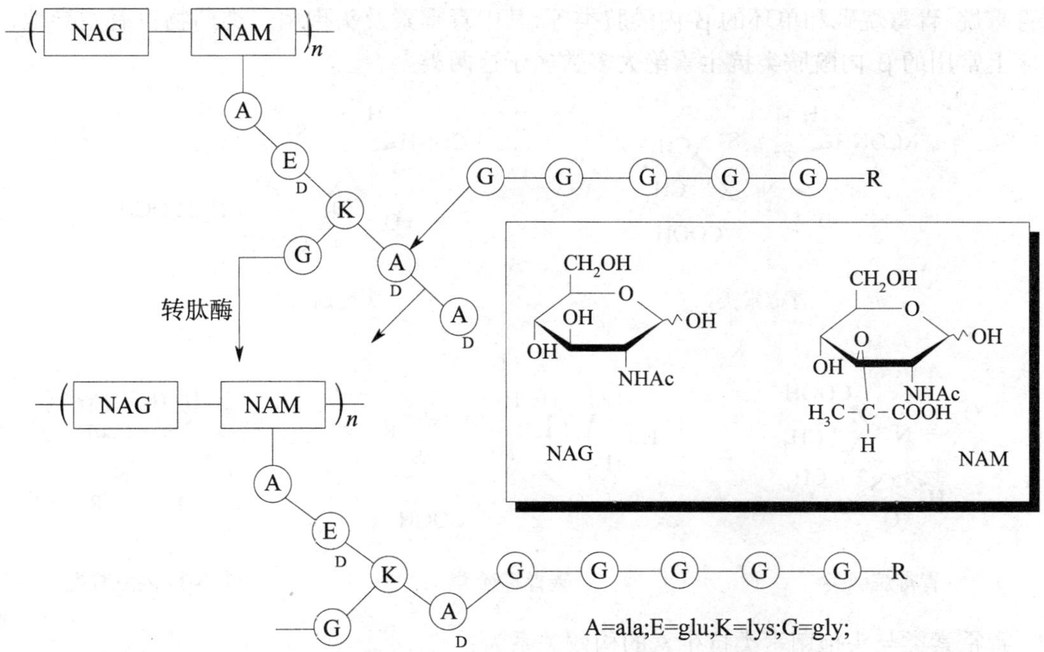

NAG= N－乙酰葡萄糖胺　　NAM=N－乙酰胞壁酸

图 11-1　细胞壁生物合成示意图

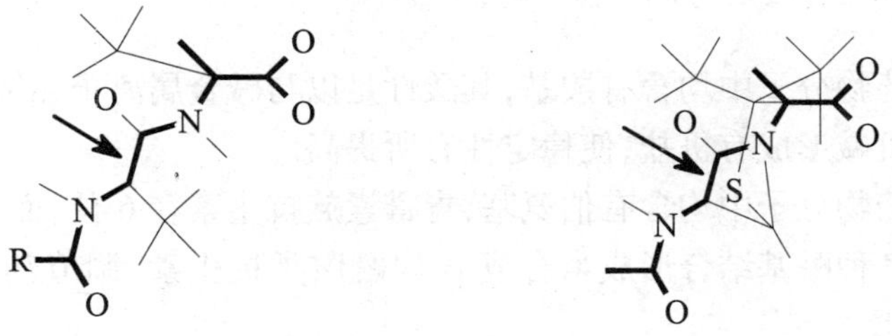

黏肽D－丙氨酸－D－丙氨酸的末端构象　　青霉素构象

图 11-2　青霉素作用机理示意图

2. β-内酰胺类抗生素的结构特点

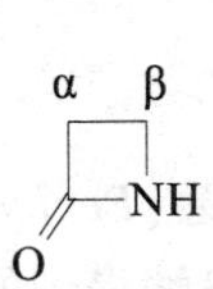

内酰胺被用来命名环状的酰胺，与羰基相连的碳被指定为 α，下一个碳为 β，依此类推。因此 β-内酰胺是在一个环中具有四个原子的环酰胺。β-内酰胺环为该类抗生素发挥生物活性的必需基团，与细菌作用时，β-内酰胺环开环与细菌的细胞壁合成必需的酶相结合，抑制细菌细胞壁的合成，从而抑制细菌的生长。但由于 β-内酰胺四元环分子张力比较大，使其化学性质极不稳定，易发生开环导致失活。也容易被细菌体内 β-内酰胺酶酶解开环，失去抗菌活性，这是细菌产生耐药性的原因所在。

β-内酰胺类抗生素中按照化学结构可以分为青霉素类、头孢菌素类、碳青霉烯、青霉烯、氧青霉烷、青霉烷砜和单环的 β-内酰胺类等，其中青霉素及头孢菌素类药物占有主导地位，临床上常用的 β-内酰胺类抗生素绝大多数属于这两类。

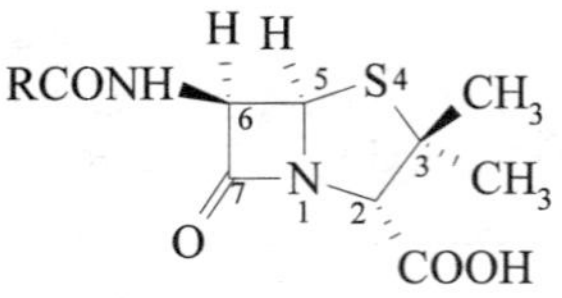

青霉素类

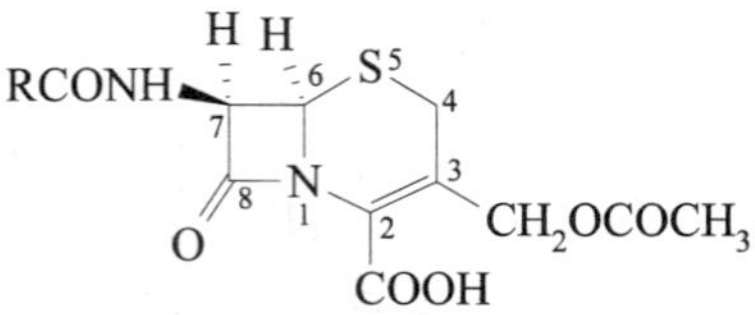

头孢菌素类

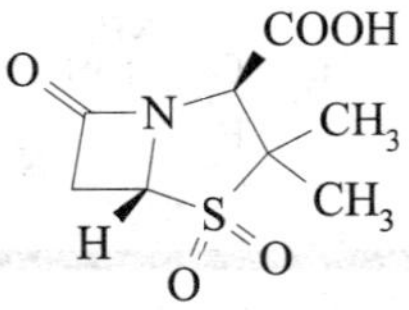

青霉烷砜类

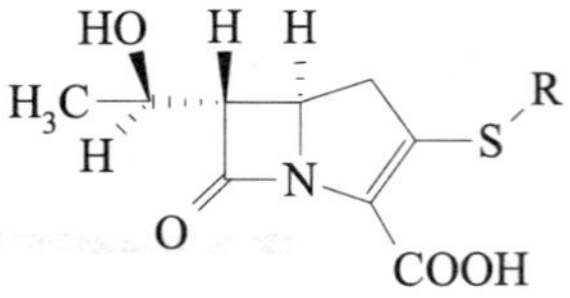

碳青霉烯类

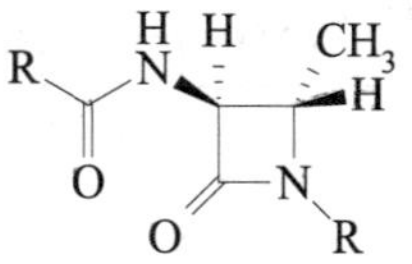

单环 β -内酰胺类

青霉素类与头孢菌素类抗生素的构效关系为：

（1）两类化合物分子中均含有 β-内酰胺的四元环。青霉素为 β-内酰胺环与氢化噻唑环并合，而头孢菌素分子结构中 β-内酰胺环和氢化噻嗪环并合，二者分别被称 6-氨基青霉烷酸（6-APA）和 7-氨基头孢烷酸（7-ACA），它们是 β-内酰胺类抗生素保持其生物活性的基本结构。

（2）两类药物分子中均含有羧基，其酸性足以与碱金属离子如钾、钠形成水溶性盐或与普鲁卡因等有机碱形成有机盐，使稳定性有所提高。

（3）两类药物分子中均含有伯氨基，青霉素族抗生素在 6 位，而头孢菌素族抗生素在 7 位。伯氨基和各种酰基结合形成半合成 β-内酰胺类抗生素，调节其抗菌谱、抗菌作用的强度及理化性质。

（4）两类药物分子中均含有多个不对称碳原子。青霉素类抗生素的母核上有三个手性碳原子，有效构型是（2S、5R、6R）。头孢菌素类抗生素的母核上有两个手性碳，绝对构型是（6R、7R）的旋光异构体才有抗菌活性。

二、青霉素及半合成青霉素类

青霉素（*Penicillins*）是霉菌属的青霉菌（*Penicillium notatum*）所产生的一类抗生素。最初的青霉素是通过对青霉菌不加控制的发酵得到的，最终得到的是侧链分子不同的混合物。在培养基中存在足够的苯乙酸时，它可以与分子结合，主要生成苄青霉素（青霉素 G）。利用苯氧乙酸时则主要形成苯氧甲基青霉素（青霉素 V）。利用这种方法制备了二十多种抗生素，被我们称为天然的青霉素，但是只有这两种现在仍在临床中应用。

在临床中广泛应用的青霉素 G 存在不耐酸、不耐酶、抗菌谱窄及过敏反应的缺点。为解决此问题，对其进行结构修饰，得到许多半合成青霉素，从而极大地促进青霉素类抗生素发展。

1. 青霉素的结构和命名

从结构上分析，青霉素类抗生素的共同特点是母核为青霉烷，由四元环 β-内酰胺和五元环氢化噻唑并合而成。母核上有三个手性碳分别是 C-2，C-5，C-6，只有当其立体结构为(2S,5R,6R)时化合物才有抗菌活性。这两个杂环不在一个平面上，造成 β-内酰胺环中羰基碳和氮原子的孤对电子不能共轭，其中正电性的碳原子易受到亲核性试剂的进攻而富含电子的氮原子易受到亲电性试剂的进攻，使 β-内酰胺环破裂，导致青霉素失效或产生毒副作用。不同的青霉素类药物结构的主要不同点在 6 位酰胺基团上连接有不同侧链。侧链结构的差异使青霉素类药物有不同的抗菌谱和抗菌活性。

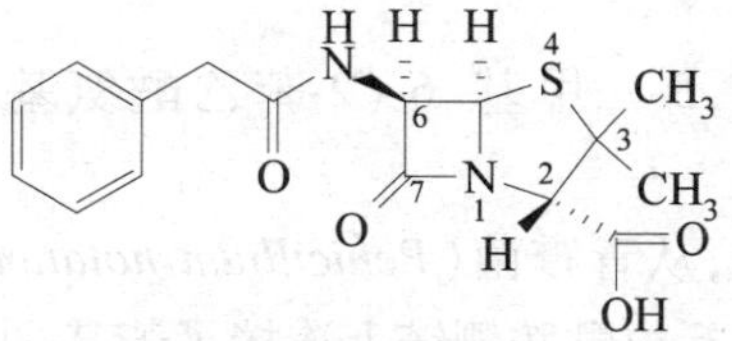

青霉素的结构与编号

2. 过敏反应

青霉素的主要缺点之一为过敏反应，发生率较高，日本报道统计，有 0.7% ~ 10% 的患者对青霉素过敏，占过敏患者的 74%。美国人群中有 6% ~ 8% 对青霉素类抗生素过敏。患者常见药物皮疹和发痒，但是有时会出现严重的心血管损伤及休克甚至导致死亡。注射使用时尤为常见。因此，对有青霉素过敏史的患者应禁用，不确定时可以进行皮试。在所有抗生素中，青霉素最容易引起过敏，在这种情况下，可以用红霉素和氯林可霉素来替代。

现在认为 β-内酰胺类抗生素的过敏原有外源性和内源性，外源性过敏原主要来自 β-内酰胺类抗生素在生物合成时带入的残留量的蛋白多肽类杂质；内源性过敏原可能来自于生产、贮存和使用过程中 β-内酰胺环开环自身聚合，生成包括青霉噻唑蛋白、青霉噻唑多肽、青霉噻唑聚合物的高分子聚合物。研究已经发现青霉素本身并不是过敏原，引起患者过敏的是合成、生产过程中引入的杂质青霉噻唑等高聚物，这些聚合物有二聚、三聚、四聚、五聚体，其聚合程度越高，过敏反应越强。生产过程中的许多环节如成盐、干燥、温度、pH 等因素均可诱发聚合反应。因此控制杂质含量就可以控制反应发生率。另外，青霉素类抗生素在临床使用中常发生交叉过敏反应，普遍认为青霉素中过敏原的主要抗原决定簇是青霉噻唑基，由于不同侧链的青霉素都能形成相同结构的抗原决定簇青霉噻唑基，因此青霉素类抗生素之间能发生强烈的交叉过敏反应。

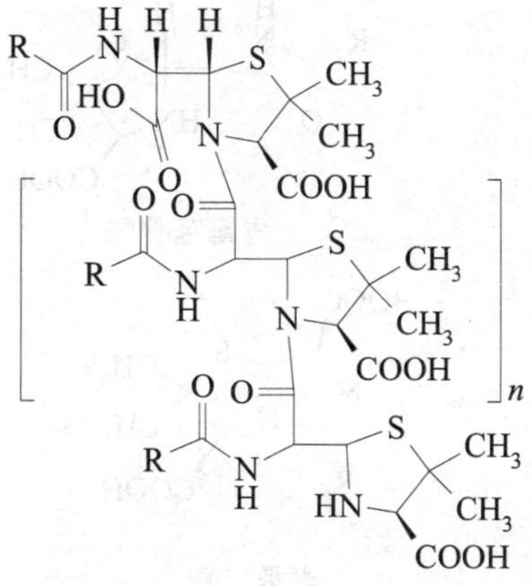

3. 天然的青霉素

青霉素 G 钠(Benzylpenicillin Sodium)

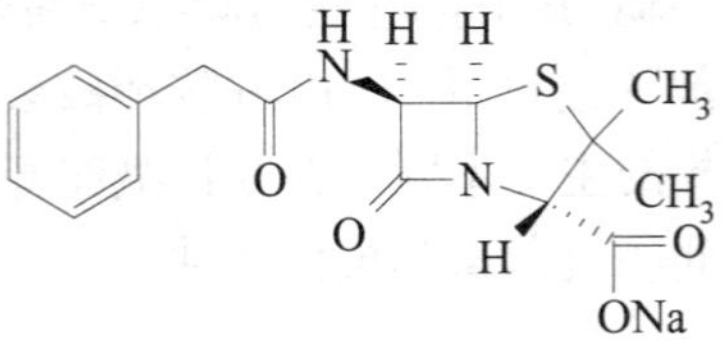

化学名为(2S,5R,6R)-3,3-二甲基-6-(2-苯乙酰氨基)-7-氧代-4-硫杂-1-氮杂双环[3.2.0]庚烷-2-甲酸钠盐。

青霉素通常是指青霉素 G,从青霉菌(*Penicillium notatum*)培养液中分离得到,是第一个用于临床的抗生素。由于在 6 位酰胺侧链上连接了苄基,也称为苄基青霉素。

青霉素 G 是一个有机酸(pK_a 为 2.65 ~ 2.70),不溶于水,只可溶于有机溶剂(乙酸丁酯)。临床上常用其钠盐或钾盐,以增强其水溶性,也称青霉素 G 钠或青霉素 G 钾。

青霉素的稳定性极差,在酸性和碱性的溶液中,易受到亲核性或亲电性试剂的进攻,使β-内酰胺环破裂,导致其失效。

青霉素在酸性条件下发生的反应比较复杂。在强酸加热或在氯化汞存在条件下,发生裂解,生成青霉酸和青霉醛酸。而青霉酸不稳定,可进一步分解为青霉醛和青霉胺。

青霉素于稀酸溶液中(pH 4.0),在室温条件下,侧链上羰基氧原子上的孤对电子作为亲核试剂进攻β-内酰胺环,经重排生成青霉二酸。

由于青霉素对酸不稳定,临床上只能注射给药,若口服给药,青霉素在胃中遇胃酸会导致酰氨基的侧链水解和β-内酰胺环开环,使之失去活性。

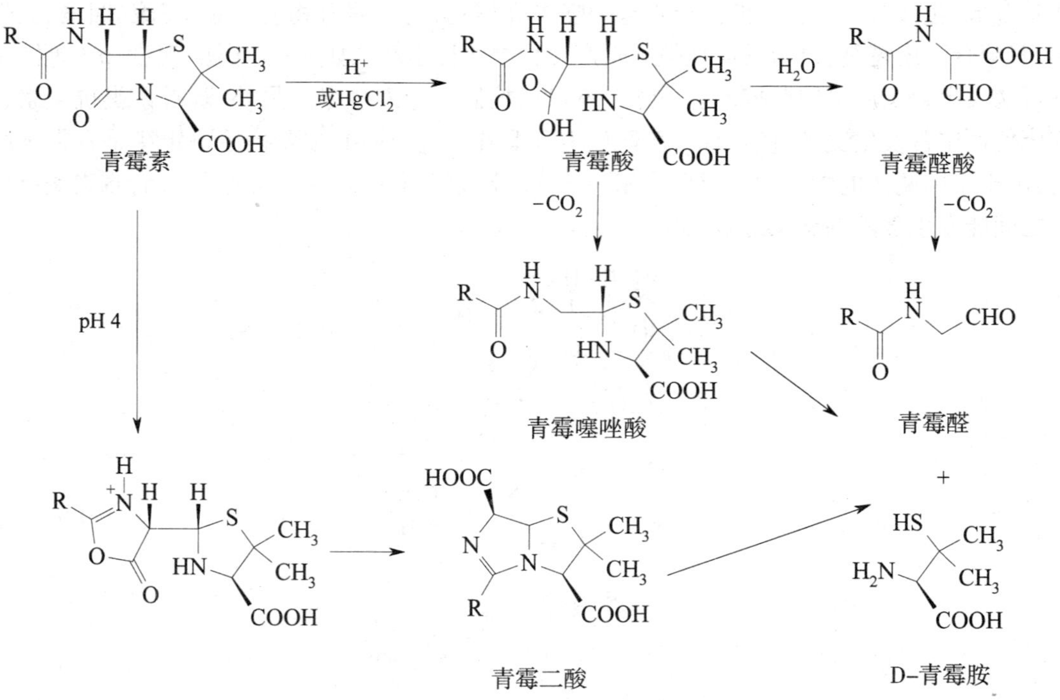

在碱性条件下或在某些酶(例如 β-内酰胺酶)的作用下,富电子的碱性基团或酶中亲核性基团可向 β-内酰胺环的羰基碳进攻,致使 β-内酰胺环开环。青霉素遇到胺和醇时,胺和醇中亲核基团的氨基和羟基也同样会向 β-内酰胺环进攻,使 β-内酰胺环开环,生成青霉酰胺和青霉酸酯。

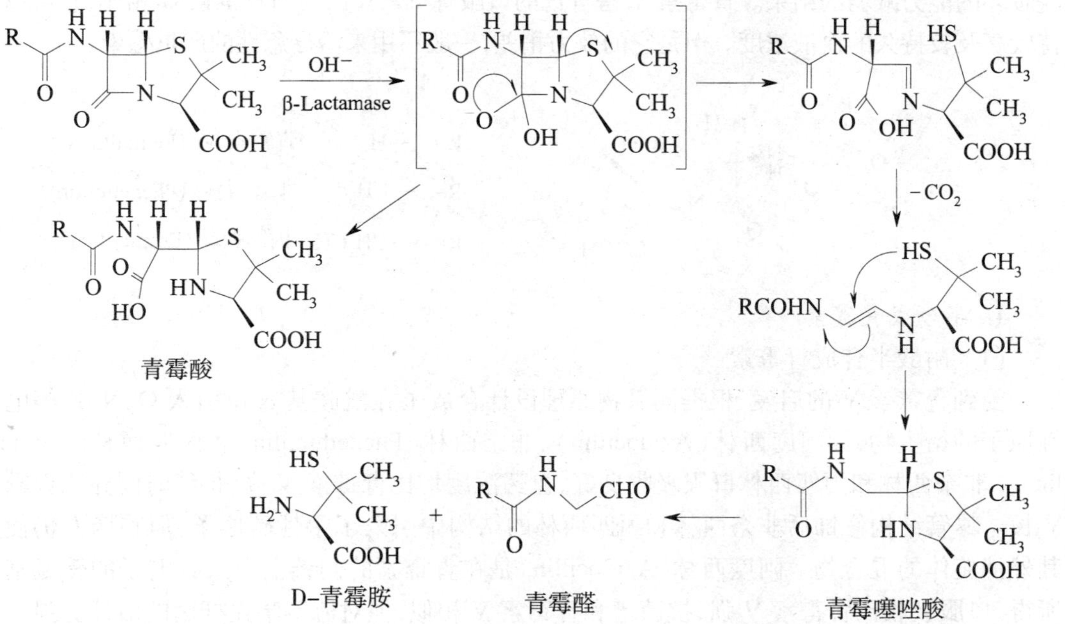

青霉酸　D-青霉胺　青霉醛　青霉噻唑酸

由于青霉素 G 在酸和碱性水溶液中都不稳定,易分解,因此在临床上使用其粉针剂。钠盐的刺激性较钾盐小,故临床使用较多。

青霉素的钠或钾盐经注射给药后,能够被快速吸收,同时也很快以游离酸的形式经肾脏排出,在血清中的半衰期只有 30 min,为了延长青霉素在体内的作用时间,可将青霉素和丙磺舒合用,以降低青霉素的排泄速度;也可将青霉素和相对分子质量较大的胺制成难溶性盐,维持血中有效浓度有较长的时间,如普鲁卡因青霉素和苄基青霉素;也可将青霉素的羧基酯化,使在体内缓慢释放青霉素。

青霉素 G 的抗菌谱主要针对革兰氏阳性球菌,另外对奈瑟淋病球菌、流感嗜血杆菌也有一定疗效。因为其价格低廉、有效、无毒(过敏患者除外),青霉素 G 对于治疗敏感微生物引起的疾病非常有效。与其他抗生素相比,这是治疗感染的首选。它对上呼吸道、下呼吸道以及泌尿生殖器感染很有效。对于 A 型溶血链球菌引起的感染(咽炎、猩红热、蜂窝织炎、盆骨感染和败血病)通常也有效。对于 B 型溶血链球菌感染,尤其是新生儿感染(肺炎、脑膜炎和败血性休克)也有效。其他的适应证还包括:梅毒、放线菌病、炭疽和雅司病,对鼠咬热、莱姆病以及由利斯特菌、棒状杆菌属、梭形杆菌属和梭状芽孢杆菌所引起的感染也有效。

青霉素在长期临床应用中,主要暴露出四个不足:① 对酸不稳定,只能注射给药,不能口服;② 抗菌谱比较狭窄,对革兰氏阳性菌效果比对革兰氏阴性菌的效果好;③ 在使用过程中,细菌逐渐产生一些分解酶(如 β-内酰胺酶)使细菌产生耐药性;④ 有严重的过敏性反应。为了克服青霉素的缺点,自 20 世纪 50 年代开始,人们对青霉素进行结构修饰。成功地解决了青霉素的不耐酸、不耐酶和抗菌谱窄的问题,在口服、广谱、耐酶等半合成青霉素研究上取得重大进展。

在临床上广泛应用的另外一种天然青霉素是青霉素 V。它是在苯氧基乙酸含量丰富的培养基中经发酵得到的。它的抗菌谱与青霉素 G 相似,但是稳定性比青霉素 G 强。可能是因为青霉素 V 侧链上苯氧基具有吸电子作用,使羰基氧原子上的孤对电子作为亲核试剂进攻 β-内酰胺环的能力减弱的结果。青霉素 V 是首选的口服青霉素。因为与青霉素 G 相比,它可以维持较高及较持久的血液浓度。但是它的效力稍差,一般不用来治疗急性的严重感染。

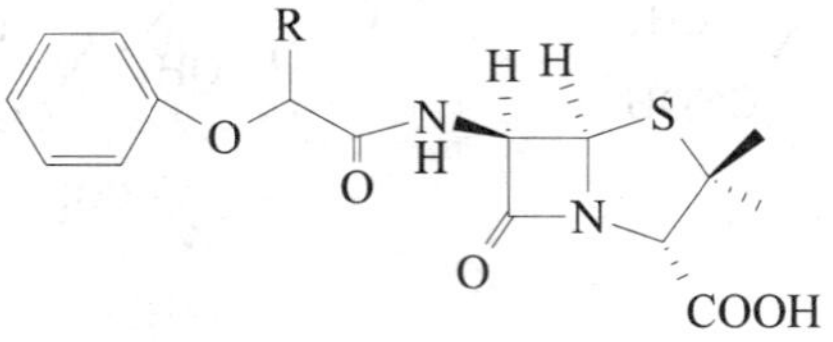

R= —H　青霉素 V (Penicillin V)

R= —CH_3　非奈西林 (Pheneticillin)

R= —CH_2CH_3　丙匹西林 (Propicillin)

4. 半合成青霉素

(1) 耐酸半合成青霉素

受到青霉素 V 的启发,根据同系物原理设计合成了在酰胺基 α 位引入 O、N、X 等电负性原子的衍生物,如阿度西林(Azidocillin)、非奈西林(Phenethicillin)和丙匹西林(Propicillin)。非奈西林和丙匹西林口服吸收良好,血药浓度均比青霉素 V 高,持续时间亦比青霉素 V 长。尽管结构修饰后非奈西林和丙匹西林的结构中引入了手性碳原子,但临床上仍使用其外消旋体的混合物。阿度西林(Azidocillin)是在青霉素的侧链上引入吸电子的叠氮基团所得,口服吸收比青霉素 V 强,抗菌谱和青霉素 V 相似,但对流感嗜血杆菌的活性更强。

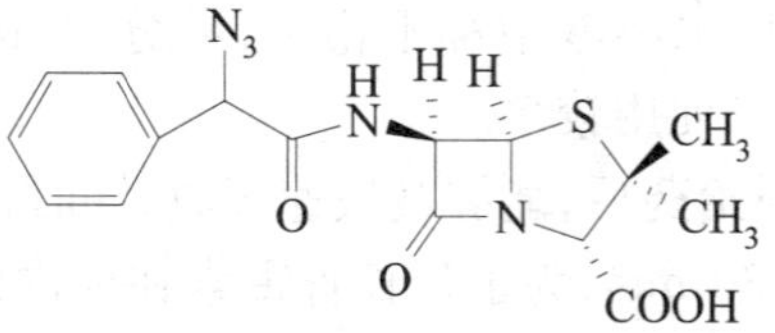

阿度西林(Azidocillin)

(2) 耐酶半合成青霉素

青霉素产生耐药性的原因之一为 β-内酰胺酶促使青霉素的酰胺环发生分解而导致药物失效。在半合成青霉素的过程中发现三苯甲基青霉素,三苯甲基青霉素虽然抗菌作用极低,无临床使用价值,但是对 β-内酰胺酶非常稳定,可以抑制耐药菌引起的感染。分析可能是由于三苯甲基有较大的空间位阻,阻止了化合物与酶活性中心的结合,即阻碍了细菌体内的 β-内酰胺酶靠近青霉素母核 β-内酰胺环,避免了药物结构的破坏,保持了药物的活性。因此设计在侧链酰胺上引入体积较大的基团,阻止 β-内酰胺酶与药物的活性中心作用从而开发出了耐酶的半合成青霉素。第一个在临床中应用的药物是甲氧西林(Methicillin),随后开发了萘夫西林(Nafcillin)。

甲氧西林是用 2,6-二甲氧基苯甲酰基替代青霉素结构中的苯乙酰基,如果将其中一个甲氧基团移动到对位,或者用氢原子代替,会使其对 β-内酰胺酶变得敏感。这一发现有力地证实了上面的推测。甲氧西林在胃酸条件下不稳定,在 pH 为 2 时,其半衰期为 5 min,因此它必须通过注射途径使用。甲氧西林的抗菌谱很窄,效力较低,因此它主要用来治疗耐药的金黄色葡萄球菌引起的感染，如金黄色葡萄球菌感染致蜂窝织炎。最近发现甲氧西林是一种有效的青霉素酶诱导剂，有越来越多的感染是由甲氧西林抗性的金黄色葡萄球菌（MRSA）引起的，因此应当在必需的时候才使用。

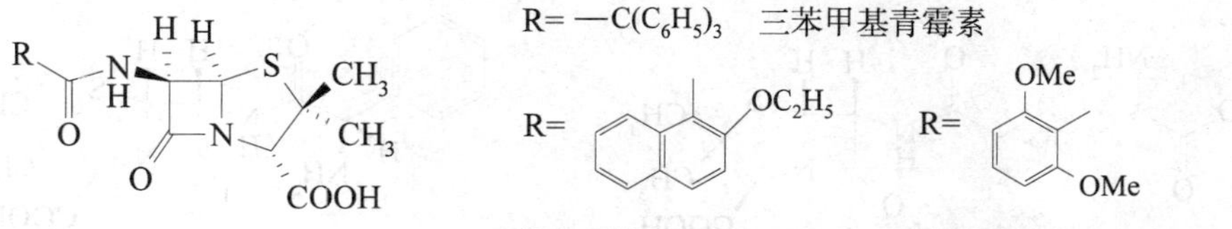

萘夫西林（Nafcillin）　甲氧西林（Methicillin）

苯唑西林（Oxacillin）为利用生物电子等排原理以异噁唑取代甲氧西林的苯环，同时在其C-3和C-5分别以苯基和甲基取代，苯核兼有吸电子和空间位阻的作用。此类抗生素的发现，被认为是耐酶青霉素的一大进展，这是由于本类化合物不仅能耐酶，还能耐酸，抗菌作用也比较强。苯唑西林是第一个发现的耐酶、耐酸的青霉素，既可口服，也可注射。在其苯环上的邻位引入卤素，可使耐酶、耐酸的性质进一步提高，并且显著地改善了药物代谢动力性质，如氯唑西林（Cloxacillin）、氟氯西林（Flucloxacillin）和双氯西林（Dicloxacillin），它们的血药浓度都高于苯唑西林。5位的甲基对其活性有较大的影响，取代基大于甲基时，抗菌活性降低。无甲基取代时，耐酶作用消失。

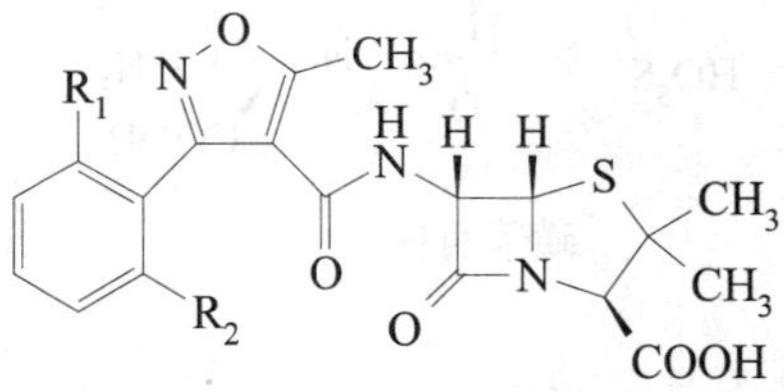

R_1 = —H	R_2 = —H	苯唑西林
R_1 = —H	R_2 = —Cl	氯唑西林
R_1 = —F	R_2 = —Cl	氟氯西林
R_1 = —Cl	R_2 = —Cl	双氯西林

与甲氧西林一样，异噁唑类青霉素主要用来治疗骨髓炎、败血症、心内膜炎和CNS感染中的金黄色葡萄球菌。在对抗不产生β-内酰胺酶的革兰氏阳性菌方面，它们的药效低于青霉素G，但是对耐药的细菌，有很好的疗效。

（3）广谱半合成青霉素

青霉素G对革兰氏阳性菌有较强的抑制作用，对革兰氏阴性菌却几乎无抑制作用，所以抗菌谱较窄。当从头孢菌发酵液中分离出青霉素N时，发现它虽对革兰氏阳性菌的作用低于青霉素G，但对阴性菌却显示较强的抑制作用。其化学结构与青霉素G差别仅为在侧链含有D-α-氨基己二酰胺，这提示改变其侧链可能扩大抗菌谱，考虑到青霉素N侧链上的取代性质，首先研究有氨基侧链的一系列半合成青霉素，在苄青霉素的侧链引入α-氨基得到氨苄西林（Ampicillin）。α-氨基的引入改变整个分子的极性，使其容易透过细胞膜，扩大了抗菌谱。氨苄西林对革兰氏阳性、阴性菌都有较强抑制作用。为临床上使用的第一广谱青霉素。虽然氨苄西林在酸性条件下稳定，但由于生物利用度低，氨苄西林的口服疗效不佳，所以只有氨苄西林的注射剂在临床上使用。为解决其口服问题，在氨苄西林苯基的4位引入羟基得到阿莫西林（Amoxicillin），它具有广谱、对酸稳定、口服吸收好的特点。随后发现用羧基和磺酸基等代替氨基时得到衍生物羧苄西林（Carbenicillin）和磺苄西林（Sulbenicillin），对革兰氏阳性菌、阴性菌均有抑制作用，并且对绿脓杆菌和变形杆菌也有较强的抑制作用，其抗菌谱得到进一步的扩大。研究发现在氨苄青霉素的氨基上引入杂环取代的酰氨基时，由于能迅速穿透多种革兰氏阳性菌的细胞膜，作用强而迅速，对绿脓杆菌有更强的作用，为抗菌谱更广的青霉素衍生物，如哌拉西林（Piperacillin）、阿帕西林（Apalcillin）、美洛西林（Mezlocillin）。

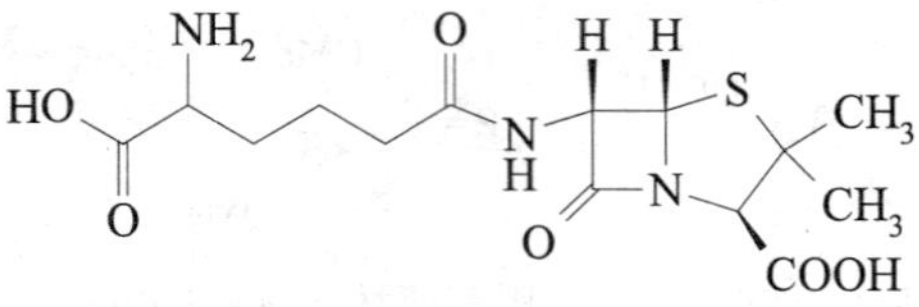

青霉素N

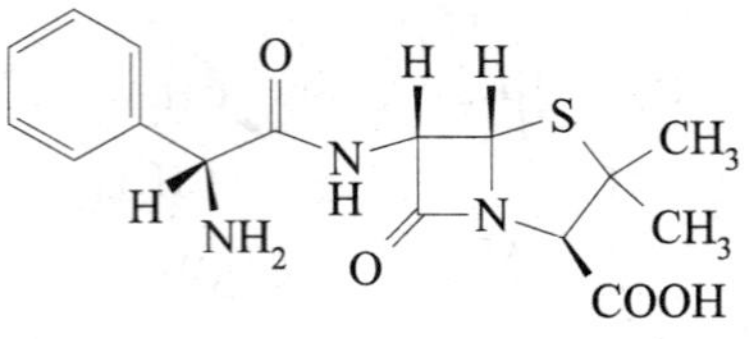

氨苄西林

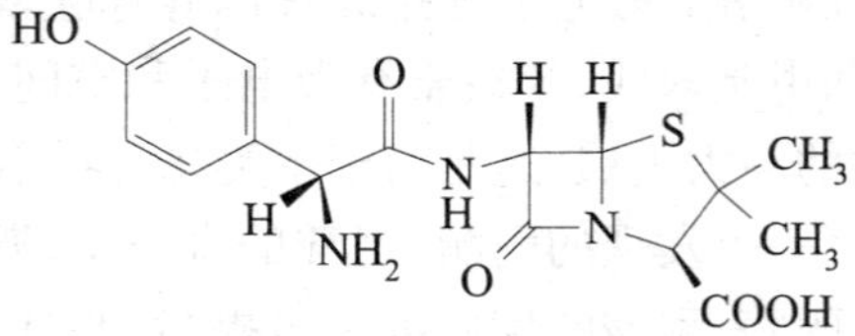

阿莫西林

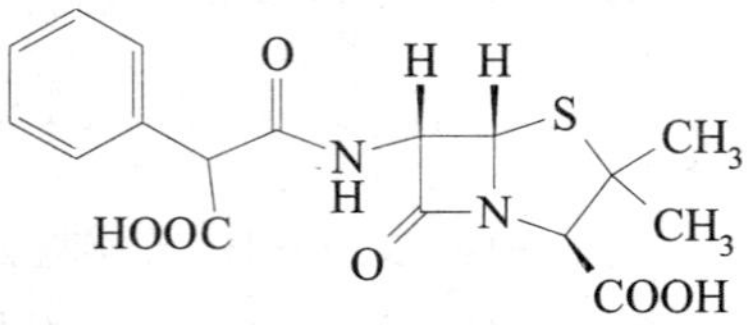

羧苄西林

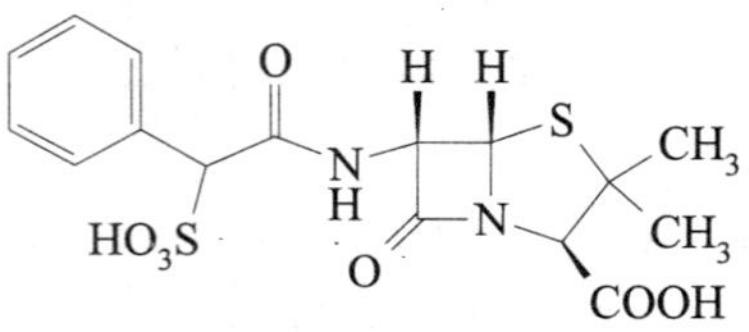

磺苄西林

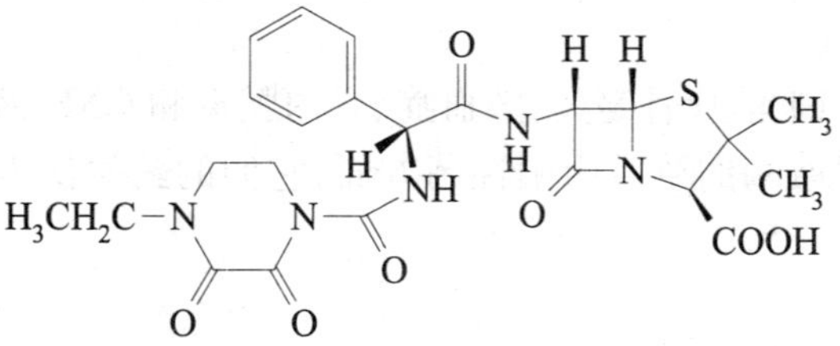

哌拉西林

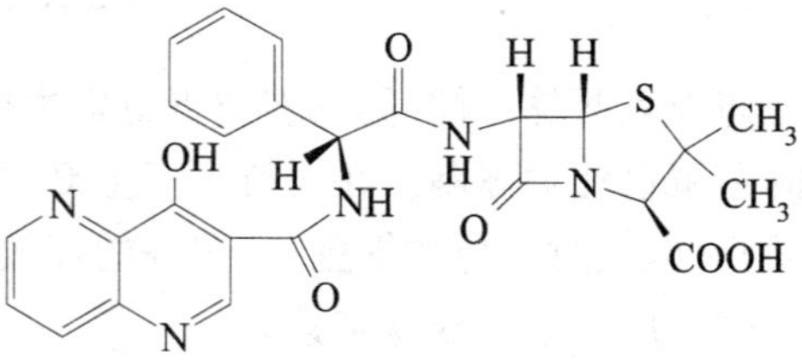

阿帕西林

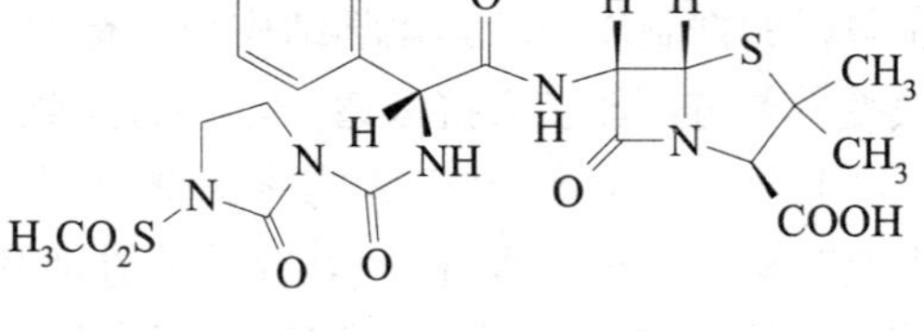

美洛西林

由于青霉素类衍生物的 2 位羧基亲水性强，口服吸收效果差，为了改善口服吸收，提高生物利用度，运用前药设计方法，将羧基酯化，提高了生物利用度，口服吸收较好。如匹氨西林（Pivampicillin），常将 β-内酰胺类抗生素的羧基制成此种酯，以提高口服生物利用度。

将青霉素的 6-α 位引入甲氧基，由于其空间位阻加大，降低药物与 β-内酰胺酶的契合，

使 β-内酰胺酶不易降解 β-内酰胺环，因而提高药物对酶的稳定性。替莫西林（Ticarcillin）为此类药物的代表，它虽对革兰氏阳性菌无效，但对革兰氏阴性菌效果较强，且具有较好的稳定性和较长的半衰期，为长效、耐酶的半合成青霉素类抗生素。在 6-α 位除进入甲氧基外，还引入甲酰氨基，得到的福米西林（Formidacillin）不仅对 β-内酰胺酶高度稳定，而且对肠杆菌属和绿脓杆菌有很强的抗菌活性，比青霉素强 10～20 倍。

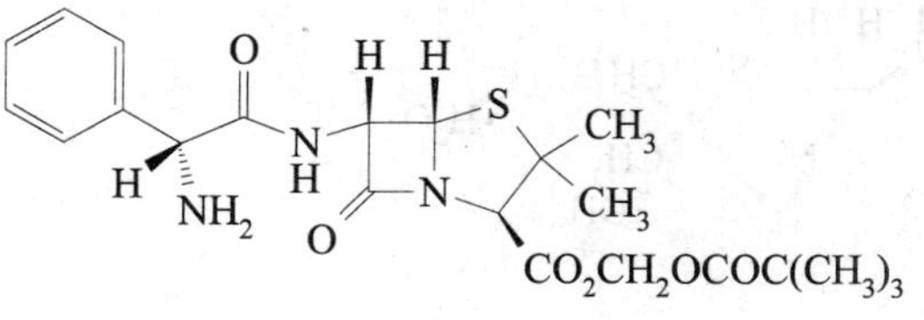

匹氨西林

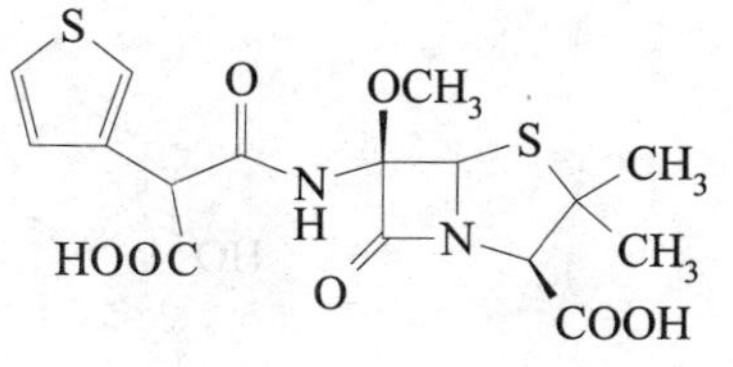

替莫西林

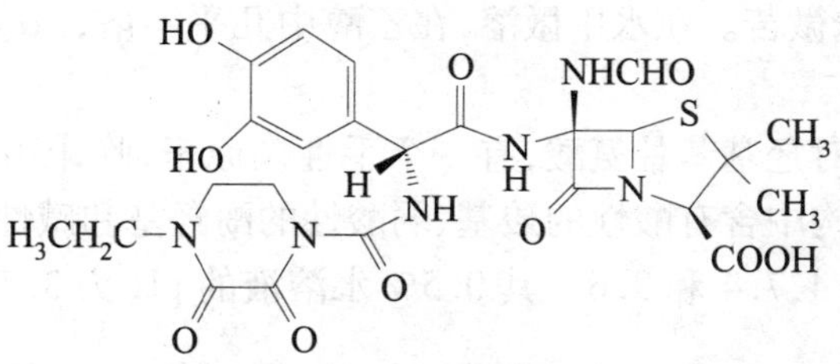

福米西林

氨苄西林（Ampicillin）

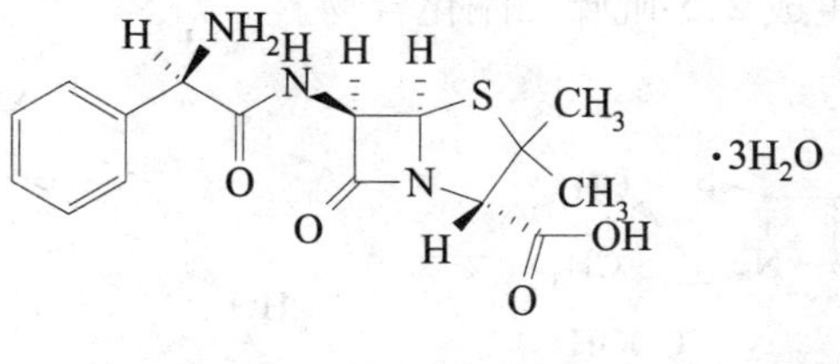

化学名为（2S，5R，6R）-3，3-二甲基-6-［（R）-（-）-2-氨基-2-苯基乙酰氨基］-7-氧代-4-硫杂-1-氮杂双环［3.2.0］庚烷-2-甲酸三水合物。

本品为白色或类白色的粉末或结晶，有引湿性；味微苦；在水中微溶，在氯仿、乙醇、乙醚或不挥发油中不溶，在稀酸或稀碱溶液中溶解。氨苄西林有无水物和三水合物两种形式，市售为三水合物。二者均微溶于水，但在 42℃以下无水物在水中溶解性优于三水合物。临床上用其钠盐。氨苄西林的侧链为苯甘氨酸，故存在手性碳原子，加上 6-APA 原有的三个手性碳，共有四个手性中心，其三水合物$[\alpha]_D^{25}$ 为+280°～+305°（C=1，pH 8.0 缓冲液），氨苄西林钠$[\alpha]_D^{25}$=+209°（C=0.2，H_2O）。pK_a 为 2.7，7.3（NH_2）。

氨苄西林有很好的酸稳定性，推测是因为质子化的氨基基团使羰基电子转移，降低了 β-内酰胺酶的水解作用。氨苄西林在 pH 为 2，温度为 35℃的条件下，半衰期为 15～20 h。因此可以口服，生物利用度为 30%～55%。

本品具有 α-氨基酸性质，与茚三酮试液作用显紫色，加热后显红色。本品还具有肽键结构，可发生双缩脲反应开环，使碱性酒石酸铜还原显紫色。

氨苄西林钠为第一个用于临床的广谱半合成青霉素，对革兰氏阴性菌有抑制作用。主要用于治疗某些革兰氏阴性细菌所引起的感染。对肺炎球菌、链球菌、敏感的葡萄球菌和大肠杆菌引起的感染有效。用于尿路感染、脑膜炎、支气管炎。氨苄青霉素对敏感细菌引起的伤寒有效。

阿莫西林（Amoxicillin）

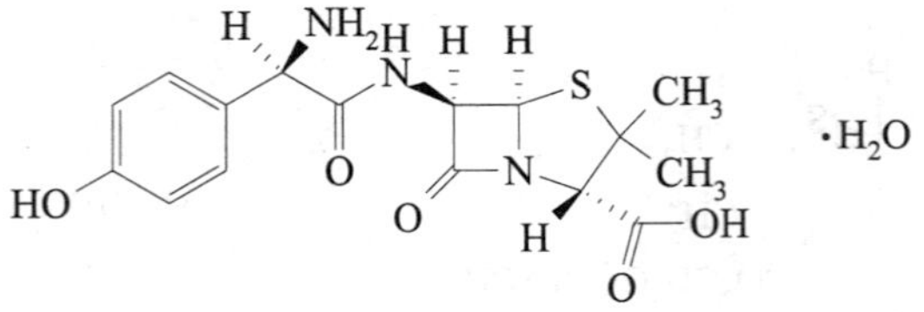

化学名为(2S,5R,6R)-3,3-二甲基-6-[(R)-(-)-2-氨基 2-(4-羟基苯基)乙酰氨基]-7-氧代-4-硫杂-1-氮杂双环[3.2.0]庚烷-2-甲酸一水合物。又名羟氨苄青霉素。本品为白色或类白色结晶性粉末，味微苦。在水中微溶，在乙醇中几乎不溶，$[\alpha]_D$ 为+290° ~ +310°(C =0.1，H_2O)。

阿莫西林的侧链为对羟基苯甘氨酸，有一个手性碳原子，临床用其右旋体，其构型为 R 构型。阿莫西林化学结构中含有酸性的羧基、弱酸性的酚羟基和碱性的氨基，因此阿莫西林有三个 pK_a，分别是为 2.4，7.4 和 9.6。其 0.5% 水溶液的 pH 为 3.5 ~5.5。本品的水溶液在 pH 6 时比较稳定。

本品也会发生青霉素的降解反应和氨苄西林的聚合反应，而且聚合反应的速度比氨苄西林快 4.2 倍。氨苄西林和阿莫西林水溶液中含有磷酸盐、山梨醇、硫酸锌、二乙醇胺等时会发生分子内成环反应，生成 2,5-吡嗪二酮化合物。

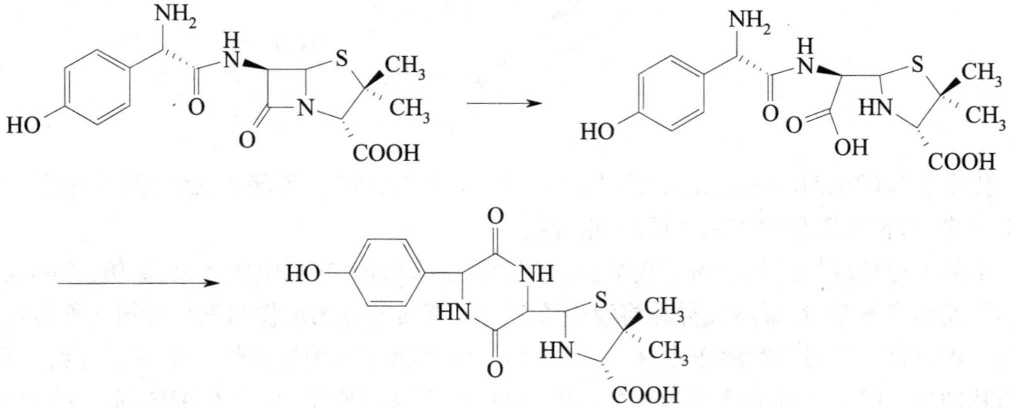

阿莫西林和氨苄西林具有相同的抗菌谱，对革兰氏阳性菌的抗菌作用与青霉素相同或稍低，对淋球菌、流感杆菌、百日咳杆菌、大肠杆菌、布氏杆菌等的作用较强，因为其较少引起胃肠道反应，阿莫西林已经替代氨苄青霉素用于口服给药。临床上主要用于敏感菌所致泌尿系统、呼吸系统、胆道等的感染。

阿莫西林及其他含有氨基侧链的半合成 β-内酰胺抗生素，由于侧链中游离的氨基具有亲核性，可以直接进攻 β-内酰胺环的羰基，引起聚合反应。聚合的速度随结构不同而不同，影响因素主要有 β-内酰胺环的稳定性，游离氨基的碱性(pK_b 值)和空间位阻的影响等。其中阿莫西林的聚合速度最快，因为侧链结构中酚羟基的存在催化聚合反应的进行，其聚合速度比氨苄西林快4.2倍。

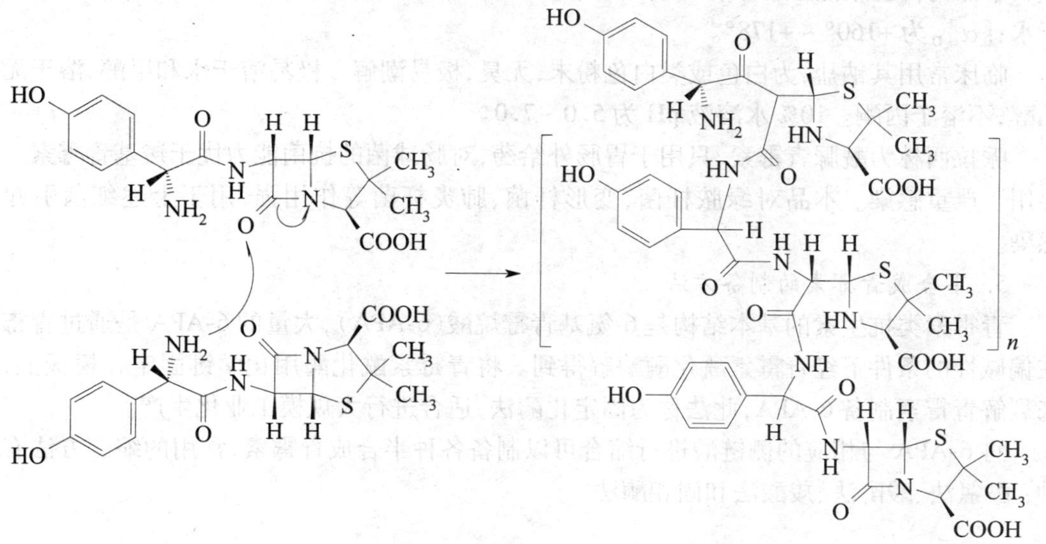

各种糖类（葡萄糖和葡聚糖）和多元醇在碱性条件下均能加速其分解，发生分子内成环反应，生成2,5-吡嗪二酮。因此不宜采用葡萄糖溶液作为稀释剂。

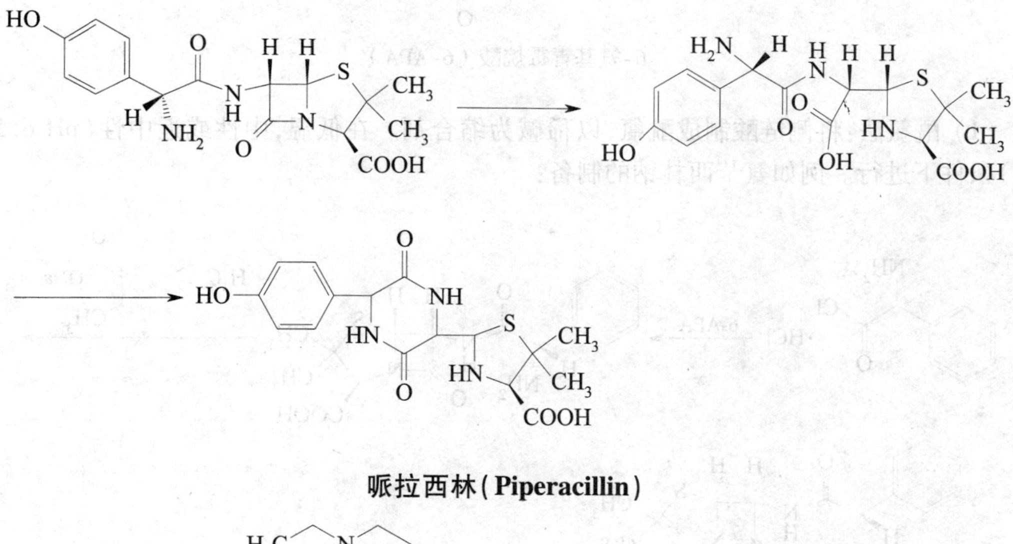

哌拉西林（Piperacillin）

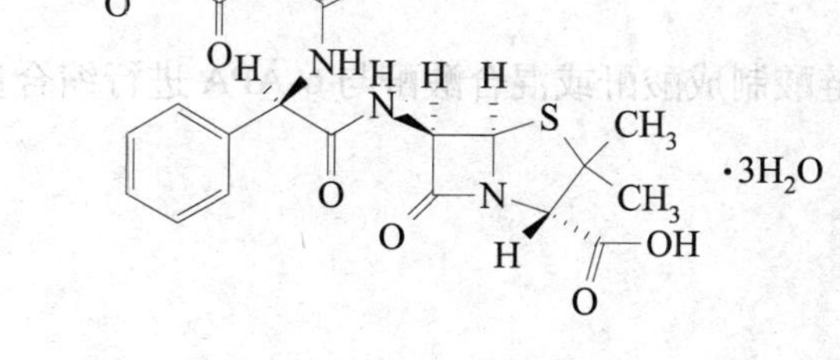

化学名为(2S,5R,6R)-3,3-二甲基-6-[(4-乙基-2,3-二氧代-1-哌嗪甲酰氨基)苯乙酰氨基]-7-氧代-4-硫杂-1-氮杂双环[3.2.0]庚烷-2-甲酸。

本品为白色结晶性粉末，无臭，略有引湿性；易溶于甲醇，溶于无水乙醇和丙酮，极微溶于水；$[\alpha]_D$ 为 +160° ~ +178°。

临床常用其钠盐，为白色或类白色粉末，无臭，极易潮解。极易溶于水和甲醇，溶于无水乙醇，不溶于丙酮。10% 水溶液 pH 为 5.0 ~ 7.0。

哌拉西林为酰脲青霉素，只用于胃肠外给药，对肠球菌的抗菌能力优于羧基青霉素。主要用于严重感染。本品对绿脓杆菌、变形杆菌、肺炎杆菌等作用强，用于上述细菌引起的感染。

5. 半合成青霉素的制备方法

青霉素类抗生素的基本结构是6-氨基青霉烷酸(6-APA)，大量的6-APA是通过青霉素在偏碱性的条件下经青霉素酰化酶酶解得到。将青霉素酰化酶用化学键固定在模板上，用来裂解青霉素制备6-APA，此法称为固定化酶法，适合进行大规模工业化生产。

将6-APA与相应的侧链酸进行缩合可以制备各种半合成青霉素，常用的缩合方法有四种：酰氯法、酸酐法、羧酸法和固相酶法。

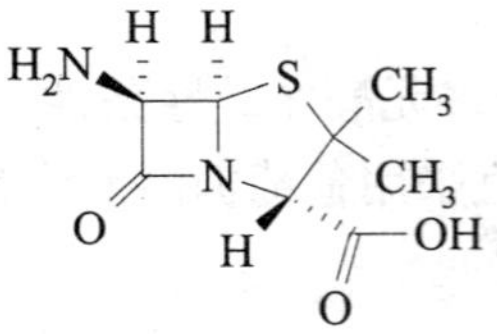

6-氨基青霉烷酸（6-APA）

(1) 酰氯法：将侧链酸制成酰氯，以稀碱为缩合剂。在低温，中性或近中性(pH 6.5 ~ 7.0)条件下进行。例如氨苄西林钠的制备：

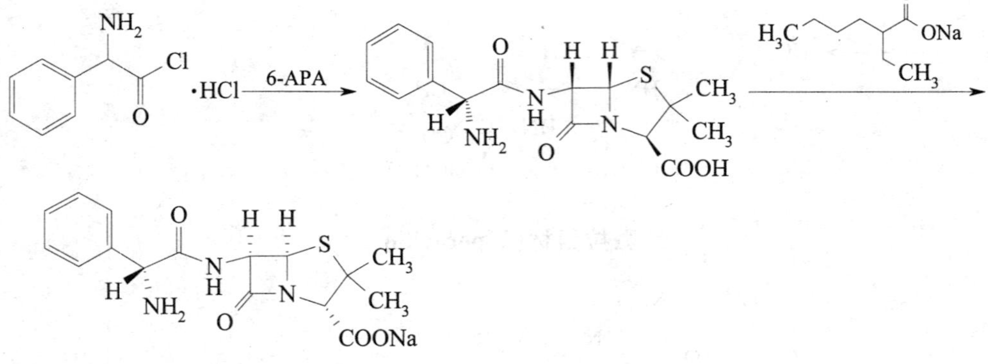

(2) 酸酐法：将侧链酸制成酸酐或混合酸酐与6-APA进行缩合反应。如哌拉西林钠的制备：

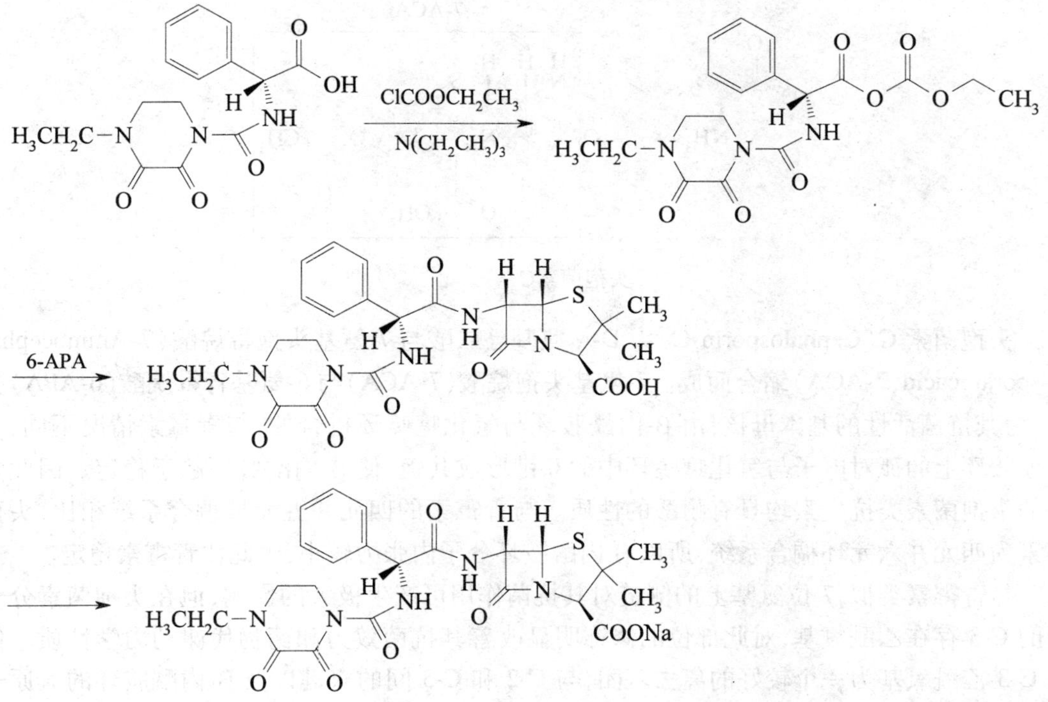

（3）羧酸法：将侧链酸和6-APA在有机溶剂中进行缩合，以N,N-二环己碳亚胺（DCC）作为缩合剂。该法具有收率高和步骤少的特点，但成本高。例如氨苄西林的制备：

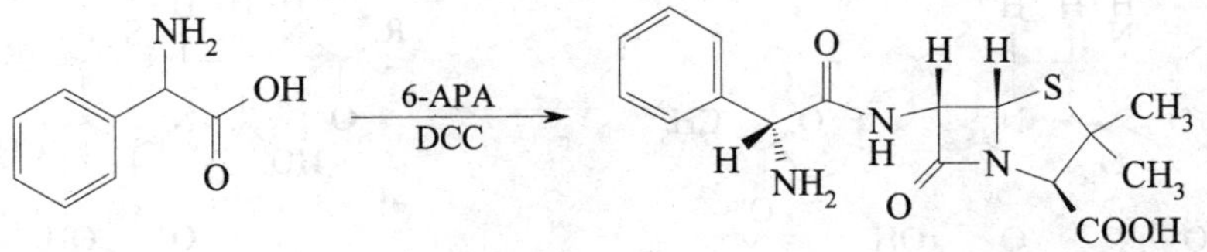

（4）固相酶法：将具有催化活性的酶固定在一定的空间内，催化侧链酸与6-APA直接缩合。此法工艺简单，收率高，但保证酶的催化活性是关键问题。

临床上半合成青霉素衍生物均是使用其钠盐或钾盐，钾盐的刺激性比钠盐大，通常是用钠盐。由于β-内酰胺环对碱不太稳定，采用氢氧化钠或氢氧化钾进行成盐反应时，需十分小心地进行。对于对碱不太稳定的半合成青霉素，可通过与有机酸盐（如异辛酸钠、醋酸钠等）反应成盐。

三、头孢菌素类

1. 天然头孢菌素

头孢菌素是从青霉菌近源的头孢菌属（*Cephalosporium*）真菌中分离出含有β-内酰胺环并氢化噻嗪环的抗生素，天然的头孢菌素有三种化合物，即头孢菌素C、N和P。头孢菌素P抗菌活性中等，但耐药性强。头孢菌素N抗菌活性较低，而头孢菌素C的抗菌谱广、毒性较小。但由于天然头孢菌素抗菌活性与其半合成头孢菌素的活性无法比拟，所以在临床上几乎没有应用。

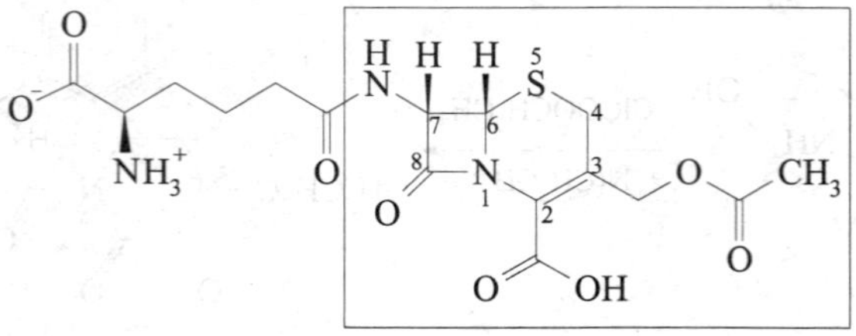

头孢菌素C

头孢菌素 C(Cephalosporin C)为 D-α 氨基己二酸与 7-氨基头孢霉烷酸(7-Aminocephalo-sporanicacid,7-ACA)缩合而成。7-氨基头孢烷酸(7-ACA)与 6-氨基青霉烷酸(6-APA)类似,为其抗菌活性的基本母核,由 β-内酰胺环与氢化噻嗪环拼合的,与青霉素情况不同,β-内酰胺环上的孤对电子与氢化噻嗪环中的双键形成共轭,使 β-内酰胺环趋于稳定。因此多数的头孢菌素类抗生素均具有耐酸的性质。与青霉素的四元并五元环稠合系统相比,头孢菌素为四元并六元环稠合系统,所以 β 内酰胺环分子内张力较小,因此比青霉素稳定。

与青霉素类似,7 位氨基上的侧链对其抗菌作用可产生极大的影响,但在头孢菌素分子中的 C-3 存在乙酰氧基,对此部位的修饰明显改善其抗菌效力和药物代谢动力学性质。但是 C-3 乙酰氧基为一个较好的离去基团,与 C-2 和 C-3 间的双键以及 β-内酰胺环的氮原子形成一个较大的共轭体系,易接受亲核试剂对 β-内酰胺羰基的进攻,使 C-3 乙酰氧基带着负电荷离去,导致 β-内酰胺环开环,这是使头孢菌素药物活性降低的主要原因。

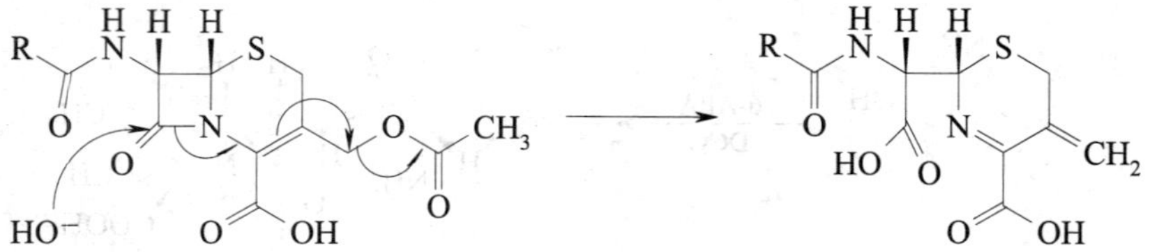

头孢菌素 C-3 的乙酰氧基进入体内后,易被体内的酶水解而代谢失活。体内酶使 C-3 的乙酰氧基水解,生成活性较小的 C-3 羟基化合物,其羟基和 C-2 的羧基处于 C-2 与 C-3 间的双键的同一侧,这一特定的空间位置使 C-3 羟基易和 C-2 羧基形成较稳定的内酯环。由于活性必需基团游离羧基的消失而失去抗菌活性。

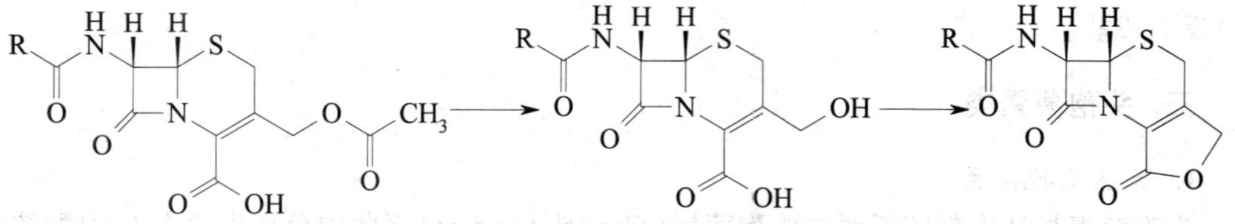

3-羟基头孢菌素　　　　头孢菌素内酯

2. 半合成头孢菌素的分类和其结构特征

半合成头孢菌素类为发展最快的一类抗生素,从 20 世纪 60 年代初首次用于临床以来,已有四代头孢菌素问世,这是由半合成头孢菌素类抗生素的抗菌谱广、活性强、毒副作用低的特点决定的,尽管这四代头孢菌素在结构上没有独立性和有所交叉,但还是在抗菌活性、抗菌谱及药代动力学等方面有比较鲜明的特点。

半合成头孢菌素是以 7-氨基头孢烷酸(7-ACA)以及通过各种方法获得若干其他母核为起始原料。如对青霉素 G 扩环获得 7-氨基-3-去乙酰氧基头孢烷酸(7-ADCA)。7-ADCA 母核的药物由于 3 位为甲基,其稳定性较母核为 7-ACA 的药物高。如此多的母核,加之半合成青霉素的经验,因此半合成头孢菌素进展较快,现已有四代头孢菌素。

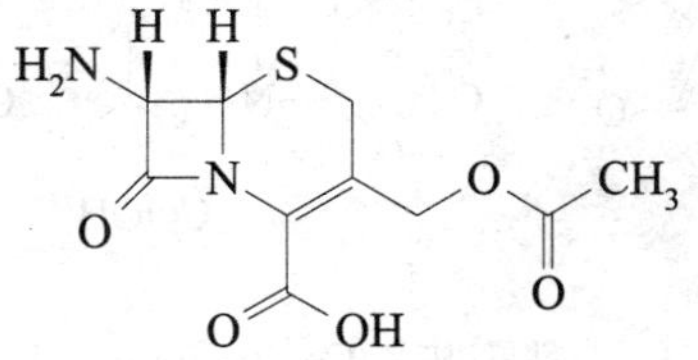

7-ACA

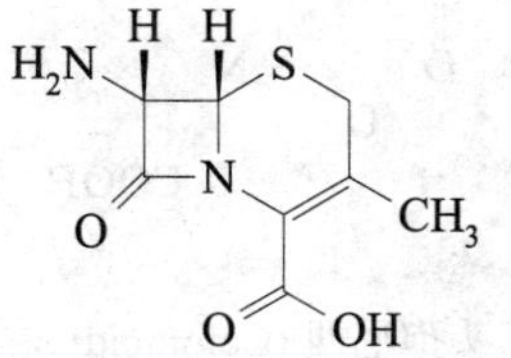

7-ADCA

第一代头孢菌素:

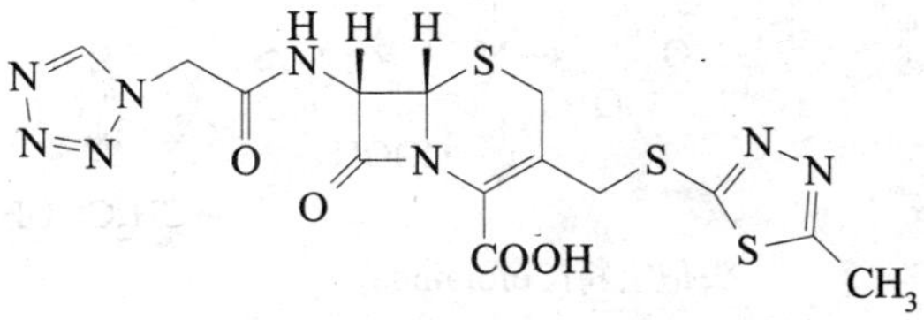

头孢唑林(Cefazolin)

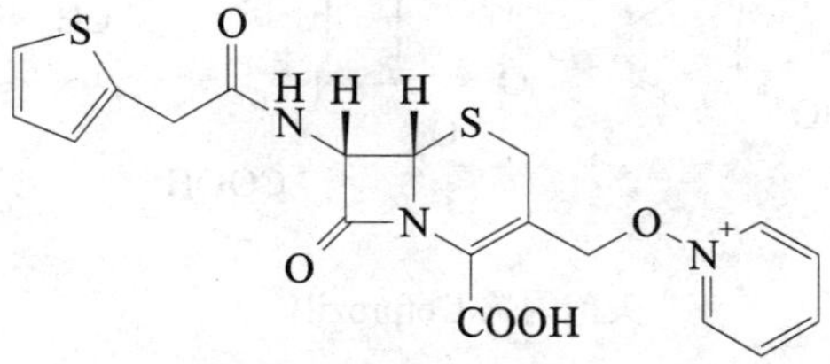

头孢噻啶(Cefaloridine)

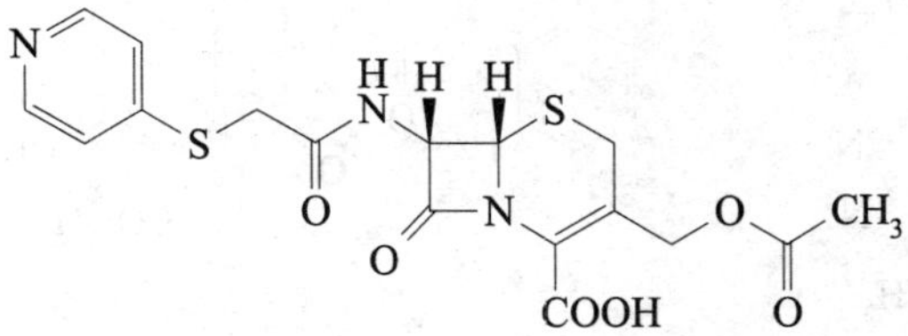

头孢匹林 (Cephapirin)

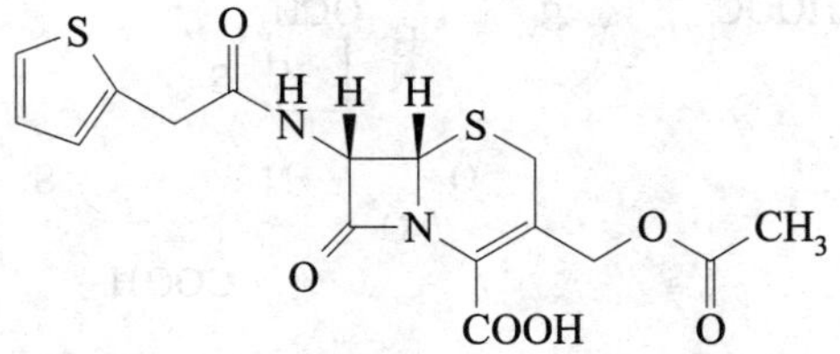

头孢噻吩(Cefalothin)

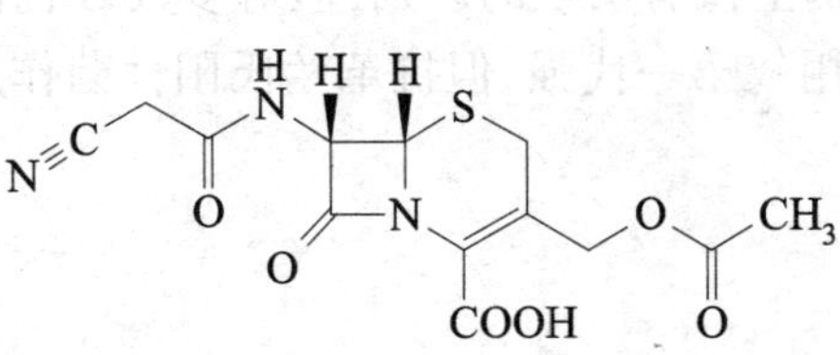

头孢乙腈(Cefacetrile)

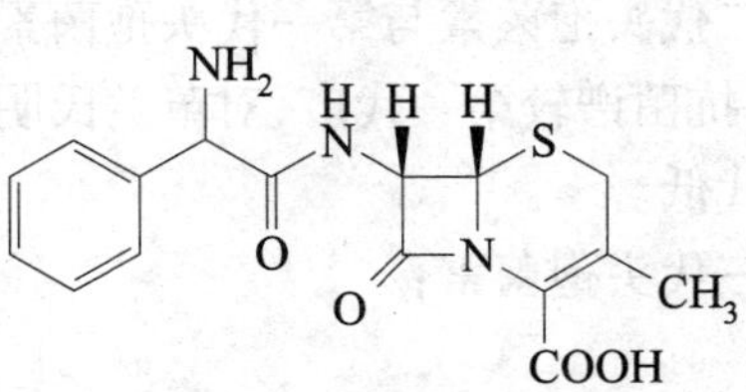

头孢氨苄 (Cefalexin)

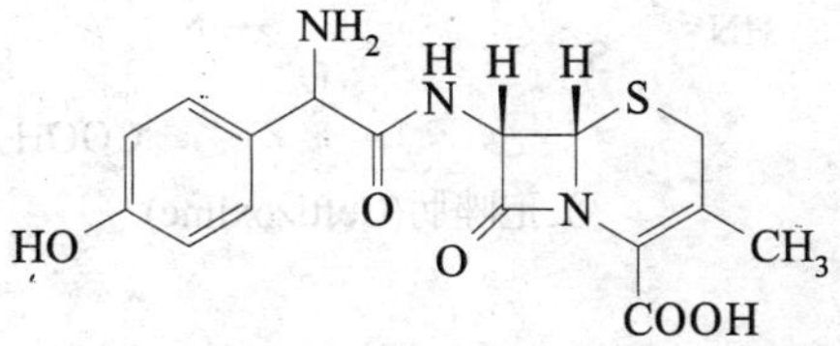

头孢羟氨苄 (Cefadroxil)

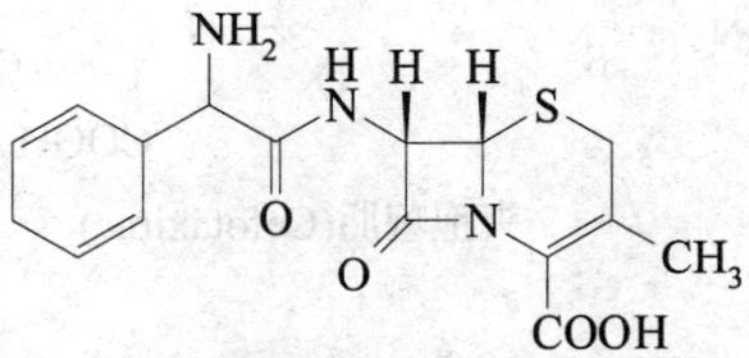

头孢拉定(Cefradine)

第一代头孢菌素虽耐青霉素酶，但不耐 β-内酰胺酶，主要用于耐青霉素酶的金黄色葡萄球菌等敏感革兰氏阳性球菌和某些革兰氏阴性球菌的感染。

第二代头孢菌素：

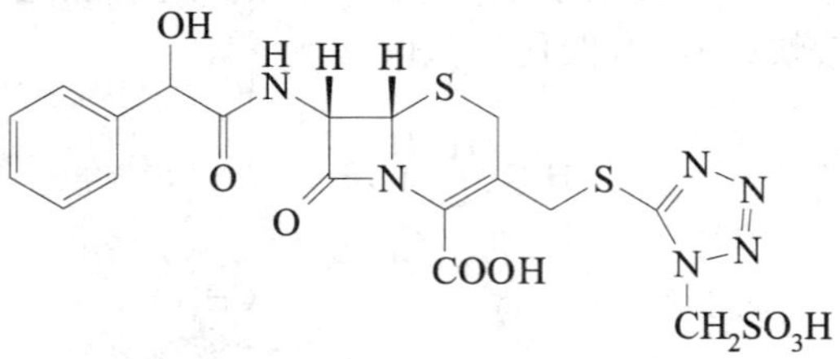

头孢尼西 (Cefonicid)

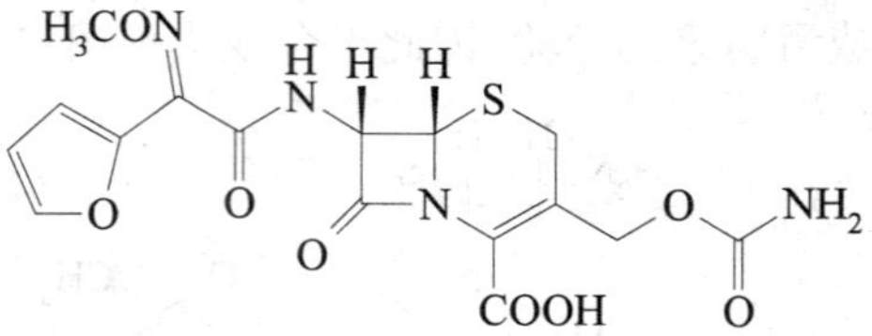

头孢呋辛(Cefuroxime)

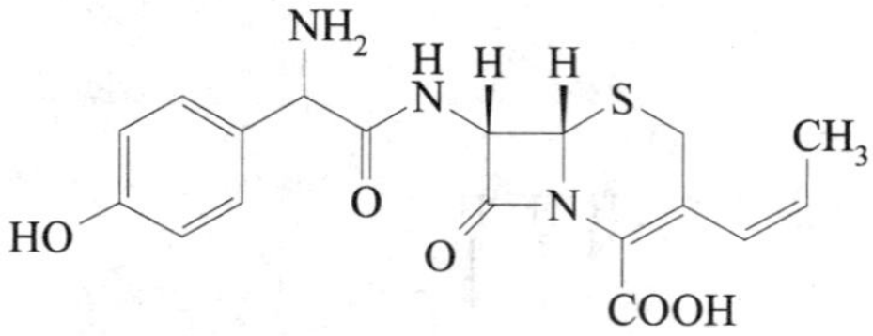

头孢丙烯(Cefprozil)

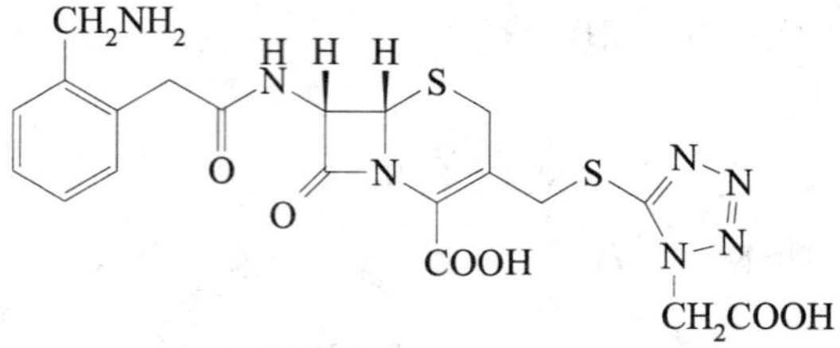

头孢雷特(Ceforanide)

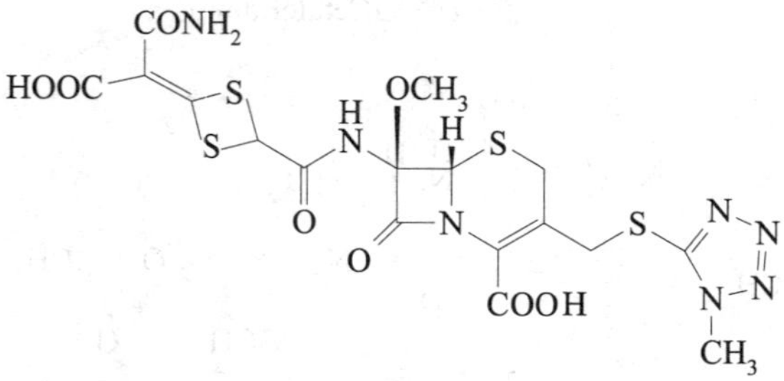

头孢替坦(Cefotetan)

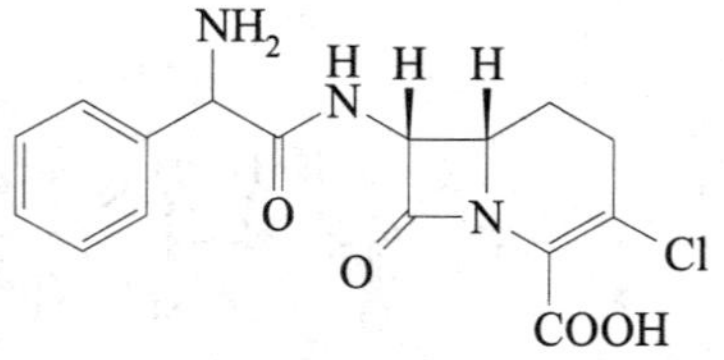

氯碳头孢 (Loracarbacef)

第二代头孢菌素与第一代头孢菌素在化学结构上没有明显的区别，但对多数 β-内酰胺酶稳定，抗菌谱较第一代广，对革兰氏阴性菌的作用较第一代强，但抗革兰氏阳性菌作用则较第一代低。

第三代头孢菌素：

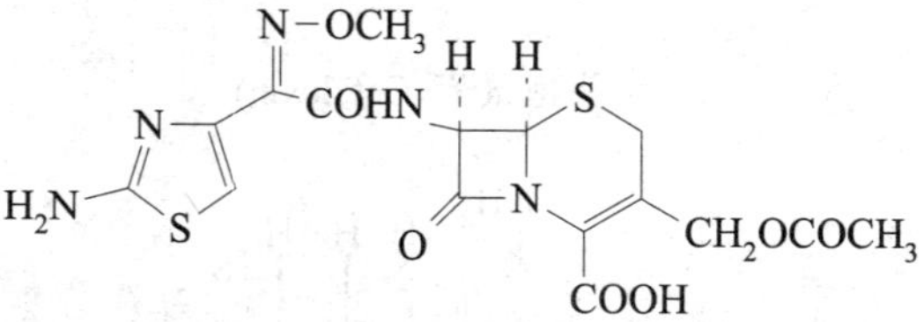

头孢噻肟(Cefotaxime)

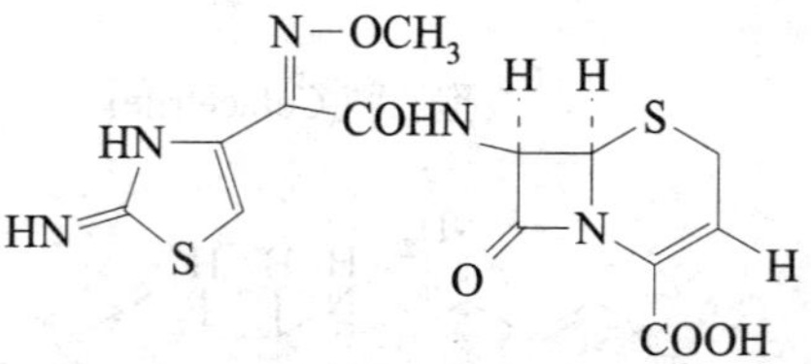

头孢唑肟(Ceftizoxime)

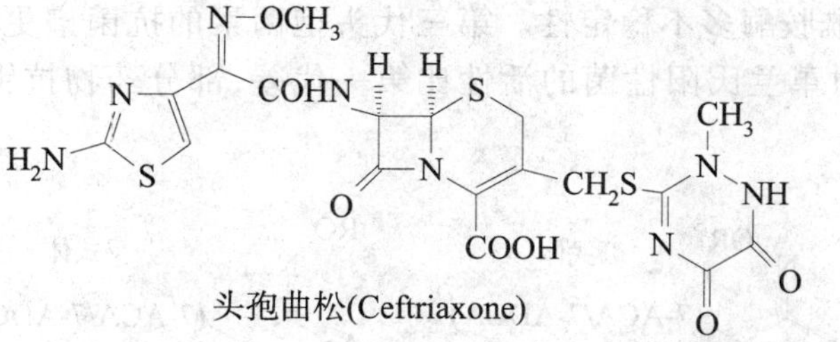

头孢曲松(Ceftriaxone)

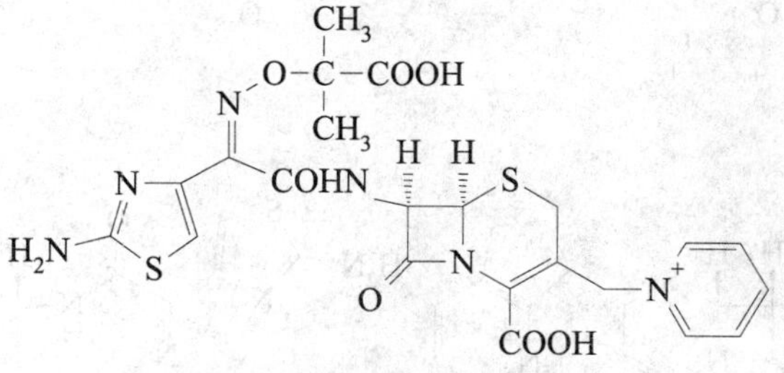

头孢他啶(Ceftazidime)

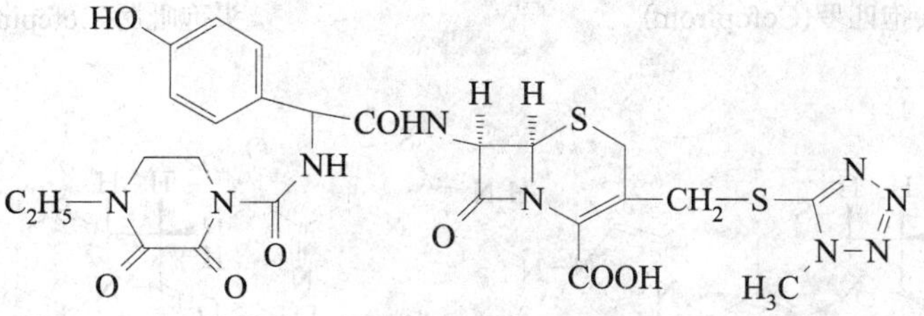

头孢哌酮(Cefoperazone)

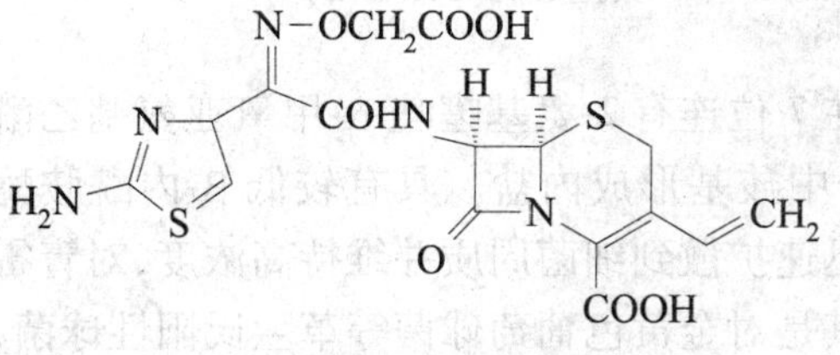

头孢克肟(Cefixime)

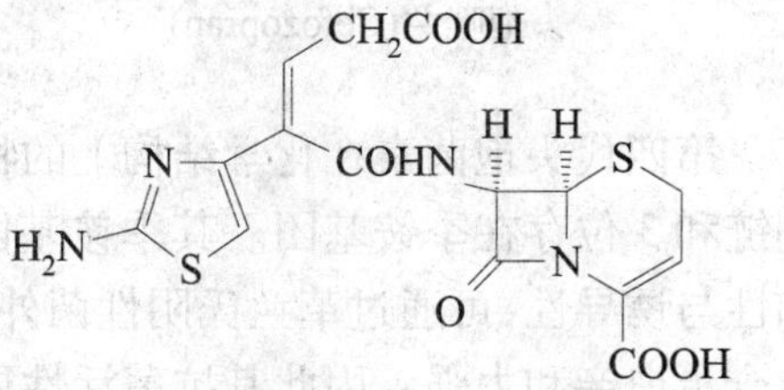

头孢布烯(Ceftibuten)

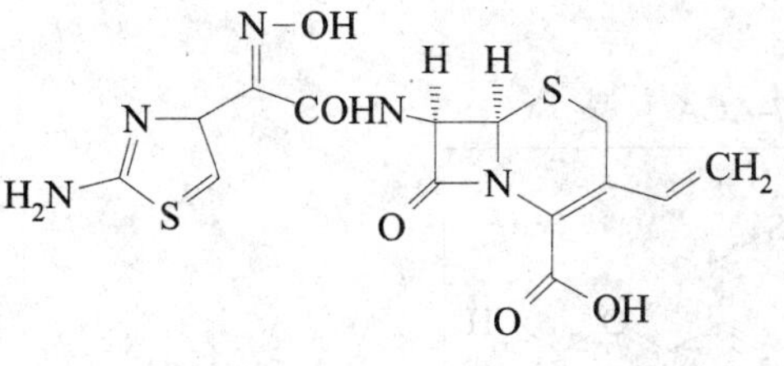

头孢地尼(Cefdinir)

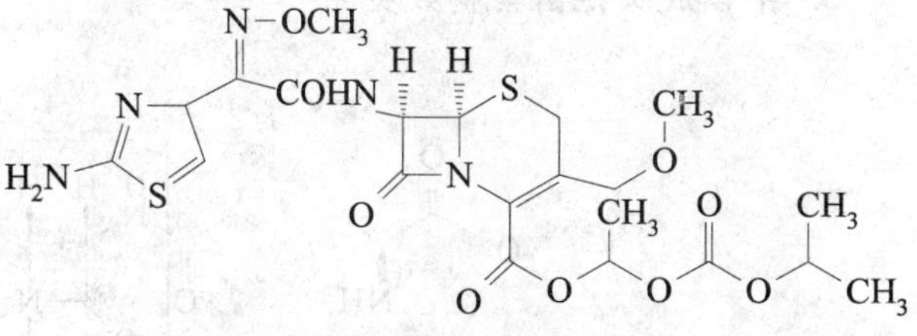

头孢泊肟酯(Cefpodoxime Proxetil)

第三代头孢菌素在其侧链的化学结构上具有明显的特征，以 2-氨基噻唑-α-甲氧亚氨基乙酰基居多，由于亚氨基双键的引入，使其具有顺反异构，顺式体的侧链部分与 β-内酰胺环接近，因此对多数 β-内酰胺酶具有高度稳定性，而反式体的侧链部分与 β-内酰胺环距离较远，对 β-内酰胺酶多不稳定性。第三代头孢菌素的抗菌谱更广，对革兰氏阴性菌的作用活性强，但对革兰氏阳性菌的活性比第一代差，部分药物抗铜绿假单胞杆菌活性较强。

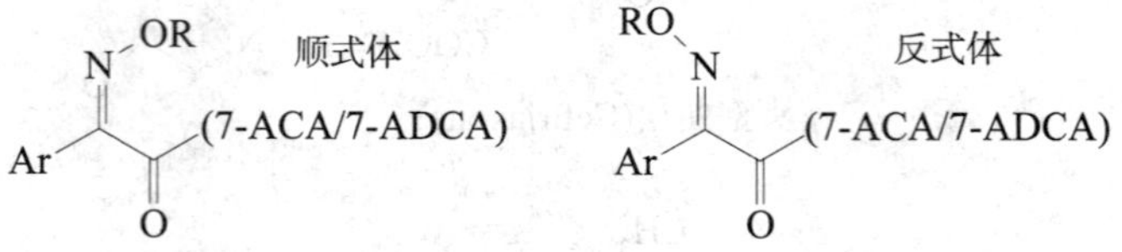

第四代头孢菌素：

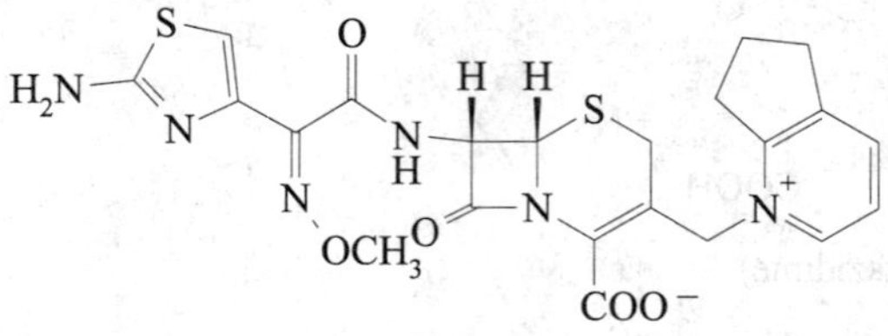
头孢匹罗(Cefopirom)

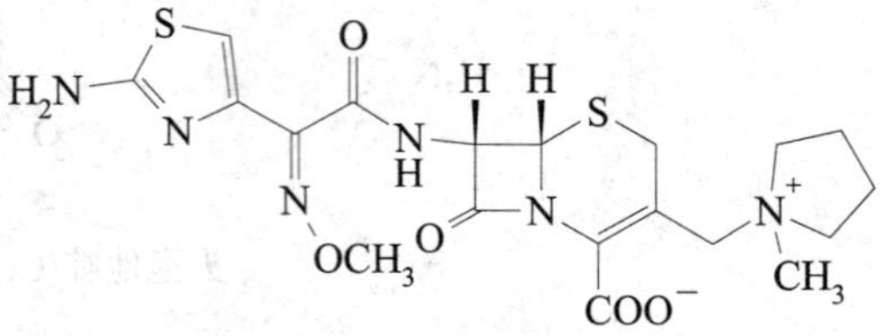
头孢吡肟(Cefepime)

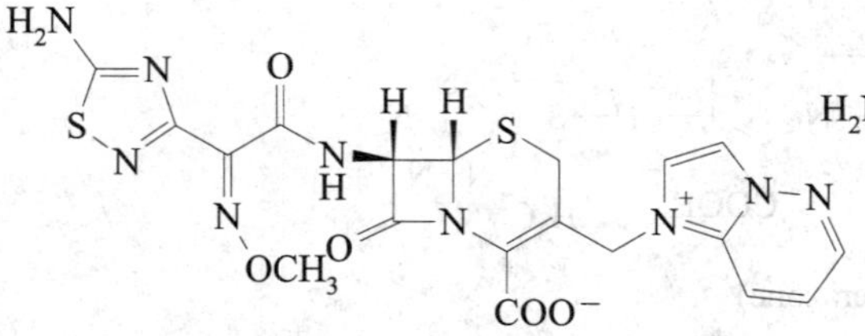
头孢唑兰(Cefozopran)

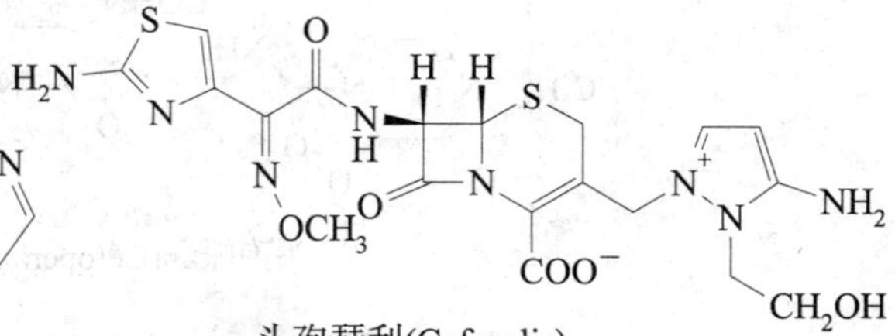
头孢瑟利(Cefoselis)

第四代头孢菌素在化学结构上的特征为：在 7 位连有 2-氨基噻唑-α-甲氧亚氨基乙酰基侧链和 3 位存在季铵基团。其季铵基团与分子中羧基形成内盐。具有较低 β-内酰胺酶亲和性与诱导性，可通过革兰氏阴性菌外膜孔道迅速扩散到细菌周质并维持高浓度，对青霉素结合蛋白亲和力强。因此其抗菌活性更强，尤其是对金黄色葡萄球菌等革兰氏阳性球菌，并且对 β−内酰胺酶尤其是超广谱质粒酶和染色体酶稳定，穿透力强。

3. 半合成头孢菌素构效关系

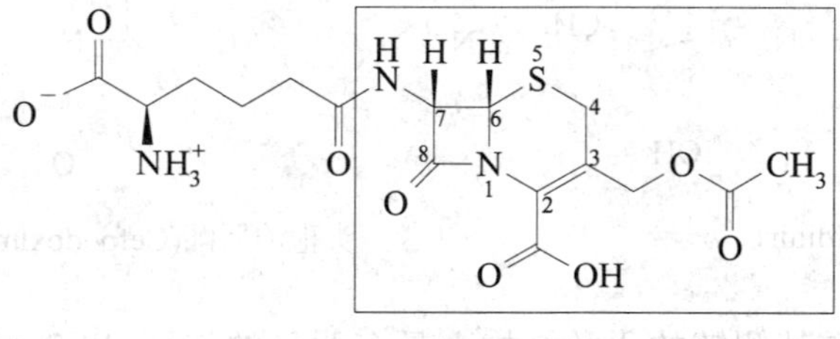

目前，头孢菌素结构改造已取得很大进展，并总结出构效关系如下：

（1）7 位侧链引入亲脂性基团，如苯环、噻吩、含氮杂环，并在 3 位引入杂环，可扩大抗菌谱,增强抗菌活性。如第一代的头孢菌素头孢噻吩、头孢噻啶、头孢唑林和头孢匹林。

(2) 7 位酰胺的 α 位引入亲水性基团—SO_3H、—NH_2、—COOH,可扩大抗菌谱得到广谱头孢菌素如头孢来星等,此类药物对绿脓杆菌的外壁有很高的渗透作用。这些基团的引入既增加了口服吸收,也极大地改变抗菌活性对酶的稳定性。若同时用—CH_3、—Cl 或含氮杂环取代基替代 3 位上的取代基,除改进口服吸收外,还可使其对革兰氏阴性菌和绿脓杆菌都有效。

(3) 带有 7-β 顺式-甲氧亚氨基-2-氨噻唑的侧链可提高对 β-内酰胺酶的稳定性。并且由于增强了对革兰氏阴性菌外膜的渗透,从而扩大了抗菌谱。这主要由于发现引入肟后,甲氧基可占据靠 β-内酰胺羰基的位置,阻止酶分子对 β-内酰环的接近,而使药物具有耐酶、广谱的性质。

(4) 7 位侧链肟型的甲氧基改变成羧基,可避免交叉过敏,如将头孢噻肟改造成头孢他啶、头孢克肟。口服后血药浓度高,持续时间长,具有良好的生物利用度。

(5) 3 位改造,如乙酰甲氧基被—CH_3、—Cl 等基团取代可增强抗菌活性,并改变药物在体内的吸收分布、对细胞的渗透性等药物代谢动力学性质。为了克服头孢菌素半衰期短,代谢不稳定,对 β-内酰胺酶缺乏稳定的缺点,除在 7-氨基上引入不同的酰基外,在 3-甲基位置上以多种硫代杂环取代乙酰氧基。其硫代杂环的结构特征和理化性质,如环的大小、位置,杂原子的类型数目,芳香性和亲水性等均与其抗菌活性有关。用带有酸性功能基的杂环替代乙酰基,使蛋白结合力增强,在血浆中半衰期长,成为长效抗生素。

(6) 2 位羧基是抗菌活性基团,不能改变。为改善药物代谢动力学性质,利用前药原理可制成酯,改善了口服吸收,提高生物利用度。在体内迅速被非特异性酯酶水解而释放出原药发挥作用,延长了作用时间。

(7) 第四代头孢菌素品种逐渐增多,其特点是 3 位含有带正电荷的季铵,正电荷增加了药物对细胞膜的穿透力,并对 β-内酰胺酶显示低亲和性。

(8) 7 位引入甲氧基的衍生物为头孢霉素类,由于甲氧基的空间位阻作用,阻滞内酰胺环与酶分子接近,增加了药物对 β-内酰胺酶的稳定性,并提高对厌氧菌的活性。但如果继续增大烷氧基的体积,将极大降低其抗菌活性。

(9) 5 位 S 用生物电子等排体—O—、—CH_2—取代时,分别称为氧头孢菌素和碳头孢烯类。碳头孢烯为一类新的 β-内酰胺抗生素,由于立体位阻作用使药物耐 β-内酰胺酶,具有广谱、耐酶、长效的性质。—CH_2—取代 S 原子后,还增加了药物在体内的稳定性。

氧头孢菌素由于氧原子比硫原子体积小,两面角小,使母核环张力增大,所以其抗菌活性增强,对革兰氏阴性菌作用显著,并且还改善了药代动力学性质。

4. 半合成头孢菌素类的方法

头孢菌素类的半合成方法与青霉素类似,以 7-ACA 和 7-ADCA 为母核,在 7 位或 3 位接上不同的取代基。因此 7-ACA 和 7-ADCA 为半合成头孢菌素的关键原料,7-ACA 和 7-ADCA 的制备主要有亚硝酰氯法、硅酯法和青霉素扩环法,也用头孢菌素脱酰酶将头孢菌素 C 转化成 7-ACA。

（1）亚硝酰氯法

以头孢菌素 C 为原料，在无水甲酸和惰性溶剂中，与亚硝酰氯反应，分子内环合形成亚胺醚，再水解得到 7-氨基头孢烷酸（7-ACA）。

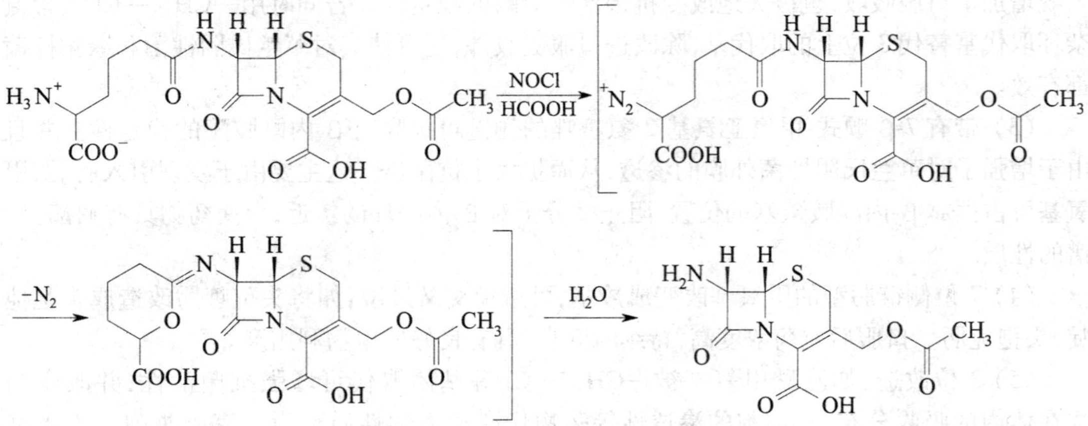

（2）硅酯法

将头孢菌素 C 的两个羧基先用三甲基氯硅烷酯化进行保护，然后用五氯化磷氯化得到偕氯亚胺，经正丁醇反应生成偕亚胺醚，水解同时去保护基得到 7-ACA。

（3）青霉素扩环法

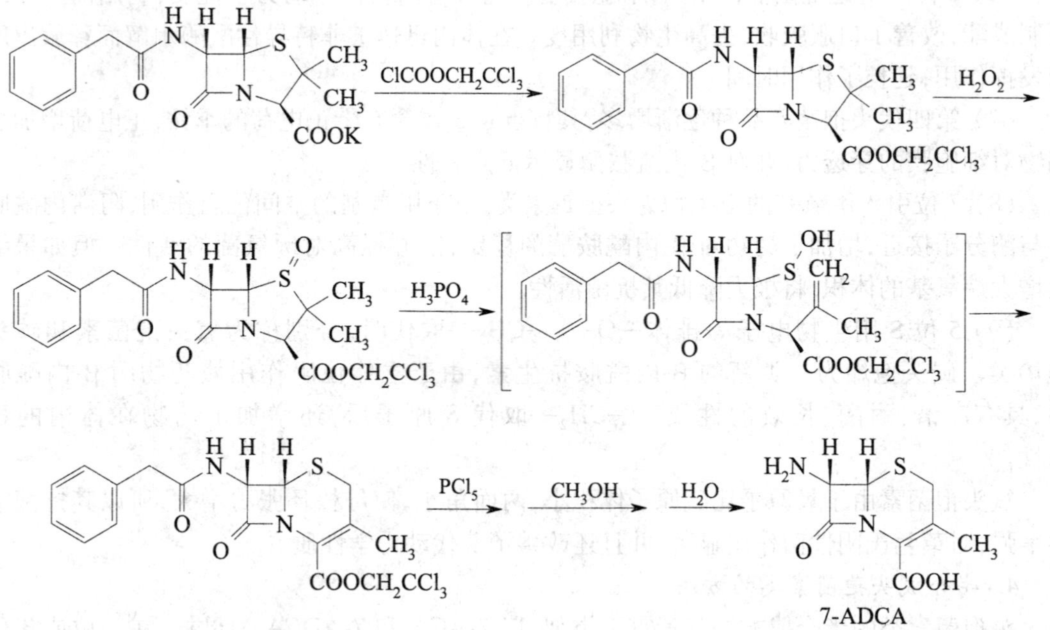

常用方法是用青霉素 G 的钾盐用氯甲酸三氯乙酯保护羧基，再将其氧化成亚砜青霉素，用磷酸处理便可扩环。扩环后的中间体经过与硅酯法类似的反应，即用五氯化磷氯化得到偕氯亚胺，经甲醇反应生成偕亚胺醚，水解得到 7–ADCA。得到 7–ACA 和 7–ADCA 后，采用半合成青霉素类似的合成方法：酰氯法、酸酐法和 DCC 法，进行半合成头孢菌素的制备和生产。（可参见“半合成青霉素方法”）

头孢羟氨苄钠(Cefadroxil Sodium)

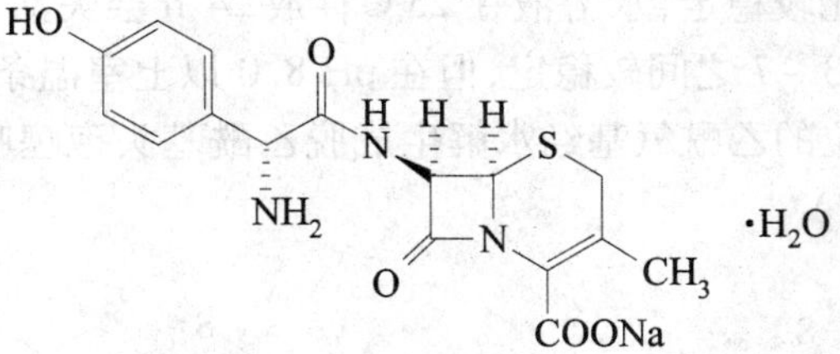

化学名为(6R,7R)-3-甲基-7-[(R)-2-氨基-2-(4-羟基苯基)乙酰氨基]-8-氧代-5-硫杂-1-氮杂双环[4.2.0]辛-2-烯-2-甲酸钠一水合物。

本品为白色或类白色结晶性粉末,有特异性臭味;在水中微溶,在乙醇、氯仿或乙醚中几乎不溶;$[\alpha]_D$ 为+165°~+178°;5%水溶液的 pH 为 4~6。本品在固态比较稳定,其水溶液在 pH 8.5 以下较为稳定,但在 pH 9 以上则迅速被破坏。

考虑到氨苄西林是对青霉素的结构改造中得到的较优的半合成抗生素,其侧链为苯甘氨酸,将此结构片断应用到头孢菌素的结构改造中,得到了第一个用于口服的半合成头孢菌素头孢甘氨。头孢甘氨对绝大多数革兰氏阳性菌和奈瑟菌、大肠杆菌及奇异变形杆菌有较优的抑制作用,但头孢甘氨在体内易迅速代谢为去乙酰氧基产物而失活。将 3 位的乙酰氧基甲基换成甲基,提高了它在体内的稳定性,开发出头孢氨苄和头孢羟氨苄。由于头孢羟氨苄口服吸收良好,排泄较前二者慢,因而它在血浆和尿中的浓度维持时间长。

本品对革兰氏阳性菌效果较好,对革兰氏阴性菌效果较差,临床用于呼吸道、泌尿道、咽部等部位的敏感菌感染,可口服。

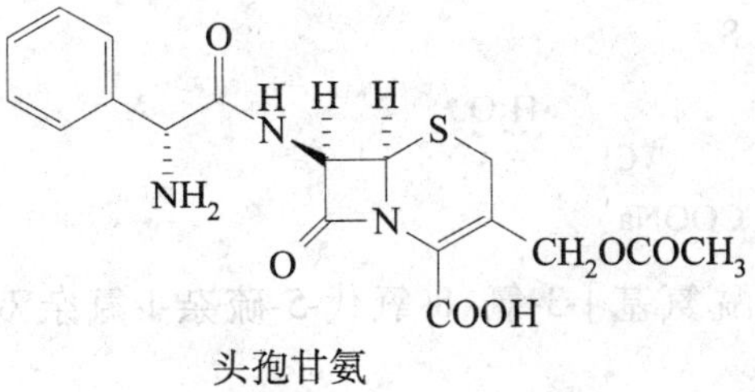

头孢甘氨

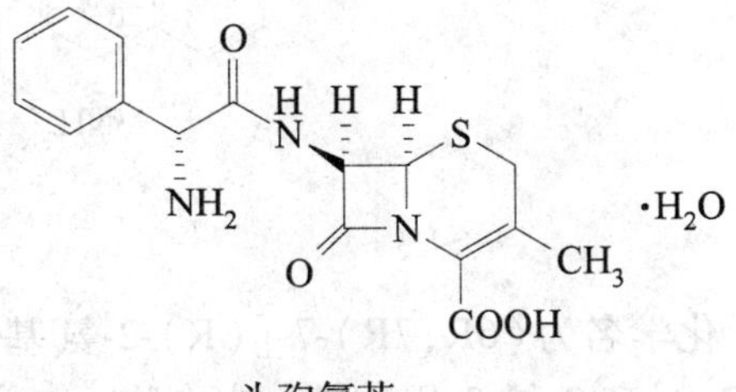

头孢氨苄

头孢噻吩钠(Cefalotin Sodium)

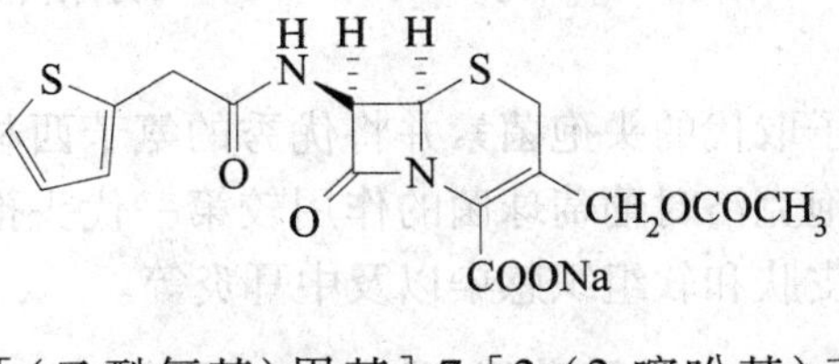

化学名为(6R,7R)-3-[(乙酰氧基)甲基]-7-[2-(2-噻吩基)乙酰氨基]-8-氧代-5-硫杂-1-氮杂双环[4.2.0]辛-2-烯-2-甲酸钠盐。

本品为白色或类白色结晶性粉末,几乎无臭;在水中易溶,在乙醇中微溶,在氯仿或乙醚中不溶;$[\alpha]_D$ 为+124°~+134°(10 mg/ml,H_2O);水溶液 pH 为 5.0~7.5。

头孢噻吩钠是对头孢菌素 C 结构修饰的第一个半合成的抗生素,其特点是可用于耐青霉素细菌引起的各种感染,如败血症、呼吸道感染、尿道感染、心内膜炎等,但由于口服吸收差,故需注射给药。

本品在干燥固态下比较稳定,水溶液在 25℃存放 24 h 会失活 8%,溶液的酸碱性对其有较大的影响,在 pH 为 3 ~ 7 之间较稳定,但在 pH 8.0 以上室温条件下会迅速分解。其主要原因为头孢噻吩钠 3 位的乙酰氧基经水解生成脱乙酰基头孢噻吩,后者再经环合生成内酯环。

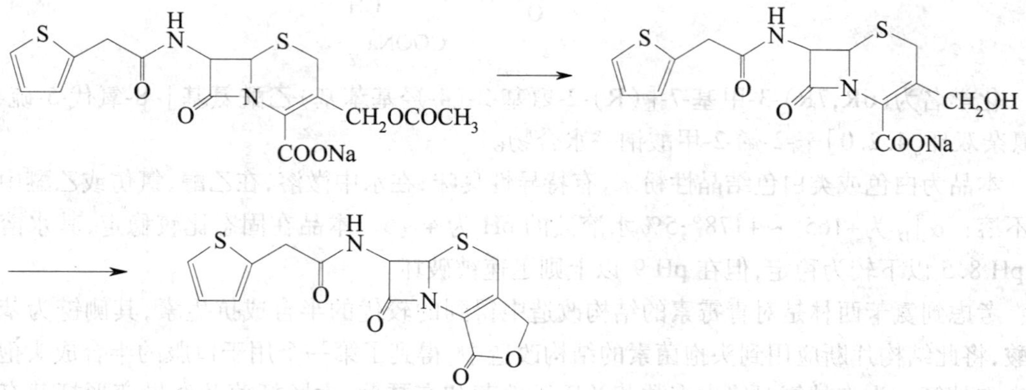

与其他头孢菌素类似,头孢噻吩的代谢主要发生在 3 位,首先被代谢为活性较低的去乙酰基物,进而再脱水转化成内酯化合物并失去活性。因此,在此位置上以甲基、卤素和杂环取代时可明显改善其药代动力学性质。

头孢克洛(Cefaclor)

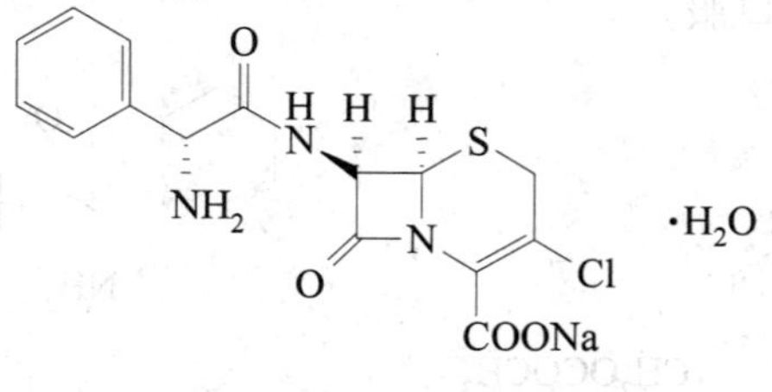

化学名为(6R,7R)-7-[(R)-2-氨基-2-苯乙酰氨基]-3-氯-8-氧代-5-硫杂-1-氮杂双环[4.2.0]辛-2-烯-2-甲酸钠一水合物。

本品为白色、类白色或微黄色粉末或结晶性粉末;微臭,味苦;在水中微溶,在甲醇、乙醇、氯仿或二氯甲烷中几乎不溶;$[\alpha]_D$ 为 +105° ~ +120°;水溶液在 pH 为 2.5 ~ 4.5 时较稳定。

头孢克洛为 3 位氯原子取代的头孢菌素并将优秀的氨苄西林的侧链引入其分子中,得到可口服的头孢菌素。头孢克洛对葡萄球菌的作用较第一代头孢菌素强,临床上用于敏感菌所致的呼吸道、泌尿道、皮肤和软组织感染以及中耳炎等。

头孢美唑(Cefmetazol)

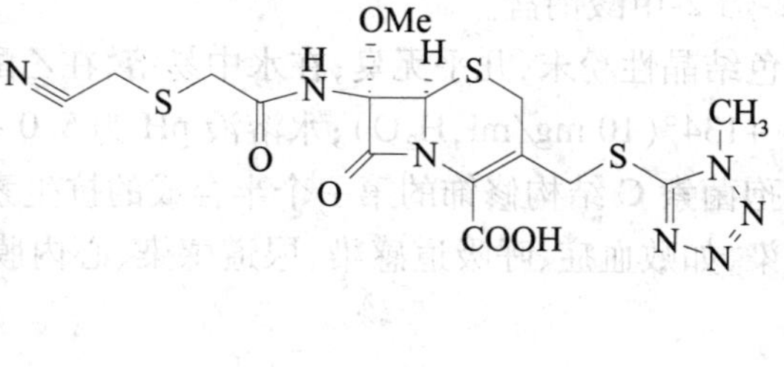

临床常用其钠盐。钠盐为白色或微黄色粉末或团块；无臭；极易溶于水，易溶于甲醇，略溶于丙酮，微溶于乙醇。露置空气中有引湿性。

本品为头孢菌素类半合成抗生素，6α 位为甲氧基。对革兰氏阳性菌、革兰氏阴性菌和厌氧菌，以及葡萄球菌、大肠杆菌、克雷白杆菌、吲哚阴性和阳性变形杆菌、脆弱拟杆菌有良好的抗菌作用。本品的耐酶性强，对一些已对头孢菌素耐药的病原菌也可有效。

头孢哌酮钠（Cefoperazone Sodium）

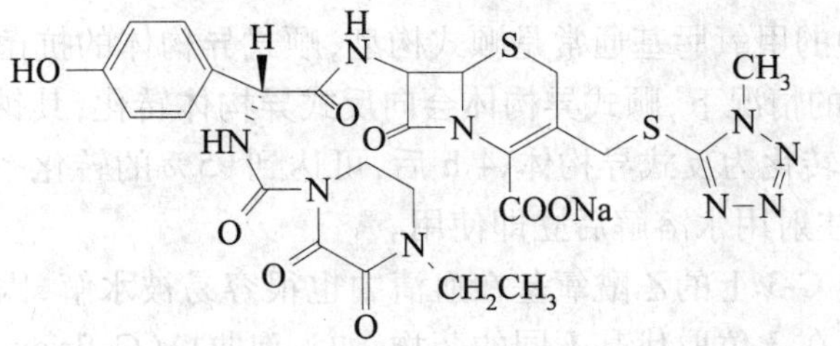

化学名为(6R,7R)-3-[[(1-甲基-1H-四唑-5-基)硫]甲基]-7-[(R)-2-(4-乙基-2,3-二氧代-1-哌嗪碳酰氨基)-2-对羟基苯基-乙酰氨基]-8-氧代-5-硫杂-l-氮杂双环[4.2.0]辛-2-烯-2-甲酸钠盐。

本品为白色或类白色粉末或结晶性粉末；无臭，有引湿性；在水中易溶，在甲醇中略溶，在乙醇中极微溶解，在丙酮和乙酸乙酯中不溶；$[\alpha]_D$ 为-15°～-25°。

头孢哌酮钠为在 3 位甲基上以巯基杂环取代乙酰氧基的头孢菌素，此杂环的芳香性及亲水性可提高其抗菌性并显示良好的药代动力学性质，在血中的浓度较高。

本品对绿脓杆菌的作用较强。临床上用于各种敏感菌所致的呼吸道、泌尿道、腹膜、胸膜、皮肤和软组织、骨和关节、五官等部位的感染，还可用于败血症和脑膜炎等。头孢哌酮主要经胆汁排泄。可引起能被维生素 K 逆转的凝血酶原时间和部分凝血激酶时间的延长。本品注射给药。

头孢噻肟钠（Cefotaxime Sodium）

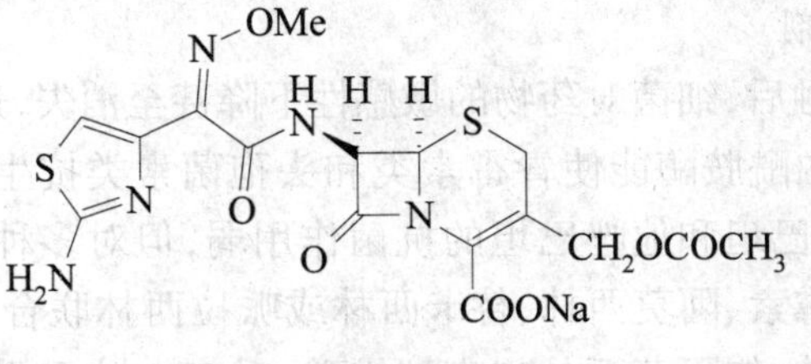

化学名为(6R,7R)-3-[(乙酰氧基)甲基]-7-[(2-氨基-4-噻唑基)-(甲氧亚氨基)乙酰氨基]-8-氧代-5-硫杂-1-氮杂双环[4.2.0]辛-2-烯-2-甲酸钠盐。

本品为白色、类白色或微黄色结晶；无臭或微有特殊臭；在水中易溶，在乙醇中微溶，在氯仿中不溶；$[\alpha]_D$ 为+56°～+64°。

头孢噻肟属于第三代头孢菌素的衍生物。在其 7 位的侧链上，有顺式的甲氧肟基和反式的 2-氨基噻唑基团。头孢菌素衍生物的构效关系研究表明，甲氧肟基对 β-内酰胺酶有高度的稳定作用，而 2-氨基噻唑基团可以增加药物与细菌青霉素结合蛋白的亲和力，这两个有效基团的结合使该药物具有耐酶和广谱的特点。第三代及以后发展的头孢菌素类药物在

7 位大都使用该酰胺侧链。

头孢噻肟对革兰氏阴性菌（包括大肠杆菌、沙门菌、克雷伯菌、肠杆菌、柠檬酸杆菌、奇异变形杆菌、吲哚阳性变形杆菌和流感杆菌等）的抗菌活性高于第一代、第二代头孢菌素，尤其对肠杆菌作用强，对大多数厌氧菌有强效抑制作用。用于治疗敏感细菌引起的败血症、化脓性脑膜炎、呼吸道、泌尿道、胆道、骨和关节、皮肤和软组织、腹腔、消化道、五官、生殖器等部位的感染。此外，还可用于免疫功能低下、抗体细胞减少等防御功能低下的感染性疾病的治疗。

头孢噻肟结构中的甲氧肟基通常是顺式构型，顺式异构体的抗菌活性是反式异构体的 40～100 倍。在光照的情况下，顺式异构体会向反式异构体转化，其钠盐水溶液在紫外光照射下 45 min，有 50% 转化为反式异构体，4 h 后，可达到 95% 的转化率。因此本品通常需避光保存，在临用前加注射用水溶解后立即使用。

头孢噻肟结构中 C-3 上的乙酰氧基在血清中也很容易被水解，因此在此基础上设计了一些 7 位侧链相同而在 3 位取代基不同的药物，如头孢曲松（Ceftriaxone）、头孢甲肟（Cefmenoxime）、头孢克肟（Cefixime）等，亦达到改善药代动力学性质的目的。

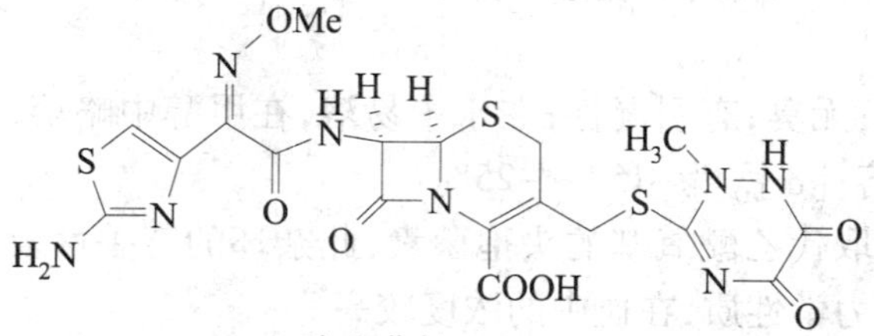

头孢曲松

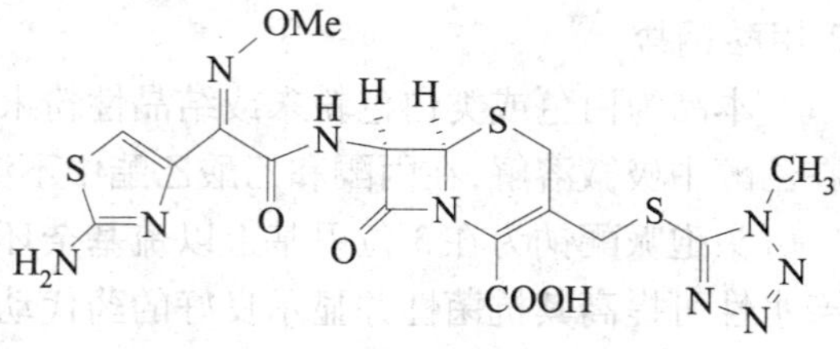

头孢甲肟

四、非经典的 β-内酰胺类抗生素

碳青霉烯、青霉烯、氧青霉烷和单环 β-内酰胺类抗生素通常称为非经典的 β-内酰胺类抗生素，多数的 β-内酰胺酶抑制剂均属于此类。

1. β-内酰胺酶抑制剂

细菌与药物反复接触后，细菌对药物的敏感性下降甚至消失，造成抗生素对耐药菌感染的疗效降低或无效。β-内酰胺酶能使青霉素类和头孢菌素类抗生素的 β-内酰胺环水解裂开而灭活。克拉维酸、舒巴坦和他唑巴坦的抗菌作用弱，但对多种细菌产生的 β-内酰胺酶有抑制作用。与氨苄青霉素、阿莫西林、替卡西林或哌拉西林联合应用时，可使这些药物对某些细菌从无效变为有效，如阿莫西林加克拉维酸，对产 β-内酰胺酶的葡萄球菌和流感嗜血杆菌有效。β-内酰胺酶抑制剂是针对细菌对 β-内酰胺类抗生素产生耐药机制而研究发现的一类药物。

（1）青霉烷类

青霉烷的典型药物为克拉维酸（Clavulanic Acid），它是从链霉菌（*Streptomyces Clavuligerus*）发酵液得到的非经典的 β-内酰胺抗生素，也是第一个用于临床的 β-内酰胺酶抑制剂。

克拉维酸钾(Clavulanate Potassium)

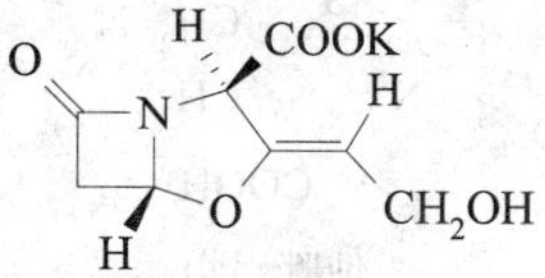

化学名为(Z)-(2S,5R)-3-(2-羟乙烯基)-7-氧代-4-氧杂-1-氮杂双环[3.2.0]庚烷-2-甲酸钾,又称为棒酸。

临床用本品钾盐,为白色针状结晶,易溶于水,水溶液不稳定,会分解变色。$[\alpha]_D^{25}$ 为 +55° ~ +60°。

克拉维酸钾不稳定,需在-20℃储存,一般不以单质形式储存,而是与其他药物混合,以提高其稳定性。通常与阿莫西林组成复方制剂。从化学结构上来看,克拉维酸是由 β-内酰胺和氢化异噁唑并合而成,在氢化异噁唑氧原子的旁边有一个 sp^2 杂化的碳原子,形成乙烯基醚结构,C-6 已无酰胺侧链存在,β-内酰胺环周围的立体位阻比青霉素要小得多,因此极易受到 β-内酰胺酶结构中亲核基团的进攻。本品在碱性条件下极易降解,其降解速度比青霉素快 5 倍。克拉维酸遇亲核试剂进攻 β-内酰胺环时,可导致其 β-内酰胺环开环,形成亚胺结构,再经互变异构生成克拉维酸的异构体。

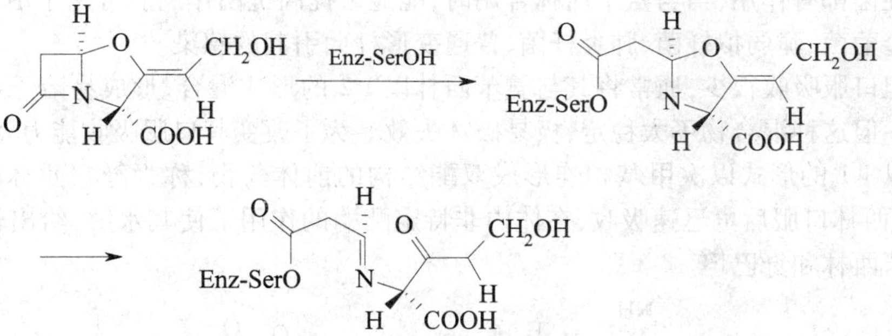

正是这种高度不稳定性决定了克拉维酸是 β-内酰胺酶的不可逆抑制剂。它能对 β-内酰胺酶的活性部位如羟基或氨基进行不可逆酰化,使 β-内酰胺酶彻底失活,因此可以说克拉维酸是一种自杀机制的酶抑制剂。本品仅有微弱的抗菌活性,但可与多数 β-内酰胺酶牢固结合,生成不可逆的结合物,是有效的 β-内酰胺酶抑制剂,对革兰氏阳性菌或革兰氏阴性菌产生的 β-内酰胺酶均有效。

本品单独使用无效,常与 β-内酰胺抗生素联合应用以提高疗效。克拉维酸可使阿莫西林增效 130 倍,使头孢菌素类抗生素增效 30 倍以上。临床上使用克拉维酸和阿莫西林组成的复方制剂称为奥格门汀的片剂,用于治疗耐阿莫西林细菌所引起的感染,还可以与替卡西林(Ticarcillin)配伍为注射剂。

(2) 青霉烷砜类

青霉烷砜类具有青霉烷酸的基本结构,将其分子中的 S 氧化成砜的结构,则成为不可逆竞争性 β-内酰胺酶抑制剂。舒巴坦(Sulbactam)是此类结构药物的代表,为广谱的酶制剂。其活性比克拉维酸低,但稳定性却强得多。他唑巴坦(Tazobactam)为青霉烷砜的另一个不可逆 β-内酰胺酶抑制剂,抑酶谱的广度和活性都强于克拉维酸和舒巴坦。

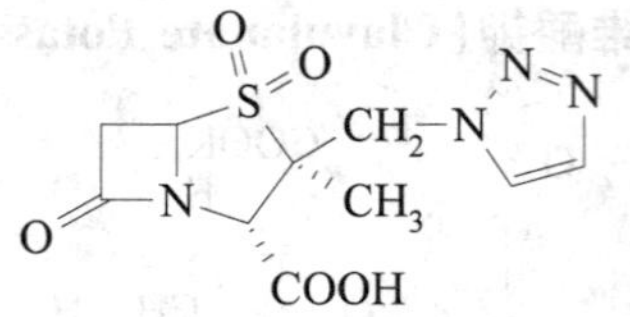

他唑巴坦

舒巴坦钠(Sulbactam Sodium)

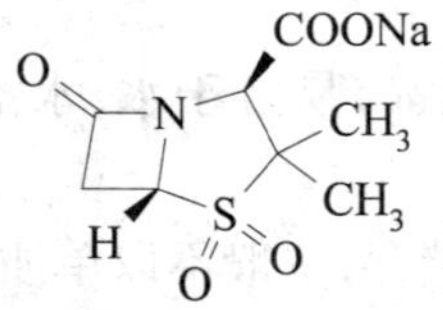

化学名为(2S,5R)-3,3-二甲基-7-氧代-4-硫杂-1-氮杂双环[3.2.0]庚烷-2-甲酸-4,4-二氧化物,又称为青霉烷砜。

本品为白色或类白色结晶性粉末,溶于水,在溶液中有一定的稳定性。$[\alpha]_D^{25}$ 为 +223°~+237°。

舒巴坦为不可逆竞争性 β-内酰胺酶抑制剂。通过与 β-内酰胺酶发生不可逆的反应而使酶失活,当抑制剂被除去后,酶的活性也不能恢复。其作用比较显著。对革兰氏阳性菌和革兰氏阴性菌都有作用,当与氨苄西林合用时,能显著提高抗菌作用。可用于治疗对氨苄西林耐药的金葡菌、脆弱拟杆菌、肺炎杆菌、普通变形杆菌引起的感染。

舒巴坦口服吸收很少,通常将其与氨苄西林以 1∶2 的形式混合,形成易溶于水的粉末供注射使用。但这种混合物不太稳定,极易破坏失效。为了改变其口服吸收能力,将氨苄西林与舒巴坦以 1∶1 的形式以次甲基相连形成双酯结构的前体药物,称为舒它西林(Sultamicillin)。舒它西林口服后可迅速吸收,在体内非特定酯酶的作用下使其水解,给出较高的血清浓度的氨苄西林和舒巴坦。

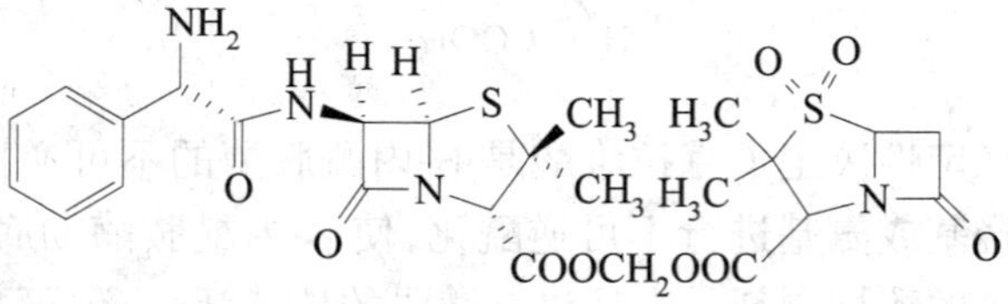

舒它西林

2. 其他类

(1) 碳青霉烯类

沙纳霉素(Thienamycin)又称为硫霉素。为 20 世纪 70 年代中期 Merck 公司的研究人员在筛选能作用于细胞壁生物合成的抑制剂的过程中,从链霉菌 *Streptomyces cattleya* 发酵液中分离得到的第一个碳青霉烯化合物。

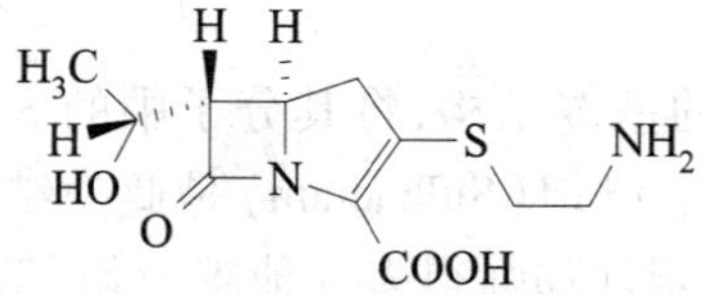

沙纳霉素

碳青霉烯类抗生素的结构特征是 β-内酰胺环与另一个二氢吡咯环并在一起。和青霉素结构不同的是用亚甲基取代了硫原子,由于亚甲基的夹角比硫原子小,加之 C-2 与 C-3 间的双键存在使二氢吡咯环成一个平面结构;而青霉素的氢化噻唑环成向外扭曲状。这一结构特征使得硫霉素不太稳定,也给分离纯化带来了困难。在碳青霉烯的 3 位有一个端基为氨基的侧链,会向 β-内酰胺的羰基进行亲核性进攻,导致其开环失效。6 位的氢原子处于 β 构型,这和青霉素的 6α 氢的构型完全不同。研究结果表明,碳青霉烯类药物结合在不同的青霉素结合蛋白上,因此硫霉素有比较广的抗菌谱,抗菌作用也比较强,而且对 β-内酰胺酶也有较强的抑制作用。但是由于硫霉素的水溶液的稳定性比较差,3 位取代基的末端的氨基易向 β-内酰胺环进行亲核性进攻,使其开环失活,因此,硫霉素未能在临床使用。在硫霉素的基础上,将 3 位的末端氨基改造成为 N-甲酰亚胺衍生物,从中得到一个稳定性较好的药物亚胺培南(Imipenem)。

亚胺培南(Imipenem)

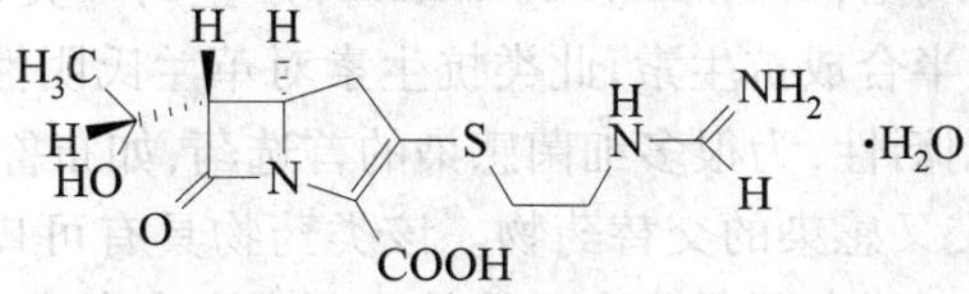

化学名为[5R-[5α,6α(R＊)]]-6-(1-羟乙基)-3-[[2-(亚胺甲基氨基)乙基]-硫]-7-氧代-1-氮杂二环[3.2.0]-2-羧酸一水合物。

本品为白色或浅茶色结晶性粉末,不引湿,微溶于甲醇,略溶于水。$[\alpha]_D^{20}=+86.8°$。

亚胺培南比沙纳霉素稳定,抗菌活性和抑酶作用均比沙纳霉素强,尤其对脆弱杆菌、绿脓杆菌有高效。亚胺培南单独使用时,在肾脏受肾肽酶代谢而分解失活。在临床上亚胺培南通常和西司他丁(Cilastatin)合并使用,西司他丁为肾肽酶抑制剂,保护亚胺培南在肾脏中不被肾肽酶破坏,同时也阻止亚胺培南进入肾小管上皮组织,因而减少亚胺培南排泄,并减轻药物的肾毒性。

(2) 单环 β-内酰胺类

单环 β-内酰胺类又称为单环菌素,由于结构较其他 β-内酰胺类抗生素简单,利于全合成,并与青霉素类和头孢菌素类都不发生交叉过敏反应,加之对 β-内酰胺酶稳定,从而引人注目。氨曲南(Aztreonam)是第一个上市的全合成的单环 β-内酰胺抗生素。

氨曲南(Aztreonam)

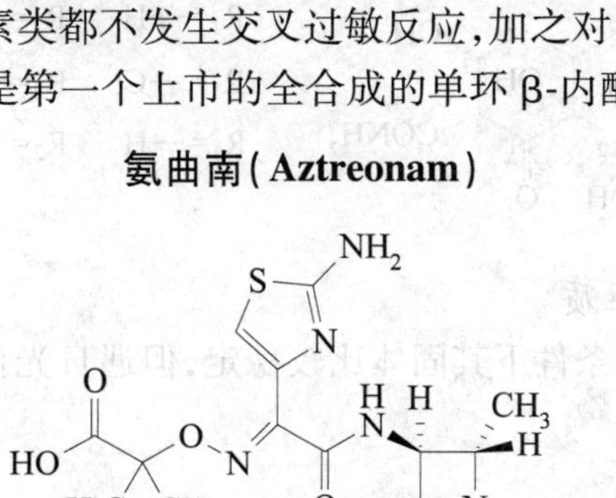

本品为白色或类白色粉末,加水猛烈振摇时溶解,生成无色或浅灰黄色溶液,放置片刻显浅红色,pH 为 4.5～7.5。

氨曲南是全合成的单环β-内酰胺抗生素，在其分子中的氮原子上连有强吸电子磺酸基团，更有利于β-内酰胺环发挥治疗活性。C-2位的α-甲基可以增加氨曲南对β-内酰胺酶的稳定性。

氨曲南对需氧的革兰氏阴性菌包括绿脓杆菌有很强的活性，对需氧的革兰氏阳性菌和厌氧菌作用较小，对各种β-内酰胺酶稳定，能透过血脑屏障，副反应少。临床用于呼吸道感染、尿路感染、软组织感染、败血症等，疗效良好。值得注意的是，氨曲南耐受性好，副作用发生机会少。此外氨曲南未发生过敏性反应，而且与青霉素和头孢菌素不发生交叉性过敏反应，从而成为寻找真正无过敏性反应并且高效、广谱的β-内酰胺抗生素的一个新的方向。

第二节　四环素类抗生素(Tetracycline Antibiotics)

四环素类药物是由放线菌(*Streptomyces rimosus*)产生的一类口服的广谱抗生素(四环素、金霉素和土霉素)等及半合成抗生素，此类抗生素对革兰氏阴性菌和阳性菌、立克次体、衣原体、支原体等均有抑制活性，为很多细菌感染的首选药，如布鲁氏菌病、霍乱、斑疹伤寒、出血热等，也是很多细菌交叉感染的交替药物。该类药物具有可口服、抗菌谱广、毒性小和极少发生过敏反应的特点。从来源可分为天然的四环素和半合成四环素两大类。

一、天然的四环素

天然的四环素类药物有金霉素(Chlortetracycline)、土霉素(Oxytetracycline)和四环素(Tetracycline)。对立克次体感染、斑疹伤寒、支原体肺炎和霍乱等疾病疗效较好。

1. 天然四环素的结构

四环素类抗生素有共同的母核——十二氢化并四苯，含有酸性的烯醇羟基和酚羟基及碱性的二甲氨基，因此，该类药物均为两性化合物，利用4位α-二甲氨基的碱性，可以制备水溶性的盐酸盐。

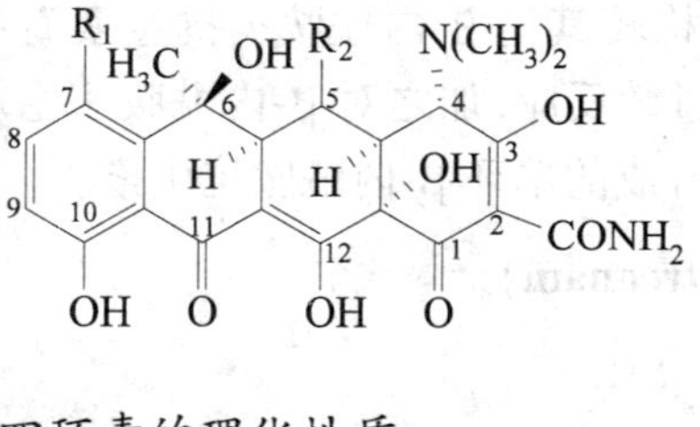

R_1=—H	R_2=—OH	土霉素
R_1=—Cl	R_2=—H	金霉素
R_1=—H	R_2=—H	四环素

2. 天然四环素的理化性质

四环素类抗生素在干燥条件下其固体比较稳定，但遇日光可变色。在酸性及碱性条件下均不稳定。

(1) 酸性条件

在酸性条件下，四环素类抗生素C-6上的羟基和C-5a上氢发生消除反应，生成无活性的橙黄色脱水物。

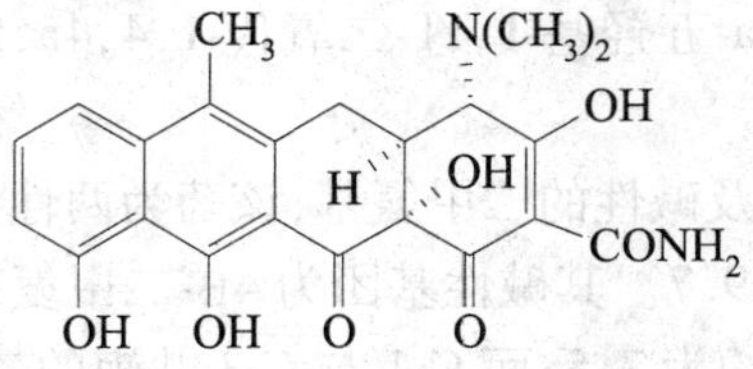

四环素脱水物

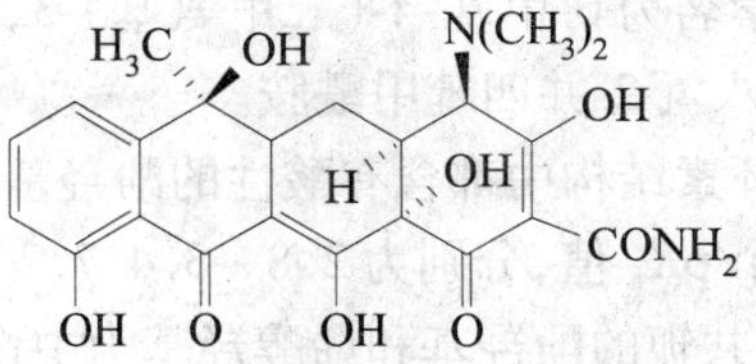

四环素的差向异构体

另外，在 pH 为 2 ~ 6 的条件下，C-4 上的二甲氨基易发生可逆差向异构化的反应，生成差向异构体，其活性极低且毒性较大。某些阴离子如磷酸根、枸橼酸根、醋酸根离子的存在，可加速这种异构化反应的进行。

对于土霉素，由于存在 C-5 羟基与 C-4 二甲氨基之间形成的氢键，4 位的差向异构化难于四环素。而金霉素由于 C-7 氯原子的空间排斥作用，使 4 位异构化反应比四环素更易发生。

四环素类药物的脱水产物及差向异构体的抗菌活性均减弱或消失。

（2）碱性条件

在碱性条件下，由于 OH^- 的作用，C-6 上的羟基形成氧负离子，向 C-11 发生分子内亲核进攻，导致 C 环破裂，生成具有内酯结构的异构体。

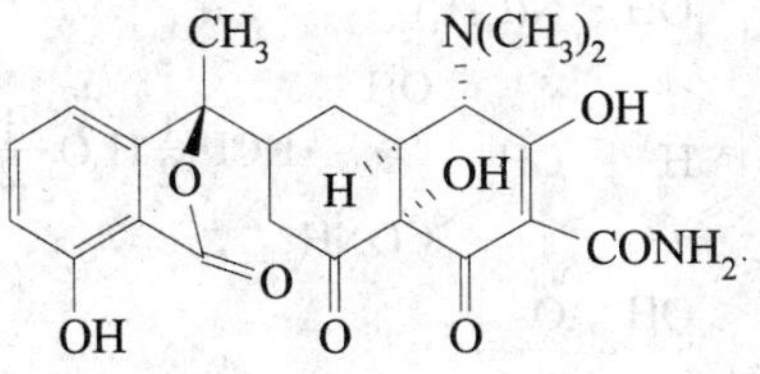

（3）与金属离子反应

四环素类药物分子中含有许多羟基、烯醇羟基及羰基，在近中性条件下能与多种金属离子形成不溶性螯合物。与钙或镁离子形成不溶性的钙盐或镁盐，与铁离子形成红色络合物，与铝离子形成黄色络合物。

由于四环素类药物能和钙离子形成络合物，在体内该络合物呈黄色，可沉积在骨骼和牙齿上，小儿服用牙齿会变黄色，称为四环素牙。孕妇服用后其产儿可能发生牙齿变色、骨骼生长抑制。因此对小儿和孕妇应慎用或禁用。而在酸性和碱性条件下天然的四环素类药物结构容易被破坏，导致口服吸收不完全，药物的作用时间较短。

四环素（Tetracycline）

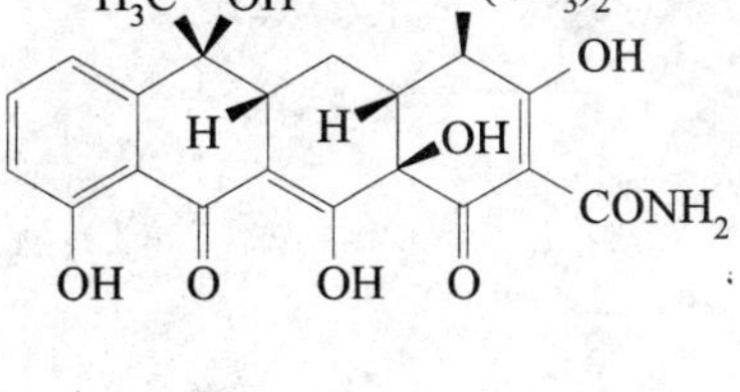

化学名为6-甲基-4-(二甲氨基)-3,6,10,12,12a-五羟基-1,11-二氧代-1,4,4a,5,5a,6,11,12a-八氢-2-并四苯甲酰胺。

四环素结构中都含有酸性的酚羟基和烯醇羟基及碱性的二甲氨基,该药为两性化合物,具有三个 pK_a 值,分别为2.8～3.4、7.2～7.8、9.1～9.7。其碱性基团为4β-二甲氨基;C-10与C-12共轭的酚羟基和烯醇羟基为中性基团,pK_a 约为7.5;而C-1与C-3共轭的三羰基系统相当于醋酸的酸性。其等电点为pH 5。临床上通常用其盐酸盐。

四环素有很广的抗菌活性,可以口服或者局部外用来治疗眼部感染、痤疮、尿道感染、上呼吸道感染等。

二、半合成四环素类抗生素

考虑到6位的羟基是结构中的不稳定因素,又根据四环素类药物结构与活性关系的研究,6位的羟基不是活性必需基团,因此将6位的羟基从其分子中除去,得到一系列的半合成四环素类抗生素。例如,米诺环素(Minocycline)、盐酸多西环素(Doxycycline Hydrochloride)和盐酸美他环素(Methacycline Hydrochloride)。米诺环素的抗菌谱与四环素相近,但具有高效和长效的性质,为四环素类抗生素中抗菌作用最强的抗生素。多西环素因价廉,作用时间长和更好的耐受性而成为应用最广泛的四环素。

盐酸多西环素(Doxycycline Hydrochloride)

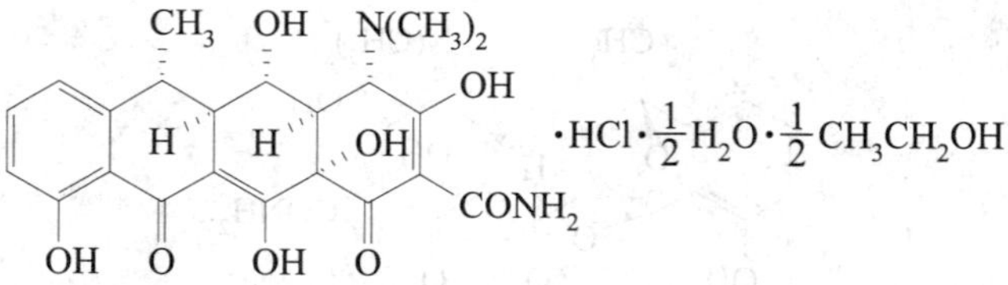

盐酸多西环素又称盐酸脱氧土霉素或盐酸强力霉素。

本品为黄色结晶性粉末,味苦。有引湿性,室温下稳定,遇光变质。减压干燥到100℃时失去结晶水和结晶醇。$[\alpha]_D^{25}$ 为-105°～-120°。pK_a 为3.4,7.7,9.3。

盐酸多西环素与土霉素的差别仅在6位的羟基被除去,但是稳定性有较大的提高。口服后吸收良好(空腹90%～100%,同时服用食物会减少20%),半衰期较长,治疗温和,感染时可以每天服用一次。临床上对革兰氏阳性球菌和革兰氏阴性杆菌所致的上呼吸道的感染、扁桃体炎、胆道感染、淋巴结炎、老年慢性支气管炎等有较好的疗效。也可用于斑疹伤寒、支原体肺炎或尚可用于治疗霍乱以及预防恶性疟疾和钩端螺旋体感染。其药效约为四环素的10倍。多西环素是四环素类中唯一不要求在肾功能衰竭时调整剂量的抗生素。

第三节　氨基糖苷类抗生素(Aminoglycoside Antibiotics)

一、基本特点

氨基糖苷类抗生素是由链霉菌、小单孢菌和细菌所产生的具有氨基糖苷结构的抗生素。用于临床的主要有链霉素、卡那霉素、庆大霉素、新霉素、巴龙霉素和核糖霉素等。

这类抗生素的化学结构通常由1,3-二氨基肌醇部分[链霉胺(Streptamine)2-脱氧链霉胺(2-Deoxystreptamine),放线菌胺(Spectinamine)]与某些特定的氨基糖通过苷键相连而成,所以又被称为氨基糖苷类抗生素。

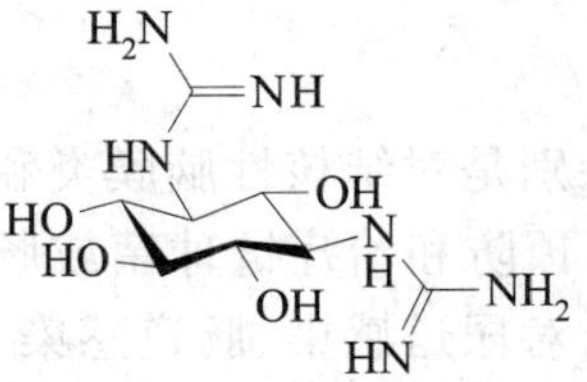

链霉胺

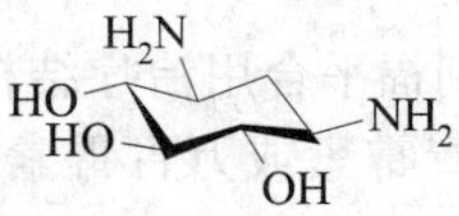

2-脱氧链霉胺

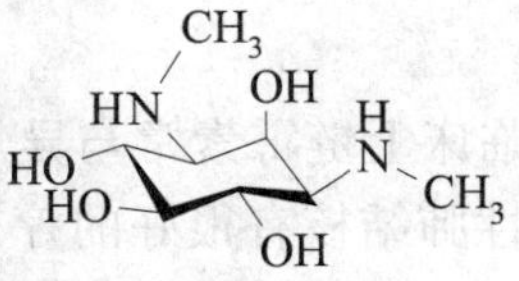

防线菌胺

由于其化学结构特点,这类抗生素都呈碱性,通常都形成结晶性的硫酸盐或盐酸盐而用于临床。此类抗生素含多个羟基,为极性化合物,水溶性较高,脂溶性较低,口服给药时吸收不足10%,需注射给药。

氨基糖苷类抗生素抗菌谱广,是临床上使用较多的一类抗生素,已有数十个品种上市。对需氧革兰氏阴性菌(包括铜绿假单胞杆菌)有强烈的抗菌作用,对革兰氏阳性菌也有抗菌作用,部分氨基糖苷类抗生素对耐酸性结核分枝杆菌也有抑制作用。

氨基糖苷类药都有肾脏毒性和耳毒性。注射给药时,由于与血清蛋白结合率低,绝大多数在体内不代谢失活,以原药形式经肾小球滤过排出,对肾脏产生毒性。氨基糖苷类药对第八对颅脑神经有损害作用,可引起不可逆耳聋。

二、作用机制

氨基糖苷类的抗菌机制为抑制细菌蛋白质的生物合成而呈现杀菌作用。主要包括五个方面:① 与细菌核蛋白体30S亚基结合,使其不能形成30S始动复合物;② 引起辨认三联密码错误:③ 抑制70S始动复合物的形成,从而抑制了蛋白质合成的始动;④ 抑制肽链延长,并使第1个tRNA自核蛋白体脱落,肽链中氨基酸顺序排错,导致错误蛋白质合成;⑤ 抑制70S复合物解离,使核蛋白循环不能继续进行。

细菌对氨基糖苷类抗生素产生耐药性机制为通过产生灭活酶改变氨基糖苷类结构,使其失去抗菌活性,或通过改变细菌膜通透性而发生非特异性耐药。氨基糖苷类抗生素之间有交叉耐药性。

1. 链霉素(Streptomycin)

1939年,美国微生物学家瓦克斯曼发现土壤中有一种链丝菌(*Streptomyces griseus*),对于结核杆菌具有强有力的抑制和杀伤作用。

链霉素的结构由链霉胍、链霉糖和N-甲基葡萄糖胺三部分组成。链霉胍通过苷键与链霉糖和N-甲基葡萄糖胺组成的链酶双糖胺相连。在链霉胍上有两个胍基，而在N-甲基葡萄糖胺上有一个甲氨基结构，形成三个碱性中心，可以和各种酸成盐，但临床上用其硫酸盐。

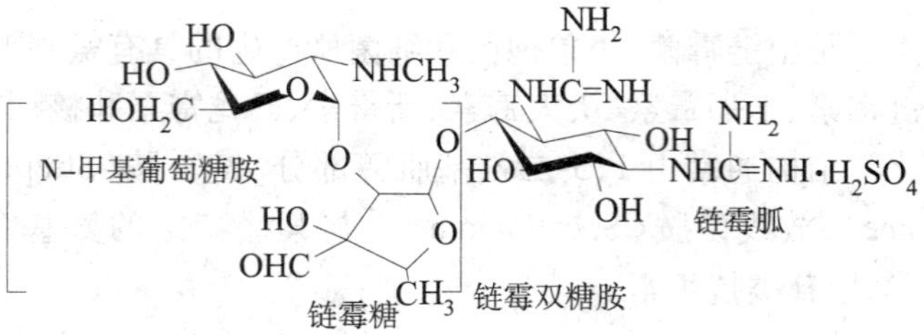

硫酸链霉素

临床上链霉素常与异烟肼和利福平合用治疗结核病，特别是对结核性脑膜炎和急性浸润性肺结核有很好的疗效。与青霉素或万古霉素合用于预防和治疗链球菌或肠球菌性心内膜炎。它也被用在部分非结核杆菌性分枝杆菌感染，对尿道感染、肠道感染、败血症等也有效。链霉素引起前庭损害的可能性大，对肾脏的毒性较其他氨基糖苷类抗生素少而且轻。

2. 庆大霉素(Gentamicin)

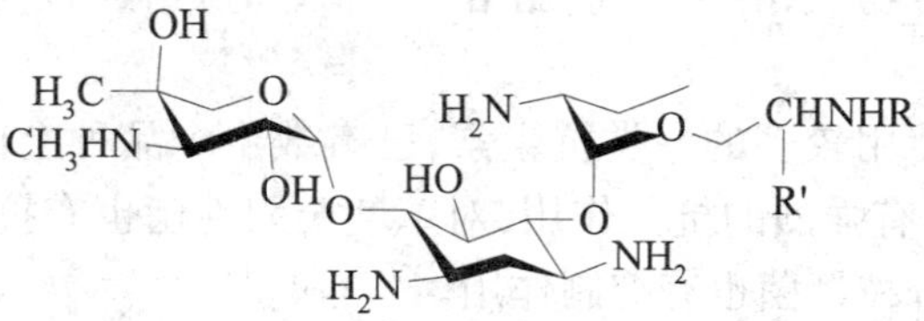

R=—CH_3	R'=—CH_3	庆大霉素C_1
R=—H	R'=—H	庆大霉素C_{1a}
R=—H	R'=—CH_3	庆大霉素C_2

庆大霉素是由放线菌科小单孢菌的发酵液中提取的氨基糖苷类抗生素，临床所用的是一个由庆大霉素 C_1，C_{1a}和 C_2 组成的混合物，常用其盐酸盐。呈粉末状，易溶于水，对温度、酸和碱都稳定。

庆大霉素抗菌范围广，革兰氏阳性菌的金黄色葡萄球菌、表皮葡萄球菌对其高度敏感。对革兰氏阴性菌的肠道杆菌及绿脓杆菌有良好的抗菌作用。临床上主要用于严重的革兰氏阴性杆菌的感染，如败血症、骨髓炎、肺炎和脑膜炎等治疗时的首选药物。庆大霉素也可与青霉素或万古霉素合用治疗链球菌、肠球菌或金黄色葡萄球菌性心内膜炎，或用于预防心内膜炎。庆大霉素易造成前庭损害和肾脏损伤。

庆大霉素会被乙酰转移酶Ⅰ和庆大霉素腺苷转移酶酰化而失去活性，产生耐药性。

3. 阿米卡星(Amikacin)

阿米卡星是卡那霉素的衍生物，又称为丁胺卡那霉素。卡那霉素(Kanamycin)是三个组分A、B、C的混合物。其中临床使用的以A组分为主。

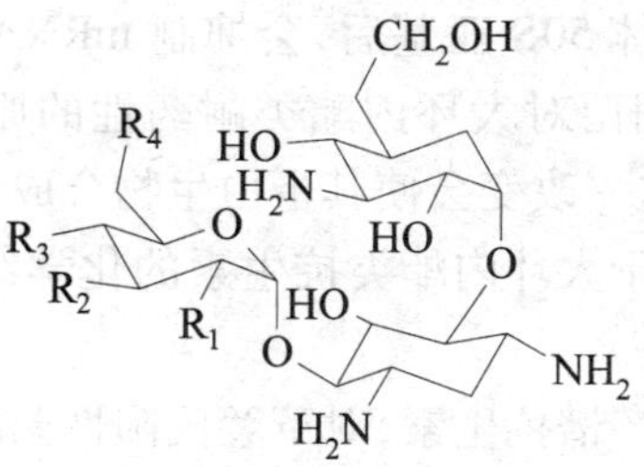

R_1 = —OH　R_2 = —OH　R_3 = —OH　R_4 = —NH_2　卡那霉素 A
R_1 = —NH_2　R_2 = —OH　R_3 = —OH　R_4 = —NH_2　卡那霉素 B
R_1 = —NH_2　R_2 = —H　R_3 = —OH　R_4 = —NH_2　卡那霉素 C

细菌产生的钝化酶(磷酸转移酶、核苷转移酶、乙酰转移酶)是这类抗生素产生耐药性的重要原因。带有 R-因子的革兰氏阴性菌能产生各种酶,通过与氨基糖苷类分子中的羟基或氨基发生酰化、核苷化或磷酸化,使抗生素钝化。为了减少酶的作用,克服耐药性,对卡那霉素的氨基进行化学改造,将氨基羟丁酰基侧链引入卡那霉素分子的链霉胺部分得到阿米卡星(Amikacin)。侧链的构型对其抗菌活性很重要,阿米卡星结构中所引入的 α-羟基酰胺结构含有手性为 L(-)型,若为 D(+)型抗菌活性大为降低;若为 DL(±)型抗菌活性降低一半。$[\alpha]_D^{25}$ 为+97°～+105°。

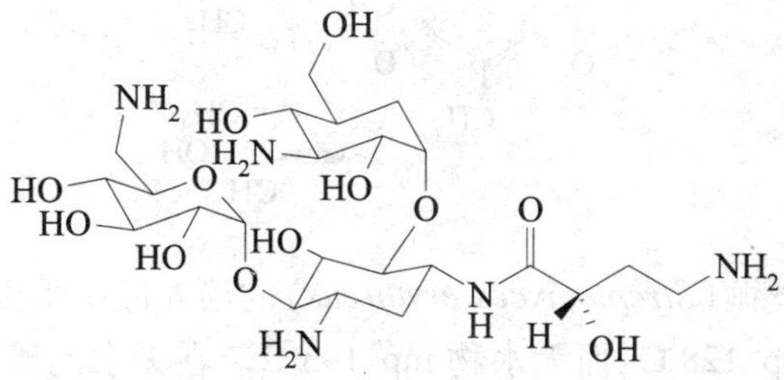

阿米卡星

阿米卡星是氨基糖苷类抗生素中抗菌谱最广的,对许多肠道革兰氏阴性菌和绿脓杆菌所产生的转移酶都有效,所以常用于对其他氨基苷类抗生素耐药菌株引起的感染,如耐药菌引起的败血症。

第四节　大环内酯类抗生素(Macrolide Antibiotics)

大环内酯类抗生素的特征是分子结构中含有一个十四元或十六元的大内酯环合糖,通常会有一个糖携带有氨基基团,因此它们呈现弱碱性。天然的大环内酯类抗生素包括红霉素(Erythromycin),麦迪霉素(Midecamycin)和螺旋霉素(Spiramycin)。它们对革兰氏阳性菌、革兰氏阴性菌、厌氧菌、支原体等有较好的作用,但抗菌谱仍然相对较窄,生物利用度低,导致应用剂量较大而不良反应亦多见。因此临床应用受到了一定程度的限制。为了增加药物的稳定性和降低毒性,由此开发出了半合成的大环内酯类抗生素,现在大约有五十多种,临床常用的约有 15 种。

大环内酯类抗生素结合核糖体 50S 亚基后，会抑制 mRNA 转位，从而干扰核糖体蛋白生物合成，并抑制细菌的生长。细菌对大环内酯类耐药性的原因是 50S 核糖体 RNA 的一个鸟嘌呤残基转录后的甲基化，这一改变会使其蛋白生物合成效率有所下降，但是引起了大环内酯类药物结合大大降低。由于大环内酯类抗生素的化学结构有一定的近似性，故交叉耐药关系较为密切。

大多数大环内酯类药物属于广谱抗生素，对革兰氏阳性菌的抑菌效力强于对阴性菌，并且对幽门螺旋杆菌和军团菌都有效。这类药物与其他抗生素相比不良反应少见，大剂量时才会出现胃肠道反应。

一、红霉素类抗生素

红霉素（Erythromycin）

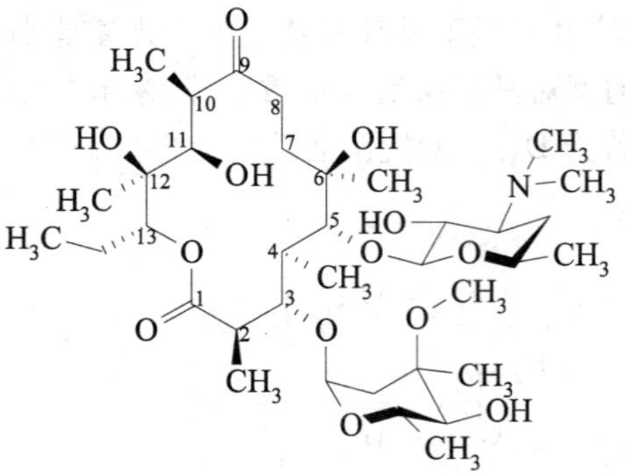

红霉素是由红色链丝菌（*Streptomyces erythreus*）的培养液中得到的抗生素，存在水合物和无水物两种，水合物 mp. 128℃，而无水物 mp. 193℃。在无水乙醇（20 mg/ml）中$[\alpha]_D^{25}$为 −71° ~ −78°。

红霉素对革兰氏阳性球菌（包括厌氧菌）有效，对肺炎支原体属、沙眼衣原体、肺炎衣原体、嗜肺性军团菌和其他军团菌属、白喉棒状杆菌、弯曲杆菌、梅毒螺旋体和 burgdorferi 螺旋体也有效。它是治疗肺炎支原体和军团菌感染、白喉杆菌携带者和百日咳杆菌感染的首选药物。

红霉素由红霉内酯与去氧氨基糖和红霉糖缩合而成，呈碱性。红霉内酯环为 14 个原子的大环，环上共有五个羟基，内酯环的 C-3 通过氧原子与克拉定糖相连，C-5 通过氧原子与去氧氨基糖连接。易溶于有机溶媒，为了增加其在水中的溶解性，可以与酸形成水溶性盐。用红霉素与乳糖醛酸成盐，得到水溶性的红霉素盐，可供注射使用。

红霉素的大环内酯在化学上对酸不稳定，会形成环状的缩酮，使抗菌活性丧失。这是由于结构存在多个羟基以及在其 9 位上有一个羰基，在酸性液中，红霉素的 C-6 上的羟基与 C-9 的羰基形成半缩酮的羟基，再与 C-8 上氢消去一分子水，形成含双键的脱水物。脱水物 C-12 上的羟基与 C-8、C-9 双键加成，得螺旋酮。然后其 C-11 羟基与 C-10 上的氢消去一分子水，同时水解成红霉胺和克拉定糖并失去抗菌活性。

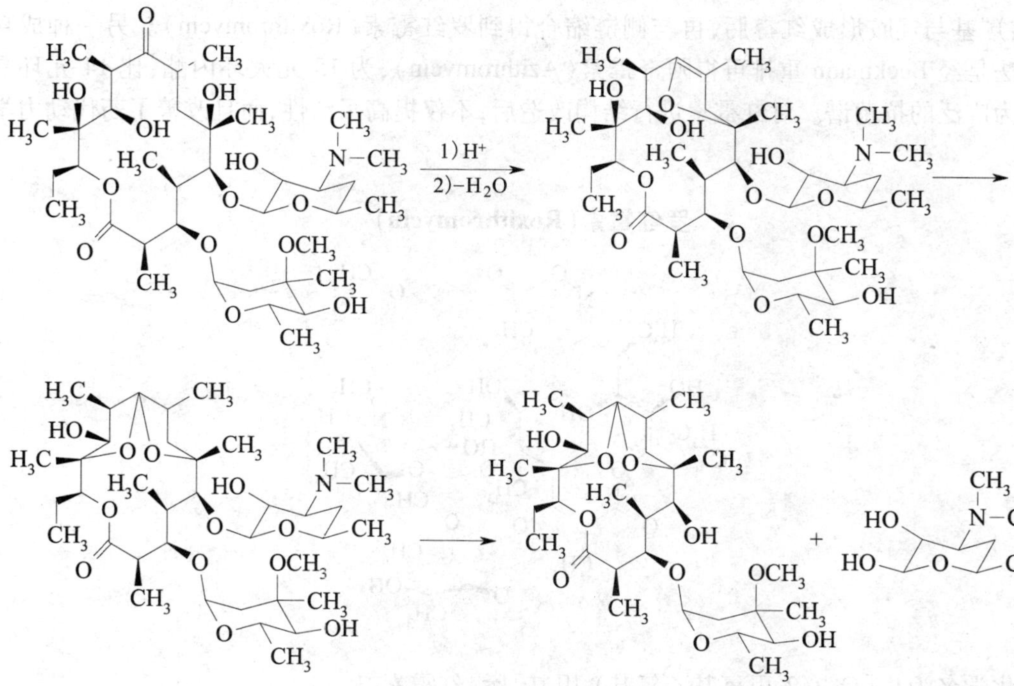

为了增加红霉素的稳定性和水溶性，对其分子进行修饰，将红霉素5位的氨基糖上的2″羟基与酸制成各种酯，如可配制混悬剂供儿童服用的红霉素碳酸乙酯（Erythromycin Ethylcarbonate），在酸中较稳定并适于口服的红霉素硬脂酸酯（Erythromycin Stearate）和依托红霉素（Erythromycin Estolate）。琥乙红霉素（Erythromycin Ethylsuccinate）可使红霉素的苦味消失，而且在水中几乎不溶，但到体内水解后释放出红霉素而起作用。

琥乙红霉素（Erythromycin Ethylsuccinate）

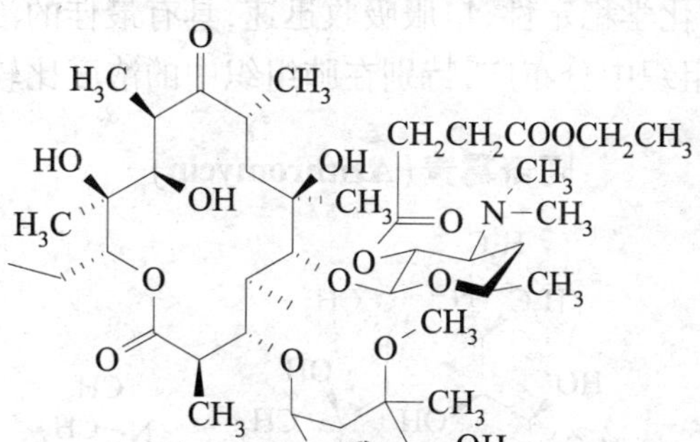

本品为白色结晶性粉末，在水中不溶。在无水乙醇、丙酮中或氯仿中易溶。

琥乙红霉素为在红霉素5位的氨基糖2″氧原子与琥珀酸乙酯所成酯。在体内可水解释放出红霉素而起抗菌作用，本品在胃酸中稳定，且无味，这些特点使其在临床上成为口服红霉素的替代品种。临床用途与红霉素相同。

红霉素在酸催化的降解反应中，参与的基团有C-9酮，C-6羟基，C-8氢，因此结构修饰主要在这些部位进行。对9位酮羰基的结构改造比较成功，可利用多种途径改造9位，如将酮基转化成简单的肟，可以削弱分子内环合作用，但抗菌活性却有所降低。为了增强抗菌活性，将羰基与羟胺形成红霉肟，再与侧链缩合得到罗红霉素(Roxithromycin)。另一种成功的方法是经 Beckmann 重排可得阿奇霉素(Azithromycin)，为 15 元大环内酯，比 14 元环具有更为广泛的抗菌谱。对红霉素进行结构改造后，不仅提高了活性，而且改善了药代动力学性质。

罗红霉素(Roxithromycin)

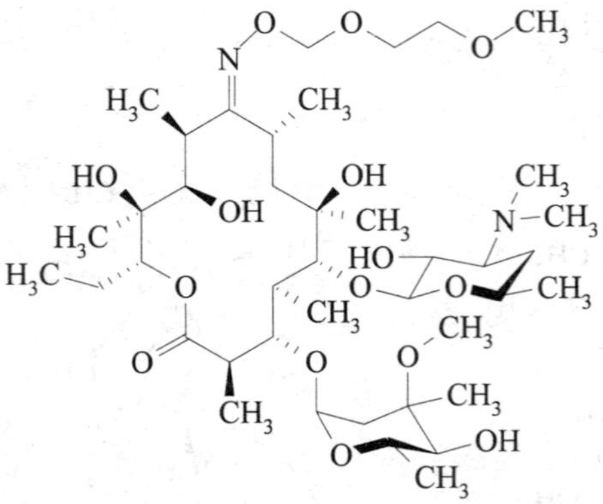

化学名为 9-[O-[(2-甲氧基乙氧基)-甲基]肟]红霉素。

本品为白色或类白色的结晶性粉末；无臭；味苦；略有吸湿性；易溶于乙醇或丙酮，溶解于甲醇或乙醚，不溶于水；$[\alpha]_D$ 为 −82° ~ −87°(无水乙醇)，$[\alpha]_D^{25}$ 为 −77.5°(氯仿)。

罗红霉素为红霉素 C-9 肟的衍生物。研究过程中发现若将 9 位的羰基改换成肟或腙后，可以阻止 C-6 羟基与 C-9 羰基的缩合，可以增加其稳定性，但体外抗菌活性比较弱；当将 C-9 的肟羟基取代后，可明显改变药物的口服生物利用度，口服给药时体内抗菌活性较好，毒性也较低。罗红霉素是从一系列 O-取代的红霉素肟衍生物中得到的活性最好的药物。罗红霉素具有较好的化学稳定性，口服吸收迅速，具有最佳的治疗指数，副作用小，抗菌作用比红霉素强 6 倍，在组织中分布广，特别在肺组织中的浓度比较高。

阿奇霉素(Azithromycin)

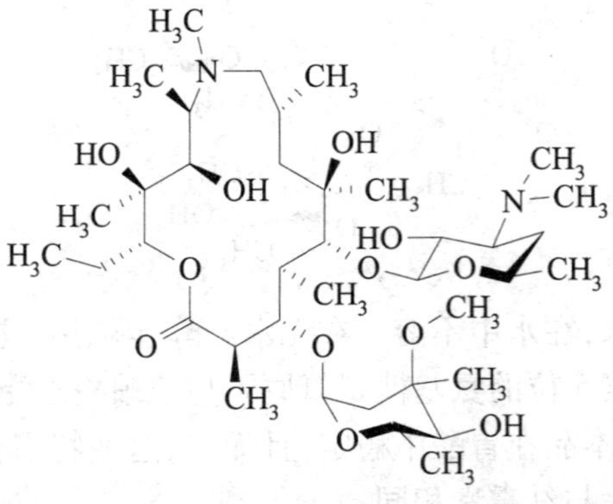

化学名为(2R，3S，4R，5R，8R，10R，11R，12S，13S，14R)-13-[(2，6-二脱氧-3-C-甲基-3-O-甲基-1-α-L-核-己吡喃糖基)氧] -2-乙基-3，4，10-三羟基-3，5，6，8，10，12，14-七甲基-11-[[3，4，6-三脱氧-3-(二甲氨基)-β-D-木-己吡喃糖基]氧]-1-氧杂-6-氮杂环十五烷-15-酮。

本品为白色或类白色结晶性粉末；无臭，味苦；微有引湿性；易溶于甲醇、丙酮、氯仿、无水乙醇或稀盐酸溶液，几乎不溶于水；对酸稳定；$[\alpha]_D$ 为 $-45° \sim -49°$（无水乙醇）；mp. 155℃。

由于阿奇霉素的碱性更强，对许多革兰氏阴性杆菌有较大活性，在组织中浓度较高，体内半衰期比较长。由于在大环内酯的9a位上引入一个甲氨基，阻碍了分子内部形成半酮缩醇的反应，因此与红霉素相比，对酸的稳定很好。

阿奇霉素的一个突出优点是具有独特的药代动力学性质，吸收后可被转运到感染部位，达到很高的组织浓度，一般可比细胞外浓度高300倍。可用于多种病原微生物所致的感染特别是性传染疾病，如淋球菌等的感染。阿奇霉素吸收后，大部分以原形存在，主要代谢产物是二甲基化衍生物，失去抗菌活性。阿奇霉素的另一特点是抗生素后效应较长，可达2.3～4.7 h，优于β-内酰胺类抗生素。

克拉霉素（Clarithromycin）

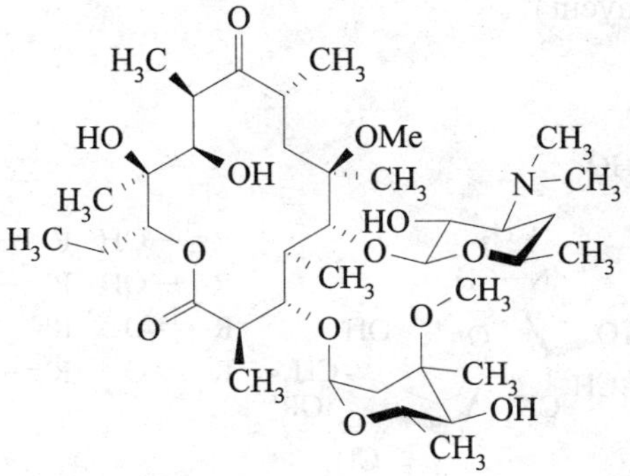

本品为白色或类白色结晶粉末，有引湿性。$[\alpha]_D^{25}$ 为 $-89° \sim -95°$。

克拉霉素是对红霉素的C-6位羟基甲基化后的产物。6位羟基甲基化以后，使红霉素C-9羰基无法形成半缩酮而增加其在酸中的稳定性。克拉霉素耐酸，血药浓度高而持久。对需氧菌、厌氧菌、支原体、衣原体等病原微生物有效。体内活性比红霉素强2～4倍，毒性为红霉素的1/2～1/12，用量较红霉素小。

二、螺旋霉素和麦迪霉素类药物

1. 乙酰螺旋霉素（Acetyl Spiramycin）

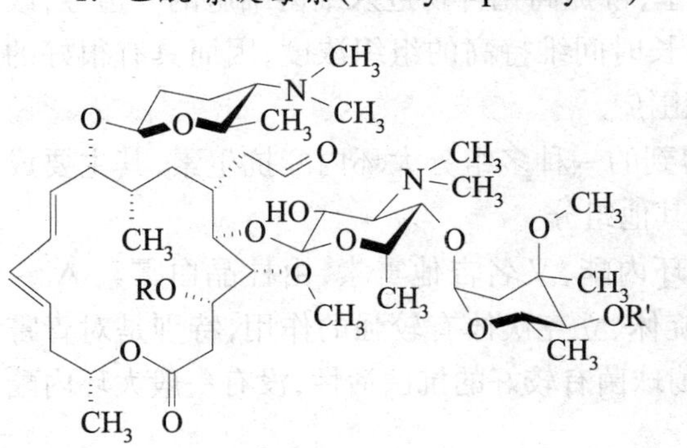

R=—H	R'=—H	螺旋霉素Ⅰ
R=—CH_3CO	R'=—H	螺旋霉素Ⅱ
R=—CH_3CH_2CO	R'=—H	螺旋霉素Ⅲ
R=—H	R'=—CH_3CO	乙酰螺旋霉素Ⅰ
R=—CH_3CO	R'=—CH_3CO	乙酰螺旋霉素Ⅱ
R=—CH_3CH_2CO	R'=—CH_3CO	乙酰螺旋霉素Ⅲ

螺旋霉素(Spiramycin)是由螺旋杆菌新种 *Streptomyces spiramyceticus nsp* 产生的含有双烯结构的16元环大环内酯抗生素,在其内酯环的9位与去氧氨基糖缩合成碱性苷。本身为多组分抗生素,主要有螺旋霉素Ⅰ、Ⅱ、Ⅲ三种成分。国外菌种生产的螺旋霉素以Ⅰ为主,国产螺旋霉素以Ⅱ和Ⅲ为主。

螺旋霉素是碱性的大环内酯抗生素,味苦,口服吸收不好,进入体内后,部分水解脱碳变成活性很低的新螺旋霉素,再进一步水解失活。

为了增加螺旋霉素的稳定性和口服吸收程度,对螺旋霉素的不同位置的羟基酰化所得衍生物可以影响其抗菌活性和稳定性。乙酰螺旋霉素是对螺旋霉素三种成分乙酰化的产物。国外商品以4″单乙酰化合物为主,国内的乙酰螺旋霉素是以3″,4″双乙酰化物为主。乙酰螺旋霉素体外抗菌活性比螺旋霉素弱,但对酸稳定,口服吸收比螺旋霉素好,在胃肠道吸收后脱去乙酰基变为螺旋霉素后发挥作用。

螺旋霉素和乙酰螺旋霉素抗菌谱相同,对革兰氏阳性菌和奈瑟菌有良好抗菌作用,主要用于治疗呼吸道感染,皮肤、软组织感染,肺炎,丹毒等。

2. 麦迪霉素(Midecamycin)

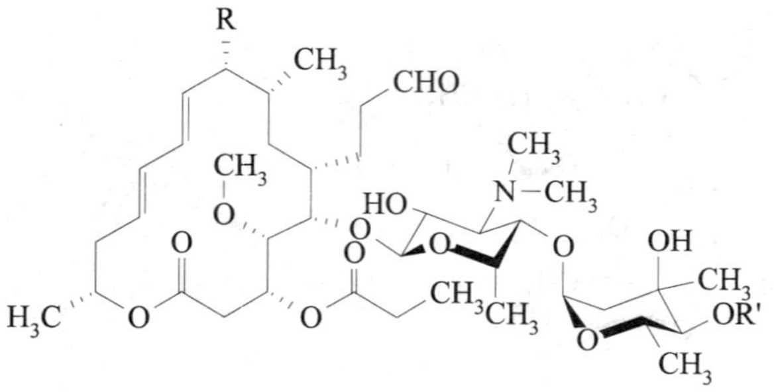

R=—OH	R'=—CH_3CH_2CO	麦迪霉素A_1
R=—OH	R'=—$CH_3CH_2CH_2CO$	麦迪霉素A_2
R==O	R'=—CH_3CH_2CO	麦迪霉素A_3
R==O	R'=—$CH_3CH_2CH_2CO$	麦迪霉素A_4

麦迪霉素(Midecamycin)是由米加链霉菌 *Streptomyces mycasofaciens* 产生的抗生素,麦迪霉素属于16元环内酯的母核结构,与碳霉胺糖和碳霉糖结合成碱性苷,性状比较稳定,可溶于乙醇、甲醇、丙酮和氯仿。和酒石酸成盐后可溶于水,配制成静脉滴注制剂供临床使用。存在麦迪霉素 A_1,A_2,A_3 和 A_4 四种成分,但以 A_1 成分为主。

麦迪霉素对革兰氏阳性菌、奈瑟菌和支原体有较好的抗菌作用。主要用于治疗敏感菌所致的呼吸道感染和皮肤软组织感染。

麦迪霉素的活性与亲酯性有关,在麦迪霉素的C-9、C-2′、C-3″及C-4″上引入酰基,其酰化物更易透入细胞中去,在3″位和4″位引入酰基,可提高化合物进入细菌细胞的渗透性,改善大环内酯抗生素所特有的苦味,且吸收好,可长时间维持高的组织浓度,因而具有很好的抗菌力,此外还减轻了肝毒性等副作用,使用范围广。

麦白霉素(Meleumycin)是从国内菌种中得到的一种多组分大环内酯抗生素,其主要成分含麦迪霉素 A_1(约40%),柱晶白霉素 A_6 及其他组分。

柱晶白霉素(Leucomycin)也属于16元大环内酯,又名吉他霉素,由柱晶白霉素 A_1 ~ A_9、B_1 ~ B_4 混合物组成,该类抗生素对钩端螺旋体、立克次体有较强的作用,特别是对青霉素G、红霉素和四环素产生耐药性的金黄色葡萄球菌有较好的抗菌活性,没有一般大环内酯类对肝脏的毒性作用。

第五节　其他类抗生素（Miscellaneous Antibiotics）

一、氯霉素类

氯霉素是 1947 年从委内瑞拉链霉菌 *Streptomyces venezuelae* 培养滤液中得到，确立分子结构后次年即用化学方法合成，而且是第一个全合成并在临床使用的抗生素。

氯霉素（Chloramphenicol）

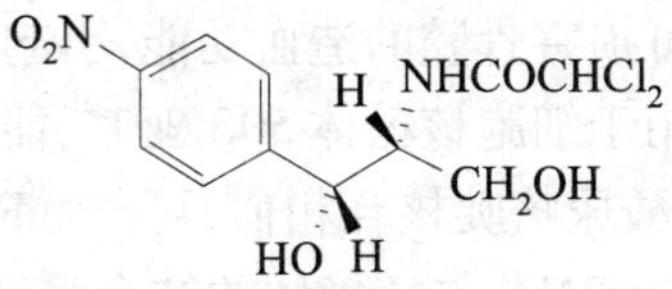

化学名为 D-苏式-（－）-N-［α-（羟基甲基）-β-羟基对硝基苯乙基］-2，2-二氯乙酰胺。

氯霉素分子中含有两个手性碳原子，有四个旋光异构体。但仅（1R，2R）（－）体有抗菌活性，在临床上使用。DL-（±）苏阿糖型的外消旋体被称为合霉素，曾经在临床使用，但活性仅为氯霉素的一半，现已不用。

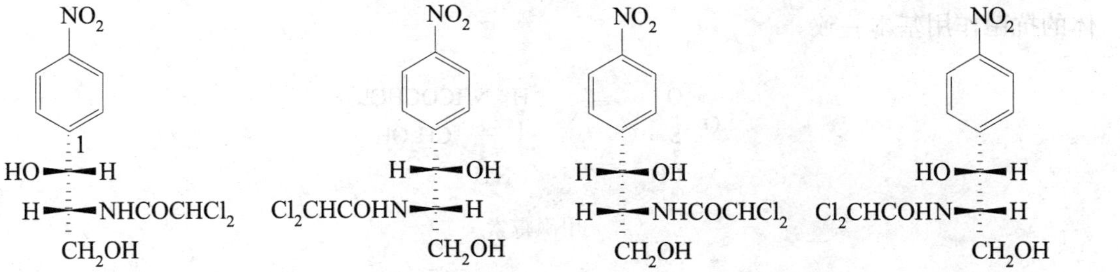

1R,2R(–) D-(–)-Threo　　1S,2S(+) L-(+)-Threo　　1S,2R(+) D-(+)-Erythro　　1R,2S(+) L-(–)-Erythro

本品在无水乙醇中呈右旋性，$[\alpha]_D^{20}$ 为+18.5°～+21.5°；在醋酸乙酯中呈左旋性，$[\alpha]_D^{20}$ 为 –25.5°。mp. 149～153℃。

氯霉素性质较稳定，特别是对热稳定。在干燥状态下可保持抗菌活性 5 年以上，其水溶液可冷藏几个月，即使煮沸 5 h 对抗菌活性亦无影响。在中性、弱酸性条件下（pH 4.5～7.5）较稳定，但在强碱性（pH 9 以上）或强酸性（pH 2 以下）溶液中，分子中的酰胺键和二氯键都可发生水解，水解生成 4-硝基苯基-2-氨基-1，3-丙二醇和 N-（2，2-二羟基乙酰基）-4-硝基苯基-2-氨基-1，3-丙二醇。

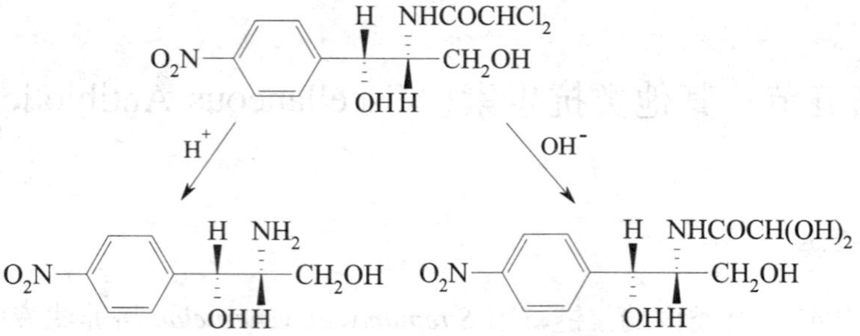

氯霉素对革兰氏阴性及阳性细菌都有抑制作用，但对前者的效力强于后者。临床上主要用以治疗伤寒、副伤寒、斑疹伤寒等。其他如对百日咳、砂眼、细菌性痢疾及尿道感染等也有疗效。但若长期和多次应用可损害骨髓的造血功能，引起再生障碍性贫血。

本品的作用机理是主要作用于细胞核糖体 50S 亚基，能特异性地阻止 mRNA 与核糖体结合。因氯霉素的结构与 5′-磷酸尿嘧啶核苷相似，可与 mRNA 分子中的 5′-磷酸尿嘧啶核苷竞争核糖体上的作用部位，使 mRNA 与核糖体的结合受到抑制，从而阻止蛋白质的合成。氯霉素还可抑制转肽酶，使肽链不能增长，因为转肽酶可催化键合作用。大环内酯抗生素的作用机理与此相似。

将氯霉素中的硝基用强吸电子基甲砜基取代可得甲砜霉素（Thiamphenicol），抗菌活性有所增强。其抗菌谱与氯霉素基本相似，临床用于呼吸道感染、尿路感染、败血症、脑炎和伤寒等，副反应较少。作用机理与氯霉素相同，主要是抑制细菌蛋白质的合成。混旋体与左旋体的抗菌作用基本一致。

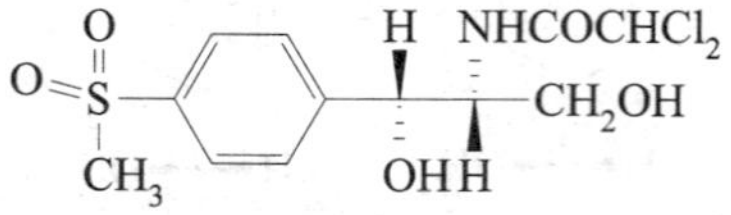

甲砜霉素

二、林可酰胺类抗生素

林可酰胺类抗生素有林可霉素（Lincomycin）和克林霉素（Clindamycin），为弱碱性，可以形成临床可用的盐酸盐。林可霉素（洁霉素，Lincomycin）是由链霉菌 *Streptomyces lincolnensis* 发酵产生的抗生素，有 A、B 两种组分。A 组分在吡咯烷酸上的取代基为正丙基，B 组分则为乙基，其抗菌活性仅为 A 组分的 1/4。克林霉素（氯洁霉素，Clindamycin）为林可霉素的 7 位羟基（R）被 7 氯（S）取代的半合成衍生物。

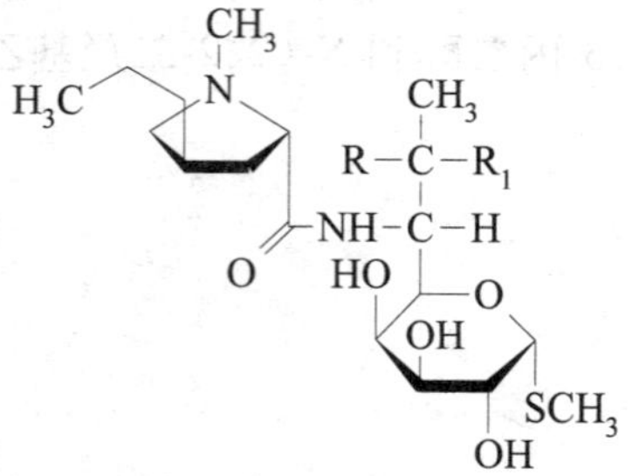

R=—OH R_1=—H 林可霉素A

R=—H R_1=—Cl 克林霉素

林可霉素和克林霉素对革兰氏阳性菌效果好，对组织渗透力强，因此适用于骨髓炎。克林霉素的抗菌作用比林可霉素强4～8倍，并可口服。主要用于治疗葡萄球菌、溶血性链球菌、肺炎球菌引起的皮肤软组织感染、上下呼吸道感染等。两者的作用机理都为作用于细菌核糖体50S亚基，抑制细菌蛋白质合成，毒性都比较小。

盐酸克林霉素（Clindamycin Hydrochloride）

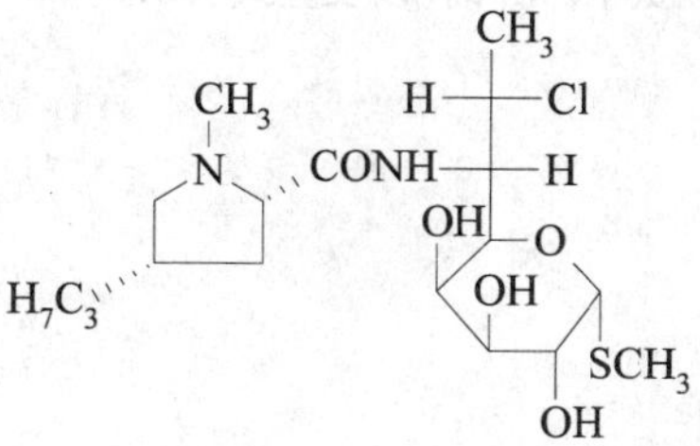

本品为白色结晶，$[\alpha]_D^{20}=+144°(H_2O)$，在水中极易溶解。$pK_a=7$。

盐酸克林霉素的化学稳定性较好，对光稳定，在水溶液中的稳定性与pH有关，pH 3.0～5.0时最稳定。

本品主要抑制蛋白质的合成，对大多数革兰氏阳性菌和某些厌氧的革兰氏阴性菌有抗菌作用。克林霉素是由林可霉素结构改造得到，为林可霉素7位氯取代物，其抗菌作用比林可霉素强4～8倍。临床上用于厌氧菌引起的腹腔和妇科感染。也可用于敏感的革兰氏阳性菌引起的呼吸道、关节和软组织、骨组织、胆道等的感染及败血症、心内膜炎等。克林霉素是金黄色葡萄球菌骨髓炎的首选治疗药物。

三、磷霉素

磷霉素（Fosfomycin，Phosphonomycin）为链霉菌 *Streptomyces fradiace* 产生的抗生素，为广谱抗生素。其作用机制为抑制细菌细胞壁的早期合成，临床上主要用于肺炎、脑膜炎、败血症、痢疾、尿路和皮肤软组织感染。

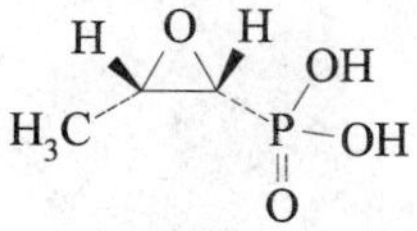

磷霉素

本章习题

一、试写出下列药物的化学结构及主要临床用途

1. 青霉素　2. 阿莫西林　3. 克拉维酸钾　4. 舒巴坦钠　5. 氨苄西林　6. 哌拉西林　7. 头孢羟氨苄钠　8. 头孢噻肟钠　9. 头孢哌酮钠　10. 盐酸多西环素　11. 氯霉素

二、问答题

1. 青霉素在酸、碱、β-内酰胺酶作用下会生成哪些分解产物？
2. 头孢菌素与青霉素相比有什么结构特点？
3. 简述半合成头孢菌素的构效关系。
4. 阐述耐酸、耐酶和抗菌谱广的半合成青霉素的结构改造原理并举例说明。

5. 四环素类药物在哪些条件下会发生分解而失活？
6. 为什么多西环素的稳定性强于四环素？
7. 氨基糖苷类药物和大环类酯类药物各有什么特点？
8. 抗生素类药物分为哪几类？每类有哪些典型药物？
9. 说明红霉素类半合成抗生素的设计思路。

三、合成题

以 6-氨基青霉烷酸为原料合成氨苄西林钠(以反应式表示)。

第十二章　抗肿瘤药物

(Antineoplastic Drugs)

恶性肿瘤是一种严重威胁人类健康的常见病和多发病,人类因恶性肿瘤而引起的死亡率居所有疾病死亡率的第二位,仅次于心脑血管疾病。肿瘤的治疗方法有手术治疗、放射治疗和药物治疗(化学治疗),但在很大程度上仍以化学治疗为主。

抗肿瘤药物是指抗恶性肿瘤的药物,又称抗癌药,自20世纪40年代盐酸氮芥用于治疗恶性淋巴瘤以来,肿瘤化学治疗已有很大进步,由单一的化学治疗进入了联合化疗和综合化疗的阶段,甚至能成功地治愈患者,或能够明显地延长患者的生命。经过几十年的发展,抗肿瘤药物已经有了很大的进展,在肿瘤治疗中占有越来越重要的地位。

近年来由于人们对分子生物学、细胞生物学以及肿瘤分子生物学研究的深入,对肿瘤发病机理有愈来愈多的认识,从而为抗肿瘤药物的研究提供了新的方向和新的作用靶点,相继产生了一批具有新颖化学结构或独特作用机制的药物,如拓扑异构酶抑制剂、抗微管药物、芳构酶抑制剂、血管生成抑制剂等。细胞增殖动力学的研究,可根据细胞周期中不同时期对药物敏感性不同,为临床上采用联合用药和设计合理的治疗方案提供了依据。

按照作用机制可将抗肿瘤药物分为:① 直接作用于DNA、破坏其结构和功能的药物;② 干扰DNA和核酸合成的药物;③ 影响蛋白质合成的药物等。

按作用原理及来源的不同,可将抗肿瘤药物分为① 烷化剂;② 抗代谢药物;③ 抗肿瘤天然药物(包括抗肿瘤抗生素及抗肿瘤植物药有效成分);④ 抗肿瘤金属配合物;⑤ 其他等。

第一节　烷化剂(Alkylating Agents)

烷化剂又称为生物烷化剂,是最早运用于临床也是非常重要的一类抗肿瘤药物。这类药物在体内能形成缺电子的活泼中间体或其他具有活泼的亲电性基团的化合物,进而与生物大分子(主要是DNA,也可以是RNA或某些重要的酶类)中含有丰富电子的基团(如氨基、巯基、羟基、羧基、磷酸基等)发生共价结合,使其丧失活性或使DNA分子发生断裂,从而抑制恶性肿瘤细胞的生长。

烷化剂属于细胞毒类药物,在抑制和毒害增生活跃的肿瘤细胞的同时,对其他增生较快的正常细胞(如骨髓细胞、胃肠上皮细胞、毛发细胞和生殖细胞等)也同样产生抑制作用,因此该类药物会产生许多严重的副反应,如恶心、呕吐、骨髓抑制、脱发等。

目前临床上使用的烷化剂按化学结构可分为氮芥类、乙撑亚胺类、磺酸酯及多元醇类、亚硝基脲类、三嗪和肼类等。

一、氮芥类

氮芥类药物是β-氯乙胺类化合物的总称。该类药物的发现源于第一次世界大战期间使用过的一种毒气——芥子气，发现其对淋巴癌有一定的治疗作用，但由于毒性太大而不能药用。后来对其结构进行改造，用氮原子取代芥子气中的硫原子而得到氮芥类抗肿瘤药物。

芥子气　　　　氮芥类药物

氮芥类药物的结构可以分为两部分：烷基化部分和载体部分。烷基化部分（即通式中的双-β-氯乙氨基，也称氮芥基）是抗肿瘤活性的功能基；载体部分可以用以改善该类药物在体内的吸收、分布等药代动力学性质，提高选择性和抗肿瘤活性，也会影响药物的毒性。因此选用不同的载体，可以达到提高药物的选择性和疗效、降低毒性的目的。

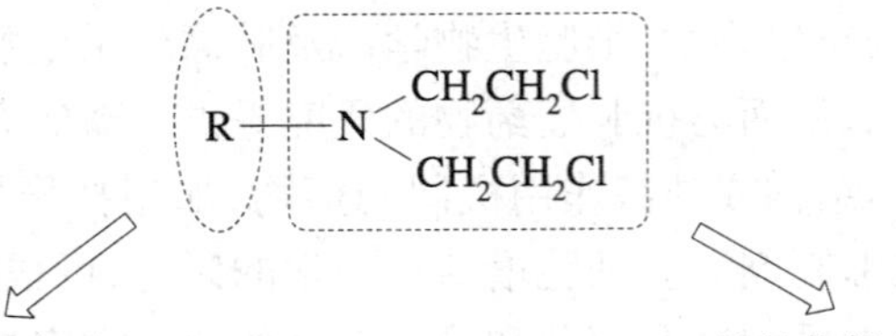

（一）氮芥类药物的作用机制

氮芥类药物的作用历程和载体结构有关。根据载体结构的不同，氮芥类药物又可分为脂肪氮芥、芳香氮芥、氨基酸氮芥、甾体氮芥和杂环氮芥等。脂肪氮芥的氮原子的碱性比较强，在游离状态和生理 pH(7.4)时，易亲核进攻β-碳原子，使β-氯原子离去，生成高度活泼的亚乙基亚胺离子，为亲电性的强烷化剂，极易与细胞成分中的亲核中心起烷化作用。

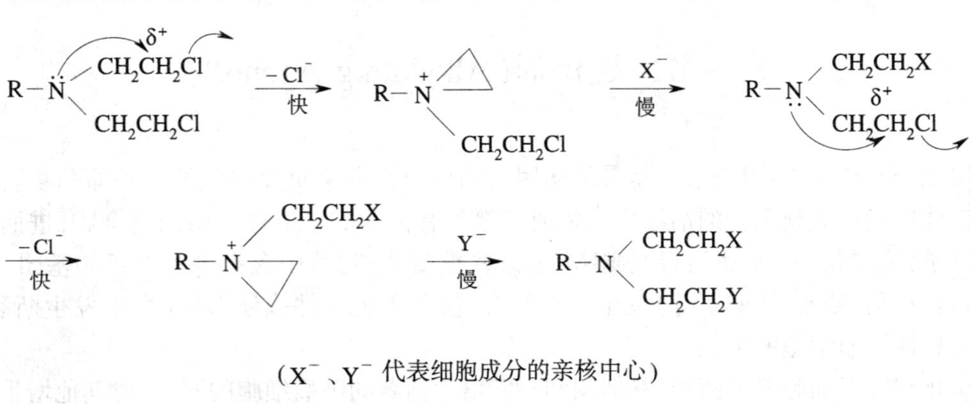

（X^-、Y^- 代表细胞成分的亲核中心）

脂肪氮芥的烷化历程是双分子亲核取代反应（SN_2），反应速率取决于烷化剂和亲核中心的浓度。脂肪氮芥属强烷化剂，抗瘤谱较广，抗肿瘤活性强，但选择性比较差，毒性也较大。若通过某种方式（例如载体 R 为某些吸电子基团时）降低氮原子上的电子云密度，使氮原子的亲核能力降低，则可以使抗肿瘤活性和毒副作用同时降低。

假若通过其他方式使氮原子上的电子云密度降低，使氮原子碱性减弱，从而可以降低药物的烷基化能力，使抗肿瘤活性降低，同时也会降低其毒性。芳香氮芥由于氮原子上的孤对电子和苯环产生共轭作用，减弱了氮原子的碱性，其作用机制也发生了改变，不像脂肪氮芥那样很快形成稳定的环状乙撑亚胺离子，而是失去氯原子生成碳正离子中间体，再与亲核中心作用。其烷化历程为单分子的亲核取代反应（SN_1），反应速率取决于烷化剂的浓度。和脂肪氮芥相比，芳香氮芥的氮原子碱性较弱，烷基化能力也比较低，因此抗肿瘤活性比脂肪氮芥弱，毒性也比脂肪氮芥低。

氮芥类药物及大多数烷化剂主要是通过和DNA上的鸟嘌呤和胞嘧啶碱基发生烷基化，产生DNA链内、链间交联，从而抑制DNA的合成，阻止肿瘤细胞的分裂。

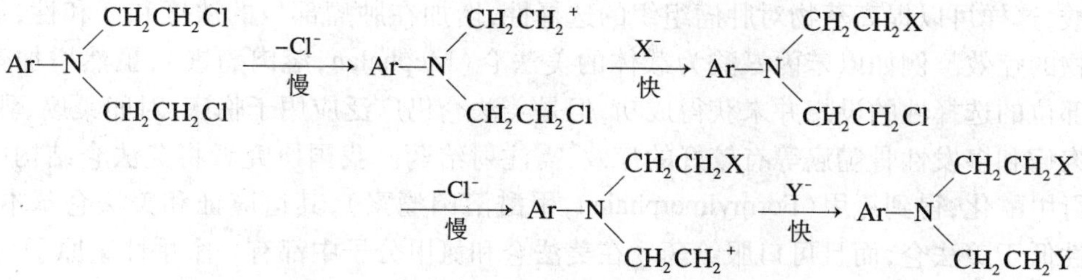

（X^-、Y^-代表细胞成分的亲核中心）

（二）氮芥类药物的分类及发展

1. 脂肪氮芥

当载体部分为脂肪烃基时，称为脂肪氮芥。由于烷基的供电子作用，使脂肪氮芥的氮原子碱性比较强，在游离状态和生理pH（7.4）时，氮原子可使β-氯原子离去生成高度活泼的乙撑亚胺离子，成为亲电性的强烷化剂，极易与细胞成分的亲核中心起烷化作用。因此，对肿瘤细胞的杀伤能力也较大，抗瘤谱较广。但选择性比较差，毒性也比较大。

盐酸氮芥（Chlormethine Hydrochloride）是最早用于临床的抗肿瘤药物，只对淋巴瘤有效，对其他肿瘤如肺癌、肝癌、胃癌等无效，其选择性差，毒副作用大，而且不能口服。后来人们以氮芥为先导化合物进行结构修饰，通过减少氮原子上的电子云密度来降低氮芥的反应性，达到降低其毒性的作用，但这样的修饰也降低了氮芥的抗瘤活性。在氮芥的氮原子上引入一个氧原子，得到盐酸氧氮芥（Nitromin），氧原子的引入使氮原子上的电子云密度减少，烷基化能力降低，抗瘤活性和毒性同时降低。盐酸氧氮芥在体内被还原成氮芥而发挥作用，和盐酸氮芥相比，没有明显的特点。

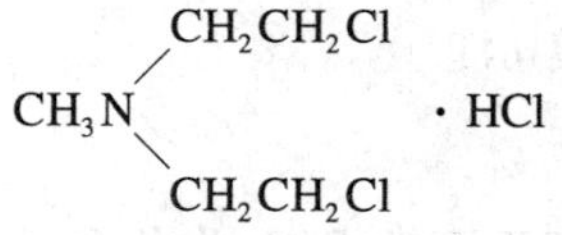

盐酸氮芥

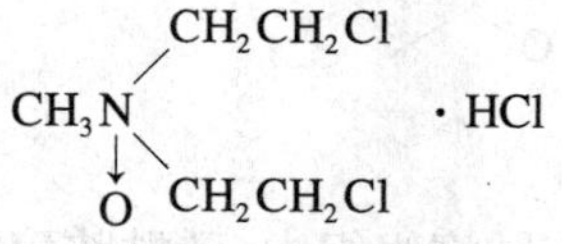

盐酸氧氮芥

2. 芳香氮芥

对盐酸氮芥的另一种结构修饰方法是将氮原子上的R基进行变换，用芳香环取代甲基，得到芳香氮芥。芳香氮芥主要是芳基烷酸氮芥，构效关系研究表明当羧基和苯环之间碳原子数为3时效果最好，即苯丁酸氮芥（Chlorambucil，瘤可宁，Leukeran），主要用于治疗慢性淋巴细胞白血病，对淋巴肉瘤、何杰金氏病、卵巢癌等也有较好的疗效。临床上用其钠盐，水溶性好，易被胃肠道吸收，在体内迅速转化为游离的苯丁酸氮芥。苯丁酸氮芥的毒副作用较盐酸氮芥降低。

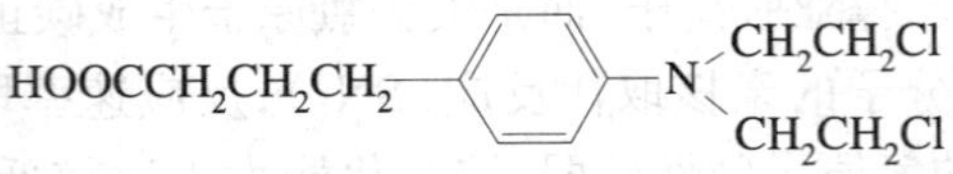

苯丁酸氮芥

3. 氨基酸氮芥

为了增加氮芥类药物的抗肿瘤活性，降低其毒性，曾考虑将载体换成天然存在的氨基酸，这样可以提高药物对肿瘤组织的选择性，增加在肿瘤部位的浓度和亲和性，从而增加药物的疗效。例如以苯丙氨酸为载体的美法仑（Mephalan，溶肉瘤素），虽然增加药物对肿瘤部位的选择性的设想并未获得成功，但是美法仑仍广泛应用于临床，对卵巢癌、乳腺癌、淋巴肉瘤和多发性骨髓癌等有较好的疗效，需注射给药。我国研究者将美法仑结构中的氨基进行甲酰化，得到氮甲（Formylmerphalan，甲酰溶肉瘤素），其适应证和美法仑基本相同，但毒性低于美法仑，而且可口服给药。在美法仑和氮甲分子中都有一个手性碳原子，存在两个旋光异构体，左旋体的活性强于右旋体，临床使用的是外消旋体。

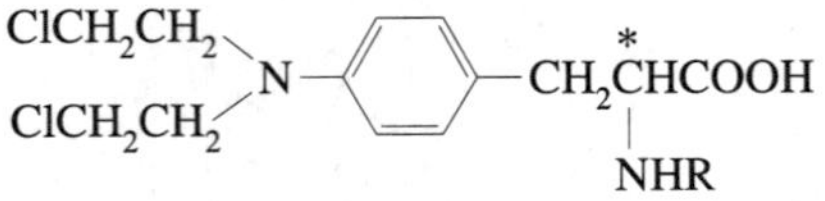

R=—H 美法仑

R=—CHO 氮甲

4. 甾体氮芥

由于某些肿瘤细胞中存在甾体激素的受体，选择甾体激素作为载体，使药物具有烷化剂和激素的双重作用，同时可增加药物对肿瘤组织的选择性。如泼尼莫司汀（Prednimustine）是将氢化泼尼松的C-21羟基和苯丁酸氮芥的羧基形成酯而得，临床用于治疗恶性淋巴瘤和慢性淋巴细胞型白血病，选择性好，毒性比苯丁酸氮芥小。

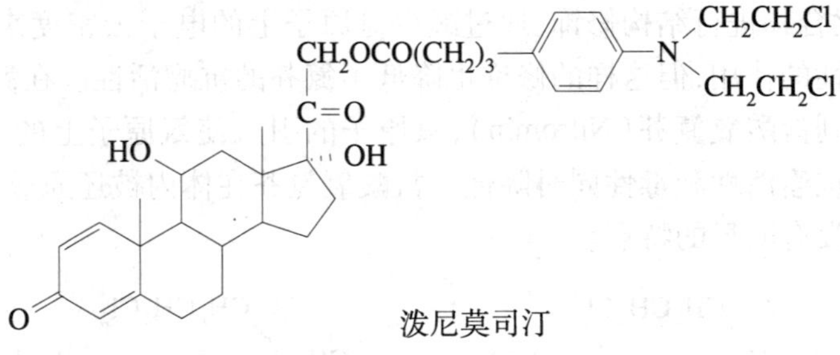

泼尼莫司汀

5. 杂环氮芥

有报道认为在肿瘤组织中，磷酰胺酶的活性高于正常组织，为此合成了一些含磷酰胺基的前体药物，如环磷酰胺（Cyclophosphamide），在肿瘤组织中被磷酰胺酶催化裂解成活性的去甲氮芥而发挥作用。另外磷酰基吸电子基团的存在，使氮原子上的电子云密度得到分散，降低了氮原子的亲核性，也降低了氯原子的烷基化能力。环磷酰胺在体外无抗肿瘤活性，进入体内经酶代谢活化后发挥作用，毒性比其他氮芥类药物小。环磷酰胺的抗瘤谱较广，为临床常用药物。

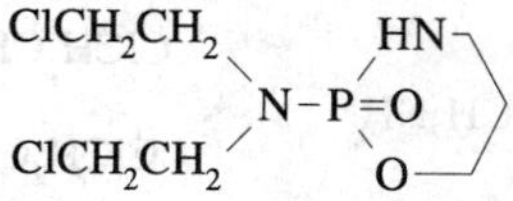

环磷酰胺

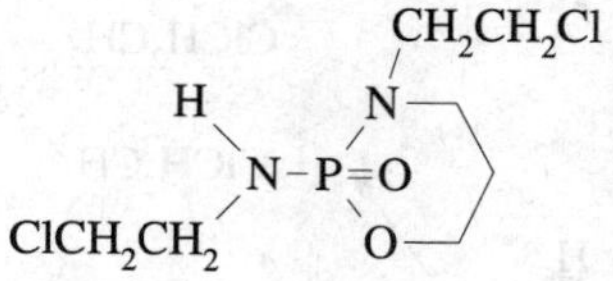

异环磷酰胺

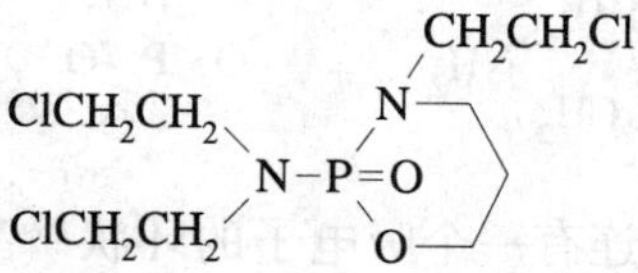

氯磷酰胺

异环磷酰胺(Ifosfamide)和氯磷酰胺(Trophosphamide)是环磷酰胺的结构类似物，两者的作用机制与环磷酰胺相似，均需在体内经酶在4位羟基化后发挥作用。异环磷酰胺比环磷酰胺治疗指数高、毒性小，与其他烷化剂无交叉耐药性，临床对乳腺癌、肺癌、恶性淋巴瘤、卵巢癌有效。氯磷酰胺对何杰金氏病和慢性白血病疗效较好。

美法仑(Melphalan)

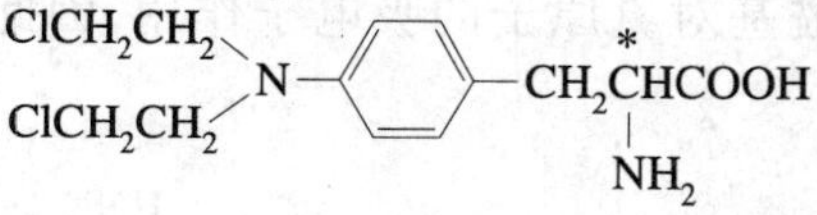

化学名为对-[双(β-氯乙基)氨基]苯丙氨酸。

本品为白色或类白色结晶性粉末，可溶于水。含一个手性碳原子，存在两个旋光异构体，左旋体的活性强于右旋体，临床使用的是外消旋体。

本品的化学结构包括氮芥和苯丙氨酸部分，其性质既有氮芥在碱性水溶液中易水解的特点，亦有氨基酸与茚三酮的显色反应。

本品对精原细胞瘤的疗效较为显著，对多发性骨髓瘤、恶性淋巴瘤也有效。

环磷酰胺(Cyclophosphamide)

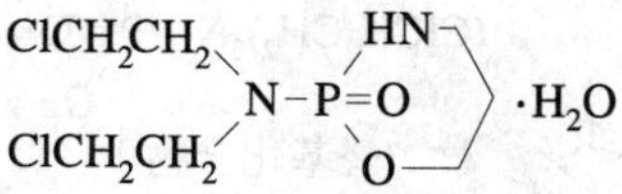

化学名为P-[N,N-双(β-氯乙基)]-1-氧-3-氮-2-磷杂环己烷-P-氧化物一水合物，又名癌得星(Endoxan,Cytoxan)。

本品含有一个结晶水时为白色结晶或结晶性粉末，失去结晶水即液化。本品在乙醇中易溶，在水或丙酮中溶解；可溶于水，但溶解度不大。mp. 48.5 ~52℃。

本品的水溶液(2%)在pH为4.0 ~6.0时不稳定，磷酰氨基易发生水解，遇热更易分解，因此本品应在溶解后短期内使用。

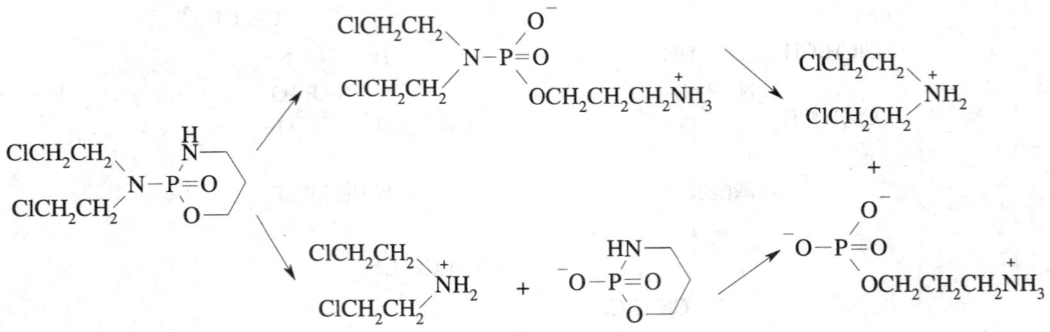

本品分子中氮芥的氮原子上连有一个吸电子的环状磷酰胺内酯，降低了氮原子的亲核性，因此在体外几乎无抗肿瘤活性，进入体内经肝脏活化而发挥作用。

首先本品在肝脏内被细胞色素P450氧化酶氧化生成4-羟基环磷酰胺，通过互变异构生成开环的醛基化合物。两者在正常组织中分别经酶促反应进一步氧化为无毒的代谢产物4-酮基环磷酰胺和羧基化合物，故对正常组织一般无影响。而肿瘤组织中因缺乏正常组织所具有的酶，不能进行上述转化，而是经β-消除（逆Michael加成）反应生成丙烯醛、磷酰氮芥及去甲氮芥，三者都是较强的烷化剂。虽然磷酰氮芥的氮芥基也连在吸电子的磷酰基上，但是其游离羟基在生理pH条件下可解离成氧负离子，该负离子的电荷分散在磷酰胺的两个氧原子上，从而降低了磷酰基对氮原子的吸电子作用，因此磷酰氮芥具有较强的烷化能力。

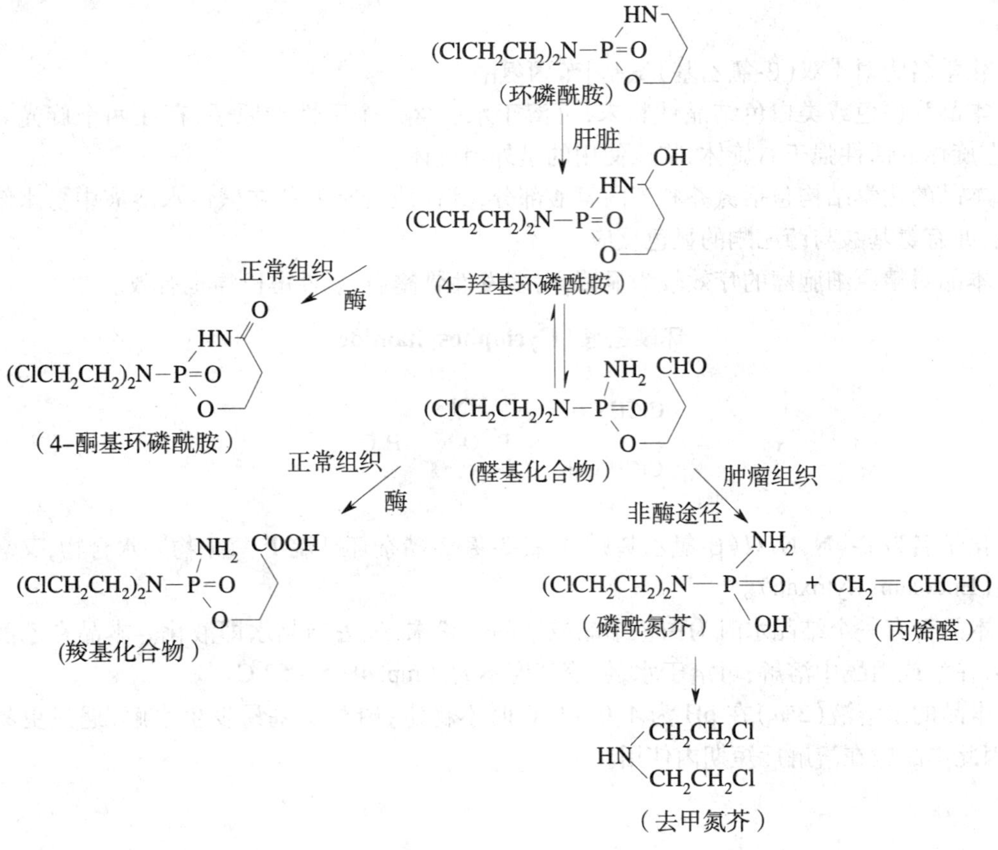

本品的抗瘤谱较广，主要用于恶性淋巴瘤、急性淋巴细胞白血病、多发性骨髓瘤、肺癌、神经母细胞瘤等，对乳腺癌、卵巢癌、鼻咽癌也有效，毒性比其他氮芥类药物小。一些病人观察到有膀胱毒性，可能与代谢产物丙烯醛有关。

而在 Cyclophosphamide 的合成中，是用过量的三氯氧磷同时进行氯代和磷酰化，生成氮芥磷酰二氯，再和3-氨基丙醇缩合即得。本品的无水物为油状物，在丙酮中和水反应生成水合物而结晶析出。

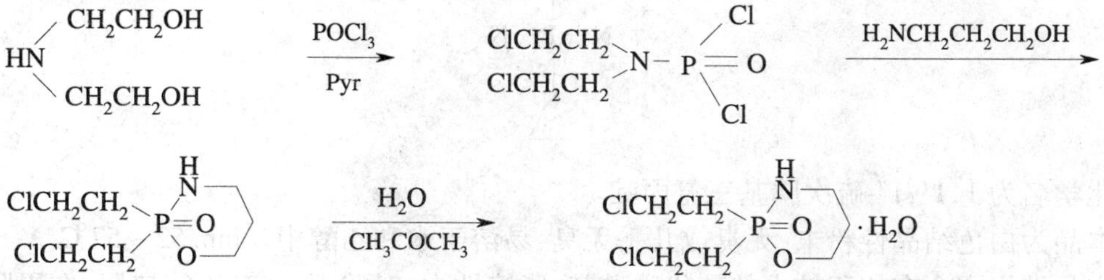

二、乙撑亚胺类

氮芥类药物尤其是脂肪氮芥类药物是通过转变为乙撑亚胺活性中间体而发挥烷化作用的，在此基础上合成了一系列本身含有乙撑亚胺基团的化合物；为了降低乙撑亚胺基团的反应性，在氮原子上以吸电子基团取代，从而达到降低其毒性的目的。研究发现乙撑亚胺的磷酰胺衍生物，可以提高乙撑亚胺类化合物的抗肿瘤作用，减少毒副作用。用于临床的主要有替哌（Tepa）和塞替哌（Thiotepa）。替哌和塞替哌结构中的氮杂环丙基分别和核苷酸中的腺嘌呤、鸟嘌呤的3-N和7-N进行烷基化，生成替哌-DNA的烷基化产物。替哌主要用于治疗白血病，塞替哌是治疗膀胱癌的首选药物。

替哌　　　　塞替哌

在研究过程中发现苯醌类化合物可干扰酶系统的氧化-还原过程，能抑制肿瘤细胞的有丝分裂。当苯醌连接到乙撑亚胺的氮原子上时，可降低氮原子上的电子云密度，同时也降低了毒性。在此基础上合成了一系列苯醌与乙撑亚胺结合的化合物。用于临床的主要有亚胺醌（癌抑散，Paraziridon）、三亚胺醌（Triaziquone，Trenimon）、卡波醌（Carboquone）。

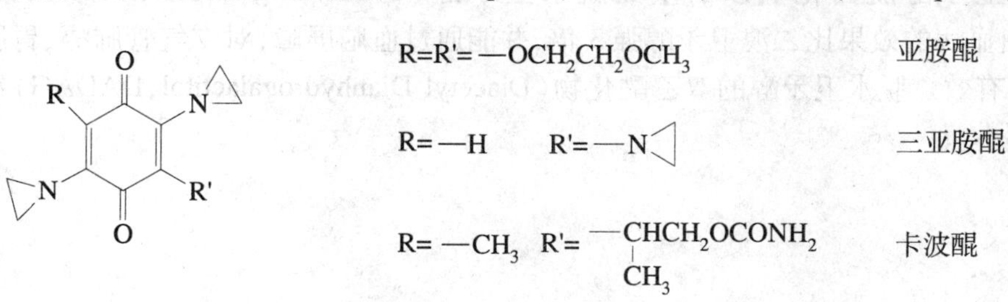

亚胺醌对网状细胞肉瘤、慢性粒细胞白血病、何杰金氏病的疗效较好，对淋巴肉瘤、乳腺癌、肺癌、胃癌、结肠癌也有一定的疗效。三亚胺醌的抗肿瘤作用高于亚胺醌，且毒性低，对恶性淋巴瘤、卵巢癌、宫颈癌和何杰金氏病都有效。卡波醌可用于肺癌、恶性淋巴病、慢性骨髓性白血病等的治疗。

塞替哌（Thiotepa）

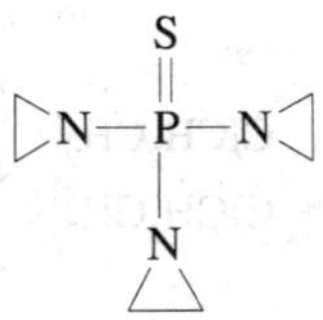

化学名为1,1′,1″-硫次膦基三氮丙啶。

本品为白色结晶性粉末，无臭或几乎无臭，易溶于水和乙醇中。mp. 52 ~ 57℃。

本品结构中含有体积较大的硫代磷酰基，脂溶性大，对酸不稳定，不能口服，在胃肠道吸收较差，需通过静脉注射给药。本品进入体内后迅速分布到全身，在肝脏中很快被P450酶系代谢生成替哌而发挥作用，因此塞替哌可认为是替哌的前体药物。

本品临床上主要用于治疗卵巢癌、乳腺癌、膀胱癌和消化道癌，是治疗膀胱癌的首选药物，可直接注射到膀胱中，效果最好。

三、甲磺酸酯类及多元醇类

甲磺酸酯类及多元醇类属于非氮芥类烷化剂。

在有机合成的烷基化反应中，人们认识到甲磺酸酯基的存在可以使C—O键之间变得活泼，发生断裂后生成碳正离子而具有烷化作用。基于对此认识，人们开始研究磺酸酯类化合物，希望找到有效的新的抗肿瘤药物。在研究过程中，发现1 ~ 8个次甲基的双甲磺酸酯具有抗肿瘤活性，是双功能的烷化剂，其中活性最强的为4个次甲基的化合物白消安（Busulfan），其结构中的两个甲磺酸酯基是较好的离去基团，生成的正碳离子可与DNA中的鸟嘌呤结合，产生分子内交联，从而使肿瘤细胞死亡。临床上对慢性粒细胞白血病的疗效显著，也可用于原发性血小板增多症及真性红细胞增多症，主要不良反应为消化道反应及骨髓抑制。

用作抗肿瘤药的多元醇类药物主要是卤代多元醇，如二溴甘露醇（Dibromomannitol，DBM）和二溴卫矛醇（Dibromodulcilol，DBD），两者在体内都脱去溴化氢，形成双环氧化物而产生烷化作用。二溴甘露醇主要用于治疗慢性粒细胞型白血病，二溴卫矛醇的抗瘤谱较广，对某些实体瘤如胃癌、肺癌、结直肠癌、乳腺癌等有一定的疗效。

二溴卫矛醇脱卤化氢以后生成脱水卫矛醇（Dianhydrogalactitol，DAG），该药物对L-1210白血病的效果比二溴卫矛醇强3倍，并能通过血脑屏障，对支气管肺癌、胃肠道及泌尿道肿瘤有效。脱水卫矛醇的双乙酰化物（Diacetyl Dianhydrogalactitol，DADAG）毒性比脱水卫矛醇小。

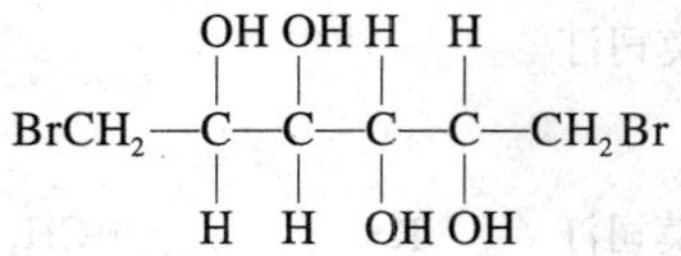

二溴甘露醇

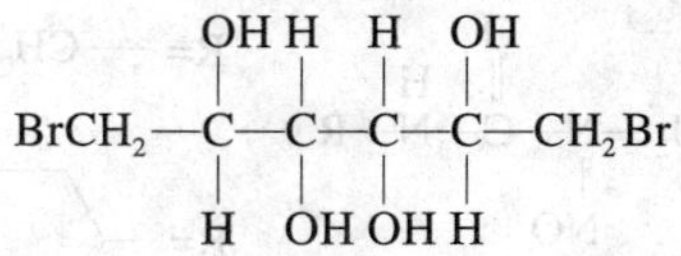

二溴卫矛醇

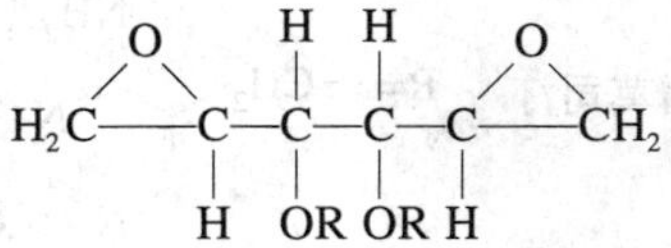

R = —H　脱水卫矛醇

R = —$COCH_3$　二乙酰脱水卫矛醇

白消安(Busulfan)

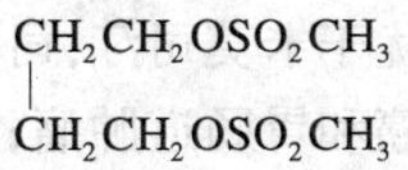

化学名为1,4-丁二醇二甲磺酸酯,又名马利兰(Myleram)。

本品为白色结晶性粉末,几乎无臭,溶于丙酮,微溶于水和乙醇。mp. 114～118℃。

本品在氢氧化钠条件下水解生成丁二醇,再脱水生成具有乙醚样特臭的四氢呋喃。

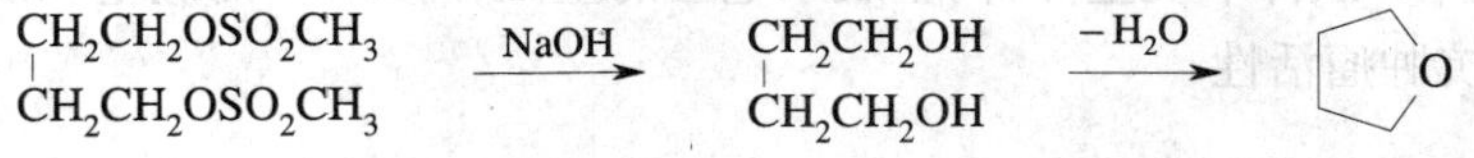

本品为双功能烷化剂,在体内由于甲磺酸酯基较好的离去性质而形成碳正离子,和细胞内多种成分发生反应,如对DNA分子中鸟嘌呤核苷酸的N^7进行烷基化而产生交联;也可以与氨基酸及蛋白质结构中的巯基反应。

本品具有甲磺酸酯的结构,口服吸收良好,吸收后迅速分布到各组织中去。在体内甲磺酸酯经代谢而生成甲磺酸,从尿中缓慢排出,代谢速度比较慢,24 h排出不足50%,反复用药可引起蓄积。

本品在临床上主要用于治疗慢性粒细胞白血病,其治疗效果优于放射治疗。主要不良反应为消化道反应及骨髓抑制。

四、亚硝基脲类

亚硝基脲类具有β-氯乙基亚硝基脲的结构,具有广谱的抗肿瘤活性。由于结构中的β-氯乙基具有较强的亲脂性,因此该类药物易通过血脑屏障进入脑脊液中,可用于脑瘤和其他中枢神经系统肿瘤的治疗,其主要副作用为迟发性和累积性的骨髓抑制。临床使用的药物有卡莫司汀(Carmustine,BCNU,卡氮芥)、洛莫司汀(Lomustine,CCNU,环己亚硝脲)、司莫司汀(Semustine,Me-CCNU,甲环亚硝脲)和尼莫司汀(Nimustine,ACNU)、雷莫司汀(Ranimustine)等。

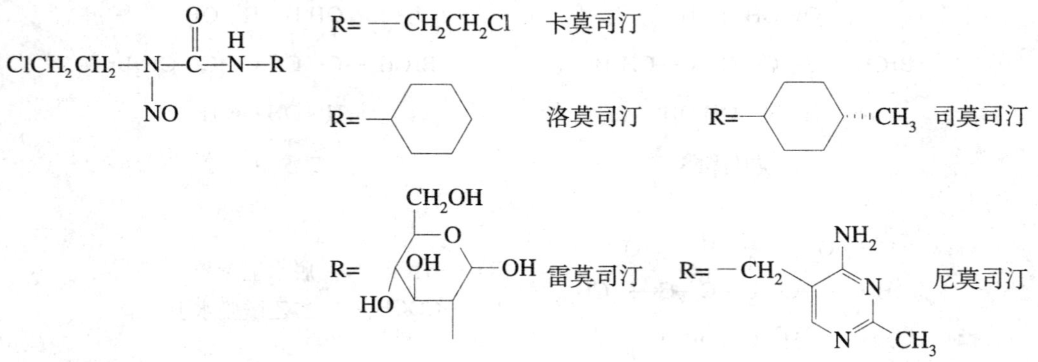

卡莫司汀的结构中存在两个β-氯乙基，具有较强的亲脂性，因此对脑瘤的治疗效果较好；洛莫司汀的作用原理和卡莫司汀相近，可口服，对脑瘤的疗效不及卡莫司汀，但对何杰金氏病、肺癌及若干转移性肿瘤的疗效优于卡莫司汀；司莫司汀抗肿瘤疗效优于卡莫司汀和洛莫司汀，毒性较低，临床用于脑瘤、肺癌和胃肠道肿瘤；尼莫司汀临床用其盐酸盐，为水溶性的亚硝基脲类药物，能缓解脑瘤、消化道肿瘤、肺癌、恶性淋巴瘤和慢性白血病，其骨髓抑制和胃肠道反应较轻。雷莫司汀是以糖为载体的水溶性亚硝基脲类药物，主要用治疗成胶质细胞瘤、骨髓瘤、恶性淋巴瘤、慢性骨髓性白血病，主要毒性为胃肠道反应。

在亚硝基脲类药物的结构中，N-亚硝基的存在使得该氮原子和邻近羰基之间的键变得不稳定，在生理 pH 条件下发生分解，生成亲电性的基团，对 DNA 的碱基和磷酸酯残基进行烷基化而发挥抗肿瘤活性。

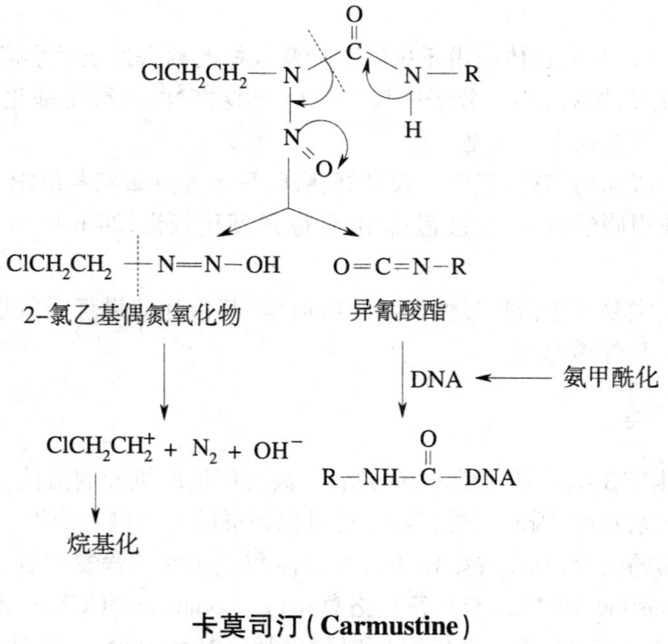

卡莫司汀(Carmustine)

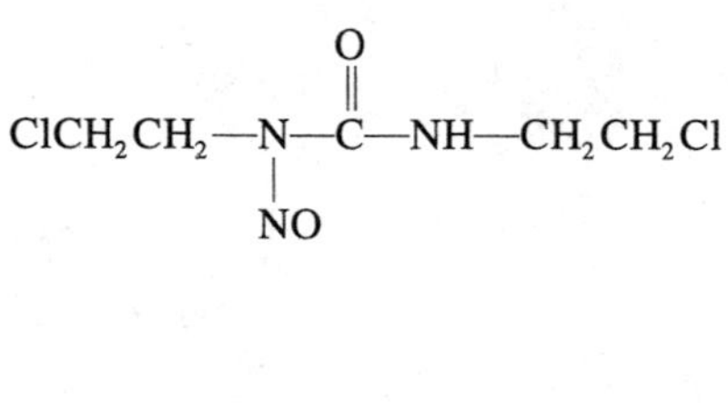

化学名为1,3-双-(β-氯乙基)-1-亚硝基脲,又名卡氮芥,BCNU。

本品为无色或微黄色结晶或结晶性粉末、无臭。mp. 30 ~ 32℃。溶于乙醇、聚乙二醇,不溶于水。由于本品不溶于水,且有较高的脂溶性,其注射液为聚乙二醇的灭菌溶液。

本品在酸性条件下较稳定,在碱性条件下不稳定,发生分解而放出氮和二氧化碳。

本品主要用于治疗脑瘤及中枢神经系统肿瘤,对恶性淋巴瘤、多发性骨髓瘤、急性白血病及何杰金氏病也有效,与其他抗肿瘤药合用可增强疗效。

本品的合成采用亚硝基脲类药物的合成通法。即以氨基乙醇和脲为原料,首先环合生成2-噁唑烷酮,再和相应的胺发生开环反应,本品合成中所用的胺为氨基乙醇,得到对称的开环产物,再经氯代、亚硝化即可。

合成路线:

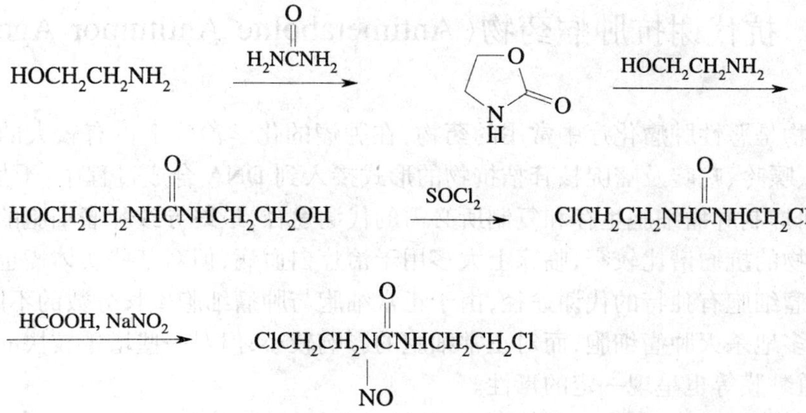

五、三氮烯咪唑类

三氮烯咪唑类药物是在研究嘌呤核苷类衍生物的过程中得到的一类化合物,动物试验具有抗肿瘤作用。研究结果表明三氮烯咪唑类化合物的抗肿瘤活性的产生主要是由于药物的代谢产物对DNA进行烷基化而得到的,而不是抑制嘌呤的生物合成。

达卡巴嗪(Dacarbazine,DTIC)在体内经代谢转化后产生具有烷基化活性的甲基叠氮离子,使核酸鸟嘌呤的N位发生甲基化。达卡巴嗪主要用于黑色素病、霍杰金氏病等的治疗,对恶性淋巴病、脑瘤和软组织肉瘤也有一定疗效。

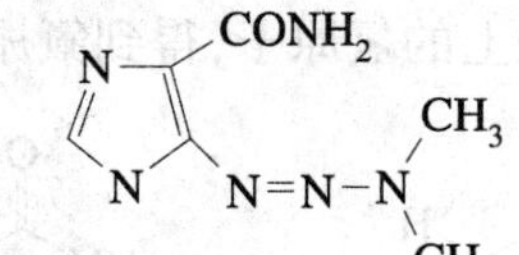

达卡巴嗪

六、肼类

在研究N,N′-双烷基肼类化合物对单胺氧化酶抑制作用的过程中,发现N-甲基取代的肼类化合物在动物实验时有不同程度的抗肿瘤作用。通过对这类化合物构效关系的研究,其中效果较好的为丙卡巴肼(甲基苄肼,Procarbazine Hydrochloride),对晚期何杰金氏瘤疗效较好，有 1/3 ~ 1/2 的患者能获得完全缓解，对恶性淋巴瘤、肺癌、脑癌和多发性骨髓瘤也有一定疗效，与其他抗肿瘤药合用能明显提高疗效。丙卡巴肼的肝毒性较低，与其他化疗药合用或合并放疗时无交叉耐药性。丙卡巴肼需经体内代谢活化才发挥抗癌作用。首先经细胞色素 P-450 代谢生成氧化偶氮化合物，再经肝微粒体代谢生成具有烷化作用的叠氮化合物，对 DNA 进行烷基化或非正常的转甲基作用，从而抑制癌细胞 DNA 和蛋白质合成。

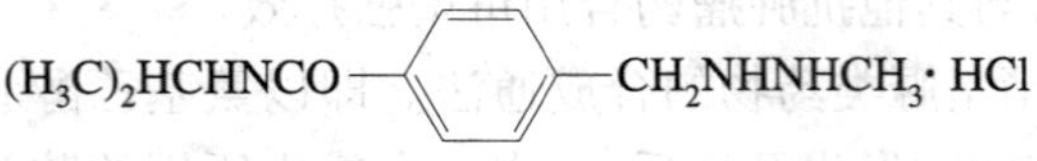

丙卡巴肼

第二节　抗代谢抗肿瘤药物（Antimetabolite Antitumor Agents）

抗代谢药物是恶性肿瘤化疗中常用的药物，在肿瘤的化学治疗上占有较大的比重。这类药物以叶酸、嘌呤、嘧啶及嘧啶核苷拮抗物的形式掺入到 DNA 合成过程中，干扰 DNA 的生物合成，从而抑制肿瘤细胞生存和复制所必需的代谢途径，最终导致肿瘤细胞的死亡。

抗代谢药物的抗瘤谱比较窄，临床上大多用于治疗白血病，但对某些实体瘤也有效。目前尚未发现肿瘤细胞有独特的代谢途径，由于正常细胞与肿瘤细胞生长分数的不同，所以抗代谢药物能更多地杀灭肿瘤细胞，而对正常细胞的影响较小，但对一些增殖较快的正常组织如骨髓、消化道黏膜等也呈现一定的毒性。

抗代谢药物是利用代谢拮抗原理设计的抗肿瘤药物，结构与正常代谢物很相似，且大多数抗代谢物是将正常代谢物的结构作细微的改变而得，例如利用生物电子等排原理，以 F 或 CH_3 代替 H，S 或 CH_2 代替 O、NH_2 或 SH 代替 OH 等。常用的抗代谢药物有嘧啶类拮抗物、嘌呤类拮抗物和叶酸类拮抗物等。

一、嘧啶拮抗物（Pyrimidine Antimetabolites）

嘧啶拮抗物主要有尿嘧啶和胞嘧啶衍生物。

（一）尿嘧啶衍生物

尿嘧啶是体内正常的嘧啶碱基，其掺入肿瘤组织的速度比其他嘧啶快。利用生物电子等排原理，以氟原子代替尿嘧啶 5 位上的氢原子，得到氟尿嘧啶（Fluorouracil）。

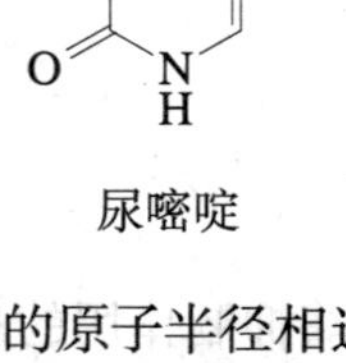

尿嘧啶

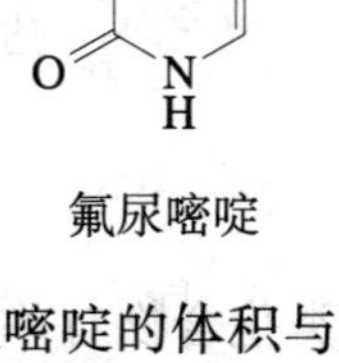

氟尿嘧啶

由于氟的原子半径和氢的原子半径相近，氟尿嘧啶的体积与尿嘧啶几乎相等，加之 C—F 键非常稳定，在代谢过程中不易分解，因此氟尿嘧啶能在分子水平上代替正常代谢物尿嘧啶。在体内转变成氟尿嘧啶核苷酸（FURP）和氟尿嘧啶脱氧核苷酸（FUDRP），后者是胸腺嘧啶核苷酸合成酶抑制剂，使氟尿嘧啶脱氧核苷酸无法转变为胸腺嘧啶脱氧核苷酸，从而抑制 DNA 的合成，最后导致肿瘤细胞死亡。

氟尿嘧啶的抗瘤谱比较广，是治疗实体肿瘤的首选药物，疗效确切，缺点是毒性较大，可引起严重的消化道反应和骨髓抑制等副作用。为了提高疗效和降低毒性，研制了大量的氟尿嘧啶衍生物。替加氟（呋氟尿嘧啶，Tegafur）是氟尿嘧啶 1 位氮原子上用四氢呋喃环取代的衍生物，进入体内后转变为氟尿嘧啶而产生抗肿瘤作用，适应证与氟尿嘧啶相同，但毒性较低，为氟尿嘧啶的 1/5 ~ 1/19，化疗指数为其 2 倍。双呋氟尿嘧啶（Difuradin）是氟尿嘧啶的两个氮原子上均用四氢呋喃环取代的衍生物，作用同替加氟类似，作用持续时间较长，不良反应比替加氟轻。去氧氟尿苷（氟铁龙，Doxifluridine，5′-dFUR）在体内被嘧啶核苷磷酰化酶转化成游离的 5-FU 而发挥作用。这种酶的活性在肿瘤组织内较正常组织高，所以本品在肿瘤细胞内转化为 5-FU 的速度快，而对肿瘤具有选择性作用。主要用于胃癌、结肠癌、直肠癌、乳腺癌的治疗。卡莫氟（Carmofur）也属于氟尿嘧啶的前体药物，进入体内后缓缓释放出 5-Fu 而发挥抗肿瘤作用，抗瘤谱较广，化疗指数高。临床上可用于胃癌、结肠癌、直肠癌、乳腺癌的治疗，特别是对结肠、直肠癌的疗效较高。

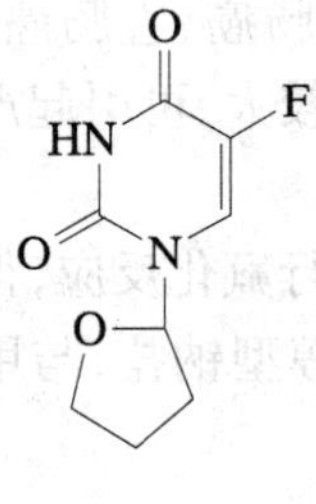

替加氟

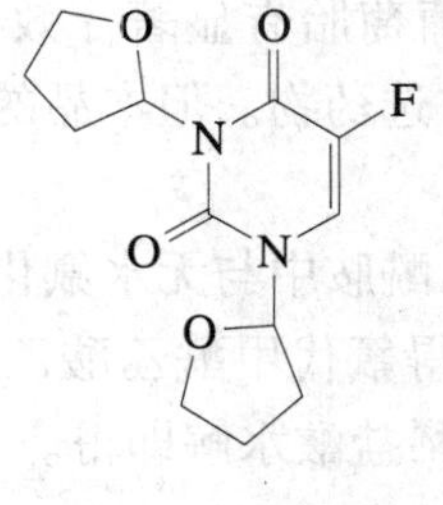

双呋氟尿嘧啶

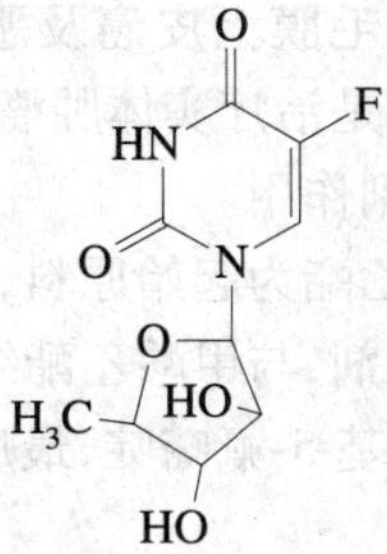

去氧氟尿苷

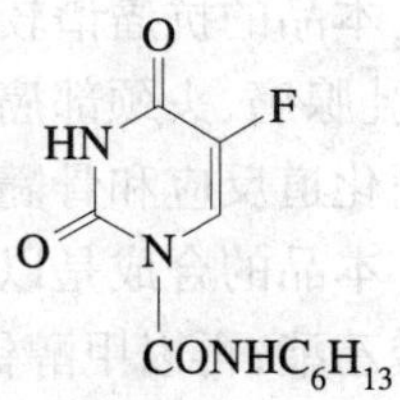

卡莫氟

氟尿嘧啶（Fluorouracil）

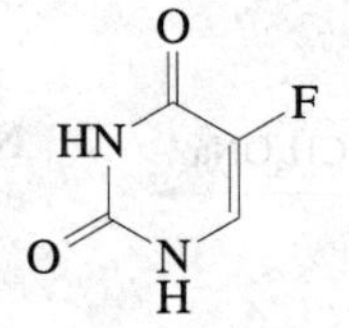

化学名为 5-氟-2，4（1H，3H）-嘧啶二酮，又名 5-氟尿嘧啶（5-FU）。

本品为白色或类白色结晶或结晶性粉末，mp. 281 ~ 284℃（分解）。略溶于水，微溶于乙醇，不溶于氯仿。可溶于稀盐酸或氢氧化钠溶液。

本品在空气及水溶液中都非常稳定，但在亚硫酸钠水溶液中较不稳定。首先亚硫酸离子在氟尿嘧啶的 C-5、C-6 双键上进行加成，生成 5-氟-5，6-二氢-6-磺酸尿嘧啶；该中间体不稳定，可消去 SO_3H^- 或 F^-，分别生成氟尿嘧啶和 6-磺酸基尿嘧啶，若在强碱中则发生开环，生成 α-氟-β-脲丙烯酸和氟丙醛酸。

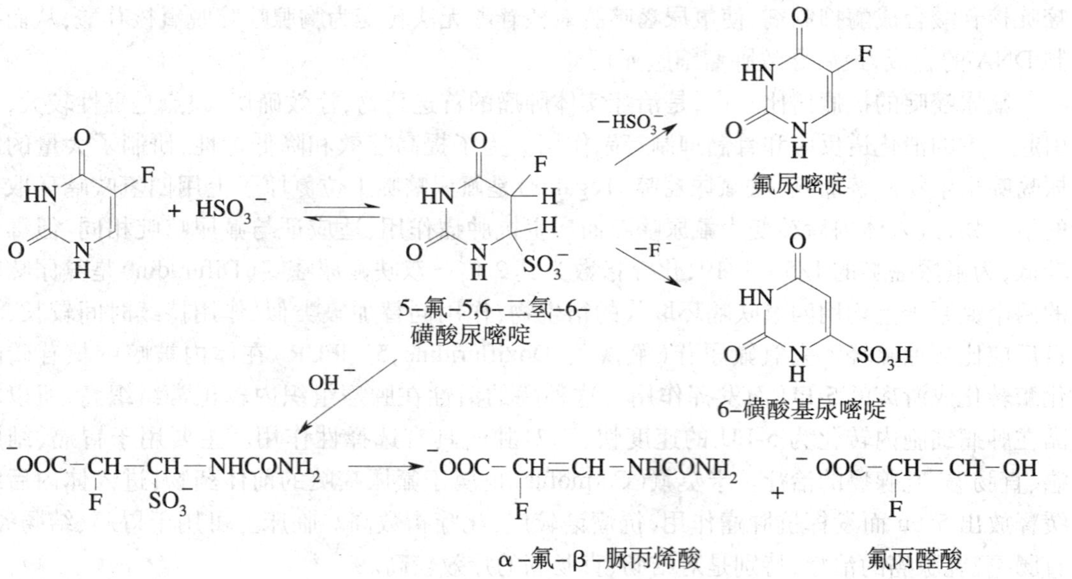

本品的抗瘤谱较广，对绒毛膜上皮癌及恶性葡萄胎有显著疗效，对结肠癌、直肠癌、胃癌、乳腺癌、头颈部癌等有效，是治疗实体肿瘤的首选药物。但本品的毒性较大，可引起严重的消化道反应和骨髓抑制等副作用。

本品的合成是以氯乙酸乙酯为起始原料，在乙酰胺中与无水氟化钾进行氟化反应，得氟乙酸乙酯；再以甲醇钠为缩合剂，与甲酸乙酯缩合得氟代甲酰乙酸乙酯烯醇型钠盐，与甲基异脲环合生成2-甲氧基-4-羟基-5-氟嘧啶，最后用稀盐酸水解即得。

合成路线：

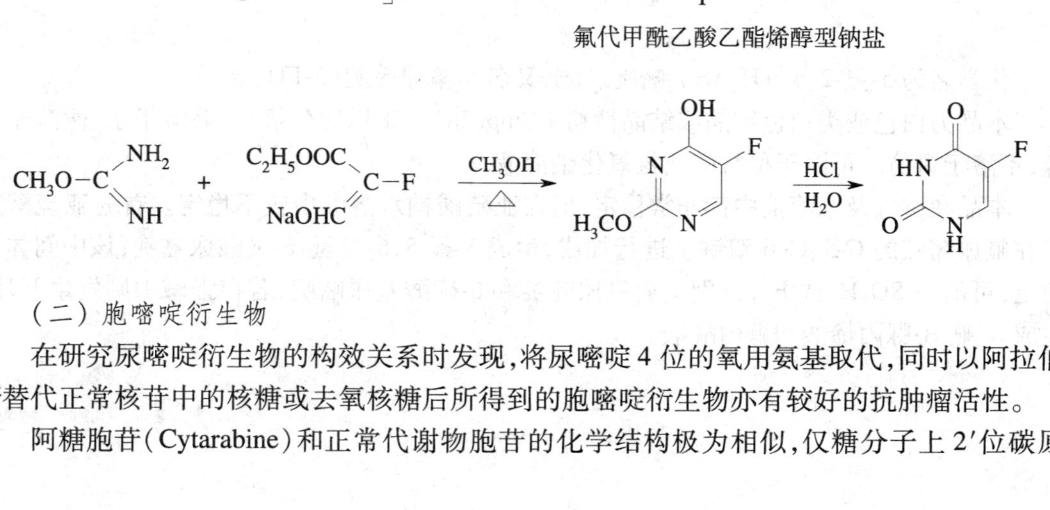

（二）胞嘧啶衍生物

在研究尿嘧啶衍生物的构效关系时发现，将尿嘧啶4位的氧用氨基取代，同时以阿拉伯糖替代正常核苷中的核糖或去氧核糖后所得到的胞嘧啶衍生物亦有较好的抗肿瘤活性。

阿糖胞苷（Cytarabine）和正常代谢物胞苷的化学结构极为相似，仅糖分子上2′位碳原子的构型不同。阿糖胞苷在体内转化为活性的三磷酸阿糖胞苷（Ara-CTP），抑制 DNA 多聚酶及少量掺入 DNA 中，从而阻止 DNA 的合成，抑制肿瘤细胞的生长。临床上主要用于治疗急性粒细胞白血病。

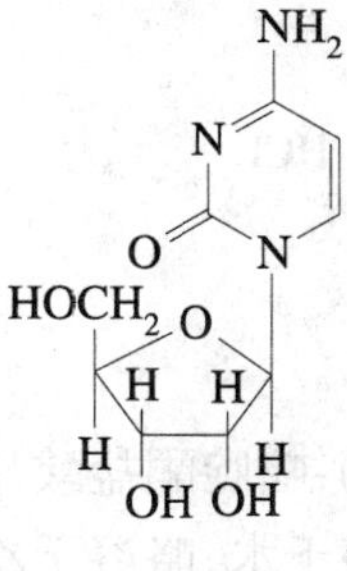

胞苷

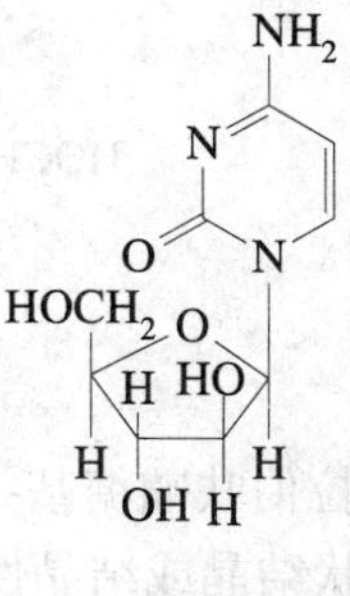

阿糖胞苷

盐酸阿糖胞苷口服吸收较差，通常是通过静脉连续滴注给药，才能得到较好的效果，因为该药物在体内会迅速被肝脏的胞嘧啶脱氨酶进行脱氨代谢，生成无活性的尿嘧啶阿糖胞苷。因此将其结构中的氨基用长链羧酸酰化，可以减少阿糖胞苷在体内脱氨代谢失活，如依诺他宾（Enocitabine）和棕榈酰阿糖胞苷（N-Palmitoyl-Arac），两者在体内经代谢生成阿糖胞苷而起作用，抗肿瘤作用比阿糖胞苷强而持久。

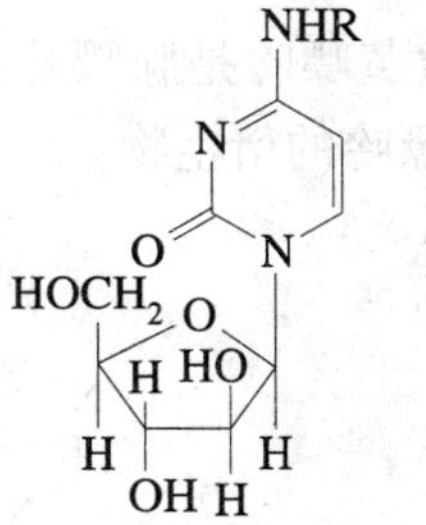

R= $-COC_{22}H_{45}$　依诺他宾

R= $-COC_{15}H_{31}$　棕榈酰阿糖胞苷

安西他宾（Ancitabine，又称环胞苷，Cyclocytidine）为合成阿糖胞苷的中间体，在体内的代谢速度比阿糖胞苷慢，作用时间长，副作用较轻，可用于各类急性白血病的治疗，亦可用于治疗单疱疹病毒角膜炎和虹膜炎。阿扎胞苷（Azacitidine）的化学结构也和胞苷非常相似，在体内转化为氮杂胞嘧啶核苷酸掺入 RNA 和 DNA 中，形成非功能性的氮杂 RNA 和 DNA，从而影响核酸的转录过程，抑制 DNA 和蛋白质的合成，临床主要用于治疗急性粒细胞白血病，对结肠癌、乳腺癌也有一定的疗效。

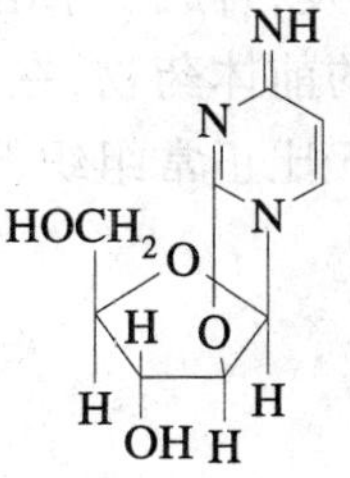

安西他宾

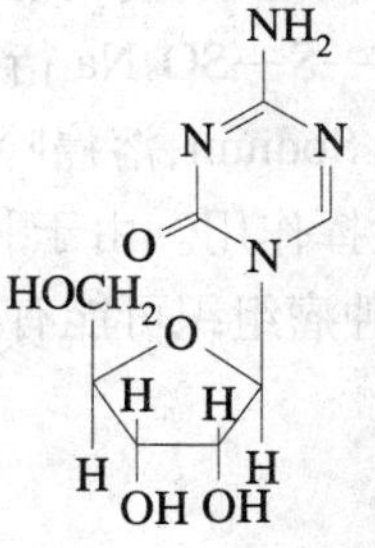

阿扎胞苷

盐酸阿糖胞苷(Cytarabine Hydrochloride)

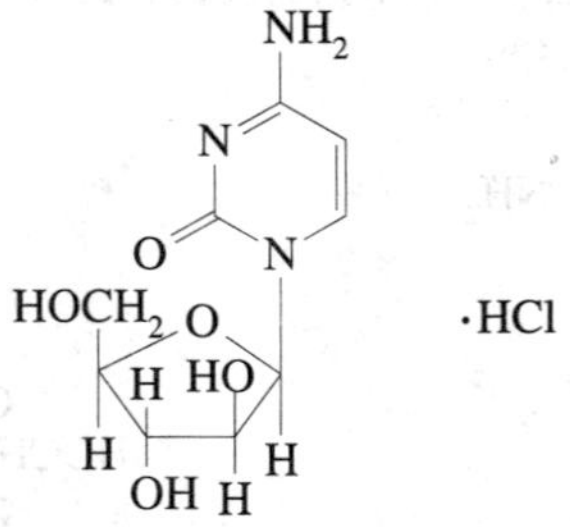

化学名为1-β-D-阿拉伯呋喃糖基-4-氨基-2(1H)-嘧啶酮盐酸盐。

本品为白色细小针状结晶或结晶性粉末;极易溶于水,略溶于乙醇,不溶于氯仿;本品有旋光性,$[\alpha]_D^{25}=+127°(H_2O)$。mp. 190 ~ 195℃(分解)。

本品临床上主要用于治疗急性粒细胞白血病,对慢性粒细胞白血病的疗效较差。与其他抗肿瘤药合用,可提高疗效。此外,本品还用于治疗带状疱疹病毒所引起的角膜炎等。本品口服吸收较差,通常是通过静脉连续滴注给药才能得到较好的效果,原因是该药在肝脏胞嘧啶脱氨酶的作用下迅速地发生脱氨,生成无活性的尿嘧啶阿糖胞苷。

二、嘌呤拮抗物(Purine Antimetabolites)

腺嘌呤和鸟嘌呤是DNA和RNA的重要组分,次黄嘌呤是腺嘌呤和鸟嘌呤生物合成的重要中间体。嘌呤类抗代谢物主要是次黄嘌呤和鸟嘌呤的衍生物。

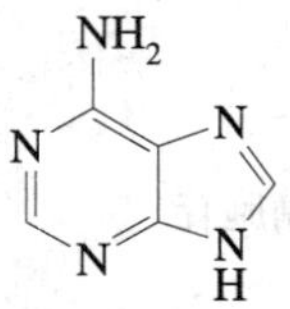

腺嘌呤

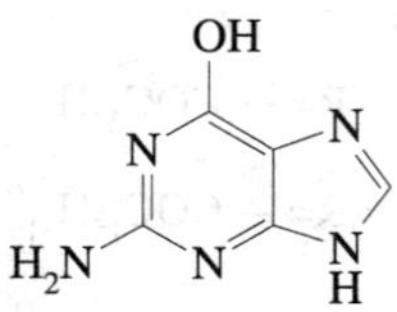

鸟嘌呤

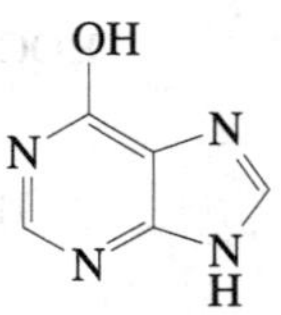

次黄嘌呤

用巯基取代次黄嘌呤6位的羟基,则得到巯嘌呤(Mercaptopurine,6-MP)。在体内经酶促转变为活性的6-硫代次黄嘌呤核苷酸(即硫代肌苷酸),抑制腺酰琥珀酸合成酶,阻止次黄嘌呤核苷酸(肌苷酸)转变为腺苷酸(AMP),还可抑制肌苷酸脱氢酶,阻止肌苷酸氧化为黄嘌呤核苷酸,从而抑制DNA和RNA的合成。临床主要用于各种急性白血病的治疗。但是巯嘌呤的水溶性较差。我国学者从人工合成胰岛素过程中用亚硫酸钠使S—S键断裂形成水溶性的$R—S—SO_3Na$衍生物中受到启发,合成了水溶性的巯嘌呤衍生物磺巯嘌呤钠(Sulfomercapine Sodium,溶癌呤),为巯嘌呤的前体药物,在体内遇酸或巯基化合物均易分解成巯嘌呤而发挥作用。由于肿瘤组织的pH比正常组织低,而且巯基化合物的含量也较高,因此该药对肿瘤组织可能有一定的选择性。

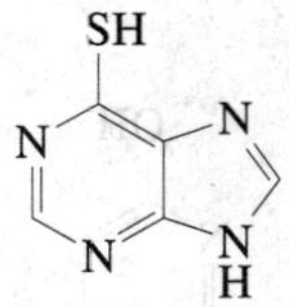

巯嘌呤

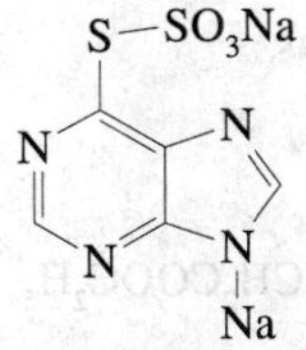

磺巯嘌呤钠

硫鸟嘌呤(6-Thioguanine,6-TG)为鸟嘌呤的衍生物,在体内转化为硫代鸟嘌呤核苷酸(TGRP),阻止嘌呤核苷酸的相互转换,从而影响 DNA 和 RNA 的合成。更重要的是 TGRP 能掺入 DNA 和 RNA 中,使 DNA 不能复制。临床主要用于治疗各种类型白血病,与阿糖胞苷合用,可提高疗效。硫唑嘌呤(依木兰,Azathioprine,6-AP)是在巯嘌呤的 6 位硫原子上引入咪唑环的衍生物,进入体内后转化为巯嘌呤而显效,口服吸收良好。曾用于白血病,现主要用作免疫抑制剂,治疗血小板减少性紫癜、红斑狼疮、类风湿性关节炎和器官移植等。

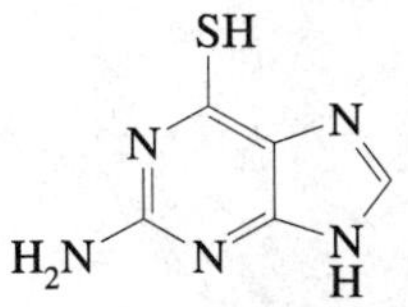
硫鸟嘌呤

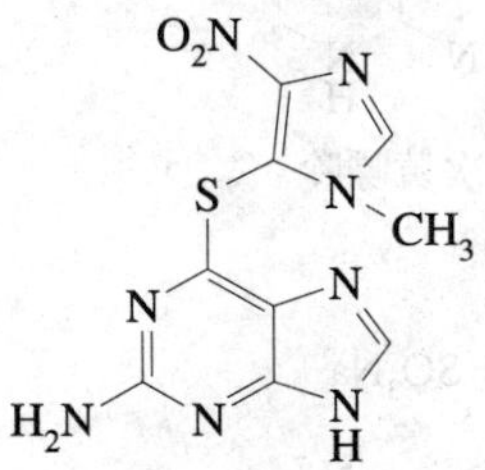
硫唑嘌呤

巯嘌呤(Mercaptopurine)

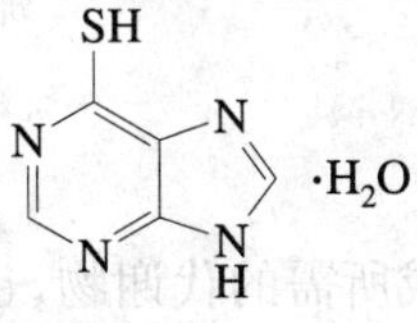

化学名为 6-嘌呤巯醇一水合物,简称 6-MP。

本品为黄色结晶性粉末,无臭,味微甜;极微溶于水和乙醇,几乎不溶于乙醚。遇光易变色。

本品分子中具有巯基,可被硝酸氧化生成 6-嘌呤亚磺酸,进一步氧化生成黄色的 6-嘌呤磺酸,再与氢氧化钠作用,生成棕黄色的 6-嘌呤磺酸钠。分子中的巯基可与氨生成铵盐而溶解,遇硝酸银试液生成不溶于热硝酸的巯嘌呤银的白色沉淀。

本品可用于各种急性白血病的治疗,对绒毛膜上皮癌、恶性葡萄胎等也有效。缺点是水溶性差,显效慢,易产生耐药性。

本品和磺巯嘌呤钠的合成都是以硫脲和氰乙酸乙酯为原料,在乙醇钠的存在下缩合生成 2-巯基-4-氨基-6-羟基嘧啶,经亚硝化得到 2-巯基-4-氨基-5-亚硝基-6-羟基嘧啶,再用保险粉还原得 2-巯基-4,5-二氨基-6-羟基嘧啶,活性镍催化脱硫得 4,5-二氨基-6-羟基嘧啶,与甲酸缩合得次黄嘌呤,再与五硫化二磷进行硫代即得。若用碘氧化本品则生成二硫化物,再与亚硫酸钠作用,则分解生成一分子磺巯嘌呤钠和一分子巯嘌呤。

合成路线：

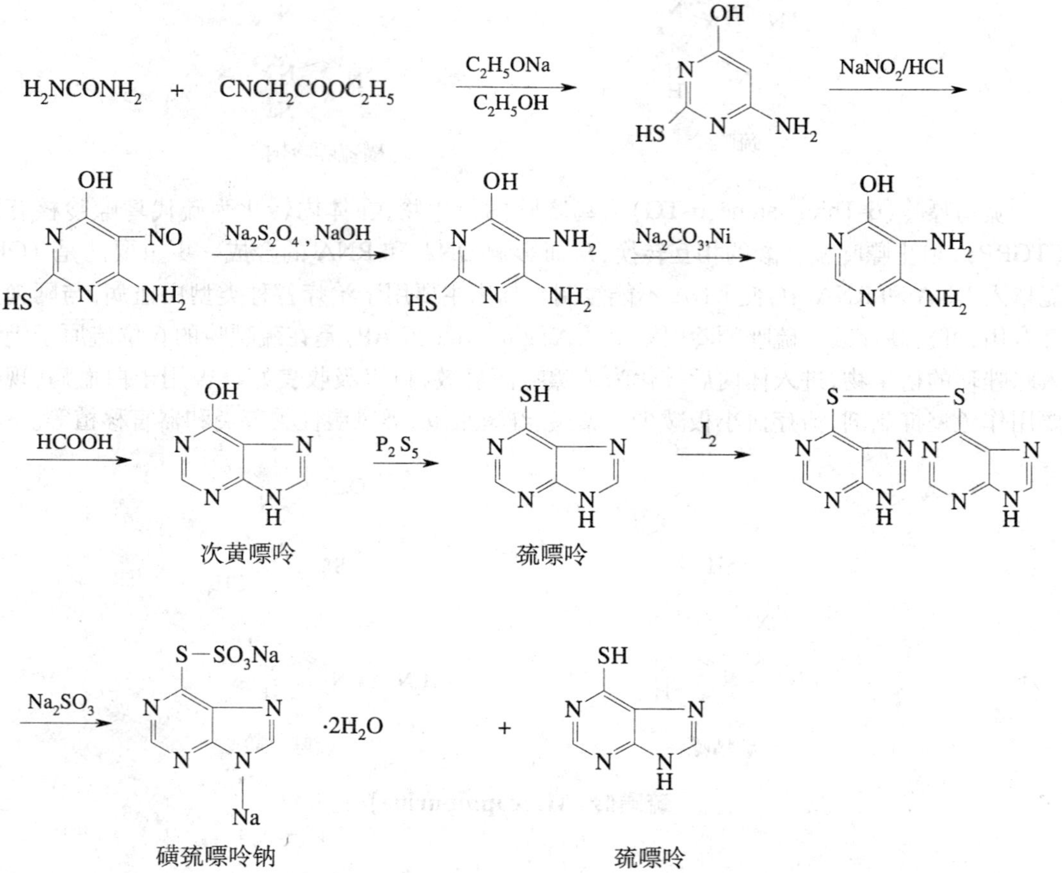

三、叶酸拮抗物(Antifolates)

叶酸(Folic Acid)是核酸生物合成所需的代谢物,也是红细胞发育生长的重要因子,临床可用作抗贫血药。当体内叶酸缺乏时,会导致白细胞减少,因此叶酸拮抗物可用于缓解急性白血病。

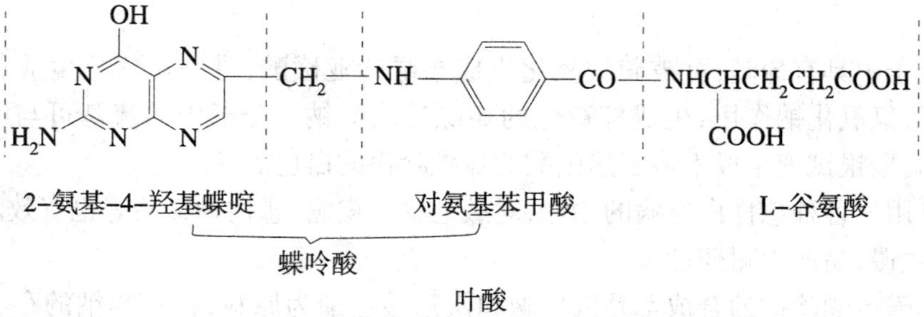

叶酸

氨基蝶呤(白血宁,Aminopterine)和甲氨蝶呤(Methotrexate)均是叶酸类抗代谢物,在结构上与叶酸差别很小,两者均为二氢叶酸还原酶抑制剂,使二氢叶酸不能转化为四氢叶酸,从而影响核酸的合成,抑制肿瘤细胞的生长。氨基蝶呤主要用于银屑病的治疗;甲氨蝶呤临床上主要用于治疗急性白血病等。

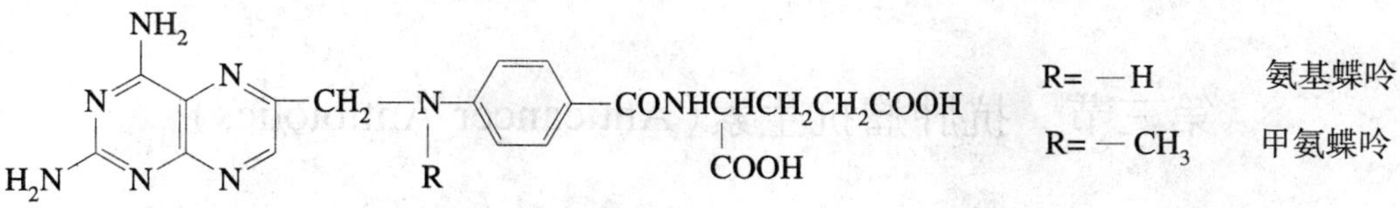

甲氨蝶呤(Methotrexate,MTX)

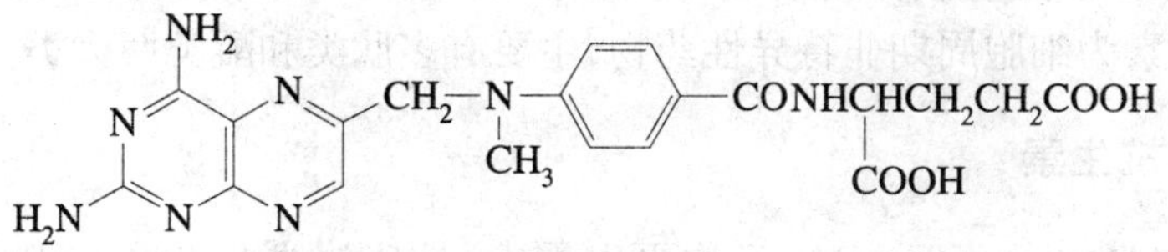

化学名为L-(+)-N-[4-[[(2,4-二氨基-6-蝶啶基)甲基]甲氨基]苯甲酰基]谷氨酸。

本品为橙黄色结晶性粉末。几乎不溶于水、乙醇、氯仿或乙醚;易溶于稀碱溶液,溶于稀盐酸。

本品在强酸性溶液中不稳定,酰胺键发生水解,生成谷氨酸和蝶呤酸而失去活性。

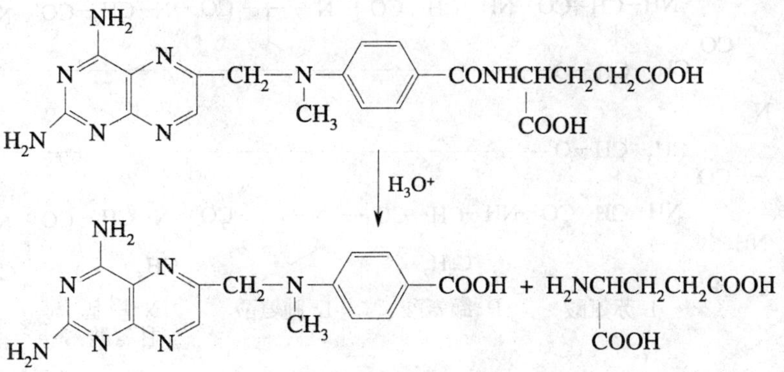

本品为叶酸的拮抗剂,与二氢叶酸还原酶的亲和力比二氢叶酸强1 000倍,几乎是不可逆地和二氢叶酸还原酶结合,使二氢叶酸不能转化为四氢叶酸,从而影响辅酶F的生成,干扰胸腺嘧啶脱氧核苷酸和嘌呤核苷酸的合成,对DNA和RNA的合成均可抑制,从而阻碍肿瘤细胞的生长。

本品临床主要用于治疗急性白血病、绒毛膜上皮癌和恶性葡萄胎,对头颈部肿瘤、乳腺癌、宫颈癌、消化道癌和恶性淋巴癌也有一定的疗效。本品大剂量使用时会引起中毒,可用亚叶酸钙(Calcium Folinate)解救,亚叶酸钙可提供四氢叶酸,与甲氨蝶呤合用,可降低毒性而不降低抗肿瘤活性。

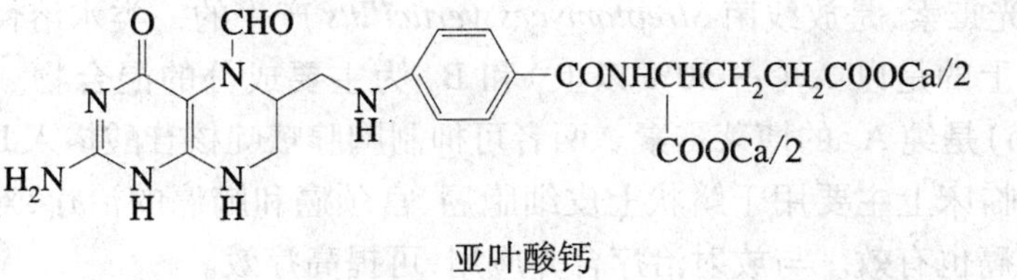

亚叶酸钙

第三节 抗肿瘤抗生素(Anticancer Antibiotics)

抗肿瘤抗生素是由微生物产生的具有抗肿瘤活性的化学物质。现已发现多种抗肿瘤抗生素,这些抗生素大多是直接作用于 DNA 或嵌入 DNA 中干扰其模板的功能。

抗肿瘤抗生素为细胞周期非特异性药物,主要有多肽类和醌类两大类。

一、多肽类抗生素

放线菌素 D(Dactinomycin D),又称更生霉素,是从放线菌 *Streptomyces pervulus* 中分离得到的抗生素,属于放线菌素族的一种抗生素,是由 L-苏氨酸(L-Thr)、D-缬氨酸(D-Val)、L-脯氨酸(L-Pro)、N-甲基甘氨酸(MeGly)及 L-N-甲基缬氨酸(L-MeVal)组成的两个多肽内酯环与母核 3-氨基-1,8-二甲基-2-吩噁嗪酮-4,5-二甲酸通过羧基相连而成。

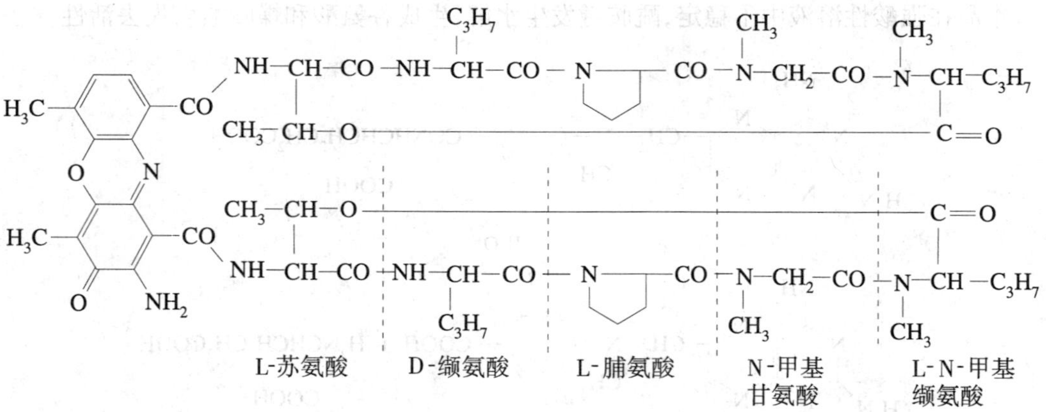

放线菌素D

放线菌素 D 与 DNA 的结合能力较强,但结合的方式是可逆的,抑制以 DNA 为模板的 RNA 多聚酶,从而抑制 RNA 的合成。放线菌素 D 与 DNA 结合的方式可能是通过其母核吩噁嗪酮环嵌入 DNA 的碱基对之间,和碱基对形成氢键,而其肽链侧位于 DNA 双螺旋的小沟内。

临床主要用于肾母细胞瘤、恶性淋巴瘤、绒毛膜上皮癌、何杰金氏病、恶性葡萄胎等。与其他抗肿瘤药合用,可提高疗效。

博莱霉素类抗肿瘤药物是一类天然存在的糖肽类抗肿瘤抗生素,这类药物直接作用于肿瘤细胞的 DNA,使 DNA 链断裂和裂解,最终导致肿瘤细胞死亡。博莱霉素(Bleomycin,BLM),又称争光霉素,是放线菌 *Streptomyces verticillus* 产生的一类水溶性的碱性糖肽类抗生素,用于临床上的是以 A_2(占 50% 以上)和 B_2 为主要成分的混合物。国产的平阳霉素(Pingyangmycin)是纯 A_5 的博莱霉素。两者可抑制胸腺嘧啶核苷酸掺入 DNA 中,从而干扰 DNA 的合成。临床上主要用于鳞状上皮细胞癌、宫颈癌和脑癌的治疗,对肺癌、食道癌、恶性淋巴瘤、睾丸癌也有效。与放射治疗合并应用,可提高疗效。

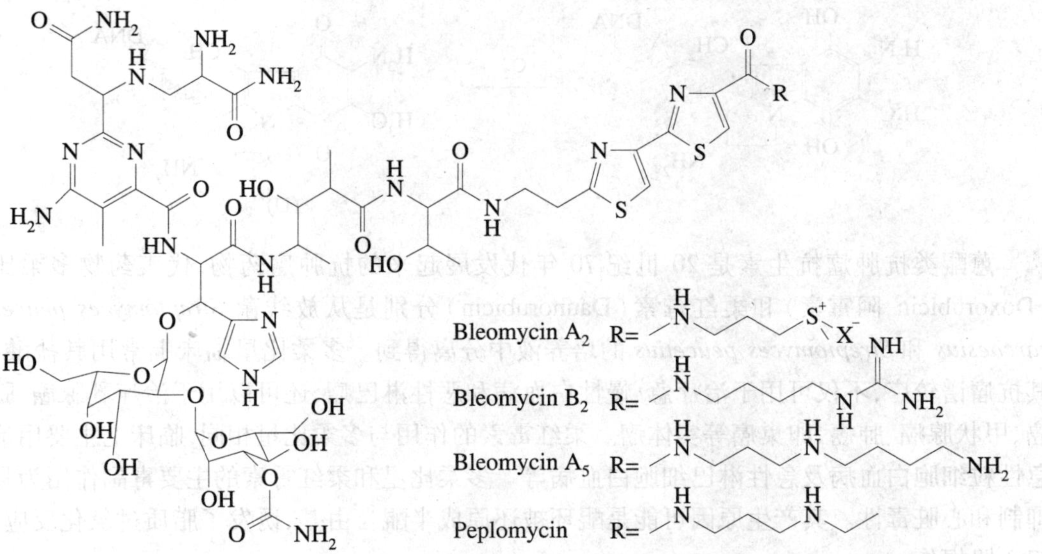

二、醌类抗生素

丝裂霉素 C(Mitomycin C)是从放线菌培养液中分离得到的一种醌类抗生素,临床上用于治疗各种腺癌(如胃癌、胰腺癌、直肠癌、乳腺癌等),对某些头颈癌和骨髓性白血病也有效。由于其能引起骨髓抑制的毒性反应,较少单独应用,通常与其他抗肿瘤药合用。我国从放线菌 H27190 菌培养液中分离出的自力霉素经证明与丝裂霉素 C 为同一化合物。

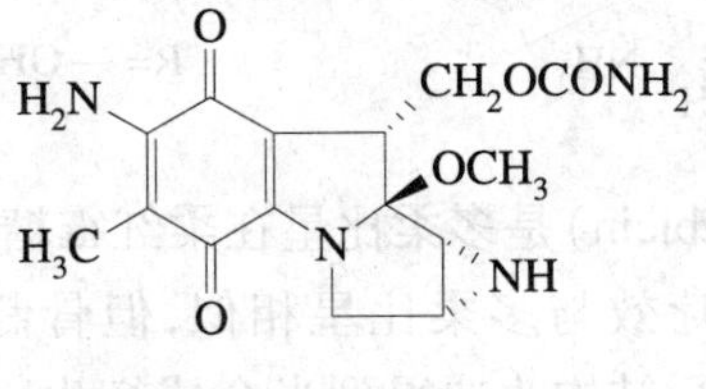

丝裂霉素

丝裂霉素 C 首先在体内酶的作用下将醌(A)还原成氢醌(B),再脱去一分子甲醇生成双功能的烷化剂(C),与 DNA 的鸟嘌呤和胞嘧啶碱基结合,导致 DNA 交联。最后又氧化成醌(D),抑制 DNA 的合成和功能。

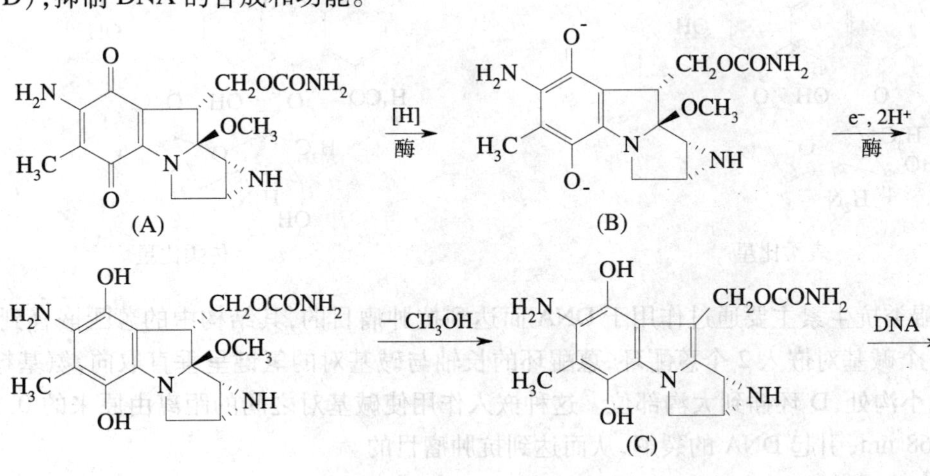

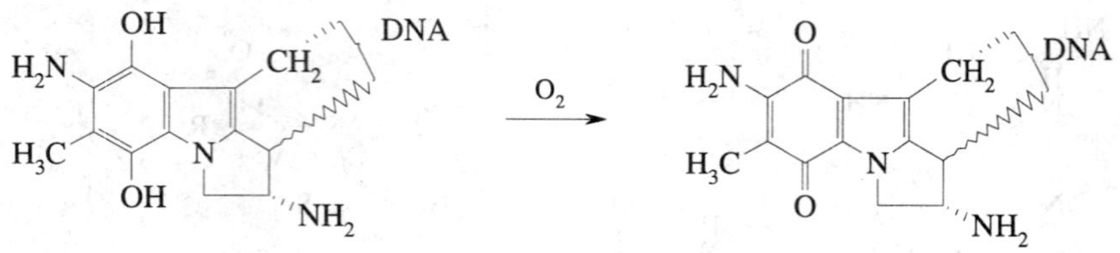

(D)

蒽醌类抗肿瘤抗生素是20世纪70年代发展起来的抗肿瘤药物，代表药物多柔比星（Doxorubicin，阿霉素）和柔红霉素（Daunorubicin）分别是从放线菌 *Streptomyces peucetiue varcaesius* 和 *Streptomyces peucetius* 的培养液中分离得到。多柔比星临床上常用其盐酸盐，其抗瘤谱较广，不仅可用于治疗急、慢性白血病和恶性淋巴瘤，还可以用于治疗乳腺癌、膀胱癌、甲状腺癌、肺癌、卵巢癌等实体瘤。柔红霉素的作用与多柔比星相同，临床上主要用治疗急性粒细胞白血病及急性淋巴细胞白血病等。多柔比星和柔红霉素的主要毒副作用为骨髓抑制和心脏毒性。其产生原因可能是醌环被还原成半醌自由基，诱发了脂质过氧化反应，引起心肌损伤。

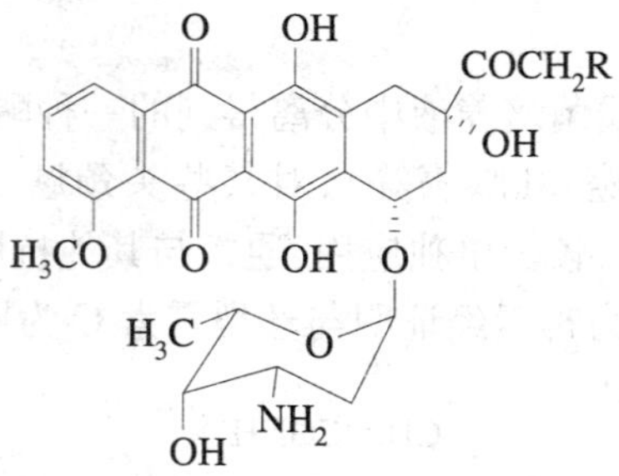

R=—H　柔红霉素
R=—OH　多柔比星

表柔比星（表阿霉素，Epirubicin）是多柔比星在柔红霉糖4′位的OH差向异构化的化合物，对白血病和其他实体瘤的疗效与多柔比星相似，但骨髓抑制和心脏毒性比阿霉素低25%。在柔红霉素的基础上进行结构改造得到半合成衍生物佐柔比星（Zorubicin），临床用于急性淋巴细胞白血病和急性原始粒细胞白血病，疗效与多柔比星相似。

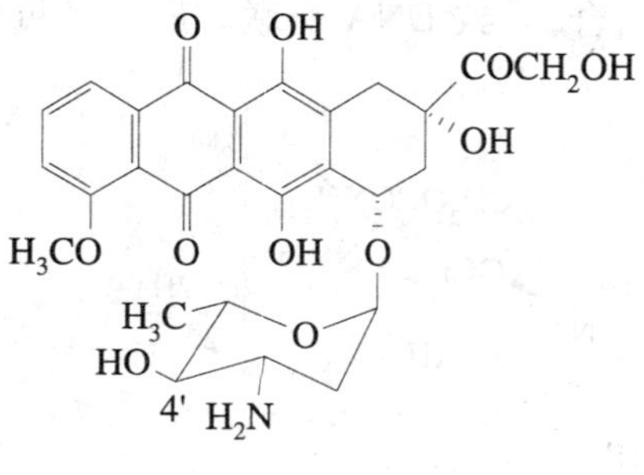

表柔比星

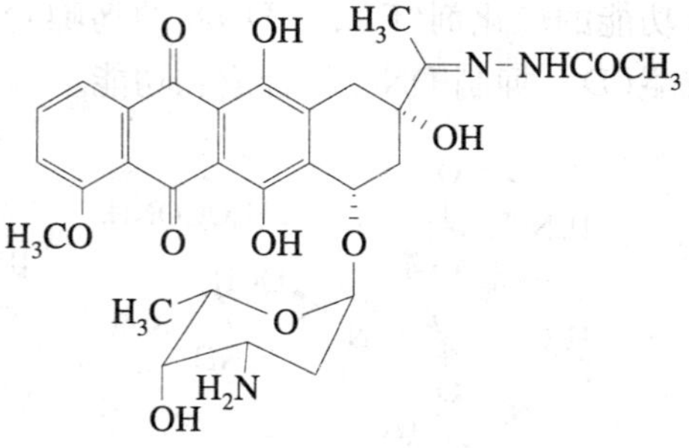

佐柔比星

蒽醌类抗生素主要通过作用于DNA而达到抗肿瘤目的，其结构中的蒽醌嵌合到DNA中，每6个碱基对嵌入2个蒽醌环，蒽醌环的长轴与碱基对的氢键呈垂直取向，氨基糖位于DNA的小沟处，D环插到大沟部位。这种嵌入作用使碱基对之间的距离由原来的0.34 nm增至0.68 nm，引起DNA的裂解，从而达到抗肿瘤目的。

对这类抗生素的研究致力于寻找心脏毒性较低的药物。Cheng 氏在研究某些天然和合成的抗肿瘤药物（如多柔比星、丝裂霉素、喜树碱等）的构效关系时，提出了 N-O-O 三角形环状结构为药效基团的设想，这三个电负性原子都必须具有孤对电子。认为该三角形结构可能与生物大分子的有关受体结合，导致抑制某些酶的活性中心或改变某些生物膜的通透性，也可能与酶共享一个共同的转运体系，使具有这一特定结构的化合物易于进入肿瘤细胞而产生抗肿瘤活性。

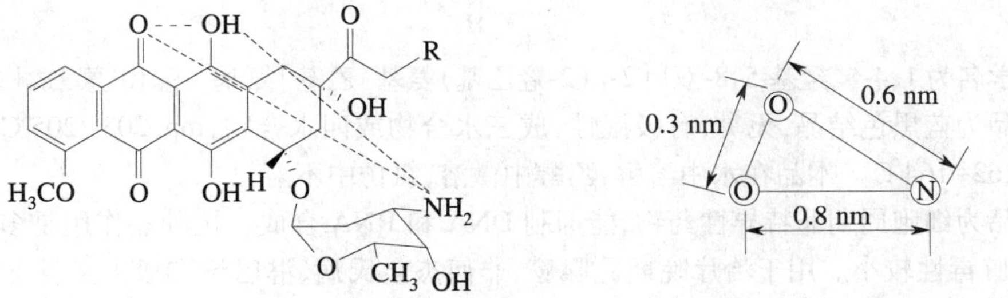

为了减小醌类抗生素的心脏毒性，在设计新化合物时保留蒽醌母核，用其他有氨基（或烃氨基）的侧链代替氨基糖结构，有可能保持活性而减小心脏毒性。氨基或烃氨基侧链对母核起稳定作用，使化合物保持易于嵌入 DNA 的平面结构。米托蒽醌（Mitoxantrone）就是由此而设计出来的全合成的抗肿瘤药物，在其分子中保留了 N-O-O 活性三角的结构，其抗肿瘤作用是阿霉素的 5 倍，心脏毒性较小，临床用于治疗晚期乳腺癌、非何杰金氏病、淋巴瘤和成人急性淋巴细胞白血病的复发。

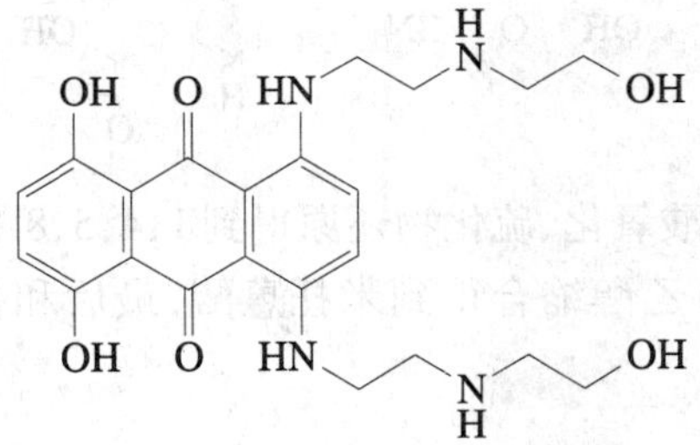

米托蒽醌

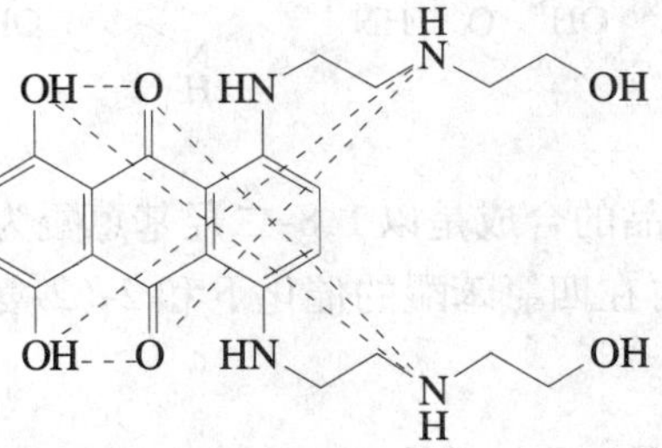

米托蒽醌的三角结构

比生群（Bisantrene）是继米托蒽醌后第二个用于临床的合成蒽环类抗肿瘤药，其抗瘤谱与米托蒽醌相似，无明显的心脏毒性，对恶性淋巴瘤、卵巢癌、肺癌、肾癌、黑色素瘤和急性白血病有效。

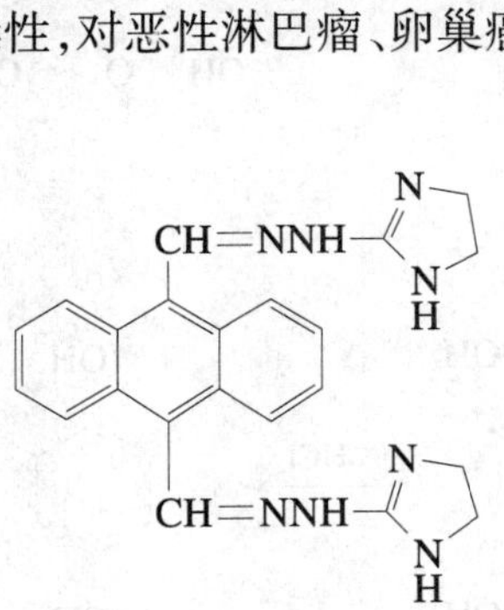

比生群

盐酸米托蒽醌(Mitoxantrone Hydrochloride)

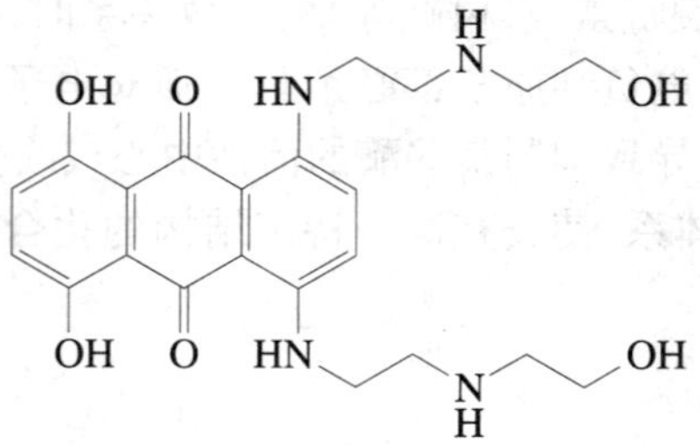

化学名为1,4-二羟基-5,8-双[[2-[(2-羟乙基)氨基]乙基]氨基]-9,10-蒽二酮二盐酸盐。

本品为蓝黑色结晶,无臭,有吸湿性,成三水合物或四水合物,mp. 203~205℃。其游离碱 mp. 162~164℃。本品在水中溶解,乙醇中微溶,氯仿中不溶。

本品为细胞周期非特异性药物,能抑制 DNA 和 RNA 合成。抗肿瘤作用是多柔比星的5倍,心脏毒性较小。用于治疗晚期乳腺癌、非何杰金氏病、淋巴瘤和成人急性非淋巴细胞白血病复发。

本品进入体内后很快被吸收进入组织,从尿中发现有侧链被氧化成羧基的代谢产物:

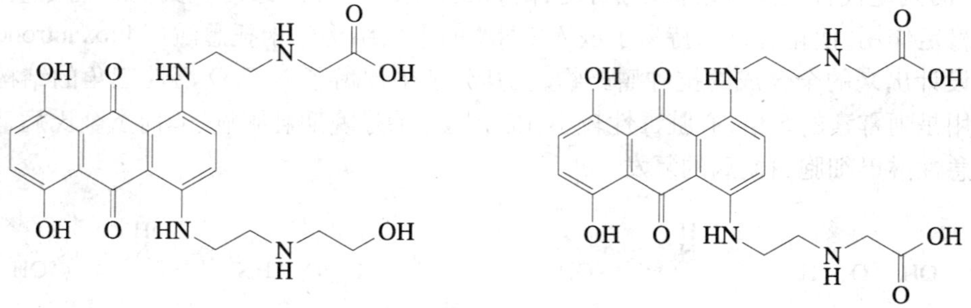

本品的合成是以1,8-二羟基蒽醌为原料,经硝酸氧化、硫化物还原得到1,4,5,8-四羟基蒽醌,再在四氯苯醌的催化下和2-(2-氨基乙氨基)乙醇缩合得到米托蒽醌,最后和盐酸成盐即得。

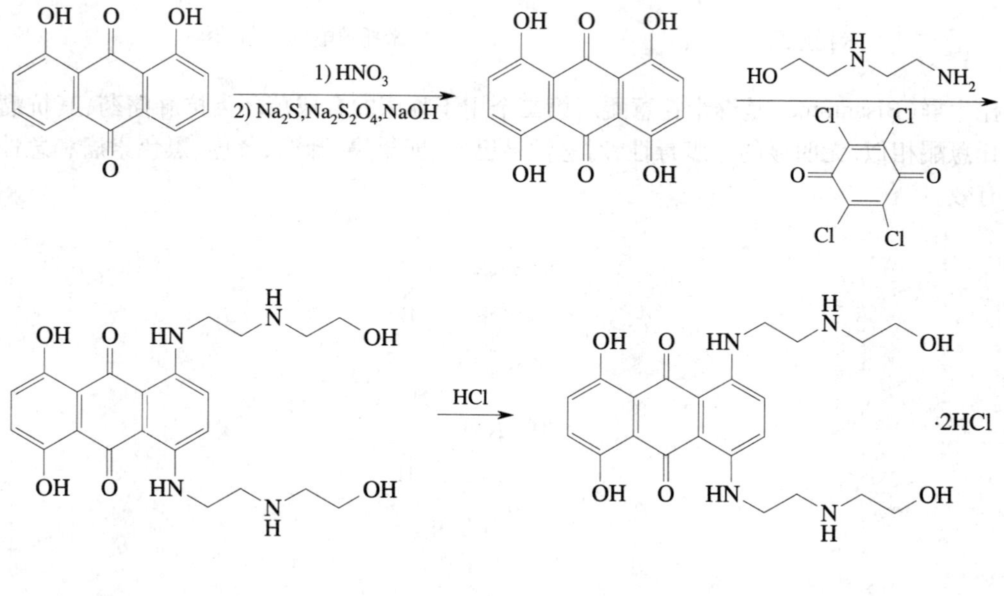

第四节　抗肿瘤植物药天然活性成分及其衍生物
(Anticancer Compounds from Plants and their Derivatives)

从植物中寻找抗肿瘤活性成分是开发抗肿瘤药物的重要途径,在国内外已成为抗肿瘤药物研究的重要组成部分。对天然活性成分进行结构修饰而得到一些半合成衍生物,从中寻找疗效更好、副作用低的抗肿瘤药物,这方面的研究近年来发展较快。本节主要介绍喜树生物碱类、长春生物碱类、鬼臼生物碱类和紫杉烷类等。

一、喜树生物碱类

喜树碱类抗肿瘤药物是 20 世纪 80 年代后期以来国内外研究得较多的一类抗肿瘤药物。

天然的喜树碱(Camptothecin)和羟基喜树碱(Hydroxycamptothecin)是从我国特有的珙桐科植物喜树(*Camptotheca acuminata decaisene*)中分离得到的内酯生物碱,其化学结构是由五个环稠合而成:其中 A、B 环构成喹啉环,C 环为吡咯环,D 环为吡啶酮结构,E 环为一个 α-羟基内酯环。整个环上共有两个氮原子,一个为内酰胺的氮原子,另一个为喹啉的氮原子,这两个氮原子的碱性都比较弱,与酸不能形成稳定的盐。

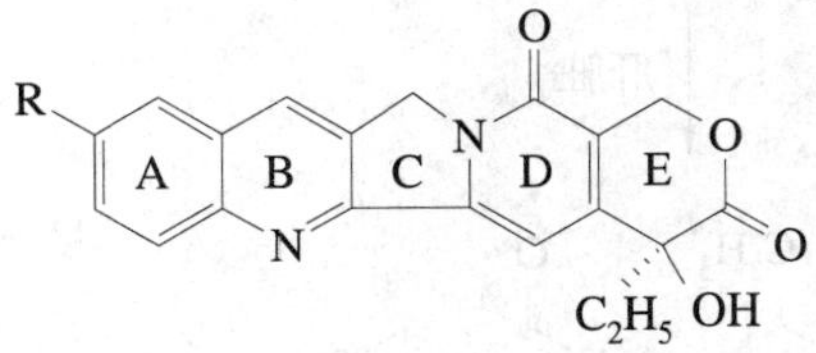

R= —H　喜树碱

R= —OH　羟基喜树碱

喜树碱具有较强的细胞毒性,对消化道肿瘤(如胃癌、结直肠癌)、肝癌、膀胱癌和白血病等恶性肿瘤有较好的疗效,但是对泌尿系统的毒性比较大,主要为尿频、尿痛和尿血等,而且其溶解性能较差,即不溶于水,也几乎不溶于有机溶剂,这给其在临床上的应用带来了困难。羟基喜树碱为喜树碱的羟基衍生物,其毒性比喜树碱低,很少引起血尿和肝肾功能损伤,临床主要用于肠癌、肝癌和白血病的治疗,但和喜树碱一样,羟基喜树碱同样不溶于水,临床应用较困难。为了解决喜树碱水溶性的问题,曾将其内酯环(E 环)打开制成水溶性的羟基酸钠盐,但钠盐的活性只有喜树碱的 1/10,因此需加大用量,从而造成毒副反应加大。

直到 20 世纪 80 年代后期人们发现了喜树碱类药物独特的作用机制后,又重新引起对该类药物的重视,设计并合成了一些毒性较小、水溶性较大的衍生物。人们发现喜树碱类药物的作用靶点是哺乳动物的 DNA 拓扑异构酶Ⅰ(TopoⅠ)。DNA 拓扑异构酶是调节 DNA 空间构型的动态变化的关键性核酶,该酶主要包括 TopoⅠ、TopoⅡ两种类型。以 TopoⅠ、TopoⅡ为靶分子设计各种抑制剂,使其成为抗肿瘤药物,已成为肿瘤化疗的新热点。喜树碱类药物是 TopoⅠ抑制剂,其抗肿瘤机制并非抑制该酶的催化活性,而是通过阻断酶与 DNA 反应的最后一步,即单链或双链 DNA 在切口部位的重新结合,从而导致 DNA 断裂和细胞死亡。

近年来人们基于对喜树碱类化合物新的抗肿瘤机制的认识,致力于寻找高效、低毒、水溶性较好的喜树碱衍生物，开发出几种较理想的药物，如伊立替康（Irinotecan，CPT-11）、拓扑替康（Topotecan）等。

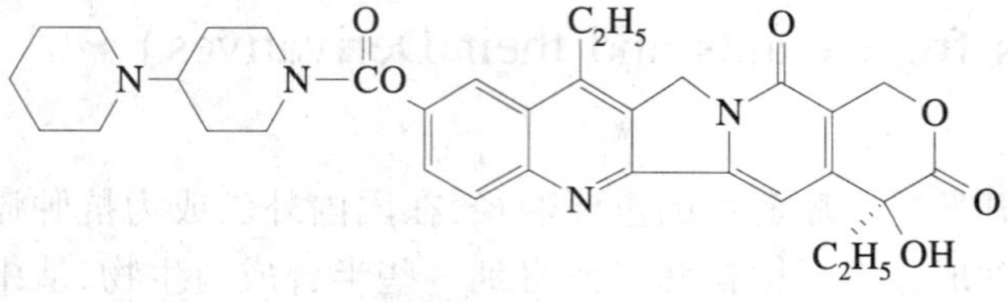

伊立替康

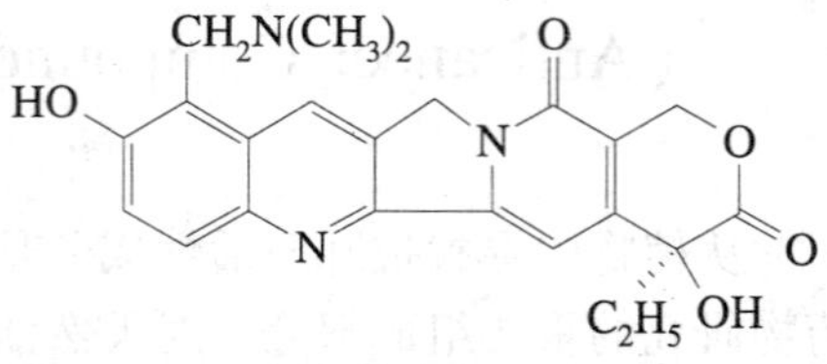

拓扑替康

伊立替康是 1994 年于日本上市的喜树碱类衍生物，临床用其盐酸盐，水溶性大大增加。伊立替康属前体药物，体外抗肿瘤活性小，在体内经 P450 依赖性酯酶代谢成为有活性的 7-乙基-10-羟基喜树碱（SN-38）。临床结果表明，伊立替康的抗肿瘤谱较广，抗肿瘤效果比喜树碱好，主要用于结肠癌、直肠癌、小细胞和非小细胞肺癌、卵巢癌、子宫癌、恶性淋巴瘤等的治疗，且毒性低，主要副作用是中性白细胞减少和腹泻。

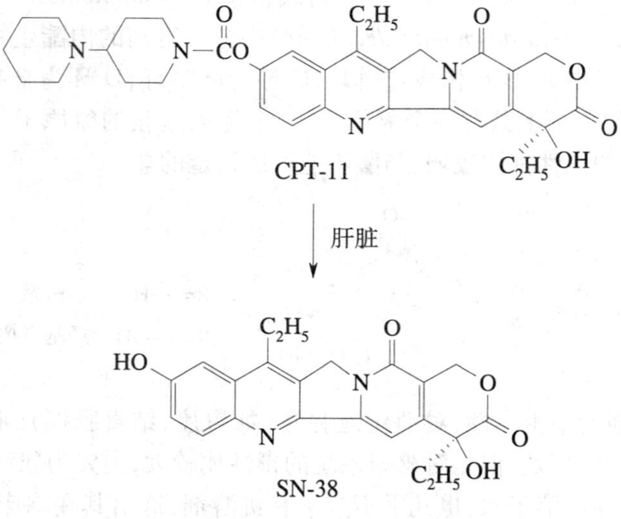

拓扑替康是另一个半合成的水溶性喜树碱衍生物，1996 年被美国 FDA 批准上市。拓扑替康的 A 环上引入了 N，N′-二甲基氨甲基侧链，其盐酸盐有很好的水溶性；其抗瘤谱较广，主要用于转移性卵巢癌的治疗，对小细胞肺癌、乳腺癌、结肠癌、直肠癌的疗效也很好，对头颈癌和恶性神经胶质瘤也有效，副作用为血毒症、中性白细胞减少、呕吐和腹泻。

二、长春生物碱类

长春碱类抗肿瘤药是由夹竹桃科植物长春花（*Catharanthus* 或 *Vinca roseal*）分离得到的具有抗肿瘤活性的生物碱，主要有长春碱（Vinblastine，VLB）和长春新碱（Vincristine，VCR）。长春碱可用于治疗各种实体肿瘤，如淋巴瘤、绒毛膜上皮癌、肺癌、乳腺癌、卵巢癌等，对单核细胞白血病也有效。而长春新碱主要用于治疗儿童急性白血病，毒性与长春碱相近，但对神经系统毒性较突出，多在用药 6 ~ 8 周出现。

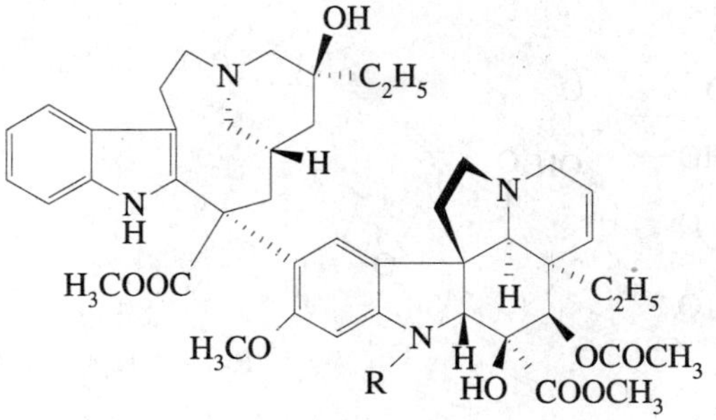

在对长春碱结构改造的过程中，合成了长春地辛（长春酰胺，Vindesine，VDS），对实验动物肿瘤的活性远优于长春碱和长春新碱，对急性淋巴细胞性白血病及慢性粒细胞性白血病有显著疗效，对小细胞及非小细胞肺癌、乳腺癌也有较好的疗效。毒性介于长春碱和长春新碱之间，神经毒性只有长春碱的1/2，骨髓抑制较长春碱轻，但较长春新碱强。

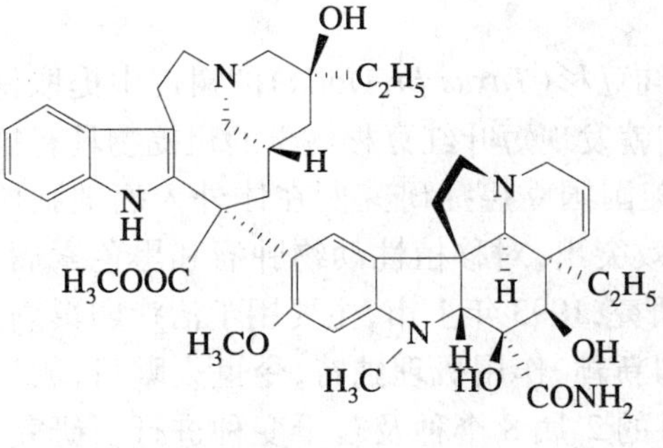

长春地辛

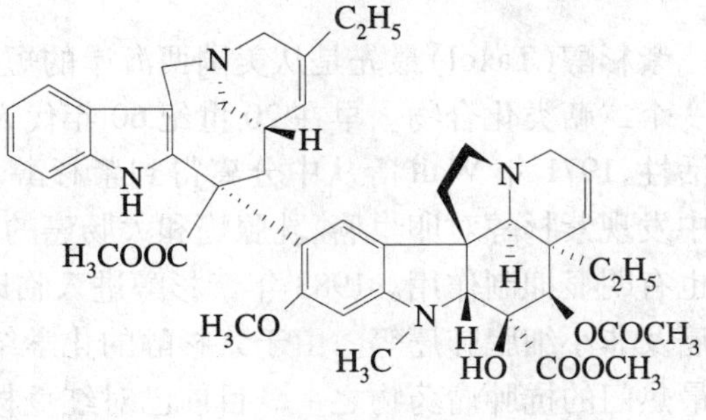

长春瑞滨

长春瑞滨（Vinorelbine，NVB）是近年来开发上市的半合成的长春碱衍生物，对肺癌尤其对小细胞肺癌的疗效好，还可用于乳腺癌、卵巢癌、食道癌等的治疗，其对神经的毒性比长春碱和长春新碱低。

长春碱类抗肿瘤药物均能与微管蛋白结合，阻止微管蛋白双聚体聚合成为微管；另外，还可诱导微管的解聚，使纺锤体不能形成，细胞停止于分裂中期，从而阻止肿瘤细胞的繁殖。但VLB及VCR也作用于细胞膜，干扰细胞膜对氨基酸的运转，使蛋白质的合成受抑制。

三、鬼臼生物碱类

鬼臼毒素（Podophyllotoxin）是从喜马拉雅鬼臼（*Podophyllum emodi*）和美洲鬼臼（*Podophyllum peltatum*）的根茎中提取得到的一种生物碱，为一种有效的抗肿瘤成分，由于毒性反应严重而不能用于临床。经结构改造得到鬼臼毒素的半合成衍生物，如依托泊苷（Etoposide，VP-16）和替尼泊苷（Teniposide，VM-26）等。依托泊苷对小细胞肺癌的疗效显著，为小细胞肺癌化疗的首选药物。替尼泊苷的脂溶性高，易通过血脑屏障，为脑瘤的首选药物。

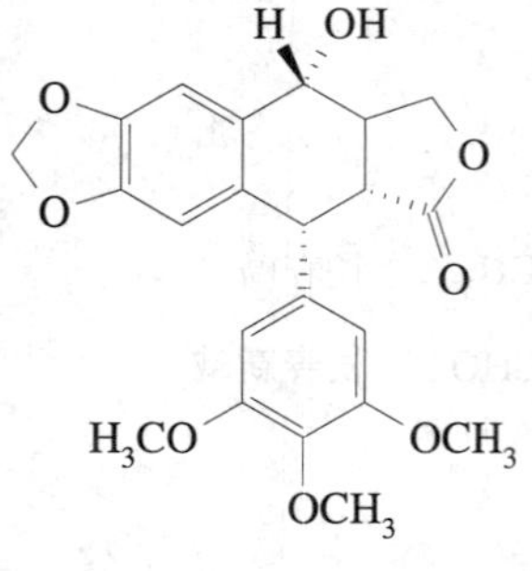

鬼臼毒素

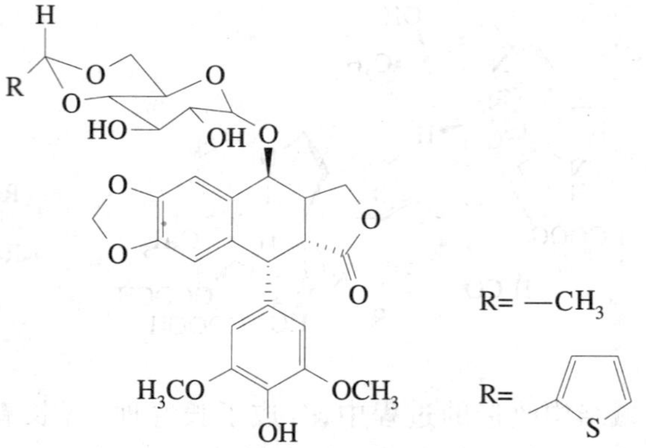

依托泊苷

替尼泊苷

鬼臼毒素是较强的微管抑制剂,抑制肿瘤细胞的有丝分裂;而依托泊苷和替尼泊苷是通过作用于 DNA 拓扑异构酶Ⅱ而影响 DNA 的复制和转录。

四、紫杉烷类

紫杉醇(Taxol)最先是从美国西海岸的短叶红豆杉(*Taxus breviolia*)的树皮中提取得到的一个二萜类化合物。早在 20 世纪 60 年代人们就发现短叶红豆杉树干的粗提物具有抗肿瘤活性,1971 年 Wall 等从中分离得到紫杉醇。美国国立癌症研究所在体外人癌细胞株筛选中发现紫杉醇对卵巢癌、乳腺癌和大肠癌的疗效突出,对移植性动物肿瘤和黑色素瘤、肺癌也有明显抑制作用。1983 年紫杉醇进入临床研究,1993 年上市,主要用于治疗卵巢癌、乳腺癌及非小细胞肺癌等。由于紫杉醇的化学结构新颖,作用机理独特,令世人瞩目,成为目前最热门的抗肿瘤药物之一。目前已对红豆杉科的 2 属 8 个种及若干变种进行了研究,发现了大量具有紫杉烷骨架及类似骨架的化合物。但迄今为止,还没有发现抗肿瘤活性强于紫杉醇的天然来源的紫杉烷类化合物。

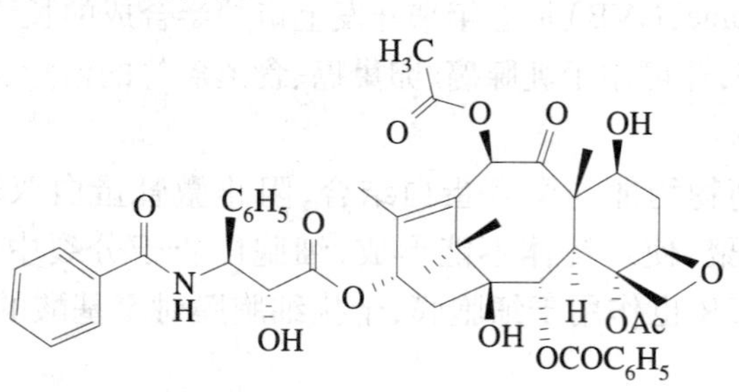

紫杉醇

紫杉醇在使用过程中存在两个主要问题:一是水溶性很差(0.03 mg/ml),难以制成合适的剂型,生物利用度低;二是紫杉醇在数种红豆杉属植物中含量很低(最高约 0.07%),加之紫杉生长缓慢,树皮剥去后不能再生,树木将死亡,因此其来源受到限制。后来在浆果紫杉(*Taxus baccata*)的新鲜叶子中提取得到紫杉醇的前体 10-去乙酰浆果赤霉素(含量约 0.1%),以此可以半合成制备紫杉醇。

紫杉特尔(Taxotere)是用 10-去乙酰浆果赤霉素进行半合成得到的另一个紫杉烷类抗肿瘤药物,与紫杉醇相比,其水溶性较好,毒性较小,抗瘤谱更广,对除肾癌、结直肠癌以外的其他实体瘤都有效,而且活性高于紫杉醇,美国 FDA 于 1996 年批准上市。

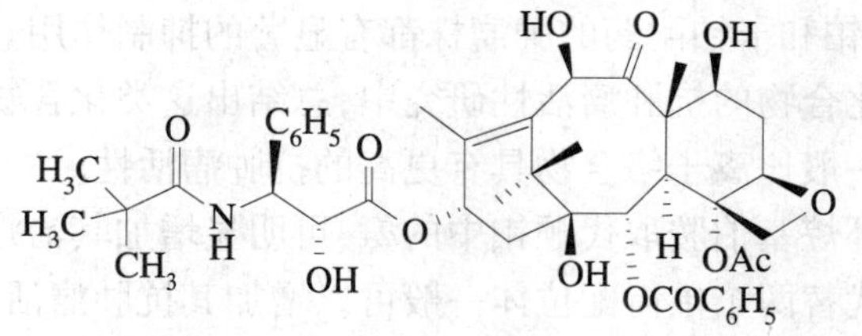

紫杉特尔

紫杉烷类药物的作用机制也是抑制肿瘤细胞的有丝分裂，但与长春碱类药物不同，是通过促进微管蛋白聚合成微管、抑制微管的解聚而使肿瘤细胞的有丝分裂终止，最终导致肿瘤细胞的死亡。

第五节　金属铂配合物抗肿瘤药物
(Anticancer Platinum Complexes)

自1969年首次报道顺铂(Cisplatin，顺氯氨铂)对动物肿瘤有强烈的抑制作用后，引起人们对金属配合物抗肿瘤药研究的重视，合成了大量的金属化合物，其中有金、铂、锡、铑、钌等元素的配合物或络合物。近年来已证实铂、铑、钌、锗、锡等的化合物具有抗肿瘤活性，其中尤以铂的配合物引起人们的极大重视。对金属化合物的研究将成为抗肿瘤药研究中较为活跃的领域之一。

顺铂是第一个用于临床的抗肿瘤铂配合物，对膀胱癌、前列腺癌、肺癌等都具有较好的疗效，但毒副反应大，有严重的肾毒性、胃肠道毒性、耳毒性及神经毒性，长期使用会产生耐药性。

当前铂配合物的研究方向是寻找高效低毒的药物、研究构效关系和探索铂配合物分子水平抗肿瘤作用机制。为了克服顺铂的缺点，用不同的胺类(乙二胺、环己二胺等)和各种酸根(无机酸、有机酸)和铂络合，合成了一系列铂的配合物，如卡铂(Carboplatin，碳铂)是20世纪80年代上市的第二代铂配合物，其抗肿瘤活性和抗瘤谱与顺铂类似，但肾毒性、消化道反应和耳毒性均较低，对小细胞肺癌、卵巢癌的效果比顺铂好，但对膀胱癌和头颈部癌的效果不如顺铂，仍需静脉注射给药。卡铂和顺铂之间没有交叉耐药性。

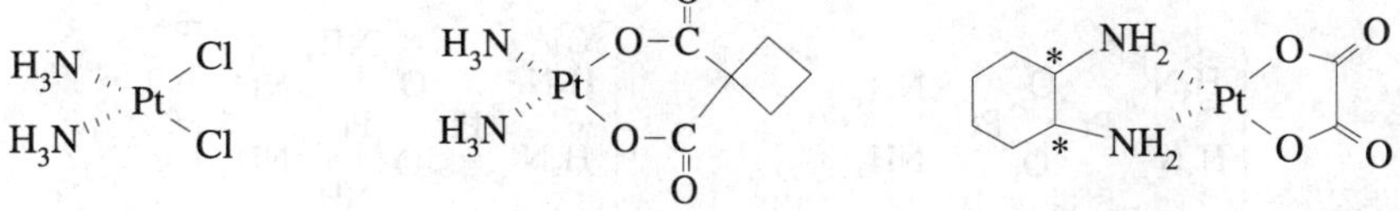

顺铂　　　　卡铂　　　　奥沙利铂

奥沙利铂(Oxaliplatin)是1996年上市的新型抗肿瘤手性铂配合物，为草酸根·(1R,2R-环己二胺)合铂(Ⅱ)，是第一个上市的抗肿瘤手性铂配合物。1,2-环己二胺配体有三个立体异构体，即(R,R)体、(S,S)体和内消旋体(R,S)，相对应的铂配合物有三个立体异构体，体外和体内活性略有不同，但只有(R,R)异构体开发用于临床。奥沙利铂是第一个对结肠癌有效的铂类抗肿瘤药物，对大肠癌、非小细胞肺癌、卵巢癌及乳腺癌等多种动物和人肿瘤细胞株,包括对顺铂和卡铂耐药的肿瘤株都有显著的抑制作用。

在对大量的铂类化合物的抗肿瘤活性研究中,总结出这类化合物的基本构效关系:

(1) 中性络合物一般比离子络合物具有更高的抗肿瘤活性。

(2) 烷基伯胺或环烷基伯胺取代顺铂中的氨,可明显增加其治疗指数。

(3) 双齿配位体代替两个单齿配位体一般可以增加其抗肿瘤活性。因为双齿配位体的化合物不像单齿配位体的化合物那样容易转变为反式配合物而失活。

(4) 取代的配位体要有足够快的水解速率,但也不能太快,以让配合物有足够的稳定性达到作用部位。

(5) 平面正方形和八面体构型的铂配合物抗肿瘤活性高于其他构型的铂配合物。

顺铂(Ciplatin)

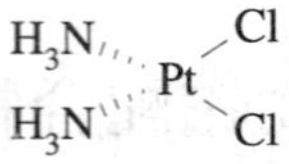

化学名为(Z)-二氨二氯铂。本品为顺式异构体,其反式异构体无效。

本品为亮黄色或橙黄色的结晶性粉末,无臭。易溶于二甲基亚砜,略溶于二甲基甲酰胺,微溶于水,不溶于乙醇。本品通常通过静脉注射给药,供药用的是含有甘露醇和氯化钠的冷冻干燥粉,临用前用注射用水配成每 1 ml 含 1 mg 顺铂、9 mg 氯化钠和 10 mg 甘露醇的溶液,pH 在 3.5 ~ 5.5 之间。

本品在室温条件下对光和空气稳定,可长期贮存。本品加热至 170℃ 即转化为反式异构体,溶解度降低,颜色发生变化。继续加热至 270℃,熔融的同时分解成金属铂。

本品水溶液不稳定,能逐渐水解,生成水合物Ⅰ和水合物Ⅱ,进一步水解生成无抗肿瘤活性却有剧毒的低聚物Ⅰ和低聚物Ⅱ。将氯化钠加到顺铂水溶液中,可降低顺铂的分解速率,而且低聚物Ⅰ和低聚物Ⅱ在 0.9% 氯化钠溶液中不稳定,可迅速完全转化为顺铂,因此临床上不会导致中毒危险。

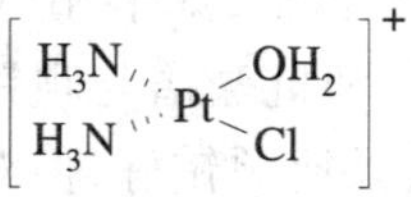

水合物Ⅰ

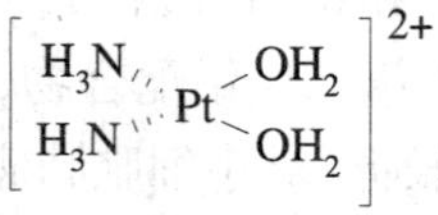

水合物Ⅱ

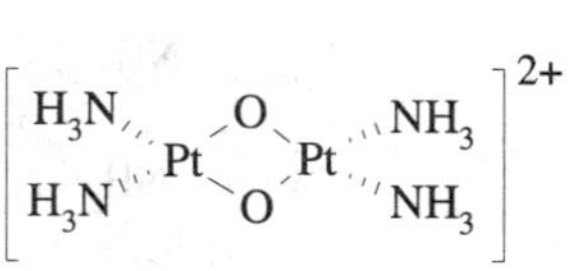

低聚物Ⅰ

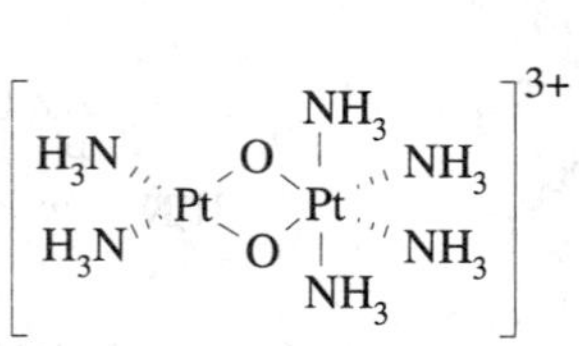

低聚物Ⅱ

本品进入体内后,可扩散通过带电的细胞膜而进入细胞,由于细胞 Cl^- 浓度低,药物水解为带阳离子的水合物,再解离生成羟基络合物。羟基络合物和水合物比较活泼,与 DNA 单链内的两个碱基形成封闭的螯合环(极少数是在双链间形成螯合环),这种螯合的形成破坏了两条多聚核苷酸链上嘌呤基和胞嘧啶之间的氢键,扰乱了 DNA 的正常双螺旋结构,使其局部变性失活而丧失复制能力。反式铂配合物无此作用。

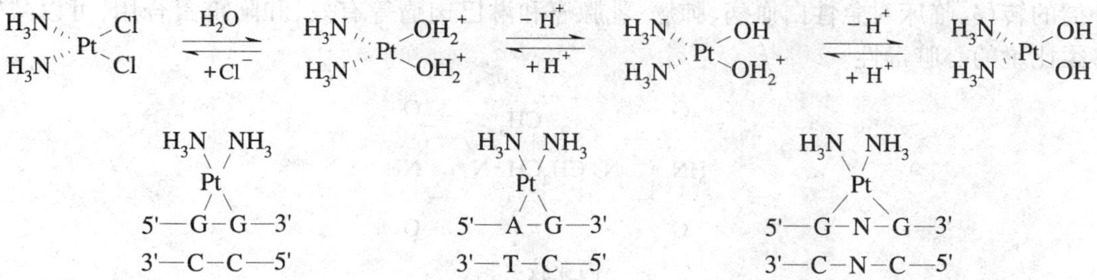

本品在临床上主要用于治疗膀胱癌、前列腺癌、肺癌、头颈部癌、乳腺癌、恶性淋巴癌和白血病等，与甲氨蝶呤、环磷酰胺等有协同作用。缺点是毒副作用较大，长期使用会产生耐药性。

第六节　其他抗肿瘤药物（Miscellaneous Anticancer Drugs）

某些妇科肿瘤如乳腺癌、卵巢癌、子宫癌等，与体内的雌性激素水平过高有关，雌激素受体拮抗剂可阻断雌激素对受体的作用，可以达到治疗这些肿瘤的目的。他莫昔芬（Tamoxifen）为非甾体的雌激素受体拮抗剂，为绝经后晚期乳腺癌的一线治疗药物，还可用于治疗各期乳腺癌、卵巢癌和子宫内膜癌，并作为这些癌症术后、放疗后的首选辅助用药，对预防复发和缓解病情有明显效果。

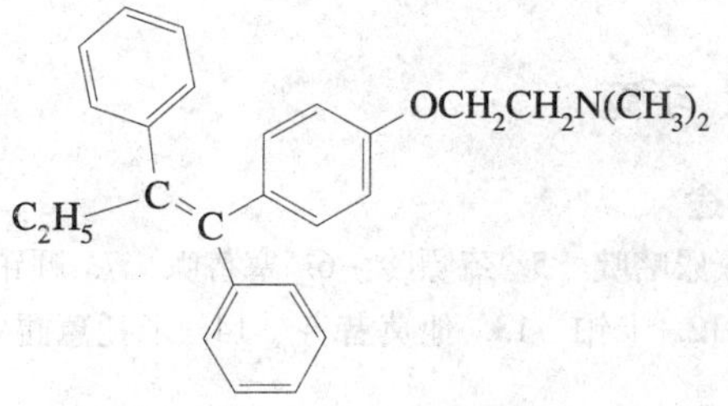

他莫昔芬

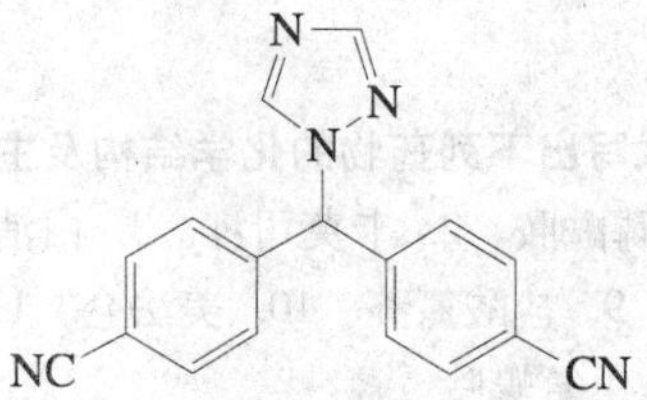

来曲唑

近年来，乳腺癌的内分泌治疗药物有了很大发展。目前临床应用最多的乳腺癌内分泌治疗药物为芳构酶抑制剂，通过抑制绝经后妇女体内芳构酶的活性，阻断雌激素的合成，从而抑制乳腺癌细胞的生长。来曲唑（Letrozol）是新一代芳构酶抑制剂，为人工合成的苄三唑类衍生物，它通过抑制芳构酶的活性，使体内雌激素水平下降，从而消除雌激素对肿瘤生长的刺激作用。体内外研究显示，来曲唑能有效抑制雄激素向雌激素转化，而绝经后妇女的雌激素主要来源于雄激素前体物质在外周组织的芳构化，故来曲唑特别适用于绝经后的乳腺癌患者。

由于来曲唑的选择性较高，不影响体内的糖皮质激素、盐皮质激素和甲状腺的功能，大剂量使用对肾上腺皮质类固醇类物质的分泌无抑制作用，因此具有较高的治疗指数，与其他芳构酶抑制剂和抗雌激素药物相比，来曲唑的抗肿瘤作用更强，可用于治疗对抗雌激素无效的晚期乳腺癌。

丙亚胺（Razoxane）能改变肿瘤组织周围的血管状态，抑制肿瘤的血液供应，可以防止肿瘤的转移,临床对急性白血病、肺癌、乳腺癌和淋巴肉瘤等有效,和阿霉素合用,可以减轻多柔比星的心脏毒性。

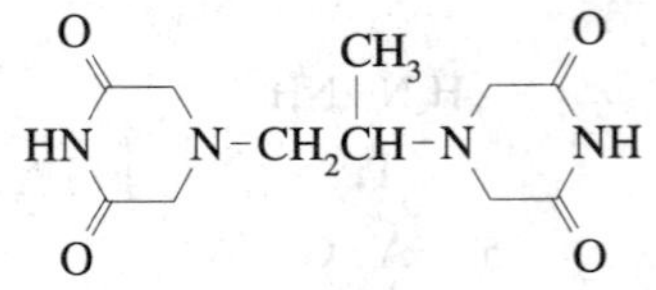

丙亚胺

昂丹司琼(Ondansetron)为肿瘤化疗的辅助治疗药物。它是一种强效的高选择性的 $5\text{-}HT_3$ 受体拮抗剂,癌症患者因化学治疗或放射治疗引起的小肠与延髓的5-HT释放,通过 $5\text{-}HT_3$ 受体引起迷走神经兴奋而导致呕吐反射,昂丹司琼可有效地对抗该过程。因此昂丹司琼可用于治疗癌症患者的恶心呕吐症状,辅助癌症患者的药物治疗,毒副作用极小,此外还用于预防和治疗手术后的恶心和呕吐。昂丹司琼可静注或口服,口服后吸收迅速,分布广泛,生物利用度为60%。

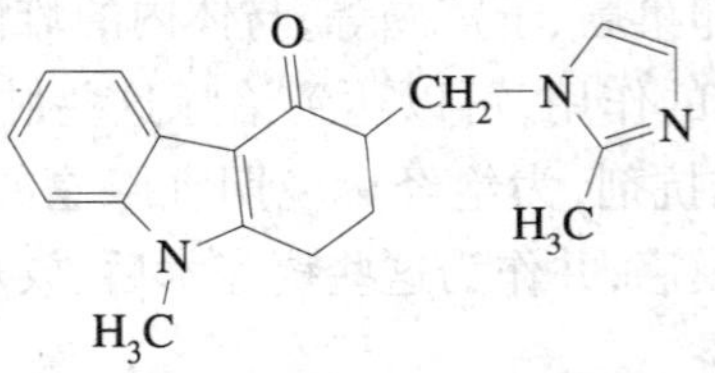

昂丹司琼

本章习题

一、试写出下列药物的化学结构及主要临床用途

1. 环磷酰胺 2. 卡莫司汀 3. 白消安 4. 氟尿嘧啶 5. 巯嘌呤 6. 塞替哌 7. 顺铂 8. 盐酸阿糖胞苷 9. 盐酸氮芥 10. 美法仑 11. 氮甲 12. 卡铂 13. 他莫昔芬 14. 米托蒽醌 15. 洛莫司汀 16. 甲氨蝶呤

二、问答题

1. 按作用机理和来源的不同可将抗肿瘤药物分为哪几类?各举一例药物。
2. 什么是烷化剂?写出其主要结构类型,各举一例药物。
3. 氮芥类烷化剂的结构是由哪两部分组成的?两部分的作用分别是什么?试举出两例药物。
4. 试从氮芥类药物的结构和作用机制解释为什么芳香氮芥比脂肪氮芥的抗肿瘤活性弱而毒性较低。
5. 为什么环磷酰胺比其他氮芥类药物的毒性小(以文字说明)?
6. 抗代谢抗肿瘤药物的设计原理是什么?试举一例药物说明。
7. 什么是代谢拮抗?举例说明代谢拮抗原理在化学治疗药物设计中的应用。
8. 为什么在顺铂的注射剂中加入氯化钠?

三、合成题

1. 以二乙醇胺为原料合成环磷酰胺(以反应式表示)。
2. 以氨基乙醇和脲为原料合成卡莫司汀(以反应式表示)。
3. 以硫脲和氰乙酸乙酯为原料合成巯嘌呤和磺巯嘌呤钠(以反应式表示)。
4. 以氯乙酸乙酯为原料合成氟尿嘧啶(以反应式表示)。

第十三章　甾类药物

(Steroidal Drugs)

甾类药物(Steroidal Drugs)包括体内的甾体激素及其衍生物。激素是由内分泌腺或内分泌细胞分泌的一类化学物质,它直接进入血液或淋巴液到达靶部位而起作用。激素的活性很高,一些激素在血液中的浓度仅为 10^{-10} mol/L,但就能检测出较为明显的生理活性。

体内的甾体激素可分为性激素和肾上腺皮质激素,这是一大类维持生命活动、调节机体代谢、促进细胞发育分化、促进性器官生长以及维持生殖功能的重要生物活性物质。激素的分泌过多或不足,均使机体生理活动的平衡失调而发生疾病。它们的作用具有高度的选择性,一种激素只能作用于某一或某些特定的器官或组织,称之为靶器官或靶组织。在这些器官或组织中存在着接受激素信息的蛋白质,即激素受体,激素通过与受体结合而产生生理作用。

人体内激素的种类非常多。对其结构和作用、合成和代谢的研究,是发展激素类药物的基础。一般来说,只有性质相对稳定,有治疗价值且能工业生产的激素,才能作为药物。激素类药物按药理作用的类型分成两大类:拟似激素作用的药物,或称拟激素药;拮抗激素作用的药物,或称抗激素药,抗激素药是近年来药物化学发展的一个成果,可用于治疗内分泌功能亢进性的疾病。

甾类药物不仅能治疗多种疾病,而且是计划生育及免疫抑制等方面不可缺少的药物。最早应用的拟激素药是动物内分泌物质的提取物。随着相应学科和制药工业的发展,逐步采用半合成和全合成的激素和激素类似物。20 世纪 40 年代到 70 年代是这类药物研究开发的重要阶段,80 年代抗早孕药物米非司酮(Mifepristone)的问世,促进了抗孕激素类药物的发展。近 20 年来,尤其是 20 世纪 90 年代以来,甾体激素的应用研究不断扩大,据统计,迄今已有 150 多种疗效确切、副作用小、使用安全的甾类药物应用于临床,并且正在研究开发其治疗肿瘤、老年骨质疏松以及心血管系统疾病等多方面的新用途。目前至少还有 50 多个甾体化合物正在进行临床研究阶段。

一、概述

(一) 分类

甾类药物按化学结构可分为雌甾烷类、雄甾烷类及孕甾烷类化合物。若按其药理作用分类,可分为性激素及肾上腺皮质激素。它们之间的相互关系如下所示:

- 甾体激素
  - 性激素
    - 雄性激素
      - 雄激素 } 雄甾烷
      - 蛋白同化激素 } 雄甾烷
    - 雌性激素
      - 雌激素 —— 雌甾烷
      - 孕激素 } 孕甾烷
  - 肾上腺皮质激素
    - 糖皮质激素 } 孕甾烷
    - 盐皮质激素 } 孕甾烷

这些激素在生命过程中发挥的作用有以下特点:性激素主要影响性的特征、发育以及生殖繁衍。糖皮质激素调节糖、脂肪、蛋白质的生物合成及代谢,增加肝糖原,增强免疫力,具有抗风湿、抗炎的作用。盐皮质激素影响机体电解质代谢,潴钠排钾,调节体液,并维持体内 Na^+ 和 K^+ 的平衡。

在雄性和雌性体内,上述三种内源性的性激素(雄激素、雌激素和孕激素)都存在,但在雌性体内产生的雌激素和孕激素其血浆浓度较高,而在雄性体内产生的雄激素其血浆浓度较高。

(二)化学特征

甾体激素是一类稠合四环脂肪烃类化合物,具有环戊烷并多氢菲母核。甾类药物的化学结构由 A、B、C 和 D 四个环稠合而成,A、B 和 C 环为六元环,D 环为五元环。通常 A、B 环稠合处和 C、D 环稠合处各有一个角甲基为 C-18 和 C-19,许多甾类在 D 环 17 位有侧链,如 C-20 ~ C-27。当甾体母核平面平放在纸平面上时,虚线表示取代基在环的下方,为 α 取代;实线表示取代基在环的上方,为 β 取代,如 C-18 和 C-19 甲基为 β 取代,用实线表示。

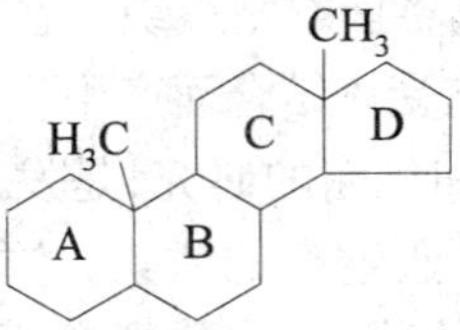

甾核

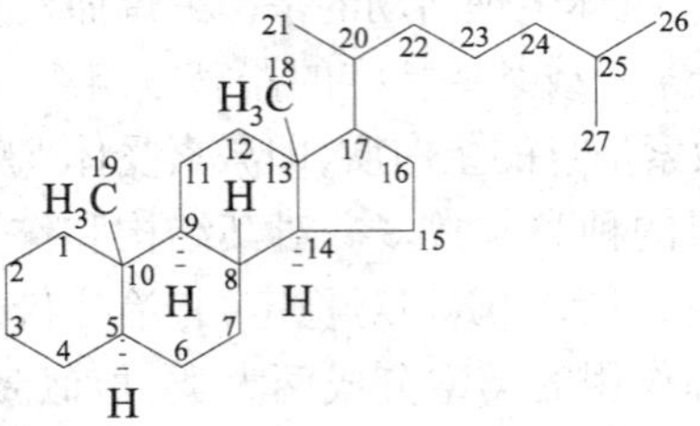

甾类结构通式

甾类药物的基本骨架中有 6 个手性碳原子,分别是 C-5、C-8、C-9、C-10、C-13、C-14,理论上 A,B,C,D 四个环应有 2^6 即 64 种稠合方式,由于许多稠合方式能量高、不稳定,所以绝大多数甾核以热力学较稳定的两种方式存在,即 AB,BC,CD 全反式;或 AB 为顺式,BC,CD 互为反式的方式存在,这就造成 5-H 的空间取向不同,有 5α-系构型和 5β-系构型。

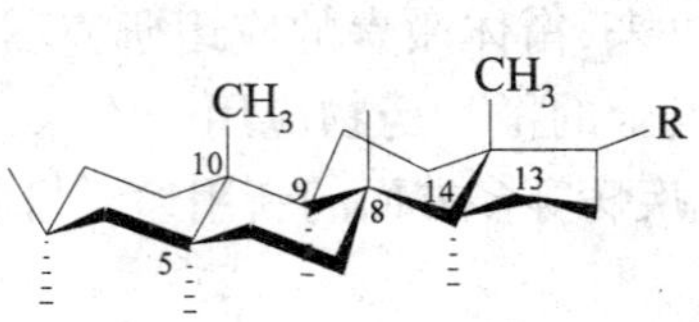

5α-系构型式

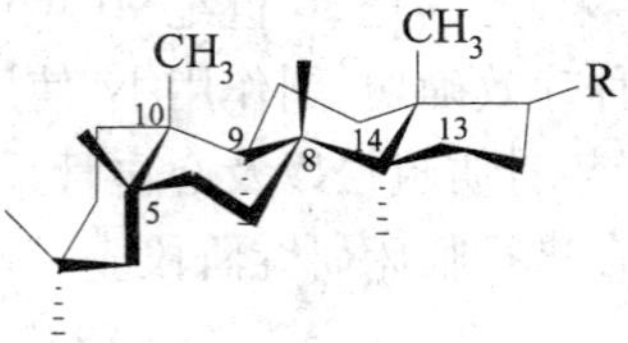

5β-系构型式

(三)发展概况

20 世纪 30 年代,从动物腺体中分离出天然甾体激素——雌酚酮(Estrone,1932 年)、雌二醇(Estradiol,1932 年)、睾丸酮(Testosterone,1935 年)、皮质酮(Corticosterone,1939 年)等,并获得结晶,阐明了化学结构,在实验室全合成成功,从此建立了甾体激素化学和药物学。

20 世纪 40 年代发明了用薯芋皂苷(Diosgenin)作为甾体激素药物的原料,合成各种激素的工业方法,使甾体激素药物的普遍应用成为现实。从薯芋皂苷得到的醋酸妊娠双烯醇酮及醋酸去氢表雄酮已成为各类半合成甾体激素药物的中间体,促进了甾体合成化学以及甾体药物化学的迅速发展。

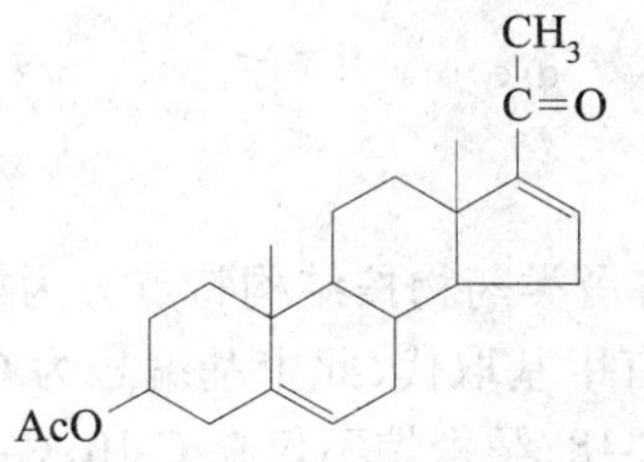

醋酸妊娠双烯醇酮

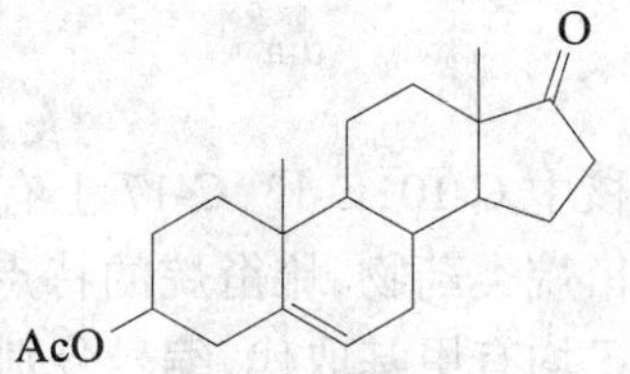

醋酸去氢表雄酮

1949 年发现促肾上腺皮质激素(ACTH)及可的松能有效地治疗类风湿性关节炎之后，甾体激素的使用范围逐步从替补治疗扩大到更广泛的领域，如皮肤病、过敏性哮喘等变态反应疾病的治疗以及在器官移植等方面的应用，并促使人们对甾体的化学合成及其构效关系进行深入的研究，在此期间直至以后数十年得到了许多皮质激素新药。

在甾体化合物合成过程中采用微生物转化的方法，如 A 环芳香化，A 环引入双键及 B 环 11 位引入含氧基团等，使以植物皂苷元为原料的半合成法趋于完善。用微生物氧化胆甾醇或豆甾醇 C-17 侧链的成功，开辟出了一条异于薯芋皂素制备甾体化合物的新路线。微生物转化法的区域选择性和立体选择性均较好，专一性强，收率高，一步发酵常可代替几步化学反应。

20 世纪 50 年代后期、60 年代初发明的甾体避孕药，是甾体激素的又一临床新用途，是人类生育控制的划时代的成就。它也促使甾体化学，特别是孕激素化学的研究不断深入。甾体激素的使用人数猛增至上亿，甾体药物的消费量大幅度上升，推动甾体激素工业生产水平达到新的高度。

70 年代，甾体激素全合成已实现工业化生产。由全合成法制得的 D-18-甲基炔诺酮、D-18-甲基二烯炔诺酮已成为重要的口服避孕药。目前，从经济上看，全合成法虽不能与半合成法全面竞争，但在某些孕激素及雌激素的合成中已优于半合成法，显示出良好前景。

80 年代以后，甾体激素药物的发展已趋缓慢，研究工作日渐减少。在此期间的重大发现是孕激素受体拮抗剂，如米非司酮不仅成为一种抗早孕药物，而且还促进了一类抗孕激素药物的发展，用于计划生育及肿瘤疾病的治疗。

目前，有几十种疗效确实、副作用小、使用安全的甾体激素药物被收载进各国药典，得到广泛的应用。甾体激素正在向多方面用途发展，人们希望在抗肿瘤药、心血管系统药物、计划生育及老年骨质疏松治疗药方面能获得更多的新药。

二、结构与命名

通常在 α、β 系构型中将与环平面垂直的键称为 a 键，与环平面平行的键称为 e 键。当环的构象发生翻转时，α 和 β 的关系不变，即取代基互为顺、反的关系不变，而 a 和 e 的关系则发生改变。处在 a 键或 e 键上的取代基，因空间位阻不同而表现出不同的化学或生物学效应。

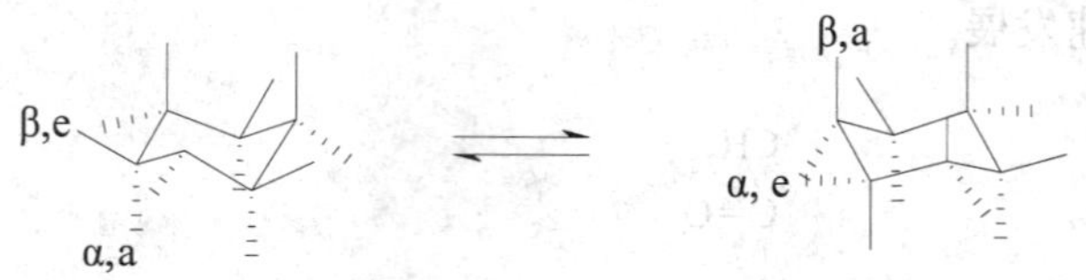

根据甾核中 C-10, C-13, C-17 上有无取代基，将甾类药物按结构特点分为雄甾烷类、雌甾烷类及孕甾烷类药物，雌甾烷的特点是仅 C-13 有甲基取代，此甲基编号为 C-18；雄甾烷的 C-10, C-13 均有甲基取代，编号分别为 C-19 和 C-18；孕甾烷不仅在 C-10, C-13 有甲基取代，而且在 C-17 上有至少两个碳原子的碳链取代，分别为 C-20 和 C-21。

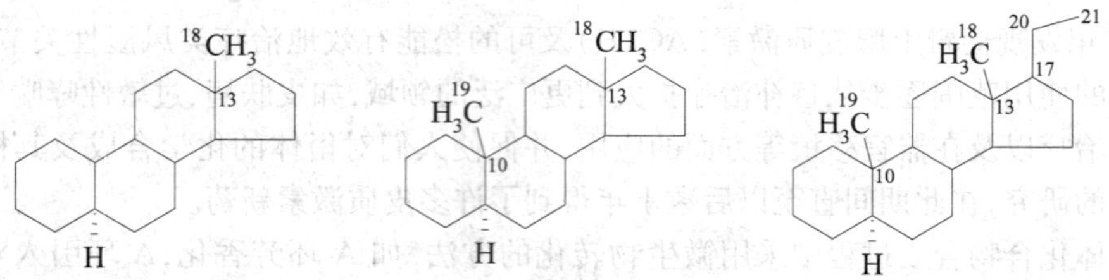

5α-雌甾烷　　5α-雄甾烷　　5α-孕甾烷

甾体的命名是选择合适的母核，标出母核上相应取代基的位置和立体化学。如雌二醇(Estradiol)的母核属雌甾烷，命名为雌甾-1,3,5(10)-三烯-3,17-β-二醇。睾酮(Testosterone)的母核属雄甾烷，命名为 17β-羟基雄甾-4-烯-3-酮。黄体酮(Progesterone)的母核属孕甾烷，命名为孕甾-4-烯-3,20-二酮。

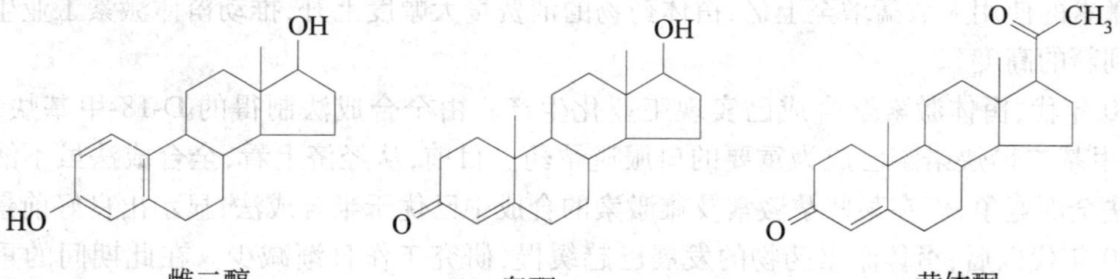

雌二醇　　睾酮　　黄体酮

三、半合成原料及中间体

目前临床使用的甾体激素药物多数是半合成产品。薯芋皂苷是一个重要的半合成原料。薯芋皂苷甾环的立体构型与天然甾体激素的一致。A 环带有羟基，B 环带有双键，易于转变为多数甾体激素具有的 Δ^4-3-酮活性结构，经过数十年的应用和发展，其合成工艺已比较成熟。其他植物甾醇，如剑麻皂苷(Tigoginin)、香麻皂苷(Hecogenin)在某些同化激素及皮质激素的合成中也可作为原料。

薯芋皂苷元与醋酐在 200℃下加压裂解，经氧化、水解后可得醋酸妊娠双烯醇酮，它是各类甾体的中间体。合成路线如下：

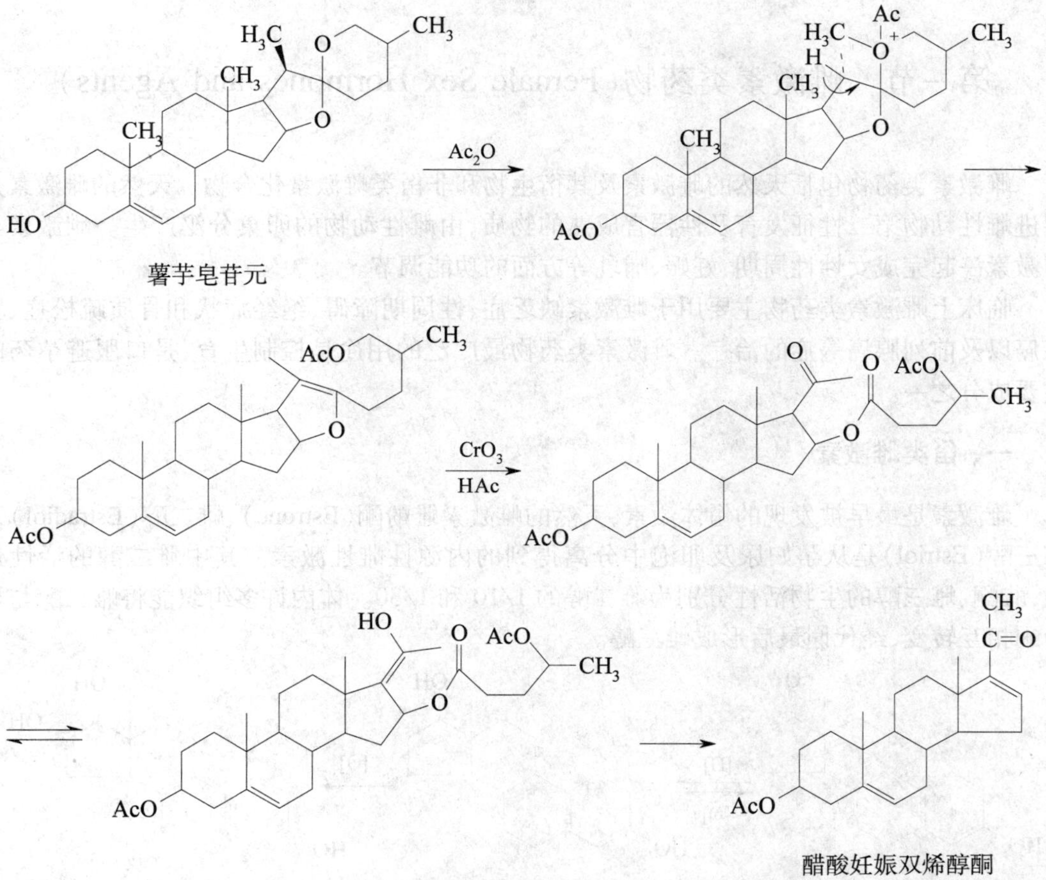

醋酸妊娠双烯醇酮再经肟化、Beckmann 重排、水解，即得醋酸去氢表雄酮，它是雌甾及雄甾化合物的中间体。合成路线如下：

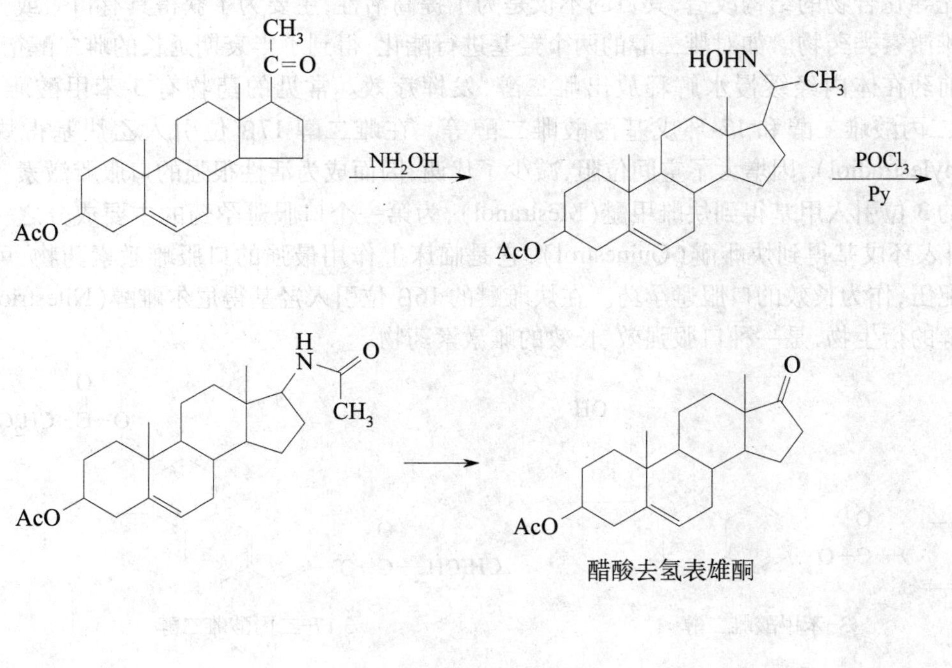

第一节 雌激素类药物(Female Sex Hormones and Agents)

雌激素类药物包括天然的雌激素及其衍生物和非甾类雌激素化合物。天然的雌激素是促进雌性动物第二性征发育及性器官成熟的物质,由雌性动物的卵巢分泌产生。雌激素与孕激素一起完成女性性周期、妊娠、哺乳等方面的功能调节。

临床上雌激素类药物主要用于雌激素缺乏症、性周期障碍、绝经症状和骨质疏松症、乳腺癌以及前列腺癌等症的治疗。雌激素类药物最广泛的用途是控制生育,是口服避孕药的主要成分之一。

一、甾类雌激素

雌激素是最早被发现的甾体激素,天然的雌激素雌酚酮(Estrone)、雌二醇(Estradiol)及雌三醇(Estriol)是从孕妇尿及卵泡中分离得到的内源性雌性激素。其中雌二醇的活性最强,雌酮、雌三醇的生物活性分别为雌二醇的1/10和1/30。体内许多组织能将雌二醇与雌酚酮相互转变,经代谢最后形成雌三醇。

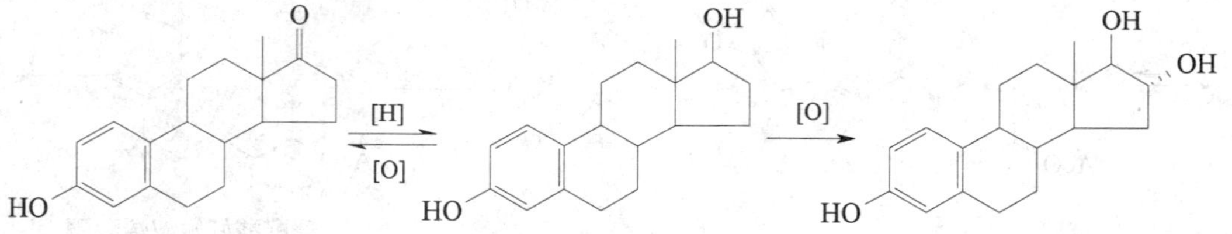

雌酚酮　　雌二醇　　雌三醇

天然雌激素口服后经胃肠道微生物降解及肝脏的代谢迅速失活,口服无效,因此以雌二醇为先导化合物的结构改造,其目的不仅是为了提高活性,主要为了获得具有口服或长效活性的雌激素类药物。如对雌二醇的两个羟基进行酯化,得到了半衰期延长的雌二醇衍生物,这些前药在体内经缓慢水解释放出雌二醇,发挥疗效。常见的药物有3-苯甲酸雌二醇、3,17-二丙酸雌二醇和17-环戊基丙酸雌二醇等。在雌二醇17β位引入乙炔基得炔雌醇(Ethinylestradiol),因增大了空间位阻,减少了代谢,因而成为活性很强的口服雌激素。在炔雌醇的3位引入甲基得到炔雌甲醚(Mestranol),为第一个口服避孕药的主要成分之一。在3位引入环戊基得到炔雌醚(Quinestrol),它是临床上作用最强的口服雌激素药物,可与孕激素配伍,作为长效的口服避孕药。在炔雌醚的16β位引入羟基得尼尔雌醇(Nilestriol),为雌三醇的衍生物,是一种口服强效、长效的雌激素药物。

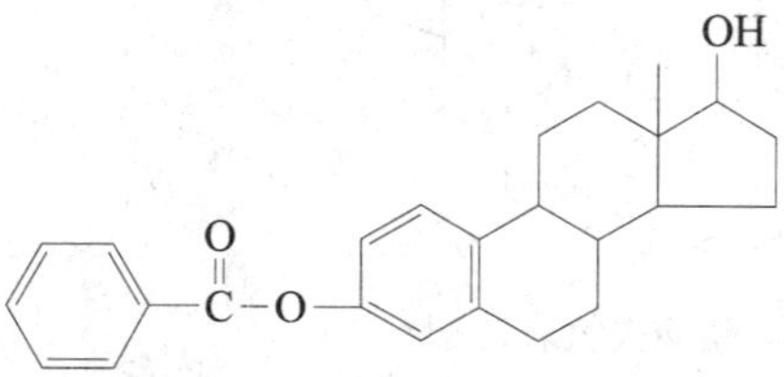

3-苯甲酸雌二醇

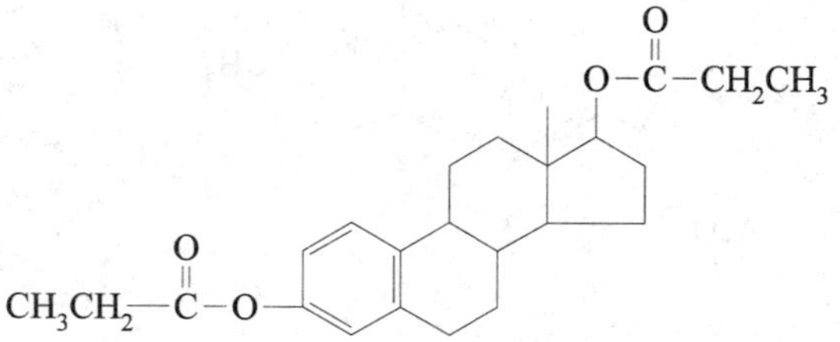

3,17-二丙酸雌二醇

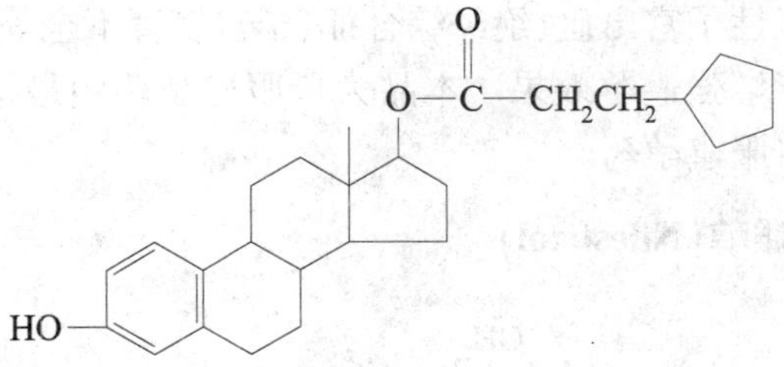

17-环戊基丙酸雌二醇

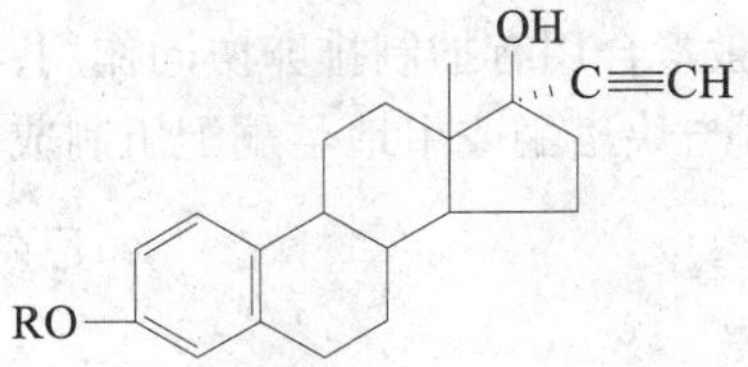

R=$-CH_3$　炔雌甲醚

R=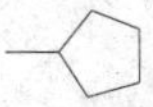　炔雌醚

雌二醇(Estradiol)

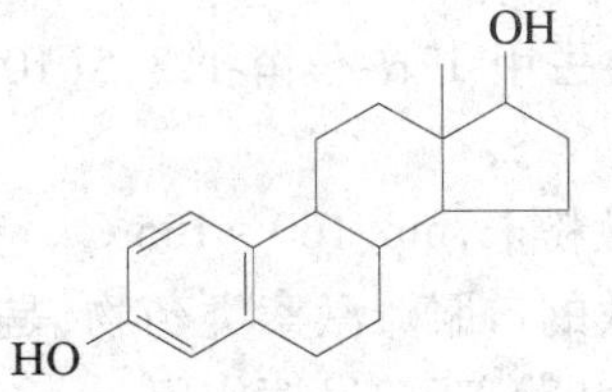

化学名为雌甾-1,3,5(10)-三烯-3,17β-二醇。

本品为白色或乳白色结晶粉末,mp. 175～180℃。溶于丙酮、氯仿、乙醚和碱性水溶液,不溶于水。在植物油中部分溶解。$[\alpha]_D^{25}$ 为+75°～+82°(C=1,二氧六环)。

本品是活性最强的内源性雌激素,与雌激素受体有很强的亲和力。它在体内经肝和肠迅速代谢为活性较弱的雌酚酮和雌三醇,其3位或17位的羟基形成硫酸酯或葡萄糖醛酸酯的钠盐,成为水溶性化合物,从尿中排出。

本品口服易被破坏,临床上多采用肌注或外用给药。主要用于卵巢功能不全或雌激素不足引起的各种症状,如更年期障碍、子宫发育不全及月经失调等疾病的治疗。

炔雌醇(Ethinylestradiol)

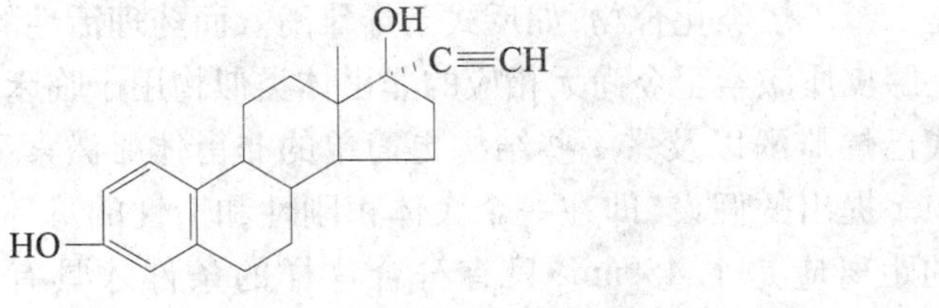

化学名为19-去甲-17α-孕甾-1,3,5(10)-三烯-20-炔-3,17-二醇,又名乙炔雌二醇。

本品为白色或类白色结晶性粉末,mp. 182～184℃。易溶于乙醇、丙酮、二氧六环和乙醚,不溶于水。分子中存在酚羟基,可溶于氢氧化钠水溶液中。$[\alpha]_D^{24}$ 为-26°～-31°(C=0.4,吡啶)。

本品分子中存在乙炔基,其乙醇溶液遇硝酸银试液产生白色的炔雌醇银沉淀。

本品为口服甾体避孕药中最常用的雌激素组分,由于17α位引入乙炔基,在肝脏中17β羟基的硫酸酯化代谢受阻,在胃肠道中也可抵御微生物降解作用,成为强效的雌激素药物,其口服活性是雌二醇的10～20倍。口服吸收好,生物利用度40%～50%,消除半衰期为6～14 h。

临床上主要用于治疗月经紊乱、功能性子宫出血、绝经综合征、子宫发育不全等症；炔雌醇与孕激素合用有抑制排卵协同作用，能增强避孕效果。本品为口服避孕药中最常用的雌激素，可与炔诺酮或甲地孕酮配伍制成口服避孕药。

尼尔雌醇(Nilestriol)

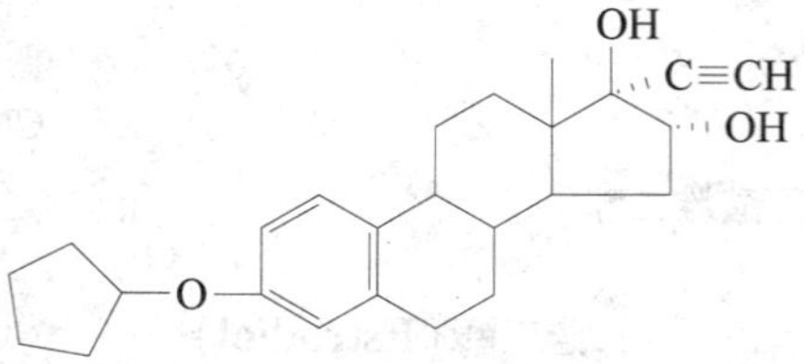

化学名为3-(环戊氧基)-19-去甲-17α-孕甾-1,3,5(10)-三烯-20-炔-16α,17β-二醇，又名戊炔雌三醇。

本品为白色或类白色结晶性粉末，mp. 160～165℃。易溶于氯仿，溶于丙酮，不溶于水。

本品为我国开发的一种长效的口服雌激素类药物，是雌三醇的衍生物。口服吸收效果很好，在体内代谢为乙炔雌三醇和雌三醇，发挥作用。

本品属于口服强效和长效的雌激素类药物，能选择性作用于阴道和子宫颈管，口服5 mg 可延效 1 个月。临床上主用于雌激素缺乏引起的绝经期或更年期综合征。由于具有防治辐射损伤、改善照射后造血功能以及升高白细胞的作用，也可用于急性放射病的治疗。

二、非甾类雌激素

非甾体雌激素主要是二苯乙烯类化合物，与雄激素不同，雌激素对甾体母核的要求并不严格，一些非甾体结构的化合物也具有雌激素活性。由于从天然植物资源中未发现有 A 环芳香化的甾体来源，人们开始寻找结构简单、制备方便的合成代用品，研究中至少发现有 30 类以上，1 000 多种非甾体化合物具有雌激素活性，从中得到了有效的非甾体雌激素药物，最常用的是二苯乙烯类化合物，如反式己烯雌酚。而药理活性的结构专一性强的雄激素、孕激素及肾上腺皮质激素至今尚无相应的非甾体类似物用于临床。

反式己烯雌酚以及另一些结构更简单的非甾体雌激素显示活性的解释，多采纳 1946 年 Schueler 提出的假设，即在一个大体积刚性和惰性的母环上，两端的两个能形成氢键的基团间的距离应是 1.45 nm，只有符合这样的条件才具有雌激素活性。反式己烯雌酚(Diethylstilbestrol)的顺式几何异构体没有雌激素的活性，其相应的距离为 0.72 nm，印证了上述的假设。Schueler 提出的雌激素结构活性的基本要求：在一个刚性而惰性的母环两端的两个能形成氢键的基团(═O、—OH、—NH 等)间的距离应是 1.45 nm，而其宽度应为 0.388 nm。如反式的 1,2-二苯乙烯类衍生物，与天然雌激素空间结构非常相似，具有较强的雌激素活性。其中己烯雌酚是人工合成的非甾类雌激素的典型代表，由于反式己烯雌酚与雌二醇的分子长度和宽度极为相似，且活性相近，在临床上作为雌二醇的替代品被广泛地应用。

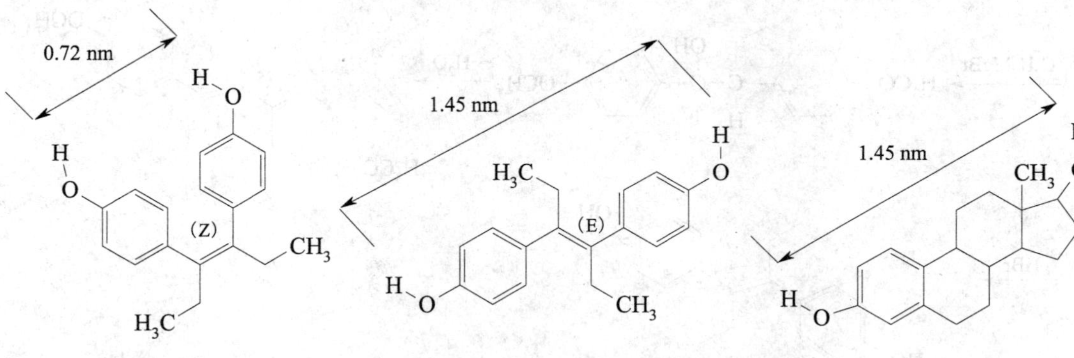

顺式己烯雌酚　　反式己烯雌酚　　雌二醇

己烯雌酚(Diethylstilbestrol)

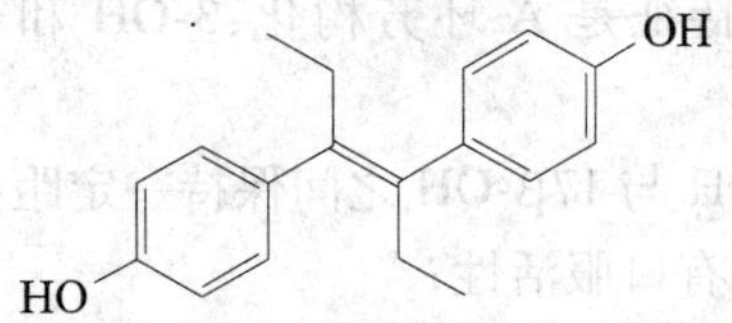

化学名为(E)-4,4′-(1,2-二乙基-1,2-亚乙烯基)双苯酚。

本品为白色结晶或结晶性粉末,mp. 169 ~ 172℃。溶于乙醇、氯仿、乙醚,不溶于水,溶于稀氢氧化钠溶液。

本品为人工合成的非甾类雌激素,其作用为雌二醇的 2 ~ 3 倍,临床用途与雌二醇相同,但口服有效。本品口服经胃肠吸收良好,在肝脏中缓慢代谢失活,常制成口服片剂,也可溶解在植物油中制成油针剂使用。

由于反式己烯雌酚与天然雌激素的空间结构极相似,如分子长度和宽度分别为 1.45 nm 及 0.388 nm,所以反式结构的己烯雌酚有效,其顺式的异构体与天然雌激素空间结构相似性小,因此活性很低。

本品含有两个酚羟基,是其活性官能团,利用它们可制备各种有效的衍生物。目前作为商品最常用的衍生物是己烯雌酚丙酸酯和己烯雌酚磷酸酯。前者作为长效油剂使用。后者主要用于治疗前列腺癌,因为癌细胞中磷酸酯酶的活性较高,药物进入体内后在癌细胞中易被水解释放出更多的己烯雌酚,从而提高了药物的选择性。

己烯雌酚的合成是以对甲氧基苯甲醛为原料,经安息香缩合、锌粉还原及乙基化后得到中间体(I),再用溴化乙基镁进行格氏反应,经脱水和氢溴酸脱甲基后得到本品。

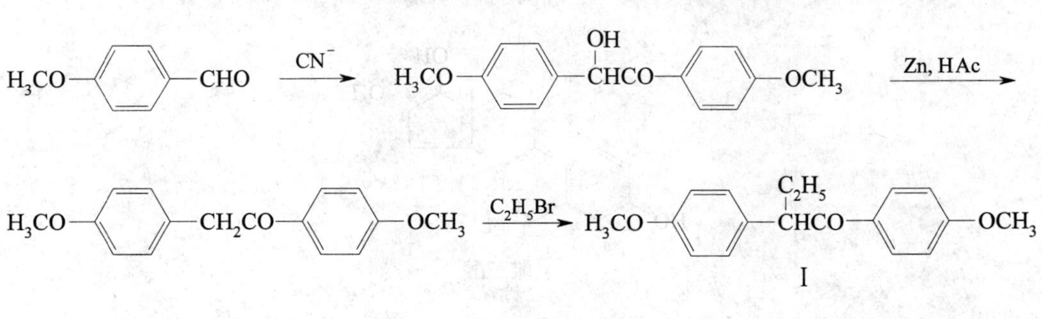

I

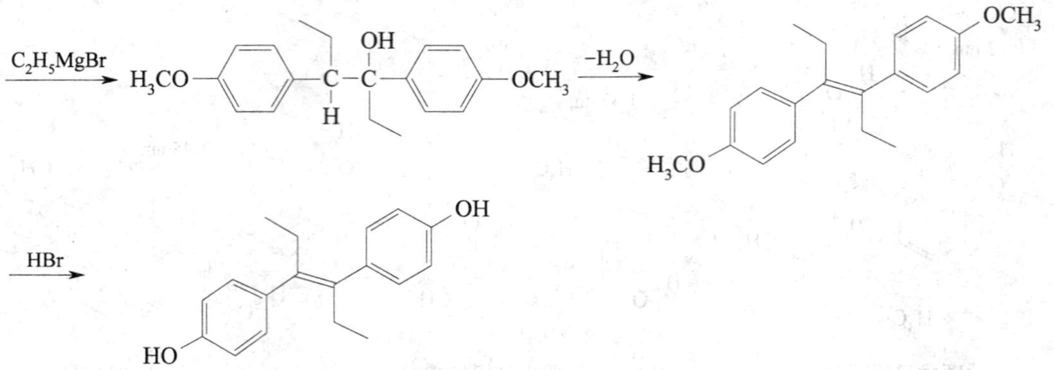

三、构效关系

甾类雌激素的基本结构特征是 A 环芳构化、3-OH 和 19-去甲基。此外还具有以下规律：

（1）具有 17β-OH，且 3-OH 与 17β-OH 之间保持一定距离；

（2）17α 位引入乙炔基具有口服活性；

（3）甾核不是雌激素的必需基团，满足雌激素结构特征的二苯乙烯衍生物和天然化合物也具有雌激素的活性；

（4）雌激素具有刚性而惰性的骨架，形成氢键的基团（═O、—OH、—NH 等）之间距离应在 0.855 nm，而分子宽度为 0.388 nm；

（5）甾体雌激素的 3-OH 和/或 17β-OH 成酯，能延长作用时间或提高药物作用的选择性。

（6）天然雌激素皮下给药的活性顺序为雌二醇>雌酚酮>雌三醇，口服给药的活性顺序为雌三醇>雌二醇>雌酚酮，故将雌二醇酯化后皮下给药可以提高活性，并达到长效的目的。

四、雌激素拮抗剂

雌激素拮抗剂主要用于纠正生育过程和治疗雌激素相关的乳腺癌。可分为三种：① 阻抗型雌激素（Impeded Estrogens）；② 抗雌激素（Antiestrogens）；③ 芳香酶抑制剂（Aromatase Inhibitors）。

（一）阻抗型雌激素

阻抗型雌激素与雌二醇竞争靶组织的雌激素受体，但由于快速解离不能产生强雌激素作用，结果减弱雌二醇对细胞的作用。典型的阻抗型雌激素是雌三醇。

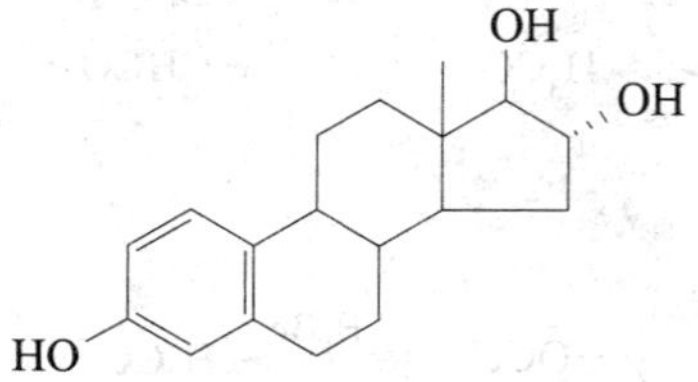

雌三醇

(二) 抗雌激素类药

抗雌激素类药也称雌激素拮抗剂,主要是三苯乙烯类化合物,它们通过与雌激素受体产生强而持久的结合得到的药物–受体复合物不能进入靶细胞的核,不能与染色体适当结合产生雌激素效应,从而达到雌激素的拮抗作用,临床用于治疗与雌激素相关的乳腺癌和控制生育功能。

氯米芬(Clomifen)的靶器官是生殖器官,对卵巢的雌激素受体具有较强的亲和力,通过与受体竞争结合,阻断雌激素的负反馈,引起 LH 及 FSH 分泌,促进排卵,它用于不孕症的治疗,成功率为 20% ~80%。他莫昔芬(Tamoxifen)的靶器官是乳腺,它对乳腺中的雌激素受体具有较大的亲和力,对卵巢雌激素受体亲和力却很小,故主要用于雌激素依赖性乳腺癌的治疗。雷洛昔芬(Raloxifen)的靶器官是骨骼,它对卵巢、乳腺雌激素受体均有拮抗作用,但对骨骼雌激素受体则产生激动作用,它是近期发现的抗雌激素类化合物,在临床上用于治疗骨质疏松。

由于不同抗雌激素类药物对不同靶器官选择性的差异,导致了雌激素受体亚型的研究,目前已经发现雌激素受体有两种亚型:α-雌激素受体和 β-雌激素受体,这一发现将促进抗雌激素药物的研究和发展。

氯米芬(Clomifen)

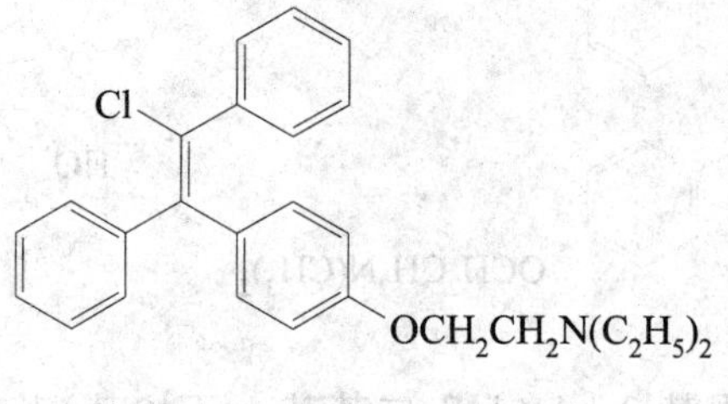

化学名为 N,N-二乙基-2-[4-(1,2-二苯基-2-氯乙烯基)苯氧基]乙胺。

本品为白色或类白色粉末,在乙醇中略溶,在水或氯仿中微溶。有顺反两种几何异构体,其反式异构体有抗雌激素活性。药用为两种异构体的混合物,反式异构体占 30% ~50%。

乳腺癌病人可区分为雌激素依赖型与非雌激素依赖型两种。前者在癌细胞中存在大量雌激素受体,使用抗雌激素药物治疗有显著疗效。此外,在避孕药的研究中发现,抗雌激素药物能阻断雌激素的负反馈,有促使排卵的作用,可用于不孕症。

氯米芬的合成是采用苯酚为原料,与苯甲酰氯成酯后在 $AlCl_3$ 催化下进行 Fries 重排,得对羟基二苯酮,再经 Willimmson 醚化反应,生成对二乙氨基乙氧基二苯酮。再与苄基氯化镁进行 Grignard 反应,生成三苯乙烯的碳骨架。在酸催化下,羟基与苄位氢原子脱水消除生成所需的烯,是顺反异构体的混合物,经过卤化反应,最后成枸橼酸盐而得。

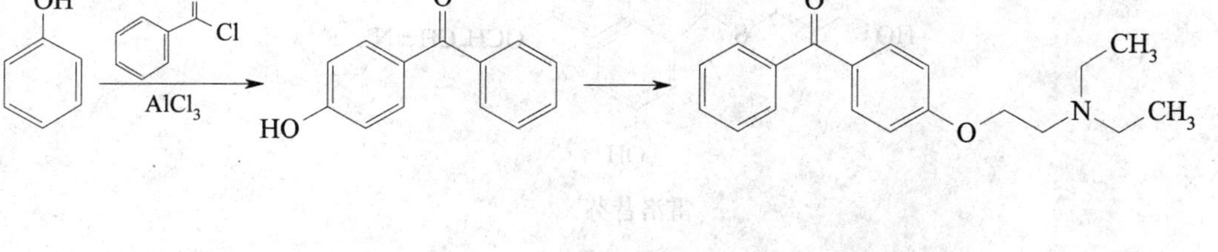

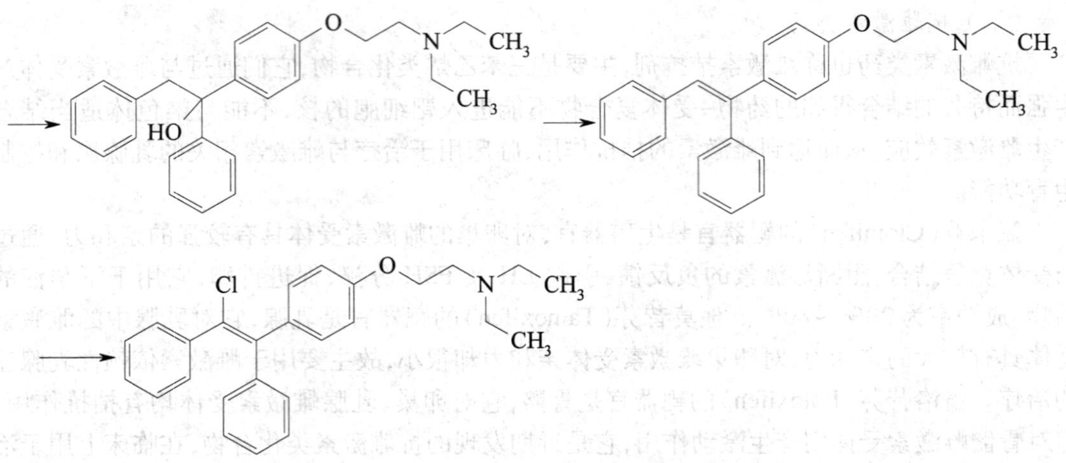

本品对卵巢的雌激素受体亲和力较大，主要用于不孕症的治疗，本品诱发排卵成功率高达 20%～80%。

枸橼酸他莫昔芬（Tamoxifen Citrate）

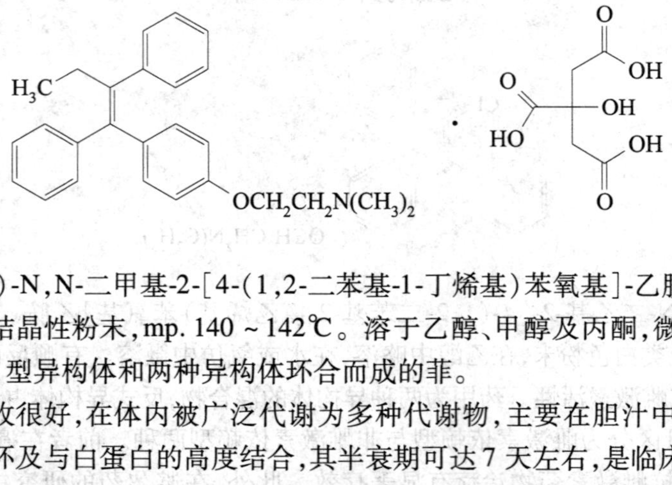

化学名为（Z）-N，N-二甲基-2-［4-（1，2-二苯基-1-丁烯基）苯氧基］-乙胺枸橼酸盐。

本品为白色结晶性粉末，mp. 140～142℃。溶于乙醇、甲醇及丙酮，微溶于水。遇光不稳定，光解生成 E 型异构体和两种异构体环合而成的菲。

本品口服吸收很好，在体内被广泛代谢为多种代谢物，主要在胆汁中以结合物形式排泄。由于肝肠循环及与白蛋白的高度结合，其半衰期可达 7 天左右，是临床用于治疗绝经后晚期乳腺癌的一线药物，并可用于各期乳腺癌、卵巢癌、子宫内膜癌和不育症的治疗，也是术后、放疗后的首选辅助用药，无严重不良反应。

雷洛昔芬（Raloxifen）是近年发现的抗雌激素类药物，亦可看成三苯乙烯化合物，但具有更好的刚性。

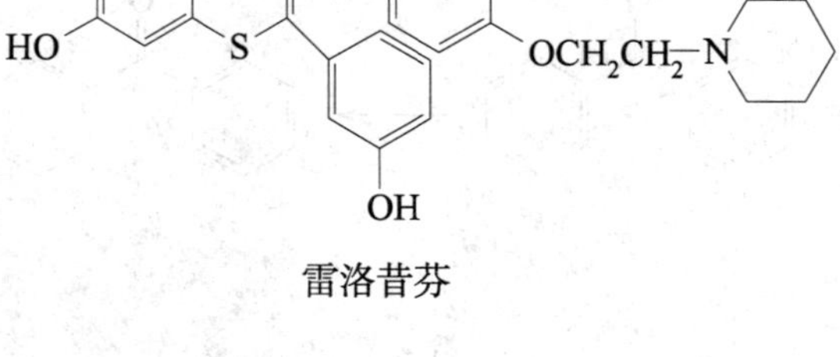

雷洛昔芬

雷洛昔芬对卵巢、乳腺雌激素受体均为拮抗作用，但对骨骼的雌激素却产生激动作用，故用于骨质疏松的治疗。雌激素对各器官的受体的选择性差，而抗雌激素则有较好的选择性。

（三）芳香酶抑制剂

芳香酶能选择性地催化雌激素生物合成的最后一步（雄激素转化成雌激素过程），抑制芳香酶，能在不影响其他甾体激素生物合成的情况下，专一性地降低雌激素水平，因此芳香酶抑制剂是一类很好的治疗雌激素依耐性乳腺癌药物，并能纠正生育过程。

氨鲁米特（Aminoglutethimide）属于第一代的非特异性芳香酶抑制剂，对乳腺癌的治疗效果与一线药物他莫昔芬类似，但由于特异性较差，同时抑制了肾上腺及其他类固醇类激素的合成，并通过负反馈刺激垂体后叶分泌 ACTH，需同时服用氢化可的松，故目前临床中已基本不使用。

法曲唑（Fadrozole）由瑞士 Ciba-Geigy 公司开发，1995 年首次在日本上市，属于第二代非甾体可逆性的口服芳香酶抑制剂。本品为外消旋体，抑制芳香酶的活性主要由左旋体产生，体外活性是氨鲁米特的 400 倍，左旋体活性是右旋体的 130 倍。临床试验表明口服本品每天 2 mg 达到最大限度的抑制绝经后乳腺癌患者的雌激素水平，与甲地孕酮等效，副作用发生率较低。

阿那曲唑（Anastrozole）由德国 Zeneca 公司开发，1995 年首次在英国上市，本品是强效和高选择性的非甾体芳香酶抑制剂，对人体胎盘芳香酶的 IC_{50} 为 15 nmol/L。临床实验表明，口服本品每天 1～10 mg 至少与每天 40 mg 甲地孕酮等效，且耐受性良好，仅有 3% 的患者因胃肠道反应停药。对绝经后晚期乳腺癌的有效率为 25%～30%。

来曲唑（Letrozole）为 Novartis 公司首先开发的第三代芳香酶抑制剂，1996 年首次在英国上市，目前已在 30 多个国家和地区上市，用于一线治疗晚期乳腺癌，并广泛用作乳腺癌的二线用药。

伊西美坦（Exemestane）是意大利 Pharmacia & Upjion 公司开发的第三代甾体类芳香酶抑制剂，1999 年首次在英国上市。本品对芳香化酶的抑制活性是氨鲁米特的 150 倍，IC_{50} 为 66.5 nmol/L。绝经后乳腺癌患者口服本品每天 25 mg，血浆中雌酚酮、雌二醇和硫酸雌酮的基础浓度可下降 85%～95%。临床结果显示，本品作为绝经后晚期乳腺癌的二线药物，疗效优于甲地孕酮，耐受性良好，严重不良反应少见。

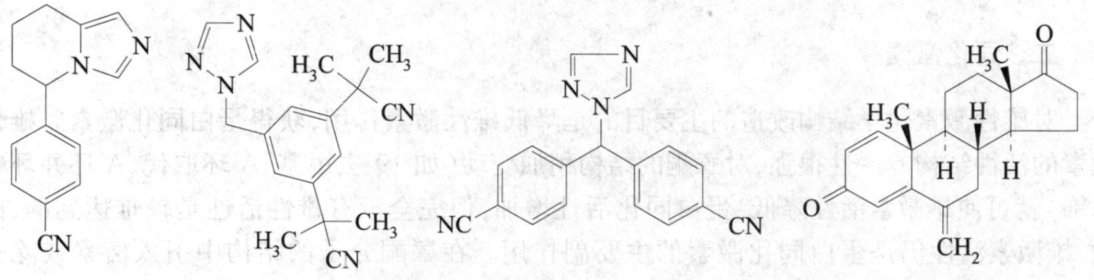

法曲唑　　阿那曲唑　　来曲唑　　伊西美坦

第二节　雄性激素和蛋白同化激素
(Androgens and Anabolic Hormones)

一、雄性激素

雄性激素具有控制雄性性器官的发育和维持其生理功能、促进第二性征发育的作用,并具有蛋白同化活性,能促进蛋白质合成,减少蛋白质的分解代谢,导致氮的保留。正氮平衡使雄性变得肌肉发达,骨骼粗壮。

雄性激素作为药物其用途是治疗内源性雄性激素不足所引起的疾病,如去睾症和类无睾症等。雄性激素可用于治疗妇女乳房肿胀;不宜手术的乳腺癌和慢性囊性乳腺炎。雄性激素有益于更年期的男性,同时还可用于老年骨质疏松的治疗。

仅有同化活性的激素类化合物被称为同化激素。同化激素能促进蛋白质合成,减少蛋白质的分解,促使钙、磷元素在骨组织中沉积,促进骨细胞间质的形成,加速骨钙化,促进组织新生和肉芽形成,促使创伤和溃疡愈合,临床上用于治疗病后虚弱和营养不良、消耗性疾病,骨质疏松以及胃、十二指肠溃疡等疾病。

1935 年 David 从公牛睾丸中分离出天然雄激素睾酮(Testosterone),它主要由睾丸间质细胞分泌,同时在肾上腺皮质、卵巢和胎盘中也有少量分泌。睾酮进入靶细胞后,经 5α-还原酶作用转化为活性极强的内源性雄激素 5β-二氢睾酮(5β-DHT),它是雄激素在细胞中的活性形式,与细胞核中的雄激素受体蛋白结合,产生激素效应。其他天然雄性激素还有雄烯双酮、雄烯三酮、11β-羟基-雄烯双酮等。

睾酮在消化道易被破坏,口服无效,且在体内代谢快,作用时间短。天然睾酮作为雄性激素替补治疗药物,对其进行结构修饰的目的主要为了增加其作用时间,延长疗效和使用方便。如将 17 位的羟基进行酯化得丙酸睾酮(Testosterone Propionate),其酯溶性增加,代谢速度减慢,疗效延长。除此之外,还有睾酮戊酸酯和睾酮十一烯酸酯,都是长效药物,可每周或每月使用一次。由于睾酮的代谢易发生在 C-17,因此,在 17β 位引入取代基(如甲基、乙基),以增加空间位阻,使其代谢受阻,可供口服。如 17β 位引入甲基得甲睾酮(Methyltestosterone),已作为常用的口服雄激素类药物,但其主要的副作用是对肝脏产生毒性。

二、同化激素

对雄性激素化学结构改造的主要目的是降低雄性激素作用,获得蛋白同化激素。雄性激素的活性结构专一性很强,对睾酮的结构稍加变动(如 19-去甲基、A 环取代、A 环并环等修饰)就可使雄激素活性降低,蛋白同化活性增加,但完全没有雄性活性是较难达到的,因此,雄激素活性仍是蛋白同化激素的主要副作用。在睾酮分子的结构中引入卤素或除去 19-角甲基可显著增加蛋白同化作用,降低雄性化作用,如氯司替勃(Clostebol)和苯丙酸诺龙(Nandrolone Phenylpropionate)。在甲睾酮的 2 位引入取代基以及对 A 环进行改造,也能增强同化活性,获得同化激素,如羟甲烯龙(Oxymetholone)、司坦唑醇(Stanozolol)和达那唑(Danazol),都是临床常用的同化激素类药物。

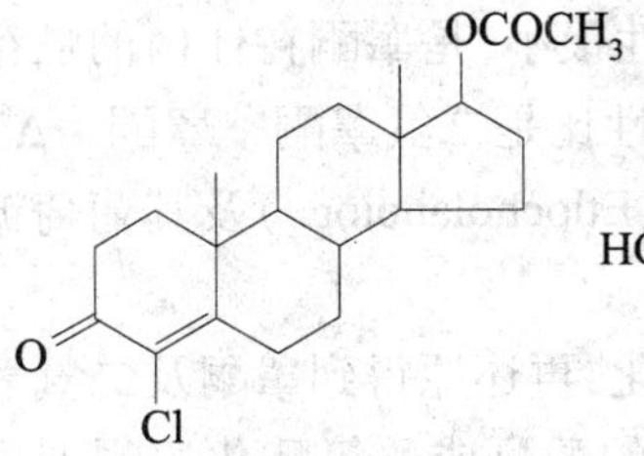

氯司替勃

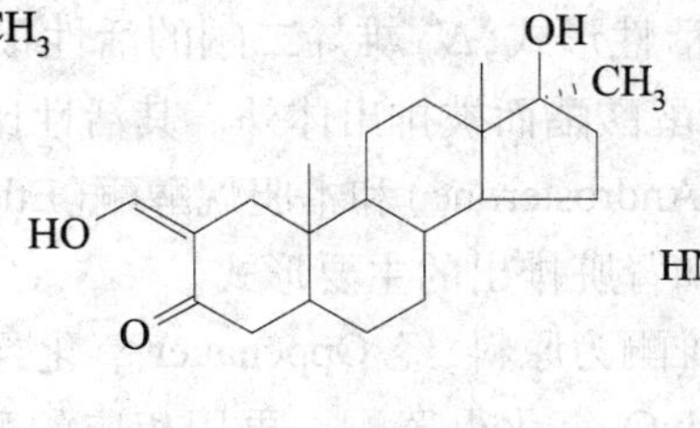

羟甲烯龙

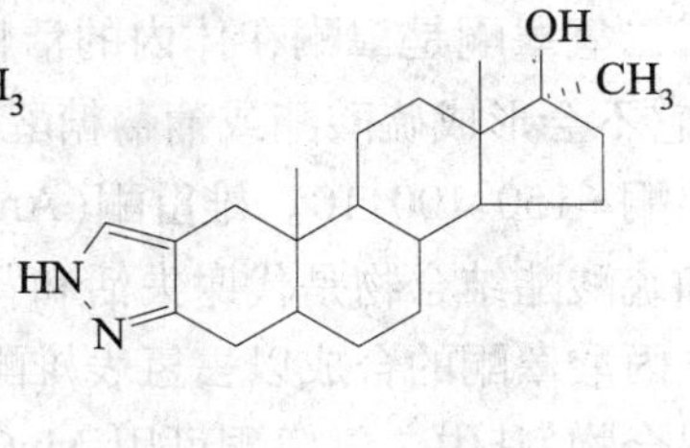

司坦唑醇

丙酸睾酮(Testosterone Propionate)

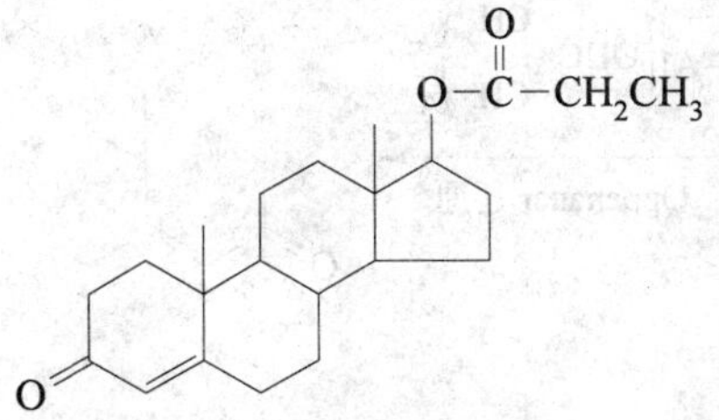

化学名为17β-羟基雄甾-4-烯-3-酮丙酸酯,又名丙酸睾丸素。

本品为白色结晶或类白色结晶性粉末,mp. 118～122℃。在氯仿中易溶,溶于乙醇、乙醚、乙酸乙酯,不溶于水。$[\alpha]_D^{25}$ 为+84°～+90°(C=10,二氧六环)。

本品具有 Δ^4-3-酮不饱和酮的结构存在,故具有紫外吸收。

睾酮口服时几乎不吸收,因而将睾酮制成丙酸酯前药,可做成油溶液用于肌肉注射。进入体内后逐渐水解出睾酮起作用。

睾酮在体内的生物转化过程如下:

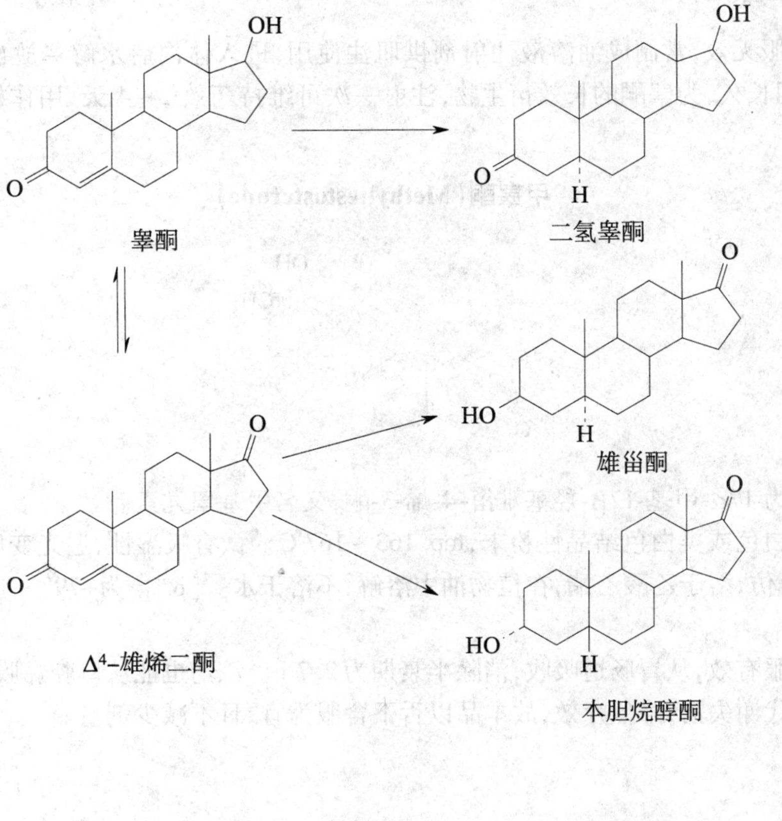

二氢睾酮是睾酮在体内的活性形式，Δ^4-雄烯二酮的活性很小，是睾酮在体内的贮存形式，它不会形成硫酸酯或葡萄糖醛酸酯而被排出体外。其活性比是二氢睾酮：睾酮：Δ^4-雄烯二酮=150:100:10。雄甾酮(Androsterone)和本胆烷醇酮(Etiocholanolone)及其葡萄糖醛酸和硫酸酯结合物是代谢失活和肾脏排出的主要形式。

丙酸睾酮的合成以去氢表雄酮为原料，经 Oppenauer 氧化，再还原得到睾酮及二氢睾酮的混合物，其中二氢睾酮可用 MnO_2 氧化得睾酮。再用相应的酸酐或酰氯酯化睾酮即可得到丙酸睾酮。

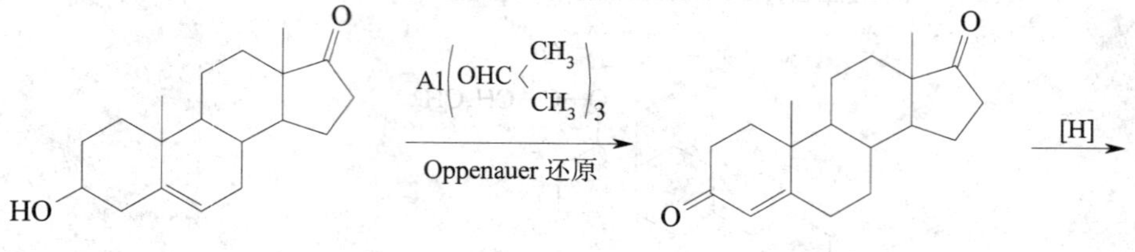

去氢表雄酮

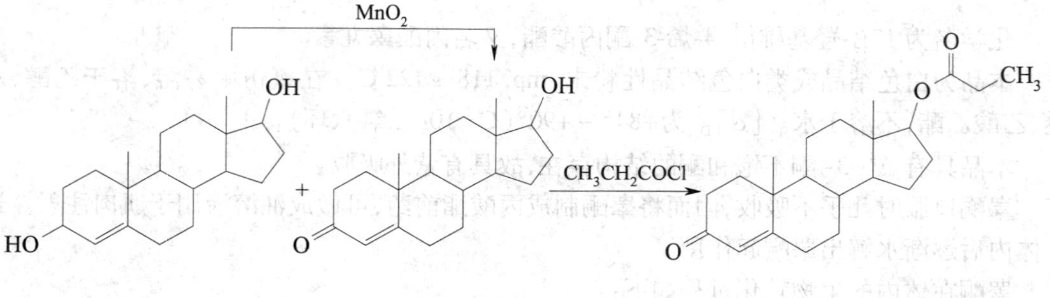

二氢睾酮　　睾酮　　丙酸睾酮

本品口服无效，常制成油溶液注射剂供肌注使用，进入体内后水解释放出睾酮而起作用，作用时间长久，为睾酮的长效衍生物，注射一次可维持药效 2～4 天，用作雄性激素的替补治疗。

甲睾酮(Methyltestosterone)

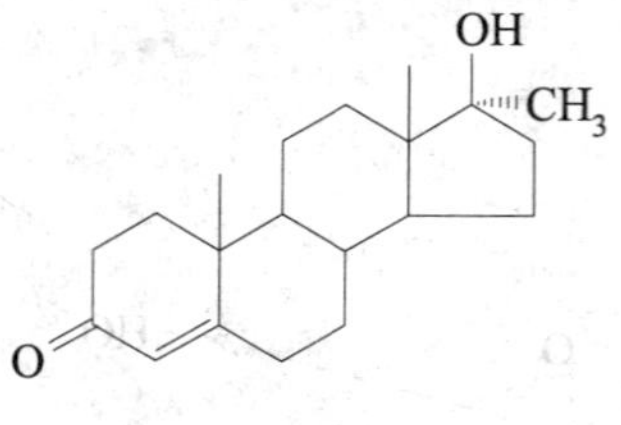

化学名为 17α-甲基-17β-羟基雄甾-4-烯-3-酮，又名甲基睾丸素。

本品为白色或类白色结晶性粉末，mp. 163～167℃。微有吸湿性，遇光变质。易溶于乙醇、丙酮和氯仿，溶于乙酸乙酯，在植物油中溶解，不溶于水。$[\alpha]_D^{25}$ 为+79°～+85°(C=1，乙醇)。

本品口服有效，从胃肠道吸收，消除半衰期为2.7 h。该药也能从口腔黏膜吸收，由于口服易经肝脏代谢失活，降低疗效，故本品以舌下含服为宜，且不减少剂量。

本品作用与天然睾酮相同,已作为常用口服雄激素的主要药物,临床上用于男性缺乏睾酮所引起的各种疾病,也可用于女性功能性子宫出血、迁移性乳腺癌、老年性骨质疏松等症的治疗,但女性大剂量使用时会产生男性化的副作用。其主要副作用是对肝脏产生毒性。

苯丙酸诺龙(Nandrolone Phenylpropionate)

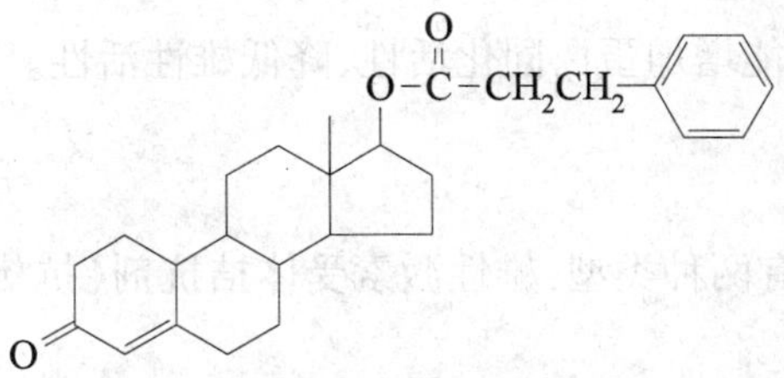

化学名为17β-羟基雄甾-4-烯-3-酮苯丙酸酯,又名苯丙酸去甲睾酮。

本品为白色或类白色结晶性粉末,mp. 95 ~96℃。溶于乙醇,略溶于植物油,几乎不溶于水。$[\alpha]_D^{25}$ 为+58°(氯仿)。

本品为19位失碳雄激素类衍生物,19位失碳后,其雄激素活性降低,蛋白同化活性相对增强,为最早使用的同化激素类药物。常制成注射剂供肌注使用,作用时间较长,可达1 ~2周。临床上用于慢性消耗性疾病、烫伤、恶性肿瘤手术前后、骨折后不愈合、严重骨质疏松症、早产儿、侏儒症及儿童发育不良等疾病的治疗。本品长期使用时有轻微男性化副作用,并具有肝脏毒性。

达那唑(Danazol)

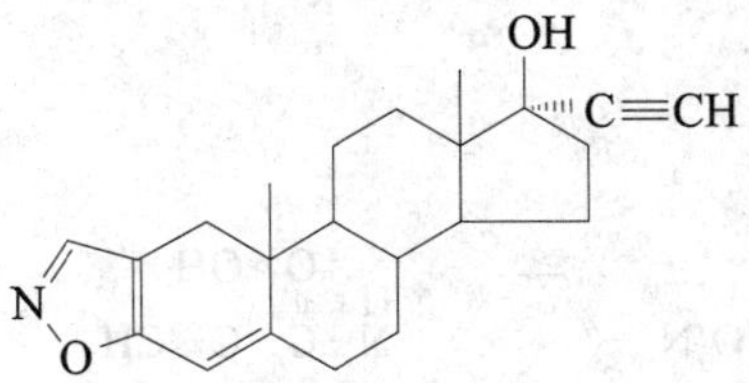

化学名为17α-孕甾-2,4-二烯-20-炔并[2,3-d]异噁唑-17β-醇。

本品为白色或乳白色结晶性粉末,mp. 224 ~226℃。溶于氯仿和丙酮中,略溶于乙醇,不溶于水。$[\alpha]_D^{25}$ 为+75°(乙醇)。

本品口服易从胃肠道吸收,消除半衰期为4.5 h,其代谢物为1-羟甲基乙炔睾酮和乙炔睾酮,主要从尿中排泄。

本品为弱雄性激素,兼有蛋白同化作用和抗孕激素作用,但无孕激素和雌激素活性。其作用是通过抑制促性腺激素的分泌和释放作用于卵巢,影响性激素的合成,使体内雄激素水平下降,抑制子宫内膜及异位子宫内膜的组织生长。

临床主要用于治疗子宫内膜异位征、纤维性乳腺炎、男性乳房发育、痛经、性早熟等疾病的治疗。

三、构效关系

5β-雄甾烷是雄激素的基本结构,雄激素必须具有甾体骨架,且甾环的扩张或收缩都对活性产生很大影响。此外还具有以下规律:

（1）3-酮和3β-OH的引入使雄激素活性增加；

（2）17β-OH是雄激素活性至关重要的基团，其成酯衍生物具有长效作用；

（3）17β-烷基的引入能阻止17位基团的代谢，使17β-烷基化合物具有口服活性；

（4）在2位引入取代基（如羟亚甲基等）或对A环进行并环修饰，化合物的同化活性增加；

（5）19-去甲基雄激素能增加蛋白同化活性，降低雄性活性。

四、雄性激素拮抗剂

雄性激素拮抗剂主要有两种类型：雄性激素受体拮抗剂（抗雄激素）和雄性激素生物合成抑制剂。

（一）雄性激素受体拮抗剂

这类药物通过拮抗内源性雄激素二氢睾酮（Dihydrotestosterone，DHT）对受体的作用，阻断或减弱雄激素在其敏感组织的效应，可用于治疗痤疮、女性男性化、前列腺增生和肿瘤。氟他胺（Flutamide）是一种有效的非甾体雄激素受体拮抗剂，能与二氢睾酮竞争雄激素受体，其代谢物与二氢睾酮受体具有更高的亲和力，临床用于抗雄性激素，可治疗前列腺癌。

（二）雄性激素生物合成抑制剂

睾酮进入靶细胞后，在5α-还原酶的作用下转化为活性极强的二氢睾酮，它是雄激素的活性形式，因此选择性地抑制5α-还原酶，能有效地降低血浆和前列腺组织中二氢睾酮的浓度，产生雄激素拮抗作用。非那雄胺（Finasteride）是很强的5α-还原酶抑制剂，它通过抑制5α-还原酶，阻断体内睾酮还原成二氢睾酮的生物合成，临床用于治疗良性前列腺增生。

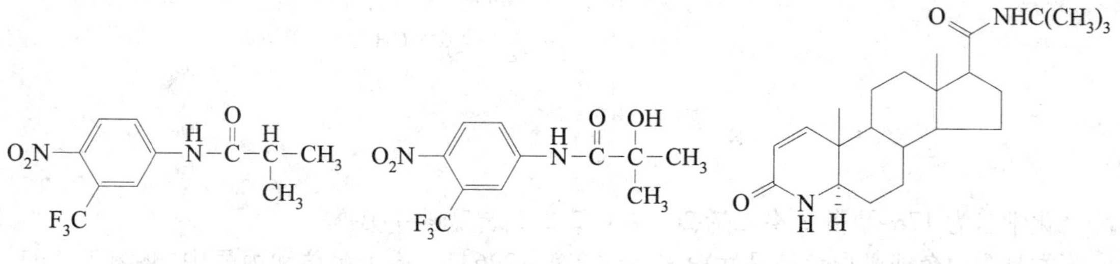

氟他胺　　氟他胺代谢物　　非那雄胺

第三节　孕激素类药物（Progestogen Agents）

一、孕激素和甾体避孕药

天然的孕激素是黄体酮（Progesterone），又称孕酮。它由雌性动物卵泡排卵后形成的黄体所分泌，妊娠后逐渐改由胎盘分泌。黄体酮具有维持妊娠和正常月经的功能，同时还具有妊娠期间抑制排卵的作用，是天然的避孕药。

黄体酮在体内极易代谢失活，口服活性很低。在研究代谢中发现孕酮类化合物易失活的主要因素为6位羟基化、16位和17位氧化或3，20-二酮被还原成二醇，故对其C-6及

C-16 进行了结构修饰和改造。通过在 6 位引入烷基、卤素、双键,或在 17 位引入乙酰氧基等得到的衍生物,不仅提高了分子的脂溶性,延长了作用时间,还使孕激素活性明显增强。如 17α-乙酰氧基黄体酮的 6α-甲基衍生物醋酸甲羟孕酮(Medroxyprogesterone Acetate),Δ^6-6-甲基衍生物醋酸甲地孕酮(Megestrol Acetate)及 Δ^6-6-氯衍生物醋酸氯地孕酮(Chlormadinone Acetate),它们都是典型的孕激素,其活性分别是炔诺酮(Norethisterone)的 20、12 及 50 倍,为目前临床常用的口服孕激素类药物。

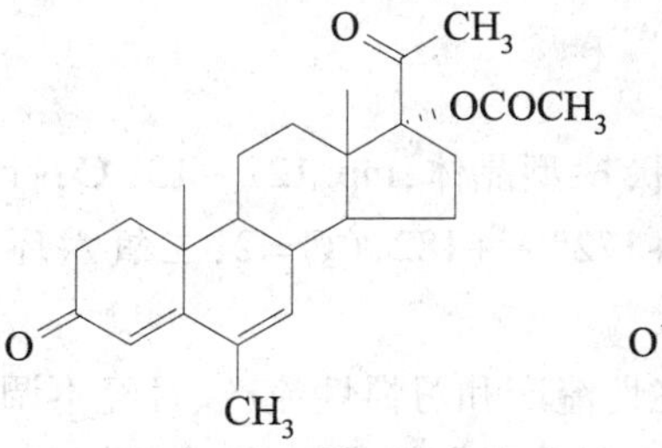

醋酸甲地孕酮

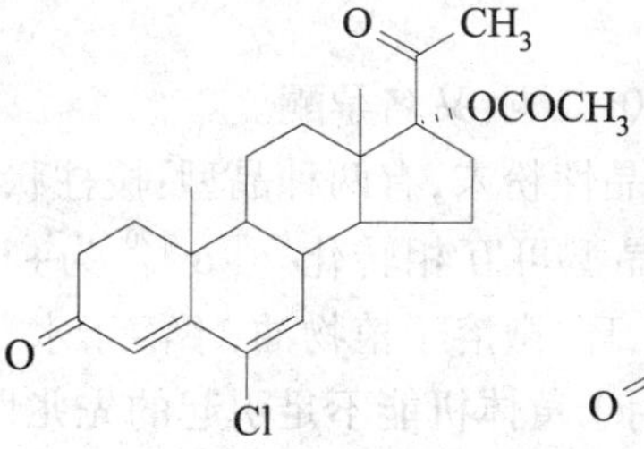

醋酸氯地孕酮

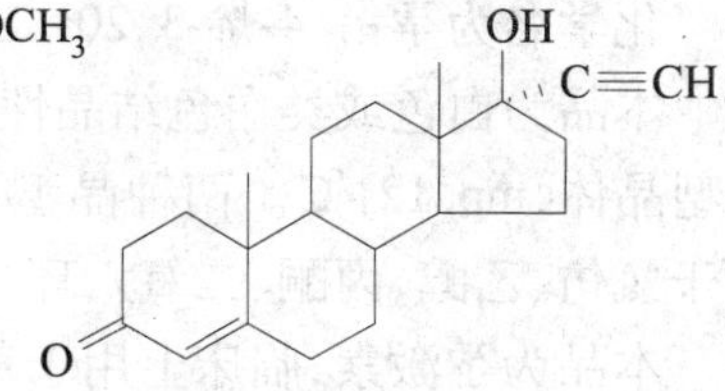

妊娠素

在睾酮的 C-17α 位引入乙炔基,得到乙炔基睾酮,雄激素活性很弱,但具有孕激素样活性,称之为妊娠素(Ethisterone),妊娠素口服有效。去掉妊娠素分子中 C-10 的甲基,得到炔诺酮,孕激素活性是母体的 5 倍,而且可口服,其庚酸酯的植物油剂为长效的避孕药。炔诺酮的异构体为异炔诺酮(Norethynodrel),其活性仅为炔诺酮的 1/10,它与炔雌甲醚的复方在 1960 年问世,是人类生育史上第一个口服避孕药。在炔诺酮的 18 位增加一个甲基得到炔诺孕酮(Norgestrel),它是一个消旋体,右旋体无活性,左旋异构体作为药用,称为左炔诺孕酮(Levonorgestrel),其孕激素活性增强了 20 倍,并具有一定的雄激素及同化激素作用。该药由于药效和药代动力学优势明显,且副作用较小,在世界各国被广泛使用。

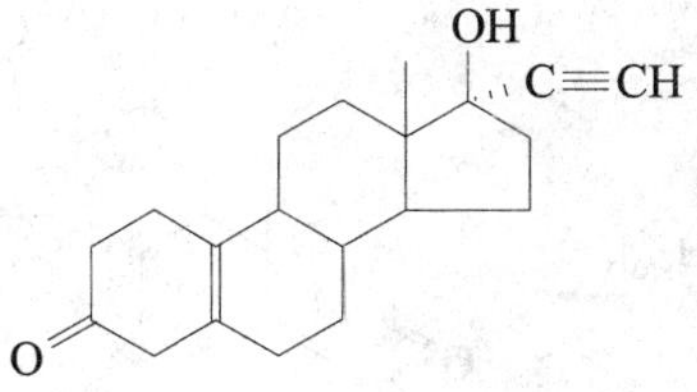

异炔诺酮

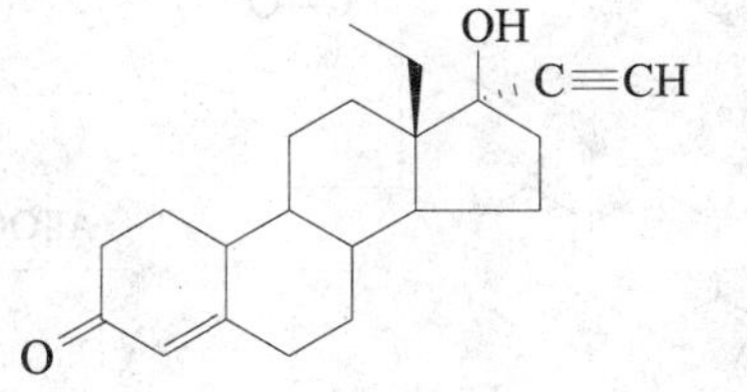

左炔诺孕酮

20 世纪 50 年代,出现了口服甾类避孕药,其主要成分为雌激素、孕激素或两者的混合物,它的研制被认为是人类控制生育的重大突破。根据不同的需要,可将孕激素和雌激素配伍成品种繁多的避孕药,以口服、外用、注射等多种给药途径,以及时效长短不同的剂型给药。根据作用机理的不同,甾类避孕药可分抑制排卵、抗着床和抗早孕等类型,如由孕激素和短、长效雌激素组成的复方制剂,其作用主要是抑制排卵,可分别作为短、长效避孕药使用。现在大多数甾类口服避孕药是孕激素和雌激素的复合物。

黄体酮(Progesterone)

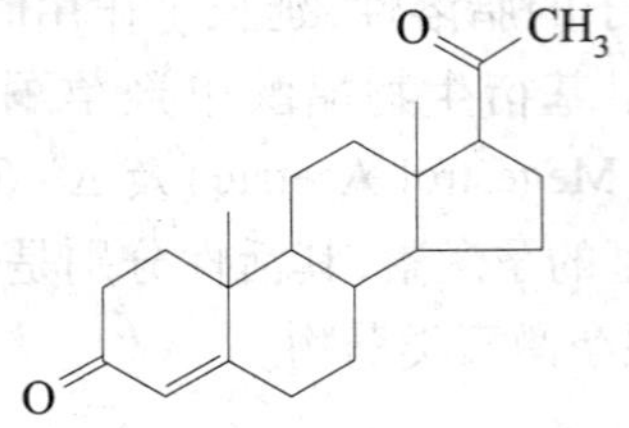

化学名为孕甾-4-烯-3,20-二酮,又名孕酮。

本品为白色或类白色结晶性粉末,有两种晶型:棱柱状α-型晶体,mp. 127 ~ 131℃;针状β-型晶体,mp. 121℃。两种晶型可互相转化。$[\alpha]_D^{20}$ 为+172° ~ +182°(C=2,二氧六环)。溶于氯仿、乙醇、丙酮、二氧六环,微溶于植物油,不溶于水。

本品为孕激素,临床上用于黄体机能不足引起的先兆性流产和习惯性流产、月经不调等症。口服易经体内迅速代谢而失活,一般采用注射给药,也可舌下含服或阴道、直肠给药。

黄体酮的合成是以醋酸孕甾双烯醇酮为原料,经还原、水解,再经 Oppenauer 氧化得到产品。

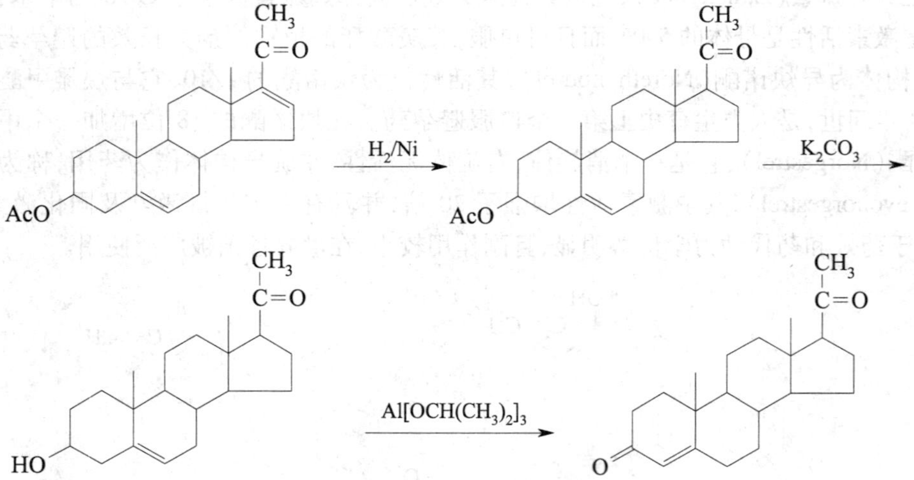

醋酸甲地孕酮(Megestrol Acetate)

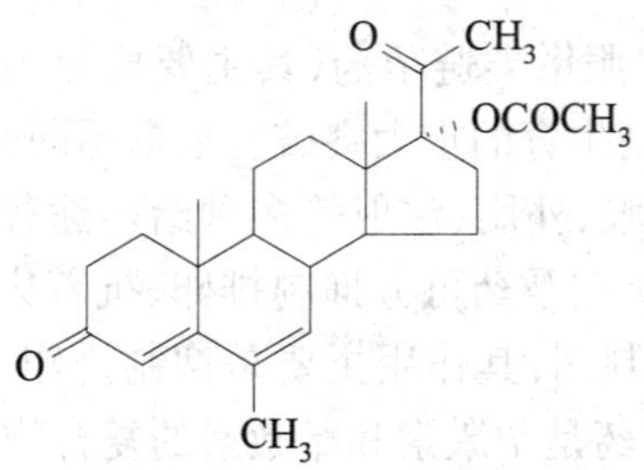

化学名为6-甲基-17α-羟基孕甾-4,6-二烯-3,20-二酮醋酸酯。

本品为白色或类白色结晶性粉末,mp. 214 ~ 216℃,$[\alpha]_D^{24}$ 为+5°(氯仿)。易溶于氯仿,溶于丙酮,略溶于乙醇,微溶于乙醚,不溶于水。

本品为高效孕激素，口服时孕激素作用约为黄体酮的 75 倍，注射时约为 50 倍，无雌激素和雄激素活性。除与雌激素配伍用作口服避孕药外，单独使用也作为速效避孕药。

醋酸甲羟孕酮（Medroxyprogesterone Acetate）

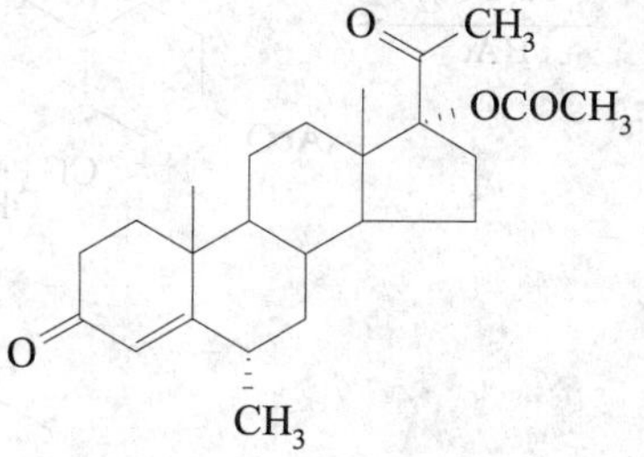

化学名为 6α-甲基-17α-羟基孕甾-4-烯-3,20-二酮醋酸酯，又名安宫黄体酮。

本品为白色或类白色结晶粉末，mp. 202～208℃。$[\alpha]_D^{25}$ 为+53～+59℃（氯仿）。溶于氯仿、丙酮，在水中不溶。

本品是强效的孕激素，无雌激素活性，口服和注射均有效。口服经肝代谢，主要以硫酸盐和葡萄糖醛酸盐形式从尿中排泄。

本品皮下注射给药孕激素活性为黄体酮的 20～30 倍；口服时为炔孕酮的 10～15 倍；肌注后能局部储存在组织中缓慢释放，产生长效作用，可维持 2～4 周以上，效果较长时可达 3 个月之久。该药的主要作用是促进子宫内膜增殖分泌，完成受孕准备，保护胎儿安全成长。临床用于痛经、功能性闭经、功能性子宫出血、先兆流产或习惯性流产、子宫内膜异位症等治疗，大剂量可用作长效避孕针，肌注 1 次 150 mg 可避孕 3 个月。

炔诺酮（Norethisterone）

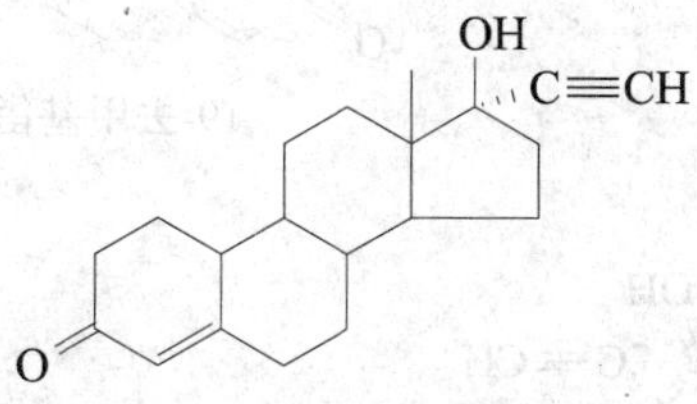

化学名为 17β-羟基-19-去甲-17α-孕甾-4-烯-20-炔-3-酮。

本品为白色或类白色结晶性粉末，mp. 202～208℃，$[\alpha]_D^{25}$ 为-22°～-28°（C=1，氯仿）。溶于氯仿，略溶于丙酮，不溶于水。

本品口服有效，生物利用度可达 70%，进入体内的 80% 能与血浆蛋白结合分布全身。

本品通过抑制垂体释放黄体化激素（Luteinizing Hormone，LH）和促卵泡成熟激素（Follicle-Stimulating Hormone，FSH），抑制排卵，作用强于孕酮，可用于功能性子宫出血、痛经、子宫内膜异位症等的治疗。

炔诺酮合成是将醋酸去氢表雄酮在冰醋酸中用漂白粉氯化，卤素加成在富电子的 5α 位，羟基在 6β 位，生成的加成物用四醋酸铅或氯代琥珀酰亚胺在碘催化下氧化，C-10 角甲基与 6β 羟基生成环醚，用铬酸使 3 位羟基氧化成酮，再在碱性条件下脱氯化氢即生成 Δ^4-3-酮。用锌粉还原开环，生成 C-19 甲醇，用铬酸氧化成羧基。由于叔碳原子上的羧基极易脱羧，生成 19-去甲基甾体，再经乙炔化，即得产品炔诺酮，总收率 28%。

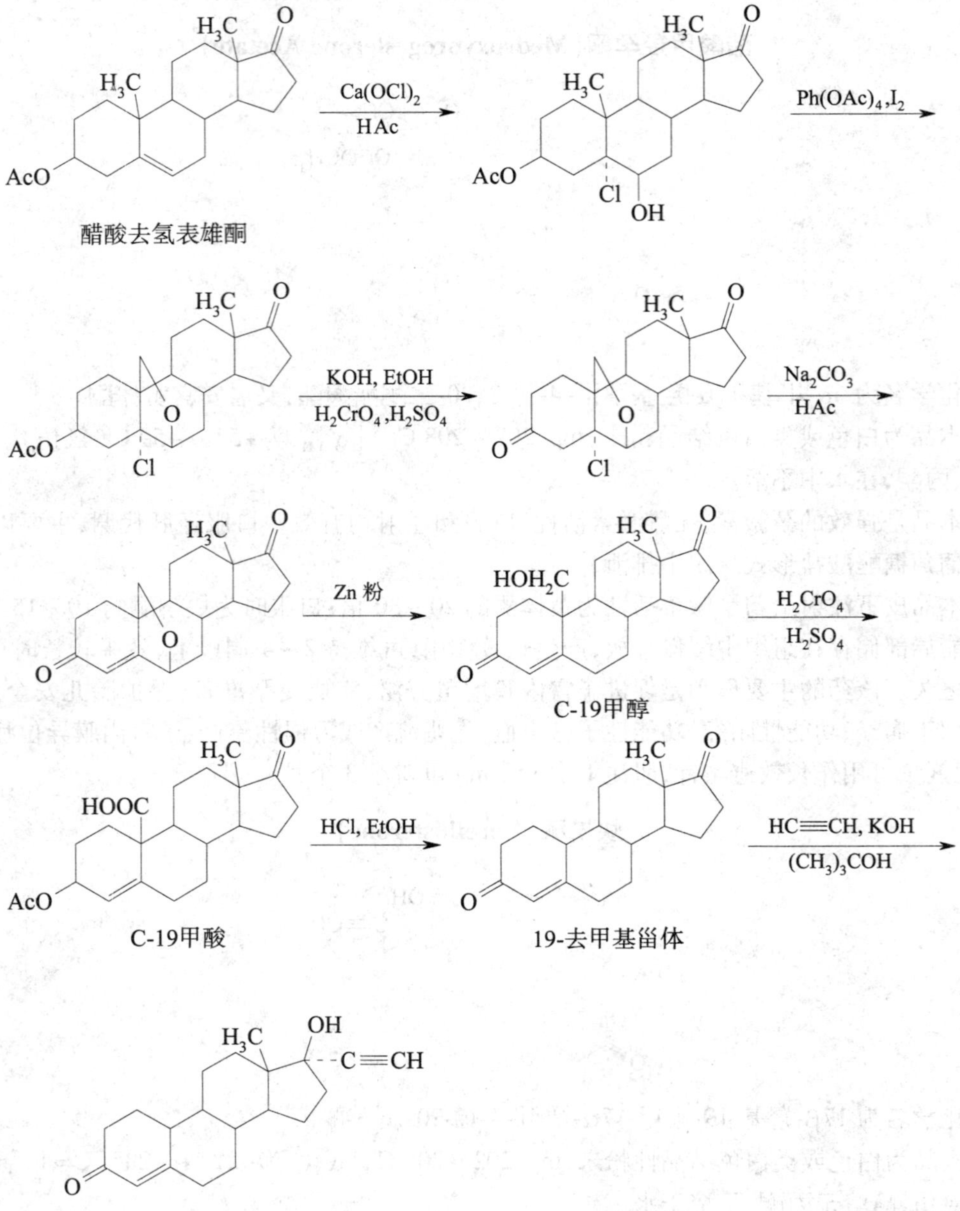

炔诺酮

本品为短效孕激素，口服后 0.5 ~4 h 内即达血药峰值，须每日口服，主要与炔雌醇合用作为短效口服避孕药。为达到长效目的，将炔诺酮制成其 17β-羟基乙酸酯前药，也称醋炔诺酮（Norethisterone Acetate），或在其分子中引入了长链脂肪酸制得庚酸炔诺酮（Norethisterone Heptanate），使其油溶性增加，制成油剂后注射一针延效一个月，可作为长效避孕药使用。

左炔诺孕酮(Levonorgestrel)

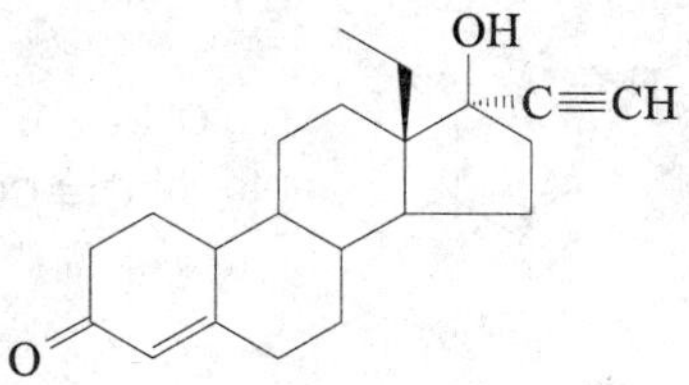

化学名为 D-(–)-17α-乙炔基-17β-羟基-18-甲基雌甾-4-烯-3-酮。

本品为白色或类白色结晶性粉末，mp. 204～212℃(外消旋体)，熔距在 5℃以下。光学活性体(C-13 乙基为 β 构型)。mp. 233～239℃，$[\alpha]_D^{25}$ 为 –38°(氯仿)。溶于氯仿，微溶于甲醇，不溶于水。

本品为消旋炔诺孕酮的左旋体，其活性比炔诺孕酮强 1 倍，故使用剂量可减少一半。口服后吸收完全，生物利用度可达 87%～99%。其孕激素活性是炔诺酮的 100 倍，而抗雌激素活性比炔诺酮增加 10 倍，并有一定的雄激素及同化激素作用。

本品与炔雌醇配伍制成复方制剂，可作为短效口服避孕药，通过剂型的改变，还可制成多种长效避孕药。

本品是第一个实现工业化生产的全合成甾类激素，其作用及用途与炔诺酮相同，但药效、药代总体评价数据比炔诺酮具有更多的优点和更小的副作用，因而成为世界上广泛使用的口服避孕药。

二、构效关系

(1) 具有孕激素活性的天然药物一般都为带有甾核的分子，Δ^4-3-酮是孕激素活性的必需基团，合成的孕激素可分为两类：一类是 17α-羟基黄体酮类；另一类是 19-去甲雄甾(即雌甾)的衍生物。

(2) 将 17α-OH 进行酯化，可延长作用时间，产生口服活性。

(3) 分子中 C-6 引入 Δ^6、6-CH_3 和 6-Cl 都能增强孕激素活性，并具有口服特性。

(4) 在雄激素(睾酮)的 C-17α 位引入乙炔基，获得孕激素活性，再去掉 C-10 的甲基，孕激素活性增加，并能口服；继续在 C-18 增加一个甲基，活性大幅度提高。

(5) 在 C-11 引入亚甲基，活性可进一步提高，且无雄激素和雌激素活性。

(6) 在 B 环和 D 环引入双键，孕激素活性增强，如孕二烯酮(Gestodene，Δ^{15}-炔诺孕酮)是迄今活性最高的孕激素。

三、抗孕激素

抗孕激素作用的靶部位主要是孕激素受体，故也称孕激素拮抗剂，为终止早孕的重要药物。1982 年法国的 Roussel-Uclaf 公司推出了第一个抗早孕药物米非司酮(Mifepristone)，不但促进了抗孕激素及抗皮质激素药的发展，而且使甾类药物的研究领域再度活跃起来，因此被称为甾体药物研究历史上的里程碑。米非司酮作为孕激素拮抗剂在妊娠早期可诱发流产，达到避孕的目的。目前在临床上主要用于抗早孕，也可用于乳腺癌的治疗。

米非司酮(Mifepristone)

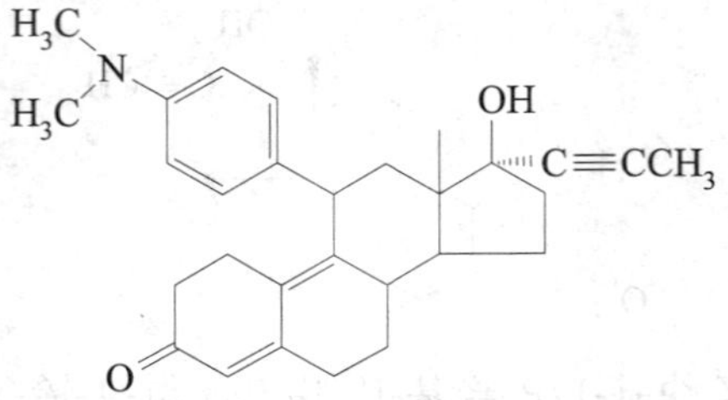

化学名为 11β-(4-N,N-二甲氨基苯基)-17β-羟基-17α-(1-丙炔基)-雌甾-4,9-二烯-3-酮。

本品为白色或类白色结晶,mp. 150℃,$[\alpha]_D^{25}$ 为+138.5。易溶于甲醇、二氯甲烷,溶解于乙醇、乙酸乙酯,不溶于水。

本品竞争性地作用于孕激素和皮质激素受体,具有抗孕激素和抗皮质激素的作用,与子宫内膜上孕激素受体的亲和力比黄体酮高出 5 倍左右。

本品口服吸收迅速,具有独特的药代动力学性质,消除半衰期较长,平均为 34 h,血药峰值与剂量无明显关系。上述性质是由米非司酮的结构特征决定的,米非司酮是以炔诺酮为先导化合物经结构修饰得到的新型化合物,其结构有三个部分发生了改变:C-11β-二甲氨基苯基的引入是从孕激素转变为抗孕激素的主要原因;C-17α 位以丙炔基替换乙炔基,稳定性增加,并保持口服活性;$\Delta^{9(10)}$ 的引入使整个甾体母核共轭性增加。米非司酮在靶细胞上竞争性抑制孕激素黄体期和妊娠期的激素,妊娠早期使用可诱发流产。

本品在肝脏中有明显的首过效应,代谢产物主要有 N-去甲基化物,N-双去甲基化物和 17α-丙炔醇代谢物。N-去甲基化物为其主要代谢产物,具有一定的生物活性,与孕酮受体结合力为米非司酮的 74.9%,抗早孕作用为米非司酮的 1/3。

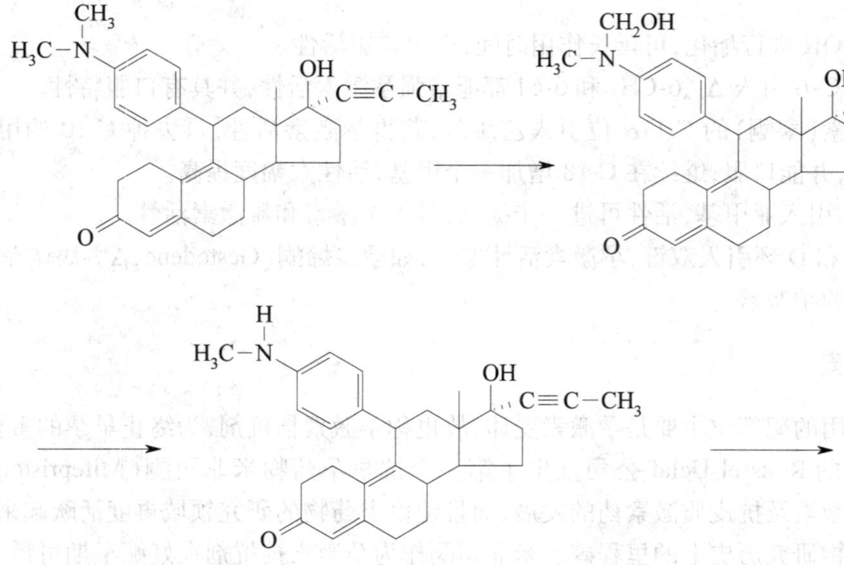

N-去甲基化物

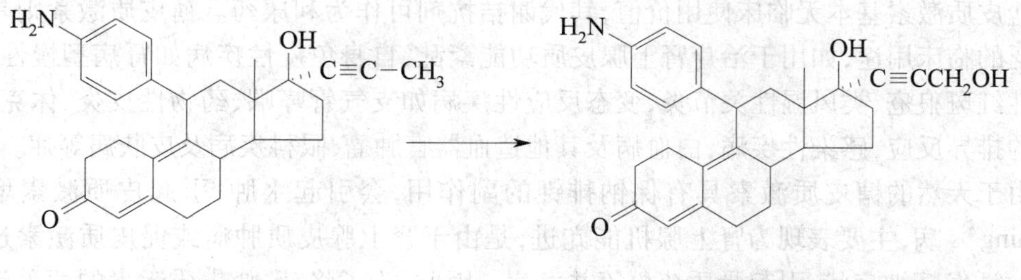

N-双去甲基化物　　　　　17α-丙炔醇代谢物

本品与前列腺素制剂合用是终止早孕的最佳方法,如口服本品 200 mg 后,再口服米索前列醇 1 mg,结果对早孕妇女可获得 90% ~95% 的完全流产率。

近年来,发现本品还具有一些独特的抗生育用途,如:① 紧急避孕(Emergency Contraception)。指妇女偶然一次未采取避孕措施,或一次避孕失败后,在预期月经前采取的避孕措施。② 月经调节。本品和米索前列醇可对月经短期延迟 7 天左右并确定受孕者进行月经调节。这种联用药物称催经微丸(Menses-Inducing Pill)。③ 新型的口服避孕药。服用不同剂量的本品可达到导致内膜发育延迟或抑制排卵的目的。

第四节　肾上腺皮质激素类药物
(Adrenocorticoids Agents)

一、肾上腺皮质激素类药物的发展

肾上腺皮质激素类药物包括天然肾上腺皮质激素及其衍生物,它们均具有孕甾烷的基本母核,属孕甾烷类药物,其结构中含有 Δ^4-3,20-二酮、21-羟基、11-羟基或含氧的官能团。其中天然的肾上腺皮质激素是由肾上腺皮质分泌的一类激素的总称,按功能可分为糖皮质激素和盐皮质激素,前者主要调节机体的糖、脂肪、蛋白质的合成及代谢,有抗炎活性;后者具有潴钠排钾作用,影响体内的水、盐代谢和维持电解质的平衡。肾上腺皮质分泌的激素过少,会导致人体极度虚弱、食欲减退、贫血、恶心、呕吐、低血压、皮肤色素沉着过度和精神压抑。

天然的糖皮质激素以可的松(Cortisone)和氢化可的松(Hydrocortisone)为代表,盐皮质激素则以醛固酮(Aldosterone)和去氧皮质酮为代表。糖皮质激素类化合物的结构特征为 C-11 和 C-17 均有含氧取代基存在,仅有其中之一或均没有者为盐皮质激素类化合物。

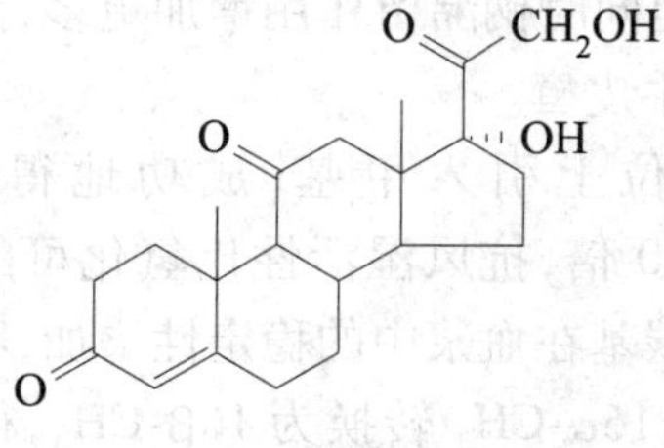

可的松

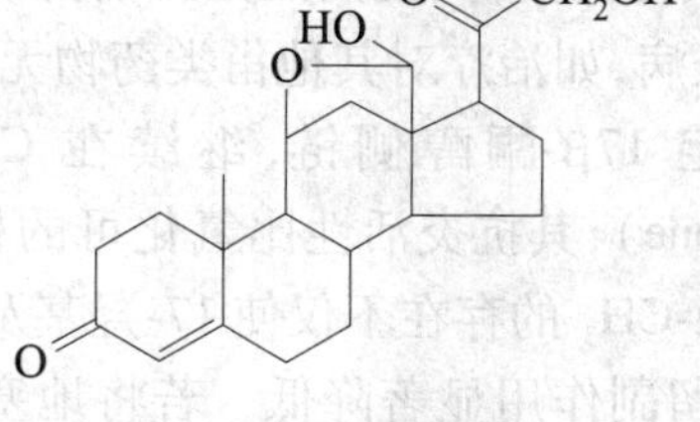

醛固酮

盐皮质激素基本无临床使用价值，其代谢拮抗剂可作为利尿药。糖皮质激素则具有非常广泛的临床用途，如用于治疗肾上腺皮质功能紊乱，自身免疫性疾病如肾病型慢性肾炎、系统性红斑狼疮、类风湿性关节炎，变态反应性疾病如支气管哮喘、药物性皮炎、休克、器官移植的排异反应，感染性疾病，白血病及其他造血器官肿瘤，眼科疾病及皮肤病等症。

由于天然的糖皮质激素具有保钠排钾的副作用，会引起水肿；引起皮质激素增多症（Cushing's 病，主要表现为肾上腺机能亢进，是由于肾上腺皮质肿瘤或促皮质激素过多引起的）；诱发精神症状、引起骨质疏松等并发症。因此，为了将糖、盐皮质激素的两种活性分开，提高糖皮质激素活性的同时，减少钠水潴留的副作用，并延长作用时间，人们对糖皮质激素进行了大量的化学结构修饰，几乎在甾环上可以进行化学改造的位置都进行了取代基的引入修饰，如 C-21 成酯修饰、C-1 引入双键修饰、C-9 和 C-6 氟原子的引入、C-16 引入羟基或甲基的修饰等，发现了许多专一性好、副作用小的药物。

氢化可的松是糖皮质激素类药物改造的结构基础，为了增加稳定性，改善分子的溶解性，方便临床用药，将氢化可的松分子中的 C-21 羟基进行了乙酯化，得到醋酸氢化可的松（Hydrocortisone Acetate），其作用时间延长，且稳定性增加。利用 C-21 羟基制备氢化可的松琥珀酸钠（Hydrocortisone Sodium Succinate）或氢化可的松磷酸钠（Hydrocortisone Sodium Phosphate），改变了药物在水中溶解度小的缺点，便于制成注射剂使用。

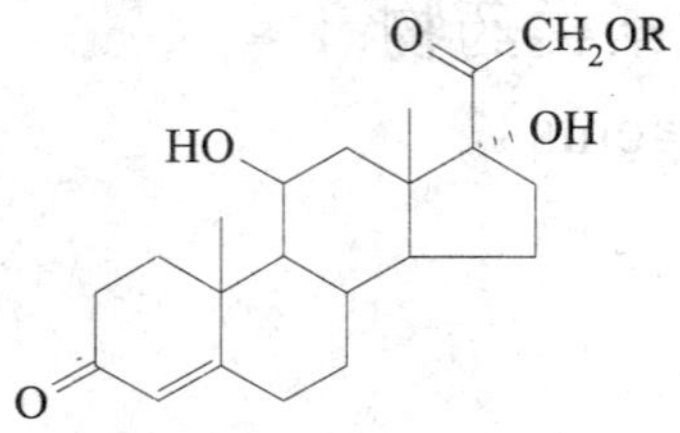

R= —H	氢化可的松
R= —$COCH_3$	醋酸氢化可的松
R= —$COCH_2CH_2COO^-Na^+$	氢化可的松琥珀酸钠
R= —PO_3Na	氢化可的松磷酸钠

在氢化可的松的 A 环引入 Δ^1，由于 A 环构型从半椅式变成船式，加强了与受体的亲和力，其抗炎活性增大 4 倍，但钠潴留的副作用没有改变。如醋酸泼尼松（Prednisone Acetate）和醋酸氢化泼尼松（Prednisolone Acetate，醋酸泼尼松龙）。

在氢化可的松的 C-9α 位引入氟原子，其抗炎作用明显增加，如醋酸 9α-氟代氢化可的松的活性比醋酸可的松大 11 倍，但其由于钠潴留作用增加 300 ~ 800 倍，只能外用。在 C-9α 位引入氟，A 环引入 Δ^1 的同时，再在 C-16α 位上引入羟基得到曲安西龙（Triamcinolone），其抗炎活性比氢化泼尼松强 20%，且消除了 9α-F 引入所致钠潴留的副作用。将曲安西龙分子中 16α 位和 17α 位的二羟基与丙酮缩合形成缩酮，可明显增加其疗效，如醋酸曲安奈德（Triamcinolone Acetonide Acetate），可用于钠潴留、食欲过旺及体重增加给患者带来的后遗症。在曲安奈德的 C-6α 位引入氟原子得醋酸氟轻松（Fluocinonide Acetate），由于阻碍了 C-6 的氧化失活，其抗炎活性大幅度增加，但同时钠潴留作用增加更多，因此只能用于局部治疗皮肤病，如治疗对其他甾类药物无效的牛皮癣。

为了稳定 17β-酮醇侧链，继续在 C-16α 位上引入甲基，成功地得到地塞米松（Dexamethasone），其抗炎活性比氢化可的松大 20 倍，抗风湿活性比氢化可的松大 30 倍。意外发现 16α-CH_3 的存在不仅使 17-羟基及 20-羰基在血浆中的稳定性增加，明显增加抗炎活性，且钠潴留副作用显著降低。若将地塞米松 16α-CH_3 转换为 16β-CH_3，得到倍他米松（Betamethasone），其抗炎作用较地塞米松强 2 ~ 3 倍，钠潴留的副作用极低。上述药物都已成为临床常用的糖皮质激素类药物。

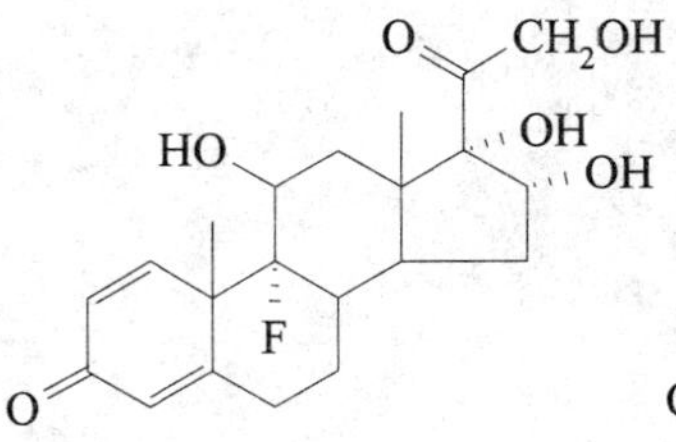
曲安西龙

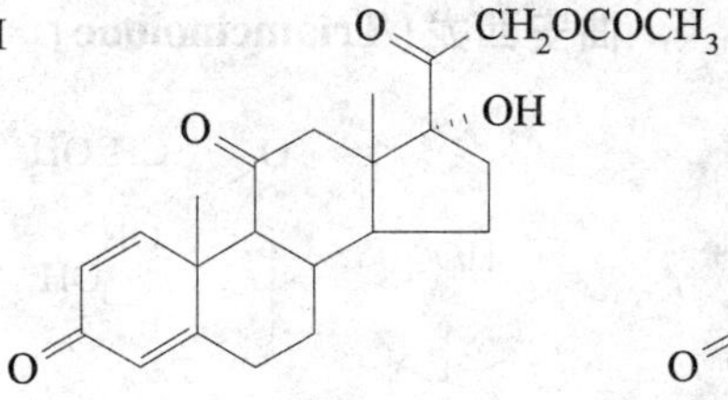
醋酸泼尼松

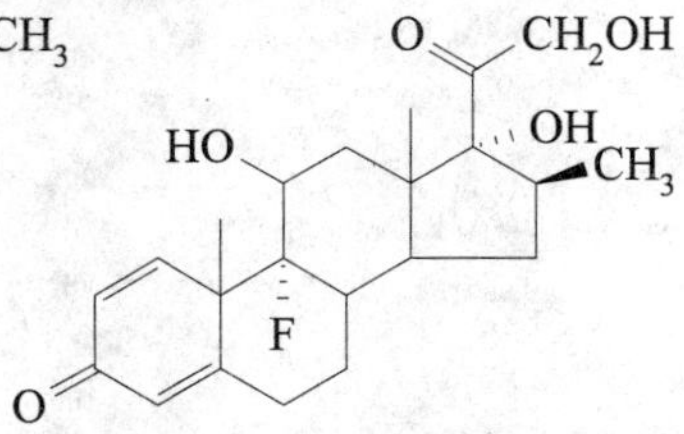
倍他米松

醋酸氢化可的松(Hydrocortisone Acetate)

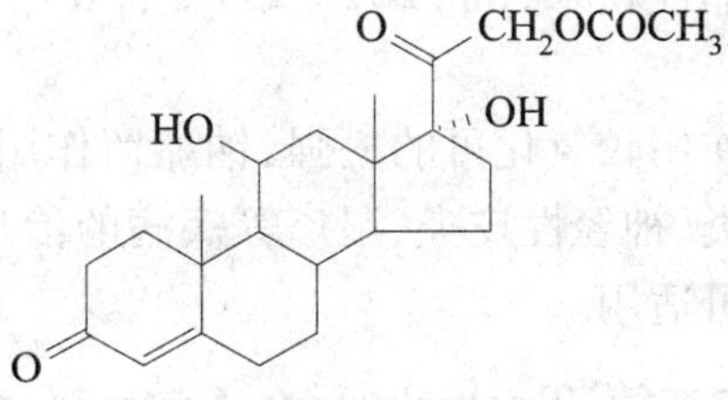

化学名为11β,17α,21-三羟基孕甾-4-烯-3,20-二酮-21-醋酸酯。

本品为白色或几乎白色的结晶性粉末,mp. 216～224℃,$[\alpha]_D^{25}$ 为+158°～+165°。溶于氯仿,微溶于乙醇、丙酮、二氧六环,不溶于水。遇光变质。

本品吸收后在肝脏、肌肉及红细胞中代谢。首先 Δ^4 被还原,进一步3-酮被还原成醇,然后大部分C-20侧链断裂形成C-19甾体,与葡萄糖醛酸或单硫酸成酯,生成水溶性的化合物,经尿及胆汁排出。

本品临床主要用于治疗关节炎、风湿症,还用于免疫抑制、抗休克等。

醋酸泼尼松龙(Prednisolone Acetate)

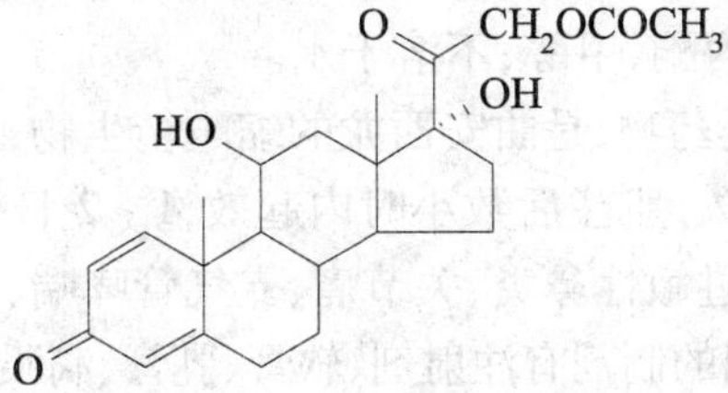

化学名为11β,17α,21-三羟基孕甾-1,4-二烯-3,20-二酮-21-醋酸酯,又名醋酸氢化泼尼松、强的松龙。

本品为白色或类白色结晶性粉末,mp. 240～241℃(分解),$[\alpha]_D^{25}$ 为+112°～+119°。溶于甲醇、二氧六环,微溶于丙酮、氯仿,不溶于水。

本品为氢化可的松的衍生物,其抗炎、抗过敏作用较强,钠潴留和排钾的副作用较小。所用制剂有口服片剂、胶囊剂、眼膏及注射剂。在临床上主要用于活动性风湿病、类风湿性关节炎、红斑狼疮等胶原性疾病的治疗,还用于治疗严重支气管哮喘、皮炎等过敏性疾病,急性白血病以及肾上腺皮质功能减退症等。

曲安西龙(Triamcinolone)

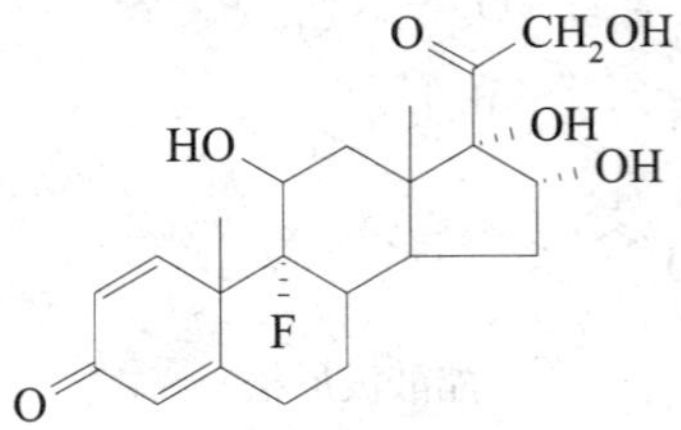

化学名为9α-氟-11β,16α,17α,21-四羟基孕甾-1,4-二烯-3,20-二酮。

本品为白色或类白色结晶性粉末,mp. 269～271℃,$[\alpha]_D^{25}$ 为+7.5°(丙酮)。微溶于乙醇、氯仿、乙醇,不溶于水。

本品口服易吸收。抗炎作用较氢化可的松强,钠潴留作用较小。临床用于类风湿性关节炎、支气管哮喘、过敏性皮炎、神经性皮炎、湿疹等疾病的治疗,对于皮质激素禁忌的伴有高血压或浮肿的关节炎患者可适用。

醋酸曲安奈德(Triamcinolone Acetonide Acetate)

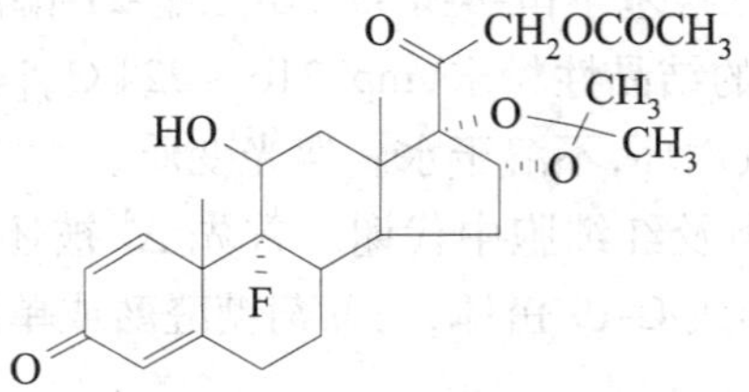

化学名为9α-氟-11β,21-二羟基-16α,17α-[(1-甲基亚乙基)双(氧)]-孕甾-1,4-二烯-3,20-二酮-21-醋酸酯。

本品为白色或类白色结晶性粉末,mp. 292～294℃,$[\alpha]_D^{25}$ 为+109°(C=0.75,氯仿)。溶于氯仿,微溶于乙酸乙酯、丙酮、甲醇,不溶于水。

本品为长效糖皮质激素类药物,是曲安西龙的缩酮衍生物,其作用机理与曲安西龙相似,但抗炎、抗过敏作用较强且持久,肌注后数小时内起效,1～2日作用达到最大效应,药效可维持2～3周。临床上用于治疗过敏性鼻炎、关节痛、支气管哮喘、肩周炎、腱鞘炎、滑膜炎、急性扭伤及各种皮肤病等。常使用的制剂有注射剂、软膏、乳膏、滴眼液、气雾剂及洗剂等。

醋酸氟轻松(Fluocinonide Acetate)

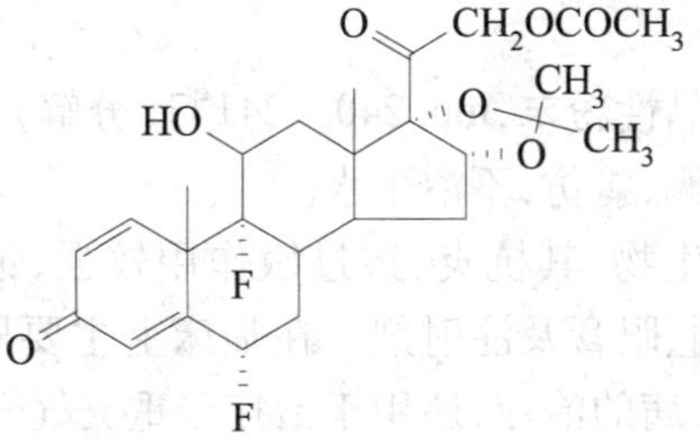

化学名为 6α,9α-二氟-11β,21-二羟基-16α,17-[(1-甲基亚乙基)-双(氧)]-孕甾-1,4-二烯-3,20-二酮-21-醋酸酯。

本品为白色或类白色结晶性粉末,mp. 265～266℃,$[\alpha]_D$ 为+95°(氯仿)。微溶于丙酮、二氧六环、乙醇,不溶于水。

本品为曲安奈德的 6α-氟取代物,其抗炎活性大幅度增加,但钠潴留活性增加更多,故只能作为外用制剂使用。

在临床上本品用于治疗各种皮肤病,包括神经性皮炎、接触性皮炎、脂溢性皮炎、湿疹、牛皮癣、瘙痒症等,药用浓度低,疗效快。为了防止皮肤病引起感染,该药应与抗生素一起使用。

醋酸地塞米松(Dexamethasone Acetate)

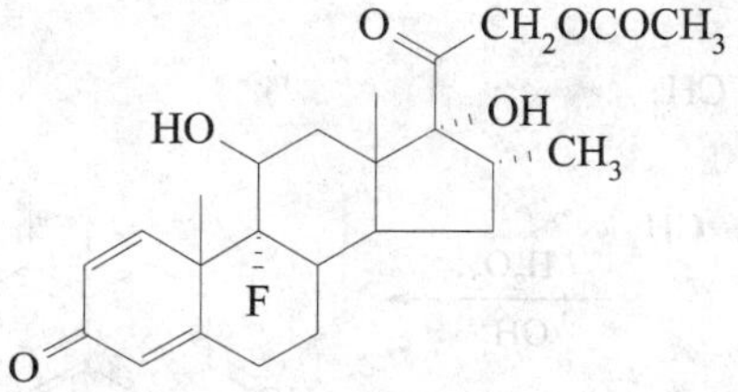

化学名为 16α-甲基- 11β,17α,21-三羟基-9α-氟孕甾-1,4-二烯-3,20-二酮-21-醋酸酯。

本品为白色或类白色结晶或结晶性粉末。mp. 223～233℃(分解),$[\alpha]_D^{25}$ 为+82°～+88°(二氧六环)。易溶于丙酮,溶于甲醇、无水乙醇,略溶于氯仿,不溶于水。固体在空气中稳定,需避光保存。

本品及所有肾上腺皮质激素类药物都具有 α-羟基酮结构,其甲醇溶液与碱性酒石酸铜共热,生成亚铜橙红色沉淀,可用于这类药物的鉴定。

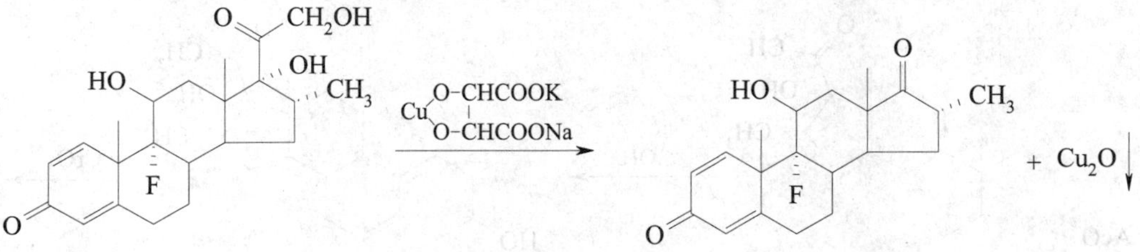

本品口服后 4 h 内有 15% 自尿中排出,其中 50% 以葡萄糖苷酸形式排泄,50% 以非结合形式排泄。本品抗炎作用比可的松强 30 倍,糖代谢作用比后者强 20～25 倍,基本不引起钠水潴留。

地塞米松本身的抗炎活性不强,但 C-21 羟基酸化后,由于亲脂性增加,在软膏基质中的药物固体微粒或药物分子接触到皮肤后,容易溶解在角质层中,很快渗过表皮到达皮下血管而发挥作用。

本品 C-21 三甲基醋酸酯的外用抗炎活性比氢化可的松大 80 倍。地塞米松磷酸钠(Dexamethasone Sodium Phosphate)为水溶性衍生物,作用与地塞米松相同,静注或肌注后作用迅速,适用于危急病人的抢救,也可作为滴眼药液。

醋酸地塞米松的合成以醋酸妊娠双烯醇酮为原料,与甲基亚硝基脲反应,生成 16α,

17α-二氢吡唑环，经脱氮后引入16-甲基，用双氧水使产物环氧化，再经开环、氢化、水解后得16α-甲基-17α-羟基化合物，再在酸性下用三氧化铬氧化生成Δ^4-3-酮。按氢化泼尼松的相同制备方法引入C-21醋酸酯及C-11羟基，按合成醋酸氟轻松的方法引入9α-氟及$\Delta^{1,2}$得到目标物地塞米松。

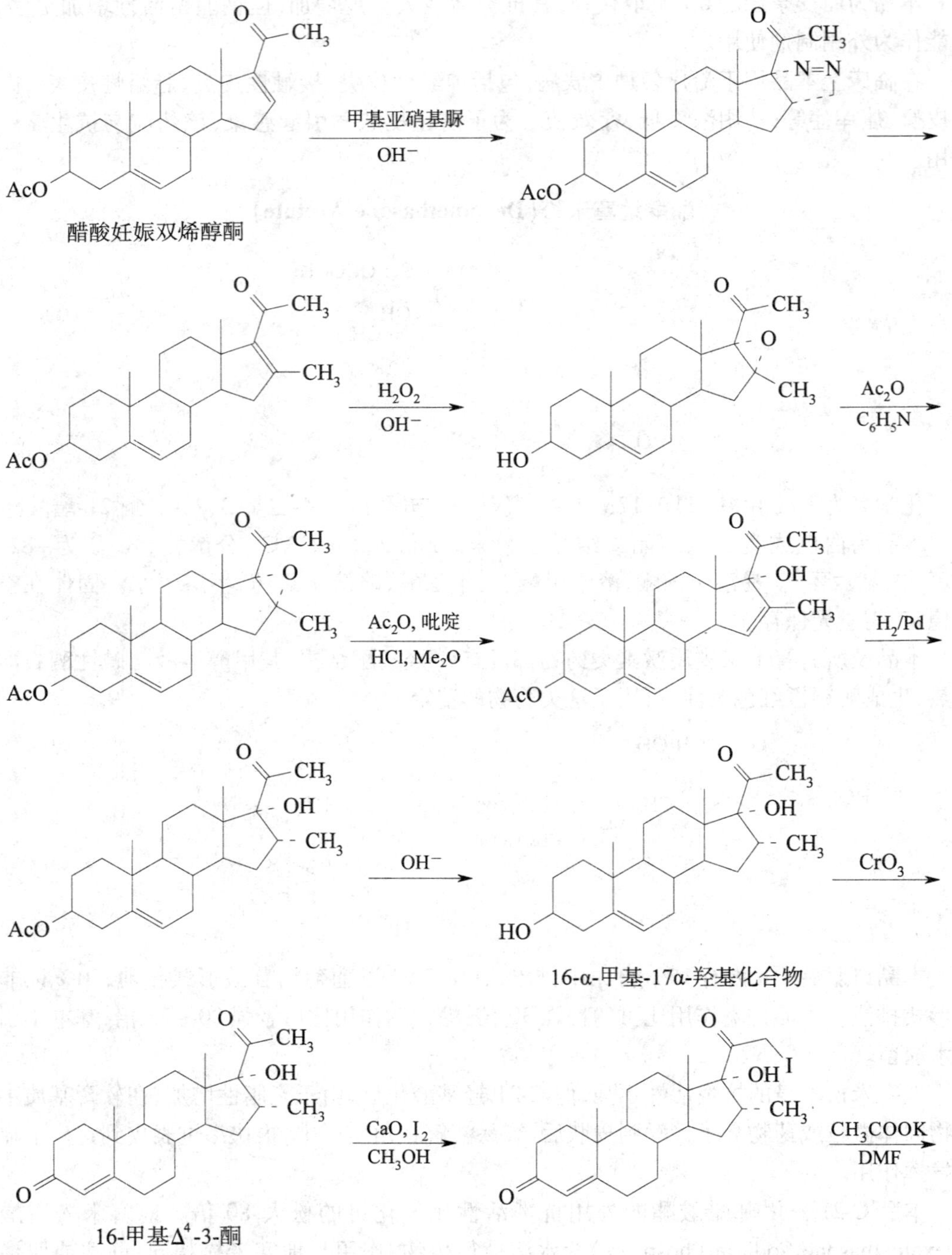

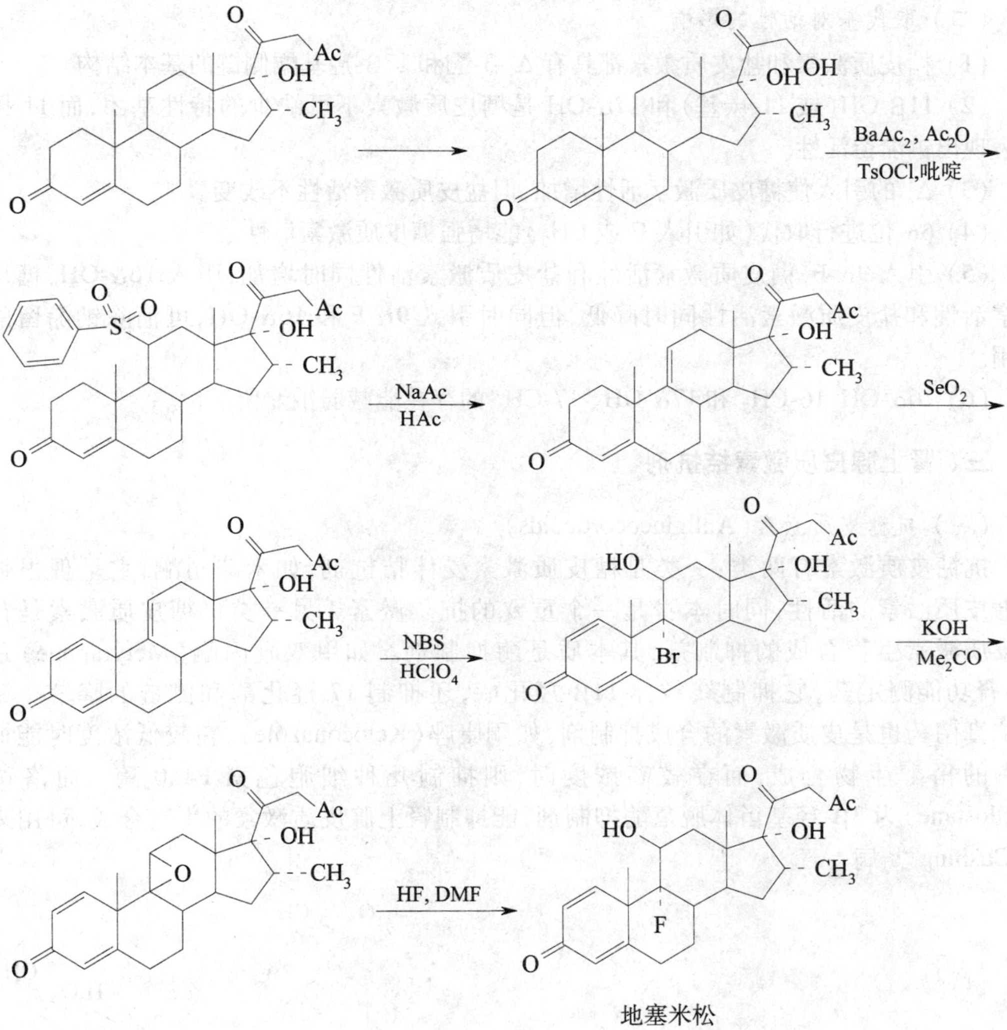

地塞米松

本品主要用于治疗肾上腺皮质功能减退症、风湿热、类风湿性关节炎、红斑狼疮、急性白血病、严重支气管哮喘以及皮炎等过敏性疾病。

二、构效关系

（一）整体分子的构效关系

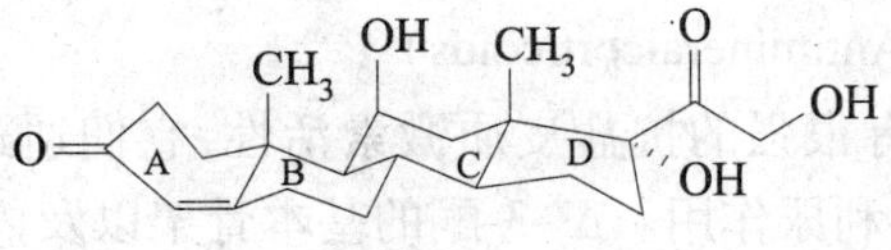

分子结构中 A 、B、C、D 环的全反式并合对于活性是必要的，其中 C/D 环与受体结合的重要性大于 A/B 环。在分子的 β 面引入大的取代基，分子会失去糖代谢活性，说明肾上腺皮质激素与受体的结合发生在 C/D 环的 β 面和 17β-羟基酮侧链。而钠潴留活性则发生在 A、C 和 D 环的 α 面以及 17β-羟基酮侧链。

（二）取代基对活性的影响

（1）糖皮质激素和盐皮质激素都具有 Δ^4-3-酮和 17β-羟基酮侧链的基本结构。

（2）11β-OH（或 11-羰基）和 17α-OH 是糖皮质激素不可缺少的特性基团，而 11α-OH 则表现出钠潴留活性。

（3）Δ^1 的引入使糖皮质激素活性增加，但盐皮质激素活性不改变。

（4）6α 位进行取代（如引入 F 或 CH_3）能增强糖皮质激素活性。

（5）引入 9α-F，糖皮质激素活性和盐皮质激素活性同时增加；引入 16α-OH，糖皮质激素活性和盐皮质激素活性同时降低，但同时引入 9α-F 和 16α-OH，可消除钠潴留的副作用。

（6）16α-OH、16-CH_3 和 17α-OH、17-CH_3 的存在能减弱钠潴留活性。

三、肾上腺皮质激素拮抗剂

（一）抗糖皮质激素（Antiglucocorticoids）

抗糖皮质激素有两类：一类是糖皮质激素受体拮抗剂，如米非司酮，它呈现很强的抗糖皮质激素的活性，同时本身是一个重要的抗孕激素。另一类抗糖皮质激素是肾上腺皮质激素生物合成的抑制剂，其本质是酶抑制剂。如甲双吡丙酮（Metyrapone）是垂体－肾功能测定药，它抑制线粒体 11β-羟化酶，还抑制 17-羟化酶和侧链的降解。氮唑类抗真菌药也是皮质激素的合成抑制剂，如酮康唑（Ketoconazole），在较低浓度时能抑制真菌的甾醇生物合成，而在较高浓度时，则抑制几种细胞色素 P450 酶。曲洛司坦（Trilostane）为 3β-羟基甾体脱氢酶抑制剂，能抑制肾上腺皮质激素的生物合成，可用来治疗 Cushing's 病。

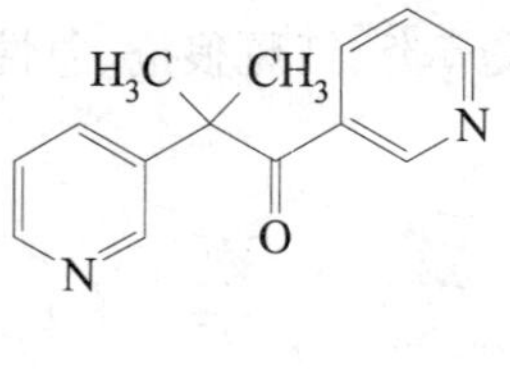

甲双吡丙酮

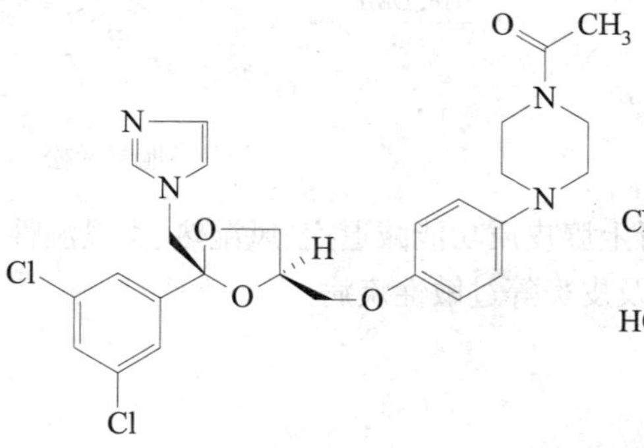

酮康唑

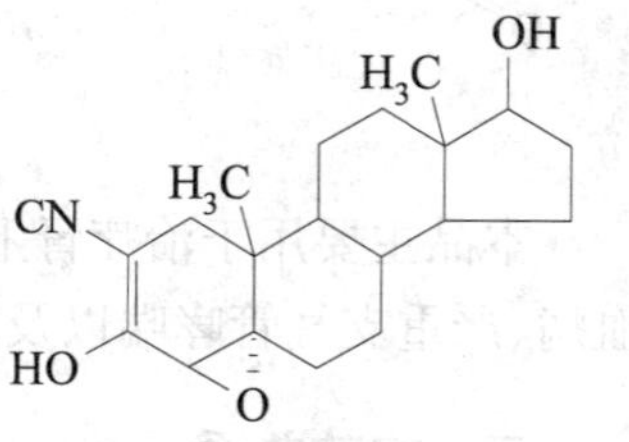

曲洛司坦

（二）抗盐皮质激素（Antimineralcorticoids）

螺内酯及其衍生物具有很强的抗盐皮质激素活性，它们通过与醛固酮受体结合，促进 Na^+ 排泄和 K^+ 的保留，产生利尿作用。Δ^4-3-酮的基本骨架以及内酯环是该类化合物具有拮抗活性的必需基团，7 位引入 α 取代基有利于内在活性和口服活性。

除此，黄体酮在高浓度时也具有抗盐皮质激素的活性。

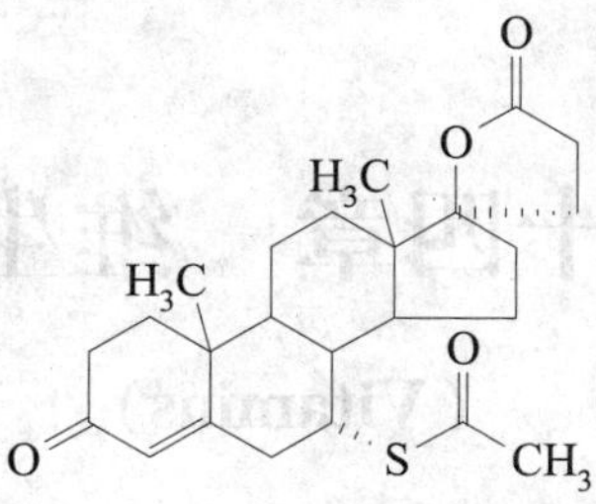

螺内酯

本章习题

一、试写出下列药物的化学结构及主要临床用途

1. 雌二醇　2. 炔雌醇　3. 己烯雌酚　4. 枸橼酸他莫昔芬　5. 丙酸睾酮　6. 醋酸地塞米松　7. 苯丙酸诺龙　8. 黄体酮　9. 炔诺酮　10. 左炔诺孕酮　11. 米非司酮　12. 醋酸氢化可的松

二、问答题

1. 为什么雌二醇不能口服给药,如何对其结构进行改造获得口服雌激素?
2. 试比较己烯雌酚和天然雌二醇结构的相似之处,解释己烯雌酚具有雌激素活性的原因。
3. 何谓蛋白同化作用?同化激素的临床用途及主要副作用是什么?
4. 为什么 5α-还原酶抑制剂可用于治疗良性前列腺增生?
5. 半合成孕激素有几种结构类型?各自的先导化合物分别是什么?试述其结构改造过程。
6. 何谓孕激素拮抗剂?其主要用途是什么?
7. 通过哪些方法可改变糖皮质激素的作用时间或溶解度性质?
8. 为什么大多数肾上腺皮质激素药物 C-21 的羟基被制成醋酸酯?
9. 曲安西龙、曲安奈德、氟轻松三者互为修饰的糖皮质激素类药物,它们各自的特点与差别是什么?
10. 试述米非司酮的体内代谢途径,用反应式表示。
11. 天然的糖皮质激素具有哪些缺点?对糖皮质激素进行化学结构修饰,主要在哪些部位进行的?试举出几例专一性好、副作用小的药物。
12. 简述雌激素、雄激素、同化激素、孕激素及糖皮质激素的构效特点。

三、合成题

1. 写出以醋酸孕甾双烯醇酮为原料合成黄体酮的反应路线(以反应式表示)。
2. 写出以对甲氧基苯甲醛为原料合成己烯雌酚的反应路线。
3. 学习理解以醋酸妊娠双烯醇酮为原料合成醋酸地塞米松的合成方法。

第十四章　维生素

(Vitamins)

一、维生素的生理功能

维生素是人体不可缺少的六大营养素(其余五种为水、蛋白质、脂肪、碳水化合物、矿物质)之一,人体的需求量并不多,但是它们对维护身体的健康却至关重要。用于促进身体的生长发育、参与机体的新陈代谢、维护机体的造血功能、促进血液的循环、维护大脑的功能、增强人体的抵抗力以及预防各种疾病的生成等。人体长期缺乏某种维生素,就有可能导致生理功能紊乱,新陈代谢出现障碍,抵抗力和免疫力下降,引发多种疾病的生成。

人们比较熟悉、被确定对人体有益的维生素包括:维生素 A、维生素 B 族(维生素 B_1、维生素 B_2、烟酸、胆碱、泛酸、维生素 B_6、生物素、叶酸、维生素 B_{12})、维生素 C、维生素 D、维生素 E、维生素 K。它们在人体进行各种生理活动的过程中,起到不同但又十分重要的作用。例如维生素 A 对治疗眼部疾病有良好的效果;维生素 C 可保护血管;维生素 D 可使骨骼强健;维生素 K 可预防出血症等。它们之间相互协调、相互促进,共同维持身体的健康。

人体自身不能合成足以供机体需要的维生素,通常从食物中摄取。维生素的存在范围十分广泛,如大米、小麦、玉米、高粱、白菜、芹菜、菠菜、胡萝卜、红枣、柠檬、猕猴桃、甜橙、沙丁鱼、鲤鱼、螃蟹、虾、鸡肝、羊肝、猪肝、牛肚、牛肉、猪肉、羊肉、鸡肉等。只是它们所含维生素的种类和含量有所区别,所以,人们在日常饮食中应学会合理、均衡搭配食物,这样才有利于摄取足够的维生素,维护身体的健康。

在正常情况下,体内的维生素不会缺乏。机体对各种维生素的每日需要量甚微,如16 ~ 17 岁男青年每日需维生素 D 仅 2. 5 g,1 ~ 3 岁儿童也只需 10 g。因此只有在营养不良、患有某些疾病、服用某些药物及特殊生理需要如妊娠、哺乳等情况下会导致维生素的需要量增加,应该补充适量的维生素,否则会影响机体的生长发育和正常生理活动,甚至导致某些疾病的产生,如缺乏维生素 A 易患夜盲症,缺乏维生素 D 易患佝偻病等。但维生素不是营养品,机体每天的需求量有一定的范围,服用过量会导致不良反应,甚至产生疾病,如维生素 A 摄入过多(>100 000 μg 或 30 万 IU)可引起急性或慢性中毒,其表现为颅内压升高,并有呕吐,甚至可导致死亡,停止摄取,则可自行康复而不留损害。因此应合理使用维生素。

二、维生素的分类

目前已发现的维生素有 60 余种,由于其化学结构各异、生理功能不同,故维生素依据其溶解度分为脂溶性和水溶性维生素两类。常用的脂溶性维生素有维生素 A、D、E、K 等,它们不溶于水,而溶于脂肪和有机溶剂中。常用的水溶性维生素有维生素 B_1、B_2、B_6、B_{12}、叶酸、烟酸及维生素 C 等,易溶于水,难溶于脂肪和有机溶剂。

第一节　脂溶性维生素(Fat Soluble Vitamins)

脂溶性维生素包括维生素A(视黄醇)、维生素D(钙化醇)、维生素E(生育酚)、维生素K(凝血维生素)等。它们易溶于大多数有机溶剂,不溶于水。在食物中与脂类共存,在肠道吸收时与脂类吸收密切相关,当脂类吸收不良时如肠道梗阻或长期腹泻,其吸收亦减少,甚至会引起缺乏症。但因脂溶性维生素排泄较慢,体内易于积蓄,故摄入过多,会引起中毒。

脂溶性的维生素中以维生素A和D在营养上更为重要,缺少它们将分别引起维生素A和D缺乏症。维生素E缺乏病仅在动物实验时观察到。至于维生素K,因肠道细菌可以合成它,所以人类维生素K缺乏病多系吸收障碍或因长期使用抗生素和维生素K的代谢拮抗药所致。

一、维生素A

维生素A又叫视黄醇,有两种形式:一种是动物性食品中直接存在的维生素A;另一种是植物性食品中可以转化为维生素A的胡萝卜素。在体内胡萝卜素可以被小肠黏膜和肝脏中的加氧酶作用转化为维生素A_1,它们称为维生素A原。尽管理论上一分子β-胡萝卜素可以转变为两分子视黄醇,但是由于胡萝卜素的吸收不良,转变有限,所以实际上6 μg胡萝卜素才具有1 μg维生素A的生物活性。它属于脂溶性维生素,易溶于脂肪。

1913年McCollum等发现动物脂肪或鱼肝油的醚提取物可显著促进小鼠的生长。该脂溶性的因子后定名为维生素A,以后又发现可用作预防和治疗干眼病。在1913年从海鱼的鱼肝油中提取出结晶的维生素A_1,又称视黄醇(Retinol);从淡水鱼中分离提取到维生素A_2,比维生素A_1多一个双键,即3-脱氢维生素A。维生素A_1和A_2及其衍生物统称为维生素A类化合物。

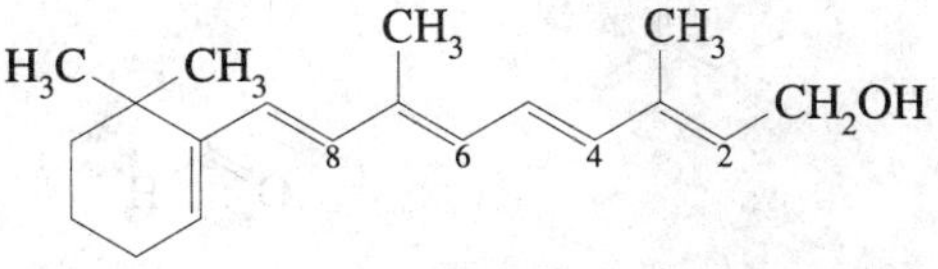

维生素A_1

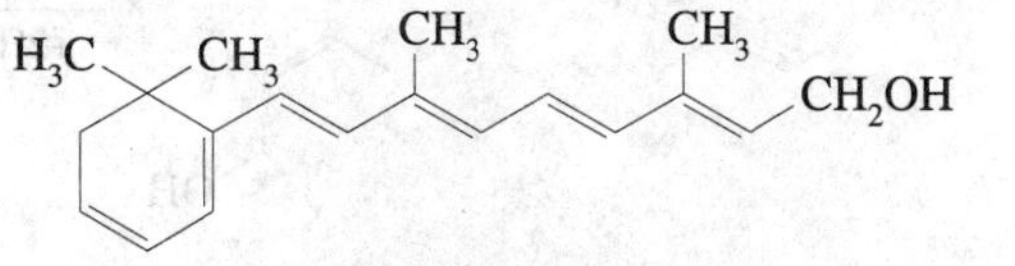

维生素A_2

维生素A的结构可分为两部分:环己烯和共轭壬四烯侧链。维生素A_1和A_2的共轭壬四烯侧链的构型为全反式。自然界还存在一些维生素A的顺式异构体,如6-顺式视黄醇,2-顺式视黄醇及2,6-二顺式视黄醇。这些异构体的活性均不及全反式的维生素A_1和A_2。在理论上可有2^4,即16个顺反异构体。但因为侧链上甲基导致的立体位阻,实际上不少异构体都是不存在的。如4位顺式异构体由于3位甲基与6位氢之间比较拥挤,实际上并不存在。目前发现的维生素A有6种异构体。除维生素A全反型以外,还有9-Z型、13-Z型、9,13-二Z型、11-Z型和11,13-二Z型。在所有的维生素A的立体异构体中,比较重要的有全反型(Trans)和11-Z型。全反型的活性最强,其余异构体的活性为全反型的1/2~1/5。

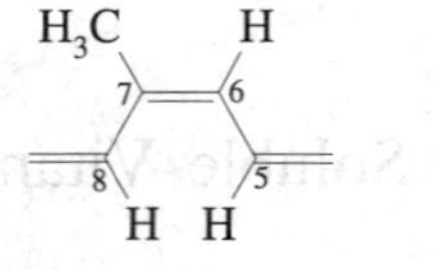

存在的6–顺式视黄醇

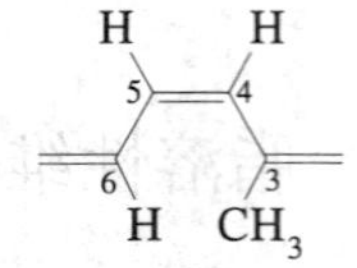

不存在的4–顺式视黄醇

维生素 A 的结构有高度特异性。增长或缩短脂肪侧链、增加环状结构中的双键，均使生物活性降低；侧链上的四个双键必须与环内双键共轭，否则活性消失；分子中双键被全部氢化或部分氢化，亦丧失活性；在体内视黄醇可以被氧化为视黄醛，活性不变，这个反应是可逆的，但进一步被氧化为视黄酸（维生素 A 酸）时，其活性仅为维生素 A 的十分之一，并且此反应不可逆。

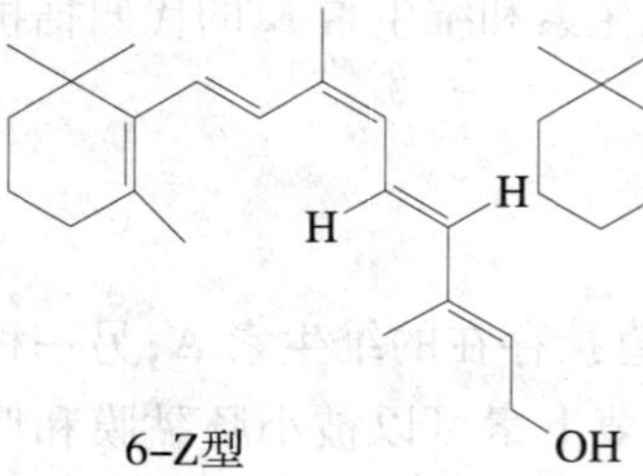

6–Z型

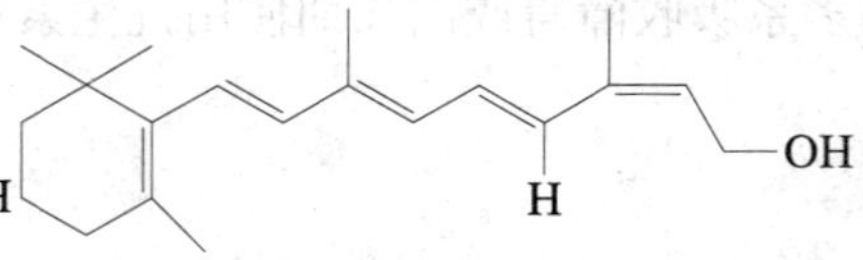

2–Z型

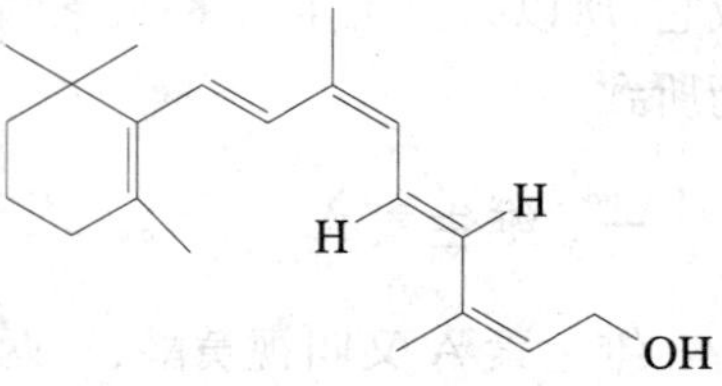

2,6–二Z型

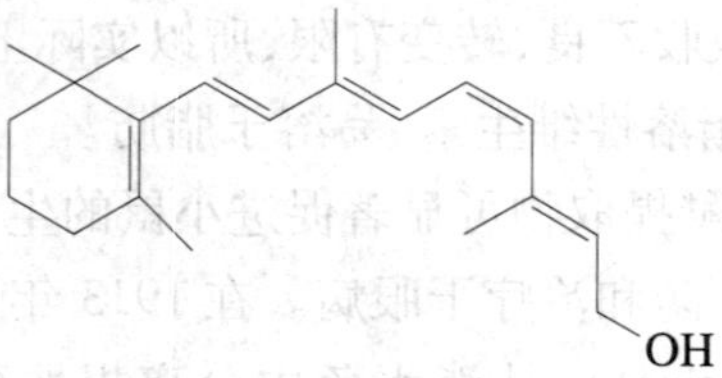

4–Z型

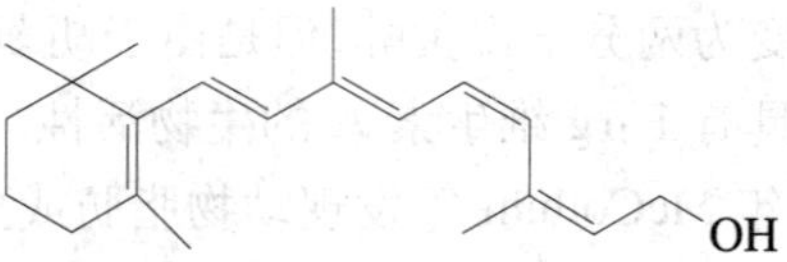

2,4–二Z型

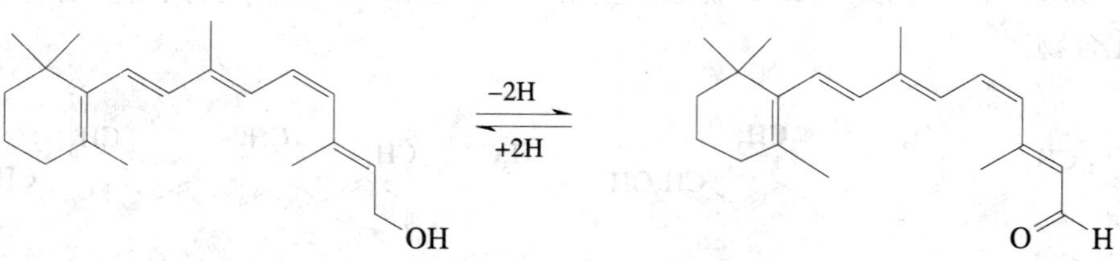

视黄醇　　视黄醛

维生素 A 分子结构中不饱和双键的存在使得其化学性质活泼。维生素 A 对紫外线不稳定，且易被空气氧化，生成环氧化合物，加热、紫外线和重金属离子等可加速其氧化，所以维生素 A 纯品应贮存于铝制容器，充氮气密封，置阴凉干燥处保存；也可将维生素 A 溶于维生素 E 的油中，或加入脂溶性稳定剂如对羟基叔丁基茴香醚（BHA）和对叔丁基苯甲酸（BHT）等。维生素 A 在空气中易发生自动氧化，而存在于天然食物中的维生素 A 则稳定。这可能与极易被氧化的维生素 E 同时存在有密切关系。

维生素 A 分子结构中的烯丙醇对酸不稳定，遇 Lewis 酸或无水氯化氢乙醇溶液，易发生脱水反应，生成脱水维生素 A，其生物活性只有维生素 A 的 0.4%。维生素 A 长期贮存，可部分发生异构化，生成 9-Z 型和 11-Z 型异构体，使其活性降低。

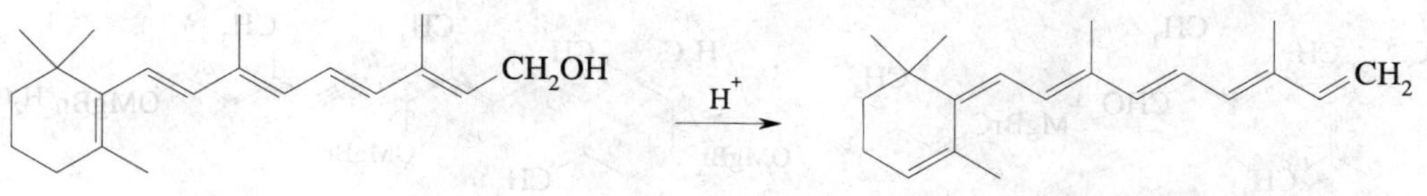

脱水维生素A

维生素 A 醋酸酯（Vitamin A Acetate）

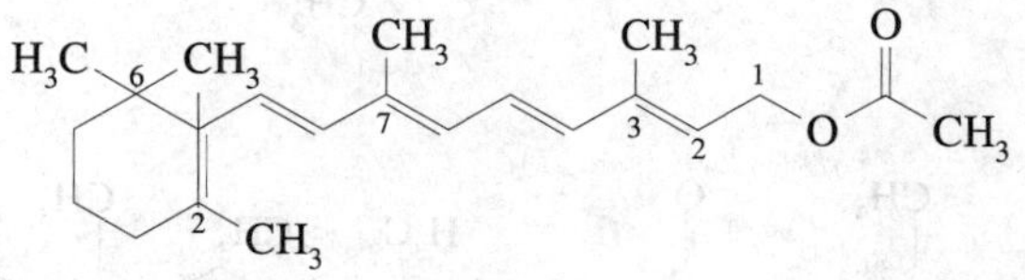

化学名为（全反式）-3,7-二甲基-9-（2,6,6-三甲基-1-环己烯基）-2,4,6,8-壬四烯-1-醇醋酸酯。

本品为微黄色结晶或结晶性粉末，mp. 56～60℃。能溶于氯仿、乙醚、脂肪和油中，不溶于水。本品在空气中易氧化，遇光易变质。本品 0.000 344 mg 被定义为 1 个国际单位的维生素 A。

本品可从鱼肝油中提取，但现在主要的来源是用化学方法合成。合成方法比较多，但都是从 β-紫罗兰酮（β-ionone）（C_{13}）为起始原料，逐步增长碳链，最后得到含 20 个碳的维生素 A。依各种不同碳数目的碳链的增长方式，形成了不同的合成路线。在我国，主要的生产方法为 $C_{13}\rightarrow C_{14}\rightarrow C_{20}$（下标代表含碳的数量，下同）法，即分别制得 C_{14} 醛和 C_6 醇，然后合成维生素 A（C_{20}）醋酸酯。这是 Isler 在 20 世纪 70 年代首创的合成方法，至今在工业界仍广泛应用。

从紫罗兰酮（C_{13}）采用 Darzens 缩合反应，用氯乙酸甲酯在甲醇钠的存在下，缩合成缩水甘油酯；再水解、脱羧和重排得 C_{14} 醛。

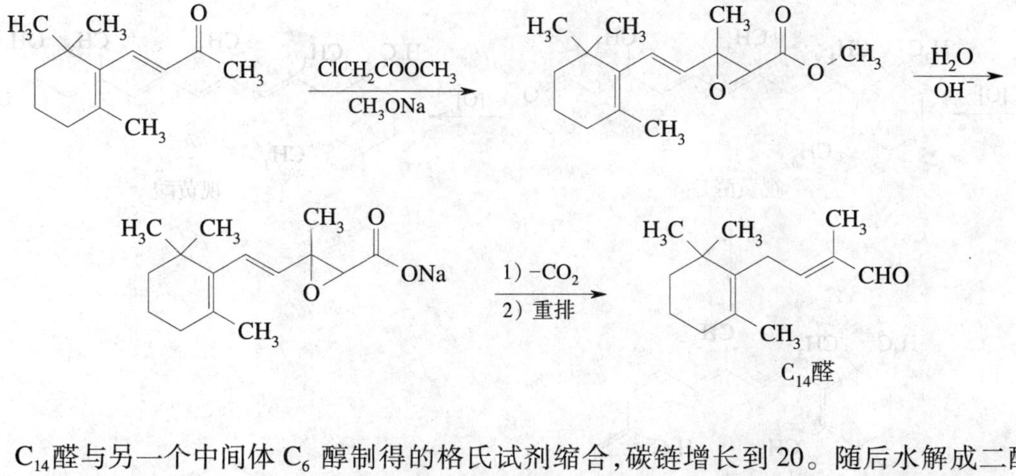

C_{14}醛

C_{14} 醛与另一个中间体 C_6 醇制得的格氏试剂缩合，碳链增长到 20。随后水解成二醇，炔键部分氢化还原成烯键，经乙酰化及烯丙位重排，溴代及脱去溴化氢使成共轭壬四烯，即得维生素 A 醋酸酯。

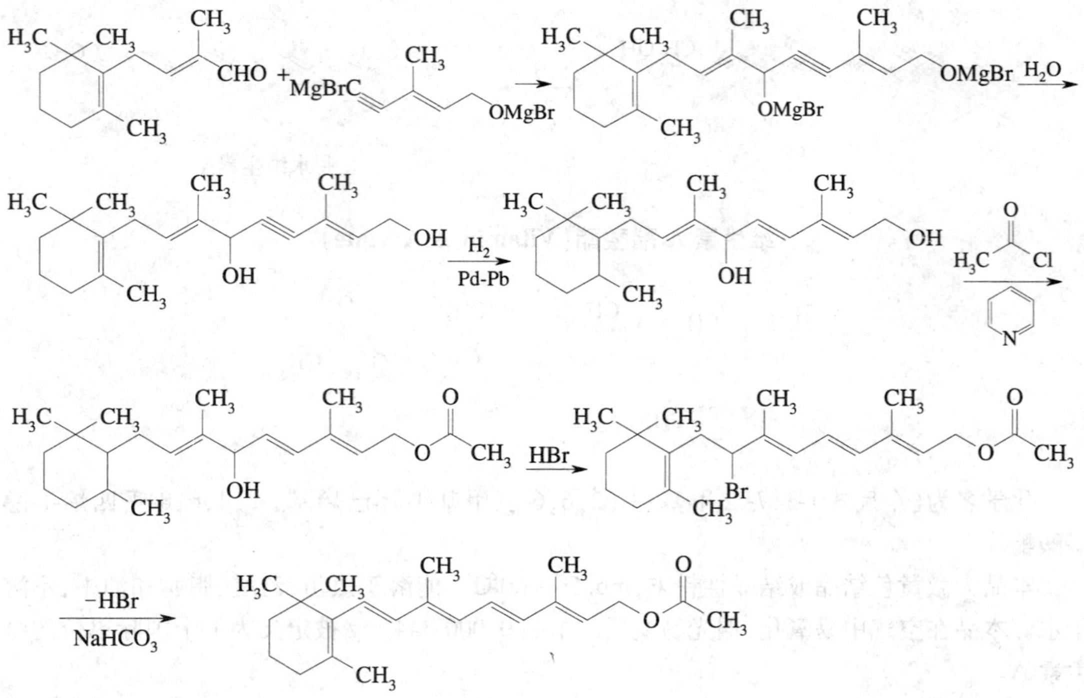

维生素 A 醋酸酯在体内被酶水解生成维生素 A，然后氧化成视黄醛(Retinal)。视黄醛可以成互变异构的 4-Z 型视黄醛。视黄醛是体内维持视觉的活性物质，可进一步氧化成视黄酸(Retinoic Acid，Vitamin A Acid)。视黄酸可在肝中与葡萄糖醛酸结合或氧化成其他代谢物，随胆汁或尿液排出体外。

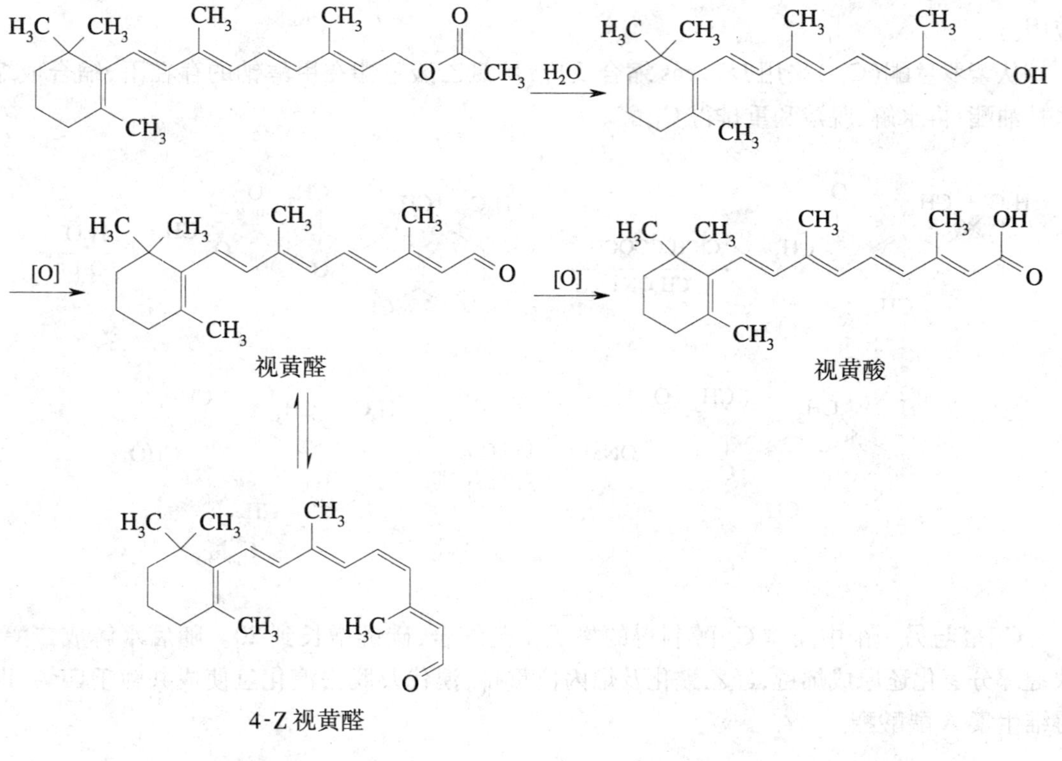

维生素A在视网膜转变为视黄醛，视黄醛与视蛋白结合成视紫红质，作为感受弱光的视色素，以维持弱光中人的视觉。故在缺乏维生素A时，视紫红质的合成受阻，出现夜盲症。

维生素A具有诱导控制上皮组织分化和生长的作用，缺乏时上皮组织表面干燥、变厚、屏障性能降低，出现干眼症、牙周溢脓等。此外，维生素A还是骨骼生长，维持睾丸和卵巢功能，胚胎发育等必需的物质。

但维生素A可蓄积在人体脂肪里，如长期过量使用，可造成维生素A过多症。表现为疲劳、烦躁、精神抑制、呕吐、低热、高血钙、骨和关节痛等副作用。

维生素A酸(Tretinoin)

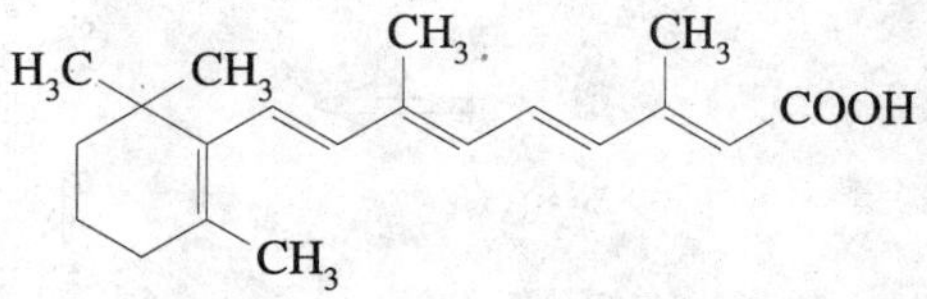

化学名为(全反式)-3,7-二甲基-9-(2,6,6-三甲基-1-环己烯基)-2,4,6,8-壬四烯酸，又名全反视黄酸(Retinotie Acid)、维甲酸。

本品为黄色或淡橙色的结晶性粉末，在乙醇或氯仿中微溶，在水中几乎不溶。

本品可由维生素A醋酸酯水解后，经氧化银氧化而得。

本品是维生素A的活性代谢产物，与维生素A的药理作用相似，主要影响骨的生长和上皮组织代谢，在癌症的预防和治疗方面有较好的疗效。维生素A酸的抗癌机理尚不完全清楚，可能是影响了异常细胞的自我更新和增殖与分化平衡，使增殖停止，分化加强，从而使细胞走向成熟。

用于临床的维生素A酸类似物有依曲替酸(Etretin)及依曲替酯。这几个药物用苯环代替了维生素A酸中的环己烯结构，具有促进表皮细胞增生、分化、角质溶解等作用。

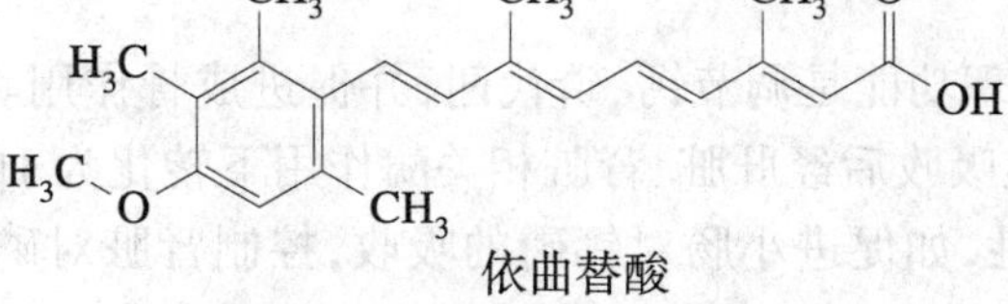

依曲替酸

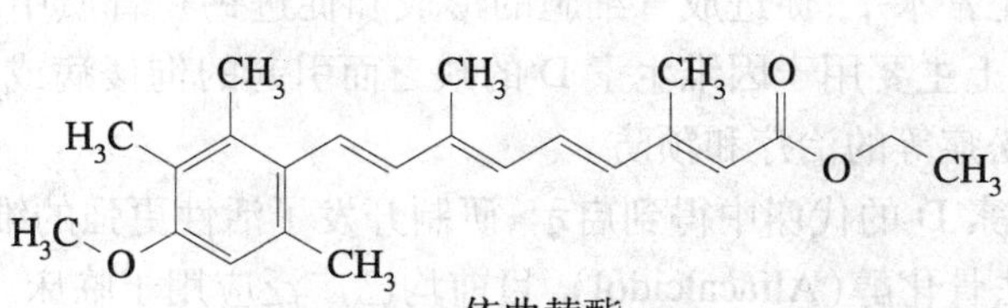

依曲替酯

二、维生素D

维生素D是甾醇的衍生物，最常见的维生素D为维生素D_2(麦角骨化醇，Ergocalciferol）和维生素 D_3（胆骨化醇，Colecalciferol）。维生素 D 常与维生素 A 类共存于鱼肝油中，此外鱼类的肝脏、脂肪组织以及蛋黄、乳汁、奶油、鱼子中也含有一定量的维生素 D。动物组织、人体皮肤内贮存的 7-脱氢胆固醇，在日光或紫外线的照射下，经裂解转化为维生素 D_3；植物油和酵母中含有的麦角甾醇，在日光或紫外线的照射下，经裂解转化为维生素 D_2；故 7-脱氢胆固醇、麦角甾醇被称为维生素 D 原，由此常晒太阳或户外活动可预防维生素 D 的缺乏。

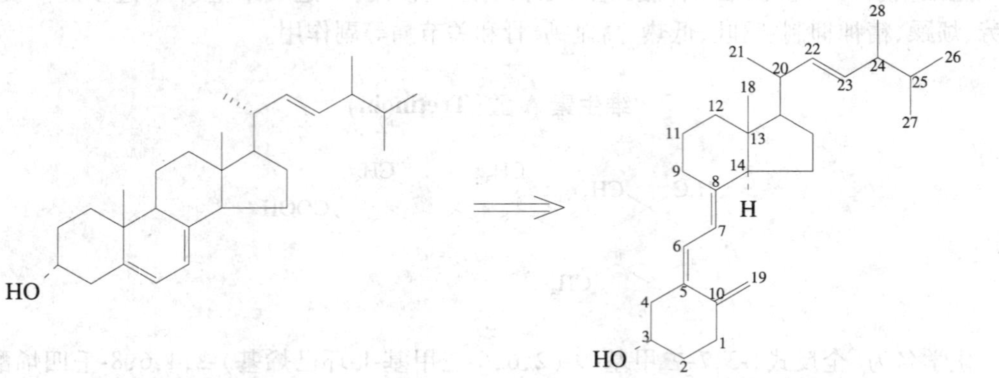

麦角甾醇　　　　维生素 D_2

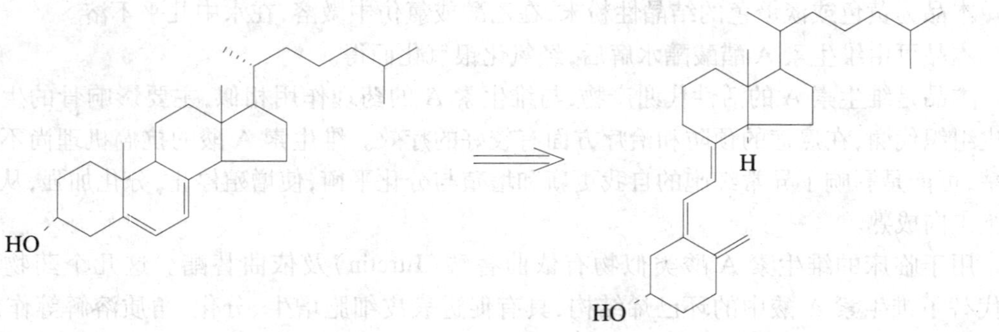

7–脱氢胆固醇　　　　维生素 D_3

维生素 D 的主要生理功能是调节钙、磷代谢，并促进成骨作用。维生素 D_2、维生素 D_3 本身无生理活性，当其被吸收后经肝脏、肾脏相关酶作用下转化为 1β，25-二羟基-维生素 D_2（D_3），从而发挥生理活性，如促进小肠对钙磷的吸收，控制肾脏对磷的排出或重吸收，从而维持血浆中钙、磷的正常水平；促进成骨细胞的形成和促进钙在骨质中的沉积，有助于骨骼和牙齿的形成。临床上主要用于因维生素 D 的缺乏而引起的佝偻病或软骨病、婴儿手足搐搦症、老年性骨质疏松症等的治疗和预防。

科学家们从维生素 D 的代谢中得到启示，研制开发了活性更强的维生素 D 类药物骨化三醇（Calcitriol）、阿法骨化醇（Alfacalcidol），目前均已广泛应用于临床。

临床常用的维生素 D 制剂有维生素 D_2 胶性钙注射液，维生素 D_2 胶丸、片，维生素 D_3 注射液，维生素 AD 胶丸，维生素 AD 滴剂，骨化三醇及阿法骨化醇胶囊。

维生素 D_3(Vitamin D_3)

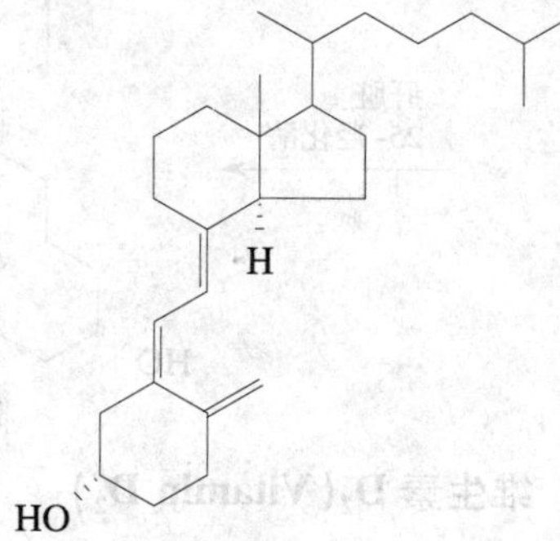

本品化学名为(5Z,7E)-9,10-开环胆甾-5,7,10(19)-三烯-3β-醇,又名胆骨化醇。

本品为无色针状结晶或结晶性粉末,无臭无味;mp. 84 ~ 85℃,$[\alpha]_D^{20}$ 为+105°~ +112°;易溶于乙醇、丙酮、氯仿,微溶于植物油,不溶于水。

因本品侧链上无双键,故其稳定性强于维生素 D_2,但遇空气和光仍可变质,故宜遮光、充氮保存。

维生素 D 的效价单位是以维生素 D_3 为标准。1IU 相当于 0. 025 μg 维生素 D_3。

维生素 D_3 经在肝脏和肾脏两次羟基化,被代谢为活性较强的 1,25-二羟基维生素 D_3 后,才具有促进钙、磷的吸收,助骨骼钙化的作用。因此,1,25-二羟基维生素 D_3 被称为活性维生素 D_3。它可直接进入血液循环,作用于靶器官。因此,被认为是在肝脏和肾脏分泌的激素,维生素 D_3 一般视为激素前体。维生素 D_3 主要含于肝、奶、蛋黄中,以鱼肝油含量最丰富。人体内可由胆甾醇转变成 7-脱氢胆固醇,并储存于皮下,在日光或紫外线的照射下,后者 B 环裂开可转变为维生素 D_3,故称 7-脱氢胆固醇为维生素 D_3 源。

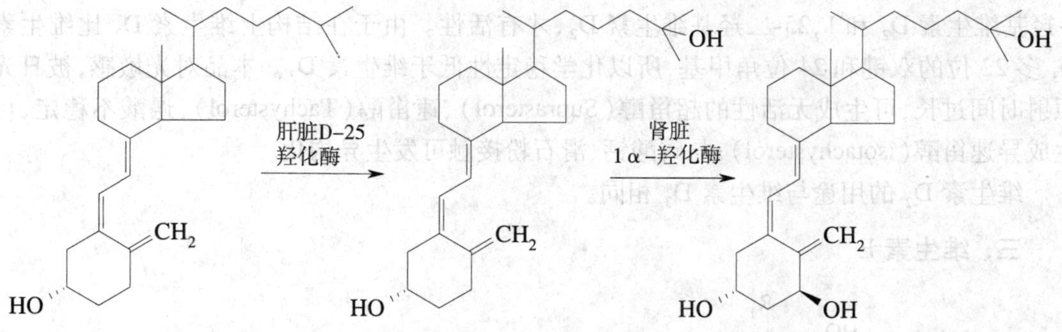

25-羟基维生素(骨化二醇)　　1α,25-羟基维生素(骨化三醇)

成年人和儿童体内的肝脏和肾脏羟化酶活性较大,故提供活性维生素 D_3 即能产生活性代谢物。老年人肾中 1α-羟化酶活性几乎消失。为此目的进行药物代谢研究,开发成功阿法骨化醇(Alfacalcidol),在体内可进一步转化为 1α,25-羟基维生素(骨化三醇),适合老年人补钙。

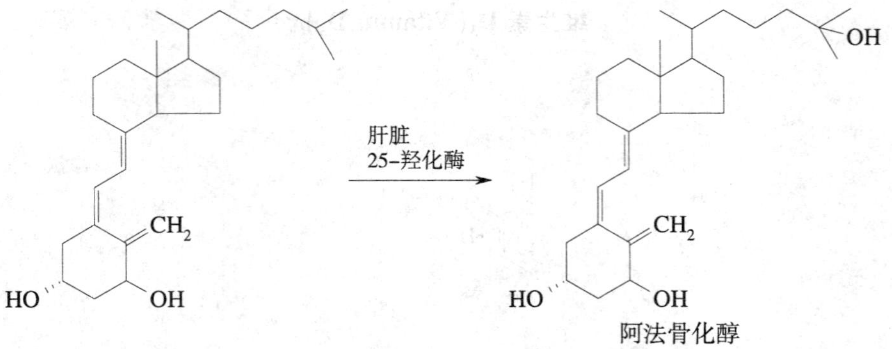

阿法骨化醇

维生素 D_2 (Vitamin D_2)

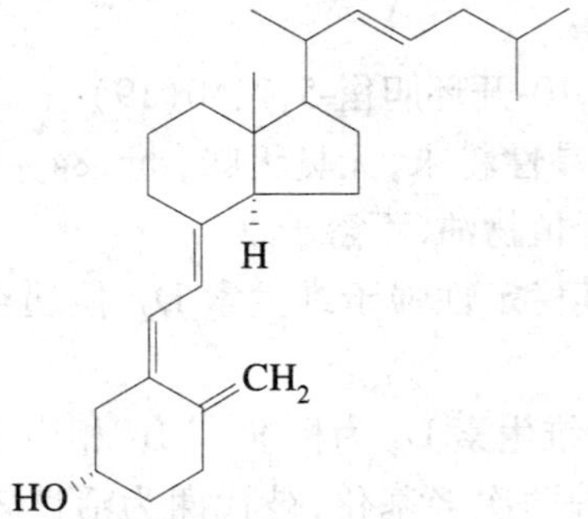

化学名为(5Z,7E,22E)-9,10-开环麦角甾-5,7,10(19),22-四烯-3β-醇，又名骨化醇(Calciferol)、麦角骨化醇(Ergocalciferol)。

本品为无色针状结晶或白色结晶性粉末，无臭，无味，遇光或空气均易变质。mp. 115～118℃(分解)，$[\alpha]_D^{25}$ 为+102.5°～+107.5°。极易溶于氯仿，易溶于乙醇、乙醚和丙酮，略溶于植物油，不溶于水。

维生素 D_2 为常见的 D 族维生素的另一种，同维生素 D_3 类似，只有在体内被代谢为 1-羟基维生素 D_2 和 1,25-二羟基维生素 D_2，才有活性。由于在结构上维生素 D_2 比维生素 D_3 多 22 位的双键和 24 位角甲基，所以化学稳定性低于维生素 D_3。本品对光敏感，被日光照射时间过长，可生成无活性的超甾醇(Suprasterol)、速甾醇(Tachysterol)；遇酸不稳定，可生成异速甾醇(isotachysterol)；与磷酸钙、滑石粉接触可发生异构化。

维生素 D_2 的用途与维生素 D_3 相同。

三、维生素 E

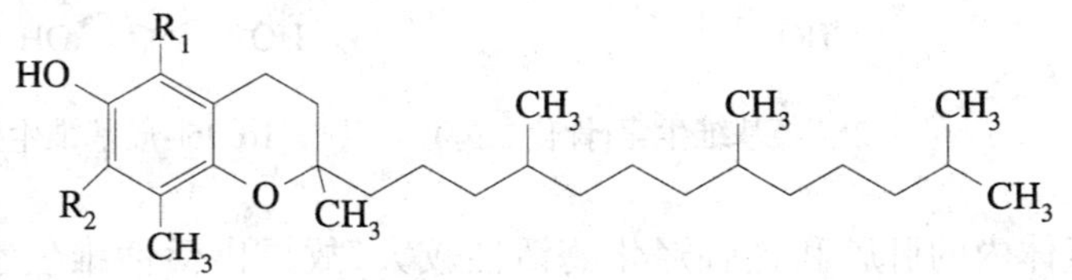

R_1	R_2	
—CH_3	—CH_3	α-生育酚
—CH_3	—H	β-生育酚
—H	—CH_3	γ-生育酚
—H	—H	δ-生育酚

维生素 E 均为苯并二氢吡喃衍生物，因其分子中含有的酚羟基与生理活性和生殖功能有关，故维生素 E 又称为生育酚。已知的维生素 E 主要有 α、β、γ、δ、ε、ζ_1、ζ_2 和 η 生育酚，它们之间因苯环上甲基的位置和数目不同及侧链中双链的数目不同而相互区别。后 4 种生育酚为前 4 种相应的 3′,7′,11′-三烯化合物。各种异构体显示出不同强度的生理活性，其中 α-生育酚活性最强，δ-生育酚活性最弱。

生育酚结构中苯并二氢吡喃环上第二位碳原子和侧链上的两个碳原子均为手性碳。天然 α-生育酚的三个手性碳原子均为 R 型，为右旋体。人工合成的维生素 E 为消旋体，生物活性为天然品的 40%。

维生素 E 为油状物，具有特异的紫外吸收光谱（295 nm 波长处），在无氧状况下能耐高温，并对酸和碱有一定的抵抗力。但其对氧十分敏感，结构中的酚羟基，遇光、空气易被氧化成 α-生育醌及失去甲基的二聚体。它与三价铁离子作用，则被氧化成对生育醌和亚铁离子。维生素 E 侧链上的叔碳原子（C-4′,C-8′,C-12′）易发生自动氧化，生成相应的羟基化合物。因此维生素 E 可以作为一种有效的抗氧剂，它被氧化后即失效。

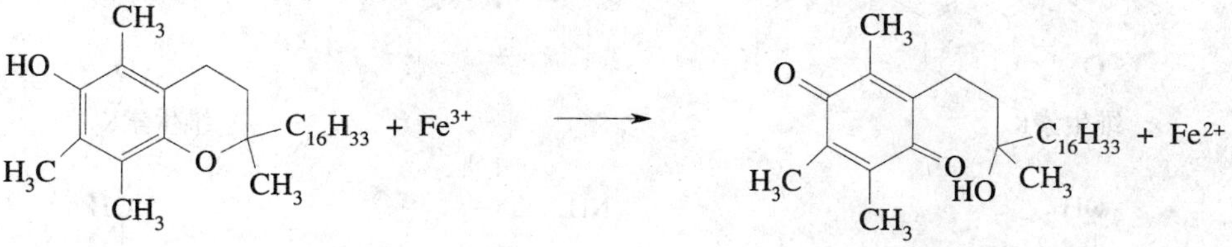

α-生育醌

维生素 E 多存在于植物中，以麦胚油、花生油、玉米油中含量最为丰富。维生素 E 与人和动物的生殖功能有关，具有抗不育作用。另外维生素 E 的抗氧作用，对生物膜的保护、稳定及调控作用，使其具有抗衰老作用。临床上常用于习惯性流产、不孕症及更年期障碍、进行性肌营养不良、间歇性跛行及动脉粥样硬化等的防治。其还可用于脂溶性药物的抗氧剂。

临床上常用的维生素 E 制剂有维生素 E 片、胶丸及注射液。

维生素 E 醋酸酯（Vitamin E Acetate）

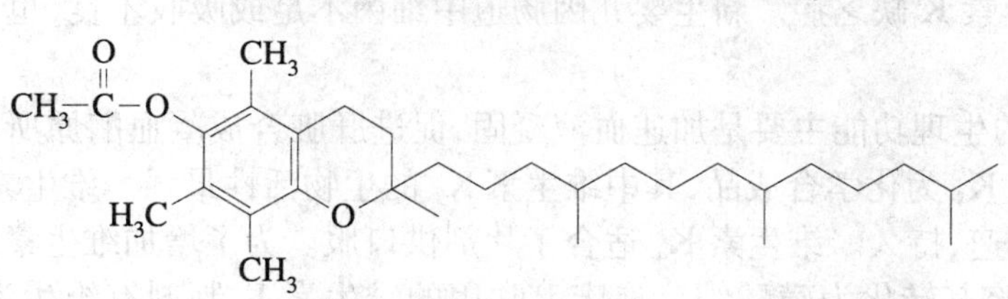

本品化学名为（±）-3,4-二氢-2,5,7,8-四甲基-(4,8,12-三甲基十三烷基)-2H-苯并吡喃-6-醇醋酸酯。

本品为微黄色或黄色透明的黏稠液体，几乎无臭，遇光颜色逐渐变深。不溶于水，易溶于无水乙醇、丙酮、氯仿、乙醚和石油醚。

本品在体内迅速转化为游离的 α-生育酚，再经相关酶的作用氧化成 α-生育醌和 α-生育酚二聚体，最后与葡萄糖结合经胆汁和肾排出。

四、维生素 K

维生素 K 是 2-甲基-1,4-萘醌衍生物的通称，具有凝血活力。天然形式在第 3 位上被一烷基侧链取代。维生素 K_1(叶绿醌)有一个叶绿醌侧链,是唯一在植物中发现的维生素 K 的同系物。维生素 K_2指的是一族 2-甲基-1,4-萘醌的同系物,第 3 位为含有 4～13 个异戊二烯单位的异戊烯侧链所取代,根据其侧链碳数的多少,分别称为维生素 $K_2(20)$、$K_2(30)$和 $K_2(35)$。另外还发现了维生素 K_3、K_4、K_5、K_6 和 K_7,其中有医疗价值的仅为 K_1、K_2、K_3 和 K_4。

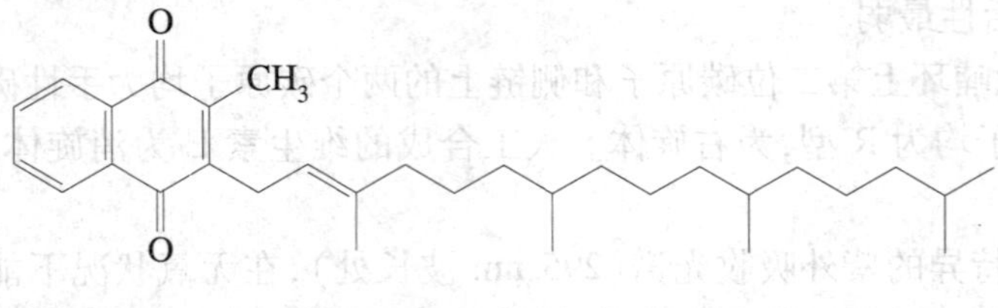

维生素K_1

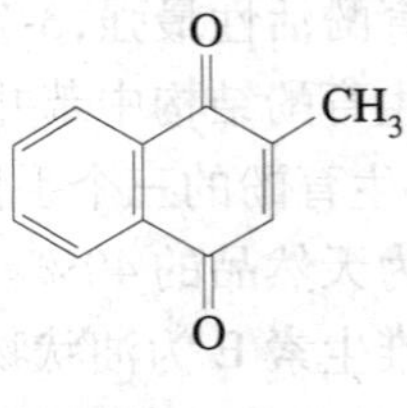

维生素K_3

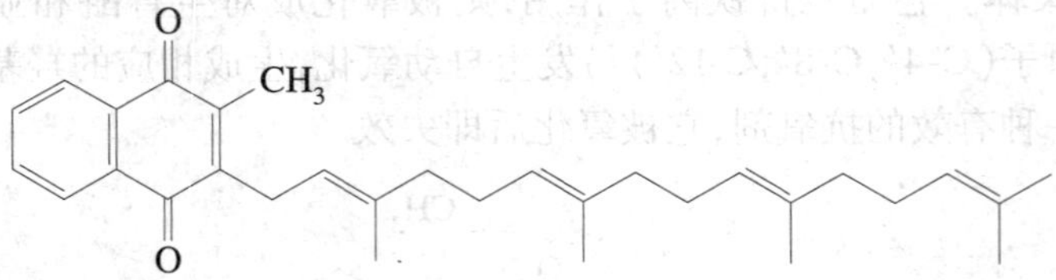

维生素K_2

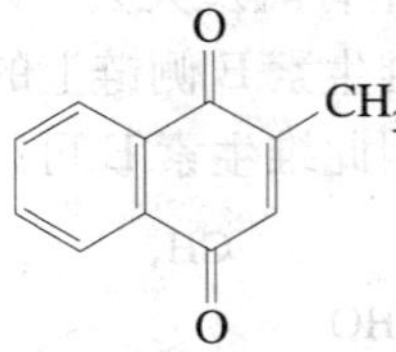

维生素K_4

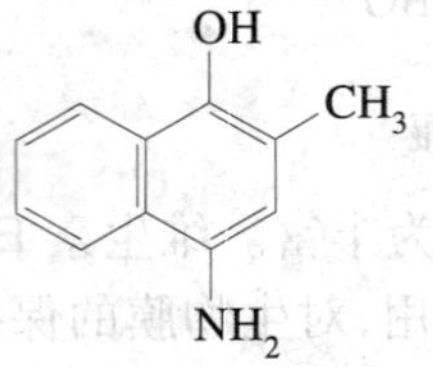

维生素K_5

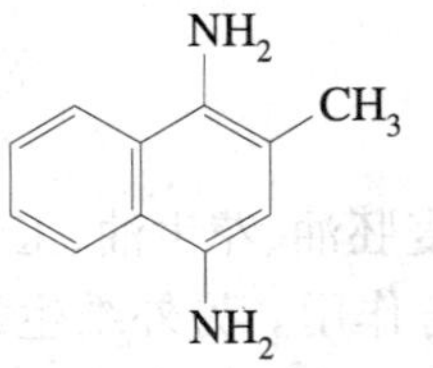

维生素K_6

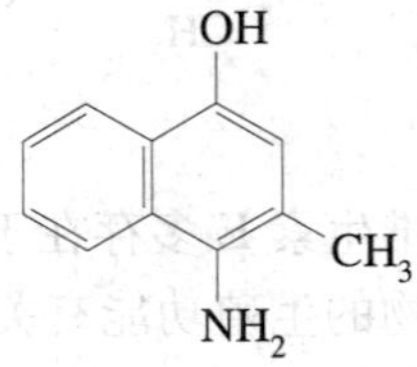

维生素K_7

维生素 K 主要存在于绿色植物中,尤以苜蓿、菠菜中含量最为丰富。另外人体肠道细菌亦可产生维生素 K,并被机体吸收利用。当长期服用抗菌药物或食物中缺乏绿色蔬菜时可能会发生维生素 K 缺乏症。新生婴儿因肠道中细菌不足或吸收不良,也可暂时出现维生素 K 缺乏症。

维生素 K 的生理功能主要是加速血液凝固,促进肝脏合成凝血酶原所必需的因子。维生素 K_3、维生素 K_4 为化学合成品,其中维生素 K_3 的生物活性最强。维生素 K_1 作用同维生素 K_3,但作用迅速、持久。维生素 K_4 适合于片剂供口服。为了增加维生素 K_3 的溶解度,便于临床使用,常将其转化为磺酸钠。临床上常用的维生素 K 制剂有维生素 K_1、维生素 K_3 注射液。

维生素 K 主要用于凝血酶原过低症、维生素 K 缺乏症及新生儿出血症的防治。本品有镇痛作用,适用于胆石症、胆道蛔虫引起的绞痛。但有引起溶血性贫血等副作用。

维生素 K_3(Vitamin K_3)

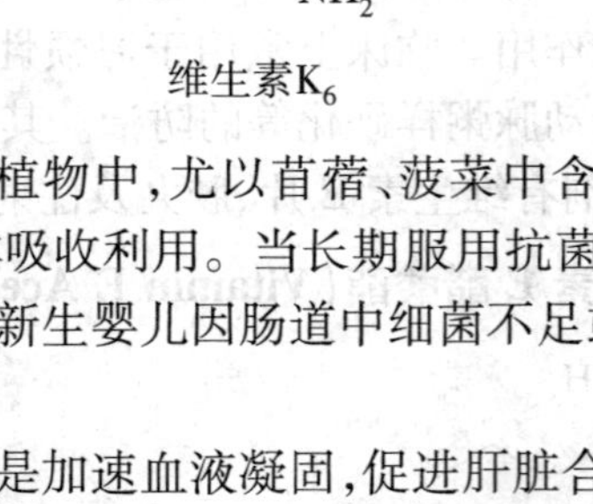

化学名为2-甲基-1,4-二氧-1,2,3,4-四氢-萘-2-磺酸钠盐三水合物,又名亚硫酸氢钠甲萘醌。

本品为白色结晶或结晶性粉末,几乎无臭;有引湿性,遇光易变色。易溶于水,微溶于乙醇,不溶于乙醚和苯。

本品在水溶液中,与萘醌、亚硫酸氢钠间存在动态平衡,当与空气中的氧气、酸或碱作用时,亚硫酸氢钠分解,平衡被破坏,分解产生甲萘醌沉淀,光和热会加速上述变化。加入氯化钠或焦亚硫酸钠可增加其稳定性。故本品宜遮光贮存在惰性气体中。

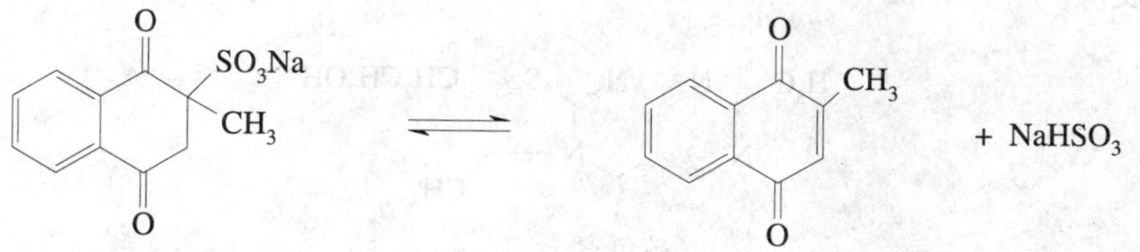

第二节　水溶性维生素(Water-Soluble Vitamins)

水溶性维生素主要有维生素 B_1、B_2、B_6、B_{12}、烟酸、烟酰胺、生物素、叶酸和泛酸、维生素C等。水溶性维生素在体内代谢快、易排泄,过量摄取不易积蓄中毒,若营养不良则极易缺乏,产生多种疾病,故应及时补充。维生素 B_{12} 富含于肝、鸡蛋、鱼粉、乳汁及黄豆中,在体内以辅酶形式参与代谢,促进叶酸、四氢叶酸等辅酶的合成与催化,临床上主用于治疗恶性贫血。烟酸在体内转化为烟酰胺,而烟酰胺则为辅酶Ⅰ和辅酶Ⅱ的组成部分,在生物氧化中起传递氢的作用,临床上用于粗皮病的治疗。泛酸广泛存在于动植物组织细胞的原生质中,以酵母、肝脏、蛋黄、麦胚、米糠中最为丰富,泛酸是辅酶A的组成成分,与体内的氨基酸、脂肪、糖等代谢相关,人体缺乏泛酸时可出现头痛、运动失调、消化功能紊乱等症状,补充泛酸可使上述症状缓解或消失。另外泛酸是治疗白细胞减少症、原发性血小板减少、紫癜、动脉硬化、心肌梗死的重要辅助用药。叶酸广泛存在于绿叶、酵母、蘑菇以及动物的肝脏中,其以多种辅酶参与一碳单位的代谢,是红细胞生长发育的必需因子,用于治疗巨幼红细胞性贫血。

一、维生素B族

维生素B族是一个大家族,至少包括十余种维生素。其共同特点是:① 在自然界常共同存在,最丰富的来源是酵母和肝脏;② 从低等的微生物到高等的动物包括人类都需要它们作为营养要素;③ 从化学结构看,除个别例外,大多含氮;④ 这类化合物易溶于水,对酸稳定,易被碱破坏。

维生素 B_1(Vitamin B_1)

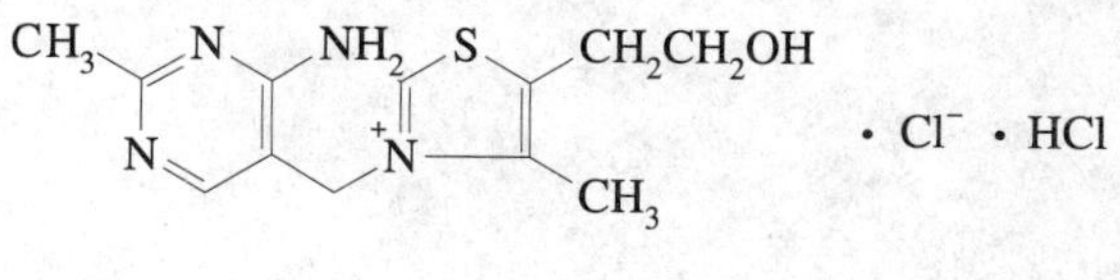

化学名为3-[(4-氨基-2-甲基-5-嘧啶基)-甲基]-5-(2-羟乙基)-4-甲基氯化噻唑盐酸盐，又名盐酸硫胺。

维生素 B_1 为白色结晶性粉末，芳香、味苦。mp. 245～250℃（分解）；易溶于水，微溶于乙醇，不溶于乙醚；1%～1.5%的水溶液pH为2.8～3.3。有较强的吸湿性，干燥品在空气中迅即吸收约4%的水分。所以应密闭保存。

维生素 B_1 在固体状态时，性质稳定。其水溶液随pH升高稳定性减小，在碱性溶液中很快分解，继而可部分氧化成具有荧光的硫色素，遇光或有铜、铁、锰等金属离子存在时，能加速氧化反应。

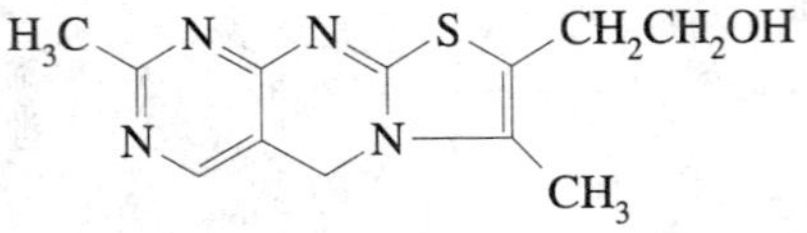

硫色素

本品水溶液与亚硫酸氢钠作用，发生分解。

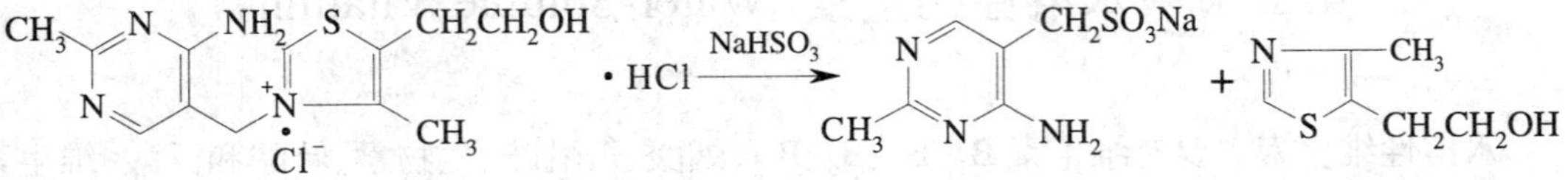

维生素 B_1 被肌体吸收后转化为具有生物活性的硫胺焦磷酸酯，作为脱羧酶的辅酶参与糖的代谢，它是脱羧酶的辅酶，但硫胺的一磷酸酯和三磷酸酯均无活性。当缺乏时，糖代谢受阻，出现多发性神经炎、肌肉萎缩、下肢浮肿等症状，临床上常称为脚气病。维生素 B_1 还有维持正常的消化腺分泌和胃肠道蠕动的作用，从而促进消化功能。临床上常见的维生素 B_1 制剂有维生素 B_1 片剂及其注射液，用于因维生素 B_1 缺乏而引起的脚气病及消化不良等疾病的治疗。

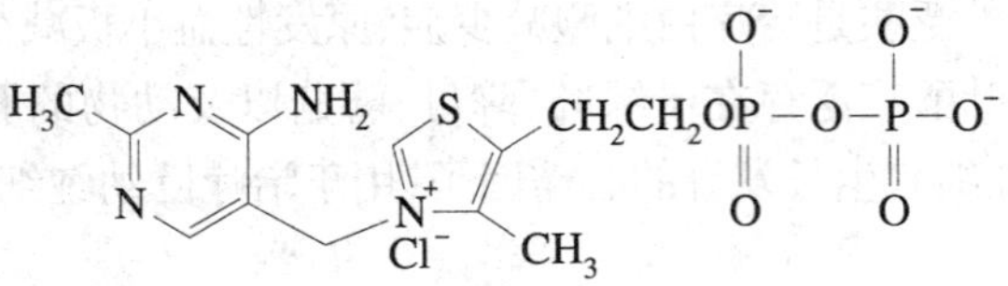

硫胺焦磷酸酯

维生素 B_1 在体内吸收慢，且易被硫胺酶破坏而失效，针对这些缺点，相继合成了一些衍生物，如丙舒硫胺（Prosultiamine）、呋喃硫胺（Fursultiamine）、奥扎硫胺（Octotiamine）等，现已应用于临床。

维生素 B_1 广泛存在于植物、动物中，谷物、豆类的种皮中含量丰富，尤其在酵母中含量更多。

维生素 B_2(Vitamin B_2)

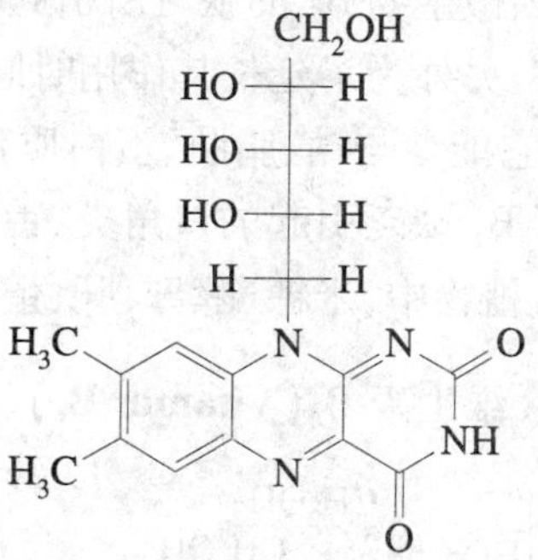

化学名为7,8-二甲基-10-(D-核糖型-2,3,4,5-四羟基戊基)异咯嗪,又名核黄素。

本品为橙黄色结晶性粉末,微臭,味微苦;mp. 278～282℃(分解),微溶于水,不溶于乙醇和氯仿。由于硼砂和烟酰胺可增加本品在水中的溶解度,故可作为维生素 B_2 制剂的助溶剂。

维生素 B_2 为两性化合物,可溶于酸和碱,其饱和水溶液的 pH 为6。其水溶液呈黄绿色荧光。由于分子中异咯嗪环的1位和5位间构成共轭双键体系,易发生氧化还原反应,故维生素 B_2 有氧化型和还原型两种形式,在体内氧化还原过程中起传递氢的作用。

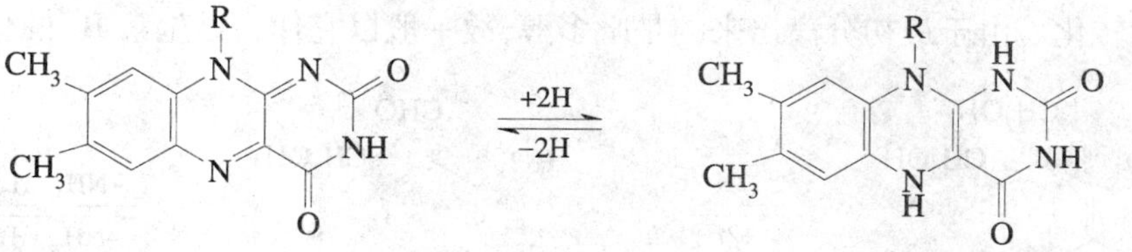

(R=核糖醇)

维生素 B_2 对光线极不稳定,分解速度随温度升高而加速;在酸性或中性液中分解为光化色素,在碱性液中分解成感光黄素。

维生素 B_2 在矿酸水溶液中较稳定,但在碱性液中极易变质分解。

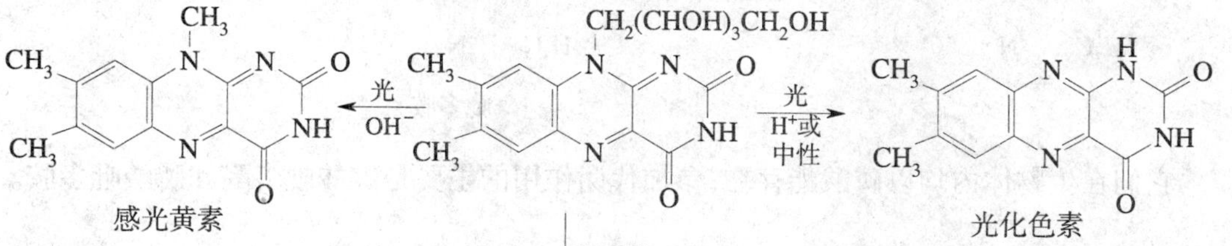

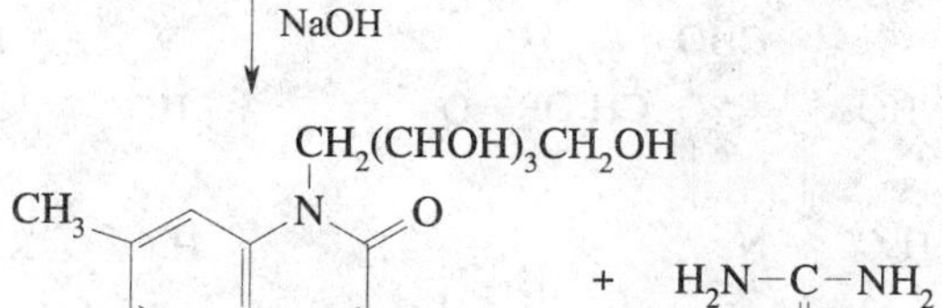

维生素 B_2 广泛存在于动植物中,其中以米糠、酵母、肝、蛋黄中含量最为丰富,药用的多为人工合成品。研究表明维生素 B_2 在体内经磷酸化后生成黄素单核苷酸和黄素腺嘌呤二核苷酸,以辅酶形式参与糖、脂肪、蛋白质的代谢而发挥作用。当机体缺乏维生素 B_2 时,影响正常的氧化还原过程,使代谢受阻而发生病变,如口角炎、唇炎、舌炎、眼结膜炎和阴囊炎等。

临床上维生素 B_2 主要用于因微生物 B_2 的缺乏所引起的各种黏膜及皮肤炎症。常用的制剂有维生素 B_2 片剂及注射液。另外为了延长其作用时间,将其酯化,制成月桂酸酯,为长效核黄素(Riboflavin Laurate)。它能参与糖、脂肪、蛋白质代谢,维持正常视觉功能,促进生长。临床上主要用于治疗维生素 B_2 缺乏引起的口角炎、舌炎等。

维生素 B_2 广泛存在于动物、植物中,米糠、酵母、肝、蛋黄中含量丰富。

维生素 B_6(Vitamin B_6)

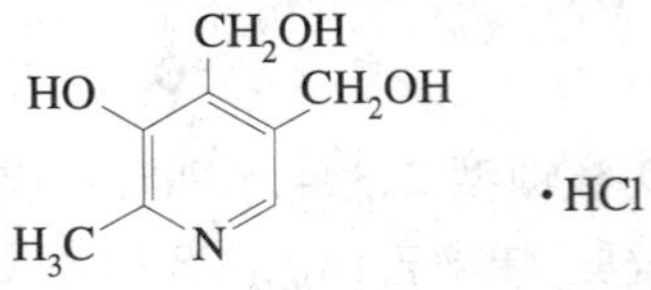

化学名为6-甲基-5-羟基-3,4-吡啶二甲醇盐酸盐,又名盐酸吡多辛。

本品为白色或类白色结晶或结晶性粉末;无臭,味微苦;遇光渐变质;易溶于水,微溶于乙醇,不溶于氯仿或乙醚;mp. 205 ~ 209℃,熔融时同时分解;其10%水溶液 pH 为3.2。

维生素 B_6 是三种结构类似的化合物,即吡多醇(吡多辛)、吡多醛和吡多胺,三者在体内可以相互转化。由于最初分离出来的是吡多醇,故一般以它作为维生素 B_6 的代表。

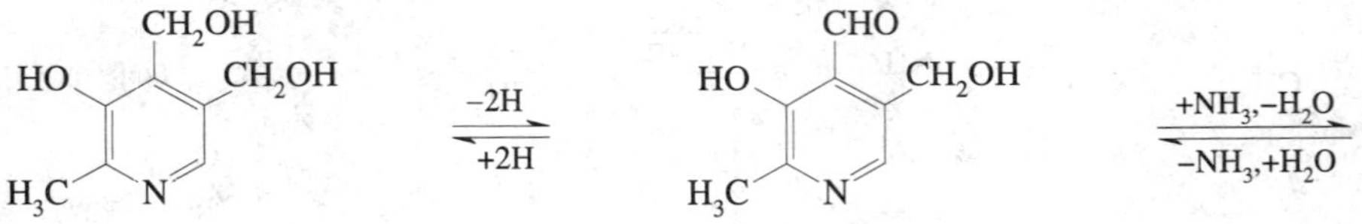

吡多醇　　　　吡多醛

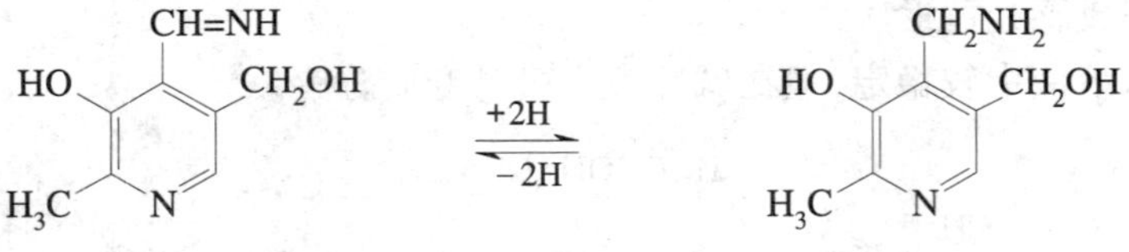

吡多胺

它们在生物体内均以磷酸酯存在,参加代谢作用的主要是磷酸吡多醛和磷酸吡多胺。

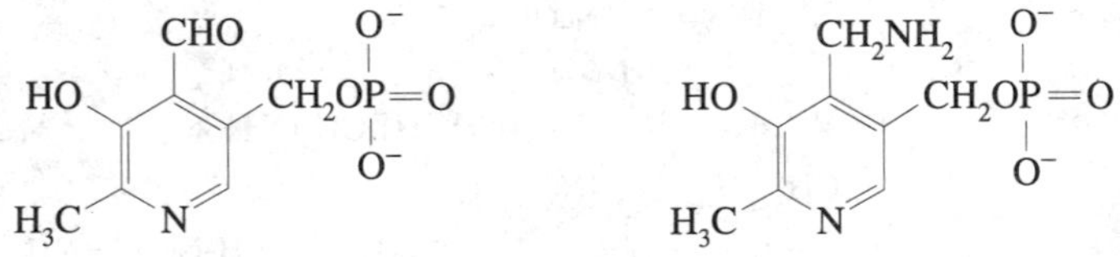

磷酸吡多醛和磷酸吡多胺与氨基酸代谢密切相关。它们在氨基酸的转氨基作用、脱羧作用和消旋作用中起辅酶作用。在转氨基作用中,磷酸吡多醛和磷酸吡多胺是转氨酶的辅酶。磷酸吡多醛先接受 α-氨基酸上的氨基,形成磷酸吡多胺,然后再把此氨基转移到 α-酮酸的 α-碳原子,转化成相应的氨基酸,而磷酸吡多胺又恢复为磷酸吡多醛。

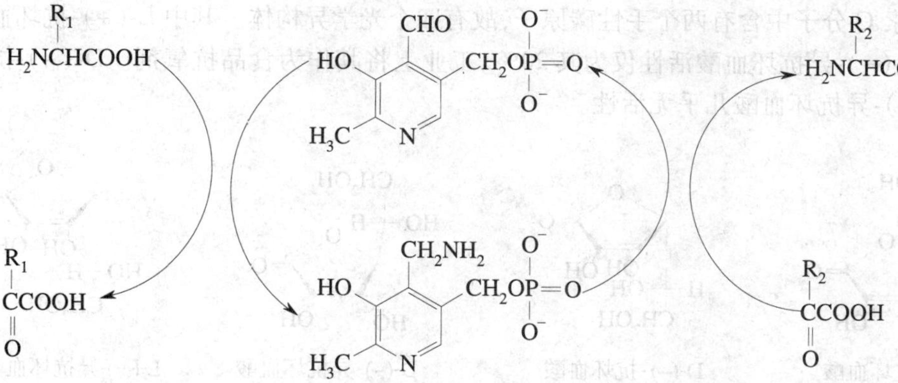

干燥的维生素 B_6 对空气和光稳定；但水溶液遇空气渐被氧化变色，而且随 pH 升高，氧化加速。本品在酸溶液中稳定，在中性或碱性溶液中遇光分解，在中性溶液中加热发生聚合而失去活性。

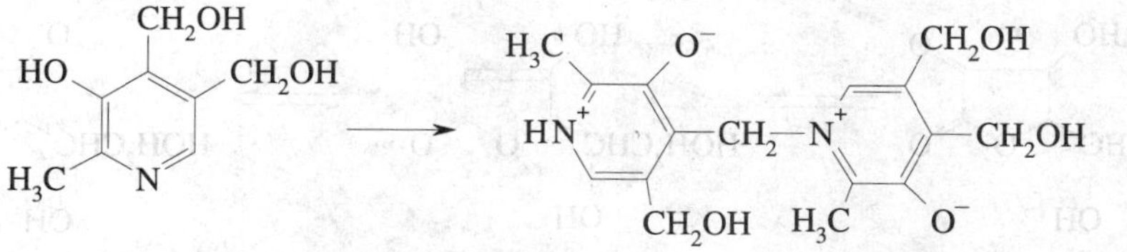

维生素 B_6 的 C-5 酚羟基与三氯化铁作用呈红色，故制备本品注射剂时，不能用含微量铁盐的沙芯过滤。

对维生素 B_6 的结构与活性关系的研究结果表明本品的结构专属性很强。C-6 甲基为必需基团；如被取代，活性消失。酚羟基被氢和氨基取代或分子中的取代基变换位置，活性也消失。如 C-4 羟甲基被甲基取代，则为维生素 B_6 的对抗物。

维生素 B_6 在动物和植物中分布很广，谷类外皮含量尤为丰富。缺乏维生素 B_6 可产生呕吐、中枢神经兴奋等。临床用于治疗因放射治疗引起的恶心、妊娠呕吐、异烟肼和肼苯哒嗪等药物引起的周围神经炎、白细胞减少症及痤疮、脂溢性湿疹等。

二、维生素 C

维生素 C(Vitamin C)

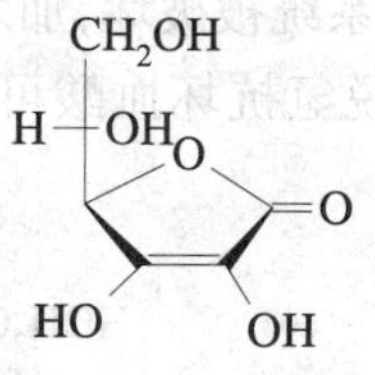

化学名为 L-(+)-苏阿糖型-2,3,4,5,6-五羟基-2-己烯酸-4-内酯，又名抗坏血酸。

本品为白色结晶或结晶性粉末；无臭，味酸；久置色渐变微黄；易溶于水，略溶于乙醇，不溶于氯仿和乙醚；水溶液显酸性反应；mp. 190 ~ 192℃，熔融时同时分解；$[\alpha]_D^{25}$ 为+20.5° ~ +21.5°。

维生素 C 分子中含有两个手性碳原子，故有四个光学异构体。其中 L-(+)-抗坏血酸活性最高，D-(−)-异抗坏血酸活性仅为其 20%，工业上将其作为食品抗氧剂。D-(−)-抗坏血酸和 L-(+)-异抗坏血酸几乎无活性。

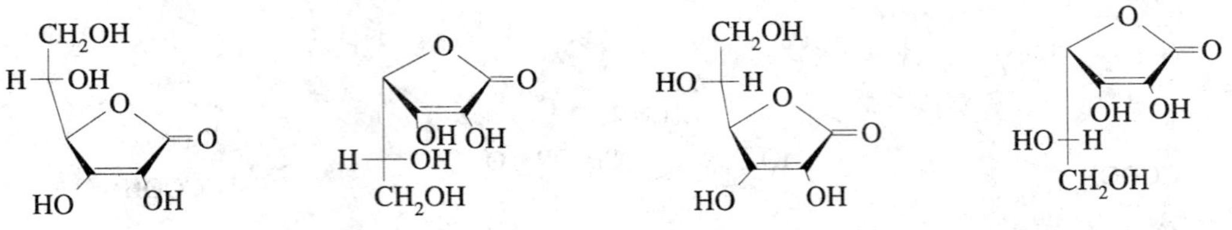

L-(+)-抗坏血酸　　D-(−)-抗坏血酸　　D-(−)-异抗坏血酸　　L-(+)-异抗坏血酸

固体干燥维生素 C 较稳定，但遇光及少量水分，色渐变微黄。

维生素 C 水溶液可发生互变异构。主要以烯醇式存在，2-酮式和 3-酮式的量甚少。但 2-酮式比 3-酮式较稳定，可以分离出来。

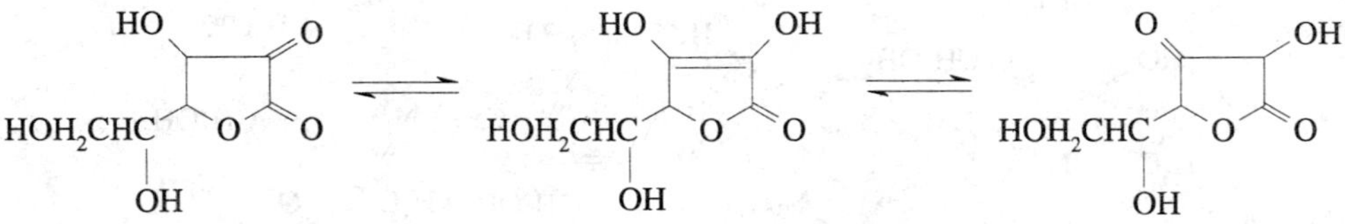

2-酮式　　烯醇式　　3-酮式

维生素 C 分子中存在连二烯醇结构，而呈酸性。C-2 上羟基与羰基形成分子内氢键，故 C-2 羟基的酸性（pK_a 为 11.57）弱于 C-3 上的羟基酸性（pK_a 为 4.17）。本品与碳酸氢钠或稀氢氧化钠溶液作用，生成 3-烯醇钠。但遇强碱，则内酯水解，生成酮酸盐。

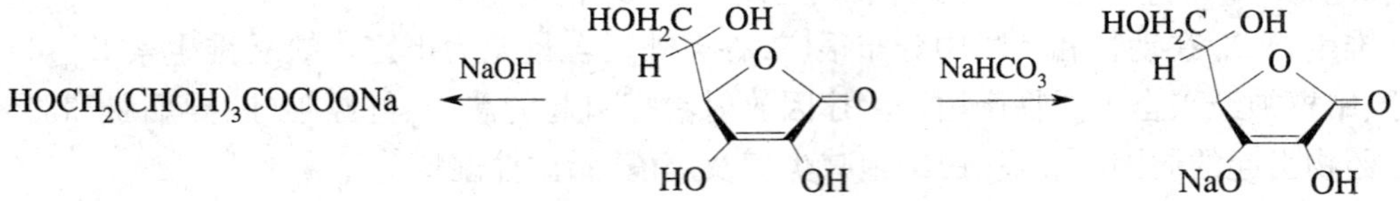

维生素 C 的连二烯醇结构具有很强的还原性，易被空气氧化，光、热、碱和金属离子等因素可加速其反应。其水溶液可以被硝酸银、空气中的氧气、三氯化铁和碘等弱氧化剂氧化，生成脱氢抗坏血酸。在氢碘酸等强还原剂的作用下，脱氢抗坏血酸可以被还原为抗坏血酸。由于脱氢抗坏血酸分子中的共轭系统被破坏，加之 C-3 和 C-4 氧原子的吸电性，使 C-1 的正电性增高，而使水解反应加速。脱氢抗坏血酸可水解为 2，3-二酮古洛糖酸，进一步被氧化生成苏阿糖酸和草酸。

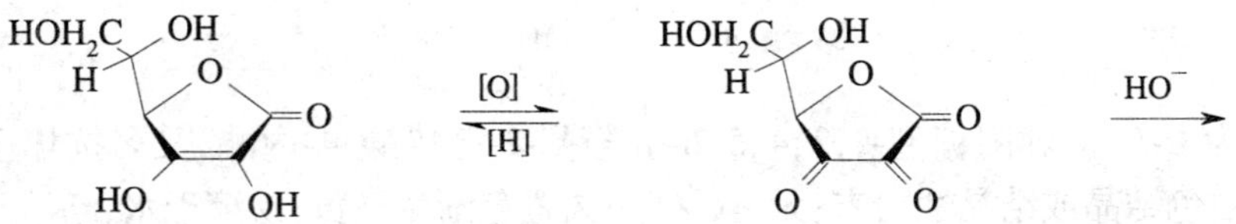

去氢抗坏血酸

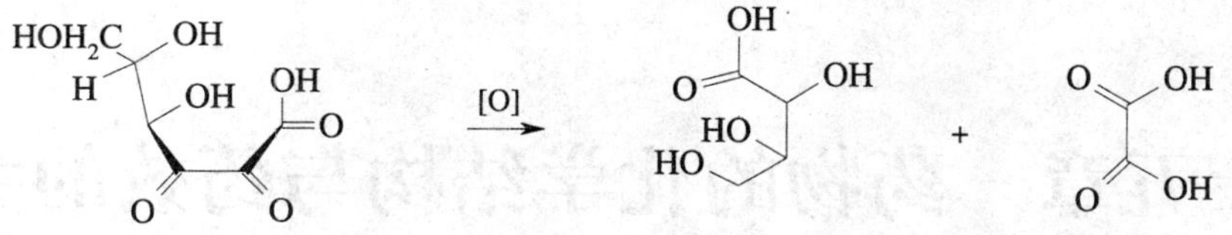

2，3-二酮古洛糖酸　　　　苏阿糖酸　　　　草酸

在空气、光和热的影响下，维生素 C 分子中内酯环可水解，并可进一步发生脱羧而生成糠醛，以至氧化聚合而呈色，这是维生素 C 在贮存中变色的主要原因。空气、光、重金属离子对此反应有催化作用。

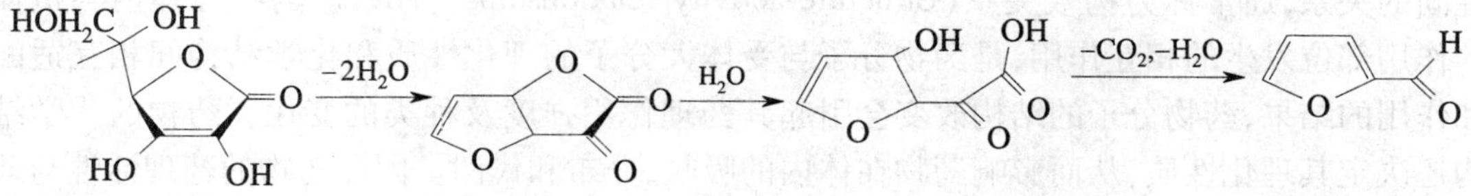

维生素 C 广泛存在于水果、蔬菜中，尤其是在柑、橘、鲜枣、番茄等中含量最为丰富。成人每日应供应维生素 C 45 mg 左右，儿童为 40 mg。在我国普通膳食中，有足够量的新鲜蔬菜，故一般可满足人体对维生素 C 的需要。

维生素 C 在生物氧化还原反应和细胞呼吸中起重要作用。维生素 C 可降低毛细血管的通透性，降低血脂，增加机体抵御疾病的能力，并具有一定解毒功能及抗组胺作用。临床用于坏血病的预防及治疗，也用于肝硬化、急性肝炎及砷、汞、铅等慢性中毒时肝脏损伤的治疗。大剂量维生素 C 用于克山病患者发生心源性休克的治疗。维生素 C 尚用于贫血、过敏性皮肤病、高血脂症和感冒的治疗。

本章习题

一、试写出下列药物的化学结构及主要临床用途

1. 维生素 A 醋酸酯　2. 维生素 B_6　3. 维生素 C　4. 维生素 K_3　5. 维生素 B_1　6. 维生素 B_2　7. 维生素 D_3　8. 维生素 E

二、问答题

1. 引起维生素 A 不稳定的结构因素是什么？如何减少其结构的破坏？
2. 为什么维生素 E 可以作为一种有效的抗氧剂？
3. 维生素 K_3 的亚硫酸氢钠加成物为什么需在避光的条件下且充惰性气体保存？
4. 维生素 B 族的共同特点是什么？
5. 试述维生素 C 的不稳定性。
6. 简述维生素 D 的用途和作用特点。

第十五章　药物的化学结构与药效的关系

(The Relationship between the Structures of Drugs and Their Activities)

药物在体内与特定的受体部位发生相互作用，产生生物活性，药物的化学结构与生物活性间的关系，通常称为构效关系(Structure-activity relationships，SAR)。药物在体内与机体的作用部位发生的相互作用，是药物分子与受体大分子的理化性质和化学结构间相互适配和作用的结果，药物分子的结构改变会引起其药理作用强度及种类的变化。药物的化学结构还决定其理化性质，从而影响药物在体内的吸收、分布和代谢。因此药物的药理活性与药物的理化性质、药物分子键合特性及药物的立体化学结构有关。

第一节　影响药物产生作用的主要因素

(Main Pharmaceutical Force)

影响药物产生作用的主要因素包括两方面：药物与受体的作用；药物到达作用部位的浓度。

药物与受体的作用依赖于药物特定的化学结构以及与药物与受体的结合方式。为解释药物的作用及构效关系，人们提出了药效团(Pharmocophore)的概念，认为药物的药理作用是由于某些特定的化学活性基团的存在，这个概念可以解释具有类似结构的化合物具有相近的药理作用的事实，例如具有巴比妥结构的化合物具有镇静催眠作用，具有亚乙基亚胺结构的化合物具有细胞毒作用。药效团是药物分子与受体结合产生药效作用的最基本的结构单元在空间的分布。许多药物呈现活性所需的药效团比较复杂，药物作用的特异性越高，药效团越复杂，如吗啡及其类似物之所以具有镇痛活性，是因为它们在三维空间上有相同的疏水部位和立体性质，一些相似基团之间有相近的空间距离，并且存在相同的与受体作用的构象，这些因素构成了镇痛作用的药效团。药效团对构效关系的影响较大。

根据药物在体内的作用方式，把药物分为结构特异性药物和结构非特异性药物，结构特异性药物的生物活性是化学结构的特异性，药物分子通过与特异性受体相互作用形成复合物，产生药理活性。化学结构的微小变化，可能导致生物活性的改变。临床上使用的大多数药物属此类。结构非特异性药物的生物活性，主要取决于药物分子的理化性质，对化学结构无特异性要求。属于此类的药物很少，例如全麻药中的吸入麻醉药。

药物要发挥药效必须以一定的浓度到达作用部位。此因素与药物在体内的转运(吸收、分布、排泄)密切相关。药物的转运以药物的理化性质和结构为基础，转运过程中药物被代谢使药物活化或失活。在作用部位，药物与受体相互作用形成复合物并产生效应。这依赖药物特定的化学结构及药物与受体间的空间互补性、药物与受体的化学键合性质。以上两因素均与药物的化学结构密切相关。

第二节 药物的理化性质对药效的影响
(Effects of Physical and Chemical Properties on Pharmacologic Activity)

在口服给药时,药物由肠胃道吸收,进入血液。药物在运转过程中,必须通过各种生物膜,才能到达作用部位或受体部位。而口服抗菌药,需先通过胃肠道吸收,进入血液,再穿透细菌的细胞膜,才能起抑制或杀灭作用。以上一系列过程均与药物的理化性质有关。

药物分布到作用部位并且在作用部位达到有效的浓度,是药物与受体结合的基本条件。但能和受体良好结合的药物并不一定具有适合转运过程的最适宜理化参数,如有些酶抑制剂在体外试验具有很强活性,但因它的脂水分配系数过高或过低,不能在体内生物膜的脂相-水相-脂相间的生物膜组织内转运,无法到达酶所在的组织的部位,造成体内实验几乎无效。因此设计新药时不能只考虑活性,必须充分考虑到化合物的理化性质。

药物的药代动力学性质(吸收、转运、分布、代谢、排泄)会对药物在受体部位的浓度产生直接影响,而药代动力学性质是由药物理化性质决定的。理化性质包括药物的溶解度(Solubility)、分配系数(Partition Coefficient)、解离度(Degree of Ionization)、氧化还原势(Oxidation-reduction potentials)、热力学性质和光谱性质等。对药效影响较大的主要是溶解度、分配系数和解离度。

一、药物结构的官能团对药物的理化性质影响

药物结构中不同的官能团的改变可使整个分子的理化性质、电荷密度等发生改变,进而改变或影响药物与受体的结合,影响药物在体内的吸收和转运,最终影响药物的药效,有时会产生毒副作用。一般药物分子中常有好几种功能基,每种功能基对药物性质的影响不同,如诺氟沙星结构所示,在基本母体上至少含有6种功能基,各功能基分别有不同的性质,对活性、毒性、药代动力学等可产生不同的影响。

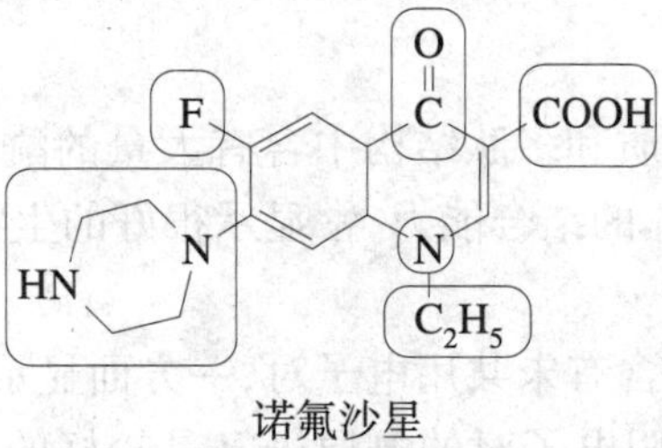

诺氟沙星

1. 烃基

药物分子中引入烃基,可以增加药物与受体的疏水结合。烃基可增加分配系数,增加一个—CH_2—可使 lg*P* 增加 0.5(2~4 倍)。引入烃基还能降低分子的离解度,特别是体积较大的烃基,还可因立体位阻从而增加药物对代谢的稳定性。如睾酮(Testosterone)在体内易被代谢氧化,口服无效,如在该结构的17位引入甲基获得甲基睾酮(Methyltestosterone),因位阻增加,不易代谢而口服有效。在药物设计中,若想增加药物亲脂性,或延长作用时间,引

入苯基或烃基是首选的方法，尤其是作用于中枢神经系统药物。

2. 卤素

卤素是很强的吸电子基，可影响分子间的电荷分布和脂溶性及药物作用时间。一般在苯环上引入卤素能增加脂溶性，每增加一个卤素原子，脂水分配系数可增加4～20倍。如吩噻嗪类药物，2位没有取代基时，几乎没有抗精神病作用。2位引入三氟甲基得到氟奋乃静，由于—CF_3的吸电子作用比Cl原子强，其安定作用比奋乃静强4～5倍。

3. 羟基和巯基

引入羟基可增强与受体的结合力，增加水溶性，改变生物活性。羟基取代在脂肪链上，常使活性和毒性下降。当羟基酰化成酯或烃化成醚，其活性多降低。相反在芳环上有羟基取代时，有利于药物和受体结合，使活性增强，但毒性也相应增加。当羟基酰化成酯，其活性降低或消失，一般可用来制备前药。巯基形成氢键的能力比羟基低，引入巯基时，脂溶性比相应的醇高，更易于吸收。巯基有较强的还原能力，易转变成二硫化物；巯基有较强的亲核性，可与α、β-不饱和酮发生加成反应，还可与重金属作用生成不溶性的硫醇盐，故可作为解毒药，如二巯丙醇（Dimercaprol）。巯基还可与一些酶的哌啶环生成复合物，可显著影响代谢。

4. 醚和硫醚

醚类化合物由于醚中的氧原子有孤对电子，能吸引质子，具有亲水性，碳原子具有亲脂性，使醚类化合物在脂-水交界处定向排布，易于通过生物膜。

5. 磺酸、羧酸、酯

磺酸基的引入，使化合物的水溶性和解离度增加，不易通过生物膜，导致生物活性减弱，毒性降低。但仅有磺酸基的化合物一般无生物活性。

羧酸水溶性及解离度均比磺酸小，羧酸成盐可增加水溶性。解离度小的羧酸可与受体的碱性基团结合，因而对增强活性有利。

羧酸成酯增大脂溶性，易被吸收。酯基易与受体的正电部分结合，其生物活性也较强。羧酸成酯的生物活性与羧酸有很大区别。酯类化合物进入体内后，易在体内酶的作用下发生水解反应生成羧酸，有时利用这一性质，将羧酸制成酯的前药，降低药物的酸性，减少对胃肠道的刺激性。

6. 酰胺

作为构成受体或酶的蛋白质和多肽结构中含有大量的酰胺键，因此酰胺类药物易与生物大分子形成氢键，增强与受体的结合能力，常显示很好的生物活性。

7. 胺类

胺类药物的氮原子上核酸含有未共用电子对，一方面显示碱性，易与含有蛋白质的酸性基团成盐；另一方面含有未共用电子对的氮原子又是较好的氢键接受体，能与多种受体结合，表现出多样的生物活性。一般伯胺的活性较高，仲胺次之，叔胺最低。季铵易电离成稳定的铵离子，作用较强，但水溶性大，不易通过生物膜和血脑屏障，以致口服吸收不好，也无中枢作用。

二、药物的理化性质对药效的影响

（一）药物的溶解度、分配系数对药效的影响

在人体中，大部分的环境是水相环境，体液、血液和细胞浆液都是水溶液，药物要转运扩散至血液或体液，需要溶解在水中，要求药物有一定的水溶性（又称为亲水性）。而药物在通过各种生物膜包括细胞膜时，这些膜是由磷脂所组成的，又需要其具有一定的脂溶性（称为亲脂性）。由此可以看出药物亲水性或亲脂性过高或过低都对药产生不利的影响。

在药学研究中，评价药物亲水性或亲脂性大小衡量标准是用药物的脂水分配系数 P 来表示。P 等于药物在生物非水相或正辛醇中的浓度除以药物在水相中的浓度。

脂水分配系数（P）表示化合物在脂相和水相中充分混合，达到平衡时分子浓度的比值。P 值越大表示化合物脂溶性越大；P 越小表示化合物水溶性越大。脂水分配系数（P）也常用 $\lg P$ 表示。

药物化学结构中引入亲脂性的烃基、卤原子、硫醚键等使分子的脂溶性增加；引入亲水性的羧基、磺酸基、羟基、氨基、腈基等使分子的亲水性增加。

作用于不同系统的药物，对脂水分配系数有不同的要求，如作用于中枢神经系统的药物，需通过血脑屏障，应具有相对较大的脂溶性；吸入麻醉药的麻醉作用只与 $\lg P$ 相关，在一定范围内 $\lg P$ 越大，麻醉作用越强；巴比妥类药物的 $\lg P$ 在 0.5～2.0 之间作用最好。因此，适度的亲脂性（$\lg P$ 在一定范围内）有最佳药效。

当药物的亲脂性增强时，一般可使作用时间延长。但亲脂性过大，不利于药物在人体组织中的脂/水相间转运，药物难以到达作用部位，不能产生理想的药效。对于需要较大分配系数的药物来说，同系物的活性随着碳链长度的增加而增强。但碳链过长，活性反而下降，适度的亲脂性，能显示最强的药物活性。

（二）药物的解离度对药效的影响

药物的解离度对药效有着很重要的影响，临床上使用的多数药物为弱酸或弱碱，解离度与药物的解离常数（pK_a）及介质的 pH 有关系，在体液（pH 7.4）中，药物分子部分发生解离，以离子型（解离形式）和分子型（未解离形式）同时存在。例如表 15-1 列出巴比妥类药物在体液（pH 7.4）中分子型（未解离形式）的百分率。

表 15-1　常用的巴比妥药物的 pK_a 与未解离百分率

	巴比妥酸	苯巴比妥酸	苯巴比妥	丙烯巴比妥	戊巴比妥	海索比妥
pK_a	4.12	3.75	7.4	7.7	8.0	8.4
未解离/%	0.05	0.02	50	66.61	79.92	90.91

药物以未解离的分子型透过生物膜，在膜内的水介质中解离成离子型，以离子型与受体结合，产生药理作用。因此药物应有适宜的解离度。当药物的解离度增加，引起药物离子型浓度上升，未解离的分子型减少，会减少在脂溶性组织中的吸收。而解离度过低，离子型浓度下降，也不利于药物的转运。一般只有合适的解离度，才使药物有最大的活性。

在研究巴比妥类镇静催眠药时发现，巴比妥酸和单取代巴比妥酸在体液（pH 7.4）中几乎百分之百地解离成离子形式，不能透过血脑屏障，所以无活性。苯巴比妥、海索比妥等巴

比妥类药物,在体液(pH 7.4)中,有近50%或更多以分子型存在,能透过血脑屏障,到达中枢,因此具有活性。

由于体内不同部位的pH的情况不同,会影响药物的解离程度,使解离形式和未解离形式药物的比例发生变化,这种比例的变化与药物的解离常数(pK_a)和体液介质的pH有关。口服药物需通过胃肠道吸收,介质的pH影响药物的解离度,对药物的吸收分布有影响。弱酸性药物例如阿司匹林,在pH 1.4的胃液中解离度小,主要以分子型存在,易透过胃黏膜被吸收。弱碱性药物例如麻黄碱,在胃液中主要以离子型存在,不易被吸收。而在碱性的肠液中(pH 8.4),解离度小,易被吸收。季铵盐类和磺酸类极性大,脂溶性低,在胃肠道吸收不完全,更不易透过血脑屏障。

三、电子云密度分布对药效的影响

药物到达作用部位后,与受体形成复合物,产生生理和生化的变化,达到调节或治疗疾病的目的。药物与受体的作用一方面依赖于药物特定的化学结构,以及该结构与受体的空间互补性,另一方面还取决于药物和受体的结合方式,如以化学的方式通过其价键结合形成不可逆复合物,或以物理的方式,通过离子键、氢键、离子偶极、范德华力和疏水性等结合形成可逆的复合物。

药物的电子云密度分布是不均匀的,如果电荷密度分布正好和其特定的受体相适应,药物与受体的电荷之间产生静电引力,使药物与受体接近时相互作用力增加,容易形成复合物,使其具有较高活性。

苯甲酸酯类局麻药分子与受体通过形成离子键、偶极-偶极相互作用以及范德华力相互作用形成复合物:

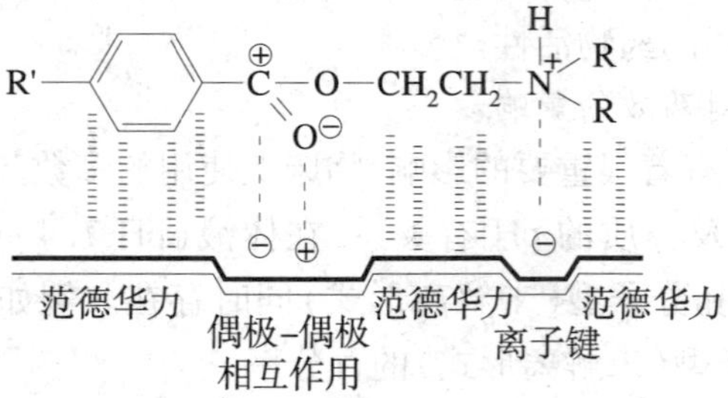

当苯甲酸酯类局麻药分子中苯环的对位引入供电子基团例如氨基时,通过共轭效应能使酯羰基的极性增加,使药物与受体的结合更牢固,局麻作用较强。当苯甲酸酯类局麻药分子中苯环的对位引入吸电子基团例如硝基时,则使羰基的极性减小,与受体的结合力减弱,导致局麻作用降低。

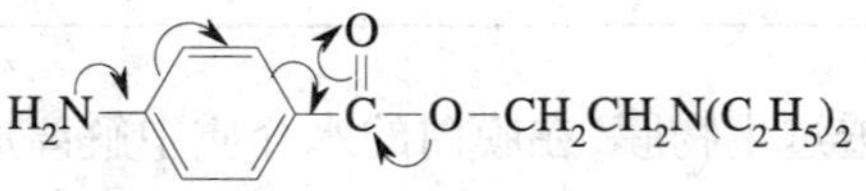

四、药物的立体结构对药效的影响

人体各组织、各生物膜上的蛋白质以及受体(酶)的蛋白结构,对配体药物的吸收、分布、排泄均有立体性选择,因此药物的立体结构会导致药效上的差别。另外药物的三维结构与受体的互补性(匹配性)对两者之间的相互作用具有重要影响,药物与受体结合时,在立体结构上与受体的互补性越大,三维结构越契合,配体与受体的结合后所产生的生物作用也越强。立体因素对药效的影响包括药物分子中官能团间的距离及药物构型和构象变化,这些因素均能影响药物与受体形成复合物的互补性,从而影响药物与受体的结合作用。

(一) 官能团间的距离对药效的影响

药物结构中官能团间的距离,特别是一些与受体作用部位相关的官能团间的距离,可影响药物与受体之间的互补性。当这些基团之间的距离发生改变时,往往使药的活性发生极大的变化。

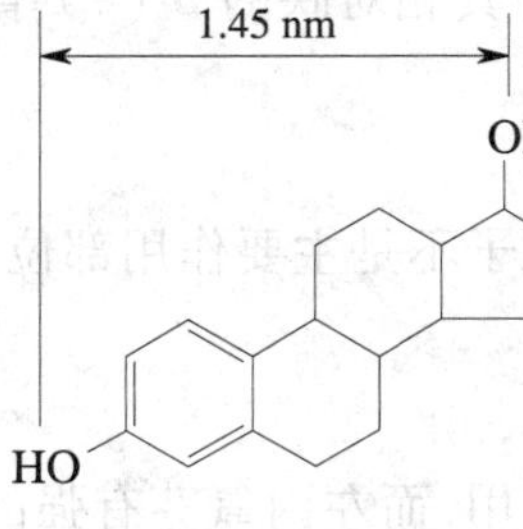

雌二醇

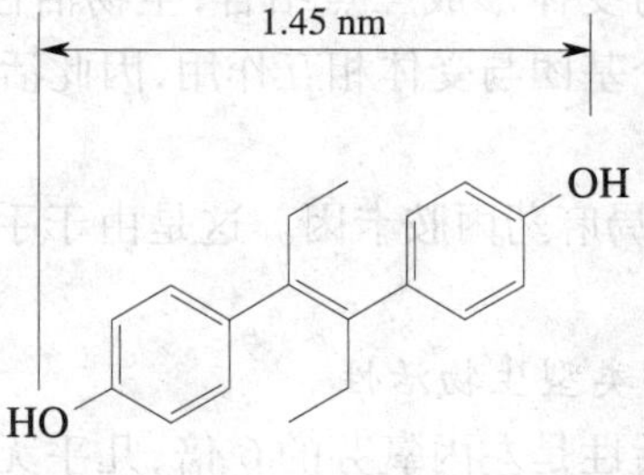

反式己烯雌酚

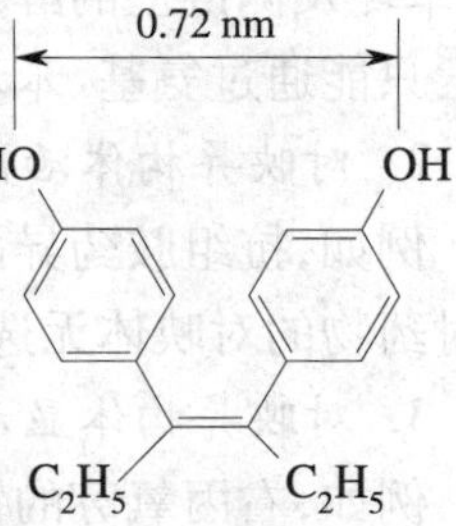

顺式己烯雌酚

由于反式己烯雌酚两个羟基中氧原子间的距离与雌二醇分子中两个氧原子间的空间长度一致,均为 1.45 nm,反式己烯雌酚具有较强的雌激素活性。而顺式己烯雌酚两个氧原子间距离较反式小(0.72 nm),活性很低,顺式异构体的活性仅为反式的十分之一。

(二) 几何异构(顺反异构)对药效的影响

几何异构是由双键或环的刚性或半刚性系统导致分子内旋转受到限制而产生的。由于几何异构体的产生,导致药物结构中的某些官能团在空间排列上的差异,不仅影响药物的理化性质,而且也改变药物的生理活性。

一对几何异构体,由于基团间空间距离不同,如果一个能与受体的立体结构相适应,另一个异构体则不能与受体相适应。例如,反式己烯雌酚可与受体相适应,具有雌激素活性,顺式己烯雌酚活性很弱。抗精神病药氯普噻吨(泰尔登)顺式作用强于反式。

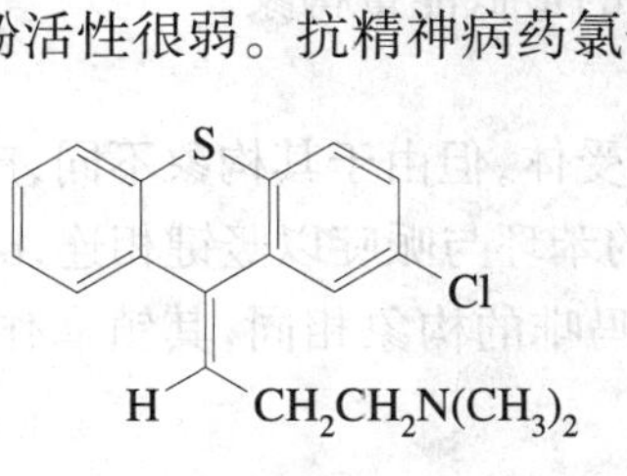

顺式氯普噻吨

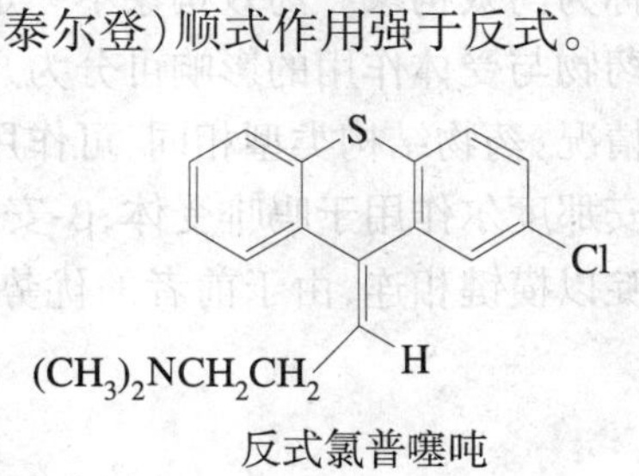

反式氯普噻吨

(三) 光学异构体对药效的影响

当药物分子结构中引入手性中心后,得到一对互为实物与镜像的对映异构体。这些对映异构体的理化性质基本相似,仅仅是旋光性有所差别。但是值得注意的是,这些药物的对映异构体之间在生物活性上有时存在很大的差别,有时还会带来代谢途径的不同和代谢产物毒副作用的不同。

对映异构体之间的药物活性的差异主要有:

1. 对映异构体的药理活性之间有显著差异

例如，R-(－)-肾上腺素对血管收缩作用强，S-(＋)－肾上腺素作用弱。L-(＋)-抗坏血酸活性为 D-(－)-异抗坏血酸的 20 倍。麻黄碱的四个光学异构体中仅(1R,2S)-(－)-麻黄碱有显著活性。抗生素氯霉素(Chloramhenicol)，仅(1R,2R)-(－)-苏阿糖型化合物有抗菌活性。而在早期生成过程中，得到其外消旋物合霉素(Syntomycin)，活性是由氯霉素与其抗菌对映异构体(1S,2S)-(＋)-苏阿糖型化合物组成，其抗菌活性仅为氯霉素的一半。

药物的三维立体结构与受体的互补性，对药物与受体相互作用形成复合物具有重要作用，互补性越大，药物与受体的结合越牢固，生物活性越强。例如 R-(－)-肾上腺素通过氨基、苯环及侧链上的醇羟基与受体形成三点结合，生物活性强。与其相对映的 S-(＋)-肾上腺素只能通过氨基、苯环两个基团与受体相互作用，因此活性很弱。

2. 对映异构体活性相等

例如，抗组胺药异丙嗪，局麻药丙胺卡因。这是由于手性碳原子不是主要作用部位，受体对药物的对映体无选择性。

3. 对映异构体显示不同类型生物活性

例如，右丙氧芬的镇痛活性是左丙氧芬的 6 倍，几乎无镇咳作用，而左丙氧芬有强的镇咳作用。

4. 对映异构体之间产生相反的活性

例如，利尿药依托唑啉(Etozolin)的左旋体具有利尿作用，而其右旋体则有抗利尿作用。这种例子比较少见，但需注意的是，这类药物的对映异构体需拆分得到纯对映异构体才能使用，否则一个异构体将会抵消另一个对映体的部分药效。

(四) 构象异构对生物活性的影响

构象是由分子中单键的旋转而造成的分子内各原子不同的空间排列状态，这种构象异构体的产生并没有破坏化学键，而产生分子形状的变化。柔性分子存在无数构象异构体，并处于快速平衡状态，不能分离为单一化合物。药物分子构象的变化与生物活性间有着极其重要的关系，这是由于药物与受体间相互作用时，要求其结构和构象产生互补性，这种互补的药物构象称为药效构象。药效构象不一定是药物的最低能量构象。

构象对药物与受体作用的影响可分为几种：

第一种情况：药物结构类型相同，可作用于相同受体，但由于其构象不同，产生活性的强弱不同。如安那度尔作用于吗啡受体，β-安那度尔的苯环与哌啶以竖键相连，α-安那度尔的苯环则与哌啶以横键相连，由于前者的优势构象与吗啡的构象相同，其镇痛作用是 α-安那度尔的 6 倍。

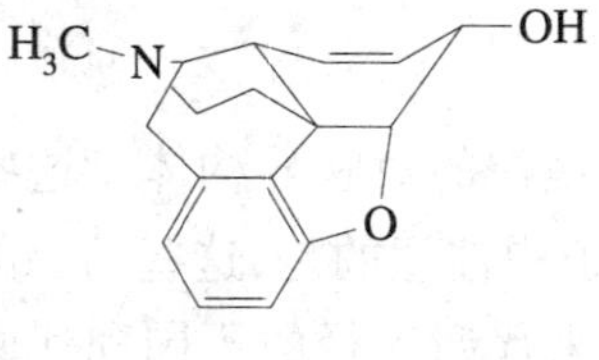

吗啡

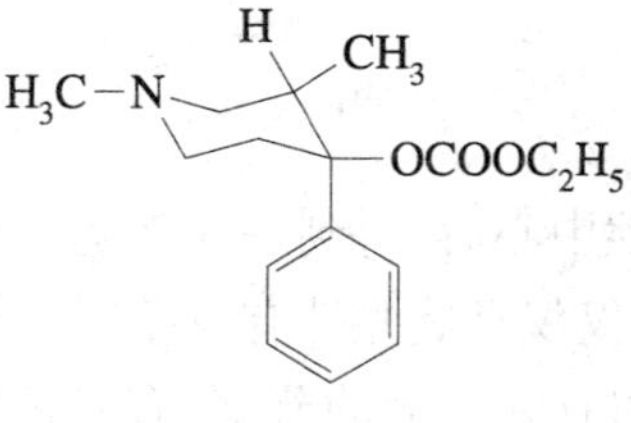

β－安那度尔

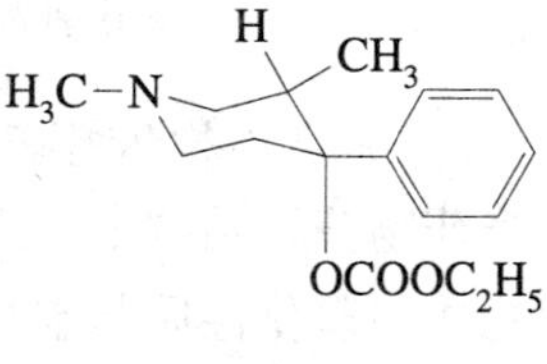

α－安那度尔

第二种情况：一种结构，因具有不同构象，可作用于不同受体，产生不同性质的活性。如组胺,可同时作用于组胺 H_1 和 H_2 受体。对 H_1 和 H_2 受体拮抗剂的研究发现,组胺是以反式构象与 H_1 受体作用,而以扭曲式构象与 H_2 受体作用,故产生两种不同的作用。

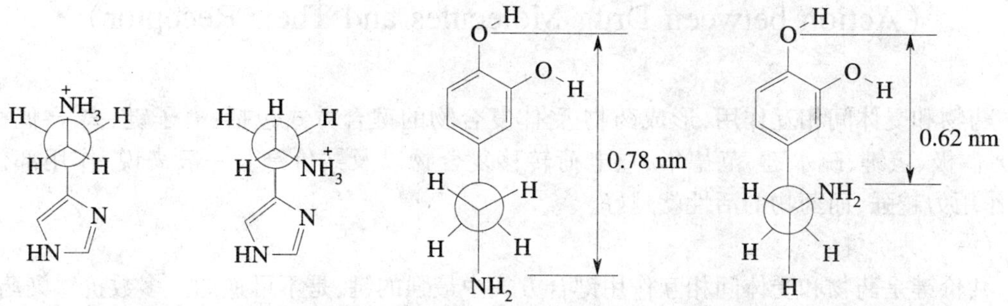

组胺反式构象　组胺扭曲式构象　多巴胺反式构象　多巴胺扭曲式构象

第三种情况:只有特异性的优势构象才产生最大活性,如多巴胺,反式构象是优势构象,而和多巴胺受体结合时也恰好是以该构象作用,故药效构象与优势构象为相同构象,而扭曲式构象由于两个药效基团 OH 和 NH_2 间的距离与受体不匹配,不具有活性。

第四种情况:等效构象(Conformational Equivalence),又称构象的等效性,是指药物没有相同的骨架,但有相同的药效团,并有相同的药理作用和最广义的相似构象。

如全反式维甲酸是人体正常细胞的生长和分化所必需的物质,在临床上用于治疗早幼粒白血病和皮肤病。郭宗儒教授等模拟全反式维甲酸的分子形状、长度和功能基的空间配置,设计合成了取代的芳维甲、丁羟胺酸等化合物,发现化合物具有与维甲酸相同的细胞诱导分化作用。通过构效关系研究和 X-衍射晶体学研究,发现这些化合物有相似的构象(图 15-1)。分子一端是疏水性基团,另一端是极性的羧基,连接二者的共轭链是产生活性的必要药效基团。将分子左端双键重叠,比较丁羟胺酸(虚线部分)和维甲酸(实线部分)的分子长度、形状和在空间的走向,可清楚看出,二者具有相似的药效构象,故产生相似的药理作用,把这种情况称为等效构象,等效构象是计算机辅助药物设计的重要基础。

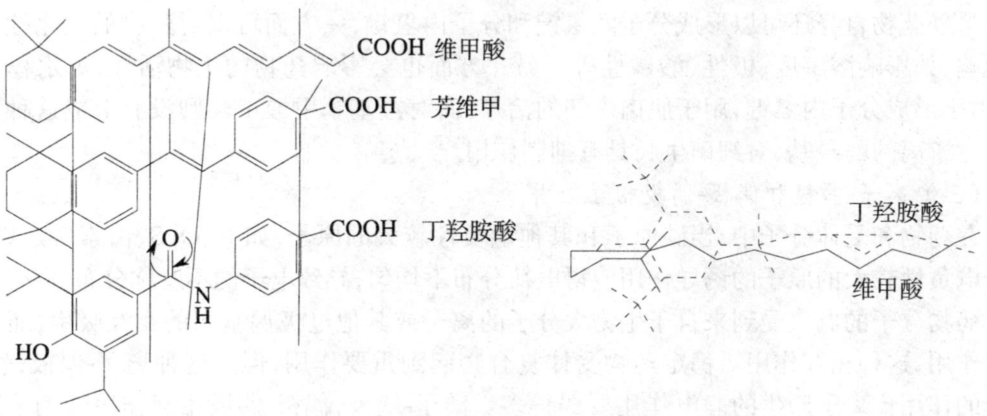

图 15-1　维甲酸及其等效构象结构

第三节 药物分子与受体的键合形式
(Action between Drug Molecules and Their Receptor)

药物和受体间相互作用,形成药物-受体复合物的键合方式包括:离子键、离子-偶极和偶极-偶极、氢键、疏水键、范德华力、电荷转移复合物以及共价键。一般来说,作用部位越多,作用力越强,而药物的活性就越好。

(一)共价键

共价键是药物和受体间相互作用键合方式中最强的键,是不可逆的。多数抗感染药,例如青霉素与微生物的酶以共价键结合,产生不可逆的抑制作用,发挥高效和持续的抗菌作用。抗肿瘤药烷化剂类与 DNA 分子生成共价键,使癌细胞丧失活性。共价键的键能最大,往往药物作用强大而持久,也是不可逆的。

除共价键以外的其他键合方式是较弱的键合方式,因此产生的影响是可逆的。这符合大多数情况下,要求药物产生的效应只延续一个有限的时间。药物和受体结合时,根据药物的结构,有各种结合方式,多数情况下是几种键合形式结合,并形成可逆性复合物。

(二)氢键

氢键是有机化学中最常见的一种非共价作用形式,也是药物和生物大分子作用的最基本化学键合形式。氢键是由药物分子中含有孤对电子的 O、N、S 等原子和与非碳的杂原子以共价键相连的氢原子之间形成的弱化学键。氢键的键能比较弱,约为共价键的十分之一。氢键对于药物的理化性质影响较大。如药物与水形成氢键,可增加药物在水中的溶解度;当药物分子内或分子间形成氢键,则可减少药物在水中的溶解度,而增加在非极性溶剂中的溶解度。

在生物大分子中,氢键是药物分子和受体生物大分子之间较为普遍的一种键合方式,对于药物的活性具有重要的影响。如在蛋白质、DNA 中,存在众多的羰基、羟基、巯基、氨基,甚至有些还是带有电荷的基团,有的是氢键的接受体,有的是氢键的供给体。

另外药物自身还可以形成分子间氢键和分子内氢键,一方面可以对药物的理化性质产生影响,如影响溶解度、极性、酸碱性等。另一方面也会影响药物的生物活性,如水杨酸甲酯,由于形成分子内氢键,用于肌肉疼痛的治疗,而对羟基苯甲酸甲酯则没有形成这种分子内氢键游离的酚羟基,对细菌生长具有抑制作用。

(三)离子-偶极和偶极-偶极相互作用

在药物和受体分子中,当碳原子和其他电负性较大的原子,如 N、O、S、卤素等成键时,由于电负性较大的原子的诱导作用使得电荷分布不均匀,导致电子的不对称分布,产生电偶极。药物分子的偶极受到来自于生物大分子的离子或其他电极偶基团的相互吸引,而产生相互作用,这种相互作用对稳定药物受体复合物起到重要作用,但是这种离子-偶极,偶极-偶极的作用比离子产生的静电作用要弱得多。离子-偶极,偶极-偶极相互作用的例子通常见于羰基类化合物,如乙酰胆碱和受体的作用。

(四)电荷转移复合物

电荷转移复合物发生在缺电子的电子接受体和富电子的电子供给体之间,当这两种分子相结合时，电子将在电子供给体和电子接受体之间转移形成电荷转移复合物。这种复合物其实质是分子间的偶极-偶极相互作用。电荷转移复合物的形成往往可增加药物的稳定性以及溶解度，并有利于药物与受体的结合。

电子供给体通常是富电子的含吸电子取代基的烯烃、炔烃或芳环，或含有弱酸性质子的化合物。某些杂环化合物分子由于电子云密度分布不均匀，有些原子附近的电子云密度较高，有些较低，这些分子既是电子给予体，又是电子接受体。

（五）疏水性相互作用

当药物结构中非极性键部分和生物大分子中非极性键部分相互作用时，由于相互之间亲脂能力比较相近，结合比较紧密，导致两者周围围绕的能量较高的水分子层破坏，形成无序状态的水分子结构，导致体系的能量降低。

（六）范德华引力

范德华引力来自分子间暂时偶极产生的相互吸引。这种暂时的偶极是来自非极性分子中不同原子产生的暂时不对称的电荷分布，暂时偶极的产生使得分子和分子或药物分子和生物大分子相互作用时得到弱性的引力。范德华引力是非共价键键合方式中最弱的一种。范德华引力随着分子间的距离缩短而加强。

上述不同的键合方式是药物和生物大分子相互作用的主要形式，通过这些键合作用，降低了药物与生物大分子复合物的能量，增加了复合物的稳定性，利于发挥药物的药理活性作用。

本章习题

1. 为什么药物的脂水分配系数在一定范围内才能显示最佳的药效？
2. 药物产生药效的两个决定因素是什么？各与什么有关？它们之间的相互关系如何？
3. 为什么药物的解离度对药效有影响？
4. 药物分子与受体作用的键合形式主要有哪些？
5. 立体因素对药效的影响主要包括哪些？
6. 举出至少三个对映异构体的药理活性有显著差异的例子。
7. 举例说明旋光异构体对药物活性的影响。

第十六章　药物的化学结构与药物代谢

(Chemical Structures of Drugs and Their Metabolism)

当药物进入机体后,一方面药物对机体产生诸多生理药理作用;另一方面,机体也对药物产生作用,即对药物进行吸收、分布、代谢和排泄。药物代谢是指药物分子被机体吸收后,在机体酶的作用下所发生的一系列化学反应,在酶的作用下使药物(通常是非极性分子)的极性和水溶性增加,再通过人体的正常系统排出体外。除了化学惰性的全身麻醉药和强离解性化合物不会在体内发生代谢外,几乎所有的药物都在体内发生变化。

药物代谢多使有效药物转变为低效或无效的代谢物,也有通过代谢将无效结构转变成有效结构,例如前药(Prodrug)。也有通过代谢将药物转变成毒副作用较高的产物。

药物的种类繁多,化学结构迥然各异;同时体内代谢所涉及的酶系十分复杂,故药物代谢的化学反应过程呈现纷繁的状态。药物的代谢通常分为两相:第Ⅰ相(Phase Ⅰ)生物转化,又称官能团化反应,以及第Ⅱ相(Phase Ⅱ)生物转化,又称为轭合反应。官能团化反应,包括对药物分子的氧化、还原、水解和羟化等,在药物分子中引入或使药物分子暴露出极性基团,如羟基、羧基、巯基和氨基等,以便与体内的强极性化合物结合。轭合反应(Conjugation)是将第Ⅰ相中药物产生的极性基团与体内的内源性成分(如葡萄糖醛酸、硫酸、甘氨酸或谷胱甘肽),在酶的作用下,以酯、酰胺或苷等共价键结合,生成极性大、易溶于水和易排出体外的结合物。但是也有药物经第Ⅰ相反应后,无需进行第Ⅱ相的结合反应,即可排出体外。

药物代谢对药物的作用、副作用、毒性、给药剂量、给药方式以及药物作用的时间和药物的相互作用等,有较大的甚至决定性的影响。药物代谢的研究对合理使用现有的药物有重大的意义,也是新药研究和开发中必不可少的工作。

第一节　官能团化反应(Functionalization Reactions)

药物在体内所发生的官能团化反应的主要反应类型有氧化反应、还原反应和水解反应。

药物在体内的官能团化反应是在酶的催化下进行的。大多数药物都能被肝微粒体混合功能氧化酶系统催化。肝微粒体混合功能氧化酶主要存在于肝细胞的内质网中,在消化道、肺、肾、皮肤和脑组织中也有分布。此酶系含有三种功能成分,即黄素蛋白类的 NADPH,细胞色素 P450 还原酶,血红蛋白类的细胞色素 P450 及脂质。各种外源性和内源性脂溶性分子的代谢都需要这三种成分。其中细胞色素 P450(Cytochrome P450,CYP)酶最为重要,它在激活氧与底物的结合中起着关键的作用。它利用分子氧和 NADPH 的电子催化各种底物的羟基化反应,以下式表示:

$$RH + NADPH + H^+ + O_2 \xrightarrow{P450} ROH + NADP^+ + H_2O$$

P450 酶系统的组成复杂，由基因多样性控制，称作 P450 基因超家族。1993 年 Nelson 等科学家根据 P450 分子的氨基酸序列，制订了能反映种族间 P450 基因超家族的进化关系的统一命名法。

其中肝脏中细胞色素 P450 以 CYP3A4 为主，大约有 150 种药物是该酶的底物，约占全部被 P450 代谢药物的 50%，是很重要的代谢酶。

此外参与药物代谢反应的还有存在于肝细胞的醇脱氢酶，肝细胞线粒体中的单胺氧化酶，以及分布于肝及其他细胞中的羧酸酯酶、酰胺酶等。研究相关的酶是药物代谢研究的重要内容。

一、氧化反应(Oxidation)

在药物的环系结构或脂链结构的碳上形成羟基或羧基，在氮、氧、硫原子上脱烃基或生成氮氧化物、硫氧化物是药物代谢中最常见的反应，这些反应都属于氧化反应。药物代谢中的氧化反应包括失去电子、氧化反应、脱氢反应等，是在肝脏 CYP-450 酶系、单加氧酶、过氧化酶等的催化下进行的反应。药物代谢的氧化反应主要发生在肝脏，细胞色素 P450 酶系是主要的药物代谢酶系，在药物代谢中起到非常重要的作用，主要参与药物生物转化中的氧化反应。CYP-450 是一组酶的总称，由许多同工酶和亚型酶组成，参与药物代谢的主要有三类亚族，分别是 CYP1、CYP2 及 CYP3。每一个亚族又分为亚型，如 CYP2C9、CYP2D6 和 CYP3A4 是药物最重要的代谢酶系。

药物代谢的氧化反应主要类型有：

（1）氧化脱胺

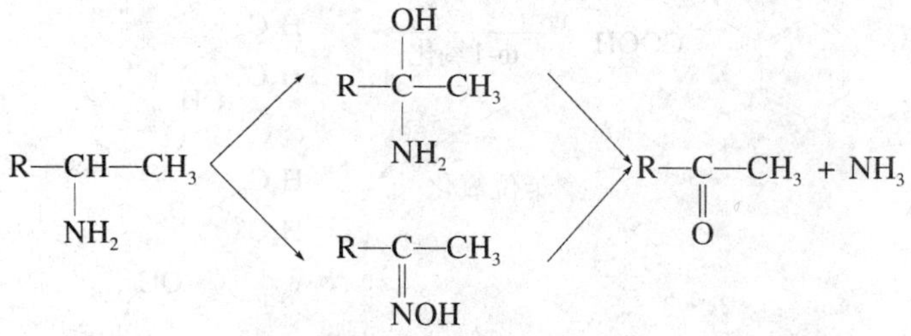

（2）氧化脱烷基

$$R-O-CH_3 \longrightarrow R-O-CH_2-OH \longrightarrow R-OH + CH_2O$$

$$R-\underset{H}{N}-CH_3 \longrightarrow R-\underset{H}{N}-CH_2-OH \longrightarrow R-NH_2 + CH_2O$$

（3）N，S 原子的氧化

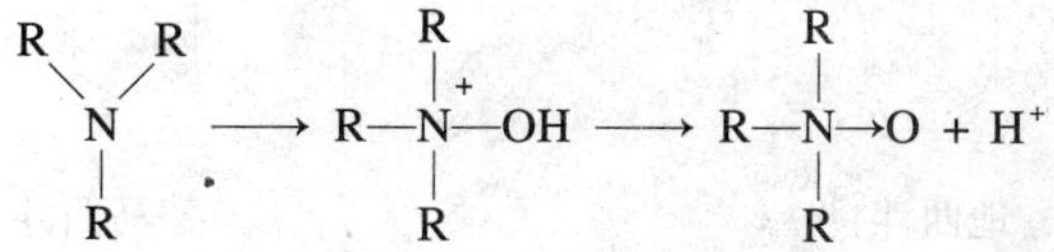

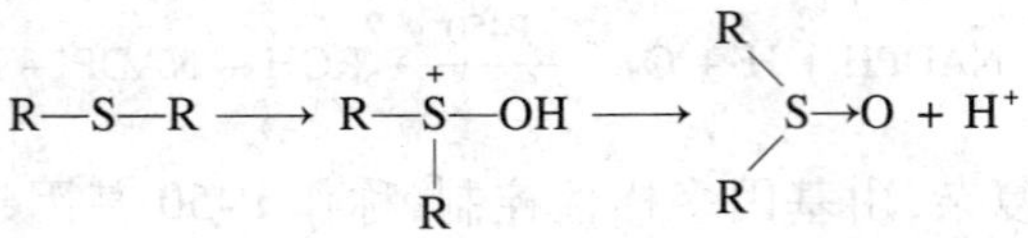

现按药物的化学结构类型介绍氧化反应如下。

（一）饱和烃基的羟基化

饱和烷烃类药物经 CYP-450 酶系氧化后，先生成含自由基的中间体，再转化成羟基化合物，或脱氢生成烯烃化合物。

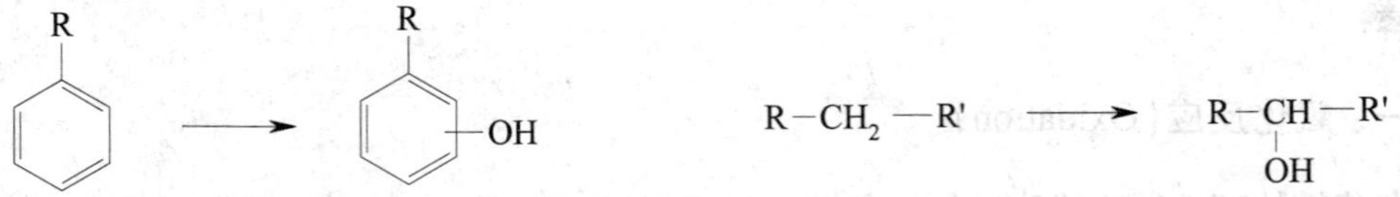

许多饱和链烃在体内难以被氧化代谢。药物如有芳环或脂环结构，作为侧链的烃基也可发生氧化。氧化可在侧链上引入羟基，羟基引入后还可进一步氧化成醛酮和羧酸，或直接与葡萄糖醛酸生成结合物。氧化反应常发生在烃链的末端碳上（ω 氧化）或末端前一个碳原子上（ω-1 氧化），以及连有支链的碳原子上。如非甾体抗炎药布洛芬（Ibuprofen）的异丁基上可发生 ω 氧化、ω-1 氧化和苄位氧化。

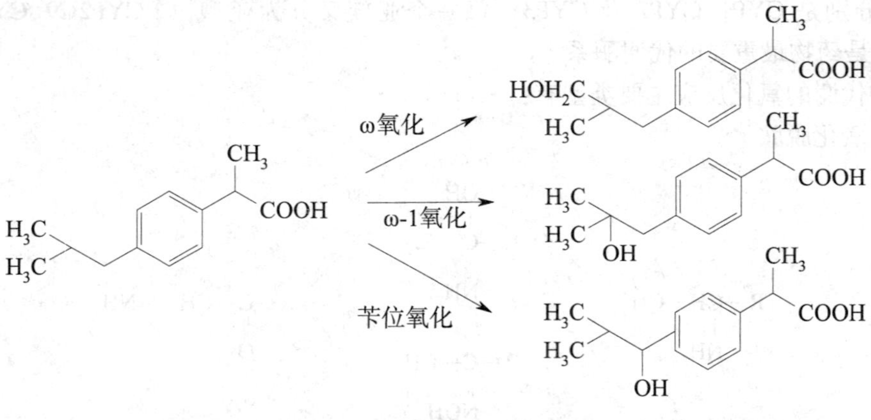

当烷基碳原子和 sp^2 碳原子相连时，由于受到 sp^2 碳原子的作用，易发生氧化生成羟基化合物。处于羰基 α 位的碳原子易被氧化，地西泮是常用镇静催眠药，它的 3 位被羟化生成替马西泮（羟基地西泮），而替马西泮是具有副作用小、半衰期短特点的镇静催眠药。

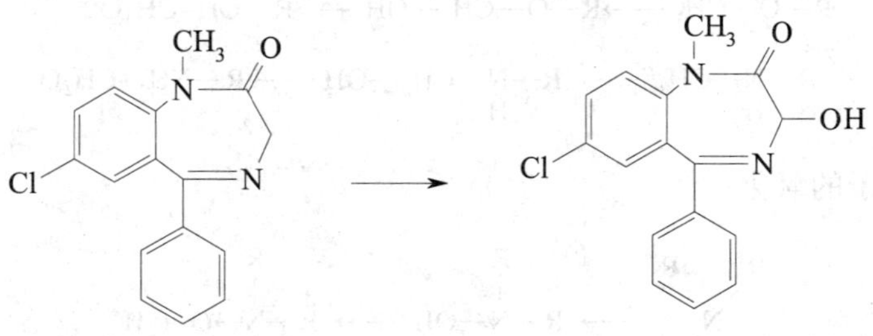

地西泮　　　　替马西泮

处于芳环和芳杂环的苄位以及烯丙位的碳原子易被氧化生成苄醇和烯丙醇，醇还可进一步氧化成醛、酮或酸。如口服降糖药甲苯磺丁脲(Tolbutamine)的代谢即发生在苄位上：

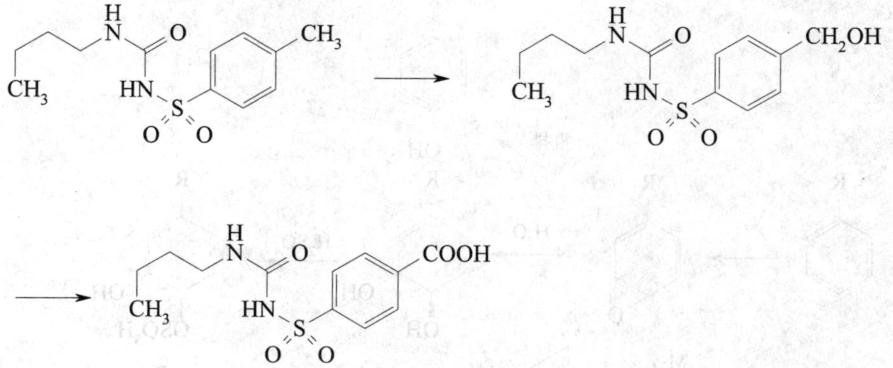

类似苄位碳原子，处于烯丙位和羰基α位的碳原子也容易被氧化。如镇痛药喷他佐辛(Pentaxocin)的代谢：

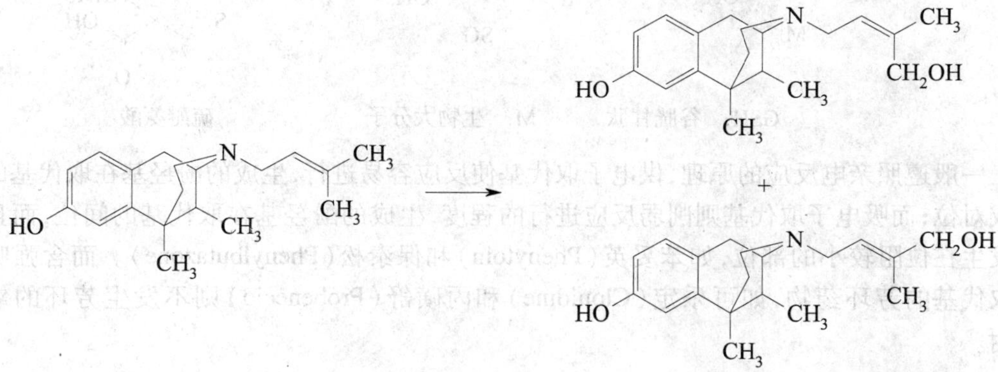

取代的环己基药物在氧化代谢时，一般是环己基的C-3及C-4上氧化成羟基化合物，并有顺、反式立体异构体，如降血糖药醋酸己脲(Acetohexamide)：

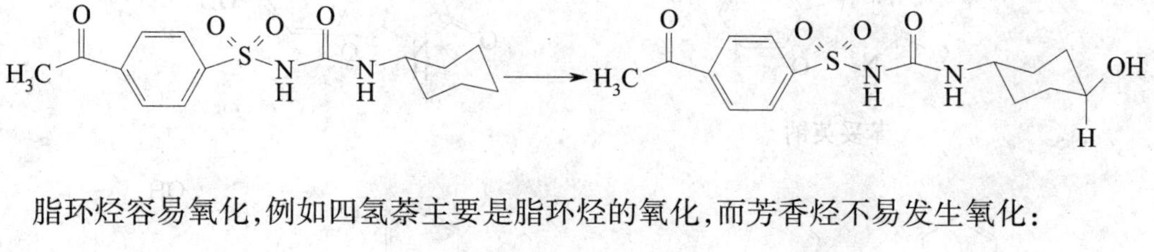

脂环烃容易氧化，例如四氢萘主要是脂环烃的氧化，而芳香烃不易发生氧化：

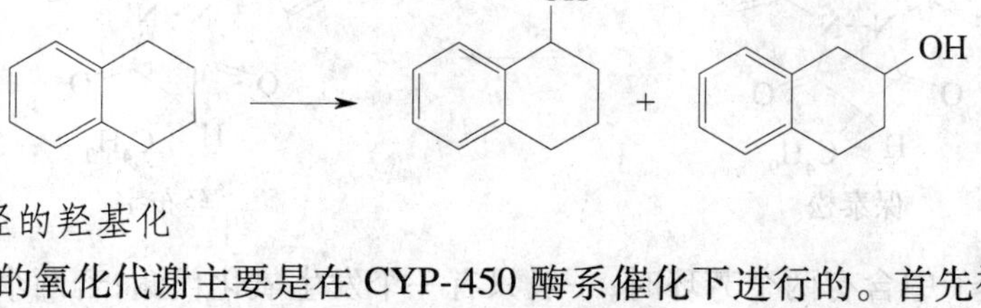

(二) 芳香烃的羟基化

含芳环药物的氧化代谢主要是在CYP-450酶系催化下进行的。首先被氧化成环氧化物，在质子的催化下会重排成酚。

芳环氧化形成酚羟基经过了环氧化物的历程。中间体环氧化物可进一步重排得苯酚或水解成反式二醇，或发生结合反应，如与谷胱甘肽结合成硫醚氨酸。

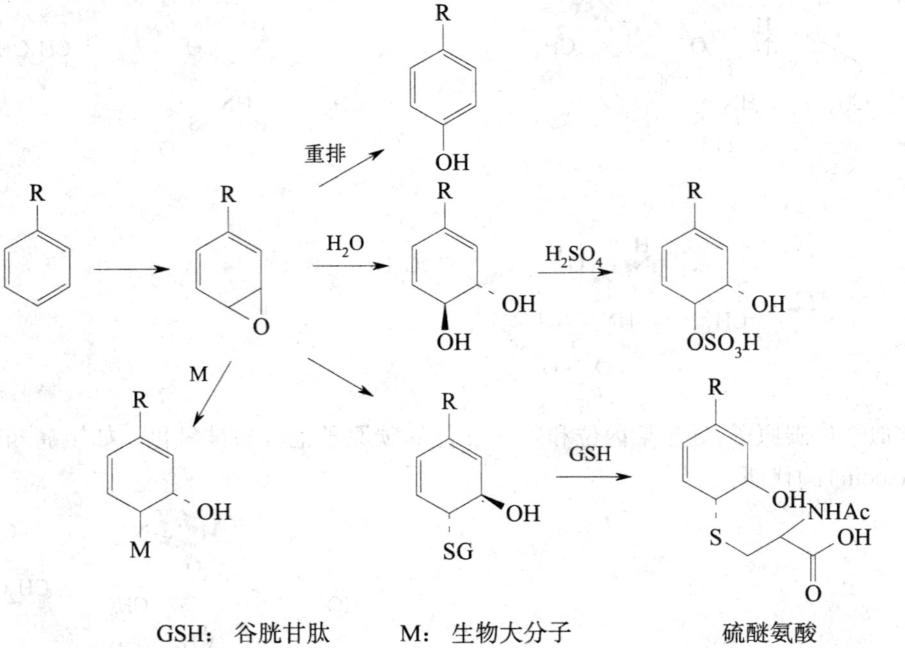

一般遵照亲电反应的原理，供电子取代基使反应容易进行，生成的酚羟基在取代基的邻位或对位；而吸电子取代基则削弱反应进行的程度，生成的酚羟基在取代基的间位，而且通常发生在位阻较小的部位，如苯妥英（Phenytoin）和保泰松（Phenylbutazone）。而含强吸电子取代基的芳环药物，如可乐定（Clonidine）和丙磺舒（Probenecid）则不发生芳环的氧化代谢。

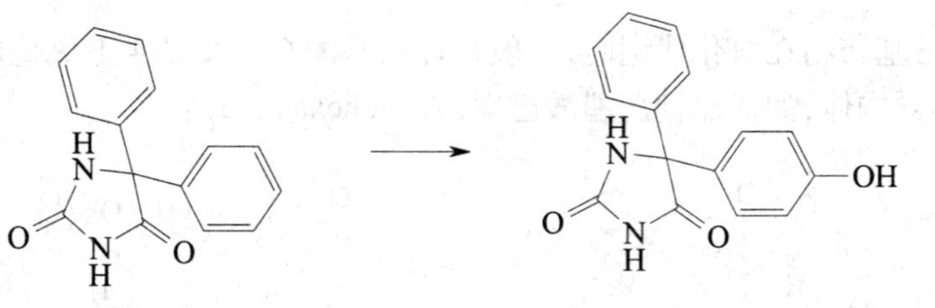

苯妥英钠

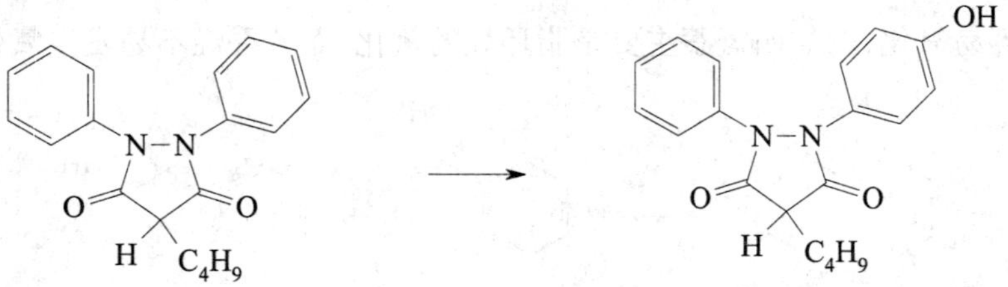

保泰松　　　　羟布宗

如果药物分子中含有两个芳环时，一般只有一个发生氧化代谢；若两个芳环上取代基不同时，一般是电子云较丰富的芳环易被氧化，如氯丙嗪（Chlorpromazine）的反应：

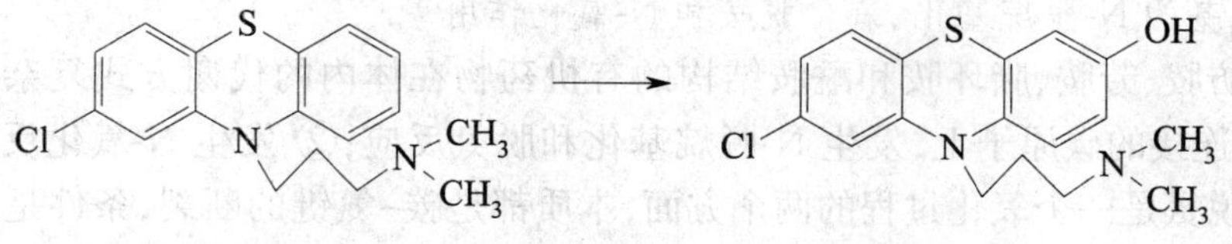

氯丙嗪

含芳杂环的药物，也容易在环上发生羟基化，如6-巯基嘌呤（Mercaptopurine）发生羟基化后的代谢产物是2，8-二羟基-6-巯基嘌呤。

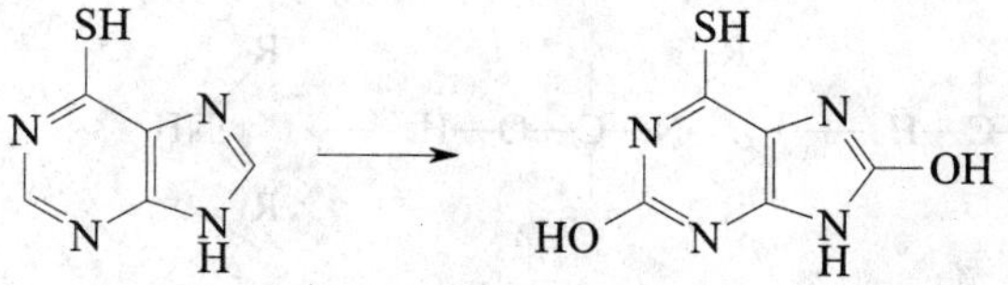

（三）烯烃及炔烃的氧化

烯烃的氧化与芳环类似，也生成环氧化物中间体，但该中间体的反应性较小，进一步代谢生成反式二醇化合物，而不与生物大分子结合。如抗惊厥药卡马西平（Carbamazepine）的代谢过程如下：

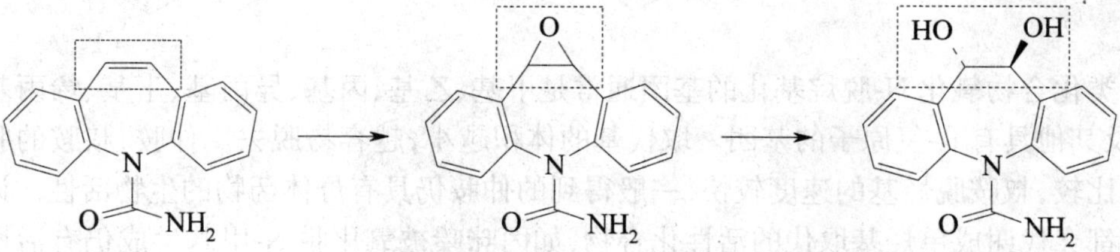

卡马西平

环氧化物是卡马西平代谢活化后具有抗厥活性的形式。

己烯雌酚（Diethylstilbestrol）的主要代谢产物也是双键的环氧化产物。

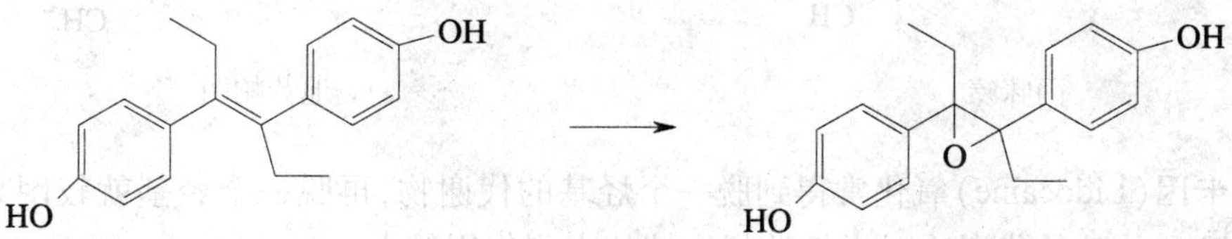

己烯雌酚

炔烃被酶催化氧化的速度比烯烃快，所得代谢物取决于被CYP450酶攻击的炔碳原子。如攻击的是端基碳，则氢原子将迁移，形成烯酮，水解后成羧酸，或和亲核性的蛋白质侧链结合；如攻击的是非端基碳，则炔烃化合物和酶中的卟啉（Porphynin）氮原子发生N–烷基化反应。甾类药物炔雌醇（Ethinylestradiol）发生这种炔烃非端基碳的氧化和烷基化反应后会导致不可逆地失活。

(四) 氨基的 N-脱烷基化、氧化脱胺和 N-氧化作用

含有脂肪胺、芳胺、脂环胺和酰胺结构的有机药物在体内的代谢方式复杂，产物较多。① 在和氮相连接的碳原子上，发生 N-脱烷基化和脱氮反应；② 发生 N-氧化反应。N-脱烷基化和氧化脱氨是一个氧化过程的两个方面，本质都是碳-氮键的断裂，条件是氮的 α 位应有氢原子，该 α 位的氢原子被氧化成羟基，生成的 α-羟基胺是不稳定的化合物，自动裂解成脱烷基胺和羰基化合物。胺类药物的脱 N-烷基代谢是这类药物的主要和重要的代谢途径之一。叔胺和仲胺经氧化代谢后产生两种以上产物，而伯胺代谢后，只有一种产物。无 α-氢的药物，如特丁基胺不发生氧化脱烃反应和脱氨基反应。

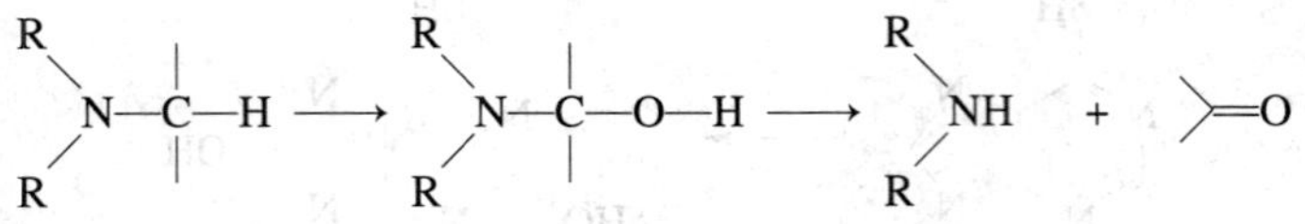

如 β 受体阻滞剂普萘洛尔(Propranolol)有两种不同的代谢途径：

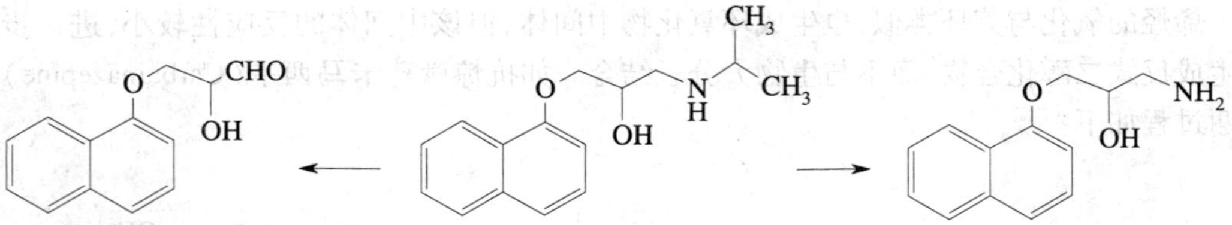

胺类化合物氧化 N-脱烷基化的基团通常是甲基、乙基、丙基、异丙基、丁基、烯丙基和苄基，以及其他具有 α-氢原子的基团。取代基的体积越小，越容易脱去。仲胺、叔胺的脱烃基反应相比较，叔胺脱烃基的速度较快，一般得到的仲胺仍具有母体药物的生物活性。许多抗抑郁药都会代谢成单烃基取代的活性化合物，如丙咪嗪被氧化脱 N-甲基生成仍有活性的前药地昔帕明。

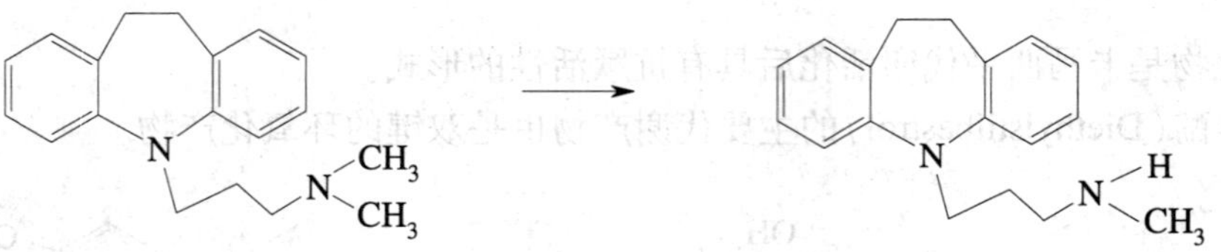

丙咪嗪　　　　　　　　　　地昔帕明

利多卡因(Lidocaine)氧化常得到脱一个烃基的代谢物，再脱一个烃基就较困难。代谢产生的仲胺和伯胺的代谢物对中枢神经系统的毒副作用较大。

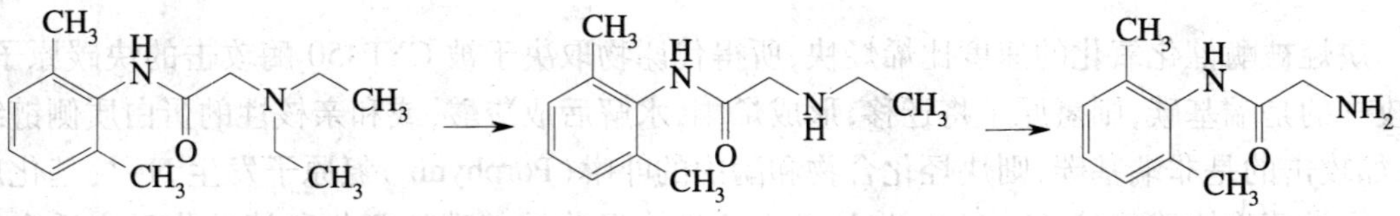

一般来说，叔胺和含氮芳杂环在体内经氧化代谢可生成稳定的 N-氧化物，如抗高血压

药胍乙啶(Guanethidine)。芳香伯胺由于无 α-氢原子的存在,可以氧化生成 N-羟基胺,如抗麻风病药氨苯砜(Dapsone)。

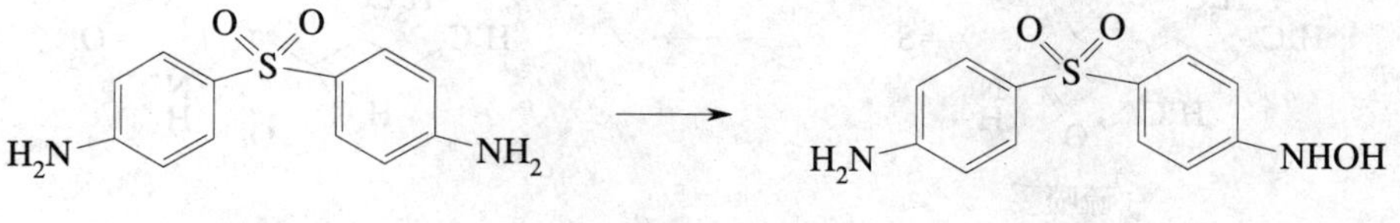

氨苯砜

(五) 醚的脱烷基化

含氧化合物的氧化主要是醚类药物在微粒体混合功能酶的催化下,进行 O-脱烷基化反应。其 O-脱烷基化反应的机制和 N-脱烷基化的机制一样,先在氧原子的 α-碳原子上进行氧化羟基化反应,然后 C—O 键断裂,脱烃基生成醇或酚以及羰基化合物。O-脱烷基化反应的速度和烷基链长度及分支有关,链越长,分支越多,速度越慢。若药物分子中含有一个以上醚基,通常只有一个醚基发生 O-脱烷基化反应。

如镇咳药可待因(codeine)在体内氧化脱甲基后形成吗啡。

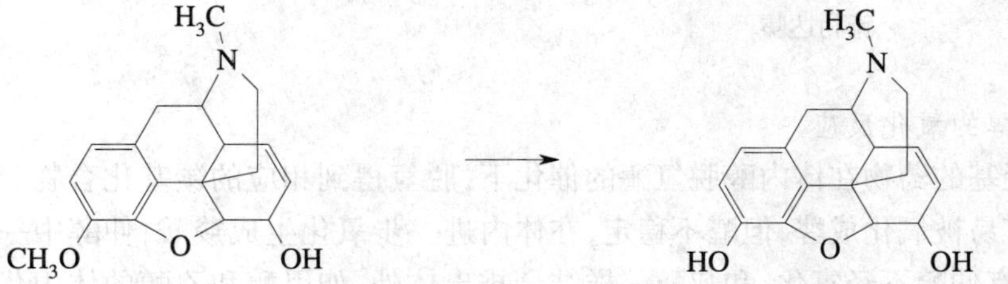

可待因　　　　吗啡

(六) 含硫化合物的氧化

含硫化合物的氧化途径有三种:S-脱烃基化、脱硫和 S-氧化。

S-脱烃基化反应如抗肿瘤药物 6-甲硫嘌呤(6-Methylmercaptopurine)和西咪替丁(Cimetidine)。

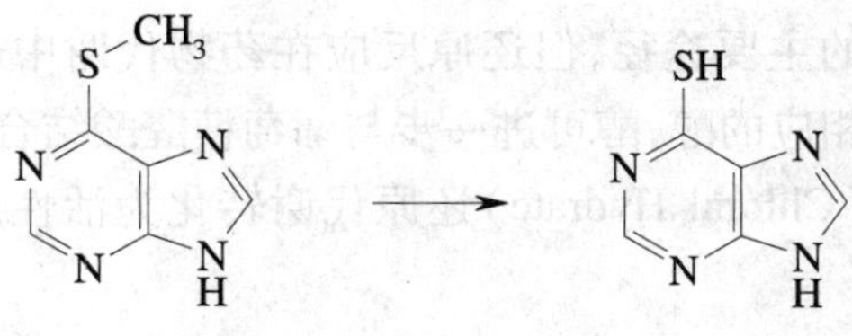

6-甲硫嘌呤

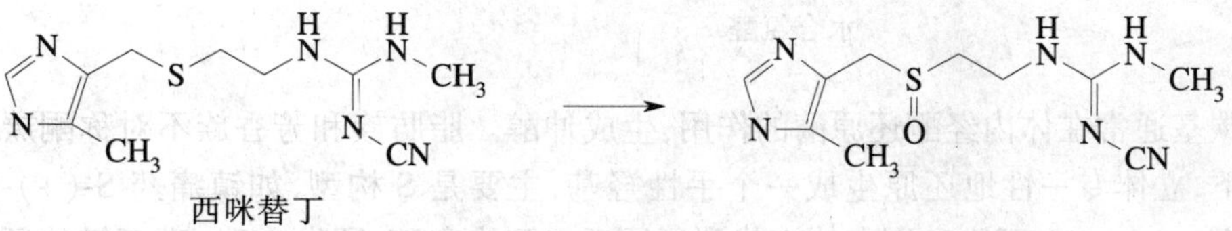

西咪替丁

氧化脱硫反应主要是碳-硫双键(C ═S)和磷-硫双键(P ═S)的化合物经氧化代谢生成

碳-氧双键（C ═O）和磷-氧双键（P ═O），如硫喷妥（Thiopental）。

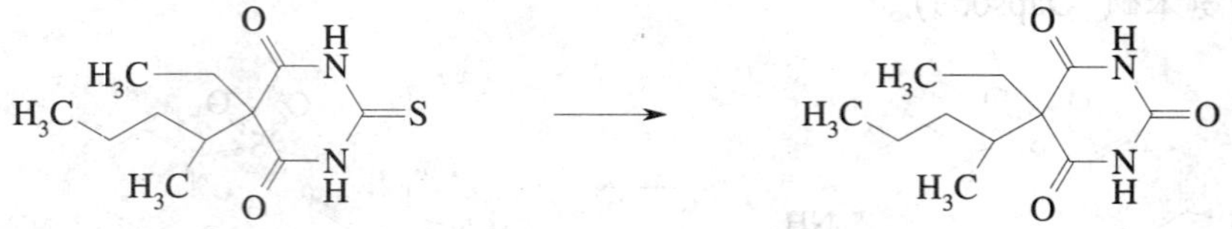

硫喷妥

硫醚类药物还会在黄素单加氧酶或 CYP-450 酶的作用下氧化生成亚砜，还进一步氧化成砜，如抗精神病药硫利达嗪（Thioridazine）。

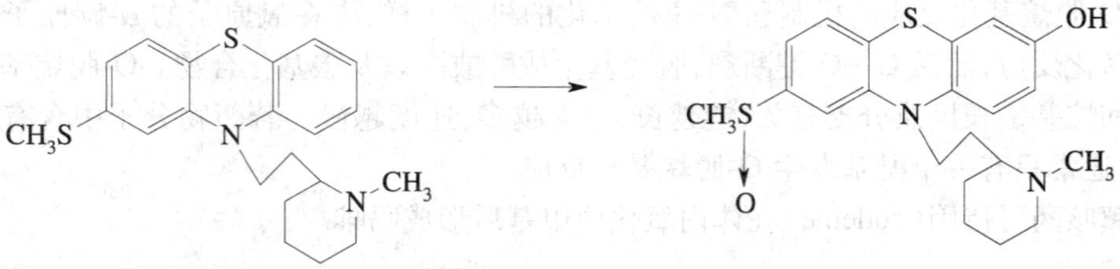

硫利达嗪

（七）醇的氧化反应

含醇羟基的药物在体内醇脱氢酶的催化下，脱氢得到相应的羰基化合物。大部分伯醇在体内很容易被氧化成醛，但醛不稳定，在体内进一步氧化生成羧酸；仲醇中一部分可被氧化成酮，也有仲醇不经氧化，和叔醇一样结合排出体外，如甲醇和乙醇的体内代谢。苄位的甲基也可经氧化成醇、醛和羧酸。

二、还原代谢反应

药物在体内经还原代谢后分子中往往引入羟基、氨基等易代谢结合的基团，便于排出体外。

（一）羰基化合物的还原反应

氧化反应是药物代谢的主要途径，但还原反应在药物代谢中也起着非常重要的作用。醛或酮在酶催化下还原为相应的醇，醇可进一步与葡萄糖醛酸结合成苷，或与硫酸结合成酯而易于排泄。如水合氯醛（Chloral Hydrate）还原代谢转化为活性产物三氯乙醇，后者与葡萄糖醛酸结合排出体外。

$$Cl_3C—CH(OH)_2 \longrightarrow Cl_3C—CH_2OH$$

水合氯醛

酮羰基通常在体内经酮还原酶的作用，生成仲醇。脂肪族和芳香族不对称酮羰基在酶的作用下，立体专一性地还原生成一个手性羟基，主要是 S 构型，如镇痛药 S-(+)-美沙酮（Methadone）。α，β 不饱和酮在体内代谢还原后得到饱和醇，即发生碳-碳双键的还原和羰基的还原，如炔诺酮（Norethindrone）。

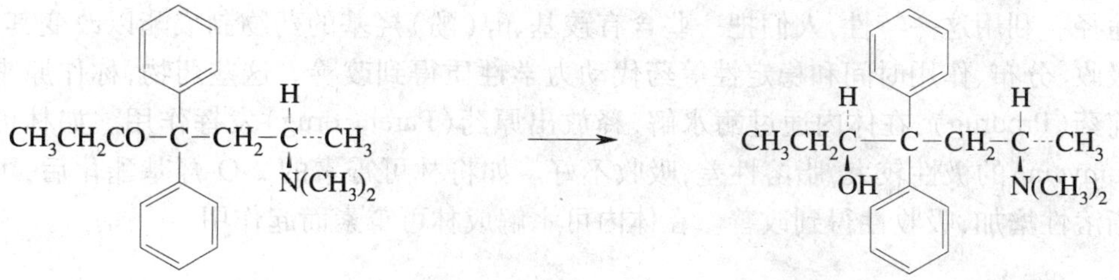

美沙酮

（二）含氮化合物的还原反应

硝基经还原代谢生成氨基如抗血吸虫药尼立达唑（Niridazole），硝基呋喃类抗菌药呋喃西林（Nitrofurazone）和氯霉素（Chloramphenicol）。但对抗惊厥药氯硝西泮（Clonazepam），硝基的还原代谢无法观察到，因为还原产物不稳定，极易被氧化回到原来的硝基化合物。

偶氮基的还原在很多方面和硝基相似。偶氮键先还原生成氢化偶氮键，最后断裂形成两个氨基，如抗溃疡结肠炎药柳氮磺胺吡啶（Sulfaslazine）。

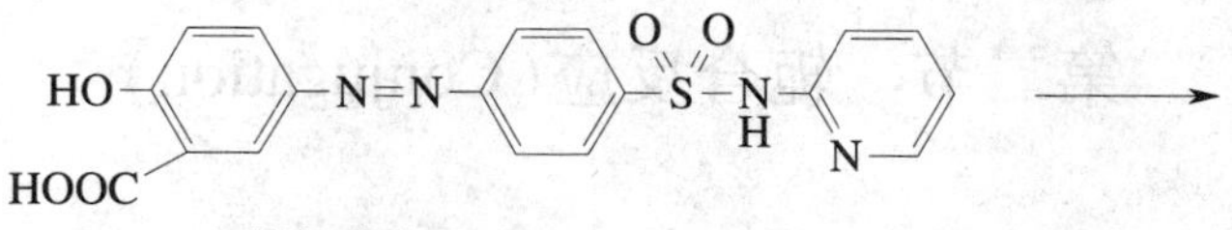

柳氮磺胺吡啶

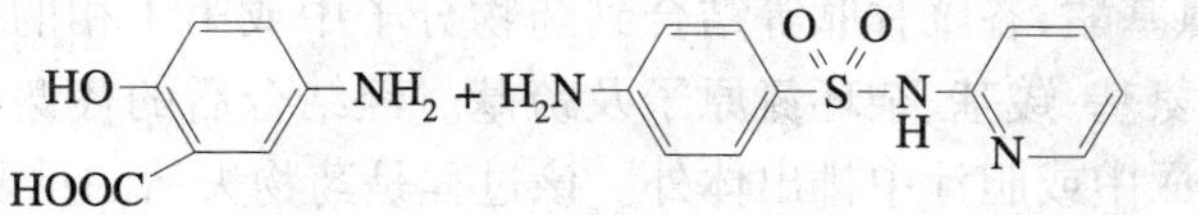

三、水解代谢反应

水解酶主要参与羧酸酯和酰胺类药物的代谢。酯水解酶包括酯酶、胆碱酯酶及许多丝氨酸内肽酯酶。其他如芳磺酸酯酶、芳基磷酸二酯酶、β-葡萄糖苷酸酶、环氧化酶（Epoxide Hydrolase）等，它们和酯水解酶的作用相似。水解反应也可能在体内的酸催化下进行。水解产物的极性较其母体药物强。

水解反应是酯和酰胺类药物在体内代谢的主要途径，可以在酯酶和酰胺酶的催化下进行，如阿司匹林（Aspirin）。酰胺比酯更稳定而难水解，如抗心律失常药普鲁卡因胺（Procainamide）和局部麻醉药普鲁卡因（Procaine）相比，二者的代谢速度不同，含酯基的普鲁卡因比含酰氨基的普鲁卡因胺更易水解。体内酯酶和酰胺酶的水解也有立体专一性，如局部麻醉药丙胺卡因（Prilocaine）。

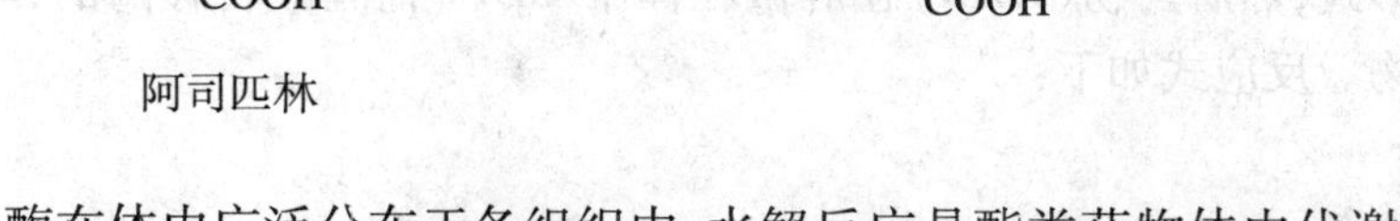

阿司匹林

由于水解酶在体内广泛分布于各组织中，水解反应是酯类药物体内代谢的重要而且普遍的途径。利用这一特性，人们把一些含有羧基、醇（酚）羟基的药物制成酯以改变其极性，并使吸收、分布、作用时间和稳定性等药代动力学性质得到改善。这些药物，称作原来的药物的前药（Prodrug），在体内通过酶水解，释放出原药（Parent drug）发挥作用。如林可霉素（Lincomycin）的极性较大，脂溶性差，吸收不好。如将林可霉素的2-O-羟基酯化后，可使药物的脂溶性增加，吸收性得到改善。在体内可水解成林可霉素而起作用。

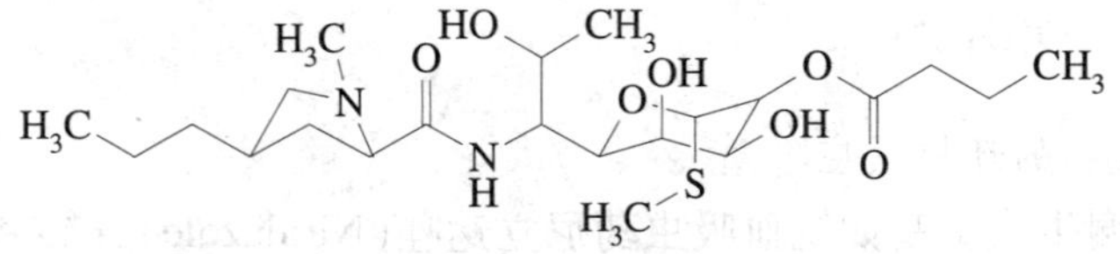

2-O-丁酰林可霉素

除利用体内的水解酶外，也可利用体内的氧化还原等酶系来设计前药，前药设计现已成为新药研究中改善药物的药代动力学性质的一个常用方法。

第二节　轭合反应（Conjugation）

第Ⅱ相生物转化又称轭合反应（Conjugation），是在酶的催化下将内源性的极性小分子如葡萄糖醛酸、硫酸、氨基酸、谷胱甘肽等结合到药物分子中或第Ⅰ相的代谢产物中。被结合的基团通常是羟基、氨基、羧基、杂环氮原子及巯基。经结合后的代谢物，均无生理活性，大都极易溶于水，易从尿中或胆汁中排出体外。该过程是药物失活的重要过程。

对于有多个可结合基团的化合物，可进行不同的结合反应，如对氨基水杨酸（p-Aminosalicylic Acid）。

一、葡萄糖醛酸结合

和葡萄糖醛酸的轭合反应是药物代谢中最普遍的轭合反应，轭合产物含有可解离的羧基（pK_a 3.2）和多个羟基，无生物活性，易溶于水和排出体外。轭合反应是亲核性取代反应。葡萄糖醛酸的轭合反应共有四种类型：O-、N-、S-和C-的葡萄糖醛酸苷化。O-葡萄糖醛酸苷化反应通常和O-硫酸酯化反应是竞争性反应，前者在高药物浓度下发生，后者在低药物浓度下发生。参与N-葡萄糖醛酸苷化反应的胺有芳香胺、脂肪胺、酰胺和磺酰胺。芳香胺的反应性小，轭合反应也比较少。脂肪胺中碱性较强的伯胺、仲胺结合能力强，较易进行。C-葡萄糖醛酸苷化反应通常是发生在含有1，3-二羰基结构的活性碳原子上，如保泰松及硫吡腙（Sulfinpyrazone）。

药物与葡萄糖醛酸形成结合物的过程分两步进行：葡萄糖醛酸（Glucuronic Acid）首先生成尿苷-5-二磷酸-α-D-葡醛酸（Uridine Diphosphate Glucuronic Acid，UDPGA），它是葡萄糖醛酸的活化形式，然后药物（HXR）在肝微粒体中UDP-葡醛酸转移酶的作用下，生成葡萄糖醛酸结合物。反应式如下：

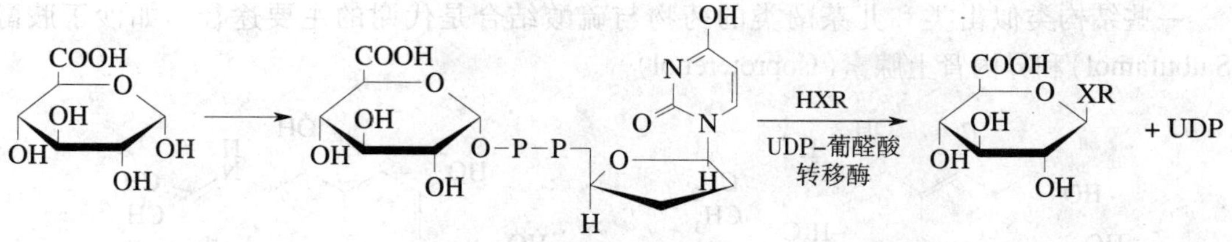

尿苷-5-二磷酸-α-D-葡醛酸

含有羟基的药物如吗啡、氯霉素形成醚型的 O-葡糖醛苷酸；含羧酸的药物如吲哚美辛(lndomethacin)，可生成酯型葡萄糖苷酸。

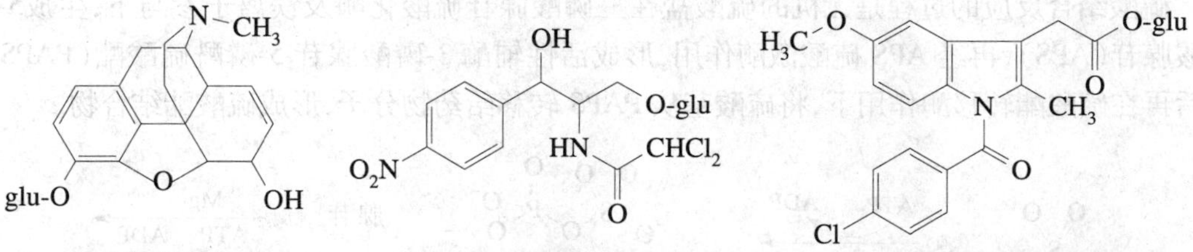

吗啡葡糖醛苷酸　　氯霉素葡糖醛苷酸　　吲哚美辛葡糖醛苷酸

由于含羟基、羧基的药物及可通过官能团代谢得到羟基和羧基的代谢产物的药物较多，且体内的葡萄糖醛酸的来源丰富，故与葡萄糖醛酸结合形成 O-葡萄糖苷酸的结合物是这些药物主要的代谢途径。

含氨基、巯基的药物也可与葡萄糖醛酸结合形成 N-葡萄糖醛酸苷和 S-葡萄糖醛酸苷，如磺胺(Sulfonamide)和丙基硫氧嘧啶(Propylthiouracil)。

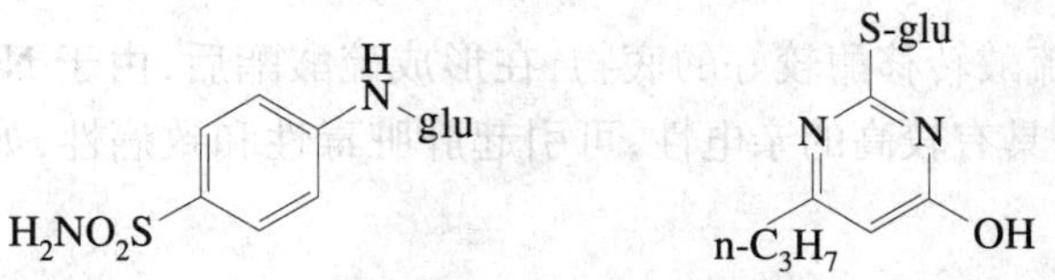

磺胺-N-葡萄糖醛酸苷　　丙基硫氧嘧啶-S-葡萄糖醛酸苷

由于 N-及 S-葡萄糖醛酸苷结合物的稳定性差，且胺类药物较容易进行氧化和乙酰化代谢转化，故这些药物的主要代谢途径不是与葡萄糖醛酸结合。

形成的葡萄糖醛酸结合物一般经尿排泄；当结合物的相对分子质量大于 300 时，主要经胆汁排泄。由胆汁排泄的葡萄糖醛酸结合物在肠内易发生酶促水解，游离出的药物又可被肠重吸收，形成肠肝循环(Enterohepatic Circulation)。其结果使药物在体内保持的时间较长。

当机体的葡萄糖醛酸化结合代谢失调时，可导致药物积蓄而产生毒副反应。

二、硫酸结合

硫酸酯化轭合反应不如葡萄糖醛酸苷化结构普遍。与硫酸结合是一些含酚羟基的内源性化合物如甾类激素、儿茶酚、甲状腺素等的一个重要的代谢途经。轭合过程是在硫酸转移酶的催化下，使底物形成硫酸酯。参与硫酸酯化轭合过程的基团主要有羟基、氨基、羟氨基。只有酚羟基化合物和胺类化合物能生成稳定的硫酸酯化轭合产物。酚羟基在进行硫酸酯化轭合反应时，具有较高亲和力，反应较为迅速。

一些结构类似甾类和儿茶酚类的药物与硫酸结合是代谢的主要途径。如沙丁胺醇(Salbufamol)和异丙肾上腺素(Isoproterenol)。

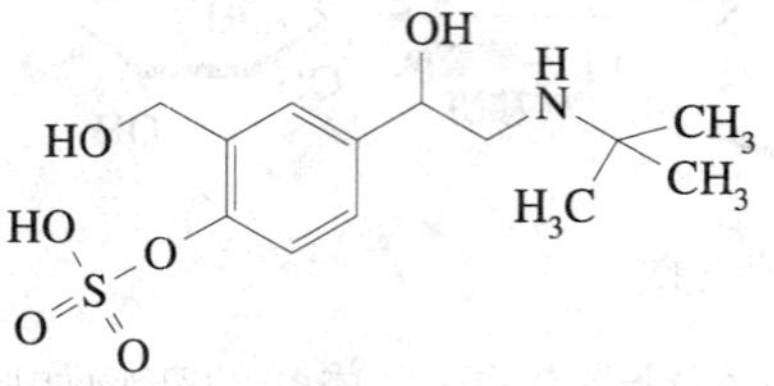

沙丁胺醇硫酸酯

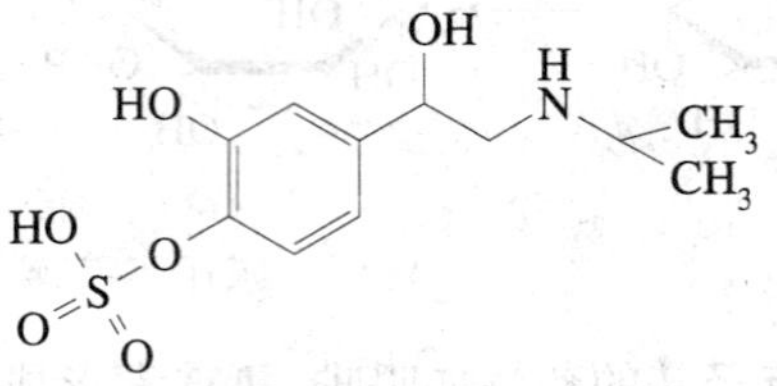

异丙肾上腺素硫酸酯

硫酸结合反应的过程是无机的硫酸盐在三磷酸腺苷硫酸化酶及镁离子参与下,生成5-磷硫酸腺苷(APS),再经 APS 硫酸激酶作用,形成活性辅酶 3-磷酸腺苷-5-磷酰硫酸酯(PAPS),最后再在磺酸酯转移酶作用下,将硫酸基从 PAPS 转移给药物分子,形成硫酸酯结合物。

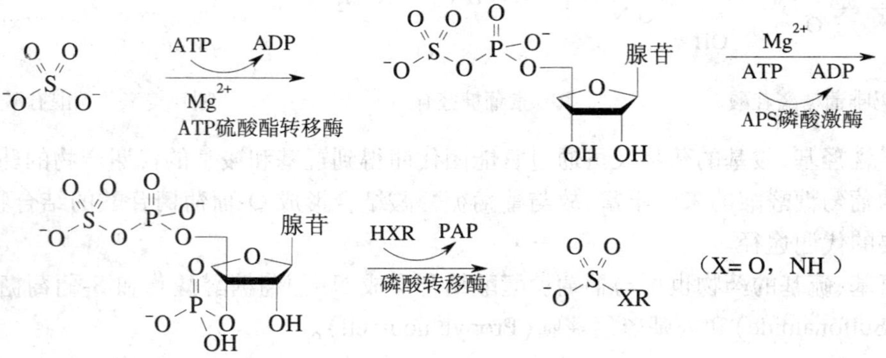

羟胺及羟基酰胺是硫酸转移酶较好的底物,在形成硫酸酯后,由于 N—O 键的极性,易分解断裂生成氮正离子,具有较高的亲电性,可引起肝脏毒性和致癌性,如解热镇痛药非那西丁(Phenacetin)。

三、氨基酸结合

氨基酸轭合反应是体内许多羧酸类药物和代谢物的主要轭合反应。参与反应的有芳香羧酸、芳乙酸、杂环羧酸,其中以甘氨酸的轭合反应最为常见。在氨基酸轭合反应中,主要是取代的苯甲酸参加反应,如苯甲酸和水杨酸。其他羧酸反应性较差一些。在有些情况下,羧酸和辅酶 A 形成酰化物后,才具有药理活性或成为药物发挥活性的形式。也有的直接参与体内的某些转化过程,如芳基丙酸类非甾体抗炎药布洛芬(Ibuprofen)。

羧酸先在乙酰合成酶的作用下,与三磷酸腺苷(ATP)及辅酶 A(CoA)形成活性的酰基辅酶 A(RCO-S-CoA),再经 N-酰基转移酶催化将活性酰基转移到氨基酸上,生成结合物。

$$\text{RCOOH} + \text{ATP} + \text{CoA} \xrightarrow{\text{乙酰合成酶}} \text{RCO–S–CoA} + \text{AMP}$$

$$\text{RCO–S–CoA} + \text{R}'\text{NH}_2 \xrightarrow{\text{N-酰基转移酶}} \text{RCO – NHR}' + \text{CoASH}$$

$R' = —CH_2COOH$　　甘氨酸

$R' = —CH(CH_2CH_2CONH_2)COOH$　　谷氨酰胺

抗组胺药溴苯那敏(Brompheniramine)和抗惊厥药苯乙酰脲(Phenacemide)的代谢产物可与甘氨酸结合后从肾脏排出。

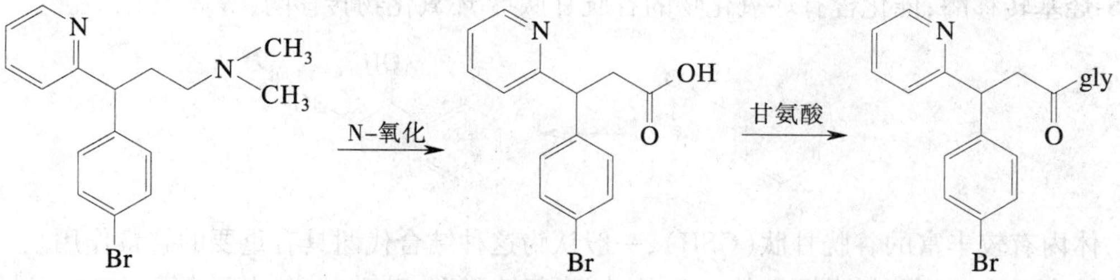

溴苯那敏

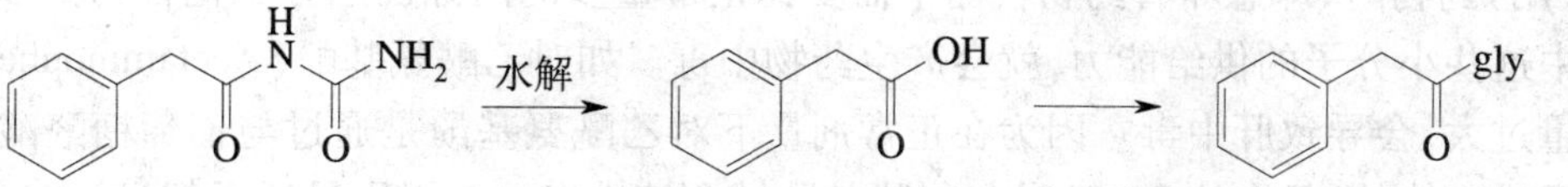

苯乙酰脲

四、谷胱甘肽结合

谷胱甘肽(Glutathion,GSH)是由谷氨酸、半胱氨酸和甘氨酸组成的三肽,其中半胱氨酸的巯基具有较强的亲核作用,可与带强亲电基团的药物或其代谢物结合,形成S-取代的谷胱甘肽结合物。

谷胱甘肽与药物的亲电基团(E)结合后得到的结合物水溶性很好,可直接从尿液、胆汁中排泄。谷胱甘肽结合物不是最终的代谢形式,结合物也可继续代谢,即在相应的转肽酶的作用下,脱去谷氨酸和甘氨酸,再将乙酰辅酶A的乙酰基转移到半胱氨酸的氨基上,最后形成巯基尿酸排出体外。故该结合途径也称为巯基尿酸结合。

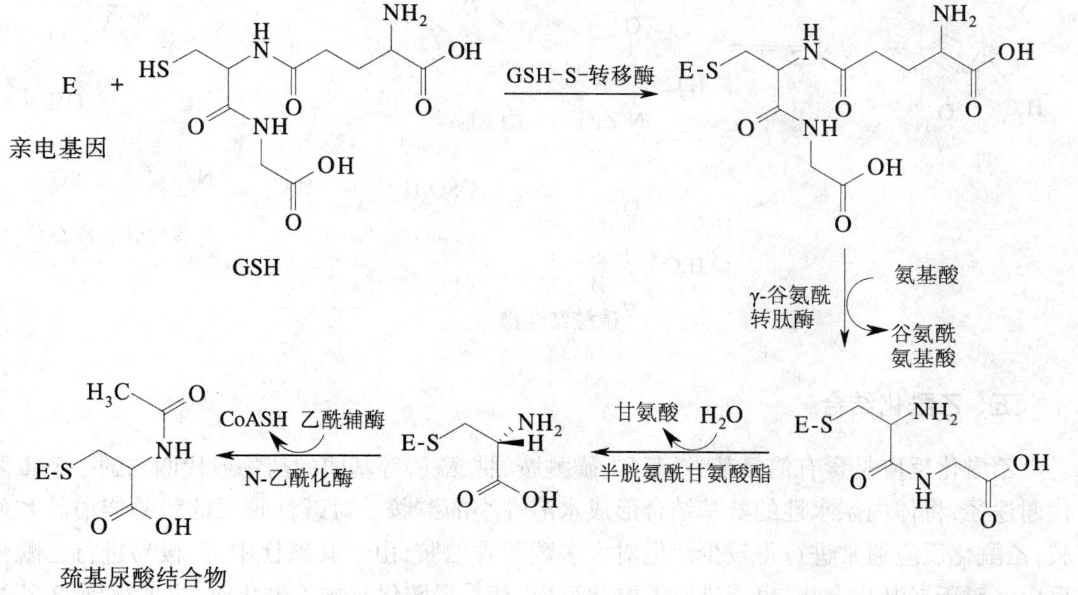

巯基尿酸结合物

谷胱甘肽-S-转移酶有特异性，可分为几种：如主要催化含有卤素和硝基芳香化合物的谷胱甘肽-S-芳基转移酶，催化含有甾烃、卤烯烃、硝基烃及β-丙基内酯等化合物的谷胱甘肽-S-烃基转移酶，催化含有环氧化物的谷胱甘肽-S-环氧化物转移酶，等等。

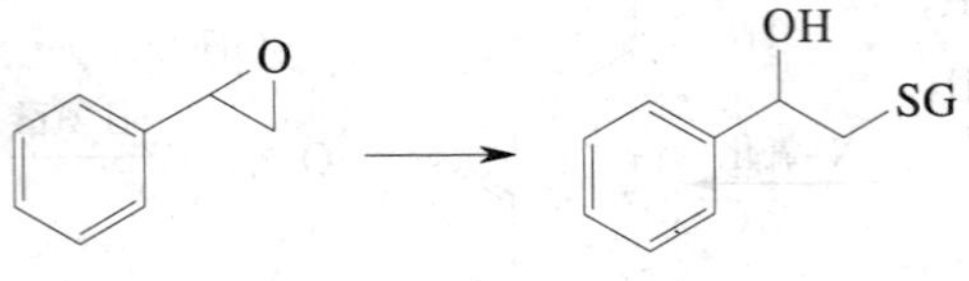

体内有较丰富的谷胱甘肽（GSH），一般认为这种结合代谢具有重要的解毒作用。

结合反应需要消耗内源性的小分子，如葡萄糖醛酸、硫酸盐、氨基酸等。在较大剂量使用（误用）药物时，即意味着药物代谢中需要比正常量多的内源性小分子化合物。当超过了机体中这些小分子的供给能力，就会产生药物中毒。如对乙酰氨基酚（Acetaminophen）的服用剂量过大，会导致肝中毒。因为在正常剂量下对乙酰氨基酚是通过与葡萄糖醛酸或硫酸结合后排出体外，只有约5%的量与谷胱甘肽结合被排出。在服用量远远超过治疗剂量时，体内供结合用的葡萄糖醛酸和硫酸盐被耗尽，使得代谢物与谷胱甘肽的结合成为主要的代谢途径。但当肝脏内谷胱甘肽的消耗得不到及时补充时，会使代谢物N-乙酰对苯醌亚胺在体内蓄积，亲电性的代谢物可与细胞内大分子共价结合，导致严重的肝毒性。如出现过量服用对乙酰氨基酚的情况，应及时服用N-乙酰半胱氨酸来除去体内蓄积的N-乙酰对苯醌亚胺，避免中毒的发生。

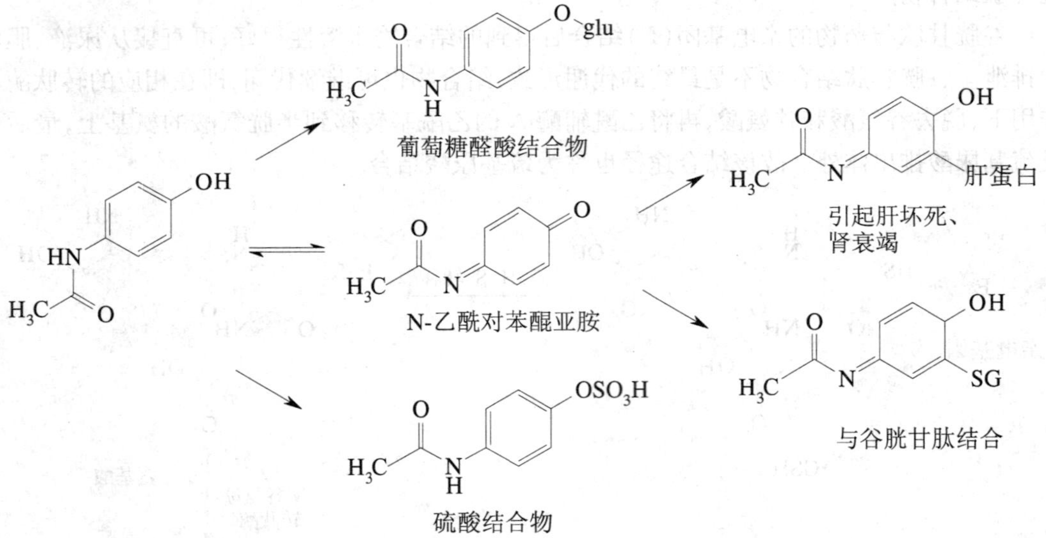

五、乙酰化结合

乙酰化反应是含有伯氨基、氨基酸、磺酰胺、肼、酰肼等基团的药物或代谢物的一条重要代谢途径，将体内亲水性的氨基结合形成水溶性小的酰胺。对碱性较强的脂肪族伯胺和仲胺，乙酰化反应通常进行得较少。但对大多数芳香伯胺，由于其碱性中等，极易进行乙酰化反应。对于羟基化合物，也能进行乙酰化反应，芳香羟胺化合物乙酰化时，主要得到O-乙酰化物。

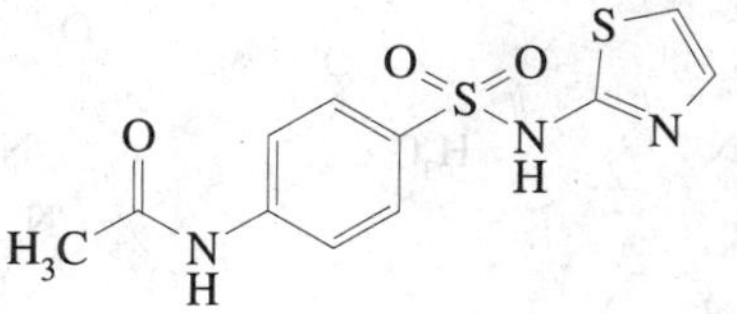

乙酰化磺胺

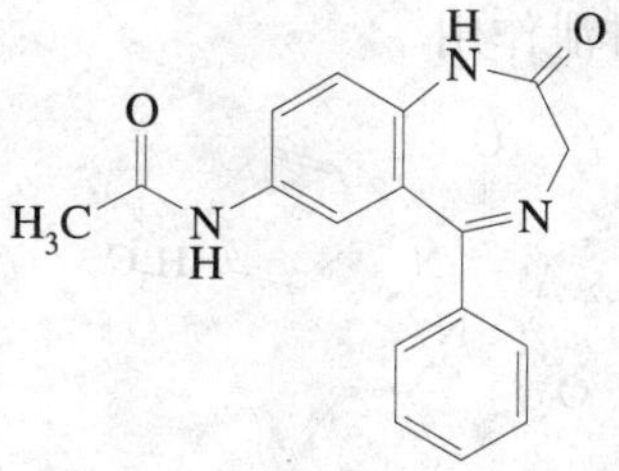

硝西泮还原产物的乙酰化结合物

药物经 N-乙酰化代谢后,生成无活性或毒性较小的产物,是一条有效的解毒途径。但与前几类结合反应不同,N-乙酰化的代谢物对水溶性的增加不大,不能促进药物的排泄作用。

乙酰化反应在体内酰基转移酶的催化下进行,以乙酰辅酶 A 作为辅酶,进行乙酰基的转移。N-乙酰化转移酶的活性受遗传因素的影响较大,故有些药物的疗效、毒性和作用时间在不同民族的人群中存在种族差异。

六、甲基化结合

甲基化反应是药物代谢中较为少见的代谢途径,但对一些内源性物质如肾上腺素、生物褪黑激素等的代谢非常重要,对分解某些活性胺以及调节活化蛋白质、活性核酸等生物大分子也起到非常重要的作用。甲基化主要降低被结合物的极性和亲水性,叔胺甲基化后生成季铵盐,有利于提高水溶性而排泄。酚羟基的甲基化反应主要对象是具有儿茶酚结构的活性物质,如肾上腺素、去甲肾上腺素、多巴胺等,甲基化具有区域选择性,仅仅发生在 3 位的酚羟基上。非儿茶酚结构一般不发生酚羟基甲基化,如支气管扩张药特布他林(Terbutalin)。胺类的 N-甲基化反应在体内很少发生,因为生成的甲基胺很容易被氧化脱 N-甲基。但杂环氮原子很易发生 N-甲基化反应。巯基化合物经甲基化反应后形成硫醚,进一步被氧化生成亚砜和砜而被代谢。

第三节　药物代谢在新药研究开发中的应用
(The Application of Drug Metabolism in New Drug Research and Development)

药物代谢研究是药物化学研究的重要内容。药物的应用和新药的发现都与代谢的知识有密切的联系。

1. 利用药物的活性代谢物得到新药

有些药物在体内的代谢产物具有活性,于是可以直接将其活性代谢物作为药用。

保泰松(Phenylbutazone)具有较强的消炎作用,是关节炎治疗的一大突破。但保泰松的酸性,会产生胃肠道刺激作用,此外,对肝、肾及血象都有不良影响,还会产生过敏反应。1961 年在保泰松的体内代谢物中发现了羟布宗(Oxyphenbutazone,又名羟基保泰松),同样具有抗炎抗风湿作用,且毒副作用较小。在保泰松的另一个代谢产物 γ-羟基保泰松结构的基础上,进行进一步氧化,得到 γ-酮基保泰松(γ-Ketophenylbutazone),有较强的消炎镇痛作用和利尿酸排泄作用。

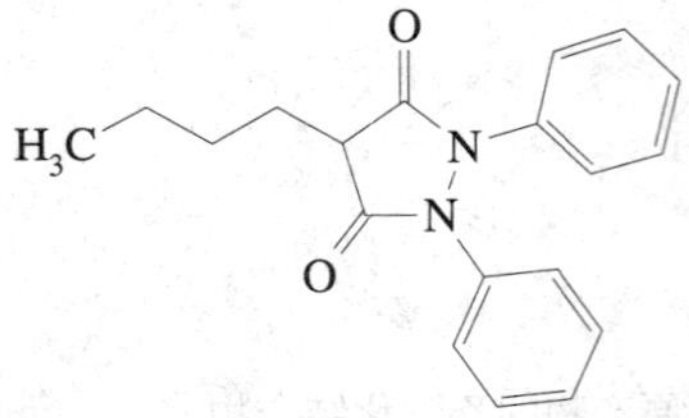

保泰松

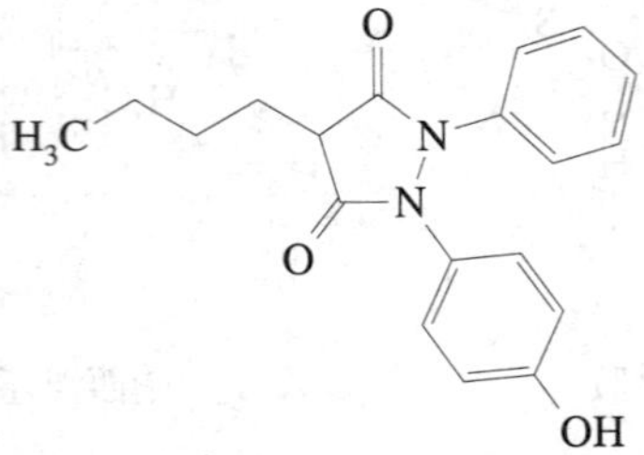

羟布宗

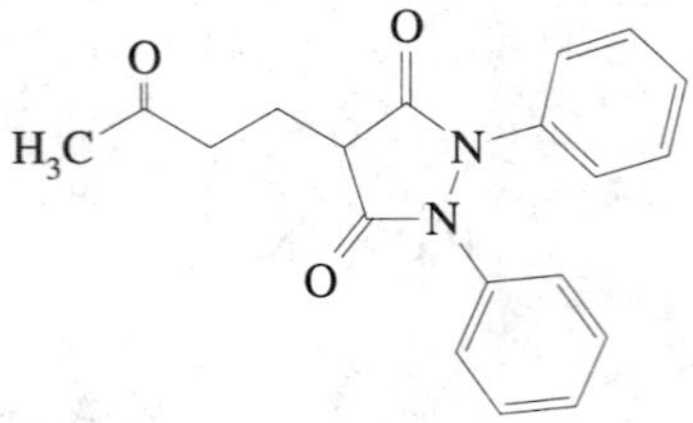

γ-酮基保泰松

地西泮(Diazepam)在肝脏内经过 N-去甲基和 3 位羟基化后得到 N-去甲-3-羟基地西泮,该药物仍具镇静、催眠、抗焦虑活性,经开发成一个药物上市,叫奥沙西泮(Oxazepam)。奥沙西泮的作用与地西泮相似,但作用较弱,半衰期短,清除快,适用于老年人及肝肾功能不良者。

抗抑郁药丙咪嗪(lmipramine)和阿米替林(Amitriptyline)的代谢物去甲咪嗪(Desmethylimipramine)和去甲阿米替林(Nortriptyline)的抗抑郁作用都比原药强,而且副作用小、生效快。现在它们已作为药品应用于临床。

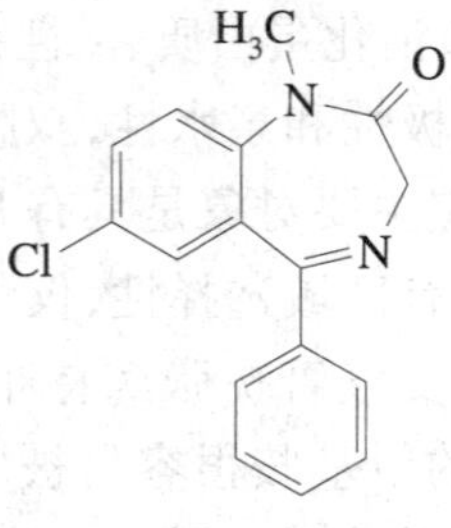

地西泮

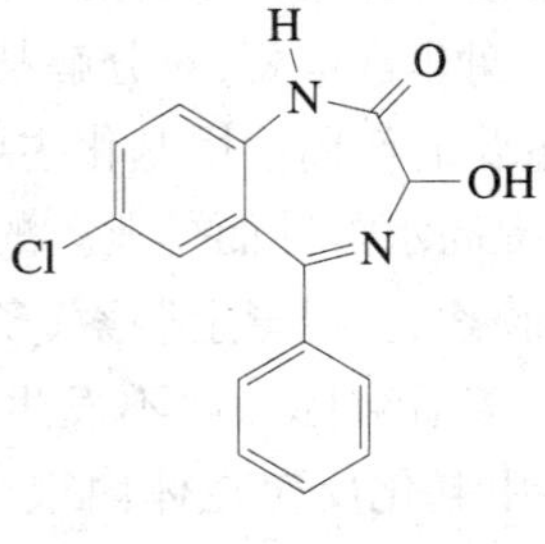

奥沙西泮

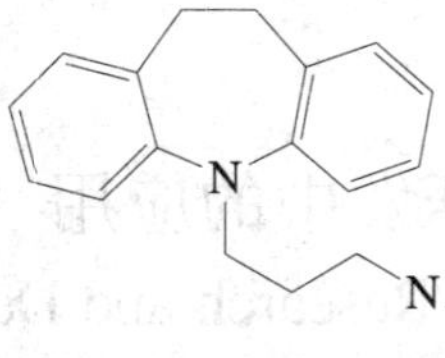

R=—CH_3 丙咪嗪
R=—H 去甲咪嗪

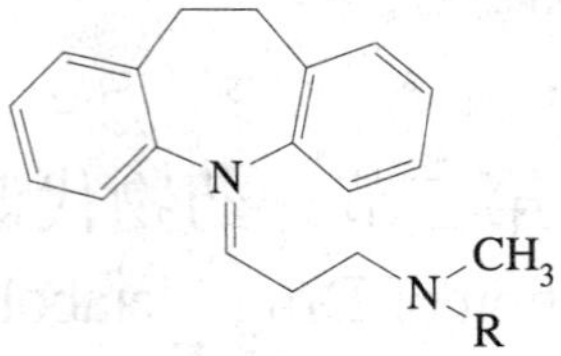

R=—CH_3 阿米替林
R=—H 去甲阿米替林

将药物的活性代谢物作为药用,可减轻体内代谢的负担,更适合于老年人使用。

2. *利用代谢活化改变药物的药代动力学性质*

在已知药物的结构上进行变化可使药物获得一些适宜的药代动力学性质,同时使该药物在体内代谢后转化为结构变化以前的药物而发挥作用。这一研究方法称前药设计(Prodrug Design),或药物的潜效化(Drug Latentiation),已成了新药研究中普遍使用的方法。药物的潜效化是指将有活性的药物转变为非活性的化合物,后者在体内经酶或化学作用,生成原药,发挥药理作用。药物的潜效化又包括前药(Prodrug)和生物前体(Bioprecursor)。

抗精神病药物氟奋乃静(Fluphenazine)的作用强,但作用时间只能维持一天,利用其侧链上的伯醇基,制备其长链脂肪酸酯类的前药,前药在注射部位贮存并缓慢释放出氟奋乃静,可使药物维持作用时间延长。如庚氟奋乃静(Fluphenazine Enanthate)及癸氟奋乃静(Fluphenazine Decanoate),前者注射一次作用可维持 1 ~ 2 周,后者可维持作用 2 ~ 3 周。这种前药的修饰方法还适用于其他 N 上有羟乙基哌嗪取代的抗精神病药物,如哌普嗪的棕榈酸酯作用时间可长达一个月。

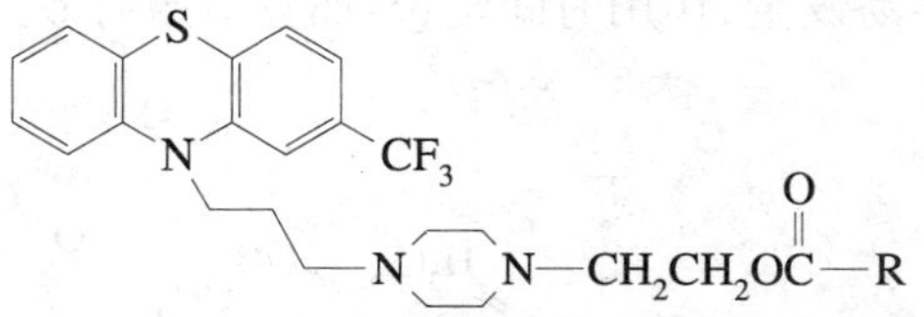

R= —$(CH_2)_5CH_3$　　庚氟奋乃静

R= —$(CH_2)_8CH_3$　　癸氟奋乃静

阿司匹林的羧基用乙酰氨基酚酯化即得消炎镇痛药贝诺酯(Benorilate),口服贝诺酯后在体内水解成阿司匹林及对乙酰氨基酚,产生治疗作用,贝诺酯对胃肠道的刺激作用比阿司匹林小。

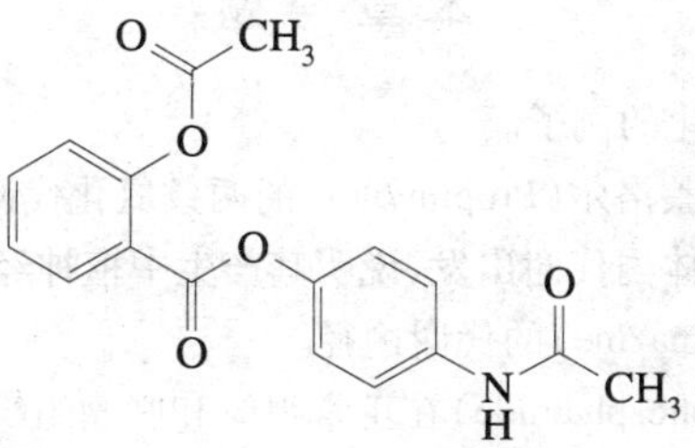

贝诺酯

3. 利用药物代谢避免药物的积蓄副作用

在药物结构中有意识地设计一些易于代谢的片断,使药物在发挥作用后,易于代谢消除,避免蓄积中毒,这种方法叫软药设计(Softdrug Design)。软药是指一类本身具有治疗作用或生物活性的化学实体,在体内起作用后,经预料的和可控制的代谢作用,转变为无活性和无毒性的化合物。

例如肌肉松弛药阿曲库铵(Atrcurium),在其季铵氮原子的 β 位上有吸电子基团取代,使其在体内生理条件下可发生非酶性的 Hofmann 消除反应,以及由非特异性血浆酯酶催化的酯水解反应,半衰期仅 30 min,迅速代谢为无活性的代谢物,避免了对肝、肾酶催化代谢的依赖性,解决了其他神经肌肉阻断剂常见的蓄积中毒问题。

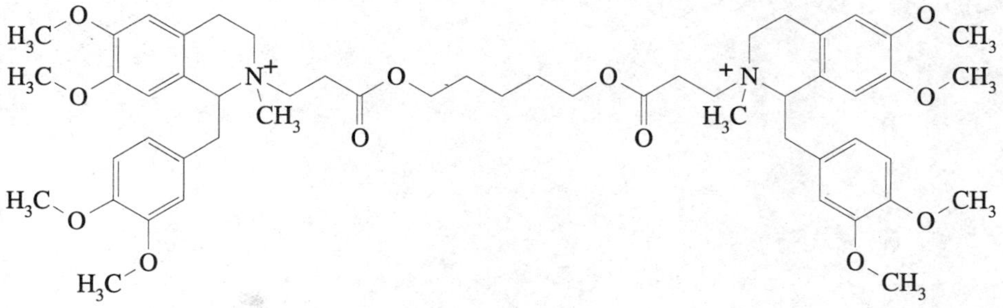

阿曲库铵

4. 难于代谢，增加药物的稳定性

药物分子中某些基团易受代谢的影响而使分子失去活性，为了使这些药物保持活性，常改变一些结构，使其难于代谢失活。例如前列腺素 E1 即前列地尔（Alprostadil），分子中的 C-15 羟基在体内经酶氧化生成相应的酮基是代谢失活的一种主要转化形式。米索前列醇（Misoprostol）把 PGE1 的 C-15 羟基移到 C-16 之后，又引入甲基，使羟基成为叔羟基，不易受酶的影响而氧化。由此，不但代谢失活不易发生，作用时间延长，而且口服有效。

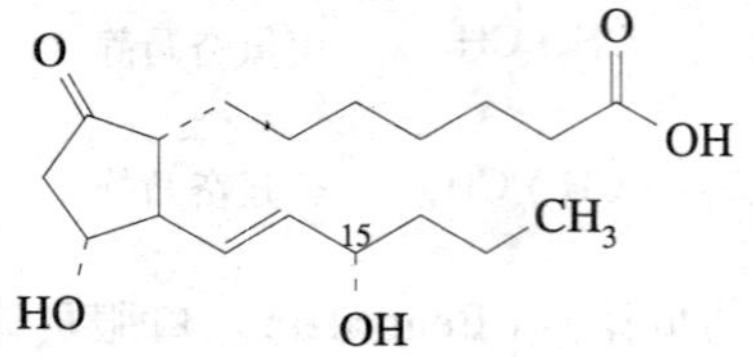

前列地尔

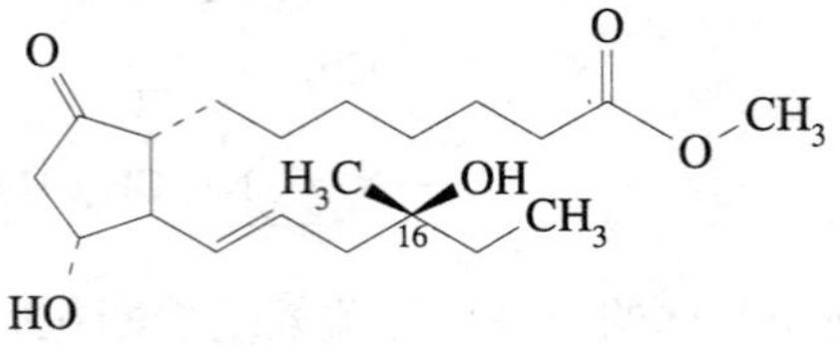

米索前列醇

本章习题

1. 试举两例药物经代谢后活化的例子。
2. 简要说明 β 受体阻滞剂普萘洛尔（Propranolol）的两条氧化代谢途径。
3. 从利多卡因（Lidocaine）的体内代谢出发，说明其产生中枢神经系统毒副作用的原因。
4. 简要说明氯丙嗪（Chlorpromazine）的代谢途径。
5. 简要说明环磷酰胺（Cyclophosphamide）在正常组织和肿瘤组织中的不同代谢途径。
6. 从异烟肼（Isoniazid）的体内代谢角度说明其在使用过程中总伴有肝毒性的原因。
7. 简要说明地尔硫䓬（Diltiazem）的主要代谢途径。
8. 举例说明药物的潜效化在药物设计中的应用。
9. 举例说明软药在药物设计中的应用。
10. 简要说明药物代谢对药物研究的作用。

第十七章　新药研究与开发途径

(Approachs and Methods in Drug Research)

新药的发现是一个艰巨而漫长的过程。药物的历史可追溯到上古时代，那时人们就开始通过感观与直觉寻找可以治疗疾病的药物和方法，在我国《史纪纲要》中有记载“神农尝百草，始有医药”。从19世纪开始，有机化学的迅速发展及实验医学的兴起，使药物发展进入一个新阶段。进入20世纪后，特别是30年代到50年代新药发现进入了黄金时代。目前临床上常用的几大类药物，如磺胺类药物(1935年)、抗生素(青霉素1940年，链霉素1943年)、合成抗疟药(1932年)、抗组胺药(1937年至1939年)、止痛药(1942年)、抗高血压药(利血平1952年)、抗精神失常药(1955年至1960年)、抗癌药(氮芥1946年用于临床)以及激素类、维生素等均在这一时期研制问世。现在，随着自然科学技术的发展，新药的寻找已发展为从分子甚至电子水平上，以受体学说为主导思想，以计算机辅助药物设计为主要方法，借助分子生物技术、生物工程技术和现代合成技术，进行新药的开发与研究。

所谓新药，是指第一次用作药物的新化学实体(New Chemical Entities，NCE)。新药研究与开发指新药从实验室的发现到上市用于临床的整个过程，包括新化学实体设计、寻找和发现。新药的研究与开发有许多方式和途径，其关键的任务是要找到一个可供研究的先导化合物，从先导化合物出发，经进一步的结构改造、优化和设计，最终发现活性高、毒副作用低、安全有效的新化学实体——即新药。新药的研究过程基本上可分为两个阶段：即先导化合物的发现和先导化合物的优化，这是两个相互循环、相互联系的研究过程。

第一节　先导化合物的发现(Discovery of Lead Compounds)

先导化合物(Lead Compounds)指通过各种途径和方法得到的具有某种生物或药理活性的化合物，但作为药物来讲还存在这样或那样的缺点，如药效不太强，特异性不高，毒副作用较大，溶解度不理想或药代动力学性质不合理等。这些先导化合物不能直接作为药物使用，但可作为新的结构类型和活性物质，可进一步进行结构修饰和改造，以使生物学性质臻于完善，达到安全、有效和可控的药用目的。

寻找、产生和发现先导化合物是新药研究的第一步，寻找和发现先导化合物可通过利用天然活性化合物等多种途径。

一、从天然活性物质中筛选和发现先导化合物

从天然活性物质中寻找先导化合物，可以克服新药寻找过程中的盲目性和偶然性。目前，临床上使用的药物中，约30%来源于天然产品。近年来，由于分离技术和化学结构测定

技术的进步，许多含量低、结构复杂的化合物也能获得了纯品并确定其化学结构，极大地丰富了天然活性物质的来源。因此从天然的动物、植物及微生物中寻找和发现先导化合物，在药物化学发展中占有重要地位，是先导化合物甚至是药物的主要来源。

1. *从植物中发现和分离的有效成分*

我国拥有历史悠久的传统医学，从中药及植物药中研究、发掘新药是我国新药研究与开发的一条有利且切实可行的方法。我国科学家从中药黄花蒿中分离出抗疟有效成分青蒿素（Artemisinin），是根据考古发掘中发现的古代配方提取的有效成分，对氯喹耐药的恶性疟原虫感染的小鼠有明显治疗作用。由于青蒿素的生物利用度较低，而且复发率较高，经研究发现青蒿素中，过氧键是必要的药效团，通过结构修饰，合成了抗疟效果更好的二氢青蒿素及其甲基化产物蒿甲醚（Artemether）和琥珀酸单酯钠的青蒿琥珀酯（Artesunate），使其生物利用度有所提高，临床用于治疗各种疟疾。

从植物中发现和分离有效成分作为先导化合物，再进行结构修饰和优化来发现新药的例子比较多，又如，从太平洋红豆杉属植物树皮中分离得到的肿瘤治疗药物紫杉醇（Taxol）以及从喜树中分离得到的喜树碱（Camptothecin），并以喜树碱为先导化合物结构进行修饰和优化得到的半合成抗肿瘤药物伊立替康（Irinotecan）、拓扑替康（Topotecan）等等。

2. *以微生物及代谢产物获得先导化合物*

自然界存在的微生物种类繁多，微生物的代谢产物极其复杂多样，已报告的活性物质包括抗肿瘤、抗病毒、抗细菌、抗真菌以及作用于心血管和免疫系统等各种各样的活性物质，是发现与研制新药的丰富来源。

从头孢菌属真菌产生的代谢产物中分离得到抗生素头孢菌素 C，该物质本身抗菌效力差，但毒性比较小，与青霉素很少有交叉过敏反应，并对酸和酶稳定。在头孢菌素 C 的基础上对其 7 位氨基的侧链进行修饰得到一批抗菌活性好，可口服的广谱半合成头孢菌素类药物。

微生物代谢物在新的抗肿瘤药物开发中同样具有重要作用。Upjohn 公司从链霉菌培养中发现了 CC1065，其为一种具有细胞毒作用的细胞代谢物，对其基本结构上进行化学修饰得到类似物 Bize-lesin，通过烷化作用干扰肿瘤细胞 DNA 的合成，有抗乳腺癌作用。在治疗剂量下不引起小鼠延迟死亡，与其他烷化剂之间没有交叉耐药性。

3. *从内源性活性物质结构研究出发得到的化合物*

黄体酮（Progesterone）是内源性活性物质，当天然黄体酮口服使用时，在胃肠道易被破坏而失效，只能肌肉注射。对黄体酮进行结构改造，制得黄体酮类药物，如醋酸甲地孕酮（Megestrol Acetate）。

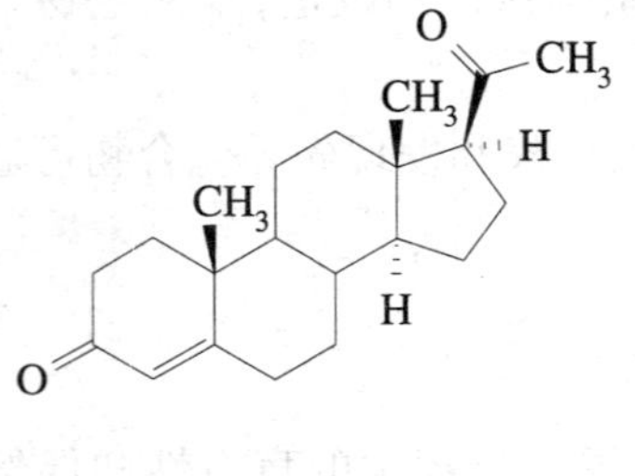

黄体酮

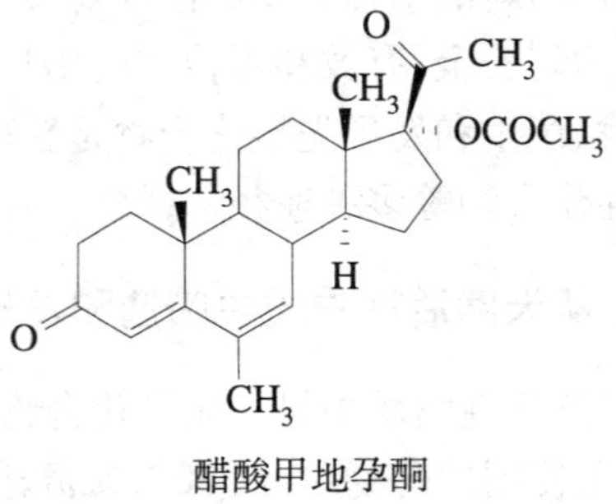

醋酸甲地孕酮

4. 来源于海洋环境中的先导化合物

浩瀚的海洋中存在大量我们未知的生物,海洋药物资源的多样性和复杂性成为新药研究的新来源与新工具。如已发现的神经毒药物 maitotoxin 能与细胞外钙相互作用,增加钙的流动性;短菌毒素 brevetoxinB 能与电压敏感式钠通道的 5 位碱基相互作用;河豚毒素、贝类毒素可与电夹钳分析一同用来研究钠通道和兴奋现象。

二、以生物化学或药理学为基础发现先导化合物

生物化学、分子生物学和分子药理学的发展,为寻找具有生物活性的先导化合物开辟了广阔的领域,为药物分子设计提供了新的靶点和先导物。如酶、受体、离子通道的发现为新药的设计提供了基础。

例如,对于高血压病人,体内肾素-血管紧张素-醛固酮系统比较活跃,其中血管紧张素转化酶(ACE)可将血管紧张素Ⅰ转化为血管紧张素Ⅱ,该物质可使血管平滑肌收缩,同时促进醛固酮的生物合成,使血压升高。鉴于血管紧张素转化酶与羧肽酶 A 的结构和功能有相似之处,以羧肽酶 A 的抑制剂 D-苄基琥珀酸为结构,设计了琥珀酰-L-脯氨酸,对 ACE 有较弱的抑制作用,在此基础上以此为先导物,经结构改造,优化出 ACE 抑制剂类抗高血压药物巯甲丙脯酸(Captopril)。

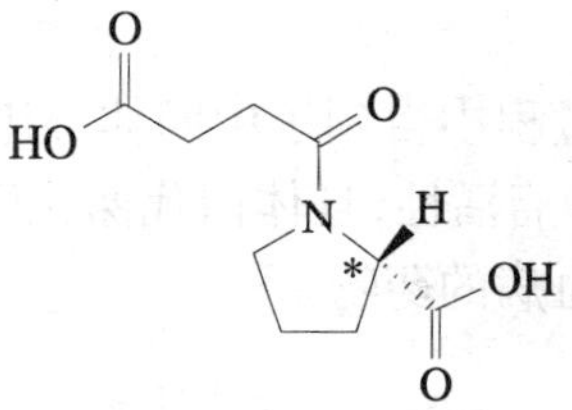

琥珀酰-L-脯氨酸

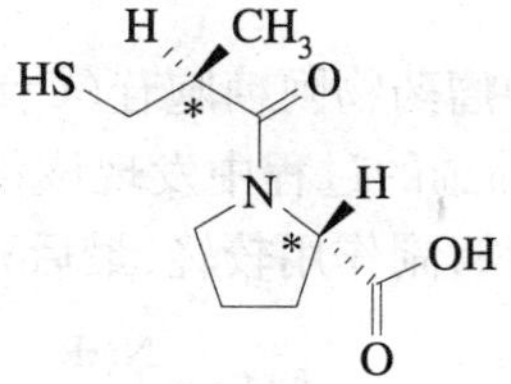

巯甲丙脯酸

三、从药物的代谢产物中发现先导化合物

从药物代谢活化方式得到的药物代谢产物,可直接作为药物使用,也可作为先导化合物,进行进一步的结构修饰和优化。

最典型的例子要数磺胺类药物的发现。最初人们发现百浪多息(Prontosil)可以用于治疗由葡萄球菌引起的败血症,但是该药物在体外无效,只有在进入生物体后,才显示出抗菌活性。后来在服用百浪多息的病人和动物的尿中找到了代谢产物磺胺(Sulfanilamide),磺胺在体内体外试验时都有抗菌作用,随后磺胺不仅作为抗菌药物在临床上直接使用,而且还以其为先导物设计合成和发展成为一类磺胺类抗菌药物。

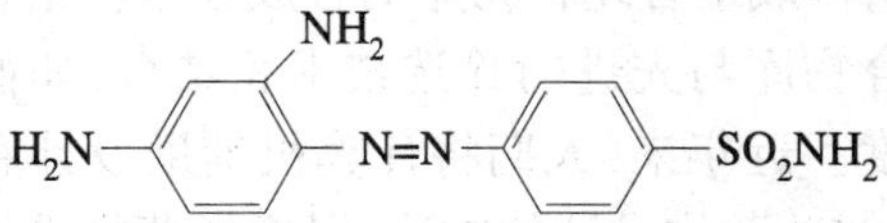

百浪多息

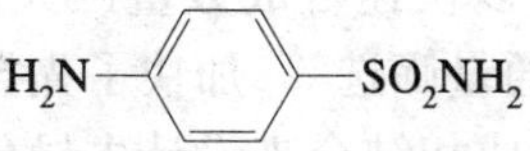

磺胺

四、从药物的临床副作用的观察中发现先导化合物

药物用于人体后,常常会产生多种生物活性,当其中一种作用是主要作用而且是作为治

疗用途使用时，另外的次要作用则相对于治疗作用来讲是药物的副作用。在药物的研究中，有时将观察到的药物临床副作用发展成为另一种治疗作用。

例如早期使用磺胺异丙噻二唑治疗伤寒病时，当加大使用的剂量则会造成病人死亡，死因是由于药物刺激胰腺释放出胰岛素，导致急性和持久性地血糖降低。后来发现具有抗菌活性的氨磺丁脲（Carbutamide）具有更强的降血糖作用，后用于临床，但副作用较大。在以氨磺丁脲为先导物的研究中发现，当将结构中苯环上的氨基换为甲基后，药物的抗菌作用消失，而成为活性较强的降血糖药物甲苯磺丁脲（Tolbutamide）。

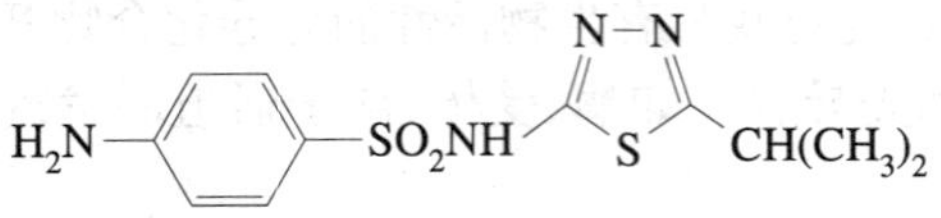

磺胺异丙噻二唑

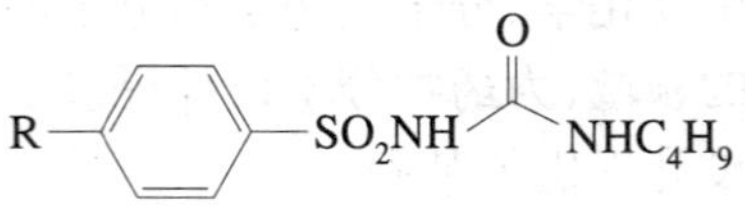

R=—NH_2　　氨磺丁脲

R=—CH_3　　甲苯磺丁脲

五、由药物合成的中间体作为先导物

药物或天然活性物质在合成的过程中，往往产生许多中间体，这些中间体的化学结构与目标合成药物或天然活性物质具有相似或相关性，因而有可能产生相似、相同或更优良的活性。

例如，抗肿瘤药物阿糖胞苷（Cytarabine）在合成过程中得到了中间体环胞苷（Cyclocytidine），在药物筛选的过程中发现该化合物也具有抗肿瘤活性，且体内代谢比阿糖胞苷慢，抗肿瘤作用时间长，副作用较轻，最后开发成为治疗白血病的药物。

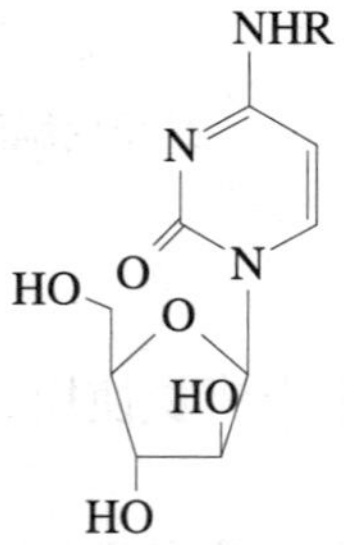

阿糖胞苷

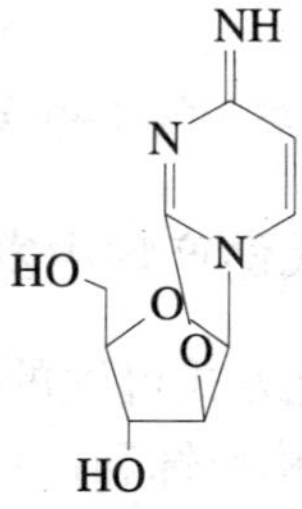

环胞苷

六、通过组合化学的方法得到先导化合物

组合化学合成是以树脂为载体，以不同的化合物构件单元为组合，连接反应为特征，进行平行、系统、反复的合成，得到大量的化学实体，构成组合化合物库的合成技术。组合化学方法可以快速合成数量巨大的化合物，组成化合物库与先进的筛选技术相结合，如群集筛选、高通量筛选等，加快了先导化合物的发现速度。近年来，人们将计算机辅助设计和组合化学合成相结合来设计先导化合物，利用计算机辅助药物设计的方法，以增加药物设计的合理性，利用组合化学合成技术的快速性缩短了药物发现的周期。

七、用普筛方法发现先导化合物

用普遍泛筛的方法或用“一药多筛”的方法对各种来源的化学实体进行筛选，来发现新的先导化合物，仍是先导化合物发现的重要途径。普筛的化合物可以是有机化工产品及其中间体，也可以是特有或稀有植物、海洋生物、微生物代谢产物以及低等动植物中分离得到的活性成分。这种普筛的方法虽然具有相当大的盲目性，但都可以得到新结构类型或新作用特点的先导物。

第二节　先导化合物优化的一般方法
（Methods of Lead Compounds' Optimization）

先导化合物的优化是新药研究开发的第二阶段，也是新药发现的重要内容。前期研究发现的先导化合物由于存在着各种各样的缺陷，如疗效不太理想或毒副作用比较高等等，需要在研究的第二阶段进行优化。常用的新药优化的原理有如下几种。

一、生物电子等排原理

生物电子等排是指具有相似的物理及化学性质的基团或取代基，会产生大致相似或相关的或相反的生物活性。这些相似可以是基团或取代基的外电子层构型，电子密度，分子的形状、大小相似，也可以是 pK_a、静电势、最高分子占有轨道、最低空轨道、脂溶性、化学反应性和生物转化的相似。前者是经典电子等排，后者是非经典电子等排。

1. 经典的电子等排

经典的电子等排体可分为一价、二价、三价、四价和环等价体，见表 17-1。

表 17-1　经典的电子等排体

一价原子或基团	二价原子或基团	三价原子或基团	四价原子或基团	环等价体
CH_3，NH_2，				—CH═CH—，
OH，F，Cl，	—CH_2—，—NH_2—，	—CH═，	—C—，—Si—，	—S—，
PH_2，SH	—O—，—S—，	—N═，		—CH═，
Br，i-Pr	—$COCH_2R$，	—P═，	═$\overset{+}{N}$═，═$\overset{+}{P}$═	—N═—O—，
I，t-Bu	—CONHR，—COOR	—As═		—NH—，

经典的电子等排方法在药物的研究开发中应用最为广泛，有很多非常成功的经验，如将生物体内的代谢物尿嘧啶和鸟嘌呤上的 5-H 和 4-OH 分别用生物电子等排体 F 和 SH 取代得到抗肿瘤药物氟尿嘧啶（Fluorouracil）和巯鸟嘌呤（6-Thioguanine）。

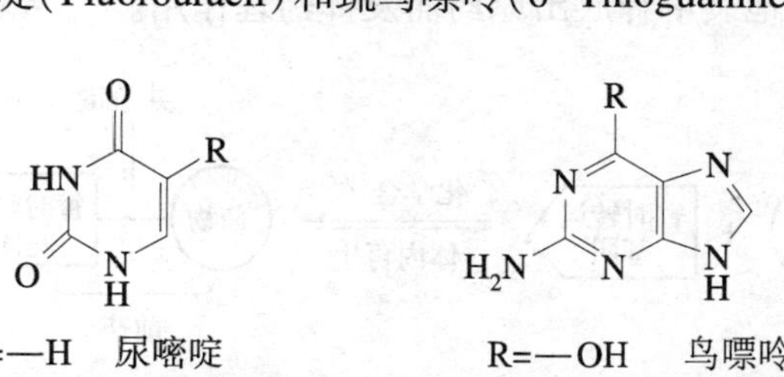

R=—H　尿嘧啶　　　　R=—OH　鸟嘌呤
R=—F　5-氟尿嘧啶　　R=—SH　巯鸟嘌呤

2. 非经典的生物电子等排

非经典电子等排不需要有相同数目的原子，也不必遵循经典生物电子等排的立体和电子的规则，但是必须要产生相似或拮抗的生物活性，这一类生物电子等排涉及范围广泛。

（1）可交换基团

例如，下列两个化合物在苯环的间位都有不同取代基，但都能与受体以氢键相互作用，表现出几乎相同的活性。

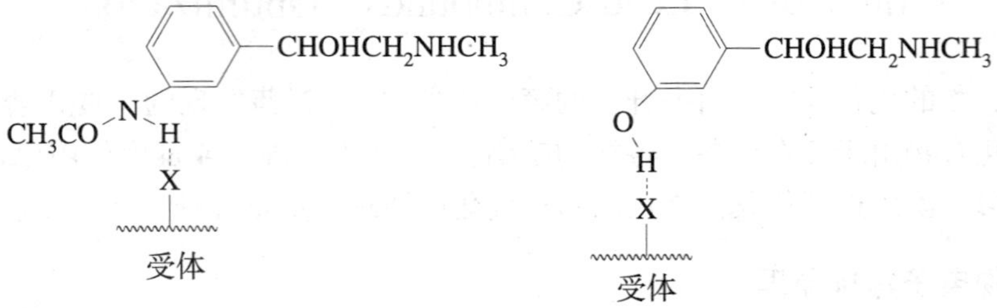

（2）环与非环的替代

如抗疟药物氨酚喹结构中存在一个非环的二乙胺基团，其环状取代基的类似物有氨吡喹，二者都用作抗疟药物。

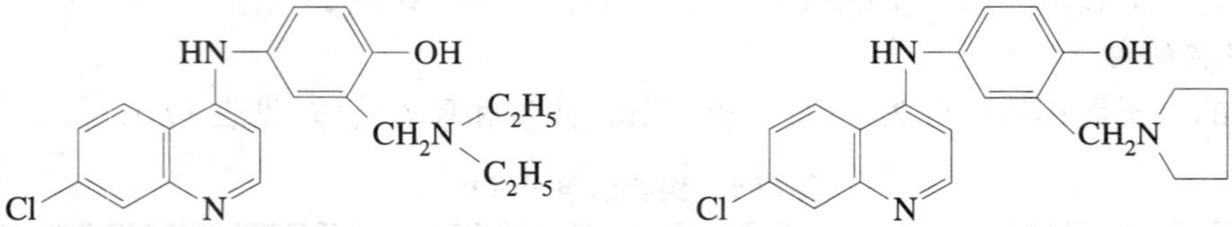

氨酚喹　　氨吡喹

二、前药原理

前药（Prodrug）是指一些无药理活性的化合物，但是这些化合物在生物体内可经过代谢的生物转化或化学的途径，被转化为活性的药物。前药修饰通常是以有活性的药物作为修饰对象，通过结构改变使其变为无活性化合物，再在体内转化为活性药物。前药修饰是药物潜效化方法的一种。

前药的修饰通常是将药物（原药）与某种无毒性化合物（或称暂时转运基团）用共价键相连接，生成新的化合物，即前药，到达体内作用部位后，其中的暂时转运基团在生物体酶或化学因素的作用下，可逆地裂解释放出原药而发挥药理作用。

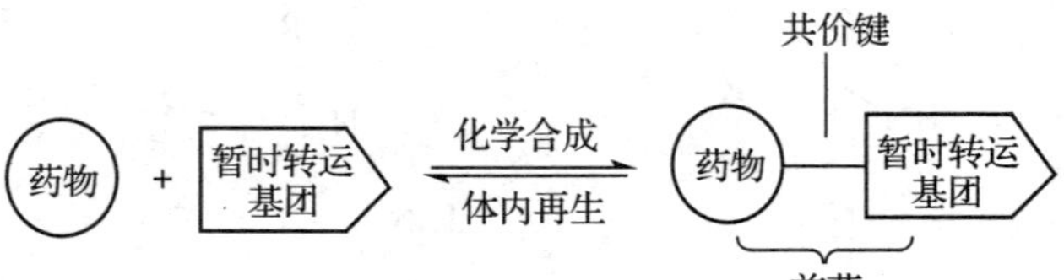

如何将暂时转运基团连接到药物分子结构中去，通常利用原药分子中存在的官能团，如羟基、羧基、氨基、羰基等，与暂时转运基团形成酯、酰胺、亚胺等易裂解的共价键。

1. 形成酯基的前药修饰

含有醇羟基、酚羟基或羧酸基团的药物,可将这些官能团与暂时转运基团通过形成酯基而合成得到前药。形成的酯进入体内以后,遇到体内多种酯酶的作用,使前药的酯键水解释放出原药。应用此方法,增加了脂溶性,有利于肠道的吸收,提高生物利用度。

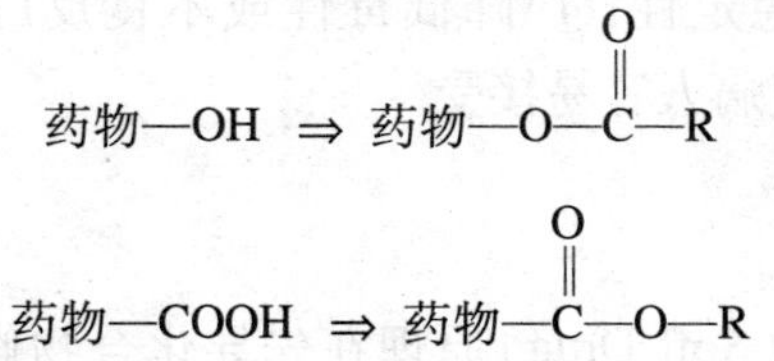

2. 形成酰胺的前药修饰

对于胺类药物通常可通过形成酰胺的修饰。但需注意的是,酰胺修饰时,通常不使用普通的羧酸进行胺的酰化制备酰胺,因为简单的酰胺在体内酶转化时,速度比较慢,而是选择一些活性的羧酸来制备酰胺,如制成苯甲酰胺或新戊酰胺,也可以将胺与氨基酸形成肽键,利用体内的肽酶进行水解。

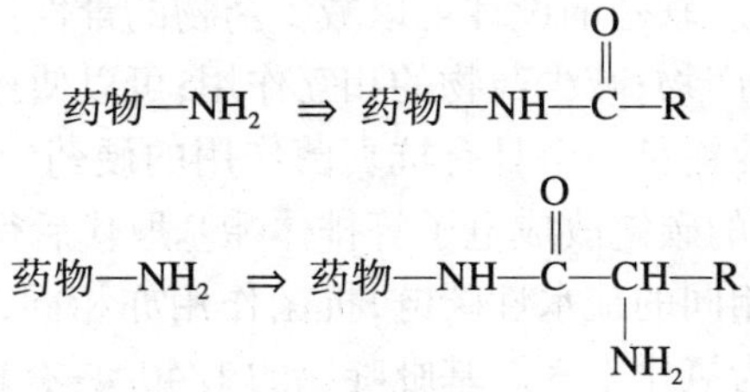

3. 形成亚胺或其他活性基团的前药修饰

结构中含有氨基或羰基的药物可以通过形成亚胺的修饰来制备前药,由于亚胺在酸性条件下容易解离,这种前药进入体内后很容易裂解成原药发挥作用。

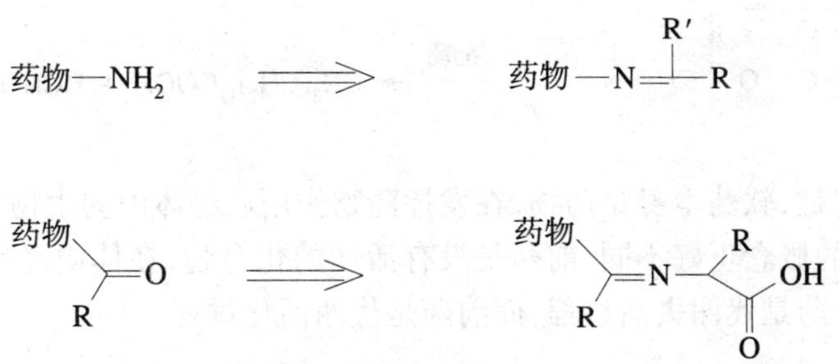

含羰基的药物还可以利用自身化学反应性较高的特点与二醇等双官能团化合物反应生成缩合产物。这些缩合产物易被酸催化裂解。

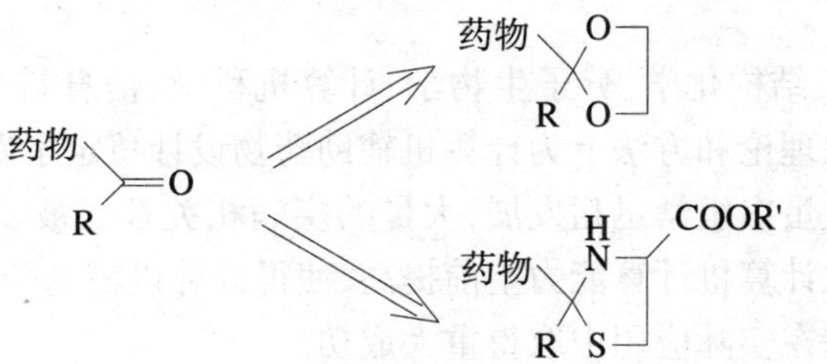

前药修饰是药物潜效化方法的一种,其修饰的目的和意义往往是为了克服先导化合物或药物中某些不良的特点或性质等,例如改善药物的动力学性质、改变药物的理化特性、增加药物的溶解度等。

前药修饰在药物研究开发中的主要用途有:① 增加药物的溶解度;② 改善药物的吸收和分布;③ 增加药物的化学稳定性;④ 降低毒性或不良反应;⑤ 延长药物的作用时间;⑥ 消除药物不适宜的性质,使病人容易接受。

三、硬药和软药原理

硬药(Hard Drug)和软药(Soft Drug)原理在先导化合物修饰过程中经常会用到,这是两个不同的概念。

硬药是指具有发挥药物作用所必需的结构特征的化合物,但该化合物不发生代谢或化学转化,可避免产生不必要的毒性代谢产物,可以增加药物的活性。由于硬药不能发生代谢失活,因此很难从生物体内消除。在药物设计过程中,应尽量避免产生硬药。

软药是本身具有治疗作用的药物,在体内作用后,经预料的和可控制的代谢作用,转变成无活性和无毒性的化合物。软药的设计可以减少药物的毒性代谢产物,提高治疗指数;可以避免体内产生活性的代谢产物;减少药物的相互作用;可以使药代动力学问题得到简化。

例如,氯化十六烷基吡啶鎓是一个具有抗真菌作用的硬药,在体内作用后难以代谢,产生副作用。将其化学结构中的碳链改成电子等排体酯基取代后得到软药。该软药和氯化十六烷基吡啶鎓相比,均具有相同的疏水性碳链,抗菌作用亦相同,但由于该软药在体内容易发生水解失活,因而其毒性为氯化十六烷基吡啶鎓的 1/40,具有较高的治疗指数。

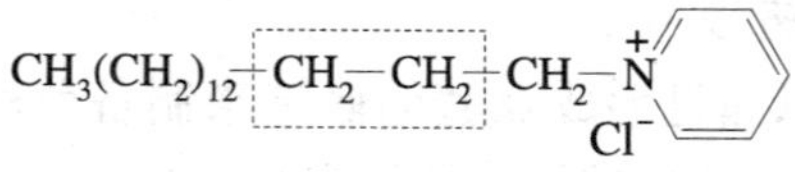

氯化十六烷基吡啶鎓

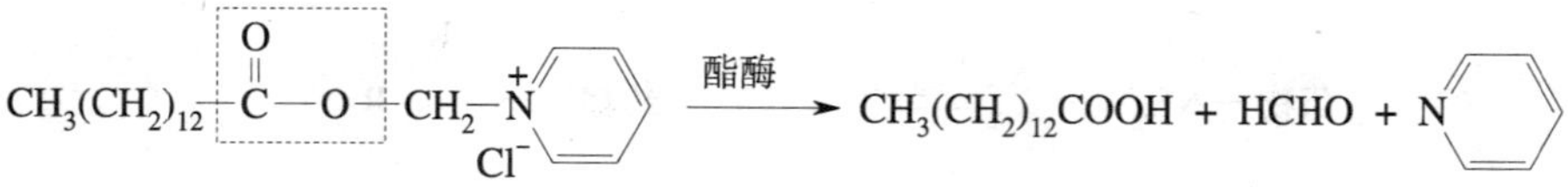

但值得注意的是,软药本身是药物,在发挥药物作用后经体内的生物转化转变成没有活性的物质,而前药的概念正好不同,前药是没有活性的化合物,在体内经生物或化学转化成活性的化合物。软药是代谢失活过程,而前药是代谢活化过程。

第三节 计算机辅助药物设计简介
(Introductions of Computer-Aided Drug Design)

20 世纪量子化学、结构化学、分子生物学、计算机科学、信息科学及生物大分子结构测定技术的迅速发展,在理论和方法上为计算机辅助药物设计奠定了发展基础。同时,随着人类基因组计划的完成、蛋白组学迅猛发展,大量的疾病相关基因被发现,使得药物作用的靶标分子急剧增加,加之计算机计算能力空前提高,使得计算机辅助药物设计技术在过去几年中取得了巨大进步,并在实际应用中取得重大成功。

计算机辅助药物设计(Computer-Aided Drug Design)是以计算化学为理论基础,通过计算机的模拟、计算和预测药物与受体生物大分子之间的关系,设计和优化先导化合物的方法。受体(Receptor)是指生物体的细胞膜上或细胞以内的一种具有特异性功能的生物大分子,与内源性激素、递质或外源性药物结合后,发生一定的特定功能,如开启细胞膜上的离子通道,或激活特殊的酶,从而导致特定的生理变化。能与受体产生特异性结合的生物活性物质称为配体(Ligand)。配体与受体结合后,产生与激素或神经递质等相似的生理活性作用的称为激动剂;若与受体结合后,阻碍了内源性物质与受体结合,从而阻止其产生生物作用的,则称为拮抗剂。计算机辅助药物设计实际上就是通过模拟和计算受体与配体的这种相互作用,进行先导化合物的设计与优化。

计算机辅助药物设计根据受体的结构是否已知,分为直接药物设计(Direct Drug Design)和间接药物设计(Indirect Drug Design)。

一、直接药物设计

直接药物设计方法是根据已知的受体的三维空间结构或受体和配体相结合所形成的复合物的三维空间结构,依据形状、性质互补的原则,进行药物设计。受体或受体与配体复合物的三维空间结构可以采用 X 射线衍射方法和多维核磁共振技术测定,X 射线衍射方法测出的是晶体状态的三维结构,对于难以结晶的受体可采用多维核磁共振技术测定溶液中的构象。如果受体蛋白仅知其组成的氨基酸顺序而不知其空间排列,也可根据同源蛋白模建的方法,从已知三维结构的同源蛋白模拟出三级结构。

1. 分子对接与高通量虚拟筛选

分子对接(Molecular Docking)是依据配体与受体作用的"锁钥原理"(Lock and Key Principle),就是如钥匙与锁一般,特定的钥匙(小分子药物)只与特定的锁(大分子蛋白质)作用,来模拟小分子配体与受体生物大分子的相互作用。配体与受体间相互作用是分子识别的过程,主要包括静电作用、氢键作用、疏水作用、范德华作用等。通过计算,可以预测二者间的结合模式和亲和力,从而进行药物的虚拟筛选。

分子对接首先产生一个填充受体分子表面的口袋或凹槽的球集,然后生成一系列假定的结合位点。依据受体表面的这些结合点与配体分子的距离匹配原则,将配体分子投映到受体分子表面,来计算其结合的模式和亲和力,并对计算结果进行打分,评判配体与受体的结合程度。图 17-1 是分子与受体对接的原理图。

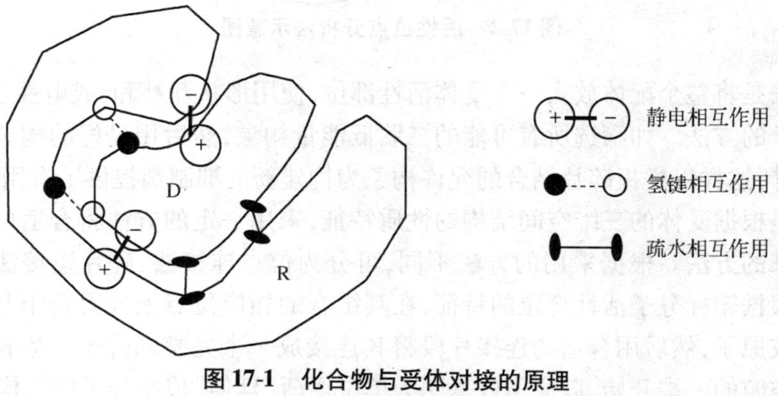

图 17-1　化合物与受体对接的原理

利用分子对接方法,将化合物三维结构数据库中的分子逐一与受体分子进行"对接",通过不断优化小分子化合物的位置、方向以及构象,寻找出与生物大分子相互作用的最佳小分子,这种方法称之为高通量虚拟筛选。高通量虚拟筛选可以在几天内完成包含数十万,甚至数百万个化合物的数据库的筛选。所选择的化合物数据库通常都是商业化的已知化合物,可以向试剂公司定购,较快地进行后续的药理测试。对于药理试验证明有效的化合物,可以作为先导化合物,进一步研究。

例如用分子对接的方法对 ACD-SC 数据库(当时包括 110 万化合物,现在增加到 220 万种)筛选雌激素受体的配体,分子对接后找到的 37 种化合物中,21 种化合物活性高于 0.3 μmol/L,14 种化合物活性高于 0.1 μmol/L,2 种化合物活性高于 0.01 μmol/L。

2. 全新药物设计

分子对接方法和虚拟高通量筛选只能在已有的化合物中进行筛选,并不能发现全新甚至是自然界还不存在的化合物。全新药物设计方法(De Novo Drug Design Methods)根据生物大分子的活性位点的几何形状和化学特性,可以设计出与其相匹配的具有全新结构的药物分子。

全新药物设计方法可分为活性位点分析法、全分子法和连接法。

活性位点分析法并不构建配体,而是分析活性部位的性质,确定单个分子或小碎片的合适结合位置。图 17-2 表示活性位点分析法将一系列苯环(为了更清楚,双键未表示出来)被放在一个受体活性位点的疏水性口袋中,一系列甲醛分子被放在一个氢键供体的部位附近,一系列羟基被放在一个氢键受体附近。这种方法能提供几种放置合适的(包括亲脂的和可成氢键的)碎片的可能,以及这些碎片适应位置和范围。这种方法有助于理想药物与受体的作用过程,但它不能直接推荐用来测试的配体,将合理的碎片组成易合成的配体,仍有大量工作要做。

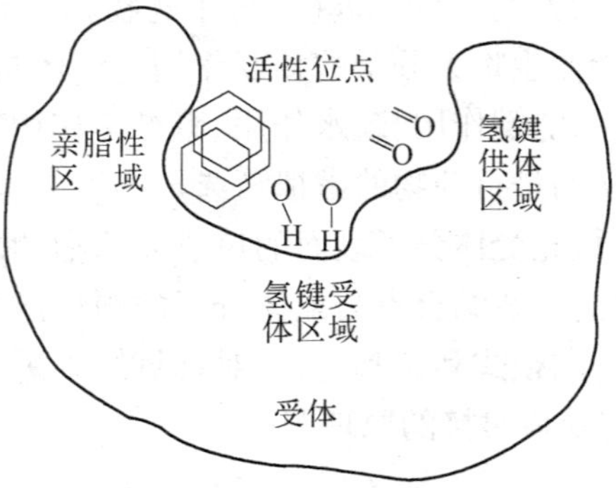

图 17-2　活性位点分析法示意图

全分子法是将整个配体放入一个受体活性部位,使用形状互补和/或电性互补的原则设计配体小分子的方法。如筛选所有可能的二肽低能量构象,然后用最好的构象作为起始点进行配体设计,这样以样板碎片结合的允许构象为构建新的抑制剂提供了有用的思路。

连接法是根据受体的三维空间结构的性质特征,采用一定的方法将合适的分子片断或基团连接起来的方法。根据采用的方法不同,可分为位点连接法、碎片连接法、生长法等。连接法首先根据靶标分子活性部位的特征,在其结合的相应位点上放置若干与靶标分子相匹配的基团或原子,然后用合适的连接片段将其连接成一个完整的分子。生长法首先从靶分子的结合空腔的一端开始,以原子或基团为单位逐渐"延伸"成小分子的结构。图 17-3 为碎片连接法的示例,一组孤立的碎片(苯、羰基和 NH_4^+),在它们中间插入一个三环连接子而得以连接在一起。

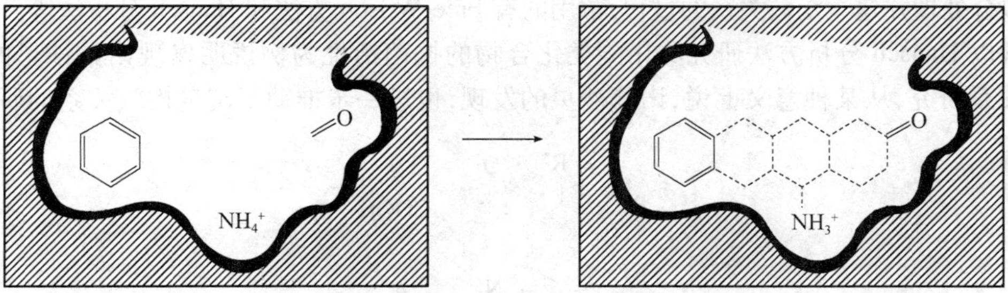

图 17-3 碎片连接法示意图

二、间接药物设计

尽管人们已经测定了许多生物大分子的三维空间结构,但对于相对分子质量大、结构复杂的生物大分子,如一些跨膜结构,三维结构的测定仍然很困难。间接药物设计方法是在受体结构尚未阐明情况下,根据一系列配体结构的共同特征,找出结构与活性的关系,进行药物设计。这种结构与活性的关系通常用一定的数学模型进行定量解析,称之为定量构效关系(QSAR)。通过较为精确地研究药物的化学结构与生物活性的关系,建立定量构效关系模型,设计新的化合物并预测其活性,为下一步合成新化合物提供指导,合成的化合物进行药理活性评价后,又进一步验证所建的定量构效关系模型,这样循环往复,直至新药的发现。

定量构效关系是通过化学计量学方法来描述一组化合物中有关结构变化的描述符与生物活性之间的关系。生物活性指标多采用产生固定生物学效应所需的化合物的浓度,如化合物的半数有效量(ED_{50})、化合物的半数致死量(LD_{50})或化合物的半数抑制浓度(LC_{50})等。与结构相关的描述符有多种类型,根据结构描述符的特征不同,可分为二维定量构效关系和三维定量构效关系。

1. 二维定量构效关系

二维定量构效关系所采用与二维结构相关的描述符,主要有理化参数描述符、分子片断描述符和分子连接性指数描述符等。理化参数描述符如 $\lg P$、π、E_s、MR 等分别表征疏水性、电性、空间效应、分子折射率,这一类描述符用得较多。分子片断描述符将分子中某一特征片断,如原子片断、环片断以及亚结构片断作为描述符代码,由于分子片断描述符仅考虑彼此独立的分子片断,可能丢失分子结构内部各基团的排列位置与相互联系的信息,而且表征一个化合物需要描述符过多又不易解释,故常用分子连接性指数描述符。分子连接性指数反应了分子中各原子排列状况、分支大小,它与多种理化常数及生物活性相关,计算非常方便。除此之外,由于化合物的质谱与它的结构有关,而化合物的药理活性也与其结构有关,也可用质谱的质荷比作为描述符。另外还有位置描述符、环境描述符、几何描述符、对症描述符等等,有时为了尽可能地减少信息损失,可同时并用几种不同类型描述符。

回归分析、多元统计分析是定量构效关系研究中的常用数学方法。应用这些方法可以在化合物的结构性质与活性之间建立回归方程;对未知属性的化合物进行合理的分类;建立数学模式,将化合物的结构信息与活性类别联系起来;预报未知物的活性大小;寻找化合物活性变化趋势并探索其产生的原因。实践表明,回归分析、多元分析在非数学学科的定量构效关系研究领域中的应用获得了极大的成功，为研究工作的深入开展提供了巨大的推动力。由于药物的活性往往与多种因素相关，在药物设计中常用多元回归分析方法，它是对一组数据进行最小二乘拟合处理并建立函数关系的过程，常用的有 Free-Wilson 方法和 Hansch 分析法等。

现以 Hansch 分析方法研究喹诺酮类化合物的抗菌活性为例说明发现诺氟沙星的定量构效关系研究，从某种意义上说，诺氟沙星的发现，也进一步推动了定量构效关系的研究。

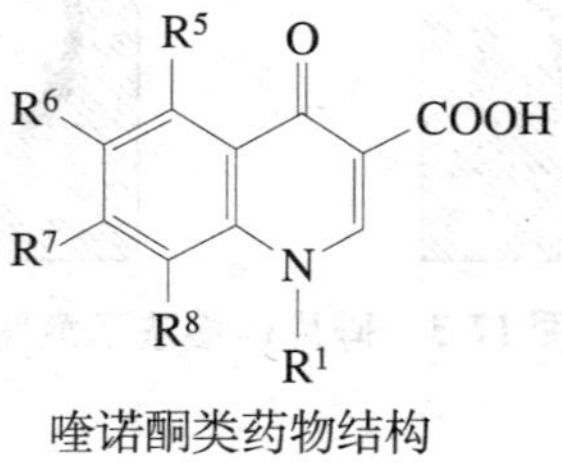

喹诺酮类药物结构

在喹诺酮类化合物的化学结构中，选择了 4-喹诺酮-3-羧酸作为基本结构，以 $R^1 \sim R^8 =$ H 作为先导化合物，在这些取代位置上引入不同取代基，并以对大肠杆菌 NIHJ JC-2 的最低抑制浓度（MIC）作为 QSAR 分析中的活性参数。首先从单个取代着手，逐步扩展到多取代，考察 MIC 与取代基各种理化参数间的关系。在合成了 70 多个化合物的基础上，最终建立了如下的构效关系方程：

$$\begin{aligned}\log 1/MIC =\ & 0.362(\pm 0.25)[L(1)]^2+3.036(\pm 2.21)[L(1)]-2.499(\pm 0.55)[E_s(6)]^2\\ & -3.345(\pm 0.73)[E_s(6)]+0.986(\pm 0.24)I(7)-0.734(\pm 0.27)I(7N\text{-}CO)\\ & -1.023(\pm 0.23)[B_4(8)]^2-3.72(\pm 0.92)[B_4(8)]-0.205(\pm 0.05)[\sum\pi(6,7,8)]^2\\ & -0.485(\pm 0.10)\sum\pi(6,7,8)-0.681(\pm 0.39)\sum F(6,7,8)-4.571\end{aligned}$$

$$n=71;\quad r=0.964;\quad s=0.274;\quad F=70.22$$

其中：MIC 是对大肠杆菌 NIHJ JC-2 的最低抑制浓度，代表喹诺酮类化合物的生物活性参数。

L(1)是表示 R^1 取代基的结构参数，为 Sterimol 长度参数，最适值约为 4.2×10^{-10} m，如乙基、乙烯基、甲氧基、甲氨基、氟乙基、环丙基等基团。

$E_s(6)$是表示 R^6 取代基的结构参数，为立体参数，最适值约为 -0.65，如氟、氯、氧、氮等基团。

I(7)和 I(7N-CO)为指示变量，当 R^7 有取代时，I(7) = 1，无取代时，I(7) = 0；I(7N-CO)表示当 R^7 为含氮杂环（如哌嗪、取代哌嗪）时，I(7N-CO) = 1，否则为 0。

$B_4(8)$是表示 R^8 取代基的结构参数，为 Sterimol 的分子体积参数，最适值约为 1.8×10^{-10} m，如氟、氯、溴、甲基、亚甲基、氧等基团。

$\pi(6,7,8)$是表示 $R^{6\sim8}$ 位取代基的疏水参数，但 $\sum\pi(6,7,8)$ 和 $\lg P$ 的变化主要由 $\pi(7)$ 所决定。最适 π 值约为 -1.4，如哌嗪基、氨基哌啶基、氨基吡咯烷基等基团。

根据以上分析，经结构改造获得了诺氟沙星（Norfloxacin）、环丙沙星（Ciprofloxacin）、氧氟沙星（Ofloxacin）等一批临床应用较广的强效抗菌药物。

2. *三维定量构效关系*

三维定量构效关系与二维定量构效关系的最大不同在于它考虑了生物活性分子的三维构象性质，即在定量构效关系中引入分子三维结构信息作为预测参数，与二维相比，更能精确地反映小分子与受体相互作用的情况。

分子药理学研究表明，引起生物学效应的药物-受体相互作用大多是一种非共价键作用，如范德华力、静电相互作用和氢键等分子间弱的相互作用。在不了解受体三维结构的情况下，研究这些药物分子周围3种作用力场的分布，把它们与药物分子的生物活性定量地联系起来，既可以推测受体的某些性质，又可依此建立一个模型来设计新的化合物，并定量地预测新药物分子的药效强度。尤其是与计算机分子图形学相结合，不仅可以直观地观察分子的大小、形状、构象、取向是否合适，其疏水区是否和疏水口袋相吻合，在结合位点上能否合适地结合生成氢键、产生静电作用等，还可以模拟其作用的过程，从原子（分子）或超分子水平上对药物-受体相互作用进行研究，来揭示药物-受体相互作用的机理，成为药物设计的有力工具。

三维定量构效关系有多种方法，包括分子形状分析法、距离几何法等，其中以比较分子力场（CoMFA）使用最为广泛。

比较分子力场主要分为三个步骤：首先，确定药物分子的活性构象，按照一定的规则（一般为骨架叠合或场叠合）将一系列药物分子进行叠合。在叠合好的分子周围，采用矩形或圆形来定义分子场的空间范围，然后定义的空间按照一定的步长均匀划分产生格点；在每个格点上用一个探针离子来评价格点上的分子场特征（在CoMFA分子中可以采用不同的分子场势能函数，一般为静电场和立体场，有时也包括疏水场和氢键场）；最后，通过偏最小二乘方法建立化合物活性和分子场特征之间的关系并以三维图形显示。

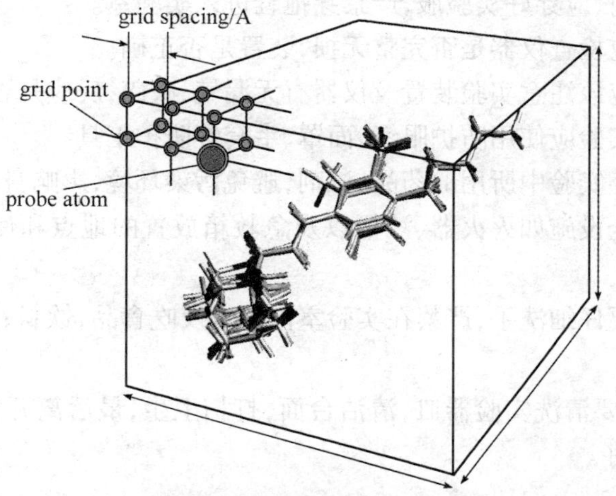

图17-4　CoMFA原理示意图

本章习题

1. 试述新药的概念及新药研究的基本阶段和过程。
2. 试述先导化合物的主要来源及天然活性成分的主要种类。
3. 试述生物电子等排的原理。
4. 试述常用的前药原理与常用的修饰方法。
5. 区别前药、硬药与软药的概念与意义。
6. 试述计算机辅助药物设计的目的与方法。
7. 解释激动剂与拮抗剂的概念。
8. 试述定量构效关系的原理及二维定量构效关系的描述符的种类。

附录

药物化学实验

第一节　实验室基本知识

药物化学和有机化学一样是一门实践性很强的学科，因此，在进入实验室工作之前，希望参加实验者必须对实验课程的内容要有充分的准备，而且要通晓实验室的一些基本规则，遵守实验室安全操作须知，这样才能避免可能发生的一些危险情况。

一、实验室一般注意事项

1. 进入实验室前，应穿好实验服，严禁穿拖鞋进入实验室。
2. 实验开始前应检查仪器是否完整无损，装置是否正确。
3. 实验开始时应该注意实验装置及仪器有无漏气、破碎，反应是否正常等情况。
4. 对有危险的实验应使用防护眼镜、面罩、手套等防护工具。
5. 不要随意遗弃实验中所用的药品、试剂，避免污染环境，影响身体健康。
6. 充分熟悉安全设施如灭火器、沙桶以及急救箱放置的地点和使用方法，并禁止挪作他用。
7. 实验结束后要仔细洗手，严禁在实验室内吸烟及吃食品、饮料；严禁在实验室戴耳机听广播、音乐等。
8. 实验结束后，要清洗实验器皿，清洁台面，打扫卫生，最后离开实验室的人员应检查门、窗、水、电是否关好。

二、实验室安全

1. 眼睛安全防护

在实验室中，应注意保护自己的眼睛，防止由于操作不当或反应过于激烈，导致飞溅出的腐蚀性化学药品和化学试剂进入眼睛，引起灼伤和烧伤，以及溅出的碎玻璃片或某些固体颗粒使眼睛受到伤害；意外发生的爆炸事故也容易使眼睛受到损伤。因此在实验室中，最好是要佩戴合适的防护目镜。不要戴隐形眼镜到实验室。

倘若有化学药品或酸、碱液溅入眼睛，应赶快到水龙头下用大量的水冲洗眼睛和脸部，并赶快到最近的医院进行治疗。若有固体颗粒或碎玻璃粒进入眼睛内，请切记不要揉眼睛，立即去有关医院进行诊治。

2. 预防火灾

有机药物合成实验室中，由于经常使用挥发性、易燃性的各种有机试剂或溶剂，如果操作不当易发生火灾。因此在实验中应严格遵守实验室的各项规章制度，预防火灾的发生。

一旦发生火灾后，不要惊慌，须迅速切断电源、熄灭火源，并移开易燃物品，就近寻找灭火器材灭火。对容器中少量溶剂起火，可用石棉网、湿抹布或表面皿盖住容器口，使之熄灭。其他着火可采用灭火器进行扑灭，并立即报告有关部门或打119火警电话报警。

在实验中，万一衣服着火了，切勿奔跑，否则火借风势会越烧越烈，可就近找到灭火喷淋器或自来水龙头，用水冲淋使火熄灭；或用厚的外衣或湿毯包裹使之熄灭；严重者急送医疗单位。

3. 割伤、烫伤和试剂灼伤处理

割伤：遇到割伤时，应用水充分清洗伤口，取出伤口中碎玻璃或残留固体，用无菌的绷带或创可贴进行包扎、保护。大伤口应注意压紧伤口或主血管进行止血，并急送医疗部门进行处理。

烫伤：因火焰或因触及灼热物体所致的小范围的轻度烫伤、烧伤，可通过立即将受伤部位浸入冷水或冰水中约5 min以减轻疼痛，涂以玉树油或鞣酸油膏；重度的大范围的烫伤或烧伤应涂以烫伤油膏后立即去医疗部门进行救治。

化学试剂灼伤：对于不同的化学试剂灼伤，处理方法不一样。

酸：立即用大量水冲洗，再用3% ~5%碳酸氢钠溶液淋洗，最后水洗10 ~15 min。严重者将灼伤部位拭干包扎好，再到医院治疗。

碱：立即用大量水冲洗，再用2%醋酸溶液或1%硼酸溶液淋洗，以中和碱，最后再水洗10 ~15 min。

溴：立即用大量水冲洗，再用10%硫代硫酸钠溶液淋洗或用湿的硫代硫酸钠纱布覆盖灼伤处，至少3 h。或者用酒精擦至无溴液存在为止，然后涂上甘油或烫伤油膏。

有机物：用酒精擦洗可以除去大部分有机物，然后再用肥皂和温水洗涤即可。如果皮肤被酸等有机物灼伤，将灼伤处浸在水中至少3 h，然后请医生处置。

4. 中毒预防

倘若不小心有化学物质溅入口中，尚未咽下者应立即吐出，用大量的水冲洗口腔；如已吞下，应根据毒物性质进行解毒，并立即送有关医疗单位救治。

刺激性及神经性毒物中毒，先用牛奶或鸡蛋白使之冲淡或缓和，再设法催吐，使误入口中的毒物吐出，并送医院救治。

吸入气体中毒者，将中毒者移至室外通风处，解开衣领或纽扣，使其呼吸新鲜空气，必要时实施人工呼吸。

腐蚀性毒物，若是强酸，先饮大量水，然后服用氢氧化铝膏、鸡蛋白等；若是强碱，也应先饮大量水，然后服用醋、酸果汁、鸡蛋白。不论酸或碱中毒皆再以牛奶灌注，不要服用呕吐剂。

三、化学药品、试剂的贮存及使用

1. 化学药品的贮存

一般实验室中不应贮存过多的化学药品和试剂，一般按照实际需要多少领用多少的原则。在大多数情况下,实验室所用的化学药品都贮存在带磨口塞(最好是标准磨口)的玻璃瓶内,高黏度的液体存放在广口瓶中,一般的液体存放在细颈瓶内,氢氧化钠和氢氧化钾的溶液保存在带橡皮塞或塑料塞的瓶内。对于能够与玻璃发生反应的化合物(如氢氟酸),则应使用塑料或金属容器保存,碱金属存放在煤油中,黄磷则需以水覆盖。

对光敏感的物质(包括醚在内),都有形成过氧化物的倾向,在光线的作用下更是如此,因此应将它们贮藏在棕色玻璃瓶中。

对产生毒性或腐蚀性蒸气的物质(如溴、发烟硫酸、盐酸、氢氟酸等)建议放在通风橱内专门的地方。

少量的对潮湿气和空气敏感的物质常密封贮存于玻璃安瓿中。

某些毒品(如氰化物、砷及其化合物等)应按有关部门的规定进行贮存。

2. 化学药品使用中应注意的事项

有机溶剂具有易燃和有毒等特点。

易燃的有机溶剂(特别是低沸点易燃溶剂)在室温时有较大的蒸气压,当空气中混杂易燃有机溶剂的蒸气达到某一极限时,遇到明火即发生燃烧爆炸。由于大多数有机溶剂蒸气都较空气的比重大,会沿着桌面或地面飘移至较远处,或沉积在低洼处。因此,在实验室中用剩的火柴梗切勿乱丢,以免引起火灾。此外,不要将易燃溶剂倒入废物缸中,更不能用开口容器盛放易燃溶剂。倾倒易燃溶剂时应远离火源,最好在通风橱中进行。

有机溶剂以较为隐蔽的方式对人产生毒害,在使用中应注意最大限度地减少与有机溶剂的直接接触,不要掉以轻心。实验室中应妥善通风。在规范的操作下,有机溶剂不致造成任何健康问题。使用有毒试剂和物质时,必须戴上橡皮手套或一次性塑料手套,操作后立即洗手,注意切勿让有毒物质触及五官或伤口。

3. 废品的销毁

碎玻璃和其他有锐角的废物不要丢入废纸篓或类似的盛器中,应该用一只专门的废物箱。

不要把任何用剩的试剂倒回到试剂瓶中,因为其一会对试剂造成污染,影响其他人的实验;其二会由于操作疏忽导致错误引入异物,有时会发生剧烈的化学反应,甚至会引起爆炸。

危险的废品如放出毒气或能够自燃的那些废品(如活性镍、磷、碱金属),绝不能丢弃在废物箱或水槽中。不稳定的化学品和不溶于水或与水不混溶的溶液也禁止倒入下水道,应将它们分类集中后处理。对用剩和回收的化学试剂或溶剂及实验室产生的废液,切勿随便倒入下水道,以免污染环境。对产生的有机废液、试剂或溶剂,应分别按卤代烃和非卤代烃倒入废液回收容器中,然后集中统一处理;对非有机的废液,则倒入非有机废液回收容器中统一处理。

金属钾或钠的残渣应分批小量地加到大量的醇中予以分解(必须戴防护镜)。

四、常用有机溶剂的纯化

有机溶剂的纯化是药物合成中的一项基本操作,因为溶剂的纯度会影响反应的速率、反应产物的收率和纯度。因此了解常用有机溶剂的性质及其纯化方法,是十分必要的。

1. 丙酮

沸点56.2℃,折光率1.358 8,相对密度0.789 9。

普通丙酮常含有少量的水及甲醇、乙醛等还原性杂质。纯化时先用氧化剂将还原性杂质氧化,然后干燥后蒸馏可得纯度较高的丙酮。比如于250 ml丙酮中加入2.5 g高锰酸钾回流,若紫色很快消失,再补加少量高锰酸钾继续回流,至紫色不消失为止。然后将丙酮蒸出,无水碳酸钾或无水硫酸钙干燥,过滤后蒸馏,收集55~56.5℃的馏分。

2. 乙醇

沸点78.5℃,折光率1.361 6,相对密度0.789 3。

制备无水乙醇的方法很多,根据不同要求可采用不同的纯化方法,这里介绍一种实验室常用的,纯度可高达99%以上的方法:在100 ml分析纯无水乙醇中加入7 g金属钠,待反应完毕,再加入25 g草酸二乙酯,回流2~3 h,然后蒸出乙醇即可。

3. 乙醚

沸点34.5℃,折光率1.352 6,相对密度0.713 8。

乙醚中含水量较高,需先用无水氯化钙除水后,再用金属钠进一步干燥。在100 ml乙醚中加入20~25 g无水氯化钙,放置一天以上,并间断摇动,然后蒸馏,收集33~37℃的馏分。再在乙醚中压入钠丝,用带有氯化钙干燥管的塞子,放置至无气泡产生即可。若放置后钠丝表面变黄变粗时,需再蒸馏一次,再次压入新鲜钠丝。

4. 乙酸乙酯

沸点77.1℃,折光率1.372 3,相对密度0.900 3。

乙酸乙酯中常含有少量水、乙醇和乙酸等杂质,常用纯化方法如下:于500 ml乙酸乙酯中加入50 ml醋酐,5滴浓硫酸,加热回流4 h,以除去乙醇和水等杂质,然后蒸馏,馏分再用10~15 g无水碳酸钾振荡,再蒸馏,收集77℃的馏分。

5. 甲醇

沸点64.96℃,折光率1.328 8,相对密度0.791 4。

为了制备纯度达99.9%以上的甲醇,可将甲醇分馏,收集64℃的馏分,再用镁去水。甲醇有毒,防止吸入其蒸气。

6. 二氯甲烷

沸点40℃,折光率1.424 2,相对密度1.326 6。

一般试剂级二氯甲烷可直接使用,如需纯化,可用5%碳酸钠溶液洗涤,再用水洗涤,然后用无水氯化钙干燥,蒸馏收集40~41℃的馏分,保存在棕色瓶中。

7. 氯仿

沸点61.7℃,折光率1.445 9,相对密度1.483 2。

氯仿在日光下易生成氯气、氯化氢和光气(剧毒),故氯仿应贮存于棕色瓶中。氯仿中常含1%左右的乙醇作为稳定剂,以消除产生的光气。要除掉乙醇,可以将500 ml氯仿和25 ml浓硫酸振摇2~3次,分去酸层,再水洗氯仿层,干燥后蒸馏。保存于棕色瓶中并避光存放,以免光化作用产生光气。

8. 二甲亚砜(DMSO)

沸点189℃,折光率1.478 3,相对密度1.100。

二甲亚砜能与水混合,可用分子筛长期放置进行干燥,然后减压蒸馏,收集76℃/1 600 Pa(12 mmHg)的馏分。蒸馏时,温度不可高于90℃,否则会发生变化,生成二甲砜和二甲硫醚。

9. N,N-二甲基甲酰胺(DMF)

沸点 149 ~ 156℃,折光率 1.430 5,相对密度 0.948 7。

DMF 能与多数有机溶剂和水任意混合,对有机物和无机物的溶解性能较好。常用除水方法如下:用干燥剂如硫酸钙、硫酸镁或分子筛干燥后,进行减压蒸馏,收集 76℃/4 800 Pa (36 mmHg)的馏分。纯化后的 DMF 要避光贮存。

五、常用仪器及装置

1. 玻璃仪器

药物化学常用的仪器和装置与有机化学基本相同。

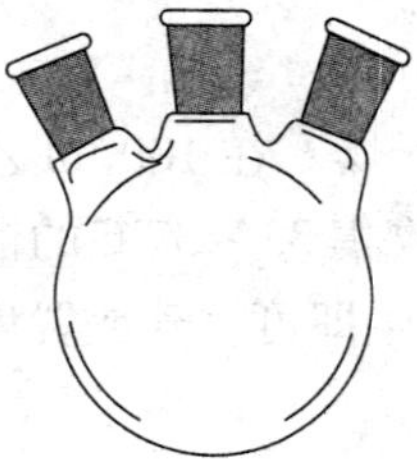

三颈瓶

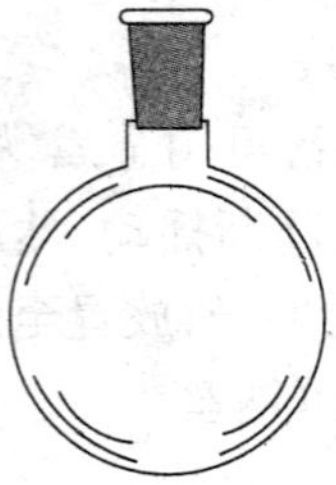

圆底烧瓶

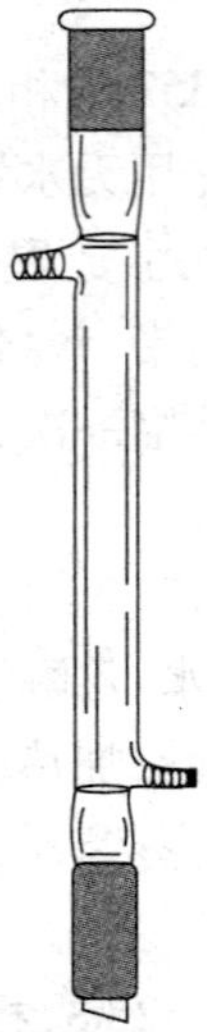

直形冷凝管

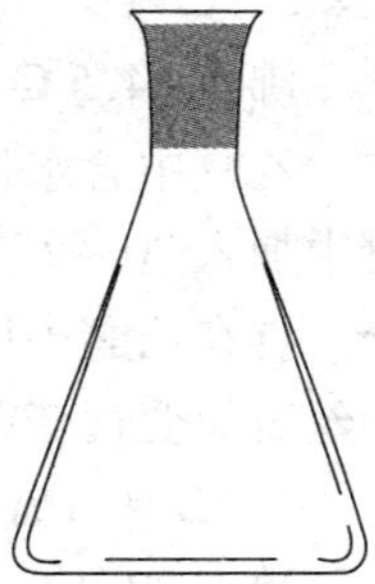

锥形瓶

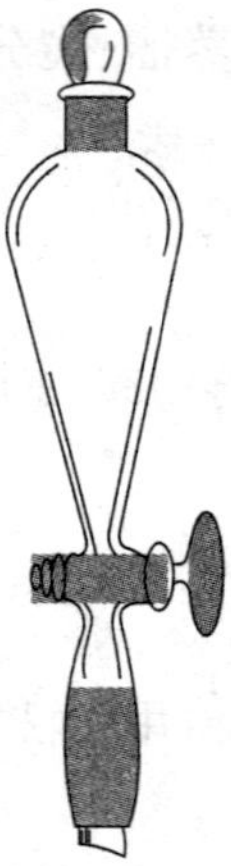

分液漏斗

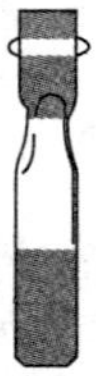

温度计套管

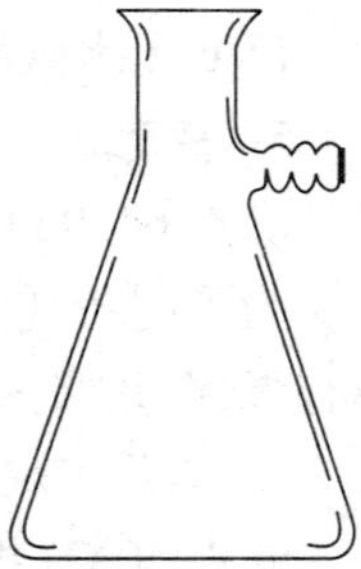

吸滤瓶

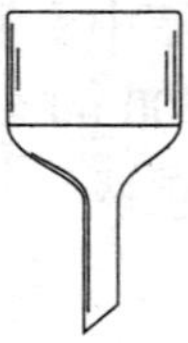

布氏漏斗

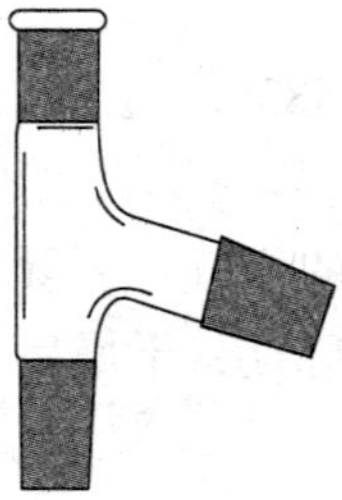

蒸馏头

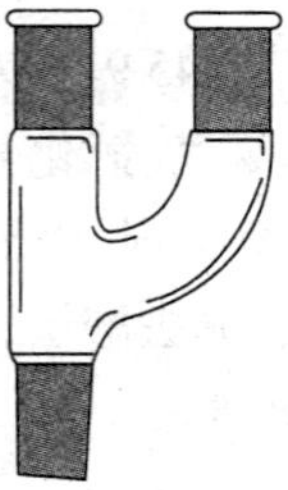

Y形管

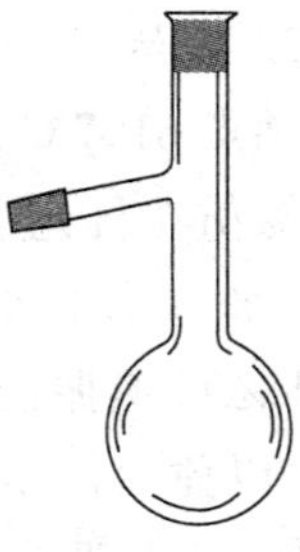

蒸馏瓶

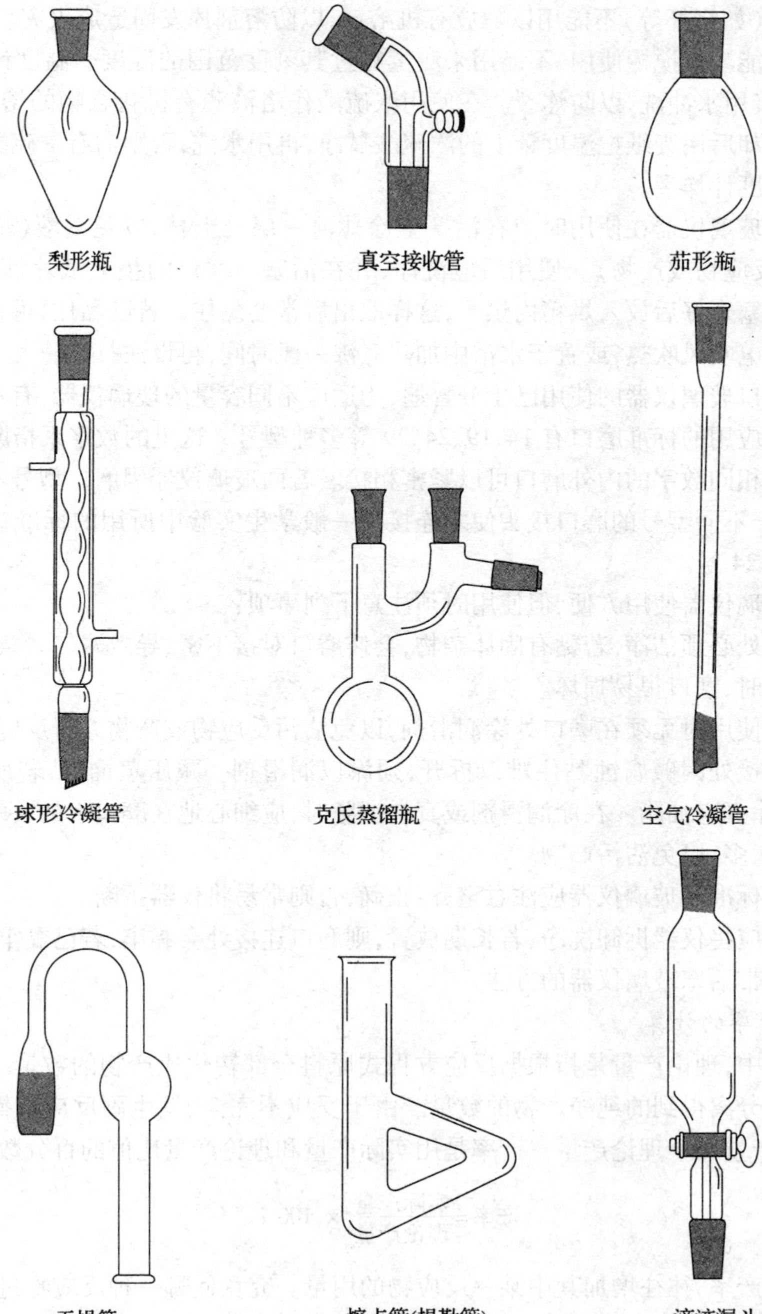

图1 常用的玻璃仪器

常用的玻璃仪器见图1。使用玻璃仪器皆应轻拿轻放,并应握在适当部位,避免折断,如蒸馏瓶和克氏蒸馏瓶在使用时应拿在瓶身或瓶颈处,不要握住支管把瓶子提起;三颈瓶也应拿在瓶身或瓶中间的瓶颈处。特别是当瓶中盛有液体时,如拿取不当,很易折断。

除试管外,其他的玻璃器皿都不能直接用火加热,以防炸裂。厚壁的玻璃器皿如吸滤瓶等不耐热,故不能加热。

广口容器(如烧杯等)不能用以贮放有机溶剂,以防溶剂挥发而造成火灾。

温度计不能当作搅棒使用,不能用来测量超过其刻度范围的温度。温度计用后要缓慢冷却,不可直接用水冲洗,以防炸裂。在使用浓硫酸作浴液测有机化合物的熔点和沸点后,应待其自然冷却后用废纸把温度计上的浓硫酸拭净,再用水洗,否则沾有浓硫酸的温度计遇水发热会使温度计炸裂。

带活塞的玻璃仪器在使用时应在活塞上涂薄薄一层凡士林,以免漏液(也不可涂得太多,以免沾污反应物或产物)。使用后应洗净,并在活塞与磨口间垫上纸片,以免久塞后黏住。不要把活塞塞好后放入烘箱内烘干,这样取出后常会黏住。若已黏住,可在活塞四周涂上润滑剂后用电吹风吹热,或置于水浴中加热煮沸一段时间,再设法打开。

现在标准口玻璃仪器的使用已十分普遍,为适应不同容量的玻璃仪器,有不同型号的标准磨口。通常应用的标准磨口有 14、19、24、29 等多种型号。这里的数字系指磨口最大端直径的毫米数。相同数字的内外磨口可以紧密相接。若两玻璃仪器因磨口型号不同无法直接相连,可借助于不同型号的磨口接头使之连接。一般学生实验中所用的标准口玻璃仪器为 14 号、19 号和 24 号。

标准口玻璃仪器使用方便,但使用时须注意下列事项:

(1) 磨口处必须洁净,若黏有固体杂物,会使磨口对接不密,导致漏气。杂物若很硬,当用力旋转磨口时,磨口很易损坏。

(2) 一般使用时无须在磨口处涂润滑剂,以免沾污反应物或产物。若反应中使用强碱,为避免磨口连接处因碱腐蚀黏住难以拆开,须涂以润滑剂。减压蒸馏时,若所需真空度较高,磨口处应涂真空油脂。在涂润滑剂或真空油脂时,应细心地在磨口大的一端涂上薄薄一圈,切勿涂得太多,以免沾污产物。

(3) 安装标准口玻璃仪器应注意整齐、正确,否则常易将仪器折断。

(4) 用后应将仪器拆卸洗净,若长期放置,则磨口连接处会黏牢,若已黏牢难以拆开,可参见上面处理带活塞玻璃仪器的方法。

2. 实验产率的计算

有机合成中,理论产量是指根据反应方程式原料全部转化成产物的数量。实际产量是指实验中实际分离得到的纯净产物的数量。由于反应不完全、发生副反应及操作上的损失等原因,实际产量低于理论产量。产率是用实际产量和理论产量比值的百分数来表示的。

$$产率=\frac{实际产量}{理论产量}\times 100\%$$

为了提高产率,往往增加其中某一反应物的用量。究竟使哪一种反应物过量,要根据这些反应物的价格、反应完成后是否容易除去或回收等情况来决定。计算理论产量时应以用量少的反应物为基准。

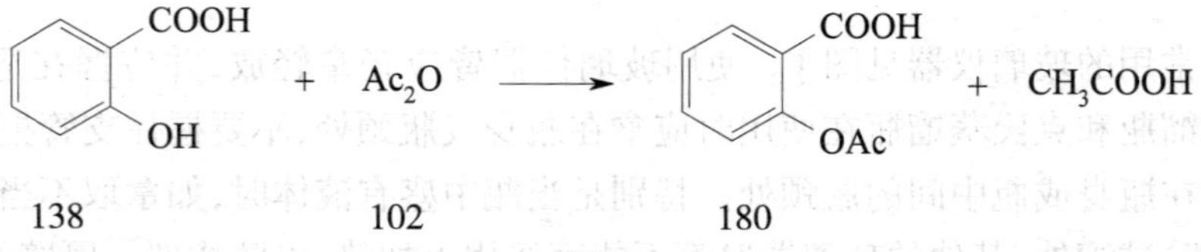

相对分子质量	138	102		180
投料量	10.0 g	21.5 g	得量	10.5 g
物质的量	0.072 mol	0.21 mol		0.058 mol

$$理论产量=0.072\times180=13.0\ g$$

$$产率=\frac{10.5\ g}{13.0\ g}\times100\%=80.7\%$$

3. 实验记录和报告

做好实验记录和实验报告是每一个科研人员必备的基本素质。实验记录应记在专门的实验记录本上,实验记录本应有连续页码。所有观察到的现象、实验时间、原始数据、操作和后处理方法、步骤均应及时、准确、详细地记录在实验记录本上,并签上名,以保证实验记录的完整性、连续性和原始性。任何将实验情况记录在便条纸、草稿纸、纸巾等容易失落或损失的地方的做法都是错误的。

在实验前,对所做的实验应该充分做好预习工作。反应的原理,可能发生的反应机制、副反应,实验操作的原理和方法,产物提纯的原理和方法,注意事项及实验中可能出现的危险及处置办法,都应在预习工作中给出详细的报告。同时还要了解反应中化学试剂的化学计量学用量,对化学试剂和溶剂的理化常数等要记录在案,以便查询。

常见实验记录格式

实验题目:

实验人: 实验日期: 天气: 室温:

一、实验目的

二、反应原理

三、可能发生的副反应

四、化学试剂规格及用量

五、实验操作

六、小结

第二节 药物的制备实验

实验1 阿司匹林的制备

一、目的要求

1. 通过本实验,掌握阿司匹林的性状、特点和化学性质。
2. 熟悉和掌握酯化反应的原理和实验操作。
3. 进一步巩固和熟悉重结晶的原理和实验方法。
4. 了解阿司匹林中杂质的来源和鉴别方法。

二、反应原理

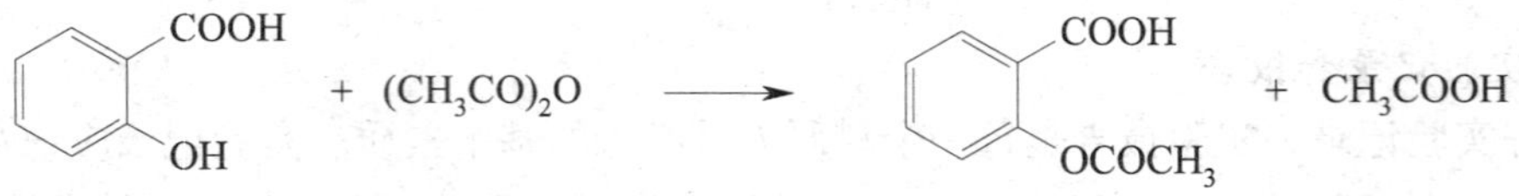

在反应过程中,水杨酸会自身缩合,形成一种聚合物。利用阿司匹林和碱反应生成水溶性钠盐的性质,从而与聚合物分离。

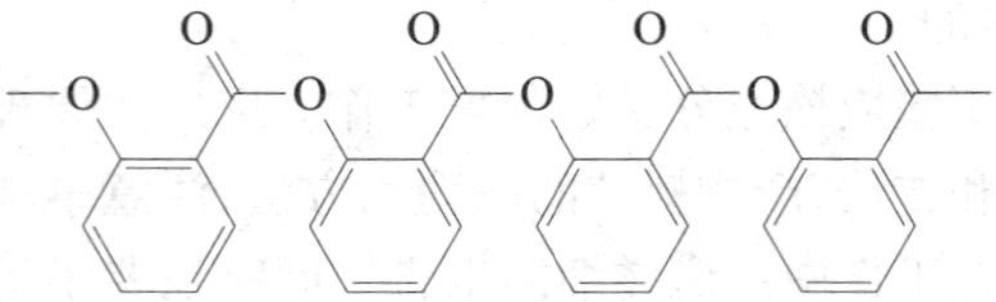

聚合物

在阿司匹林产品中的另一个主要的副产物是水杨酸,其来源可能是酰化反应不完全的原料,也可能是阿司匹林的水解产物。水杨酸可以在最后的重结晶中加以分离。

三、实验方法

1. 原料规格及配比

原料名称	规　格	用　量	物质的量/mol	物质的量之比
水杨酸	药用	10.0 g	0.072	1
醋酐	CP	25 ml	0.34	4.7
蒸馏水		适量		
乙酸乙酯	CP	10 ~ 15 ml		
浓硫酸	CP	25 滴(约 1.5 ml)		

2. 操作

在 500 ml 的锥形瓶中,放入水杨酸 10.0 g,醋酐 25.0 ml,然后用滴管加入浓硫酸,缓缓地旋摇锥形瓶,使水杨酸溶解。将锥形瓶放在蒸汽浴上(附注 1)慢慢加热至 85 ~ 95℃,维持温度 10 min。然后将锥形瓶从热源上取下,使其慢慢冷却至室温。在冷却过程中,阿司匹林渐渐从溶液中析出(附注 2)。待冷到室温,结晶形成后,加入水 250 ml(附注 3),并将该溶液放入冰浴中冷却。待充分冷却后,大量固体析出,抽滤得到固体,冰水洗涤,并尽量压紧抽干,得到阿司匹林粗品。

将阿司匹林粗品放在 150 ml 烧杯中,加入饱和的碳酸氢钠水溶液 125 ml(附注 4)。搅拌到没有二氧化碳放出为止(无气泡放出,嘶嘶声停止)。有不溶的固体存在。真空抽滤,除去不溶物并用少量水洗涤。另取 150 ml 烧杯一只,放入浓盐酸 17.5 ml 和水 50 ml,将得到的滤液慢慢地分多次倒入烧杯中,过倒边搅拌。阿司匹林从溶液中析出(附注 5)。将烧杯放入冰浴中冷却,抽滤固体,并用冷水洗涤,抽紧压干固体,得阿司匹林粗品,mp.

135~136℃。

将所得的阿司匹林放入25 ml锥形瓶中,加入少量的热的醋酸乙酯(不超过15 ml),在蒸汽浴上缓缓地不断地加热直至固体溶解,冷却至室温,或用冰浴冷却(附注6),阿司匹林渐渐析出,抽滤得到阿司匹林精品(附注7)。

3. 附注

(1) 加热的热源可以是蒸汽浴,电加热套,电热板,也可以是烧杯加水的水浴。若加热的介质为水时,要注意,不要让水蒸气进入锥形瓶中,以防止醋酐和生成的阿司匹林水解。

(2) 倘若在冷却过程中阿司匹林没有从反应液中析出,可用玻璃棒或不锈钢刮勺轻轻摩擦锥形瓶的内壁,也可同时将锥形瓶放入冰浴中冷却促使结晶生成。

(3) 加水时要注意,一定要等结晶充分形成后才能加入。加水时要慢慢加入,并有放热现象,甚至会使溶液沸腾。产生醋酸蒸气,须小心,最好在通风橱中进行。

(4) 当碳酸氢钠水溶液加到阿司匹林中时,会产生大量的气泡,注意分批少量地加入,一边加一边搅拌,以防气泡产生过多,引起溶液外溢。

(5) 如果将滤液加入盐酸后,仍没有固体析出,测一下溶液的pH是否呈酸性,如果不是,再补加盐酸至溶液pH为2左右,会有固体析出。

(6) 此时应有阿司匹林从醋酸乙酯中析出。若没有固体析出,可加热将醋酸乙酯挥发掉一些,再冷却,重复操作。

(7) 阿司匹林纯度可用下列方法检查:取两支干净试管,分别放入少量的水杨酸和阿司匹林精品。加入乙醇各1 ml,使固体溶解。然后分别在每支试管中加入几滴10% $FeCl_3$ 溶液,盛水杨酸的试管中有红色或紫色颜色出现,盛阿司匹林精品的试管中应是无色的。

四、思考题

1. 在阿司匹林的合成过程中,要加入少量的浓硫酸,其作用是什么?除硫酸外,是否可以用其他酸代替?

2. 产生聚合物是合成中的主要副产物,生成的原理是什么?除聚合物外是否还会有其他可能的副产物?

3. 药典中规定,成品阿司匹林中要检测水杨酸的量,为什么?本实验中采用什么方法来测定水杨酸?试简述其基本原理。

实验2 磺胺醋酰钠的制备

一、目的要求

1. 掌握磺胺类药物的一般理化性质,并掌握如何利用其理化性质的特点来达到分离提纯产品的目的。

2. 掌握乙酰化反应的原理。

二、反应原理

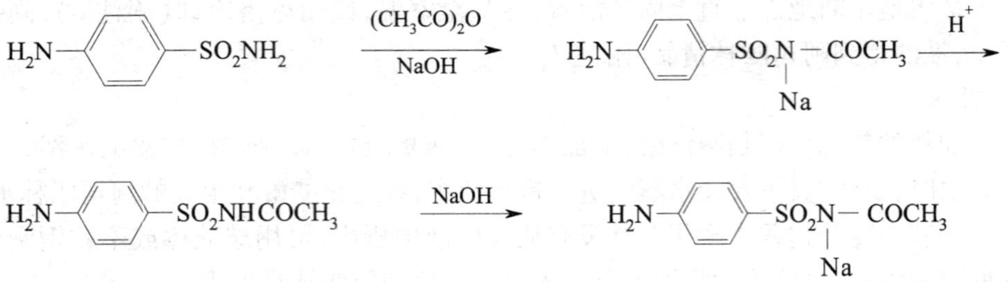

三、实验方法

（一）磺胺醋酰（SA）的制备

1. 原料规格及配比

原料名称	规　格	用　量	物质的量/mol	物质的量之比
磺胺	CP	17.2 g	0.1	1
醋酐	CP	13.6 ml	0.185	1.85
氢氧化钠	22.5%	22.0 ml	0.15	1.5
氢氧化钠	77%	12.5 ml	0.36	3.6

2. 操作

在装有搅拌、温度计和回流冷凝管的100 ml的三颈瓶中投入磺胺17.2 g及22.5%氢氧化钠溶液22 ml，开动搅拌，于水浴上加热至50℃左右，待物料溶解后，滴加醋酐3.6 ml，5 min后滴加77%的氢氧化钠液2.5 ml（附注1），并保持反应液pH在12～13之间，随后每隔5 min交替滴加醋酐及氢氧化钠液，每次2 ml（附注2），加料期间反应温度维持在50～55℃及pH在12～13之间（附注3）。加料毕，继续保温搅拌反应30 min。将反应液转入100 ml烧杯中，加水20 ml稀释。用浓盐酸调pH至7，于冰浴中放置1～2 h，冷却析出固体。抽滤固体，用适量冰水洗涤（附注4）。洗液与滤液合并后用浓盐酸调pH为4～5，滤取沉淀压干（附注5）。沉淀用3倍量的10%盐酸溶解，放置30 min，抽滤除去不溶物，滤液加少量活性炭室温脱色后，用40%氢氧化钠溶液调pH至5析出磺胺醋酰，抽滤，于红外灯下干燥得10 g，mp. 179～184℃（附注6）。如熔点不合格，可用热水（1:15）精制。

3. 附注

（1）本实验中使用氢氧化钠溶液有多种不同的浓度，在实验中切勿用错，否则会导致实验失败。

（2）滴加醋酐和氢氧化钠溶液是交替进行，每滴完一种溶液后，让其反应5 min后，再滴入另一种溶液。滴加是用玻璃吸管加入，滴加速度以液滴一滴一滴滴下为宜。

（3）反应中保持反应液pH在12～13之间很重要，否则收率将会降低。

（4）在pH 7时析出的固体不是产物，应弃去。产物在滤液中，切勿搞错。

（5）在pH为4～5时析出的固体是产物。

(6) 在本实验中,溶液 pH 的调节是反应能否成功的关键,应小心注意,否则实验会失败或收率降低。

(二) 磺胺醋酰钠的制备

1. 原料规格及配比

原料名称	规 格	用 量	物质的量/mol	物质的量之比
磺胺醋酰	自制	上步得量		
氢氧化钠溶液	40%	适量		

2. 操作

将以上所得的磺胺醋酰投入 50 ml 烧杯中,滴加少量水润湿(< 0.5 ml)(附注 1)。于水浴上加热至 90℃,滴加 40% 氢氧化钠至恰好溶解,溶液 pH 为 7 ~ 8,趁热抽滤,滤液转至小烧杯中放冷析出结晶(附注 2),抽滤,干燥,得磺胺醋酰钠 9 g。

3. 附注

(1) 加入水的量以使磺胺醋酰略湿即可。0.5 ml 较难掌握,可适当多加入一些(1 ml 左右),在析晶时再蒸发去一些水分。

(2) 此步须趁热过滤,漏斗应先预热。若滤液放置后较难析出结晶,可置电炉上略加热,使其挥发去一些水分,再放冷析晶。

四、思考题

1. 磺胺类药物有哪些理化性质?在本实验中是如何利用这些性质进行产品纯化的?
2. 反应液处理时,pH 为 7 时析出的固体是什么?pH 为 5 时析出的固体是什么?在 10% 盐酸中不溶物是什么?为什么?
3. 反应过程中,调节 pH 在 12 ~ 13 之间是非常重要的。若碱性过强,其结果是磺胺较多、磺胺醋酰次之,磺胺双醋酰较少;碱性过弱,其结果是磺胺双醋酰较多,磺胺醋酰次之,磺胺较少,为什么?

实验 3 贝诺酯的制备

一、目的要求

1. 了解拼合原理在药物化学中的应用,以及酯化反应在药物结构修饰中的应用。
2. 了解酯化反应的原理及方法,掌握无水操作的技能。
3. 掌握有害尾气的吸收方法。

二、反应原理

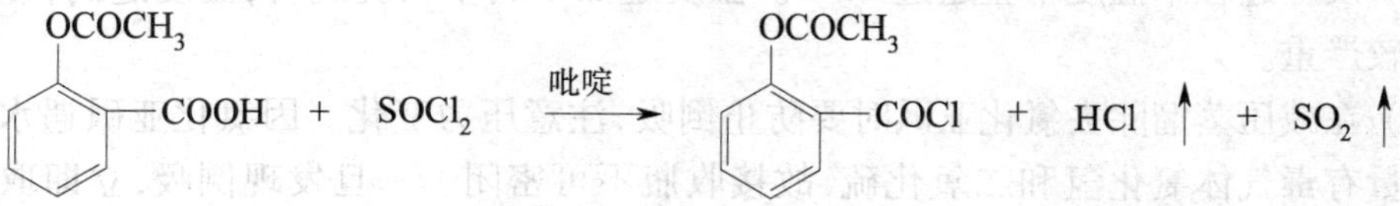

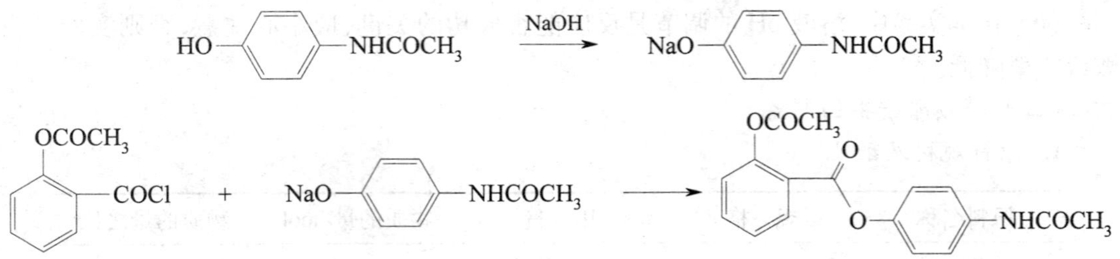

三、实验方法

1. 原料规格及配比

原料名称	规 格	用 量	物质的量/mol	物质的量之比
阿司匹林	药用	9 g	0.05	1
氯化亚砜	CP	5 ml	0.05	1
吡啶	CP	1 滴		
扑热息痛	药用	8.6 g	0.057	1.14
氢氧化钠	CP	3.3 g	0.082	1.64
丙酮	AR	6 ml		

2. 操作

在装有回流冷凝管(上端附有氯化钙干燥管,排气导管通入氢氧化钠吸收液中)、温度计的 150 ml 三颈瓶中(附注 1),加入阿司匹林 9 g,氯化亚砜 5 ml(附注 2),滴入吡啶一滴(附注 3),置油浴缓缓加热,充分搅拌,约 50 min 升温至 75℃,维持 70 ~ 75℃(附注 4),至无气体逸出(2 ~ 3 h)。反应完毕以水泵减压蒸馏除去过量的氯化亚砜后(防止倒吸)(附注 5),冷却,得乙酰水杨酰氯,加入无水丙酮 6 ml(附注 6),混匀密封备用。

在装有搅拌、恒压滴液漏斗、温度计的 150 ml 三颈瓶中,加入扑热息痛 8.6 g,水 50 ml,保持 10 ~ 15℃,搅拌下,缓缓加入氢氧化钠溶液 18 ml(3.3 g 氢氧化钠加水至 18 ml)。降温至 8 ~ 12℃,慢慢滴入上述乙酰水杨酰氯无水丙酮液,约 20 min 滴毕,调 pH 至 9 ~ 10,于 20 ~ 25℃搅拌 1.5 ~ 2 h(保持 pH 为 8 ~ 10)。反应毕,抽滤,用水洗至中性,烘干得粗品。

以 95% 乙醇精制(粗品:95% 乙醇 = 1:8),得精品 5 ~ 7 g,mp. 174 ~ 178℃,收率 44%。

3. 附注

(1) 合成酰氯的这一步反应为无水反应,所用仪器必须干燥;注意尾气吸收。

(2) 为了便于搅拌以及观察内温,使反应进行得更完全,可适当增加氯化亚砜至 6 ~ 7 ml。

(3) 吡啶仅起催化作用,不可过多,否则影响色泽和产量。

(4) 反应过程中温度不宜超过 80℃。温度过低不利于反应进行;温度过高,氯化亚砜挥发比较严重。

(5) 在减压蒸馏除去氯化亚砜时要防止倒吸,注意压力变化。因氯化亚砜遇水分解可放出大量有毒气体氯化氢和二氧化硫,故接收瓶不可密闭。一旦发现倒吸,立即取下接收瓶，用大量水冲洗。

（6）分析纯的丙酮加入干燥剂干燥后即可使用。

四、思考题

1. 由羧酸制备酰氯常用的方法有哪些？
2. 本实验中吡啶的作用是什么？若加入吡啶量过多会有什么后果？为什么？
3. 什么叫拼合原理？举例说明其在药物化学中的意义。

习题参考答案

第一章

1. 麻醉药是使患者痛觉消失，以便进行外科手术的药物。主要分为全身麻醉药(General Anesthetics)和局部麻醉药(Local Anesthetics)两大类。全身麻醉药作用于中枢神经，使其受到可逆性抑制，从而使患者意识、感觉和反射运动消失。局部麻醉药则作用于外周神经组织，可逆性地阻断感觉神经冲动的传导，使患者在意识清醒状态下局部失去痛感。

2. 经氧瓶燃烧法破坏后，以稀氢氧化钠液吸收，加茜素蓝试液和醋酸钠的稀醋酸液，再加硝酸亚铈试液，即显蓝紫色。这是对含氟有机药物的一般鉴别方法。

3. 优秀局麻药具有以下特性：① 选择性地作用于神经组织，对相邻的其他组织无不良影响；② 作用具有可重复性；③ 作用强，毒性小；④ 产生麻醉的诱导期短；⑤ 持续作用时间长；⑥ 溶于水。

4. (1) 芳酸酯类局麻药(如普鲁卡因)

(2) 酰胺类局麻药(如利多卡因)

(3) 氨基酮类局麻药(如达克罗宁)

(4) 氨基醚类局麻药(如二甲异喹)

(5) 氨基甲酸酯类局麻药(如卡比佐卡因)

5. (1) 分子结构中含有酯键，水溶液不稳定，易被水解生成对氨基苯甲酸和二乙氨基乙醇后失效。水解速度受温度和 pH 的影响较大，随 pH 增大，水解速率加快，$pH<2.5$ 时，水解速率也增大，在 pH 3 ~ 3.5 时最稳定。在相同 pH 时，温度升高，水解速率增大。

(2) 分子结构中含有芳伯氨基，水溶液易被氧化而变色，氧化反应受 pH 和温度的影响，紫外线、氧、重金属离子等均可加速本品的分解变色。本品显芳伯胺的特征反应，在稀盐酸中与亚硝酸钠生成重氮盐，加入碱性 β-萘酚试液，生成猩红色偶氮化合物沉淀，可用于鉴别。

6. 大部分临床应用的局麻药可以概括出基本麻醉骨架为：即亲脂性部分、亲水性部分和介于二者之间的中间连接部分。

(1) 亲脂性部分　该部分可改变的范围较大，可为芳烃基及其电子等排体，必须有一定的亲脂性，以苯的衍生物作用较强。苯环的邻对位引入给电子取代基，局麻作用增强。反之，吸电子取代基则作用减弱。同时邻位上的基团可以增加立体位阻，延长作用时间。苯环氨基上引入取代烷基，可增强活性。

(2) 中间部分　该部分是由酯基或其电子等排体和一个次烃基碳链组成的。在同一化合物中引入不同的电子等排体时，麻醉作用强度不同，作用持续时间也不同。烷基部分的碳原子数以 $n=2 \sim 3$ 为好，当 $n=3$ 时，麻醉作用最强，当酯键旁的烷基碳原子上有支链取代时，由于位阻增加，酯键较难水解，局麻作用增强，毒性也增大。

(3) 亲水性部分　该部分通常为仲胺和叔胺，因仲胺的刺激性较大，以叔氨基最常见。可以是二乙胺基或氢化的含氮杂环，如哌啶基、吗啉基或吡咯基等。本部分的胺还要求具有中等强度的碱性，使药物能成盐，利于制成水溶液供注射用。

7. 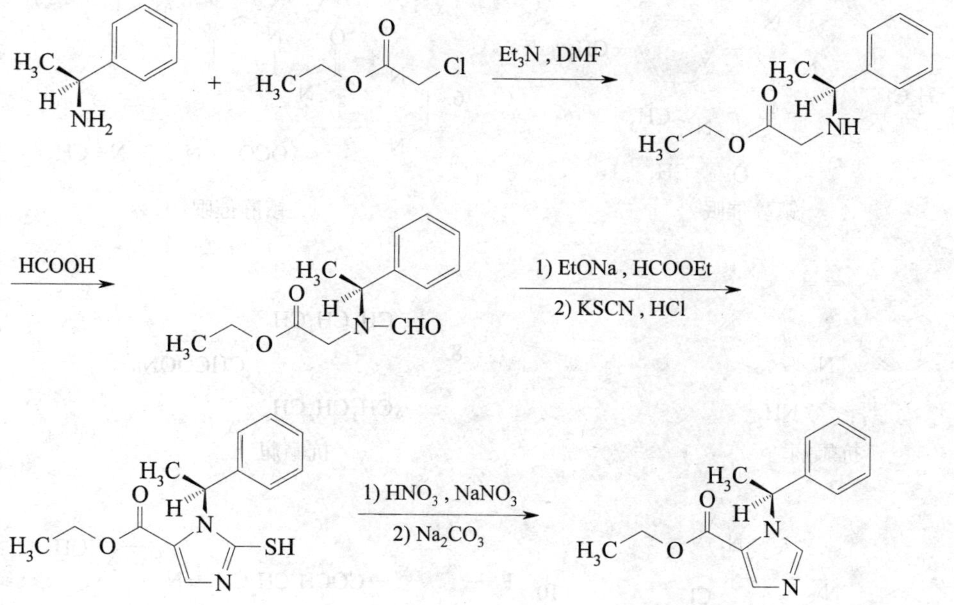

8. 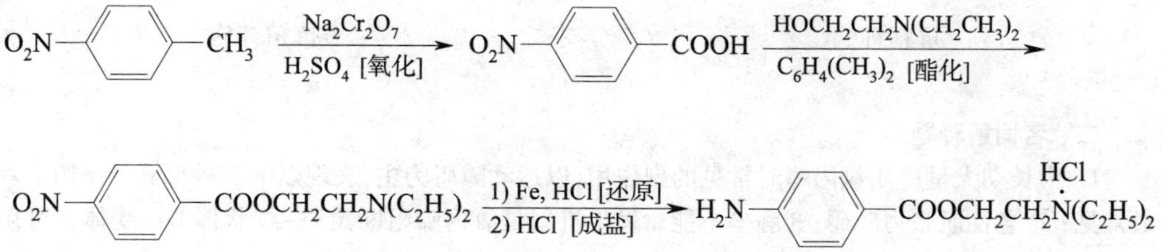

第二章

一、写出化学结构及主要临床用途

1. 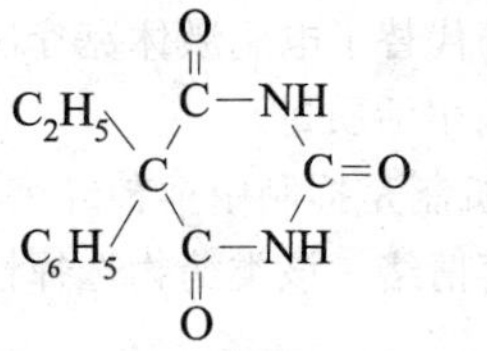

治疗失眠、惊厥和癫痫

2. 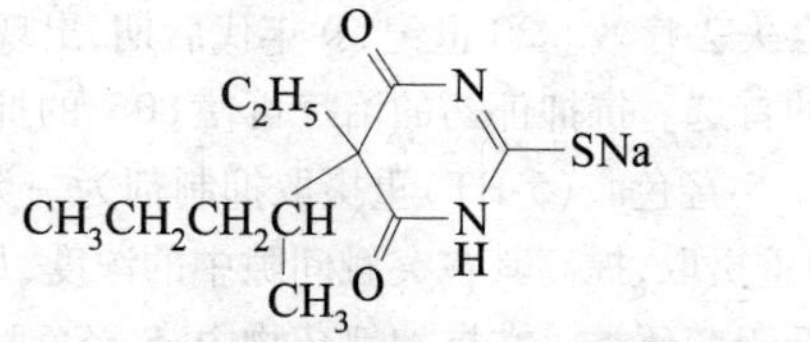

静脉麻醉、基础麻醉、抗惊厥以及复合麻醉

3. 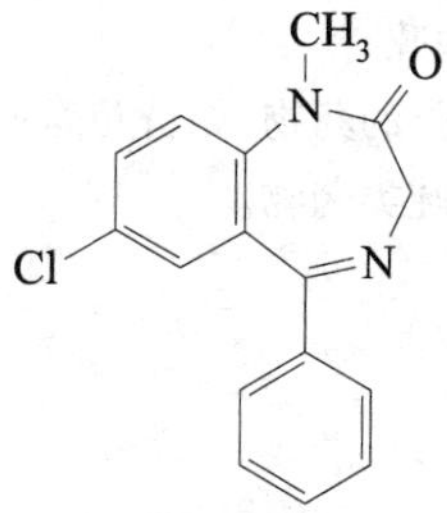

镇静催眠

4. 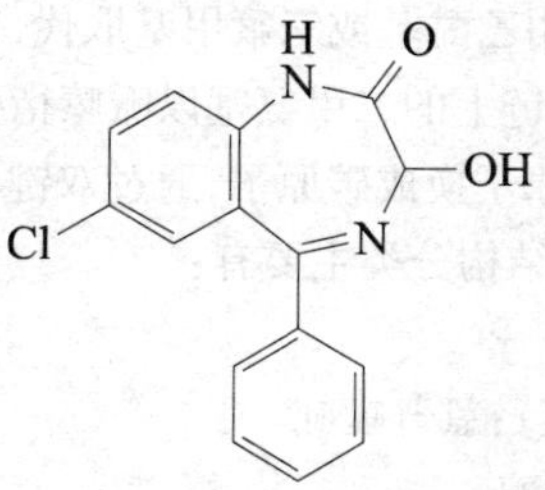

镇静催眠

5. 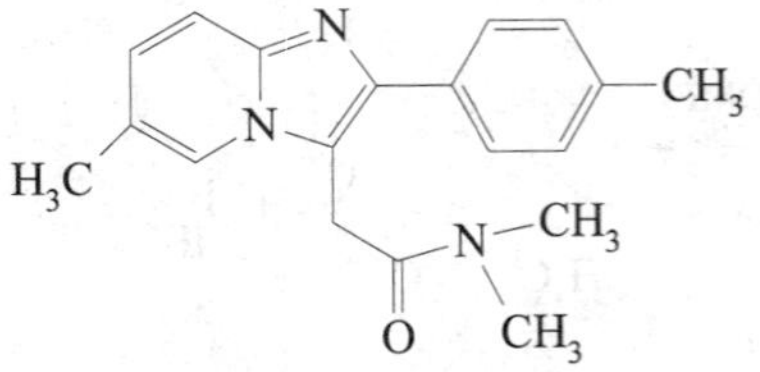

镇静催眠

6. 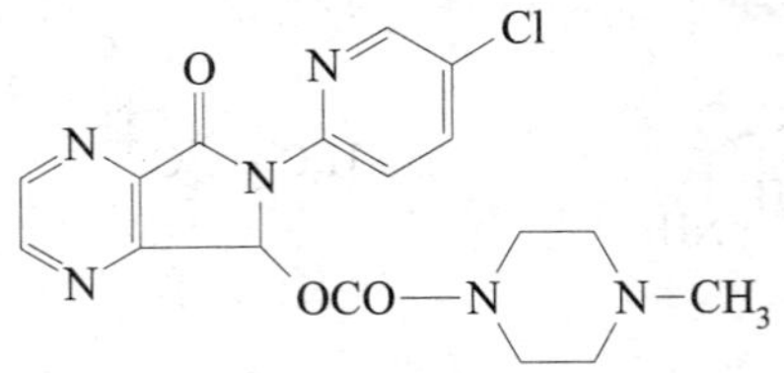

镇静催眠

7. 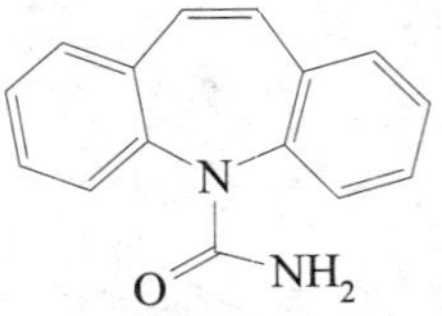

抗癫痫

8. 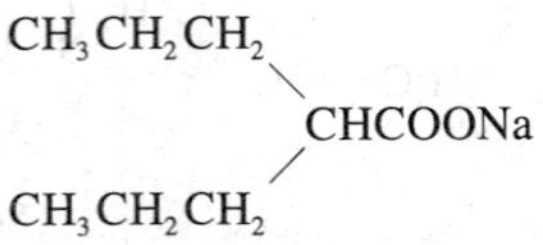

抗癫痫

9. 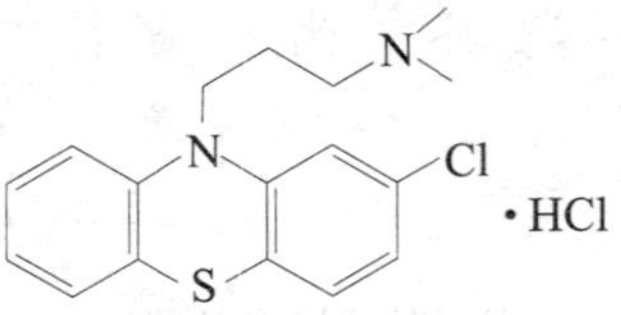

抗精神病

10. 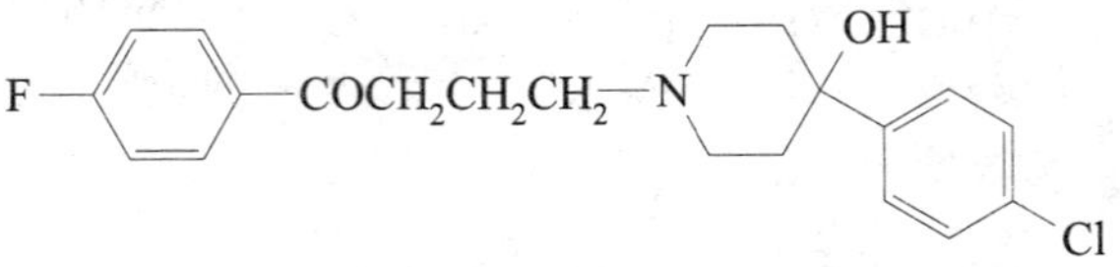

抗精神病

二、名词解释题

1. 为长期大量应用氯丙嗪时常见的副作用，以运动障碍为主，表现以下三种形式：① 帕金森综合征最常见；② 急性肌张力障碍；③静坐不能。发生机制是氯丙嗪阻断黑质-纹状体 DA 受体。可用中枢性抗胆碱药治疗。

2. 抑郁症是一种因脑生化改变所致的疾病，临床表现为情绪低落，悲观，睡眠障碍，严重者有自伤和自杀冲动。中枢去甲肾上腺素（NE）、5-羟色胺（5-HT）、多巴胺（DA）等单胺类神经递质含量过低及其受体功能低下等都被认为是引起抑郁症的原因。最初对抑郁症的治疗是采用电刺激休克疗法，但多次使用常会失去疗效。20 世纪 50 年代后期，出现了三环类抗抑郁药，该药代替了电刺激休克疗法，成为治疗休克的首选。抗抑郁药的治疗可使 80% 的抑郁症病人缓解病情，提高生活质量。

3. 5-羟色胺（5-HT）重摄取抑制剂为一类抗抑郁症药物，其作用机制是抑制中枢神经突触前膜对 5-HT 的重摄取，提高其在突触间隙中的浓度，从而可以改善病人的低落情绪。该类药物选择性强，副作用明显低于三环类。在抗抑郁药物中，5-羟色胺重摄取抑制剂的种类最多。

三、问答题

1. 吩噻嗪类药物的结构改造方法：

（1）吩噻嗪环的 2 位用乙酰基或三氟甲基取代，得到乙酰丙嗪或三氟丙嗪；

（2）将吩噻嗪 10 位侧链上的二甲氨基以哌嗪衍生物取代，得到作用更强的药物，如奋乃静；

（3）将吩噻嗪环上氮原子换成碳原子，通过双键与侧链相连，则得到噻吨类药物。

2. 抗精神病药按化学结构分类主要有：

（1）吩噻嗪类：氯丙嗪

（2）噻吨类（硫杂蒽类）：氯普噻吨

（3）丁酰苯类：氟哌啶醇

（4）二苯并氮杂䓬类：氯氮平

（5）苯甲酰胺类等：舒必利

3. 抗抑郁药主要可分为三类:一类是三环类抗抑郁药(TCA),它可提高脑中NE和5-HT的浓度,已成为抑郁症的标准治疗药物,但它起效慢,伴有严重不良反应,如心脏毒性;第二类抗抑郁药为单胺氧化酶抑制剂(MAOI),它能延缓大脑中NE和5-HT的降解,延长这些递质的作用时间;20世纪80年代末期,又开发出新一类抗抑郁药5-羟色胺再摄取抑制剂(SSRI),它可抑制突触前膜对5-HT的再摄取,增加突触间隙5-HT的浓度,提高突触后膜$5\text{-}HT_{1A}$受体的兴奋性,因而较安全。但是SSRI在治疗严重抑郁症时疗效不及TCA,而且,由于它非选择地刺激5-HT受体的各种亚型,所以会产生一些相关的不良反应。第四类为去甲肾上腺素能和特异性5-HT再摄取抑制剂(NaSSAs)。

4. (1) 中枢作用

① 抗精神病作用:用药后幻觉、妄想症状消失,情绪安定,理智恢复,用于精神分裂症。

② 镇吐作用:对各种原因引起的呕吐(降晕动病外)都有效。

③ 影响体温调节:用药后体温随环境温度而升降。用于低温麻醉与冬眠疗法。

④ 加强中枢抑制药作用,合用时宜减量。

(2) 植物神经系统作用阻断a、M受体,主要引起血压下降,口干等副作用。

(3) 内分泌系统作用致催乳素分泌增加引起泌乳,促性腺激素、生长素、促肾上腺皮质激素分泌减少。

5. (1) 一般反应

① 阻断M受体引起口干、便秘等。

② 阻断a受体引起体位性低血压。

(2) 锥体外系反应(长期大量应用时最常见的不良反应)

① 急性锥体外系运动障碍表现三种形式:帕金森综合征(最常见);急性肌张力障碍;静坐不能。

② 迟发生运动障碍(长期用药出现,停药后不消失)。

(3) 过敏反应:皮疹、皮炎、微胆管阻塞性黄疸、粒细胞减少。

(4) 药源性精神异常:表现抑郁症状等。

(5) 猝死:冠心病患者易发生。

(6) 急性中毒:表现为昏睡休克。

6. 氟哌啶醇抗精神病作用很强,尤以抗躁狂、幻觉、妄想的作用显著,阻断中枢D2受体作用较吩噻嗪类强,镇吐效应亦强,镇静、阻断a受体与抗胆碱作用较氯丙嗪弱。

7. 氯丙嗪降压主要是由于阻断a受体。肾上腺素可激活a和b受体产生心血管效应。氯丙嗪中毒时,肾上腺素用后仅表现b效应,结果使血压更加降低,故不宜选用,而应选用主要激动a受体的去甲肾上腺素。

8. 氯丙嗪结构中具有吩噻嗪环,易被氧化。在空气中或日光下放置,渐变为红棕色,日光及重金属离子有催化作用。盐酸氯丙嗪注射液在日光作用下引起氧化变质反应,使注射液pH降低。口服或注射给药,部分病人在日光强烈照射下发生严重的光化毒反应。氟奋乃静分子结构中具有吩噻嗪环,易被氧化。加硫酸溶解,显淡红色,温热后变成红褐色。

9. 吩噻嗪类抗精神病药构效关系:

(1) 吩噻嗪环2位引入吸电子基团(CF_3,Cl等),使作用增强。

(2) 2位引入吸电子基团,例如氯丙嗪2位有氯原子取代,使分子有不对称性,10位侧链向含氯原子的苯环方向倾斜是这类抗精神病药的重要结构特征。

(3) 吩噻嗪母核上10位氮原子与侧链碱性氨基之间相隔3个碳原子时,抗精神病作用强,间隔2个碳原子,例如异丙嗪缺乏抗精神病活性。

(4) 侧链末端的碱性基团可为脂肪叔氨基,也可为哌啶基或哌嗪基。以哌嗪基侧链作用最强。

10. 盐酸氯丙嗪以间氯苯胺与邻氯苯甲酸为原料制得2-羧基-3-氯-二苯胺。用硫环合时,生成少量

4-氯吩噻嗪，该化合物在氯苯中溶解度大，可用氯苯作溶剂，2-氯吩噻嗪析出结晶，而 4-氯吩噻嗪留在母液中。以 1-氯-3-二甲氨基丙烷为侧链缩合得到氯丙嗪后，用饱和盐酸醇溶液成盐得到盐酸氯丙嗪。

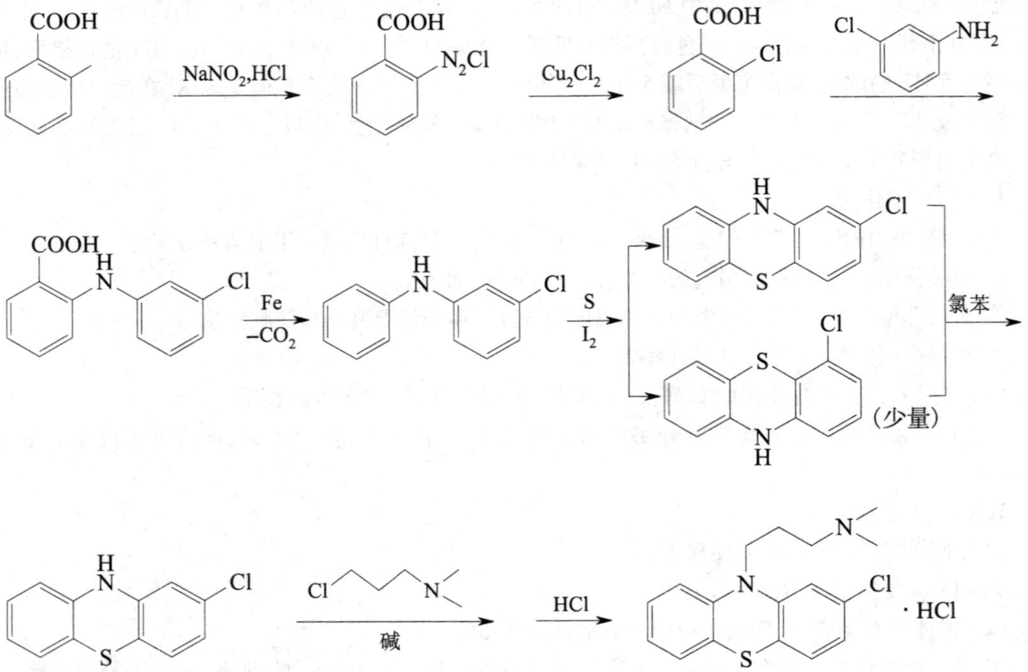

11. 略

第三章

一、试写出下列药物的化学结构及主要临床用途

1. 吗啡　中枢镇痛药

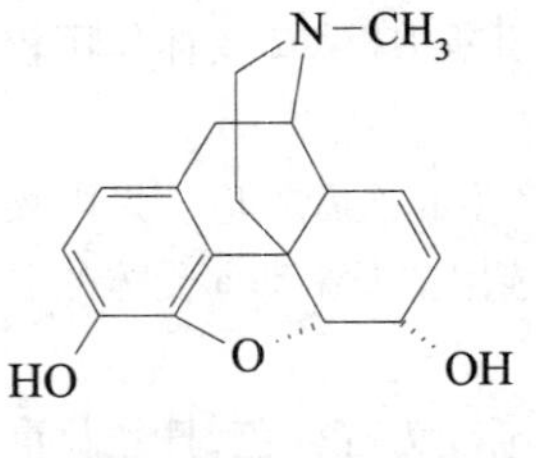

2. 盐酸哌替啶　中枢镇痛药

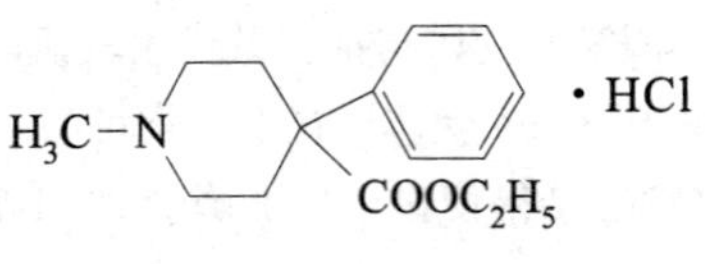

3. 枸橼酸芬太尼　中枢镇痛药

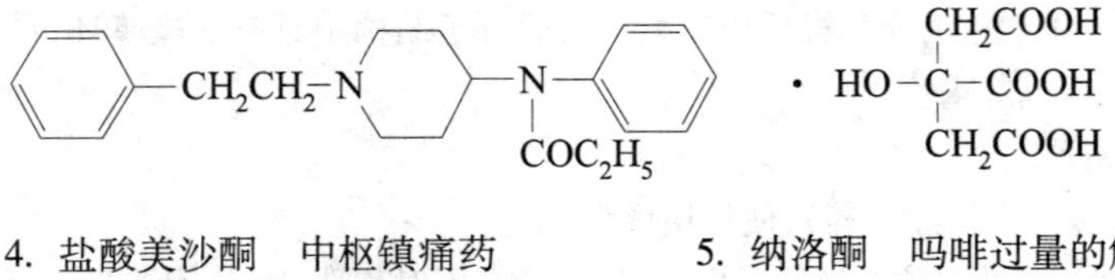

4. 盐酸美沙酮　中枢镇痛药

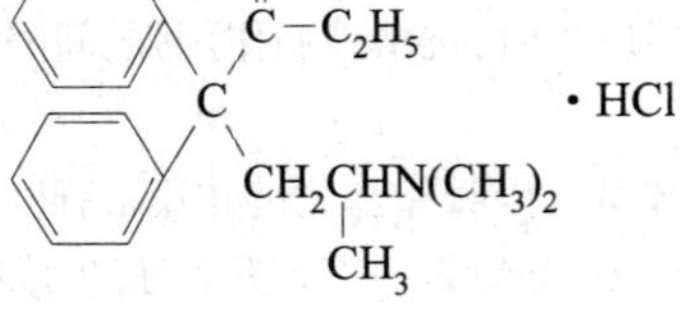

5. 纳洛酮　吗啡过量的解毒剂

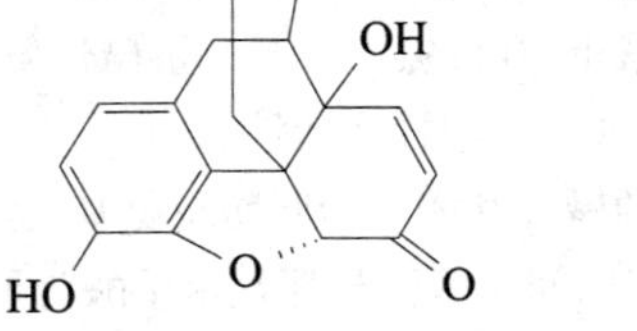

6. 喷他佐辛　拮抗性镇痛药

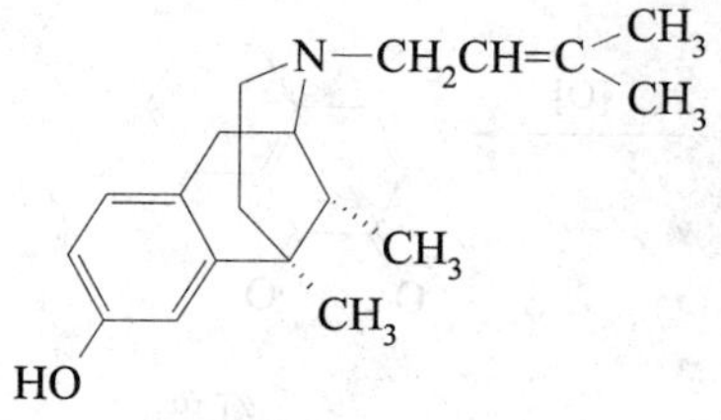

7. 可待因　中枢性镇咳药

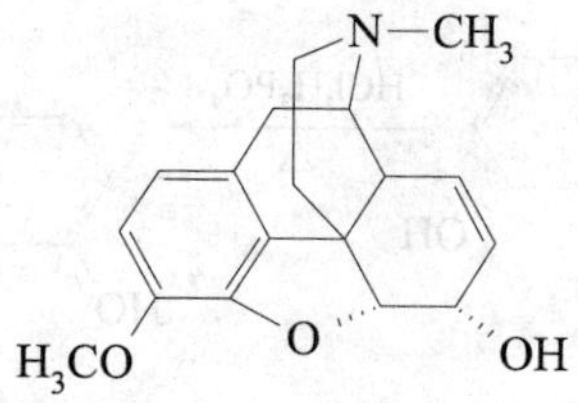

8. 喷妥维林　中枢性镇咳药

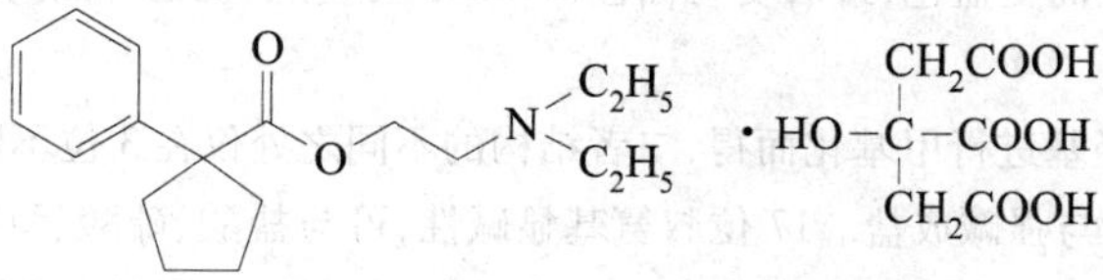

9. 盐酸溴己新　祛痰药

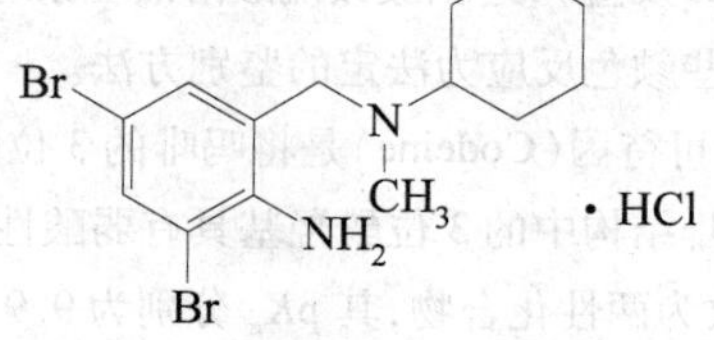

二、问答题

1. 镇痛药是一类作用于中枢神经系统的阿片受体，选择性地抑制痛觉中枢的药物，由于存在麻醉性副作用，所以称为麻醉性镇痛药（Narcotic Analgesics），不影响意识，也不影响触觉和听觉。镇痛作用强，一般用于严重创伤或烧伤等急性锐痛，但副作用较为严重，反复应用后易产生成瘾性、耐受性以及呼吸抑制等，受国家颁布的《麻醉药物管理条例》的管制。镇痛药和解热镇痛药不同，解热镇痛药作用部位主要在外周，镇痛效果相对较弱，只对常见的慢性钝痛有良好作用，而对手术后等的剧烈锐痛几乎无效。

2. 吗啡的化学性质如下：

（1）吗啡结构中的3位酚羟基，不仅具有酸性，还不稳定，易被氧化而变色，生成毒性较大的双吗啡（Dimorphine）或称之为伪吗啡（Pseudomorphine）、N-氧化吗啡和微量的甲胺等。

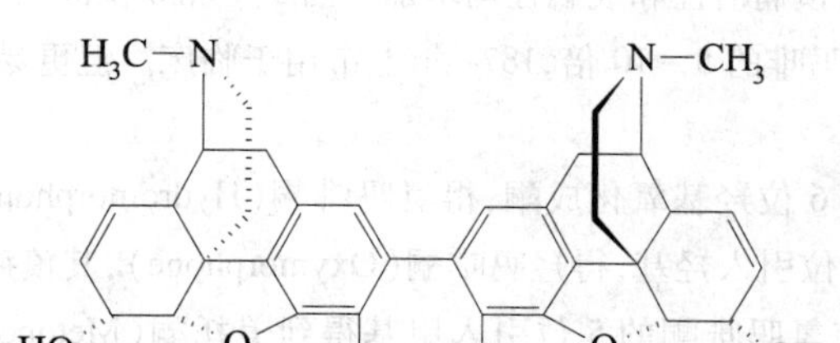

双吗啡

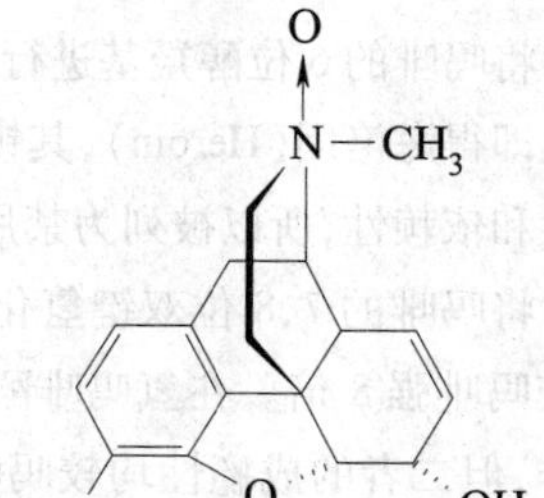

N-氧化吗啡

（2）吗啡分子中的6,7,8位为烯丙醇结构，而E环相当于氢化呋喃环，对酸性条件比较敏感。当吗啡在酸性水溶液中加热，可经脱水重排，生成阿扑吗啡（Apomorphine）。阿扑吗啡对呕吐中枢有显著兴奋作用，临床用作催吐剂。

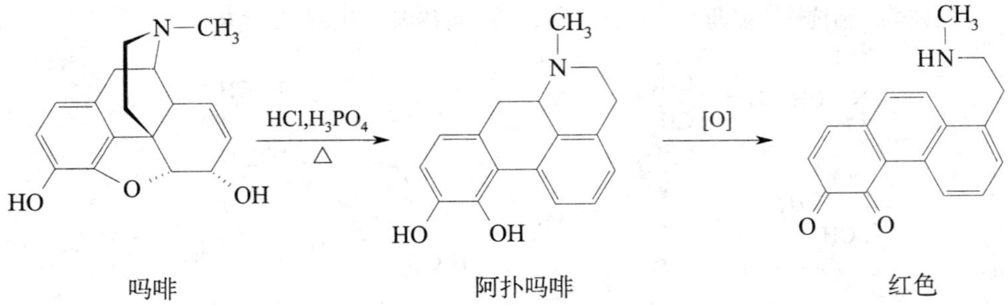

（3）吗啡有许多颜色反应：盐酸吗啡水溶液遇中性三氯化铁试液呈蓝色；遇甲醛硫酸试液呈蓝紫色（Marquis 反应）；遇钼酸铵硫酸溶液显紫色，继而变蓝色，最后变为棕色（Frohde 反应）。现在各国药典仍采用这些颜色反应为法定的鉴别方法。

3. 可待因（Codeine）是将吗啡的 3 位酚羟基进行甲基化而得，二者结构的不同之处仅在 3 位不同。

吗啡结构中的 3 位酚羟基具有弱酸性，可与强碱成盐。17 位叔氨基显碱性，可与盐酸、硫酸、氢溴酸成盐，故为两性化合物，其 pK_a 分别为 9.9 和 8.0。由于吗啡结构中的 3 位酚羟基不稳定，易被氧化而变色，生成毒性较大的双吗啡（Dimorphine）或称之为伪吗啡（Pseudomorphine）、N-氧化吗啡和微量的甲胺等。空气中氧、日光和紫外线照射或铁离子可促进此反应，属自由基氧化反应，pH 4 时较稳定，在中性或碱性条件下氧化速度加快。可待因（Codeine）结构中无游离酚羟基，仅显碱性，可与酸成盐。化学性质较吗啡稳定，但遇光仍易变质。由于 3 位酚羟基对生理活性的重要性，吗啡和可待因的药理活性方面也不相同。吗啡是 μ 受体强激动剂，镇痛作用强，还具有镇咳、镇静作用，临床主要用于抑制剧烈疼痛，亦用于麻醉前给药。但最大缺点是具有成瘾性和抑制呼吸中枢等严重副作用，故忌持续应用。可待因是 μ 受体弱激动剂，镇痛活性是吗啡的 1/6～1/12，镇咳作用是吗啡的 1/4，呼吸抑制、耐受性、成瘾性等均较吗啡轻，作为中枢麻醉性镇咳药，是临床最有效的镇咳药之一。

4. （1）将吗啡的 3 位酚羟基进行酰化或烷基化，导致镇痛活性降低，同时成瘾性也降低。如可待因（Codeine）的镇痛活性是吗啡的 1/6～1/12，镇咳作用是吗啡的 1/4，呼吸抑制、耐受性、成瘾性等均较吗啡轻，作为中枢麻醉性镇咳药，是临床最有效的镇咳药之一。

（2）将吗啡的 6 位醇羟基进行烃化、酰化，镇痛活性和成瘾性均增加。当 3 位和 6 位的两个羟基均被乙酰化即得海洛因（Heroin），其镇痛作用是吗啡的 5～10 倍，1874 年上市用于临床。但更易成瘾、产生耐受性和依赖性，所以被列为禁用的毒品。

（3）将吗啡的 7，8 位双键氢化还原，同时 6 位羟基氧化成酮，得氢吗啡酮（Hydromorphone），其镇痛作用较吗啡强 8 倍。在氢吗啡酮分子的 14 位引入羟基，得羟吗啡酮（Oxymorphone），其镇痛作用 10 倍于吗啡，但二者的成瘾性均较吗啡更高。在氢吗啡酮的 5 位引入甲基得到美托酮（Metopon），其镇痛作用与成瘾性分离较为显著，镇痛作用比吗啡强 3 倍，而且成瘾性小，可以口服，是较吗啡为优的镇痛药。

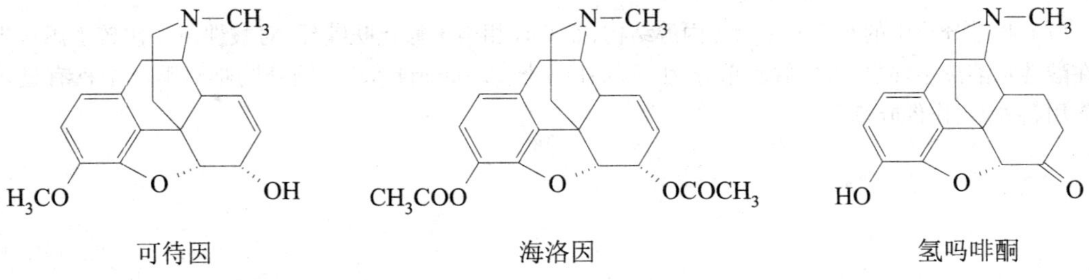

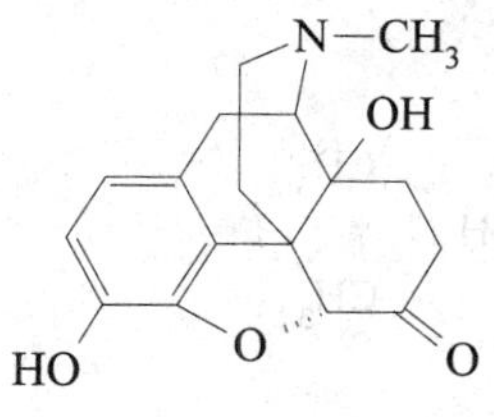

羟吗啡酮

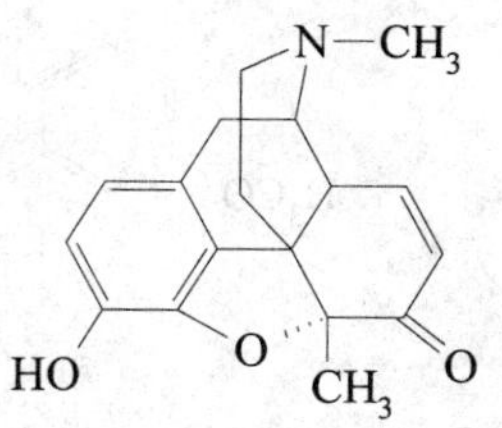

美托酮

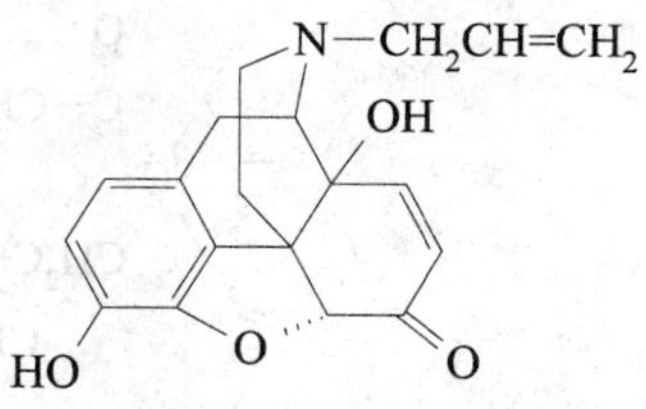

纳洛酮

（4）吗啡17位氮原子上的甲基被不同的基团取代后可以决定其为激动剂还是拮抗剂。如被烯丙基、环丙烷甲基或环丁烷甲基等3～5个碳的取代基取代后，则导致吗啡对受体的作用发生逆转，镇痛作用减弱，成为拮抗性占优势的药物。纳洛酮（Naloxone）是阿片受体完全拮抗剂，拮抗作用为烯丙吗啡的10～20倍，是研究阿片受体的重要工具药，临床上用于解救吗啡类药物中毒，解除呼吸抑制并使血压上升。

5.（1）吗啡烃类

将吗啡结构中的4，5位氧桥（E环）除去后的母环为吗啡烃（Morphinane）。如左啡诺（Levorphanol）的镇痛作用约为吗啡的4倍，可以口服，作用时间可维持8 h，已用于临床。

（2）苯吗喃类

在吗啡烃结构基础上进一步简化，将C环打开，仅保留A、B、D环，则得到苯吗喃（Benzomarphans）类衍生物。喷他佐辛（Pentazocine，镇痛新）镇痛作用约为吗啡的1/3，但几乎无成瘾性，是第一个非麻醉性镇痛药，是μ受体的微弱拮抗剂，κ受体激动剂；也属于拮抗性镇痛药。

（3）哌啶类

哌啶类药物可以看做是吗啡保留A和D环的类似物。哌替啶（Pethidine）不仅有解痉作用，而且有镇痛作用，是临床上使用的第一个合成镇痛药。其镇痛作用仅为吗啡的1/10，但成瘾性亦小。

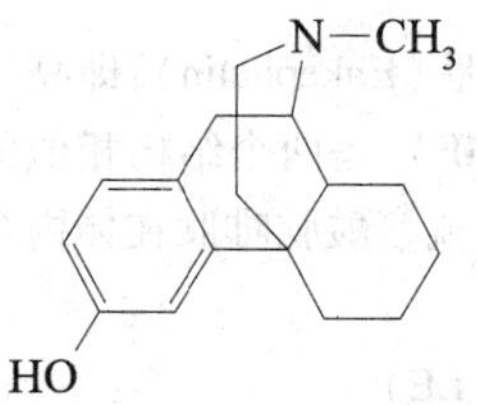

左啡诺

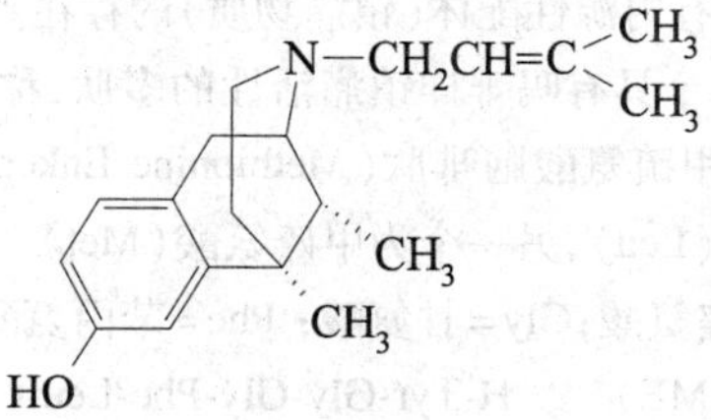

喷他佐辛

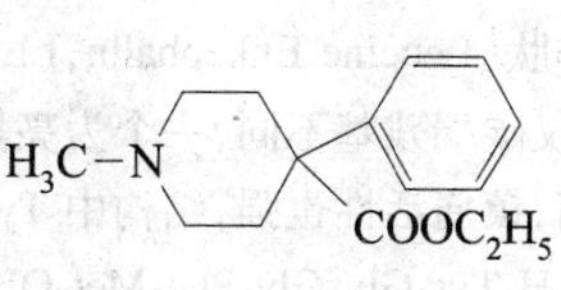

哌替啶

（4）氨基酮类

只保留吗啡结构中的苯环与碱性氮原子，将其余的四个环均断开，为一类开链结构的镇痛药。如美沙酮（Methadone），适用于各种剧烈疼痛，可以口服，作用时间长，耐受性和成瘾性较小，戒断症状略轻，可用于海洛因成瘾的戒除治疗。但是其有效剂量与中毒剂量比较接近，安全度小，应用时应加以注意。

（5）其他类

曲马朵（Tramadol）为具有吗啡样作用的环已烷衍生物，为μ阿片受体激动剂，还能抑制对单胺的重摄取作用，阻断疼痛脉冲的传导，为中枢性镇痛药。其起效迅速，可持续数小时，短时间应用成瘾性小，副作用低，可以替代吗啡、哌替啶，用于中重度急、慢性疼痛的止痛。

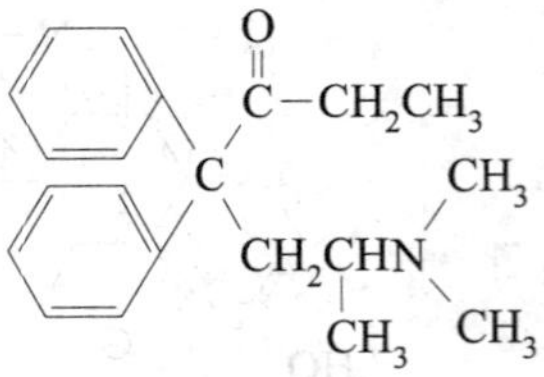

美沙酮

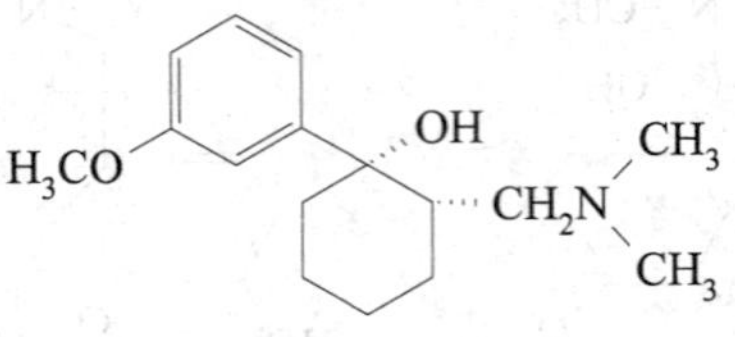

曲马朵

6. 镇痛药物的结构类型很多,但从大多数镇痛药中都可找出与吗啡结构有着共性的部分。

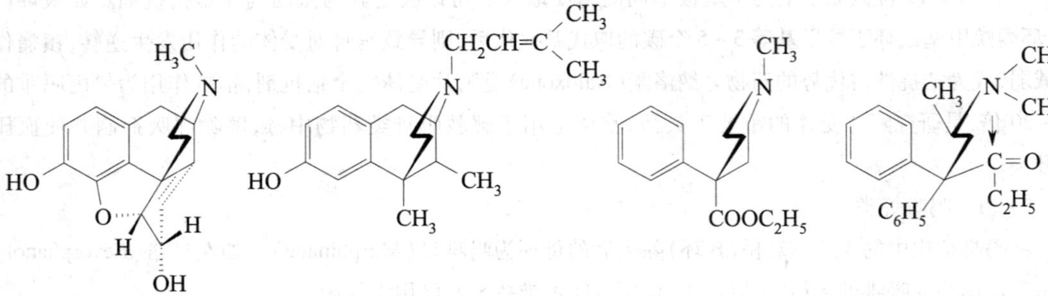

吗啡　喷他佐辛　哌替啶　美沙酮

上述药物都具有类似的构象,因此都有镇痛作用。可以看出它们的化学结构具有下列几个特点:

(1) 分子中具有一个平坦的芳环结构,与受体中的平坦部位通过范德华力相互作用。

(2) 有一个碱性中心,并在生理 pH 条件下大部分电离为阳离子,与受体表面的阴离子以静电引力相结合。

(3) 碱性中心和平坦的芳环处在同一平面上,而烃基部分(乙胺链部分)凸出于平面的前方,正好和受体的凹槽相适应。

7. 1973 年瑞典和美国都宣布在动物脑内找到了阿片受体。而阿片类镇痛药只是外源性的镇痛物质,体内既然存在阿片受体,必然应有内源性配体(镇痛物质)的存在。

1975 年从哺乳动物脑内找到两个具有吗啡样镇痛活性的多肽,称为脑啡肽(Enkephalin),即亮氨酸脑啡肽(Leucine Enkephalin, LE)和甲硫氨酸脑啡肽(Methionine Enkephalin, ME),是两个结构相似的五肽,仅碳端残基不同,一个为亮氨酸(Leu),另一个为甲硫氨酸(Met)。其中甲硫氨酸脑啡肽在体内含量较高,镇痛活性也强,结构中 Tyr = 酪氨酸;Gly = 甘氨酸; Phe = 苯丙氨酸。

H-Tyr-Gly-Gly-Phe-Met-OH　(ME)　　H-Tyr-Gly-Gly-Phe-Leu-OH　(LE)

它们在脑内的分布与阿片受体的分布相一致,并能与阿片受体结合产生吗啡样作用。

继脑啡肽后,人们陆续又发现多种内源性肽类物质,长度从 5 个到 33 个氨基酸不等。这些内源性的阿片肽类的 N 端的 1 ~ 5 肽片断都是 ME 或 LE;表明 ME 和 LE 是内源性肽类与受体结合的重要部分。其中从垂体中分离得到的内啡肽(Endorphin),结构中的 N 端 1 ~ 5 肽片断具有 ME 序列,其中,β-内啡肽为 31 肽,作用最强,镇痛活性是吗啡的 10 倍,同时还具有内分泌调节功能,可能是一种神经递质和神经调质。又从猪脑及垂体中分离提纯得到强啡肽(Dynorphin),为 17 肽,结构中的 N 端 1 ~ 5 肽片断具有 LE 序列,是已知的内源性肽类中活性最强的。动物实验表明,强啡肽作用较 LE 强 700 倍以上,并具有独特的调节作用,有可能用于治疗阿片成瘾的病人。

三、合成题

1.

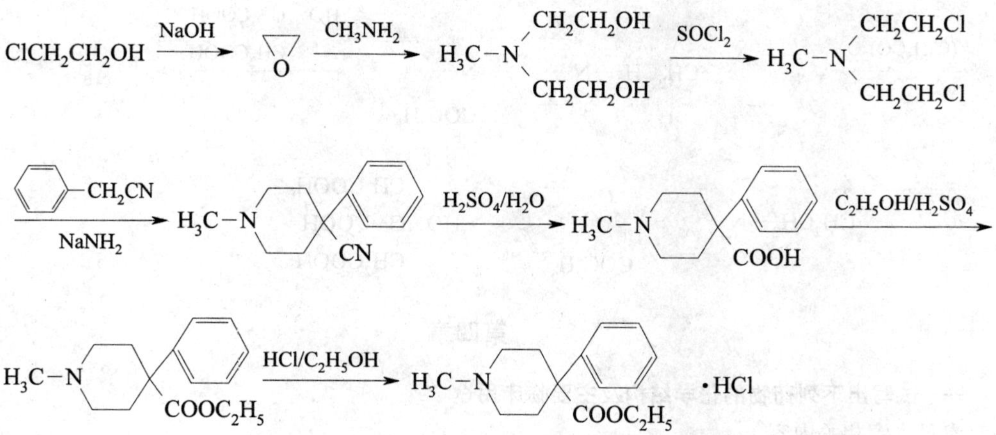

2.

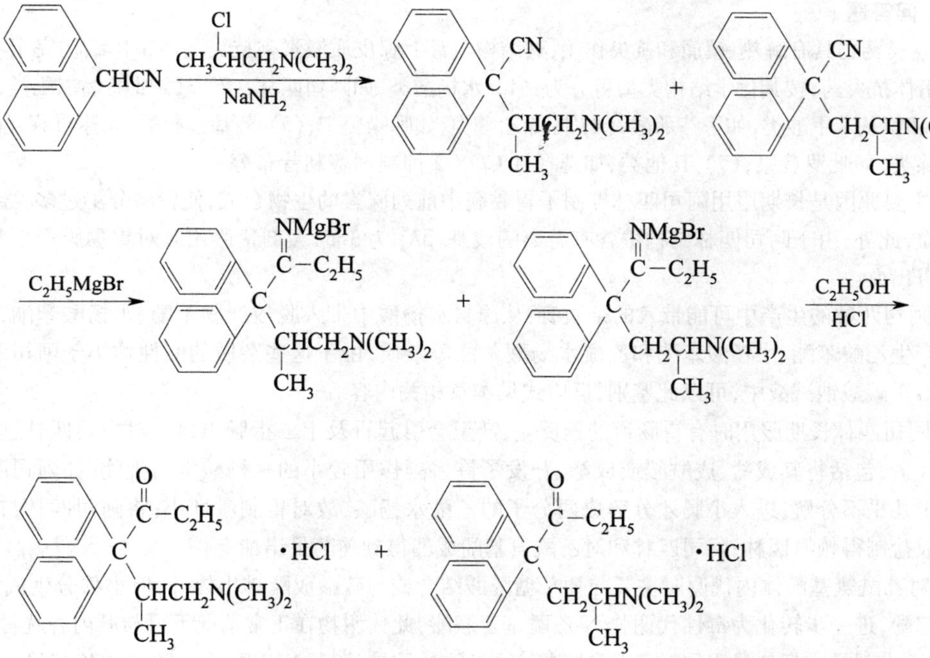

异美沙酮　　美沙酮

3.

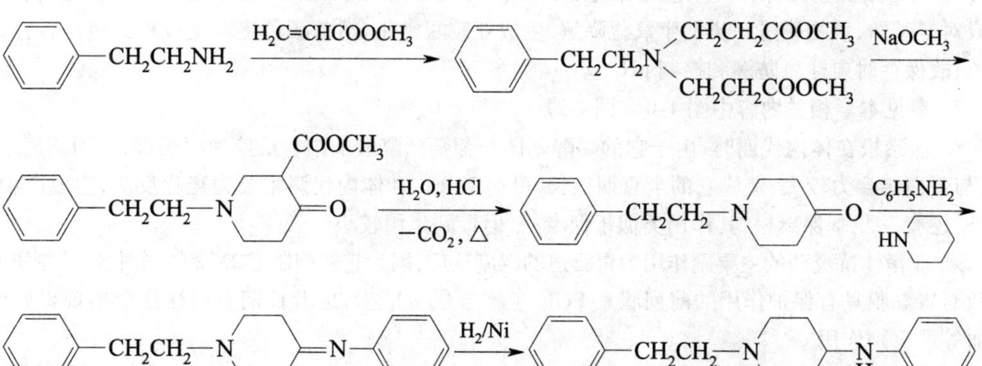

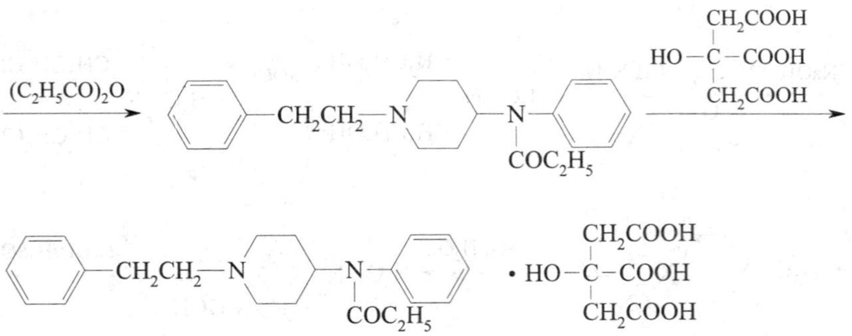

第四章

一、试写出下列药物的化学结构及主要临床用途

参见本章相关内容。

二、问答题

1. 这类药物具有解热、镇痛和抗炎作用，其结构与肾上腺皮质激素类抗炎药的甾体结构完全不同，故称为非甾体抗炎药，按其化学结构类型可分为：(1) 水杨酸类，如阿司匹林；(2) 3,5-吡唑烷二酮类，如羟布宗；(3) 邻氨基苯甲酸类，如甲芬那酸；(4) 吲哚乙酸类，如吲哚美辛；(5) 芳基乙酸类，如芬布芬；(6) 1,2-苯并噻嗪类，如吡罗昔康；(7) 其他类，如选择性 COX-2 抑制剂塞利昔布等。

2. 主要原因是长期服用阿司匹林抑制了胃黏膜中前列腺素的生物合成，使胃酸分泌过多，导致溃疡甚至出血，此外，由于阿司匹林结构中含有游离的羧基，pK_a 为 3.5，大剂量服用时对胃黏膜产生刺激，也会造成胃出血。

3. 阿司匹林的生产中可能带入的杂质有：从原料水杨酸中带入脱羧产物苯酚、水杨酸苯酯，在生产过程中产生乙酸苯酯、水杨酸苯酯和乙酰水杨酸苯酯等杂质，由于这些杂质的酸性均小于阿司匹林，它们不能溶于碳酸钠试液中，可以此鉴别，反应式见本章相关内容。

4. 阿司匹林长期服用时有胃肠道的副反应，甚至会引起胃及十二指肠出血。对阿司匹林进行一系列结构改造，包括将其成盐、成酰胺或成酯，开发了许多副作用较小的水杨酸类衍生物，如阿司匹林铝，它在胃中几乎不分解，进入小肠才分解成两分子的乙酰水杨酸，故对胃刺激性小；将阿司匹林与碱性的赖氨酸成盐制得赖氨匹林；阿司匹林和对乙酰氨基酚成酯得到前药贝诺酯等。

5. 对乙酰氨基酚体内代谢时主要与葡萄糖醛酸结合或与硫酸成酯排出体外，但小部分生成 N-羟基乙酰氨基酚，进一步转化为毒性代谢物 N-乙酰基亚胺醌，此代谢物在正常情况下可与肝内谷胱甘肽结合而解毒，而大剂量或超剂量服用时，因肝中贮存的谷胱甘肽被消耗，N-乙酰基亚胺醌与巯基等亲核基团反应，引起肝蛋白形成共价加成物，从而引起肝坏死。反应式见本章相关内容。

6. 对乙酰氨基酚保存时颜色加深的原因是：对乙酰氨基酚在潮湿及酸碱性条件下稳定性较差，水解生成对氨基酚，该物质进一步发生氧化降解，生成亚胺醌类化合物，颜色逐渐变成粉红色至棕色，最后为黑色，故保存时要注意防潮和控制 pH。

7. 参见本章相关内容中图 4-1 和图 4-2。

8. 保泰松在体内代谢时，由于它的烯醇基团与葡萄糖醛酸的结合反应速率很慢，又因该药亲脂性较强，与蛋白结合力较大，造成它的半衰期很长，可达 72 h。在体内代谢主要为羟化反应，生成产物除羟布宗外，还有 γ-酮基保泰松，其作用类似于保泰松，但毒副作用较小。

9. 非甾体抗炎药的主要副作用为胃肠道的毒副反应，因为它们抑制 COX-2 的同时，还抑制了 COX-1，导致对胃黏膜具有保护作用的前列腺素 PGI_2 生物合成量减少，患者长期服用往往会出现胃肠道溃疡、出血等严重副作用。

10. 由于大部分非甾体抗炎药都是通过抑制花生四烯酸环氧化酶而发挥抗炎抗风湿作用的，当环氧化酶受抑制时,会代偿性地使脂氧化酶活性增高,花生四烯酸在该酶的催化下生成白三烯类炎症介质和过敏物质,因此开发环氧化酶和脂氧化酶(COX / 5-LOX)双重抑制剂是目前该类药物发展方向之一;此外,现有的非甾体抗炎药抑制 COX-2 的同时,还抑制了 COX-1,导致胃肠道副作用的产生,只有选择性地抑制 COX-2 才能避免胃肠道的副作用,故选择性 COX-2 抑制剂是目前世界上非甾体抗炎药新的研究热点。

11. 抗痛风药包括(1) 控制痛风症状的药物,如吲哚美辛是广泛应用的首选药物;(2) 抗急性痛风性关节炎的药物,如秋水仙碱;(3) 促进尿酸排泄的药物,如丙磺舒;(4) 抑制尿酸生物合成的药物,如别嘌醇等。

三、合成题

参见本章相关内容。

第五章

一、试写出下列药物的化学结构及主要临床用途

参见本章相关内容。

二、问答题

1. 肾上腺素受体是能与去甲肾上腺素或肾上腺素结合的受体总称。根据肾上腺素受体对特异性配体(包括激动剂和拮抗剂)的亲和性、激动后信号机制及生物学效应的特点、基因的结构以及染色体上的位置三个标准,肾上腺素受体可分为 α 受体和 β 受体,α 受体又分为 α_1 和 α_2 亚型,β 受体分为 β_1 和 β_2 亚型。α_1 受体兴奋时,平滑肌收缩,心肌收缩力和自主活动增强;α_2 受体兴奋时可抑制心血管活动,抑制去甲肾上腺素,乙酰胆碱和胰岛素的释放,减少去甲肾上腺素更新及使血小板聚集。β_1 受体兴奋时,心肌收缩力增强,冠状动脉扩张和肠肌松弛。β_2 受体兴奋时,血管和支气管扩张,使子宫松弛。临床上,凡能兴奋 α 受体及 β 受体的药物,临床上主要用于升高血压和抗休克,能兴奋 β 受体(尤其是 β_2 受体)的药物,临床主要用于平喘。

2. 拟肾上腺素药物具有苯乙胺结构,大多为苯乙醇胺的母体结构。其苯环可与受体形成疏水键,质子化氨基可形成离子键,苯环上间位酚羟基和侧链的 β-羟基可与受体形成氢键的相互作用。

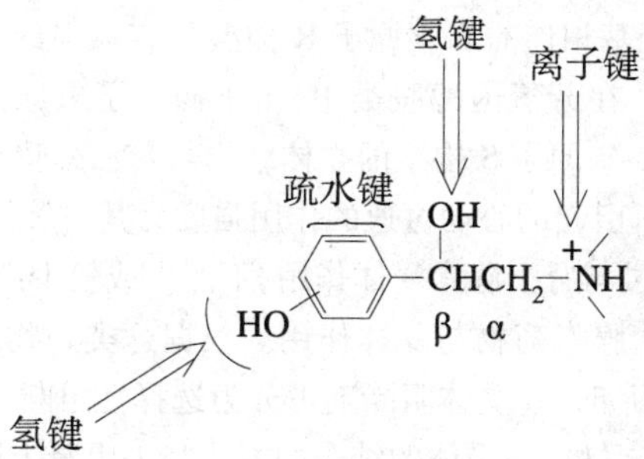

苯环上羟基可增强拟肾上腺素的作用,苯环上无羟基时,作用减弱。如 3,4-二羟基化合物活性大于含一个羟基的化合物,肾上腺素的作用比麻黄碱强 100 倍。但含有儿茶酚胺结构的药物由于易被代谢破坏,作用时间较短,不宜口服;反之,无儿茶酚胺结构者,作用比较持久,口服有效。

β-苯乙胺上的 α-碳上连接有羟基时,使该碳原子成为手性碳原子。α-碳的羟基通过氢键与受体结合。故 α-羟基的立体构型对活性有显著影响。其 R 构型的左旋体生物活性较强。如肾上腺素左旋体的活性比右旋体强 12 倍。若 α-碳上无羟基,极性较弱,拟交感作用也较弱,易进入血脑屏障,而产生较强的中枢兴奋作用。这类药物在社会上易被滥用,部分沦为毒品,如甲基苯丙胺(冰毒),国家按一类精神药品进行管理。

β-苯乙胺的氨基上的取代基体积大小与对受体作用的选择性有关。从甲基到叔丁基，随着取代基体积的增大，对 α-受体的激动作用逐渐减弱，而对 β-受体的作用逐渐加强。如多巴酚丁胺，沙丁胺醇等对 β-受体有较好的选择性。

3. 麻黄碱有两个手性碳原子，四个光学异构体。一对为赤藓糖型对映异构体[（1R，2S）和（1S，2R）]，称为麻黄碱，分子中与羟基相连的碳原子与去甲肾上腺素 R 构型一致。

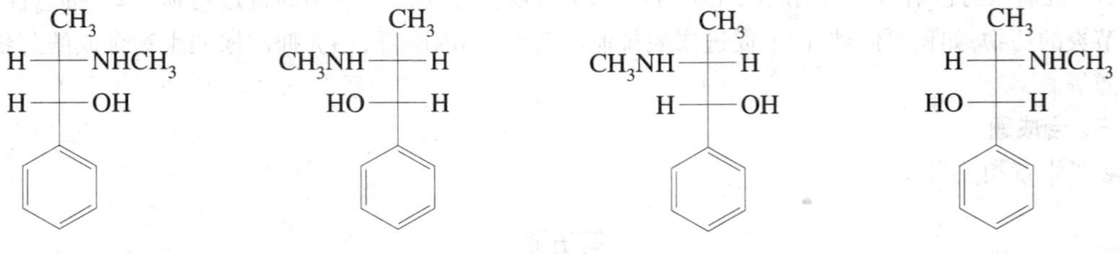

（–）麻黄碱（1R，2S）　（+）麻黄碱（1S，2R）　(–) 伪麻黄碱（1R, 2R）　(+) 伪麻黄碱（1S, 2S）

4. 儿茶酚胺易氧化变色，露置空气中与光线下易氧化，颜色变深，水溶液在空气中先氧化生成红色色素，再进一步聚合成棕色多聚体，溶液渐由粉红色变棕红色，在碱液中变化更快。这是具有儿茶酚胺结构药物的通性。

5. 异丙肾上腺素含有儿茶酚胺的结构，易氧化变色；水溶液遇三氯化铁试液，生成深绿色络合物，滴加 5% $NaHCO_3$ 溶液即变蓝色，后变红色。而肾上腺素会被高铁离子氧化呈紫色，转呈紫红色。去甲肾上腺素则呈翠绿色。由此可区别三者。

6. β 受体阻断剂基本结构为苯乙醇胺或芳氧丙醇胺，在芳氧丙醇胺类结构中，除了与苯乙醇胺类相同的醇羟基可以与氧或氮原子上的氢形成氢键外，分子中的醚氧原子还可以与氮原子上氢形成第 2 个氢键。分子内双氢键使芳氧丙醇胺类的结构具有一定的刚性，其氮原子与芳环之间的距离正好符合与 β 受体契合的空间要求。而苯乙醇胺类分子中只能形成一个分子内氢键，分子具有一定的柔性，芳环与氮原子之间的距离存在一定程度的可变性。显然，前者与 β 受体契合程度要比后者好，因此，芳氧丙醇胺类的 β 受体阻断作用比苯乙醇胺类强。

7. 在苯乙醇胺类中，同醇羟基相连的 β 碳原子 R 构型具有较强的 β 受体阻断作用，其对映体 S 构型的活性则大大降低甚至消失。在芳氧丙醇胺类中，由于插入了氧原子，命名时优先基团顺序发生改变，而绝对构型是等同的，因此 β-碳原子 S 构型的立体结构与苯乙醇胺类 R 构型相当。所以左旋的 S 构型普萘洛尔拮抗异丙肾上腺素所引起的心动过速的作用强度为其右旋体 R 构型的 100 倍以上。

8. 肾上腺素受体阻断剂通过与肾上腺素受体作用，不产生或较少产生拟肾上腺素作用，却能阻断肾上腺素能神经递质或外源性肾上腺素药物与受体作用。根据这类药物与受体的亚型的选择性不同，可分为 α 受体阻断剂和 β 受体阻断剂。α 受体阻断剂可分为选择性阻断剂与非选择性阻断剂。非选择性 α 受体阻断剂同时阻断 α_1 和 α_2 受体，与受体的结合的方式与去甲肾上腺素有某些相似，以氢键、离子键和疏水键作用力与受体结合，这种结合与激动剂和受体的结合是互相竞争的，作用较短暂，属短效 α 受体阻断剂。β 受体阻断剂能与去甲肾上腺素能神经递质或肾上腺素受体激动药竞争 β 受体从而拮抗其 β 型拟肾上腺素的作用。它们与激动剂呈典型的竞争性拮抗。产生对心脏兴奋的抑制作用和对支气管及血管平滑肌的舒张作用。表现为心率减慢，心肌收缩力减弱，心输出量减少，心肌耗氧量下降。临床上广泛用于对心绞痛、心律失常、心肌梗死、高血压等疾病的治疗，也用于治疗甲状腺功能亢进、肥厚型心肌病、嗜铬细胞瘤、偏头痛、青光眼。

三、合成题

1.

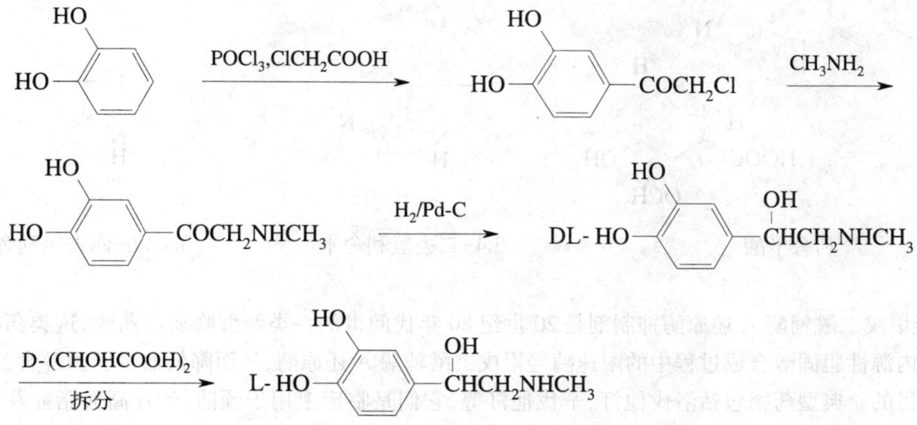

2.

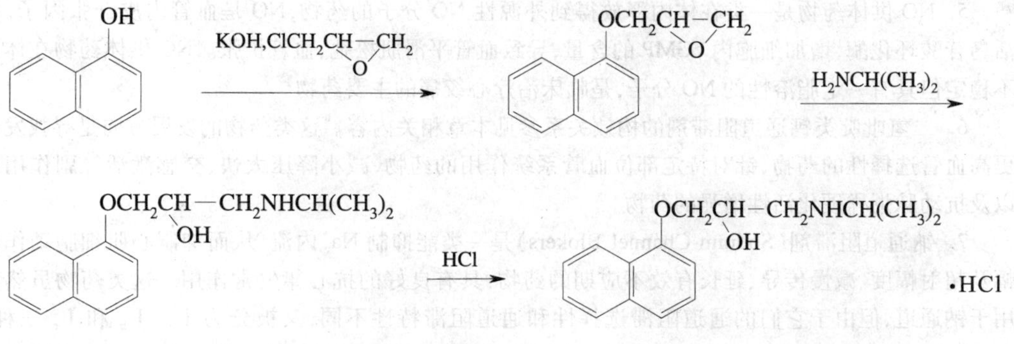

第六章

一、试写出下列药物的化学结构及主要临床用途

参见本章相关内容。

二、问答题

1. 抗高血压药物根据其作用机制分为以下几种类型:(1) 作用于自主神经系统的药物,包括中枢性降压药可乐定,作用于神经末梢的药物利血平,肾上腺素受体阻断剂(如 α_1-受体阻断剂哌唑嗪、β 受体阻断剂普萘洛尔等),血管扩张药布屈嗪;(2) 影响 RAS 系统的药物,包括血管紧张素转化酶抑制剂卡托普利,血管紧张素Ⅱ受体拮抗剂氯沙坦等;(3) 作用于离子通道的药物包括钙通道阻滞剂氨氯地平,钾通道开放剂吡那地尔等;(4) 利尿药及其他药物如呋塞米等。

2. ACEI 是直接影响 RAS 系统的一类药物,它们通过抑制 ACE,减少 AⅡ的生成,舒张血管而发挥降压作用,同时还可以减少缓激肽的降解,促使外周血管扩张达到降压效果。如 ACEI 的代表药物卡托普利具有较强的抑制 ACE 作用,并且可以口服,可用于不同类型的原发性高血压。目前临床应用的这类药物现已有 20 多种。主要用于治疗高血压和充血性心衰,具有疗效好、作用持久的特点。

3. 在光和热的影响下,利血平的 3β-H 能发生差向异构化,生成无效的 3-异利血平;在酸、碱条件下,利血平的水溶液可发生水解,碱性水解时两个酯基断裂,生成利血平酸,仍有抗高血压活性;利血平在光和氧的作用下发生氧化,生成无效的 3,4-二去氢利血平及 3,4,5,6-四去氢利血平,故应在避光、密闭和干燥的条件下保存。

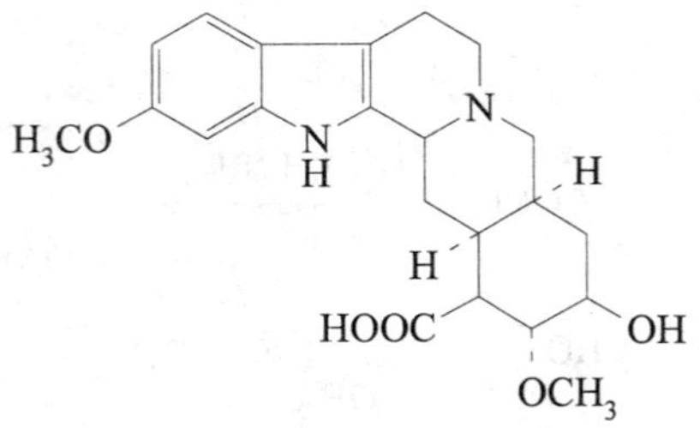

利舍平酸

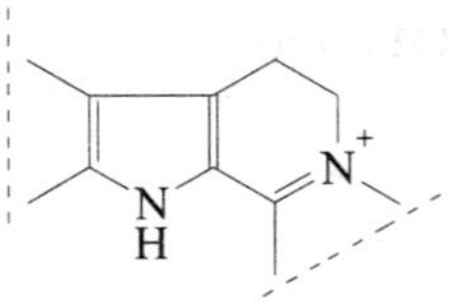

3,4-二去氢利舍平

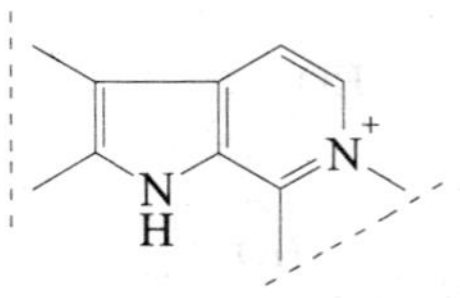

3,4,5,6-四去氢利舍平

4. 羟甲戊二酰辅酶 A 还原酶抑制剂是 20 世纪 80 年代问世的一类新型降血脂药物，这类药物通过抑制人体内源性胆固醇合成过程中的限速酶羟甲戊二酰辅酶 A 还原酶，从而降低血浆胆固醇含量，达到降血脂的目的。典型药物包括洛伐他汀、辛伐他汀等，它们是临床上用于预防、治疗高血脂症及冠心病的优良药物。

5. NO 供体药物是一类在体内释放得到外源性 NO 分子的药物，NO 是血管内皮舒张因子，可以激活鸟苷酸环化酶，增加细胞内 cGMP 的含量，导致血管平滑肌松弛，血管扩张。NO 供体药物在体内提供不稳定但具有一定脂溶性的 NO 分子，是临床治疗心绞痛的主要药物。

6. 二氢吡啶类钙通道阻滞剂的构效关系参见本章相关内容。这类药物的发展方向是寻找发现具有更高血管选择性的药物，针对特定部位血管系统作用的药物，减小降压太快、交感激活等副作用的药物以及抗动脉粥样硬化活性增强的药物。

7. 钠通道阻滞剂（Sodium Channel Blokers）是一类能抑制 Na^+ 内流，从而抑制心肌细胞动作电位振幅及超射幅度、减慢传导、延长有效不应期的药物，具有良好的抗心律失常作用。这类药物虽然都是作用于钠通道，但由于它们的通道阻滞选择性和通道阻滞特性不同，又被分为 I_a、I_b 和 I_c 三种类型。I_a 类药物的特点是适度阻滞钠通道，兼不同程度地抑制钾和钙通道，有膜稳定作用；I_b 类药物的特点是轻度而迅速阻滞钠通道受体，并快速与受体解离，此特性决定了 I_b 类药物具有明显的组织选择性；I_c 类药物的特点是阻滞钠通道作用明显，对钠通道的三种状态均有阻滞作用，因此对心肌的自律性及传导性有较强的抑制作用。钠通道阻滞剂在临床上作为 I 类抗心律失常药应用。

8. 钾通道是最复杂的一大类离子通道，广泛分布于各类组织细胞中，种类很多，可分为几十种亚型。选择性钾通道开放剂（Potassium Channel Openers）的降压机制是作用于 ATP 敏感的钾通道，使细胞膜发生超极化，导致细胞内钙离子浓度下降，血管扩张，血压下降。与钙通道阻滞剂不同，钾通道开放剂以舒张血管平滑肌为主，故降压活性比钙通道阻滞剂强。钾通道开放剂还可以用于治疗心绞痛、抗心律失常、充血性心力衰竭等疾病，代表药物有吡那地尔等。

9. 参见本章相关内容。

10. 参见本章相关内容。

三、合成题

参见本章相关内容。

第七章

一、写出化学结构及主要临床用途

1. 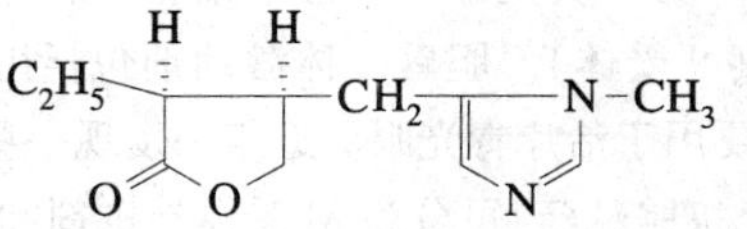

用于缓解或消除青光眼的各种症状

2. 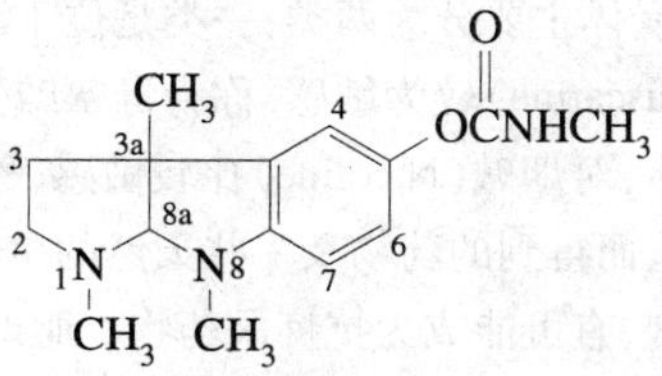

用于治疗青光眼

3. 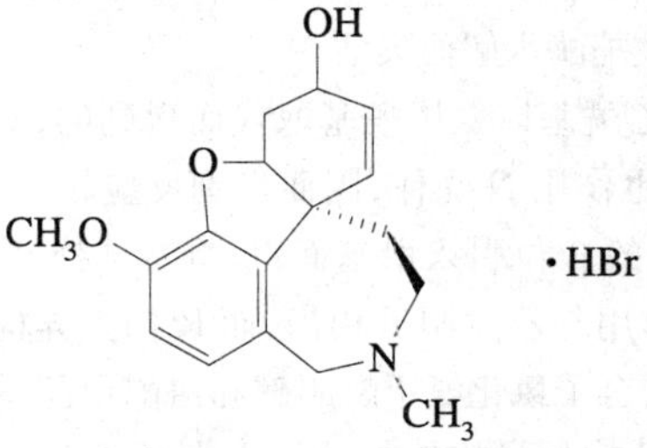

治疗重症肌无力、老年性痴呆

4. 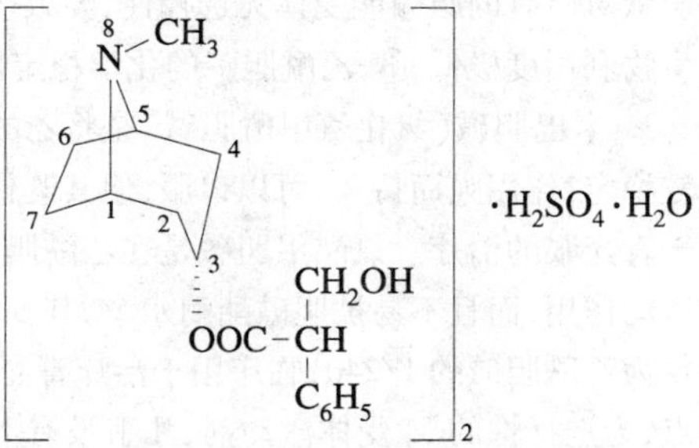

用于治疗各种内脏绞痛和散瞳

5. 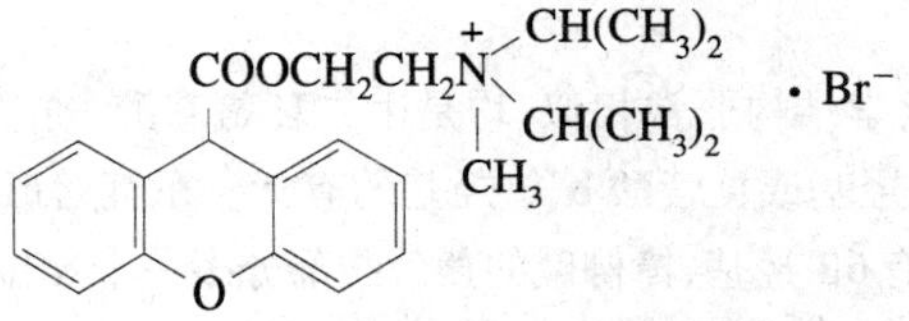

用于胃肠道痉挛、胃及十二指肠溃疡的治疗

6. 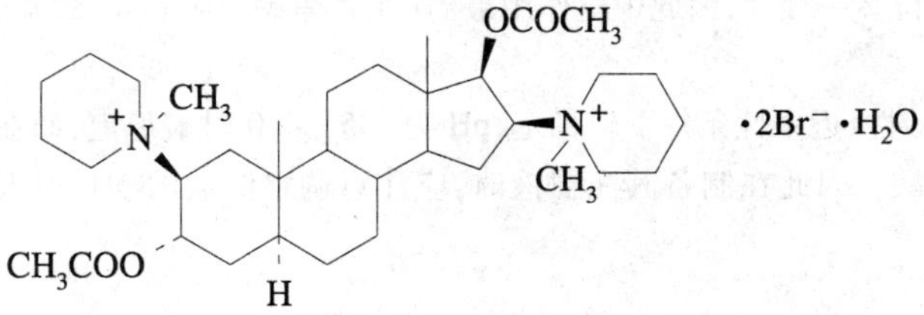

非去极化型骨骼肌松弛药

二、名词解释题

1. 进入神经突触间隙的乙酰胆碱会被乙酰胆碱酯酶(Acetylcholinesterase AChE)迅速催化水解而失去活性。乙酰胆碱酯酶抑制剂又称为抗胆碱酯酶药,通过抑制 AChE,使乙酰胆碱在突触处的浓度增高,从而增强并延长了乙酰胆碱的作用。由于该类药物不与胆碱受体直接作用,属于间接拟胆碱药,临床上主要用于治疗青光眼和重症肌无力症。近年来开发上市的乙酰胆碱酯酶抑制剂主要用于抗老年性痴呆。

2. M 受体阻断剂能阻断节后胆碱能神经支配的效应器上的胆碱受体,散大瞳孔,加快心率,抑制腺体分泌,松弛平滑肌。临床上主要用于解痉止痛,也可散瞳。

3. N_2 受体阻断剂能阻止乙酰胆碱与神经肌肉终板膜上的 N_2 受体结合，阻碍神经冲动的传递，引起骨骼肌的松弛，临床作为外周性肌松药，用于全麻辅助药。

三、问答题

1. 胆碱受体主要分为两类：一类是位于副交感神经节后纤维所支配的效应器细胞膜上的胆碱受体，对毒蕈碱（Muscarine）较为敏感，称为毒蕈碱受体（M 受体）；另一类是位于神经节细胞和骨骼肌细胞膜上的胆碱受体，对烟碱（Nicotine）比较敏感，称为烟碱受体（N 受体）。胆碱受体激动剂包括由乙酰胆碱通过结构改造而得到的药物及一些天然的生物碱，临床主要用于治疗青光眼。近年来发现一些 M_1 受体选择性激动剂，有可能成为抗痴呆药物。胆碱受体拮抗剂（抗胆碱药）可分为 M 受体拮抗剂和 N 受体拮抗剂，前者主要用于散瞳、解痉止痛等，后者可用作外周性肌松药，用于辅助麻醉。

2. 乙酰胆碱对 M 受体和 N 受体都有激动作用，但乙酰胆碱本身不能成为治疗药物。原因是：① 乙酰胆碱对所有的胆碱能受体无选择性，导致产生副作用；② 乙酰胆碱为季铵化合物，不易通过生物膜，因而生物利用度极低；③ 乙酰胆碱的化学稳定性差，在体内易被酯酶水解而失活。

3. 卡巴胆碱（氯化氨甲酰胆碱）是将乙酰胆碱分子中的乙酰基以氨甲酰基取代而得到的，对胆碱酯酶较稳定，作用强而持久，可以口服，但其既作用于 M 受体，也作用 N 受体，因而毒副反应较大，临床仅用于青光眼的治疗。氯醋甲胆碱是在乙酰胆碱的季铵氮原子的 β 位引入甲基而得，具有选择性的 M 受体激动作用，而且不易被胆碱酯酶水解，其 S 构型异构体的作用与乙酰胆碱相当，而 R 构型异构体的作用仅为乙酰胆碱的 1/240，临床用于治疗青光眼。氯贝胆碱结合了氯化氨甲酰胆碱和氯醋甲胆碱的结构特点，为选择性的 M 受体激动剂，几乎没有 N 样作用，而且 S 构型异构体的活性大大高于 R 构型异构体。其对胃肠道和膀胱平滑肌的选择性较高，对心血管系统几乎无影响，临床主要用于治疗手术后腹气胀、尿潴留以及其他原因所致的胃肠道或膀胱功能异常。因其不易被胆碱酯酶水解，因此作用时间较长。

4. 阿托品、东莨菪碱、山莨菪碱、樟柳碱的化学结构非常相似，均是由二环氨基醇（亦称莨菪醇）和莨菪酸所成的酯，所不同的只是 6、7 位氧桥、6 位羟基或莨菪酸 α 位羟基的有无。东莨菪碱和樟柳碱的 6、7 位间有一个 α 取向的氧桥基团，山莨菪碱含有 6β 羟基，樟柳碱的莨菪酸部分多一个 α 位羟基。氧桥的存在可增强分子的亲脂性，因而能使中枢作用增强，而羟基的存在使分子的极性增加，中枢作用减弱。东莨菪碱分子中有氧桥，中枢作用最强；樟柳碱虽也有氧桥，但其莨菪酸 α 位还有羟基，综合影响的结果是中枢作用弱于阿托品；山莨菪碱 6β 位多一羟基，因此中枢作用最弱（东莨菪碱>阿托品>樟柳碱>山莨菪碱）。

5. 阿托品分子中含有酯键，在弱酸性、近中性条件下较稳定，pH 为 3.5～4.0 时最稳定，而在碱性溶液中易被水解生成莨菪醇和消旋莨菪酸。因此在制备其注射液时，应注意调整溶液的 pH，加入适量氯化钠作稳定剂。

6. M 受体拮抗剂的基本结构为：

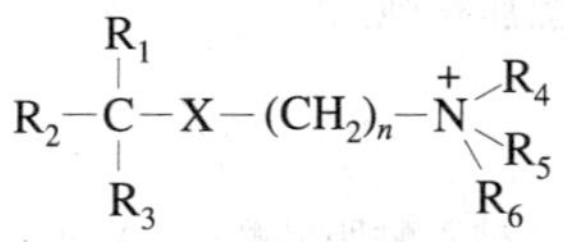

（1）当 R_1 和 R_2 为碳环或杂环时，可产生较强的 M 受体拮抗活性，两个环可以相同，也可以不同，当两个环不同时常常活性更好。但环状基团不能太大，如 R_1 和 R_2 均为萘基时，则活性消失，可能是由于立体位阻效应妨碍了药物和受体的结合。

（2）R_3 可以是 H，OH，CH_2OH 或 $CONH_2$。当 R_3 为 OH 或 CH_2OH 时，可通过形成氢键使之与受体结合增强，因此抗胆碱作用增强，所以多数 M 受体拮抗剂的 R_3 为 OH。

（3）多数抗胆碱药结构中的 X 为 COO，但酯基并不是抗胆碱活性所必需，X 可以是 O 或去掉。

（4）氨基部位通常为季铵或叔胺结构，在生理pH条件下，N上均带有正电荷，可与M受体的负离子部位结合，对形成药物-受体复合物起重要作用。当为季铵时，药物不易透过血脑屏障，中枢副作用较小，外周作用强。当为叔胺时，则药物亲脂性强，易透过血脑屏障，则中枢作用较强。N上取代基通常为甲基、乙基、丙基或异丙基，也可以形成杂环。

（5）环取代基到氮原子之间的距离以 $n=2$ 为最好，碳链长度一般在2～4个碳原子之间，延长碳链则活性下降或消失。

总之，M胆碱受体拮抗剂的结构具有以下共同特点：① 分子的一端为正离子基团，与受体的负离子部位结合；② 分子的另一端为较大的环状基团，该基团可通过范德华力或疏水力和受体结合，阻断乙酰胆碱与受体的结合；③ 这两端由一定长度的结构单元（如酯基）相连接；④ 分子中存在羟基可以增强药物和受体的结合力。

7. 氯琥珀胆碱有引湿性，极易溶于水，微溶于乙醇和氯仿，不溶于乙醚。其水溶液呈酸性，pH约为4。由于分子中有酯键，水溶液不稳定，易发生水解反应，pH和温度是主要影响因素。pH为3～5时较稳定，pH为7.4时缓慢水解，碱性条件下很快被水解。

8. 乙酰胆碱的构效关系

（1）三甲铵基阳离子对拟胆碱活性是必需的，若改换成乙基等较大的基团，则拟胆碱作用明显减弱。

（2）乙酰氧基部分的乙酰基被丙酰基和丁酰基等高级同系物取代时，活性下降。当乙酰基上的氢原子被芳环或较大相对分子质量的基团取代后，其生物活性则由拟胆碱作用转变成抗胆碱作用。以氨甲酰基取代乙酰基，由于氮上弧电子对的存在，使羰基碳的亲电性比乙酰基低，不易被胆碱酯酶水解，因此作用时间延长。

（3）亚乙基桥部分的主链长度改变时，活性随链长度的增加而迅速下降，即氮原子和氧原子间的距离以相隔两个碳原子为最合适。

9. 按作用部位和阻断受体亚型的不同，抗胆碱药可分为下面三类。（1）M受体阻断剂：它能阻断节后胆碱能神经支配的效应器上的胆碱受体，散大瞳孔，加快心率，抑制腺体分泌，松弛平滑肌。临床上主要用于解痉止痛，也可散瞳。如阿托品。（2）N_1 受体阻断剂：又称神经节阻断药。如美加明。（3）N_2 受体阻断剂：阻止乙酰胆碱与神经肌肉终板膜上的 N_2 受体结合，阻碍神经冲动的传递，引起骨骼肌的松弛，临床作为外周性肌松药，用于全麻辅助药。如阿曲库铵。

第八章

一、试写出下列药物的化学结构及主要临床用途

参见本章相关内容。

二、问答题

1. 组胺受体（H受体）有三个亚型。H_1 受体分布在气管和胃肠道平滑肌以及其他组织器官中，这些器官被组胺分子兴奋，产生了平滑肌收缩痉挛，毛细管扩张，管壁通透性增加，腺体分泌增多而红肿。H_2 受体分布在胃壁、十二指肠细胞膜。兴奋时激活腺肝环化酶，产生cAMP与钙离子（第二信使）激活胃壁细胞的质子泵，分泌胃酸和胃蛋白酶。H_3 受体主要分布在中枢神经系统，参与血压、心率和体温的控制。

2. 阻滞组胺分子激动 H_1 受体作用可治疗过敏性疾病（包括荨麻疹、哮喘）；阻滞组胺分子激动 H_2 受体治疗胃溃疡。

3. 经典 H_1 受体拮抗剂有下列化学结构类型：（1）乙二胺类，如曲吡那敏。（2）哌嗪类，如西替利嗪。（3）氨基醚类，如苯海拉明。（4）丙胺类，如氯苯那敏。（5）三环类，如赛庚啶。

4. 许多 H_1 受体拮抗剂化学结构中存在手性碳原子。它们光学异构体之间的抗组胺活性有很大的

差别。如苯海拉明、氯苯海拉明、氯苯那敏、溴苯那敏的右旋体活性比左旋体高。但有些药物如吡啶茚胺左旋体的活性比右旋体高4倍。这些显示出具有立体选择活性的药物，手性中心必须是位于临近芳环部位。另一些药物如异丙嗪，手性中心位于临近二甲氨基部位，其异构体之间活性和毒性则无很大差异。

5. 经典的 H_1 受体拮抗剂构效关系见书中有关内容。

6. 把第一个 H_1 受体拮抗剂哌罗克生的哌啶环简化为二乙氨基。苯并二氧六环由苯基乙基氨基置换得到二乙胺类。把二乙胺的 $(Ar')(ArCH_2)N—$ 置换为 $(Ar')(Ar)CHO—$ 就得到氨基醚类药物。把二乙胺类的两个氮原子再用一个乙基烃化后成为哌嗪类药物。用 $(Ar')(Ar)CH—$ 置换乙二胺类结构中的 $(Ar')(ArCH_2)N—$ 得到丙胺类，丙胺类也可以看成是氨基醚类去掉一个氧原子而得到的新结构类型。以上药物都有两个芳杂环，再用一个硫原子或两个碳原子将两个芳杂环环合起来就得到三环类 H_1 受体拮抗剂。

7. 经典的 H_1 受体拮抗剂化学结构与局部麻醉药、镇静药有相似部分，又能通过血脑屏障到达中枢，所以具有镇静、嗜睡等副作用。后来发展出来的特非那定、阿司咪唑在结构上都有羧基等极性基团或易电离基团，使药物分子对血脑屏障的渗透力很低，也有些药物对中枢的其他受体亲和力很低。这样的药物几乎无嗜睡作用。

8. H_2 受体拮抗剂由三部分组成：(1) 碱性的芳杂环。咪唑环具有质子转移的作用机制，当其被碱性低的杂环置换后，活性降低。所以用碱性基团取代的杂环置换后，才成为更优良的 H_2 受体拮抗剂。(2) 平面、极性的基团。对这部分而言，西咪替丁的对应基团为氰基胍，雷尼替丁为硝基脒，法莫替丁则为氨基磺酰脒基，此外还有嘧啶酮、噻二唑等。这些基团都是平面的，在生理 pH 条件下离子化程度很低。然而含有极性强的偶极子基团，通常都存在未烃化的氨基，可以和受体形成一个以上氢键。(3) 上面两个部分通过一条易曲绕旋转的柔键连接。键的长度为组胺侧链的2倍，即4个原子。链的长度与拮抗活性有关。原子链中硫原子的位置因靠近杂环，有增强活性的作用。

9. 西咪替丁为咪唑类衍生物，对 H_2 受体的抑制活性强，但有抗雄激素的副作用。

雷尼替丁为呋喃类衍生物，对 H_2 受体的抑制活性要比西咪替丁强5~8倍，有速效和长效的特点，无抗雄激素副作用。

法莫替丁为噻唑类衍生物，对 H_2 受体的抑制活性比西咪替丁强30~100倍，作用持久，无抗雄激素副作用。

三、合成题

参见本章相关内容。

第九章

一、试写出下列药物的化学结构及主要临床用途

参见本章相关内容。

二、问答题

1. 抗寄生虫药物分为驱肠虫药、抗血吸虫药和抗疟原虫药。

2. 抗疟药物按其结构可分为喹啉类、青蒿素类和嘧啶类。

其中喹啉类抗疟药可进一步分为4-喹啉甲醇类、4-氨基喹啉类和8-氨基喹啉类。

4-喹啉甲醇类：以奎宁为代表，对红细胞内期的疟原虫有较强的杀灭作用，可控制疟疾的症状。

4-氨基喹啉类:以氯喹为代表,对三日疟原虫和卵形疟原虫都十分敏感,对间日疟原虫有较高的治疗价值。

8-氨基喹啉类:以伯氨喹为代表,能杀灭人体血液中各类疟原虫的配子体,并对良性疟及红细胞外期的裂殖子也有较强的杀灭作用,防止疟疾复发和传播。

青蒿素类:主要代表药物有青蒿素、蒿甲醚等,对疟原虫红细胞内型裂殖体有高度的杀灭作用,对于抗氯喹株恶性疟原虫引起的感染同样具高效、迅速的抗疟作用。

嘧啶类:以乙胺嘧啶为代表,对多数的疟原虫有较强的抑制作用,临床上多作为预防药物。

3. 参见本章相关内容。

三、合成题

参见本章相关内容。

第十章

一、试写出下列药物的化学结构及主要临床用途

1. 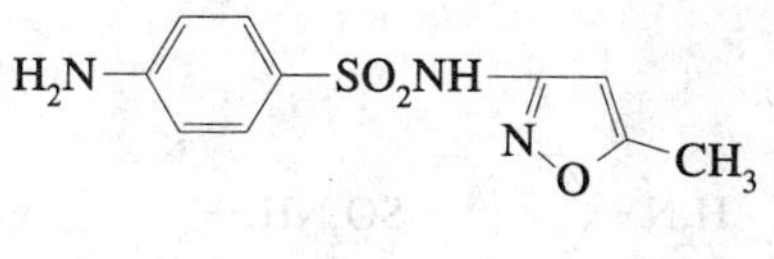

抗菌药物

2. 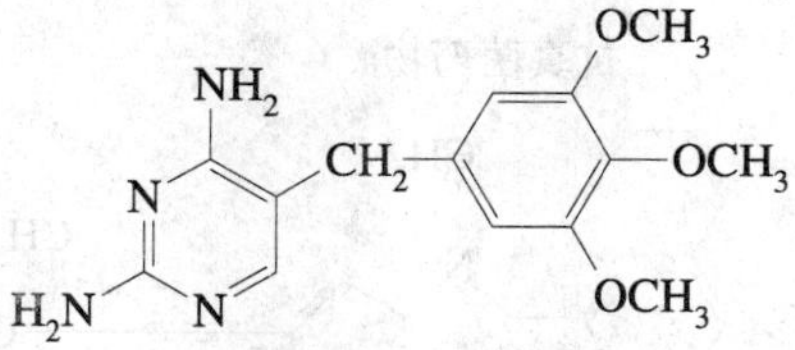

抗菌增效剂

3. 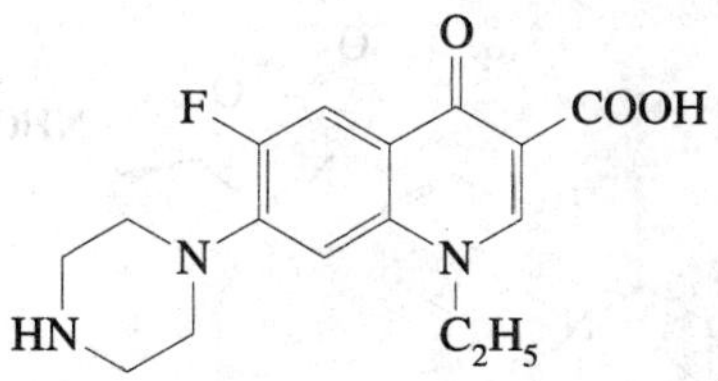

抗菌药物

4. 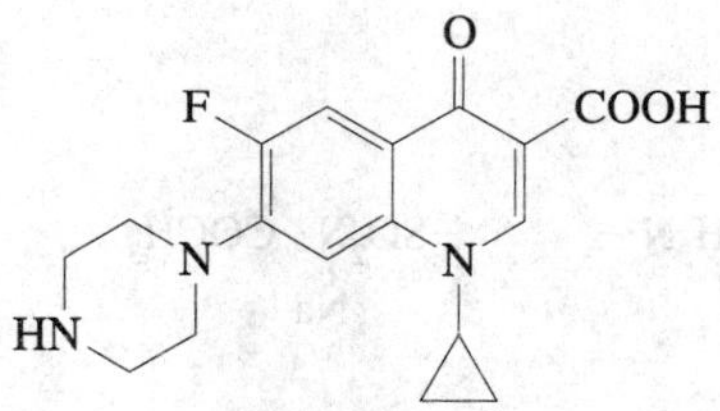

抗菌药物

5. 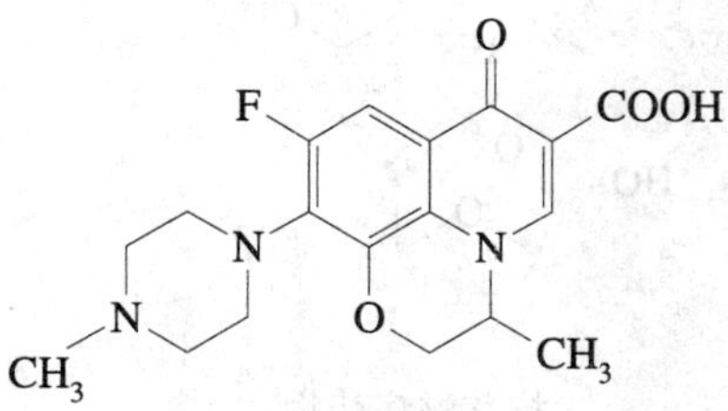

抗菌药物

6. 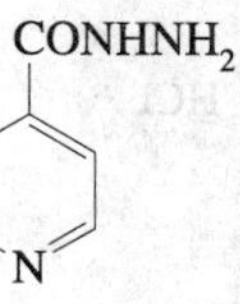

抗结核病药物

7. 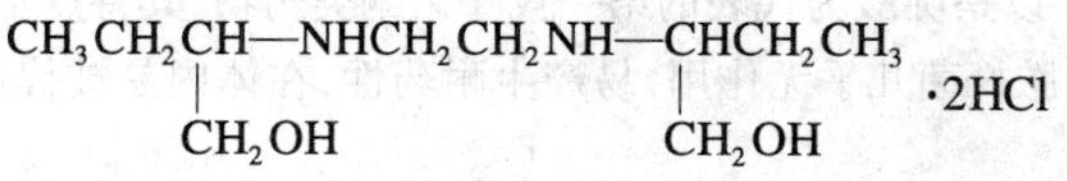

抗结核病药物

8. 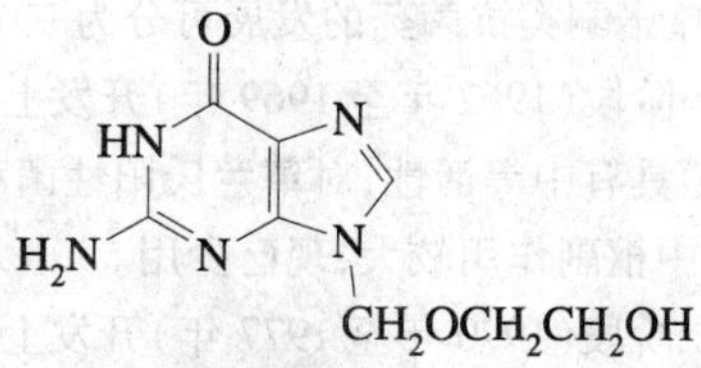

抗病毒药物

9. 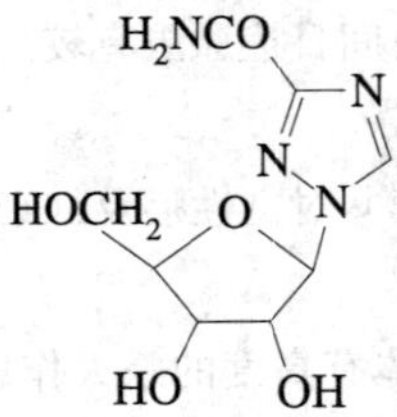

抗病毒药物

10. 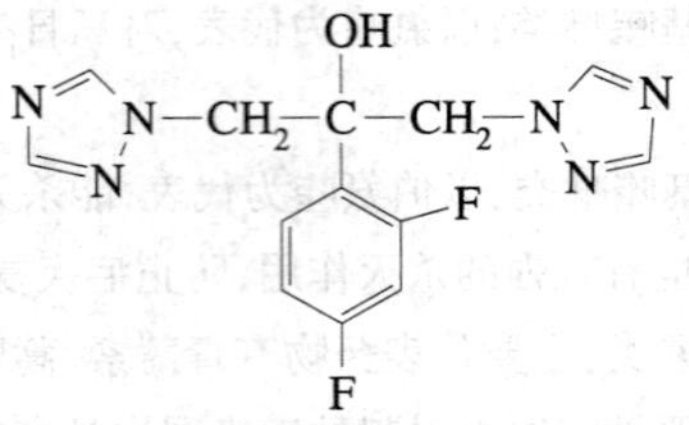

抗真菌药物

11. 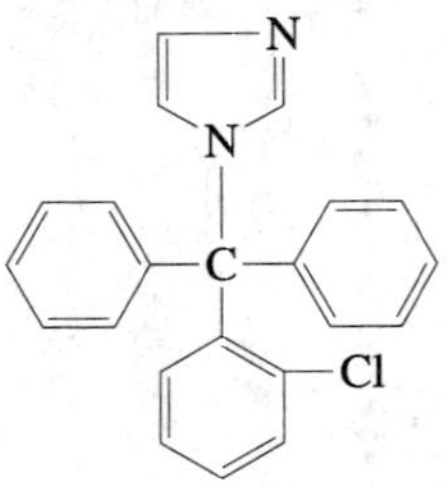

抗真菌药物

12. 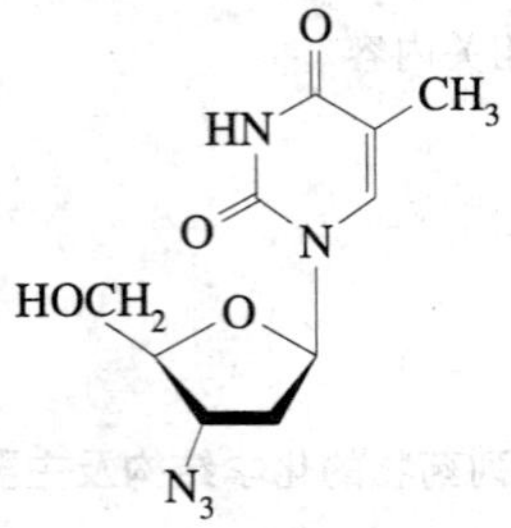

抗艾滋病药物

13. 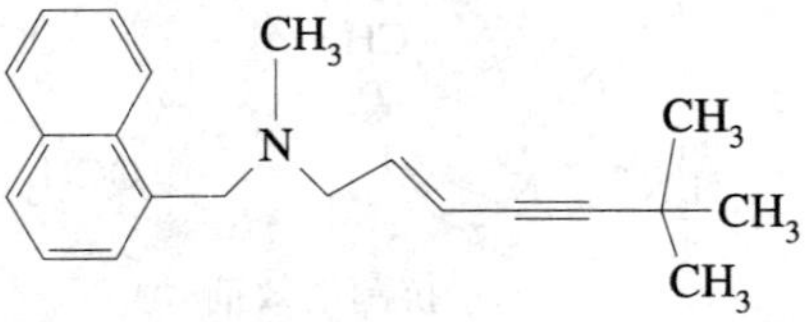

抗真菌药物

14. 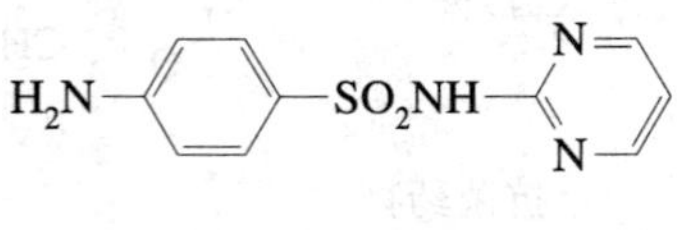

抗菌药物

15. 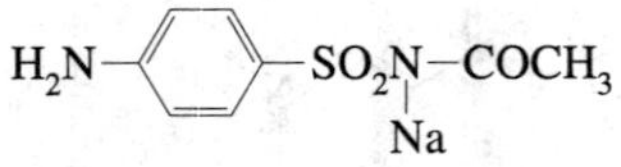

抗菌药物

16. 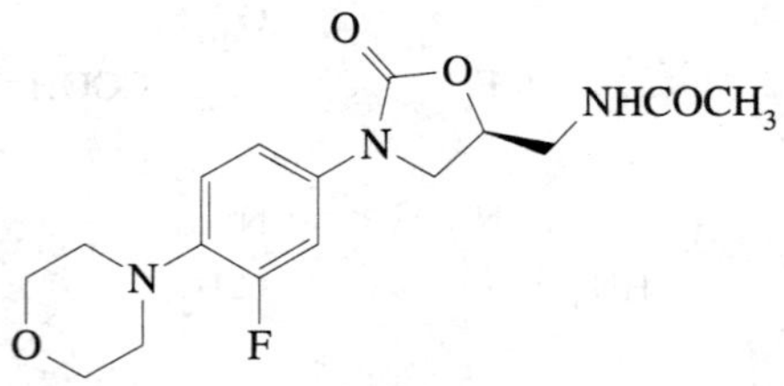

抗菌药物

17. 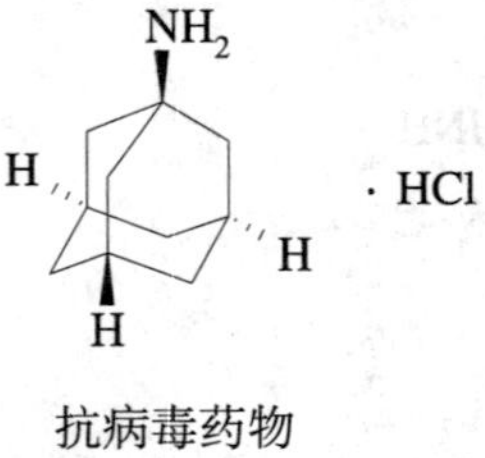

抗病毒药物

18. 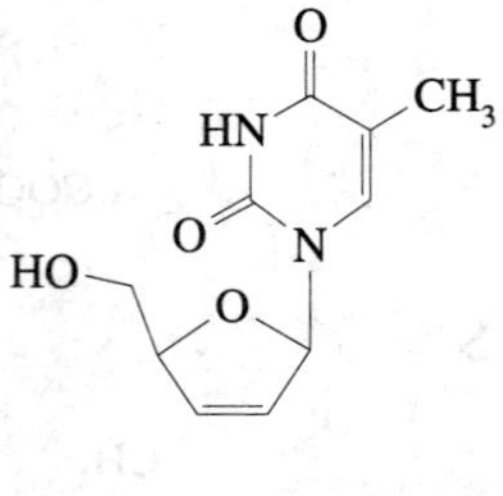

抗艾滋病药物

二、问答题

1. 喹诺酮类抗菌药的发展可分为三个阶段：

第一阶段（1962 年至 1969 年）开发上市了以萘啶酸为代表的第一代喹诺酮类药物，其特点是对革兰氏阴性菌具有中等活性，对革兰氏阳性菌和绿脓杆菌几乎无作用，易产生耐药性，在体内易被代谢，作用时间短，中枢副作用较大，现已少用。

第二阶段（1970 年至 1977 年）开发上市了以吡哌酸为代表的第二代喹诺酮类药物，其抗菌谱扩大，除对革兰氏阴性菌有较强活性外，对革兰氏阳性菌和绿脓杆菌也有作用，耐药性低，副作用较少，在体内较稳定,药物以原形从尿中排出。临床主要用于泌尿道、肠道及耳鼻喉感染。

第三阶段(1978 年至现在)开发了以诺氟沙星、环丙沙星、氧氟沙星等一系列含氟的第三代喹诺酮药物,其抗菌谱广,除对革兰氏阳性菌和阴性菌有作用外,对支原体、衣原体、军团菌及分支菌也有作用,抗菌作用强,药代动力学性质大大改善,耐药性低,毒副作用小。临床广泛用于泌尿道、呼吸道、皮肤、骨和关节、腹腔、胃肠道感染以及伤寒、败血症、淋病等。

2. 喹诺酮类药物的构效关系归纳如下:

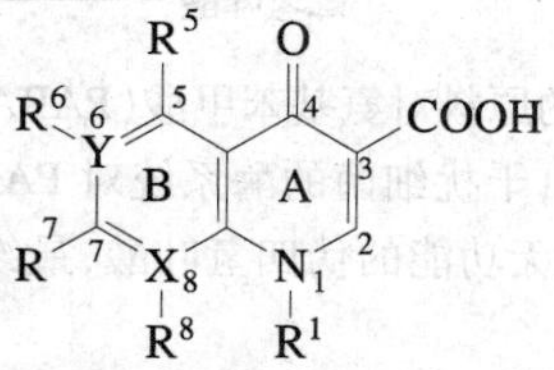

(1) A 环是抗菌作用必需的基本药效结构,变化较小;其中 3 位 COOH 和 4 位 C ═O 是发挥药效必不可少的部分。B 环可作较大改变,可以是苯环、吡啶环、嘧啶环等。

(2) 1 位取代基对抗菌活性的影响较大,可以为脂肪烃基、脂环烃基和芳烃基。若为脂肪烃基,以乙基或与乙基体积相近的取代基为好;若为脂环烃基,以环丙基最好;若为芳烃基,可以是苯基或其他芳香基。

(3) 5 位可以引入氨基,虽对活性影响不大,但可提高吸收能力或组织分布选择性。

(4) 6、7、8 位的取代基变化范围较大。6、8 位分别或同时引入氟原子,抗菌活性增大,7 位引入五元或六元杂环,抗菌活性均明显增强,以哌嗪基为最好。

(5) 在 1 位和 8 位间成环状化合物时,产生光学异构体,以 S 异构体作用最强。

磺胺类化合物的构效关系归纳如下:

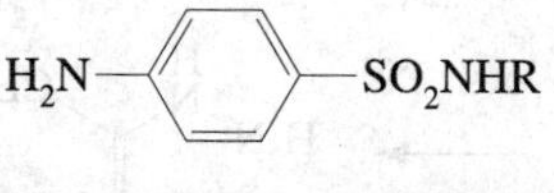

(1) 对氨基苯磺酰胺是必需的基本结构,即苯环上的氨基与磺酰氨基必须处于对位,而邻位或间位异构体均无抑菌作用。

(2) 芳伯氨基上一般没有取代基,若有取代基,则必须在体内易被酶分解或还原为游离的氨基才有效。

(3) 磺酰氨基上多为 N-单取代,可使抑菌作用增强,而以芳香杂环取代时抑菌作用更强,而 N,N-双取代化合物一般没有活性。

(4) 苯环被其他芳环或芳杂环取代,或在苯环上引入其他基团,则抑菌活性降低或丧失。

(5) 磺胺类药物的酸性离解常数(pK_a)与抑菌作用的强度有密切的关系,当 pK_a 为 6.5 ~ 7.0 时,抑菌作用最强。

3. 喹诺酮类药物结构中的 3 位羧基和 4 位羰基是发挥药效必不可少的部分,是与 DNA 螺旋酶和拓扑异构酶 Ⅳ结合的部位,而该结构也极易和金属离子(如钙、镁、铁、锌等)形成螯合物,不仅降低了药物的抗菌活性,同时也使体内的金属离子流失,会引起缺钙、缺铁、缺锌等副作用,因此喹诺酮类药物不宜和含钙、铁等食物(如牛奶等)及药品同时服用。

4. 所谓代谢拮抗就是设计与生物体内基本代谢物的结构有某种程度相似的化合物,使之竞争性地和特定的酶相作用,干扰基本代谢物的被利用,从而干扰生物大分子的合成;或以伪代谢物的身份掺入生物大分子的合成中,形成伪生物大分子,导致致死合成,从而影响细胞的生长。

四氢叶酸作为辅酶 F 的一部分,为细菌 DNA 合成中所需核苷酸的合成提供一个碳单位。细菌体内四氢叶酸的生物合成途径如下:

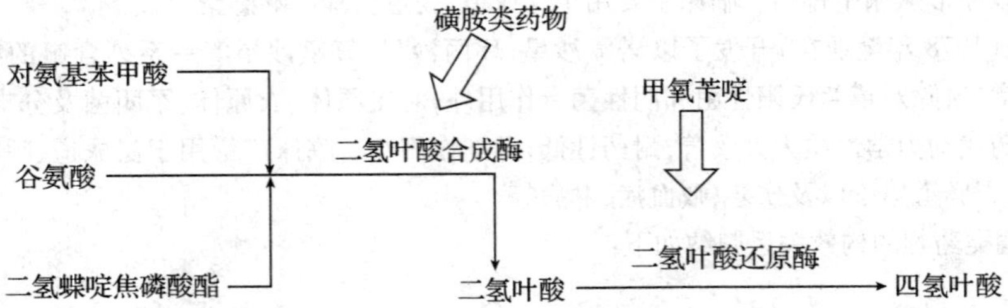

由于磺胺类药物和合成四氢叶酸的原料对氨基苯甲酸(PABA)的结构非常相似,因此能和PABA竞争性拮抗,抑制二氢叶酸合成酶的活性,干扰细菌的酶系统对PABA的利用。此外,磺胺类药物可以占据二氢叶酸结构中PABA的位置,生成无功能的伪四氢叶酸,最终抑制生物大分子的生物合成,致使细菌生长繁殖受到阻碍。

5. 抗菌增效剂是一类与某类抗菌药物配伍使用时,以特定的机制增强该类抗菌药物活性的药物。抗菌增效剂的类型不同,增效原理亦各不相同。

磺胺甲噁唑(SMZ)能抑制二氢叶酸合成酶,阻断二氢叶酸的合成,而甲氧苄啶(TMP)抑制二氢叶酸还原酶,阻断二氢叶酸还原成四氢叶酸,合用时可使细菌体内的四氢叶酸合成受到双重阻断,产生协同抗菌作用,作用可增强数倍至数十倍,所以SMZ常和TMP组成复方新诺明在临床上使用。

6. 异烟肼主要有以下性质:(1) 可与金属离子络合,形成有色的螯合物。如与铜离子在酸性条件下生成单分子螯合物而显红色,在pH为7.5时形成双分子螯合物。由于微量金属离子的存在可使异烟肼溶液变色,故在配制时应避免与金属器皿接触。(2) 由于结构中含有肼基,具有很强的还原性,可被多种弱氧化剂氧化。(3) 由于含酰肼结构,在酸或碱存在下,水解生成异烟酸和游离肼,其毒性增大。

7. 异烟肼在体内的代谢途径如下:

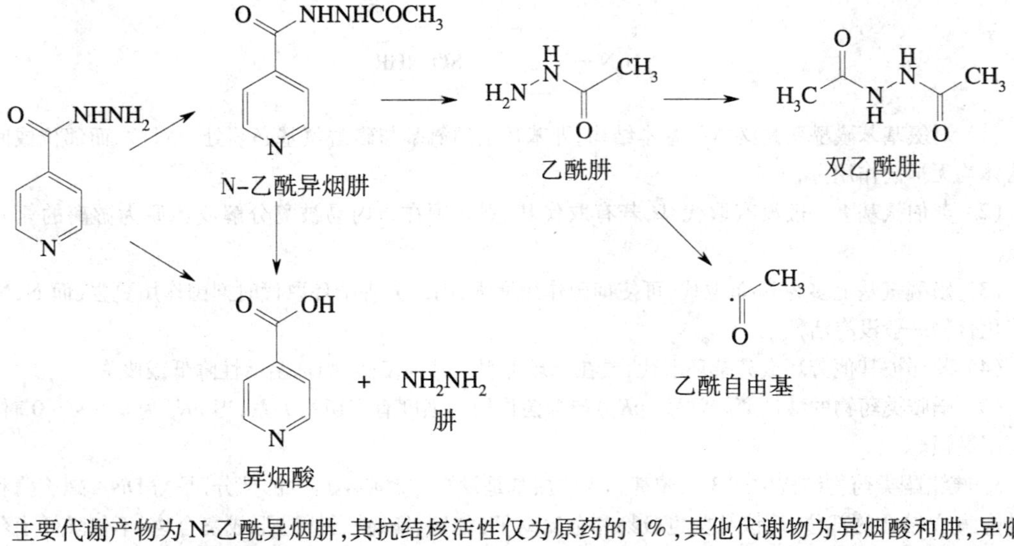

主要代谢产物为N-乙酰异烟肼,其抗结核活性仅为原药的1%,其他代谢物为异烟酸和肼,异烟酸也可能是N-乙酰异烟肼水解的产物,另一个水解产物为乙酰肼,乙酰肼可被N-乙酰化转移酶酰化成二乙酰肼。其肝脏毒性与代谢产物乙酰肼的存在有关,乙酰肼形成酰基自由基或酰基阳离子,均可对肝蛋白进行酰化,导致可引起肝坏死的乙酰肝蛋白的形成。

8. 目前临床上常用的抗病毒药按结构可分为三类:金刚烷胺类、核苷类(包括开环核苷类)及其他类。

核苷类抗病毒药物是根据代谢拮抗原理而设计得到的药物。天然核苷是由五种碱基(A,C,T,U,G)中的一种与核糖或去氧核糖所形成的化合物,是DNA或RNA的基本组成部分。通过化学修饰改变天然碱基或糖基中的基团后形成的核苷就称为人工合成核苷,和天然核苷的化学结构相似,有可能成为天然核苷的抑制剂，抑制病毒或宿主细胞的 DNA 或 RNA 聚合酶活性，阻止 DNA 或 RNA 的合成，杀灭病毒。如碘苷的化学结构和胸腺嘧啶脱氧核苷相似，可和胸腺嘧啶脱氧核苷竞争性地抑制 DNA 聚合酶，阻碍病毒 DNA 的合成。

三、合成题

1.

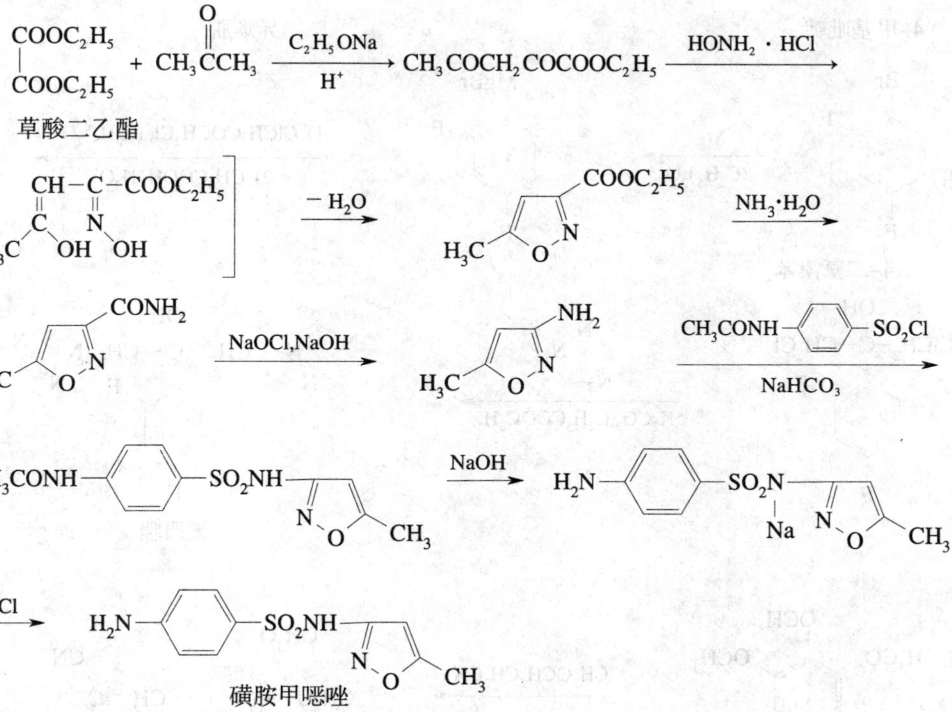

2.

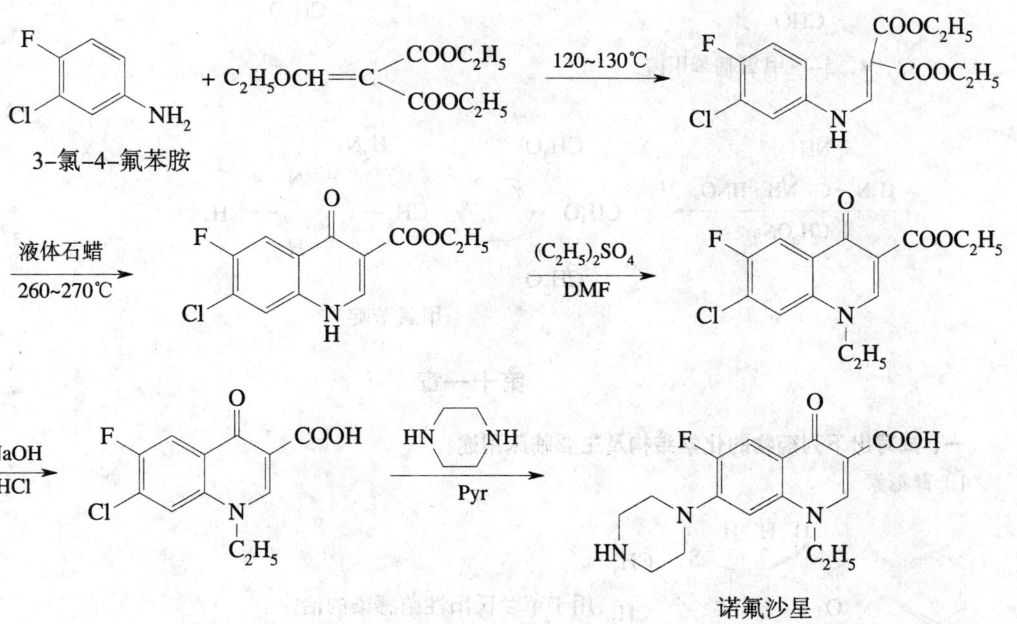

3. 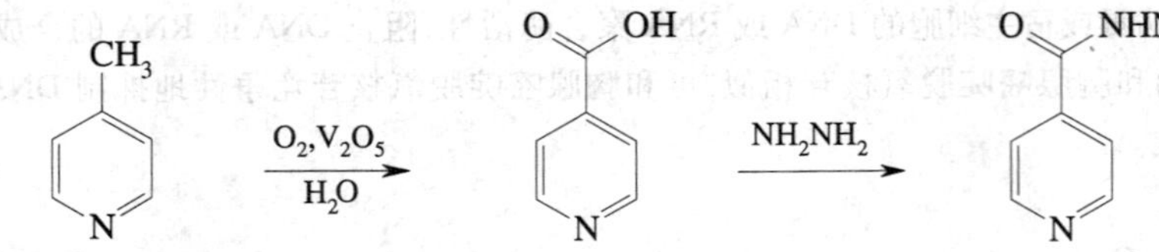

4-甲基吡啶　　异烟肼

4. 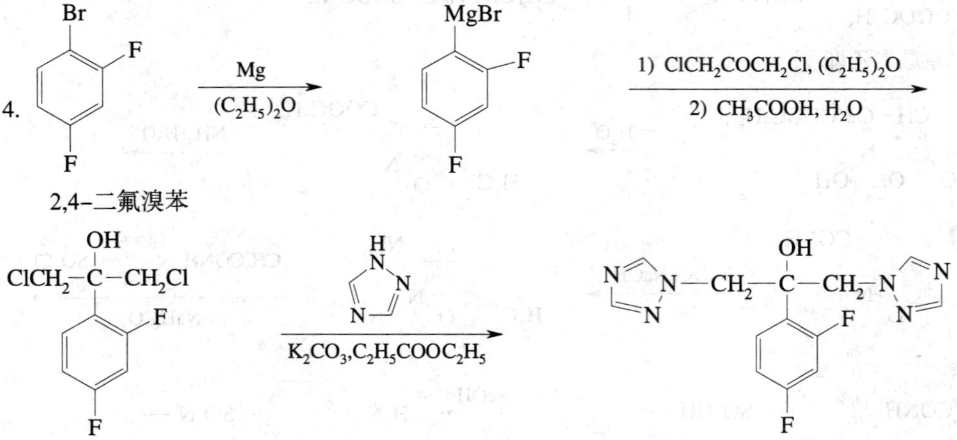

2,4-二氟溴苯　　氟康唑

5. 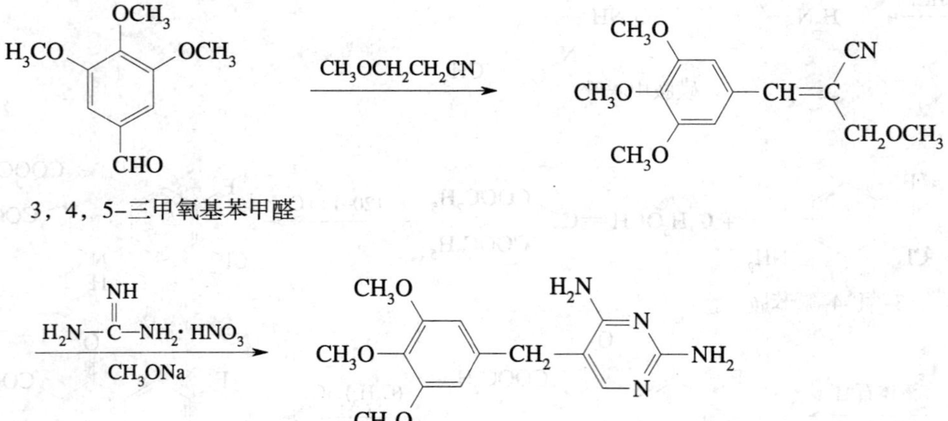

3，4，5-三甲氧基苯甲醛　　甲氧苄啶

第十一章

一、试写出下列药物的化学结构及主要临床用途：

1. 青霉素

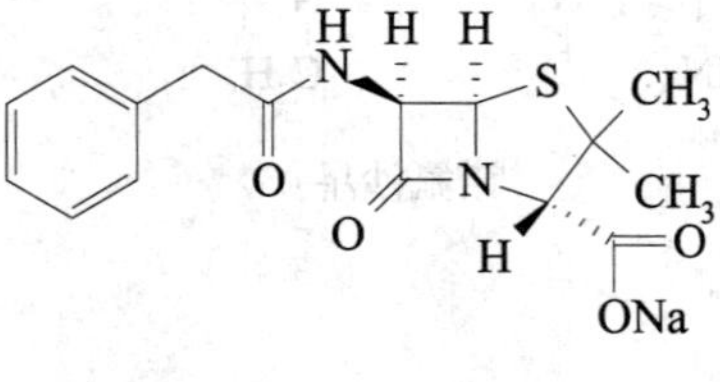

,用于革兰氏阳性菌感染的治疗

2. 阿莫西林

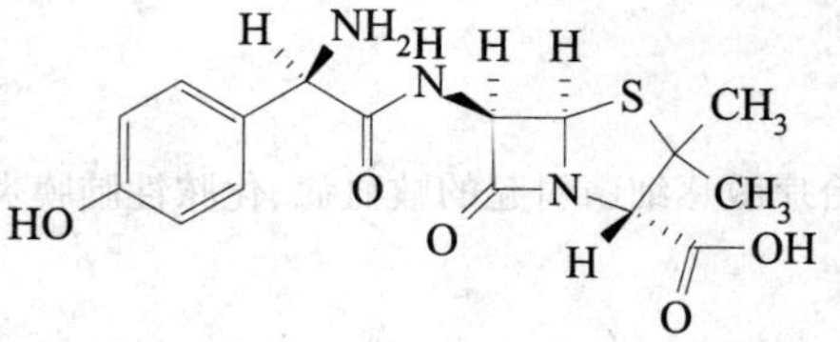

$\cdot H_2O$，用于敏感菌所致泌尿系统等感染

3. 克拉维酸钾

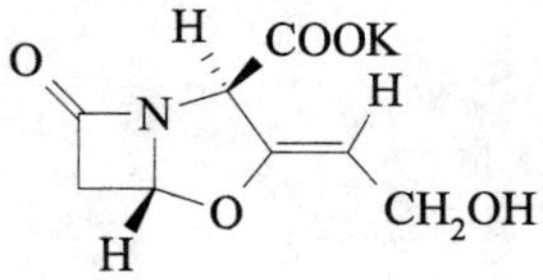

，用作抗菌增效剂

4. 舒巴坦钠

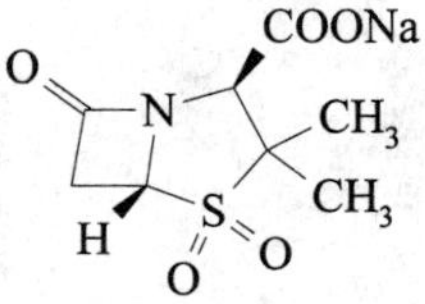

，用作抗菌增效剂

5. 氨苄西林

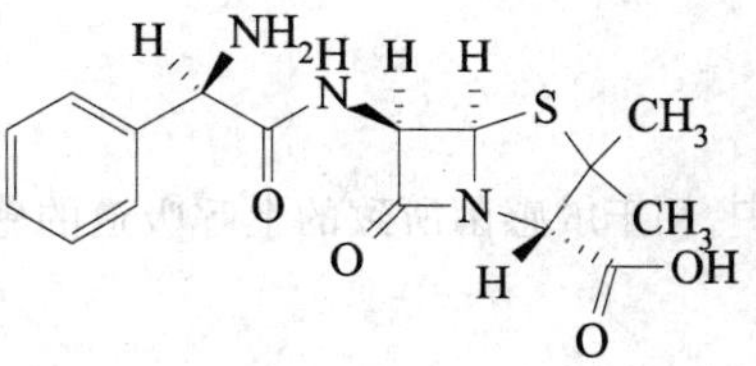

$\cdot 3H_2O$，用作广谱抗生素

6. 哌拉西林

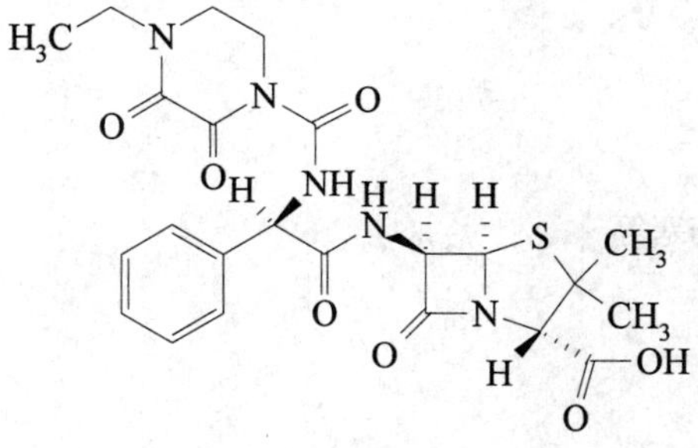

$\cdot 3H_2O$，用于绿脓杆菌、变形杆菌等引起的感染

7. 头孢羟氨苄钠

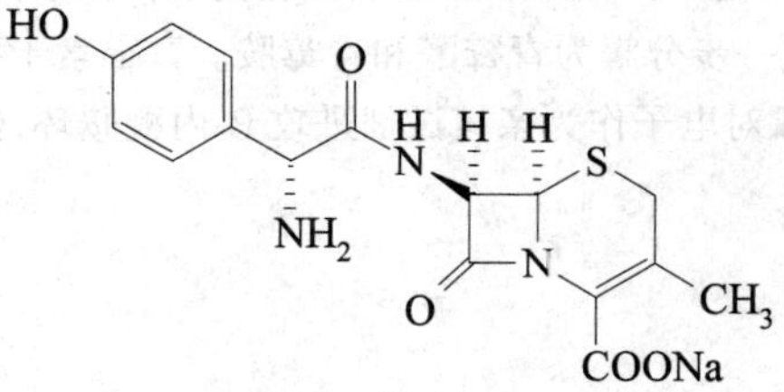

$\cdot H_2O$，用于呼吸道等部位的敏感菌感染

8. 头孢噻肟钠

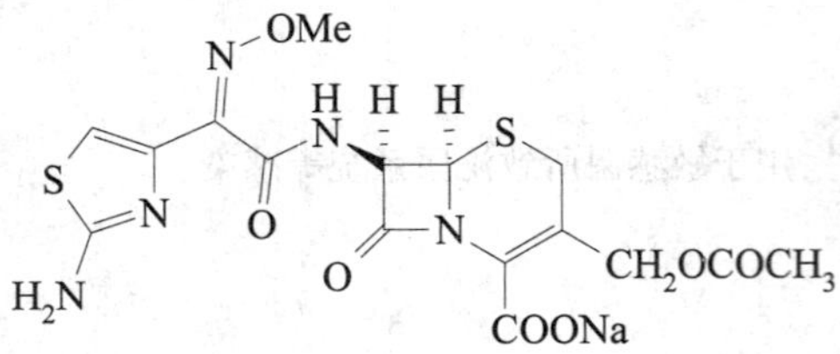

，用于治疗敏感细菌引起的败血症、化脓性脑膜炎、呼吸道、泌尿道等部位的感染

9. 头孢哌酮钠

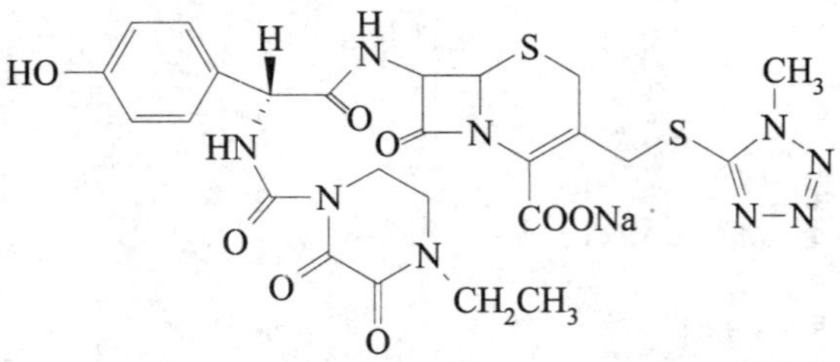

，用于敏感菌所致的呼吸道、泌尿道、腹膜、胸膜、皮肤和软组织等部位的感染

10. 盐酸多西环素

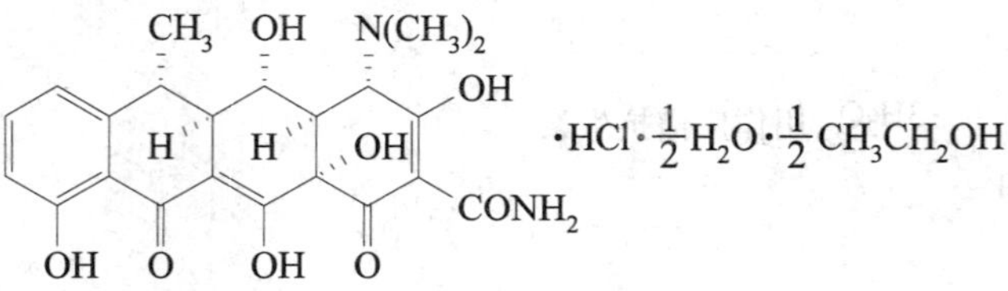

$\cdot HCl\cdot \frac{1}{2}H_2O\cdot \frac{1}{2}CH_3CH_2OH$，用于敏感菌所致的上呼吸道的感染、扁桃体炎、胆道感染等

11. 氯霉素

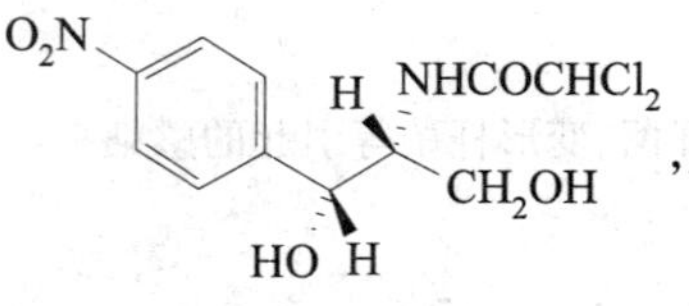

，用以治疗伤寒、副伤寒等

二、问答题

1. 青霉素的稳定性极差，在酸性和碱性的溶液中，易受到亲核性或亲电性试剂的进攻，使 β-内酰胺环破裂，导致其失效。青霉素在酸性条件下发生的反应比较复杂。在强酸加热或在氯化汞存在条件下，发生裂解，生成青霉酸和青霉醛酸。而青霉酸不稳定，可进一步分解为青霉醛和青霉胺。青霉素于稀酸溶液中（pH 4.0），在室温条件下，侧链上羰基氧原子上的孤对电子作为亲核试剂进攻 β-内酰胺环，经重排生成青霉二酸。

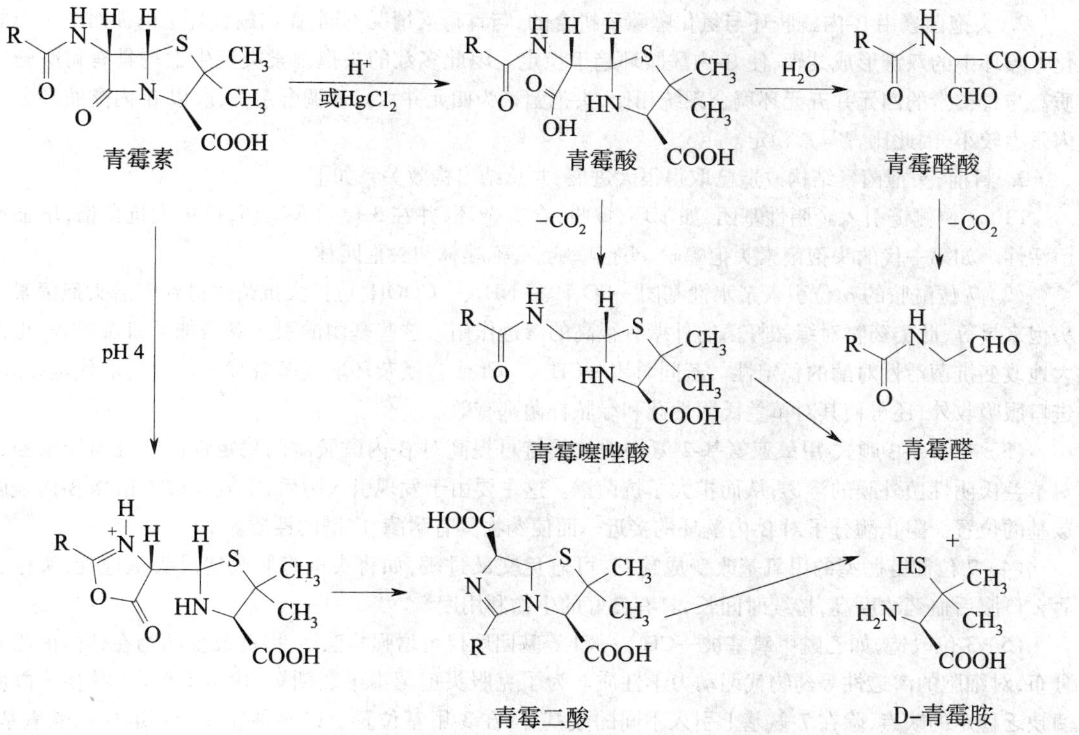

在碱性条件下或在某些酶(例如β-内酰胺酶)的作用下,富电子的碱性基团或酶中亲核性基团可向β-内酰胺环的羰基碳进攻,致使β-内酰胺环开环。青霉素遇到胺和醇时,胺和醇中亲核基团的氨基和羟基也同样会向β-内酰胺环进攻,使β-内酰胺环开环,生成青霉酰胺和青霉酸酯。

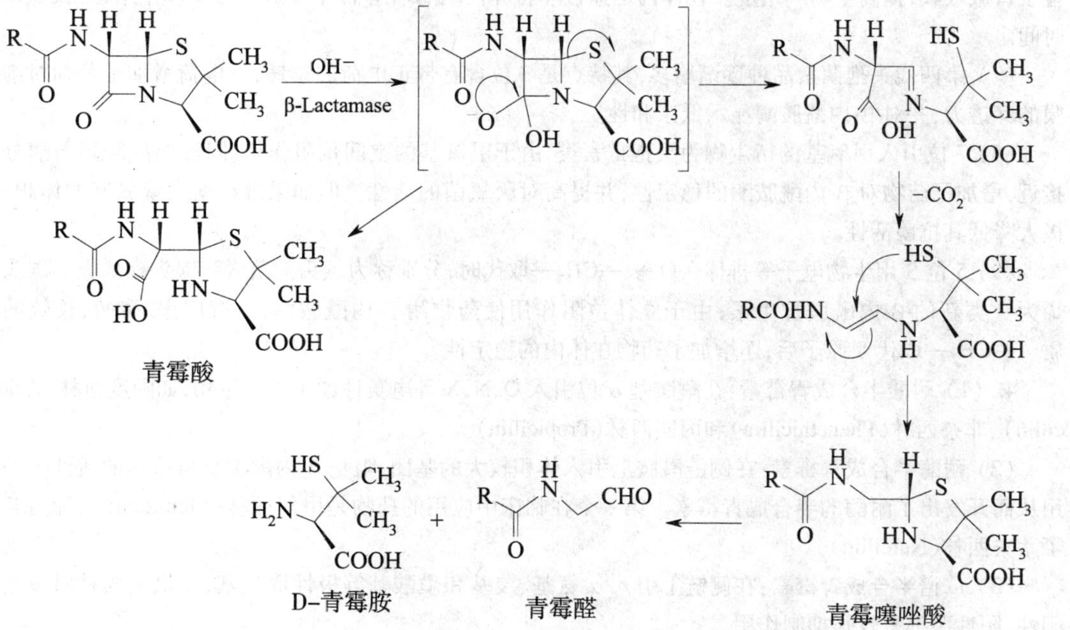

2. 头孢菌素由β-内酰胺环与氢化噻嗪环拼合的，与青霉素情况不同，β-内酰胺环上的孤对电子与氢化噻嗪环中的双键形成共轭，使β-内酰胺环趋于稳定。因此多数的头孢菌素类抗生素均具有耐酸的性质。与青霉素的四元并五元环稠合系统相比，头孢菌素为四元并六元环稠合系统，所以β-内酰胺环分子内张力较小，因此比青霉素稳定。

3. 目前，头孢菌素结构改造已取得很大进展，并总结出构效关系如下：

(1) 7位侧链引入亲脂性基团，如苯环，噻吩，含氮杂环，并在3位引入杂环，可扩大抗菌谱，增强抗菌活性。如第一代的头孢菌素头孢噻吩、头孢噻啶、头孢唑林和头孢匹林。

(2) 7位酰胺的α位引入亲水性基团—SO_3H、—NH_2、—COOH，可扩大抗菌谱得到广谱头孢菌素如头孢来星等，此类药物对绿脓杆菌的外壁有很高的渗透作用。这些基团的引入既增加了口服吸收，也极大地改变抗菌活性对酶的稳定性。若同时用—CH_3、—Cl或含氮杂环取代基替代3位上的取代基，除改进口服吸收外，还可使其对革兰氏阴性菌和绿脓杆菌都有效。

(3) 带有7-β顺式-甲氧亚氨基-2-氨噻唑的侧链可提高对β-内酰胺酶的稳定性。并且由于增强了对革兰氏阴性菌外膜的渗透，从而扩大了抗菌谱。这主要由于发现引入肟后，甲氧基可占据靠β-内酰胺羰基的位置。阻止酶分子对β-内酰环的接近。而使药物具有耐酶、广谱的性质。

(4) 7位侧链肟型的甲氧基改变成羧基，可避免交叉过敏，如将头孢噻肟改造成头孢他啶，头孢克肟。口服后血药浓度高，持续时间长，具有良好的生物利用度。

(5) 3位改造，如乙酰甲氧基被—CH_3、—Cl等基团取代可增强抗菌活性，并改变药物在体内的吸收分布，对细胞的渗透性等药物代谢动力学性质。为了克服头孢菌素半衰期短，代谢不稳定，对β-内酰胺酶缺乏稳定的缺点，除在7-氨基上引入不同的酰基外，在3-甲基位置上以多种硫代杂环取代乙酰氧基。其硫代杂环的结构特征和理化性质，如环的大小、位置、杂原子的类型数目、芳香性和亲水性等均与其抗菌活性有关。用带有酸性功能基的杂环替代乙酰基，使蛋白结合力增强，在血浆中半衰期长，成为长效抗生素。

(6) 2位羧基是抗菌活性基团，不能改变。为改善药物代谢动力学性质，利用前药原理可制成酯，改善了口服吸收，提高生物利用度。在体内迅速被非特异性酯酶水解而释放出原药发挥作用，延长了作用时间。

(7) 第四代头孢菌素品种逐渐增多，其特点是3位含有带正电荷的季铵，正电荷增加了药物对细胞膜的穿透力，并对β-内酰胺酶显示低亲和性。

(8) 7位引入甲氧基的衍生物为头孢霉素类，由于甲氧基的空间位阻作用，阻滞内酰胺环与酶分子接近，增加了药物对β-内酰胺酶的稳定性，并提高对厌氧菌的活性。但如果继续增大烷氧基的体积，将极大降低其抗菌活性。

(9) 5位S用生物电子等排体—O—、—CH_2—取代时，分别称为氧头孢菌素和碳头孢烯类。碳头孢烯为一类新的β-内酰胺抗生素，由于立体位阻作用使药物耐β-内酰胺酶，具有广谱、耐酶、长效的性质。—CH_2—取代S原子后，还增加了药物在体内的稳定性。

4. (1) 耐酸半合成青霉素：在酰胺基α位引入O、N、X等电负性原子的衍生物，如阿度西林(Azidocillin)、非奈西林(Phenethicillin)和丙匹西林(Propicillin)。

(2) 耐酶半合成青霉素：在侧链酰胺上引入体积较大的基团，阻止β-内酰胺酶与药物的活性中心作用从而开发出了耐酶的半合成青霉素。第一个在临床中应用的药物是甲氧西林(Methicillin)，随后开发了萘夫西林(Nafcillin)。

(3) 广谱半合成青霉素：在侧链上引入α-氨基、羧基和磺酸基等极性取代基，如氨苄西林对革兰氏阳性、阴性菌都有较强抑制作用。

5. 四环素类抗生素在干燥条件下其固体比较稳定，但遇日光可变色。在酸性及碱性条件均不稳定。

(1) 在酸性条件下：四环素类抗生素C-6上的羟基和C-5a上氢发生消除反应，生成无活性的橙黄色脱水物。

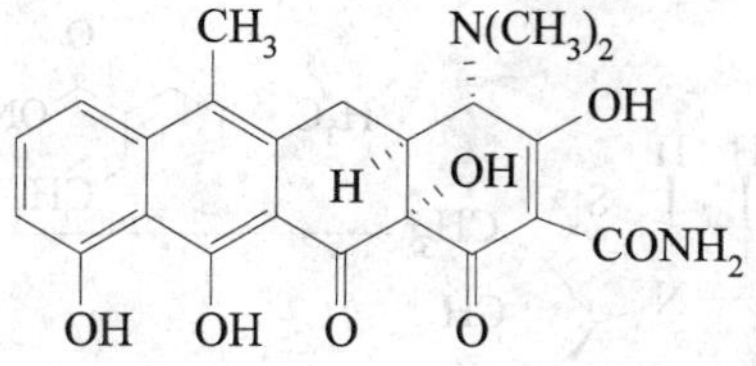

四环素脱水物

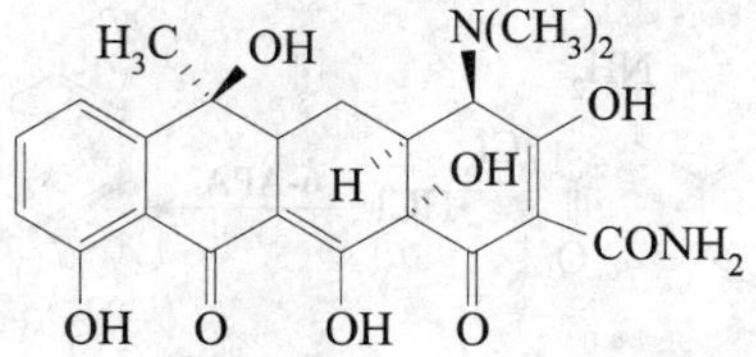

四环素的差向异构体

在 pH 为 2 ~ 6 的条件下，C-4 上的二甲胺基易发生可逆差向异构化的反应，生成差向异构体。

（2）在碱性条件下：由于 OH^- 的作用，C-6 上的羟基形成氧负离子，向 C-11 发生分子内亲核进攻，导致 C 环破裂，生成具有内酯结构的异构体。

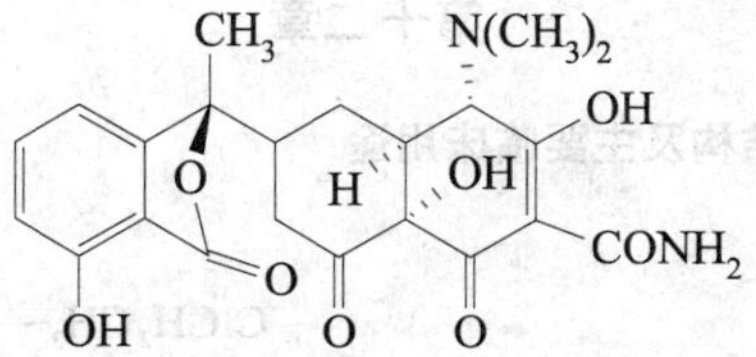

（3）与金属离子反应：四环素类药物分子中含有许多羟基、烯醇羟基及羰基，在近中性条件下能与多种金属离子形成不溶性螯合物。与钙或镁离子形成不溶性的钙盐或镁盐，与铁离子形成红色络合物，与铝离子形成黄色络合物。

6. 首先，多西环素在 C-5 的羟基与 C-4 二甲氨基之间形成氢键，4 位的差向异构化难于四环素；并且考虑到 6 位的羟基是结构中的不稳定因素，又根据四环素类药物结构与活性关系的研究，6 位的羟基不是活性必需基团，因此将 6 位的羟基从其分子中除去，得到多西环素。

7. 氨基糖苷类抗生素的化学结构通常由 1,3-二氨基肌醇部分与某些特定的氨基糖通过苷键相连而成，呈碱性，所以又被称为氨基糖苷类抗生素；抗菌谱广；有肾脏毒性和耳毒性；抗菌机制为抑制细菌蛋白质的生物合成。

大环内酯类抗生素的特征是分子结构中含有一个十四元或十六元的大内酯环合糖，通常会有一个糖携带有氨基基团，因此它们呈现弱碱性；通过结合核糖体 50S 亚基，干扰核糖体蛋白生物合成，并抑制细菌的生长；为广谱抗生素。

8. 根据化学结构特征抗生素可分为：（1）β-内酰胺类：氨苄青霉素，头孢拉定；（2）四环素类：多西环素；（3）氨基糖苷类：链霉素；（4）大环内酯类：红霉素；（5）其他类：氯霉素。

9. 为了增加红霉素的稳定性和水溶性，将红霉素 5 位的氨基糖上的 2″羟基与酸制成各种酯，如红霉素碳酸乙酯，在酸中较稳定并适于口服；琥乙红霉素可使红霉素的苦味消失，而且在水中几乎不溶，但到体内水解后释放出红霉素而起作用。

红霉素在酸催化的降解反应中，参与的基团有 C-9 酮，C-6 羟基，C-8 氢，因此结构修饰主要在这些部位进行。对 9 位酮羰基的结构改造比较成功，可利用多种途径改造 9 位，如将酮基转化成简单的肟，可以削弱分子内环合作用，但抗菌活性却有所降低。为了增强抗菌活性，将羰基与羟胺形成红霉肟，再与侧链缩合得到罗红霉素。另一种成功的方法是经 Beckmann 重排可得阿奇霉素，为 15 元大环内酯，比 14 元环具有更为广泛的抗菌谱。对红霉素进行结构改造后，不仅提高了活性，而且改善了药代动力学性质。

三、合成题

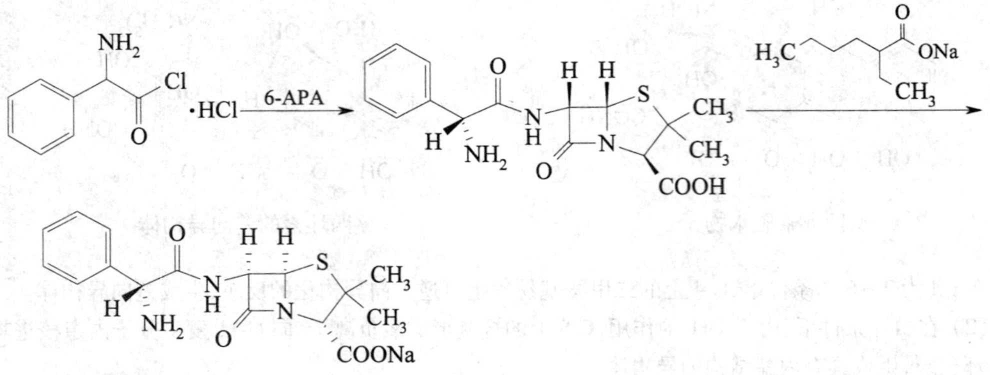

第十二章

一、试写出下列药物的化学结构及主要临床用途

1.

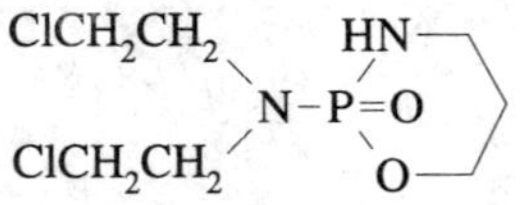

抗肿瘤药物

2.

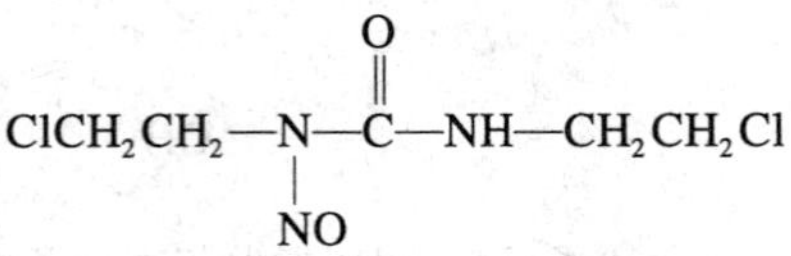

抗肿瘤药物

3.

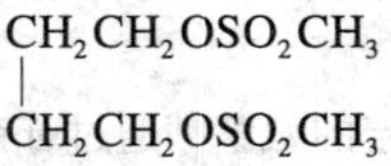

抗肿瘤药物

4.

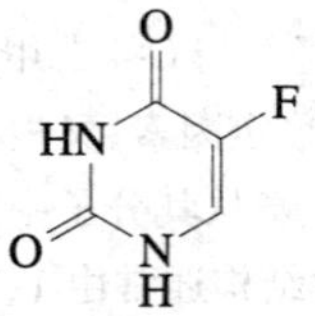

抗肿瘤药物

5.

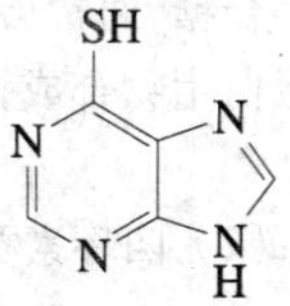

抗肿瘤药物

6.

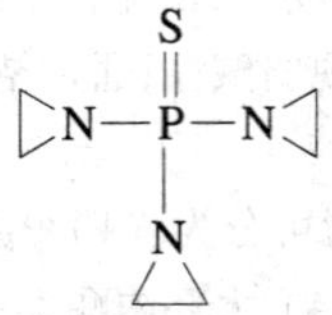

抗肿瘤药物

7.

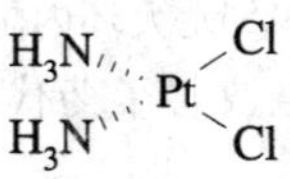

抗肿瘤药物

8.

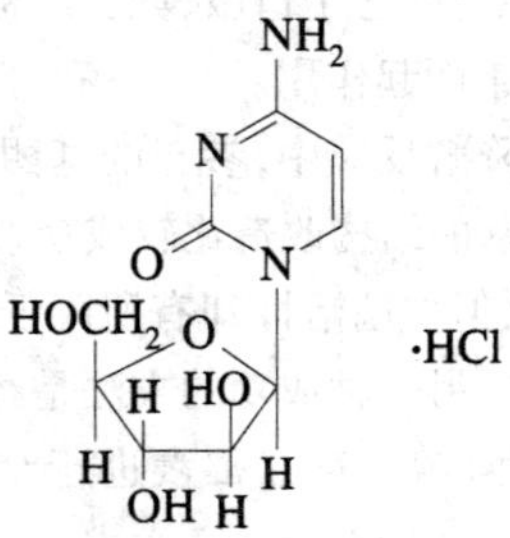

抗肿瘤药物

9. 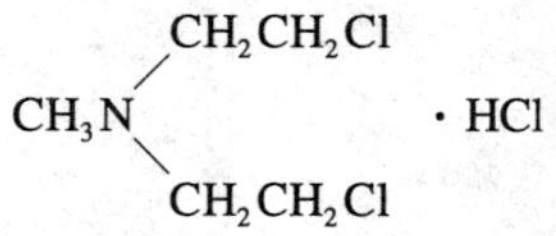

抗肿瘤药物

10. 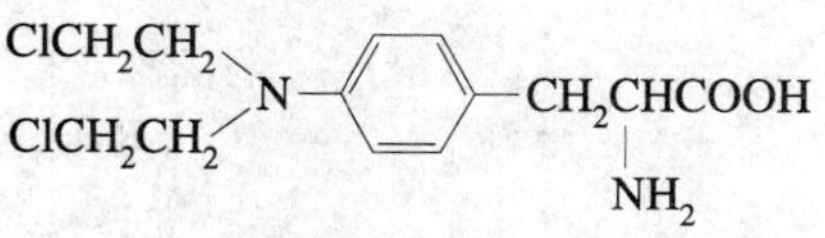

抗肿瘤药物

11. 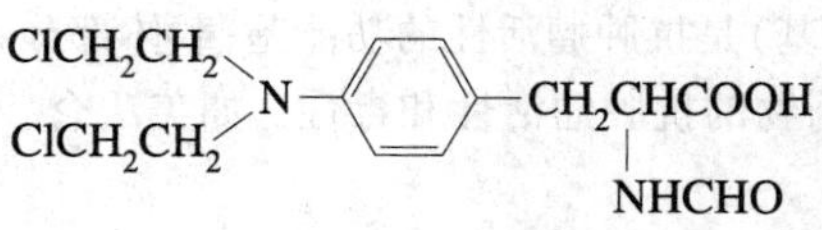

抗肿瘤药物

12. 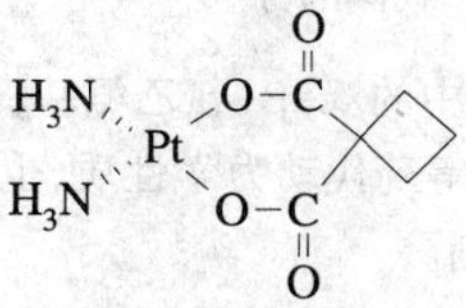

抗肿瘤药物

13. 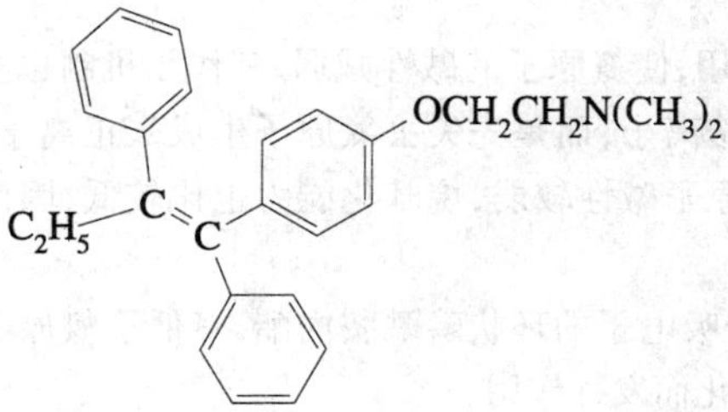

抗肿瘤药物

14. 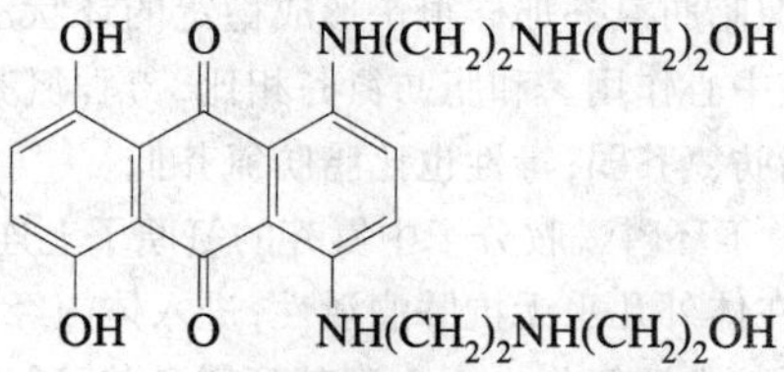

抗肿瘤药物

15. 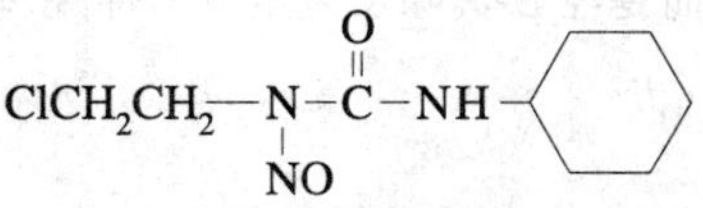

抗肿瘤药物

16. 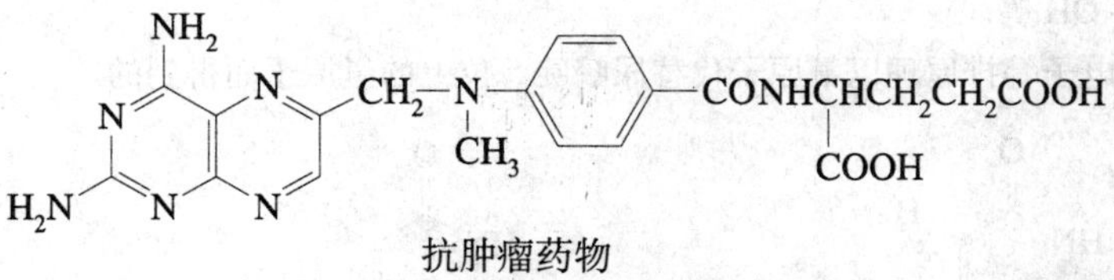

抗肿瘤药物

二、问答题

1. 按作用机理和来源的不同可将抗肿瘤药物分为

(1) 烷化剂类抗肿瘤药物,如环磷酰胺等;(2) 抗代谢抗肿瘤药物,如氟尿嘧啶等;(3) 抗肿瘤抗生素,如多柔比星等;(4) 抗肿瘤植物药有效成分及其衍生物,如喜树碱、伊立替康等;(5) 抗肿瘤金属配合物,如顺铂等;(6) 其他类,如他莫昔芬等。

2. 烷化剂又称为生物烷化剂,是一类在体内能形成缺电子的活泼中间体或其他具有活泼的亲电性基团的化合物,进而与生物大分子(主要是 DNA)中含有丰富电子的基团(如氨基、巯基等)发生共价结合,使其丧失活性,从而抑制恶性肿瘤细胞的生长。

烷化剂按结构可分为(1) 氮芥类,如环磷酰胺等;(2) 亚乙基亚胺类,如塞替哌等;(3) 磺酸酯及多元醇类,如白消安、二溴甘露醇等;(4) 亚硝基脲类,如卡莫司汀等。

3. 氮芥类药物的结构可分为两部分:烷基化部分和载体部分。

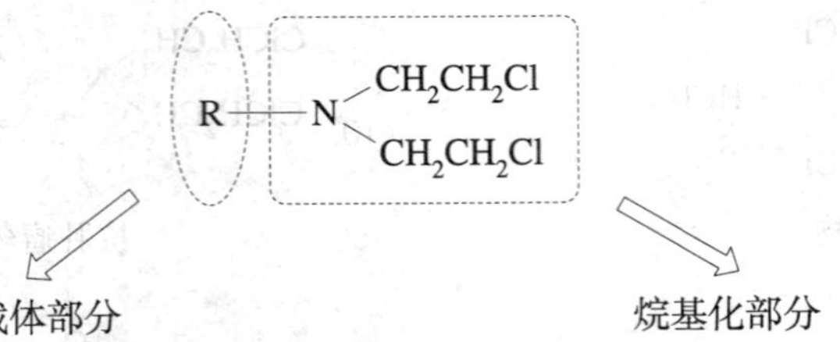

烷基化部分(即通式中的双-β-氯乙氨基,也称氮芥基)是抗肿瘤活性的功能基;载体部分主要影响药物在体内的吸收、分布等药代动力学性质,也会影响药物的抗肿瘤活性和毒性。如美法仑、苯丁酸氮芥等都属于氮芥类烷化剂。

4. 脂肪氮芥的氮原子碱性比较强,在生理 pH(7.4)时,易亲核进攻 β-碳原子,使 β-氯原子离去,生成高度活泼的乙撑亚胺离子,为亲电性的强烷化剂,极易与细胞成分的亲核中心起烷化反应,因此脂肪氮芥属于强烷化剂,抗肿瘤活性强,但毒性也较大。

芳香氮芥的氮原子的孤对电子和苯环产生共轭作用,使氮原子的碱性减弱,其作用机制也发生了改变,不能像脂肪氮芥那样很快形成稳定的环状乙撑亚胺离子,而是先失去氯原子生成碳正离子中间体,再与亲核中心作用。和脂肪氮芥相比,芳香氮芥的氮原子碱性较弱,烷基化能力也比较低,因此抗肿瘤活性比脂肪氮芥弱,毒性也比脂肪氮芥低。

5. 由于环磷酰胺分子中氮芥的氮原子上连有一个吸电子的环状磷酰胺内酯,降低了氮原子的亲核性,因此在体外几乎无抗肿瘤活性,进入体内经肝脏活化而发挥作用。

在肝脏内被氧化生成 4-羟基环磷酰胺,通过互变异构生成开环的醛基化合物,两者在正常组织中分别经酶促反应进一步氧化为无毒的代谢产物 4-酮基环磷酰胺和羧基化合物,故对正常组织一般无影响;因肿瘤组织中缺乏正常组织所具有的酶,不能进行上述转化,而是经 β-消除反应生成丙烯醛、磷酰氮芥及去甲氮芥,三者都是较强的烷化剂,可以杀灭肿瘤细胞。

因此环磷酰胺比其他氮芥类药物的毒性小。

6. 抗代谢药物是利用代谢拮抗原理设计的抗肿瘤药物,其结构与正常代谢物很相似。大多数抗代谢物是将正常代谢物的结构作细微的改变而得,例如利用生物电子等排原理,以 F 或 CH_3 代替 H,S 或 CH_2 代替 O、NH_2 或 SH 代替 OH 等。

氟尿嘧啶就是利用生物电子等排原理以氟原子代替尿嘧啶 5 位上的氢原子而得到的。

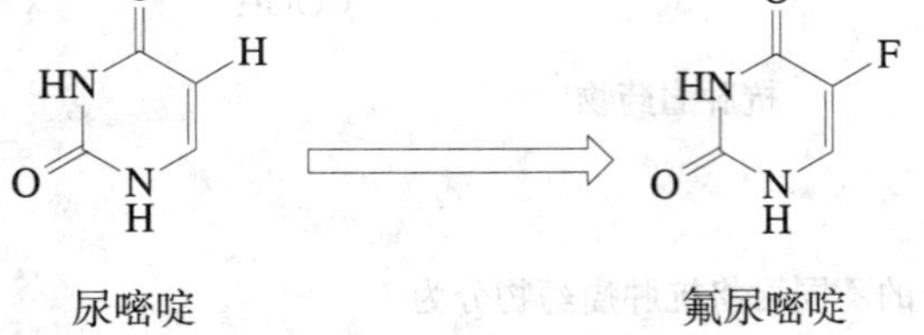

由于氟的原子半径和氢的原子半径相近,氟尿嘧啶的体积与尿嘧啶几乎相等,加之 C—F 键非常稳定,在代谢过程中不易分解,因此氟尿嘧啶能在分子水平上代替正常代谢物尿嘧啶,在体内转变成氟尿嘧啶核苷酸(FURP)和氟尿嘧啶脱氧核苷酸(FUDRP),后者是胸腺嘧啶核苷酸合成酶抑制剂,使氟尿嘧啶脱氧核苷酸无法转变为胸腺嘧啶脱氧核苷酸,从而抑制 DNA 的合成,最后导致肿瘤细胞死亡。

7. 所谓代谢拮抗就是设计与生物体内基本代谢物的结构有某种程度相似的化合物,使之竞争性地和特定的酶相作用,干扰基本代谢物的被利用,从而干扰生物大分子的合成;或以伪代谢物的身份掺入生物大分子的合成中,形成伪生物大分子,导致致死合成,从而影响细胞的生长。

代谢拮抗概念已广泛应用于抗疟、抗病毒及抗肿瘤药物等的设计中。如抗病毒药物齐多夫定、抗肿瘤药物氟尿嘧啶、巯嘌呤等都是根据代谢拮抗原理设计出来的。

8. 顺铂的水溶液不稳定，能逐渐水解，生成水合物Ⅰ和水合物Ⅱ，进一步水解生成无抗肿瘤活性却有剧毒的低聚物Ⅰ和低聚物Ⅱ。

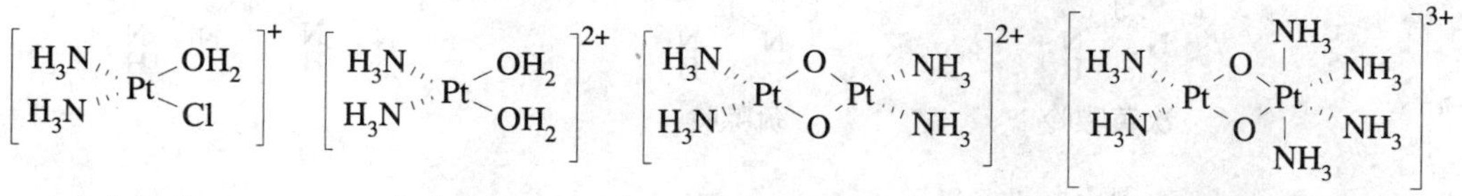

水合物Ⅰ　　水合物Ⅱ　　低聚物Ⅰ　　低聚物Ⅱ

如将氯化钠加到顺铂水溶液中，可降低顺铂的分解速率，而且低聚物Ⅰ和低聚物Ⅱ在0.9%氯化钠溶液中不稳定，可迅速完全转化为顺铂，因此临床上不会导致中毒危险。所以供药用的是含有甘露醇和氯化钠的冷冻干燥粉，临用前用注射用水配成每1 ml含1 mg顺铂、9 mg氯化钠和10 mg甘露醇的溶液，pH在3.5～5.5之间。

三、合成题

1.

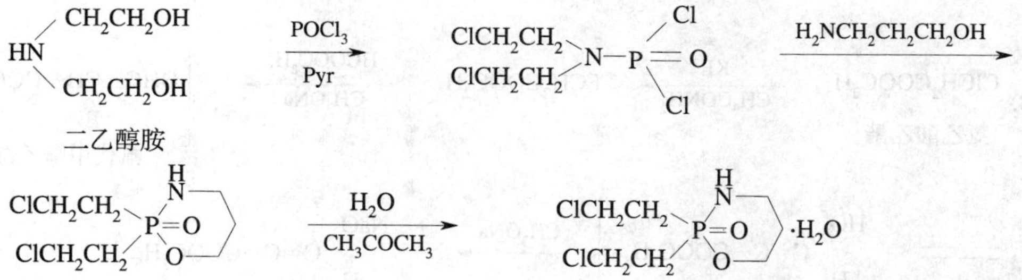

2.

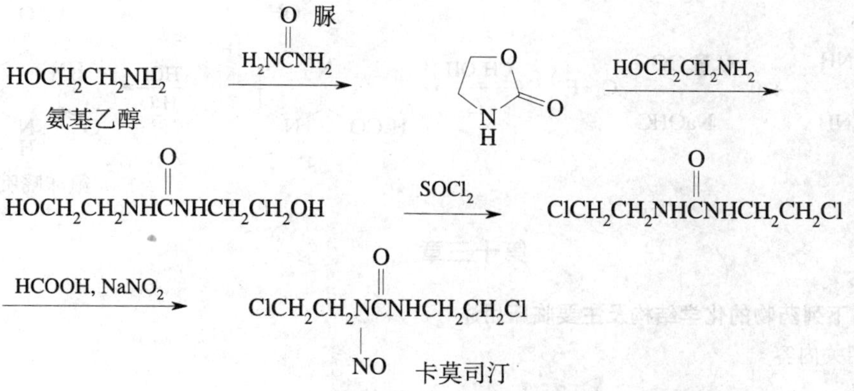

3.

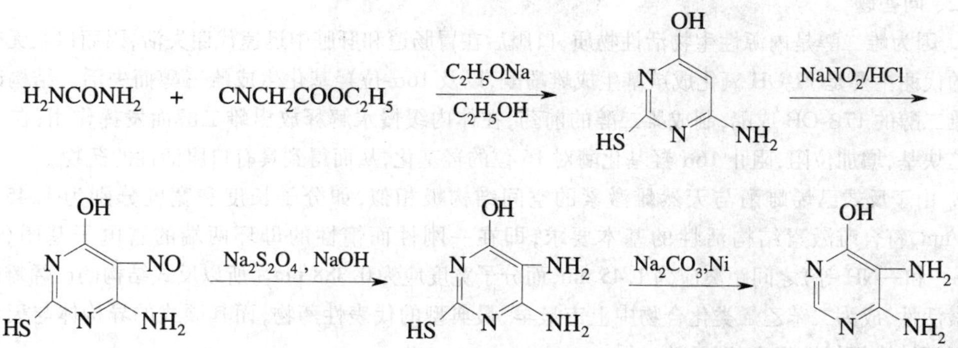

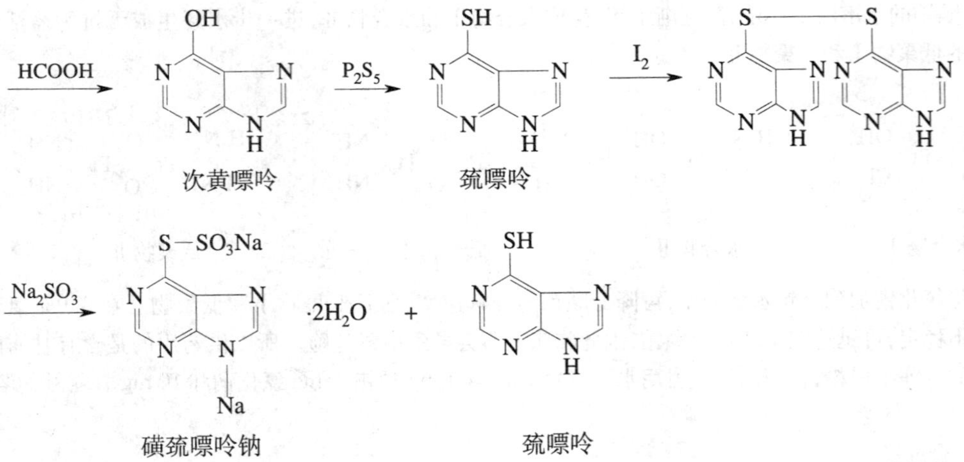

4.

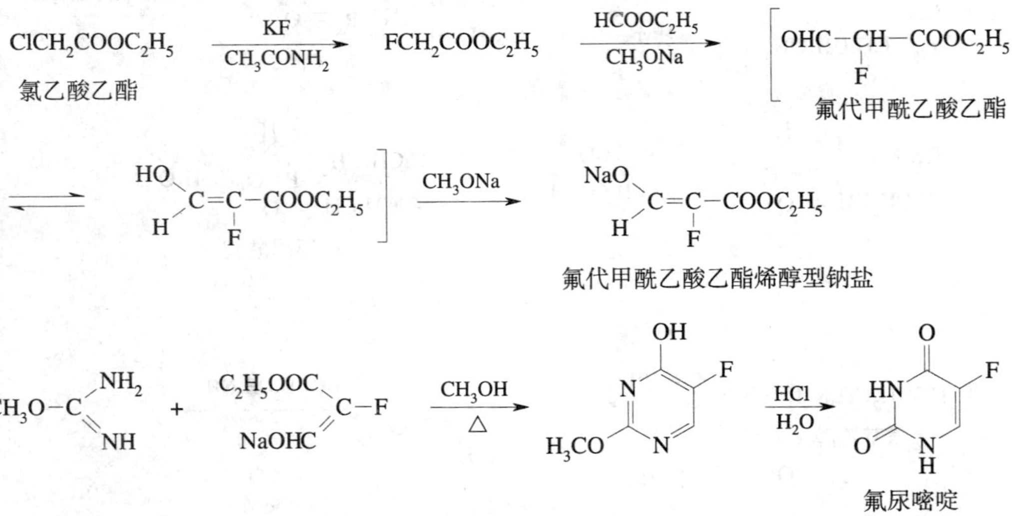

第十三章

一、试写出下列药物的化学结构及主要临床用途

参见本章相关内容。

二、问答题

1. 因为雌二醇是内源性生物活性物质，口服后在胃肠道和肝脏中迅速代谢失活，因而口服无效。雌二醇的代谢主要是17-OH氧化成羰基生成雌酚酮，以及16α-位羟基化生成雌三醇而失活。结构改造包括将雌二醇的17β-OH成酯，制成雌二醇的前药，在体内缓慢水解释放出雌二醇而发挥作用；在17α-位引入乙炔基，增加位阻，阻止16α羟基化酶对16位的羟基化，从而得到具有口服活性的药物。

2. 由于反式己烯雌酚与天然雌激素的空间结构极相似，如分子长度和宽度分别为1.45 nm及0.388 nm，符合雌激素结构活性的基本要求，即在一刚性而惰性的母环两端的富电子基团（—OH，—CO— 和—NH等）之间距离应为1.45 nm，而分子宽度应为0.388 nm。所以反式结构的己烯雌酚具有雌激素活性，成为二苯乙烯类化合物中上市最早、最典型的代表性药物，而其顺式的异构体与天然雌激素的空间结构相似性很小，则无效。

3. 蛋白同化作用是指增强体质，逆转因创伤、手术和消耗性疾病引起的蛋白丢失，促使蛋白质合成，抑制蛋白质代谢的作用,能导致蛋白保留,使雄性变得肌肉发达、骨骼粗壮。临床上用于慢性消耗性疾病、烫伤、恶性肿瘤手术前后、骨折后不愈合、严重骨质疏松症、早产儿、侏儒症及儿童发育不良等疾病的治疗,其主要副作用是导致男性化。

4. 睾酮进入靶细胞后,在5α-还原酶的作用下转化为活性极强的二氢睾酮,它是雄激素的活性形式,因此选择性地抑制5α-还原酶,能有效地降低血浆和前列腺组织中二氢睾酮的浓度,产生雄激素的拮抗作用,从而达到治疗良性前列腺增生的目的。

5. 半合成孕激素有两类:一类是17α-羟基黄体酮类;另一类是19-去甲雄甾衍生物,各自的先导化合物分别是黄体酮和睾酮,其结构改造过程见本章相关内容。

6. 孕激素拮抗剂:是指与孕激素竞争受体并拮抗其活性的化合物,也称抗孕激素。代表药物有米非司酮,其临床主要的用途是与前列腺素制剂合用终止早孕。

7. 将肾上腺皮质激素药物C-21的羟基制成醋酸酯是为了增加药物的稳定性,延长作用时间,并改善分子的溶解性,方便临床用药。

8. 为了增加稳定性,改善分子的溶解性,延长作用时间,可将肾上腺皮质激素药物分子中的C-21羟基进行了酯化制得其前药进行应用。

9. 曲安西龙是在氢化可的松的C-9α位引入氟,A环引入Δ^1的同时,再在C-16α位上引入羟基得到的,其抗炎活性比氢化泼尼松强20%,且消除了9α-F引入所致钠潴留的副作用。将曲安西龙分子中16α位和17α位的二羟基与丙酮缩合形成缩酮,得到曲安奈德,疗效明显增加,可用于钠潴留、食欲过旺及体重增加给患者带来的后遗症。在曲安奈德的C-6α位引入氟原子得氟轻松,由于阻碍了C-6的氧化失活,其抗炎活性大幅度增加,但同时钠潴留作用增加更多,因此只能用于局部治疗皮肤病。

10. 参见本章相关内容。

11. 由于天然的糖皮质激素具有保钠排钾的副作用,会引起水肿;引起皮质激素增多症(Cushing's病,主要表现为肾上腺机能亢进,是由于肾上腺皮质肿瘤或促皮质激素过多引起的);诱发精神症状、引起骨质疏松等并发症。因此,为了将糖、盐皮质激素的两种活性分开,提高糖皮质激素活性的同时,减少钠水潴留的副作用,并延长作用时间,人们对糖皮质激素进行了大量的化学结构修饰,几乎在甾环上可以进行化学改造的位置都进行了取代基的引入修饰,如C-21成酯修饰、C-1引入双键修饰、C-9和C-6氟原子的引入、C-16引入羟基或甲基的修饰等,发现了许多专一性好、副作用小的药物,如醋酸泼尼松、醋酸9α-氟代氢化可的松、曲安西龙、醋酸曲安奈德、醋酸氟轻松、醋酸地塞米松、倍他米松。

12. 参见本章相关内容。

三、合成题

参见本章相关内容。

第十四章

一、试写出下列药物的化学结构及主要临床用途

1. 维生素A醋酸酯 ,预防和治疗夜盲症及多种癌症。

2. 维生素B_6 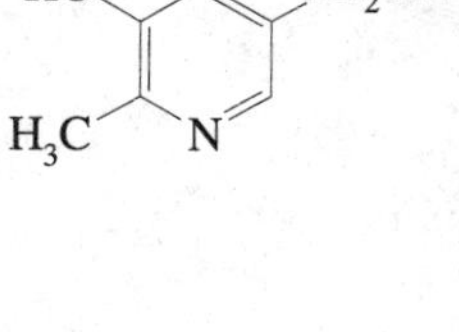 · HCl,用于治疗因放射治疗引起的恶心及妊娠呕吐。

3. 维生素 C 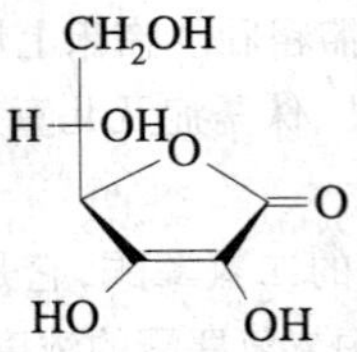，用于坏血病的预防及治疗。

4. 维生素 K_3 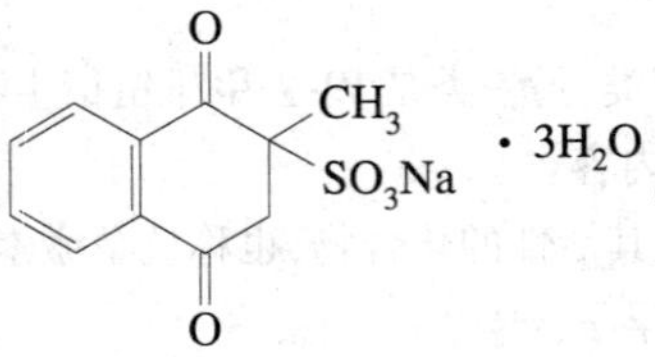，用于凝血酶原过低症及新生儿出血症的防治。

5. 维生素 B_1 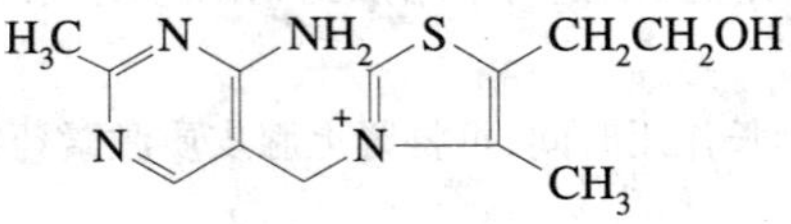，用于脚气病及消化不良等疾病。

6. 维生素 B_2 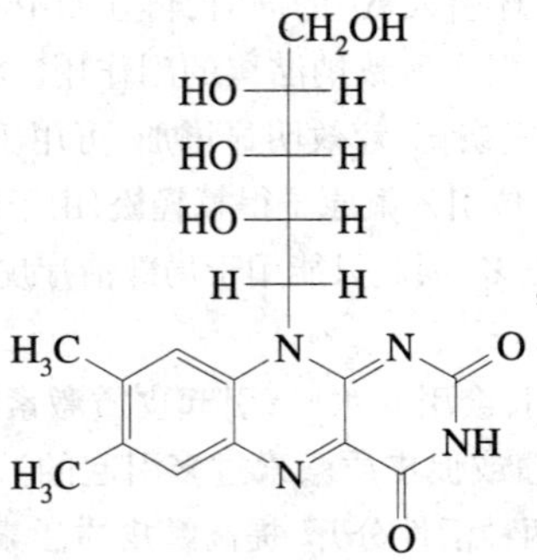，用于因微生物 B_2 的缺乏所引起的各种黏膜及皮肤炎症。

7. 维生素 D_3 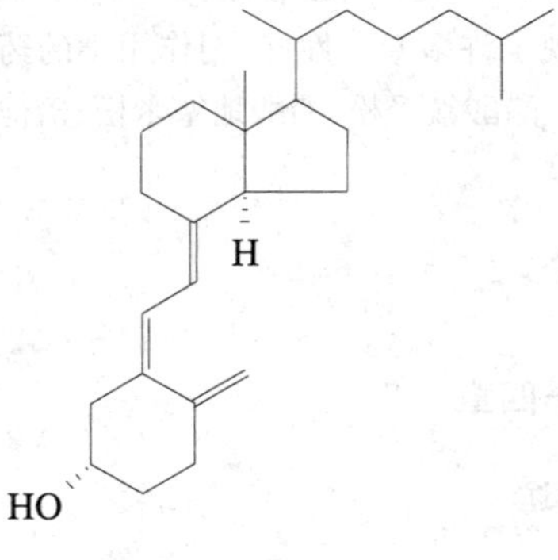，促进钙、磷的吸收，帮助骨骼钙化。

8. 维生素 E 醋酸酯 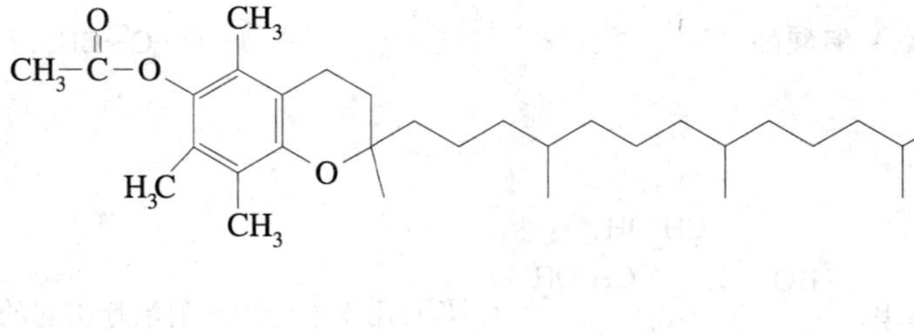，用于习惯性流产、不孕症。

二、问答题

1. 维生素 A 分子结构中存在不饱和双键,化学性质活泼。其对紫外线不稳定,且易被空气氧化,生成环氧化合物,加热、紫外线和重金属离子等可加速其氧化,所以维生素 A 纯品应贮存于铝制容器,充氮气密封,置阴凉干燥处保存;也可将维生素 A 溶于维生素 E 的油中,或加入脂溶性稳定剂如对羟基叔丁基茴香醚(BHA)和对叔丁基苯甲酸(BHT)等。

2. 维生素 E 对氧十分敏感,结构中的酚羟基,遇光、空气易被氧化成 α-生育醌及失去甲基的二聚体。它与三价铁离子作用,则被氧化成对生育醌和亚铁离子。维生素 E 侧链上的叔碳原子(C-4′,C-8′,C-12′)易发生自动氧化,生成相应的羟基化合物。因此维生素 E 可以作为一种有效的抗氧剂,它被氧化后即失效。

3. 维生素 K_3 在水溶液中,与萘醌、亚硫酸氢钠间存在动态平衡,当与空气中的氧气、酸或碱作用时,亚硫酸氢钠分解,平衡被破坏,分解产生甲萘醌沉淀,光和热会加速上述变化。加入氯化钠或焦亚硫酸钠可增加其稳定性。故维生素 K_3 宜遮光贮存在惰性气体中。

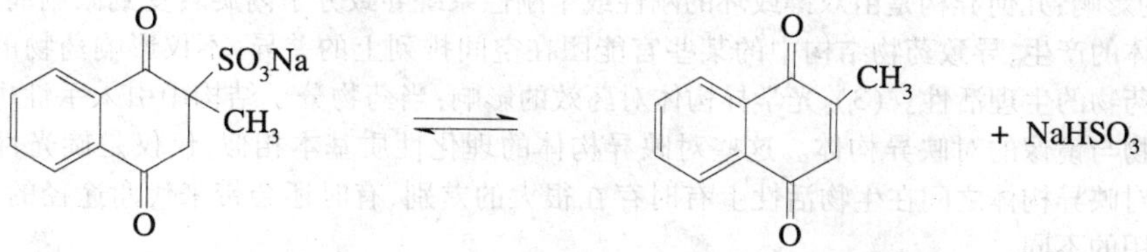

4. 维生素 B 族是一个大家族,至少包括十余种维生素。其共同特点是:① 在自然界常共同存在,最丰富的来源是酵母和肝脏;② 从低等的微生物到高等的动物包括人类都需要它们作为营养要素;③ 从化学结构看,除个别例外,大多含氮;④ 这类化合物易溶于水,对酸稳定,易被碱破坏。

5. 维生素 C 的连二烯醇结构具有很强的还原性,易被空气氧化,光、热、碱和金属离子等因素可加速其反应。维生素 C 与碳酸氢钠或稀氢氧化钠溶液作用,生成 3-烯醇钠。但遇强碱,则内酯水解,生成酮酸盐。在空气、光和热的影响下,维生素 C 分子中内酯环可水解,并可进一步发生脱羧而生成糠醛,以至氧化聚合而呈色,这是维生素 C 在贮存中变色的主要原因。空气、光、重金属离子对此反应有催化作用。

6. 维生素 D 的主要生理功能是调节钙、磷代谢,并促进成骨作用。维生素 D_2、维生素 D_3 本身无生理活性,当其被吸收后经肝脏、肾脏相关酶作用下转化为 1β,25-二羟基-维生素 D_2(D_3),从而发挥生理活性,如促进小肠对钙磷的吸收,控制肾脏对磷的排出或重吸收,从而维持血浆中钙、磷的正常水平;促进成骨细胞的形成和促进钙在骨质中的沉积,有助于骨骼和牙齿的形成。临床上主要用于因维生素 D 的缺乏而引起的佝偻病或软骨病、婴儿手足搐搦症、老年性骨质疏松症等的治疗和预防。

第十五章

1. 不同系统的药物对药物的亲脂性有不同的要求。比如,中枢神经系统的药物,需要透过血脑屏障,增强亲脂性,有利于吸收,可增强活性;而降低亲脂性,不利于吸收,活性下降。另外,一般药物的亲脂性增强,可使作用时间延长。但亲脂性过大,不利药物的转运过程,不能在脂/水相间的人体组织内转运,无法到达作用部位,也不能产生药效。所以适度的亲脂性,也就是当药物的脂水分配系数在一个合适的范围时,药物的作用最强。

2. 药物产生药效的决定因素有以下两种:

药物必须以一定的浓度到达作用部位,才能产生相应的药效。这与药物的吸收、转运特性以及代谢稳定性等有关。

在作用部位上,药物和受体要形成复合物,通过复合物的作用而产生药效。这依赖于药物特定的化学结构、药物与受体产生空间互补性,以及结合点上的化学键和性质等。

第一个决定因素概括了药物的药剂相和药代动力相的影响；第二个决定因素概括了药效相的影响。这两个因素与药物的化学结构有密切的关系，是构效关系研究的重点内容。

3. 当药物的解离度增加，会使药物离子浓度上升，减少在亲脂性结构的吸收，而解离度过小，离子浓度下降，也不利于药物的转运，一般只有合适的解离度，才使药物有最大活性。

4. 药物和受体间相互作用，形成药物–受体复合物的键合方式包括：离子键、离子–偶极和偶极–偶极相互作用、氢键、疏水键、范德华力、电荷转移复合物以及共价键。一般来说，作用部位越多，作用力越强，而药物的活性就越好。

5. 人体各组织、各生物膜上的蛋白质以及受体（酶）的蛋白结构，对配体药物的吸收、分布、排泄均有立体性选择，因此药物的立体结构会导致药效上的差别。另外药物的三维结构与受体的互补性（匹配性）对两者之间的相互作用具有重要影响，药物与受体结合时，在立体结构上与受体的互补性越大，三维结构越契合，配体与受体的结合所产生的生物作用也越强。（1）官能团间的距离对药效的影响：药物结构中官能团间的距离，特别是一些与受体作用部位相关的官能团间的距离，可影响药物与受体之间的互补性。当这些基团之间的距离发生改变时，往往使药的活性发生极大的变化。（2）几何异构（顺反异构）对药效的影响：几何异构是由双键或环的刚性或半刚性系统导致分子内旋转受到限制而产生的。由于几何异构体的产生，导致药物结构中的某些官能团在空间排列上的差异，不仅影响药物的理化性质，而且也改变药物的生理活性。（3）光学异构体对药效的影响：当药物分子结构中引入手性中心后，得到一对互为实物与镜像的对映异构体。这些对映异构体的理化性质基本相似，仅仅是旋光性有所差别。这些药物的对映异构体之间在生物活性上有时存在很大的差别，有时还会带来代谢途径的不同和代谢产物毒副作用的不同。

6. （1）R-(–)-肾上腺素对血管收缩作用强，S-(+)-肾上腺素作用弱。（2）L-(+)-抗坏血酸活性为D-(–)-异抗坏血酸的20倍。麻黄碱的四个光学异构体中仅（1R，2S）-(–)-麻黄碱有显著活性。（3）氯霉素的对映异构体（1S，2S）-(+)-苏阿糖型化合物的抗菌活性仅为氯霉素的一半。

7. 当药物分子含手性中心时，有光学异构体的存在。对活性的差别表现为三种情况。第一种情况是，不同的异构体活性差别很大，如抗坏血酸的L-(+)-异构体的活性为D-(–)-异构体的20倍。第二种情况是，光学异构体可显示出不同类型的生物活性。如麻黄碱可收缩血管，提高血压和舒张支气管，用作血管药和平喘药。而它的光学异构体为伪麻黄碱，几乎没有收缩血管、增高血压的作用，只能做支气管扩张药。第三种情况是光学异构体表现出相同和相等的生物活性。如抗组胺药异丙嗪，两种异构体的作用相同。

第十六章

1. 保泰松（Phenylbutazone）在体内经氧化代谢后生成羟基保泰松，抗炎作用比保泰松强而毒副作用较低，是药物经代谢后活化的例子。地西泮（Diazepam）在体内经N-脱甲基代谢后生成去甲西泮（Nordazepam），继而经氧化代谢生成奥沙西泮（Oxazepam），二者均为活性代谢物。

2. 普萘洛尔的代谢有两条途径：

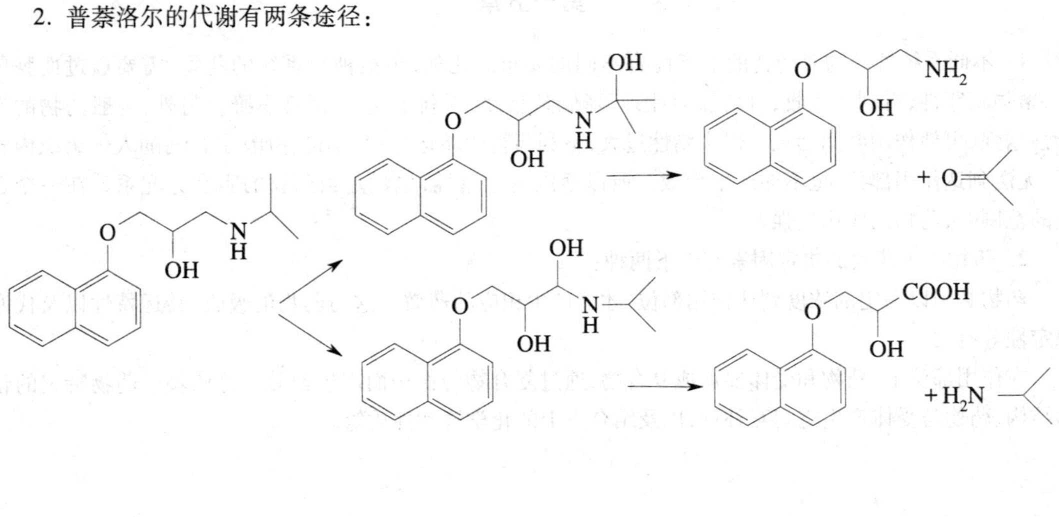

3. 利多卡因(Lidocaine)的代谢：

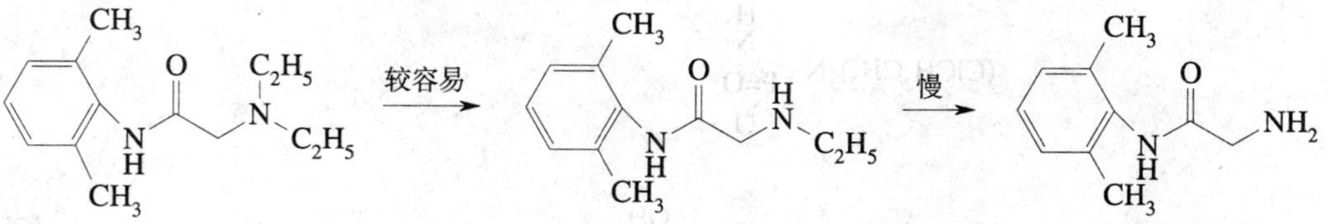

N-脱乙基后，代谢产物极性加大，亲水性增加，难以扩散通过血脑屏障，从而产生中枢神经系统的毒副作用。

4. 氯丙嗪(Chloropromazine)的代谢途径：

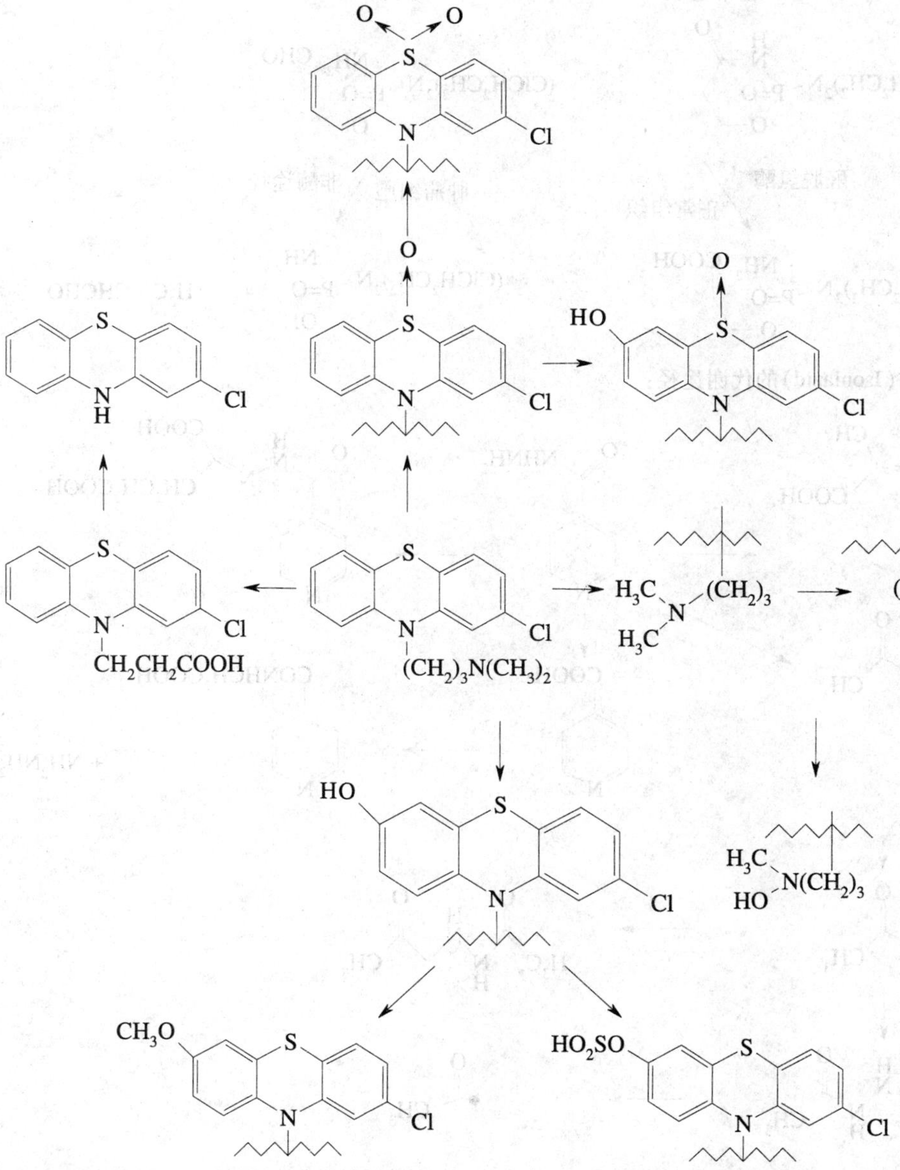

代谢过程主要有硫原子氧化为亚砜、苯核羟基化、侧链N-脱甲基和侧链的氧化等。

5. 环磷酰胺(Cyclophosphamide)的代谢途径：

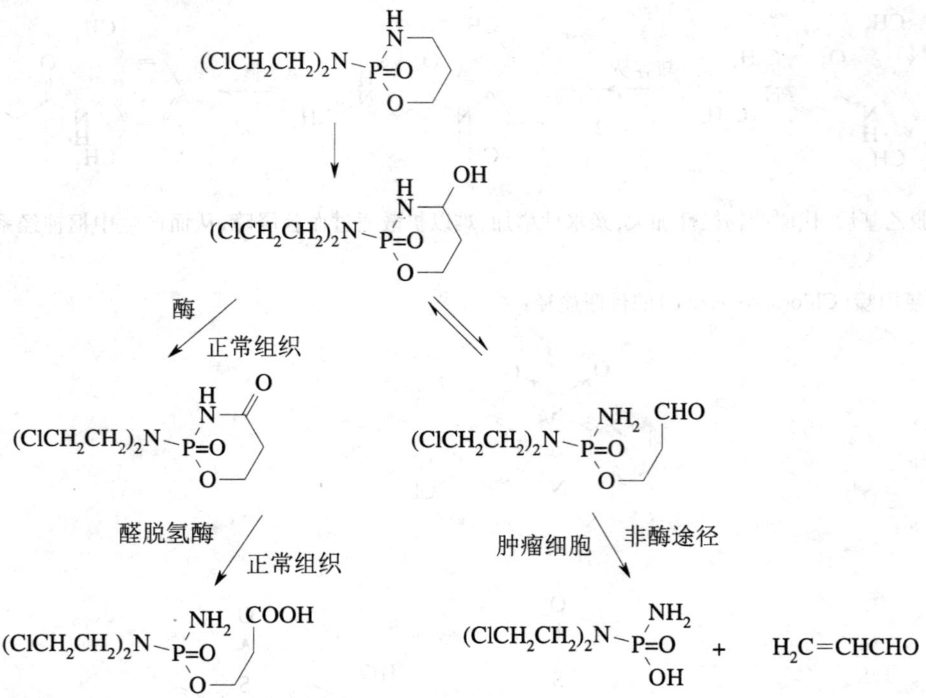

6. 异烟肼(Isoniazid)的代谢途径：

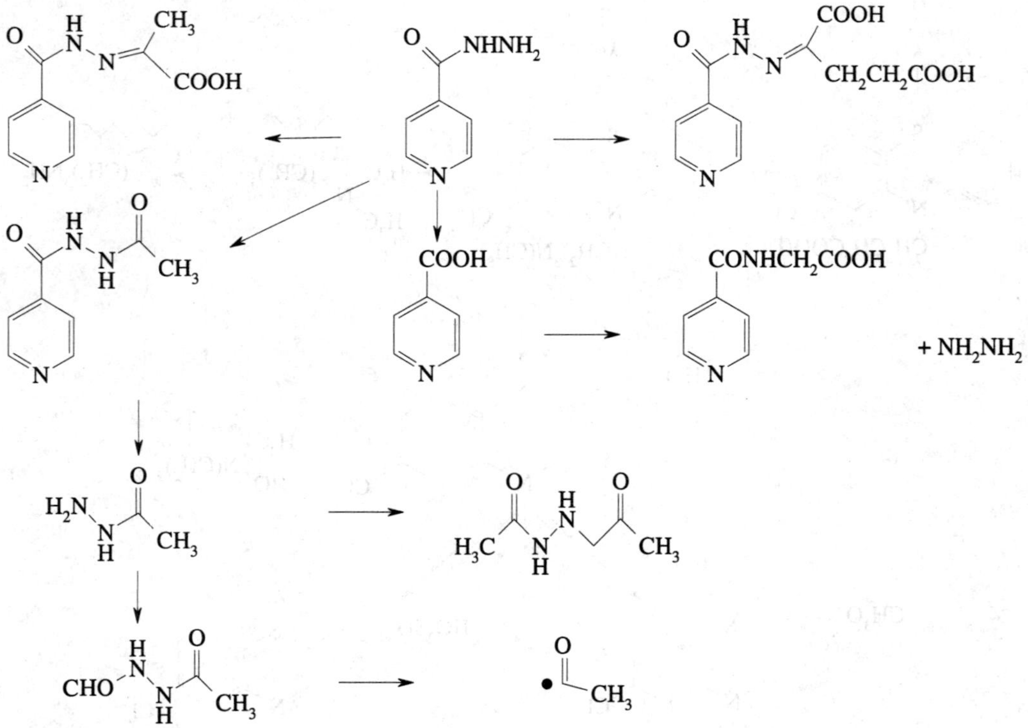

其中代谢产物乙酰肼被认为是微粒体 P450 的底物，其结果可导致肝坏死的乙酰肝蛋白的合成。这可能是异烟肼在治疗过程中总伴有肝毒性的原因。

7. 地尔硫䓬(Diltiazem)的主要代谢途径为脱乙酰基、N-脱甲基和O-脱甲基化。

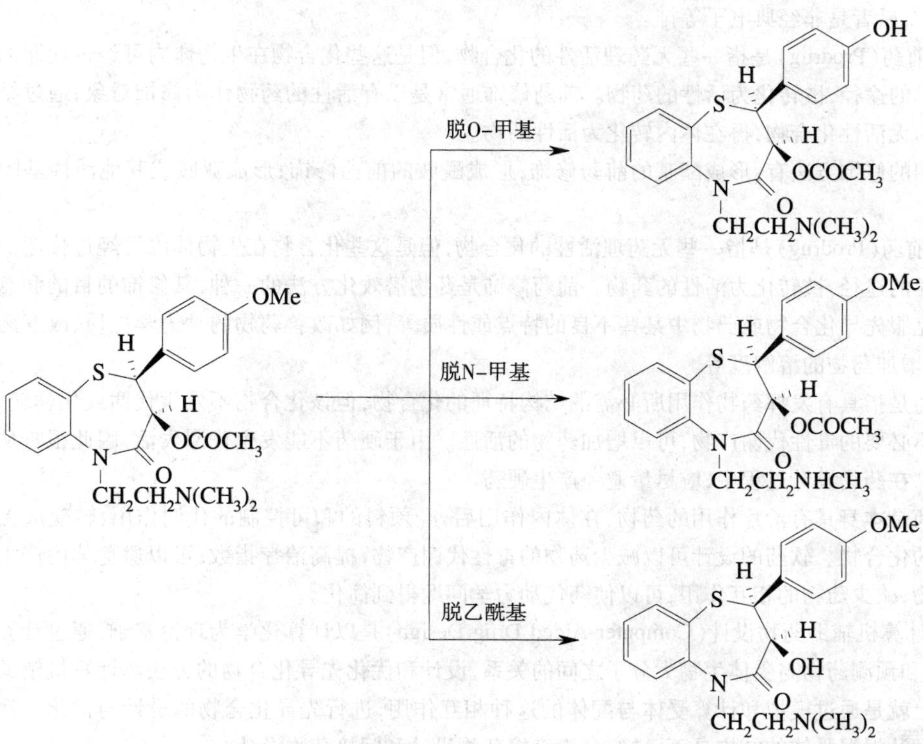

8. 药物的潜效化:将有活性的药物转变成非活性的化合物,后者在体内经酶或化学作用,生成原药,发挥药理作用。药物的潜效化又包括前药(Prodrug)和生物前体(Bioprecursor)。例如,匹氨西林(Pivampicillin)是将氨苄西林(Ampicillin)的羧酸酯化后的产物,在体内经水解后产生氨苄西林而发挥作用,口服吸收好。

9. 软药(Softdrug)是指一类本身具有治疗作用或生物活性的化学实体,在体内起作用后,经预料的或可控制的代谢作用,转变为无活性和无毒性的化合物。例如,氯琥珀胆碱(Suxamethonium)在体内易被血浆中酯酶水解生成琥珀酸和胆碱,从而缩短了作用时间,减少了副作用。

10. 药物代谢的研究不仅可以指导药物化学家设计和研究新药,更重要的是通过对药物代谢过程和代谢产物的研究,帮助人们设计适当的剂型,合理使用药物,认识药物的作用机制,解释用药过程中出现的问题,以减少和避免药物产生的毒副作用。归纳有以下四点:① 提高生物利用度;② 指导设计适当的剂型;③ 解释药物的作用机理;④ 寻找和发现新药。

第十七章

1. 新药是指第一次用作药物的新化学实体(New Chemical Entities,NCE)。新药研究与开发指新药从实验室的发现到上市用于临床的整个过程,包括新化学实体设计、寻找和发现。新药的研究过程基本上可分为两个阶段:即先导化合物的发现和先导化合物的优化,这是两个相互循环、相互联系的研究过程。

2. 从天然的动物、植物及微生物中寻找和发现先导化合物,在药物化学发展中占有重要地位,是先导化合物甚至是药物的主要来源。主要有从植物中发现和分离的有效成分;以微生物及代谢产物获得先导化合物;从内源性活性物质结构研究出发得到的化合物;来源于海洋环境中的先导化合物。

3. 生物电子等排是指具有相似的物理及化学性质的基团或取代基,会产生大致相似或相关的或相反的生物活性。这些相似可以是基团或取代基的外电子层构型,电子密度,分子的形状、大小相似,也可

以是 pK_a、静电势、最高分子占有轨道、最低空轨道、脂溶性、化学反应性和生物转化的相似。前者是经典电子等排,后者是非经典电子等排。

4. 前药(Prodrug)是指一些无药理活性的化合物,但是这些化合物在生物体内可经过代谢的生物转化或化学的途径,被转化为活性的药物。前药修饰通常是以有活性的药物作为修饰对象,通过结构改变使其变为无活性化合物,再在体内转化为活性药物。

常用的修饰方法有:形成酯基的前药修饰;形成酰胺的前药修饰;形成亚胺或其他活性基团的前药修饰。

5. 前药(Prodrug)是指一些无药理活性的化合物,但是这些化合物在生物体内可经过代谢的生物转化或化学的途径,被转化为活性的药物。前药修饰是药物潜效化方法的一种,其修饰的目的和意义往往是为了克服先导化合物或药物中某些不良的特点或性质等,例如改善药物的动力学性质、改变药物的理化特性,增加药物的溶解度等。

硬药是指具有发挥药物作用所必需的结构特征的化合物,但该化合物不发生代谢或化学转化,可避免产生不必要的毒性代谢产物,可以增加药物的活性。由于硬药不能发生代谢失活,因此很难从生物体内消除。在药物设计过程中,应尽量避免产生硬药。

软药是本身具有治疗作用的药物,在体内作用后,经预料的和可控制的代谢作用,转变成无活性和无毒性的化合物。软药的设计可以减少药物的毒性代谢产物,提高治疗指数;可以避免体内产生活性的代谢产物;减少药物的相互作用;可以使药代动力学问题得到简化。

6. 计算机辅助药物设计(Computer-Aided Drug Design)是以计算化学为理论基础,通过计算机的模拟、计算和预测药物与受体生物大分子之间的关系,设计和优化先导化合物的方法。计算机辅助药物设计实际上就是通过模拟和计算受体与配体的这种相互作用,进行先导化合物的设计与优化。计算机辅助药物设计根据受体的结构是否已知,分为直接药物设计和间接药物设计。

7. 配体与受体结合后,产生与激素或神经递质等相似的生理活性作用的称为激动剂;若与受体结合后,阻碍了内源性物质与受体结合,从而阻止其产生生物作用的,则称为拮抗剂。

8. 定量构效关系是通过化学计量学方法来描述一组化合物中有关结构变化的描述符与生物活性之间的关系。生物活性指标多采用产生固定生物学效应所需的化合物的浓度,如化合物的半数有效量(ED_{50})、化合物的半数致死量(LD_{50})或化合物的半数抑制浓度(LC_{50})等。二维定量构效关系所采用与二维结构相关的描述符,主要有理化参数描述符、分子片断描述符和分子连接性指数描述符等。

中国药科大学
《药物化学》教学日历

周　次	每周学习内容	要　　求
第一周	绪论	1. 掌握药物化学的研究内容和任务。 2. 了解药物化学与其他学科的关系。 3. 熟悉药物化学的发展概况。 4. 了解药物化学发展的新方向。
第二周	第一章 麻醉药	1. 了解从天然活性产物进行改造，寻找新药的一般方法。了解局麻药的作用机制。 2. 熟悉对天然活性产物进行结构改造而发现新药的途径；熟悉局部麻醉药物的构效关系。 3. 熟悉丁卡因、布他卡因、盐酸布比卡因和达克罗宁的结构和临床用途。 4. 掌握局部麻醉药的结构分类和构效关系。 5. 掌握盐酸普鲁卡因、盐酸利多卡因和盐酸罗哌卡因的结构、理化性质和临床用途。 6. 掌握盐酸普鲁卡因的合成方法。
第三周	第二章 镇静催眠药、抗癫痫药和抗精神失常药	1. 了解镇静催眠药、抗癫痫药、抗精神病药和抗抑郁药的作用机制、发展过程及新进展。 2. 熟悉巴比妥类药物和苯并氮杂䓬类药物的构效关系和体内代谢。 3. 熟悉替马西泮、劳拉西泮、佐匹克隆、美沙唑仑、阿普唑仑、艾司唑仑、异戊巴比妥、扎来普隆、氟奋乃静、奋乃静、氯普噻吨、氟西汀、万拉法辛、米氮平的结构和临床用途。 4. 掌握镇静催眠药和抗癫痫药的类型；掌握地西泮、奥沙西泮、三唑仑，酒石酸唑吡坦、苯巴比妥、苯妥英钠、卡马西平、盐酸氯丙嗪、氟哌啶醇、舒必利、氯氮平、帕罗西汀和盐酸阿米替林的结构、理化性质、体内代谢及临床用途。 5. 掌握镇静催眠药、抗精神病药和抗抑郁药的结构类型。 6. 掌握盐酸氯丙嗪及地西泮的合成方法。
第四周	第三章 镇痛药和镇咳祛痰药	1. 了解镇痛药物的发展；了解阿片受体和内源性的阿片样物质。 2. 熟悉阿片受体和镇痛药的最新进展。 3. 掌握镇痛药物的结构类型。 4. 熟悉可待因、海洛因、纳洛酮、布托啡诺、曲马朵的结构及临床用途。 5. 掌握盐酸吗啡、盐酸哌替啶、枸橼酸芬太尼、盐酸美沙酮、喷妥维林、盐酸溴己新和喷他佐辛的结构、理化性质、体内代谢及临床用途。 6. 掌握盐酸哌替啶的合成方法。

续上表

周　次	每周学习内容	要　　求
第五周	第四章 非甾体抗炎药	1. 掌握解热镇痛药和非甾体抗炎药的结构类型、作用机理。 2. 了解炎症反应中涉及的炎症介质。 3. 了解非甾体抗炎药的最新进展。 4. 了解痛风治疗药的分类及作用。 5. 熟悉贝诺酯、舒林酸、美洛昔康和塞利昔布、萘普生、丙磺舒、别嘌醇的结构及用途。 6. 熟悉对乙酰氨基酚、保泰松、舒林酸的体内代谢。 7. 熟悉花生四烯酸的两条主要代谢途径。 8. 掌握阿司匹林、对乙酰氨基酚、吲哚美辛、双氯芬酸钠、布洛芬、吡罗昔康的结构、理化性质及用途。 9. 掌握双氯芬酸钠、布洛芬的合成方法。
第六周	第五章 作用于肾上腺素能受体的药物	1. 了解肾上腺素能受体的分类、分布及相应的生理效应；了解内源性的儿茶酚胺递质的生物合成途径及代谢途径。 2. 熟悉拟肾上腺素药物和抗肾上腺素药物的发展及构效关系。 3. 熟悉去甲肾上腺素、重酒石酸间羟胺、甲基多巴、异丙肾上腺素、克仑特罗、特布他林、特拉唑嗪的结构和临床用途。 4. 掌握肾上腺素、盐酸麻黄碱、盐酸可乐定、盐酸多巴酚丁胺、硫酸沙丁胺醇、盐酸哌唑嗪、盐酸普萘洛尔的结构、性质及临床用途。 5. 掌握盐酸普萘洛尔的合成方法。
第七周	第六章 心血管系统药物	1. 了解他汀类和苯氧乙酸类药物的构效关系。 2. 了解肾素-血管紧张素-醛固酮系统在血压调节过程中的作用，掌握该系统中各类药物的发现和发展过程。 3. 熟悉降血脂药物、抗心绞痛药物及抗心律失常药的分类和其作用机理。 4. 熟悉各类利尿药物的结构、性质及应用。 5. 熟悉他汀药物的发现、构效关系及其研究进展。 6. 熟悉地尔硫䓬的体内代谢。 7. 熟悉1,4-二氢吡啶类钙离子通道拮抗剂的构效关系。 8. 熟悉米力农、奎尼丁、氟卡尼、普鲁卡因胺、胺碘酮、非诺贝特、洛伐他汀、氟伐他汀、利血平、呋塞米的结构、性质和用途。 9. 掌握抗高血压药物的分类、作用靶点。 10. 掌握氯贝丁酯、吉非贝齐、氟伐他汀、美西律、普罗帕酮、索他洛尔、硝酸甘油、硝酸异山梨酯、利血平、卡托普利、依那普利、氯沙坦、硝苯地平、尼群地平、氨氯地平、地尔硫䓬、维拉帕米、桂利嗪、氢氯噻嗪的结构、性质及用途。 11. 掌握吉非贝齐和卡托普利的合成。

续上表

周　次	每周学习内容	要　　求
第八周	第七章 作用于胆碱能系统的药物	1. 了解乙酰胆碱受体的分类及乙酰胆碱的生理作用。 2. 了解拟胆碱药、抗胆碱药的构效关系。 3. 熟悉拟胆碱药、抗胆碱药的结构类型和作用机理。 4. 熟悉卡巴胆碱、氢溴酸东莨菪碱、氢溴酸山莨菪碱、氯唑沙宗、苯磺酸阿曲库铵和氯琥珀胆碱的结构及临床用途。 5. 掌握硝酸毛果芸香碱、溴新斯的明、硫酸阿托品、盐酸苯海索和溴丙胺太林的结构、理化性质及临床用途。 6. 掌握盐酸苯海索的合成方法。
第九周	第八章 作用于组胺受体的药物及抗消化道溃疡药	1. 了解组胺受体的分类和组胺的生理作用;了解胃壁细胞的泌酸过程及抗溃疡药物的的作用机理。 2. 掌握 H_1 及 H_2 受体拮抗剂的结构类型;熟悉它们的构效关系;了解它们的发展概况。 3. 熟悉 H_2 受体拮抗剂西咪替丁的发现过程及其对新药研究的意义。 4. 了解质子泵抑制剂的发展及最新研究进展。 5. 熟悉曲吡那敏、盐酸苯海拉明、酮替芬、法莫替丁、罗沙替丁和兰索拉唑的结构和临床用途。 6. 掌握马来酸氯苯那敏、盐酸赛庚啶、盐酸西替利嗪、氯雷他定、盐酸雷尼替丁和奥美拉唑的结构、理化性质、体内代谢和临床用途。 7. 掌握马来酸氯苯那敏、盐酸雷尼替丁的合成方法。
第十周	第九章 寄生虫防治药	1. 了解驱肠虫药物、抗血吸虫药物和抗疟药物的发展及现状;了解疟原虫的生命周期和抗疟药物的作用环。 2. 熟悉奥苯达唑、甲苯达唑、噻嘧啶、奎宁、青蒿素、蒿甲醚和乙胺嘧啶的结构和临床用途。 3. 掌握驱肠虫药物和抗疟药物的类别。 4. 掌握左旋咪唑、阿苯达唑、吡喹酮、磷酸氯喹和磷酸伯胺喹的结构、理化性质和临床用途。 5. 掌握吡喹酮的合成方法。
第十一周	第十章 合成抗菌药和抗病毒药	1. 了解喹诺酮类药物、抗结核药物和抗真菌药物的作用机理和发展过程。 2. 掌握磺胺类药物及抗菌增效剂的作用机理。 3. 熟悉抗真菌药物的分类及作用机制。 4. 了解抗病毒药物的发展及新进展;了解 HIV 酶抑制剂的研究概况和最新进展。 5. 熟悉喹诺酮类药物和磺胺类药物的构效关系。 6. 熟悉抗病毒药物的作用机制和分类。 7. 熟悉代谢拮抗原理在核苷类抗病毒药物设计中的应用。 8. 熟悉磺胺醋酰、磺胺嘧啶、甲氧苄啶、依诺沙星、洛美沙星、司帕沙星、加替沙星、对氨基水杨酸钠、利福平、咪康唑、酮康唑、伊曲康唑、金刚烷胺、阿糖胞苷、更昔洛韦、法昔洛韦、司他夫定、拉米夫定和沙奎那韦的结构和临床用途。 9. 掌握磺胺甲噁唑、诺氟沙星、环丙沙星、左氟沙星、利奈唑酮、异烟肼、盐酸乙胺丁醇、克霉唑、氟康唑、特比萘芬、碘苷、阿昔洛韦、利巴韦林、齐多夫定和奈韦拉平的结构和临床用途。 10. 掌握磺胺甲噁唑、诺氟沙星、阿昔洛韦、利巴韦林的合成方法。

续上表

周次	每周学习内容	要求
第十二周	第十一章 抗生素	1. 掌握抗生素类药物的类别；了解β-内酰胺类抗生素的发展、作用机制及耐药机制；熟悉寻找耐酸、耐酶、广谱半合成抗生素的研究途径。 2. 掌握代表药物青霉素、阿莫西林、克拉维酸、舒巴坦的结构特点、理化性质和临床用途。 3. 掌握氨苄西林、哌拉西林、头孢氨苄、头孢噻肟、头孢他啶、头孢克肟的结构及用途。 4. 熟悉匹氨西林、头孢呋辛、头孢曲松、头孢哌酮及氨曲南的结构及用途。 5. 了解四环素类抗生素的结构特点、理化性质、毒副作用及用途。 6. 了解四环素、盐酸多西环素的结构及用途。 7. 了解氨基糖苷类抗生素的结构特点、用途及细菌对其耐药性的原因。了解阿米卡星的结构及用途。 8. 了解大环内酯类抗生素的结构特点、理化性质及用途；熟悉半合成红霉素衍生物的结构改造方法。 9. 了解罗红霉素、阿奇霉素、克拉霉素的结构及用途。 10. 掌握氯霉素的结构、理化性质和作用特点；熟悉氯霉素的合成原理。
第十三周	第十二章 抗肿瘤药物	1. 了解各类抗肿瘤药物的发展、抗肿瘤药物的新靶点及发展方向。 2. 掌握抗肿瘤药物的类型，熟悉各类抗肿瘤药物的作用机理及构效关系。 3. 熟悉提高抗肿瘤药物的选择性和降低其毒性的一般方法。 4. 掌握环磷酰胺、卡莫司汀、顺铂、氟尿嘧啶、巯嘌呤的结构、理化性质和作用特点。 5. 掌握盐酸氮芥、塞替哌、白消安、盐酸阿糖胞苷的结构和作用特点。 6. 熟悉美法仑、氮甲、米托蒽醌、甲氨蝶呤的结构和作用特点。 7. 掌握氟尿嘧啶、环磷酰胺的合成。 8. 熟悉代谢拮抗原理在抗肿瘤药物中的运用。
第十四周	第十三章 甾类药物	1. 了解甾体激素类药物的发展历程；了解抗雌激素、抗雄激素及抗孕激素类药物的发展及临床用途；熟悉糖皮质激素药物的结构改造思路。 2. 掌握甾体激素的结构特点、分类、化学命名；熟悉各类激素的作用机制；了解甾体激素药物的一般合成方法。 3. 熟悉炔雌醇、尼尔雌醇、枸橼酸他莫昔芬、苯丙酸诺龙、醋酸甲地孕酮、非那雄胺、醋酸氢化可的松、醋酸氢化泼尼松、氟松轻的结构和临床用途。 4. 掌握雌二醇、己烯雌酚、氯米芬、丙酸睾酮、黄体酮、炔诺酮、左炔诺孕酮、米非司酮和醋酸地塞米松的结构、理化性质和临床用途。 5. 掌握黄体酮的合成。

续上表

周　次	每周学习内容	要　　求
第十五周	第十四章 维生素	1. 掌握维生素的分类。 2. 掌握维生素 A 醋酸酯、维生素 B_6、维生素 C、维生素 K_3 的结构、理化性质和用途。 3. 熟悉维生素 B_1、维生素 B_2、维生素 D_3、维生素 E、维生素 K_1 的结构、作用特点和用途。 4. 熟悉维生素 A、维生素 C 的立体异构。
第十六周	第十五章 药物的化学结构与药效的关系	1. 熟悉药物的理化性质、电子密度分布、立体结构对药效的影响。 2. 熟悉键合特性对药效的影响,了解结构特异性药物和结构非特异性药物的概念。
第十七周	第十六章 药物的化学结构与药物代谢	1. 掌握药物代谢的两相概念。 2. 掌握药物代谢的氧化反应、还原反应、水解反应及结合反应的特点。 3. 掌握各种轭合反应类型及规律。 4. 了解软药的概念。 5. 熟悉药物代谢的原理在药物设计中的应用。
第十八周	第十七章 新药研究与开发途径	1. 掌握先导化合物的概念。掌握新药的概念及新药的研究过程。 2. 了解先导化合物优化的一般方法,熟悉生物电子等排原理,掌握前药的概念及常用修饰方法。 3. 掌握前药原理及前药修饰的作用。 4. 了解软药的概念。 5. 熟悉定量构效关系的原理,掌握计算机辅助药物设计的目的,以及激动剂及拮抗剂的概念。